科学出版社“十四五”普通高等教育本科规划教材

中药学系列教材

中药药剂学

Pharmaceutics of Chinese Medicines

马云淑　桂双英　主编

科 学 出 版 社

北 京

内 容 简 介

本教材共分为四篇23章。第一篇总论，包括5章，介绍绪论和制剂共性技术等内容；第二篇常规剂型，包括12章，介绍各类常见剂型概念、特点、辅料、制法与质量控制等；第三篇制剂新技术与新剂型，包括2章，介绍药物制剂新技术与中药新型给药系统；第四篇中药制剂研制与评价，包括4章，介绍中药制剂的稳定性及中药制剂配伍变化及中药新制剂研制等内容。本教材有机融入了思政教育，立德树人；注重传承与创新，引入中医经典强化中医药思维培养，同时拓展知识领域，融入科技发展与生产技术进步；采用案例及其思考题，有助于教师实施案例、情景教学等新型教学模式，帮助学生学习与理解，开拓思路，启迪思维。

本教材供中药学、药学及中医学等相关专业使用。

图书在版编目(CIP)数据

中药药剂学 / 马云淑，桂双英主编. —北京：科学出版社，2022.8

科学出版社“十四五”普通高等教育本科规划教材. 中药学系列教材

ISBN 978-7-03-072251-5

Ⅰ. ①中… Ⅱ. ①马… ②桂… Ⅲ. ①中药制剂学-高等学校-教材 Ⅳ. ①R283

中国版本图书馆CIP数据核字(2022)第079012号

责任编辑：周 倩 马晓琳 / 责任校对：谭宏宇
责任印制：黄晓鸣 / 封面设计：殷 靓

科学出版社 出版
北京东黄城根北街16号
邮政编码：100717
http：//www.sciencep.com

南京展望文化发展有限公司排版
上海雅昌艺术印刷有限公司印刷
科学出版社发行 各地新华书店经销

*

2022年8月第 一 版 开本：889×1194 1/16
2022年8月第一次印刷 印张：26 1/2
字数：743 000

定价：120.00元

（如有印装质量问题，我社负责调换）

科学出版社“十四五”普通高等教育本科规划教材

中药学系列教材

顾问委员会

（以姓氏笔画为序）

王　伟　　教授
王　琦　　中国工程院院士
王广基　　中国工程院院士
孔令义　　教授
仝小林　　中国科学院院士
刘　良　　中国工程院院士
肖　伟　　中国工程院院士
陈凯先　　中国科学院院士
谭仁祥　　教授
禤国维　　教授

科学出版社"十四五"普通高等教育本科规划教材
中药学系列教材
专家指导委员会

何蓉蓉　暨南大学
张　玲　安徽中医药大学
张金莲　江西中医药大学
张智华　湖北中医药大学
邵　晶　甘肃中医药大学
周　华　澳门科技大学
周玖瑶　广州中医药大学
赵　敏　河南中医药大学
禹志领　香港浸会大学
姜　海　黑龙江中医药大学
桂双英　安徽中医药大学
贾景明　沈阳药科大学
夏永刚　黑龙江中医药大学
钱海兵　贵州中医药大学
唐中华　东北林业大学
黄海波　广州中医药大学
董志颖　上海中医药大学
韩　彬　广东药科大学
曾元儿　广州中医药大学
汪　宁　安徽中医药大学
张　荣　广州中医药大学
张学兰　山东中医药大学
陈丽霞　沈阳药科大学
季旭明　浙江中医药大学
周小江　湖南中医药大学
孟　江　广东药科大学
赵钟祥　广州中医药大学
俞　捷　云南中医药大学
都广礼　上海中医药大学
贾晓斌　中国药科大学
夏　荃　广州中医药大学
晁　志　南方医科大学
徐文芬　贵州中医药大学
姬生国　广东药科大学
寇俊萍　中国药科大学
蒋桂华　成都中医药大学
童巧珍　湖南中医药大学
熊　阳　浙江中医药大学

《中药药剂学》编委会

主　编

马云淑　桂双英

副主编

马　燕　王艳宏　刘　强　许汉林　周　华　熊　阳

编　委

（以姓氏笔画为序）

丁文雅　广西中医药大学

马　燕　广州中医药大学

马云淑　云南中医药大学

王　志　上海中医药大学

王　芳　江西中医药大学

王红芳　河北中医学院

王艳宏　黑龙江中医药大学

尹兴斌　北京中医药大学

兰　卫　新疆医科大学

刘　东　皖西学院

刘　强　南方医科大学

许汉林　湖北中医药大学

李丽华　皖南医学院

李英鹏　天津中医药大学

杨　晶　湖南中医药大学

吴素香　浙江中医药大学

何　宁　安徽中医药大学

张纯刚　辽宁中医药大学

张峻颖　中国药科大学

陈天丽　长春中医药大学

陈晓兰　贵州中医药大学

林　晓　上海中医药大学

周　华　澳门科技大学

封　亮　中国药科大学

赵晓莉　南京中医药大学

柯　瑾　云南中医药大学

施伶俐　安徽新华学院

桂双英　安徽中医药大学

晏　菲　陕西中医药大学

黄嗣航　广东药科大学

彭海生　哈尔滨医科大学

管庆霞　黑龙江中医药大学

熊　阳　浙江中医药大学

学术秘书

柯　瑾（兼）

序

教材建设是教学改革的重要组成部分,是提高高等院校教学质量的重要保证。中医药事业的不断发展,对中医药人才的培养质量、知识结构、专业能力、综合素质提出了新的更高的要求,改进和完善中医药类本科教材成为中医药事业发展的重要基础性工程。为进一步贯彻落实《教育部关于加快建设高水平本科教育全面提高人才培养能力的意见》(教高〔2018〕2号)、《教育部关于一流本科课程建设的实施意见》(教高〔2019〕8号)、《中共中央 国务院关于促进中医药传承创新发展的意见》(2019年)等文件精神,更好地服务于普通高等院校全面深化教育改革、加强一流本科专业和一流本科课程的高水平教材建设,由广州中医药大学和科学出版社上海分社共同策划、组织、启动了"科学出版社'十四五'普通高等教育本科规划教材·中药学系列教材",并成立了"科学出版社'十四五'普通高等教育本科规划教材·中药学系列教材"专家指导委员会。

本系列教材第一期囊括《中药药理学》《中药炮制学》《中药分析学》《中药学》《方剂学》《中药化学》《中药药剂学》《中药鉴定学》《药用植物学》《中药资源学》十门中药学专业核心课程,采用了"以中医药院校为主导,跨校、跨区域合作,出版社协助"的模式,邀请了全国50多所院校中药学专业的330多名教学名师、优秀学科带头人及教学一线的老师共同参与。本系列教材坚持内容简单新颖、文字精练、图文并茂、经典实用的编写指导思想,对课程经典内容和学科最新进展进行合理的取舍,对文字叙述反复斟酌和提炼,根据实际需要安排图表,力争既能包含经典理论与知识,又能全面、准确、合理地反映本学科最新进展,使学生能较为系统地掌握中药学的理论知识。

本系列教材分纸质与数字内容两部分,具有以下创新:① 纸质内容中融入案例以引导教学,大部分教材还融入思维导图以帮助学生梳理知识架构。② 数字内容为每章配套授课课件,供老师教学使用;大部分还配有视频,以便学生随时、反复学习;建设数字题库,方便课后学习与教学考核;增加知识拓展以帮助学生开拓思维和视野。

本系列教材在组织过程中得到了由王琦院士、王广基院士、仝小林院士、刘良院士、肖伟院士、陈凯先院士、王伟教授、孔令义教授、谭仁祥教授及国医大师禤国维教授组成的顾问委员会的倾力指导;在教材的主编遴选、编委会的成立及审定稿等过程中,得到了全国各高等中医药院校的大力支持。在此致以衷心的感谢!

尽管所有编写人员竭心尽智,精益求精,但本系列教材仍有提升空间。敬请各位专家、老师、同学在使用本系列教材的过程中多提宝贵意见,以便我们在再版时进一步提高教材的质量,为广大师生提供更优质的教学资源。

刘中秋
2022年1月

前言

“中药药剂学”是中药学类本科专业的核心课程，是在中医药理论指导下，运用现代科学技术，研究中药药剂的配制理论、生产技术、质量控制与合理应用的一门综合性应用技术学科。

本教材共分为四篇23章。第一篇总论，包括5章，介绍绪论和制剂共性技术等内容；第二篇常规剂型，包括12章，介绍各类常见剂型概念、特点、辅料、制法与质量控制等；第三篇制剂新技术与新剂型，包括2章，介绍药物制剂新技术与中药新型给药系统；第四篇中药制剂研制与评价，包括4章，介绍中药制剂的稳定性、中药制剂配伍变化及中药新制剂研制等内容。

本教材主要体现以下特色：

（1）坚持“基础、有用、前沿”原则，体现以学生为中心及以成果为导向的教育理念，夯实专业基础知识和基本技能。

（2）以案例及其思考题等的形式有机融入了思政教育，立德树人。

（3）注重传承与创新，强化中医药思维培养，融入科技发展与生产技术进步，拓展学生知识领域。

（4）注重教学方法改革与形成性评价。重点难点内容辅以案例、思考题及数字资源；制剂设备实物图结合示意图；以纸质教材为基础，并配以数字教材，提供给大家丰富的、灵活的、趣味的、可扩展的全新学习体验。

（5）注意交叉内容的取舍与衔接，如适当压缩表面活性剂、微粒分析理论、粉体学、生物药剂学与药物动力学等章节，处理好与相关课程的衔接。

本教材的编写由全国27所高校教师组成的编委团队完成。其中，第一章由马云淑、桂双英编写；第二章由兰卫编写；第三章由王艳宏编写；第四章由丁文雅编写；第五章由吴素香、管庆霞编写；第六章由许汉林编写；第七章由马燕、刘东编写；第八章由封亮、陈天丽、施伶俐编写；第九章由黄嗣航、张峻颖编写；第十章由赵晓莉编写；第十一章由熊阳编写；第十二章由李丽华编写；第十三章由柯瑾编写；第十四章由王芳、张纯刚编写；第十五章由何宁、李英鹏编写；第十六章由杨晶编写；第十七章由王红芳编写；第十八章由彭海、尹兴斌编写；第十九章由刘强编写；第二十章由陈晓兰编写；第二十一章由林晓、晏菲编写；第二十二章由王志编写；第二十三章由周华编写。编写过程中，编委交叉审核，再由副主编分工负责二次审核，其中许汉林负责第一至四章，王艳宏负责第五至七章；熊阳负责第八至十章；马燕负责第十一至十五章；周华负责第十六至十九章；刘强负责第二十至二十三章；最后两位主编负责终审。

本教材供中药学、药学等相关专业使用。

本教材在编写过程中，得到科学出版社、广州中医药大学及各编写单位的大力支持与帮助，在此一并表示衷心感谢！由于《中药药剂学》内容多，涉及面广，学科交叉较多，又系本系列的第一版教材，工作量大，其中剂型、设备等实物图片与示意图、提取工艺流程图等均系编委自行拍摄或绘制，虽经各位编委认真检查校对，但难免仍然存在不足之处，敬请业内专家学者与广大师生、读者提出宝贵意见，以便不断完善提高。

《中药药剂学》编委会

2022年5月

目录

第一篇　总　论

第一章　绪论

第一节　概述 …… 002
　一、中药药剂学的基本概念与常用名词 …… 002
　二、中药药剂学的性质与任务 …… 002
　三、中药药剂学在医药卫生事业中的重要性 …… 003
　四、中药药剂学的主要研究内容与分支学科 …… 003
第二节　中药药剂学的历史沿革与发展现状 …… 008
　一、中药药剂学的历史沿革 …… 008
　二、中药药剂学的发展现状 …… 010
第三节　中药剂型的作用、分类与选择原则 …… 011
　一、中药剂型的作用 …… 011
　二、中药剂型的分类 …… 012
　三、中药剂型的选择原则 …… 013
第四节　原辅料与药包材在中药制剂中的应用 …… 014
　一、中药制剂原料 …… 014
　二、中药制剂的辅料 …… 015
　三、药包材 …… 016
第五节　中药药剂工作依据 …… 017
　一、《中国药典》 …… 017
　二、局颁药品标准、部颁药品标准 …… 018
　三、国外药典 …… 018
　四、药品管理法规 …… 018
　五、《药用辅料生产质量管理规范》 …… 019
　六、《药品生产监督管理办法》 …… 019

第二章　制药卫生

第一节　概述 …… 021
　一、制药卫生的含义与重要性 …… 021
　二、中药制剂的检验方法与标准限度 …… 021
　三、预防微生物污染的途径与措施 …… 024
第二节　制药环境的卫生管理 …… 025
　一、中药制药环境的基本要求与洁净度标准 …… 025
　二、空气洁净技术与应用 …… 027
　三、洁净区的卫生与管理 …… 028
第三节　灭菌与无菌操作技术 …… 028
　一、灭菌工艺参数 …… 028
　二、物理灭菌法 …… 031
　三、化学灭菌法 …… 034
　四、无菌操作技术 …… 035
第四节　防腐 …… 036
　一、防腐的必要性与措施 …… 036
　二、防腐剂 …… 036

第三章　中药调剂

第一节　概述 …… 038
　一、中药调剂的含义与特点 …… 038
　二、处方 …… 038
第二节　中药饮片调剂 …… 039
　一、概述 …… 039
　二、中药饮片的调剂操作 …… 040
第三节　中成药调剂 …… 041
　一、概述 …… 041

二、中成药调剂操作 …… 041
第四节　新型饮片调剂 …… 042
一、小包装中药饮片 …… 042
二、中药配方颗粒 …… 043
三、其他中药饮片 …… 044

第四章　粉碎、筛析与混合

第一节　粉碎 …… 045
一、粉碎的概念、目的及其原理 …… 045
二、粉碎的方法与特点 …… 046
三、粉碎的设备与应用 …… 047
四、粉碎的基本原则及注意事项 …… 049
第二节　筛析 …… 049
一、筛析的含义与目的 …… 049
二、药筛的种类与规格 …… 049
三、粉末的分等标准 …… 050
四、筛析的设备及注意事项 …… 050
第三节　混合 …… 052
一、混合的含义与目的 …… 052
二、混合机制 …… 053
三、混合方法 …… 053
四、混合的设备及注意事项 …… 053
五、混合的影响因素 …… 054
第四节　粉体学基本理论与应用 …… 054
一、概述 …… 054
二、粉体的基本性质 …… 055
三、粉体学性质 …… 056
四、粉体学在中药药剂中的应用 …… 059

第五章　浸提、分离、精制、浓缩与干燥

第一节　概述 …… 061
一、药材成分与疗效 …… 061
二、提取与精制的目的及工艺设计原则 …… 062
第二节　浸提 …… 062
一、浸提的原理 …… 062
二、影响浸提效率的因素 …… 063
三、常用的浸提溶剂及其性质 …… 064
四、浸提辅助剂 …… 065
五、常用的浸提方法与设备 …… 065
第三节　分离与精制 …… 070
一、分离 …… 070
二、精制 …… 071
第四节　浓缩 …… 074
一、浓缩与蒸发的含义与目的 …… 074
二、影响浓缩效率的因素 …… 074
三、浓缩的方法与设备 …… 075
第五节　干燥 …… 077
一、干燥的含义与目的 …… 077
二、干燥的基本原理 …… 077
三、影响干燥的因素 …… 079
四、干燥方法与设备 …… 079

第二篇　常规剂型

第六章　浸出制剂

第一节　概述 …… 084
一、浸出制剂的含义与特点 …… 084
二、浸出制剂的分类 …… 084
第二节　汤剂 …… 084
一、概述 …… 084
二、汤剂的制备 …… 085
三、汤剂的质量要求 …… 085
四、汤剂的研究与改进 …… 086
第三节　合剂 …… 086
一、概述 …… 086
二、合剂的制备 …… 087
三、合剂的质量检查 …… 087
第四节　糖浆剂 …… 088
一、概述 …… 088
二、糖浆剂的制备 …… 088
三、糖浆剂的质量检查 …… 089
第五节　煎膏剂(膏滋) …… 090
一、概述 …… 090
二、煎膏剂的制备 …… 091
三、煎膏剂的质量检查 …… 091
第六节　酒剂与酊剂 …… 092
一、酒剂与酊剂的含义与特点 …… 092
二、酒剂与酊剂的制备 …… 092
三、酒剂与酊剂的质量检查 …… 093

第七节 流浸膏剂与浸膏剂 …… 094
一、流浸膏剂与浸膏剂的含义与特点 …… 094
二、流浸膏剂与浸膏剂的制备 …… 094
三、流浸膏剂与浸膏剂的质量检查 …… 094
第八节 茶剂 …… 095
一、茶剂的含义与特点 …… 095
二、茶剂的制备 …… 095
三、茶剂的质量检查 …… 095
第九节 浸出制剂易出现的问题及处理 …… 096
一、易出现的问题 …… 096
二、处理办法 …… 096

第七章 液体制剂

第一节 概述 …… 098
一、液体制剂的含义与特点 …… 098
二、液体制剂的质量要求 …… 098
三、液体制剂的分类 …… 098
四、液体制剂的常用溶剂 …… 099
五、液体制剂的常用附加剂 …… 100
第二节 表面活性剂 …… 100
一、概述 …… 100
二、表面活性剂的分类 …… 101
三、表面活性剂的基本性质 …… 102
四、表面活性剂在药剂中的应用 …… 104
第三节 药物溶液的性质与药物溶解度 …… 106
一、药物溶液的性质 …… 106
二、药物溶解度 …… 106
第四节 真溶液型液体制剂 …… 107
一、概述 …… 107
二、溶液剂 …… 108
三、芳香水剂与露剂 …… 108
四、甘油剂 …… 109
五、酯剂 …… 109
第五节 胶体溶液型液体制剂 …… 109
一、概述 …… 109
二、胶体溶液的性质 …… 110
三、胶体溶液的稳定性 …… 111
四、胶体溶液的制备 …… 111
第六节 乳浊液型液体制剂 …… 112
一、概述 …… 112
二、乳剂的形成理论 …… 113
三、常用乳化剂与选用 …… 113
四、影响乳剂类型的主要因素 …… 115
五、乳剂的稳定性 …… 115
六、乳剂的制备 …… 116
七、乳剂的质量检查 …… 117
第七节 混悬型液体制剂 …… 118
一、概述 …… 118
二、混悬剂的稳定性 …… 118
三、混悬剂的稳定剂 …… 119
四、混悬剂的制备 …… 120
五、混悬剂的质量检查 …… 121
第八节 不同给药途径用液体制剂 …… 122
一、灌肠剂 …… 122
二、灌洗剂 …… 122
三、洗剂 …… 122
四、搽剂 …… 122
五、滴耳剂 …… 122
六、滴鼻剂 …… 122
七、含漱剂 …… 123

第八章 注射剂

第一节 概述 …… 124
一、注射剂的含义、特点与历史沿革 …… 124
二、注射剂的分类 …… 124
三、注射剂的给药途径 …… 125
四、注射剂的质量要求 …… 126
第二节 热原 …… 126
一、热原的含义与组成 …… 126
二、热原的基本性质 …… 126
三、热原的污染途径 …… 127
四、去除热原的方法 …… 127
五、热原与细菌内毒素的检查方法 …… 128
第三节 注射剂的溶剂 …… 128
一、注射用水 …… 128
二、注射用非水溶剂 …… 131
第四节 注射剂的附加剂 …… 132
一、增加主药溶解度的附加剂 …… 132
二、帮助主药混悬或乳化的附加剂 …… 133
三、防止主药氧化的附加剂 …… 133
四、抑制微生物增殖的附加剂 …… 134
五、调整 pH 的附加剂 …… 134
六、减轻疼痛的附加剂 …… 134
七、调整渗透压的附加剂 …… 135

第五节 注射剂的制备 …… 137
一、注射剂制备的工艺流程 …… 137
二、中药注射剂原料的准备 …… 138
三、注射剂的容器与处理 …… 139
四、注射剂的配液与滤过 …… 141
五、注射剂的灌封 …… 142
六、注射剂的灭菌与检漏 …… 143
七、注射剂的质量检查 …… 143
八、注射剂的印字、包装与贮存 …… 144
九、实例 …… 144
第六节 输液剂 …… 144
一、概述 …… 144
二、输液剂的质量要求 …… 145
三、输液剂的制备 …… 146
四、输液剂的质量评价与质量问题讨论 …… 148
第七节 注射用无菌粉末与其他注射剂 …… 149
一、注射用无菌粉末 …… 149
二、其他注射剂 …… 151
第八节 中药注射剂的质量评价 …… 152
一、中药注射剂的开发依据与质量要求 …… 152
二、中药注射剂的质量检查 …… 152
三、中药注射剂的现代评价体系 …… 154
四、中药注射剂的安全性问题讨论 …… 155
第九节 眼用液体制剂 …… 157
一、概述 …… 157
二、眼用液体制剂的吸收途径与影响因素 …… 158
三、眼用液体制剂的不良反应 …… 159
四、眼用液体制剂的附加剂 …… 159
五、眼用液体制剂的制备 …… 160
六、眼用液体制剂的质量检查 …… 160

第九章 外用膏剂

第一节 概述 …… 163
一、外用膏剂的含义 …… 163
二、外用膏剂的特点 …… 163
三、外用膏剂的分类 …… 163
四、药物经皮吸收机制与影响因素 …… 164
第二节 软膏剂与乳膏剂 …… 166
一、概述 …… 166
二、软膏剂与乳膏剂的基质 …… 166
三、软膏剂与乳膏剂的制备 …… 170
四、软膏剂与乳膏剂的质量检查 …… 171
五、软膏剂与乳膏剂的包装与贮存 …… 172
第三节 凝胶剂 …… 172
一、概述 …… 172
二、凝胶剂的基质 …… 173
三、凝胶剂的制备 …… 173
四、凝胶剂的质量检查 …… 173
第四节 贴膏剂 …… 174
一、橡胶贴膏 …… 174
二、凝胶贴膏 …… 176
三、贴膏剂的质量检查 …… 177
第五节 贴剂 …… 178
一、概述 …… 178
二、贴剂的组成 …… 179
三、贴剂的制备 …… 179
四、贴剂的质量检查 …… 180
第六节 膏药 …… 181
一、概述 …… 181
二、黑膏药 …… 181
三、白膏药 …… 183
四、膏药的质量检查 …… 183
第七节 其他半固体制剂 …… 183
一、糊剂 …… 183
二、涂膜剂 …… 184
三、眼用半固体制剂 …… 184
四、鼻用半固体制剂 …… 185

第十章 栓剂

第一节 概述 …… 187
一、栓剂的含义 …… 187
二、栓剂的特点 …… 187
三、栓剂的分类 …… 187
四、栓剂中药物的吸收途径与影响因素 …… 189
第二节 栓剂的基质与附加剂 …… 190
一、栓剂的基质 …… 190
二、栓剂的附加剂 …… 191
三、栓剂基质与附加剂的选用原则 …… 192
第三节 栓剂的制备 …… 193
一、普通栓剂的制备 …… 193
二、特殊栓剂的制备 …… 195

三、栓剂的包装与贮藏 …… 195
第四节 栓剂的质量检查 …… 195
一、外观检查 …… 195
二、重量差异检查 …… 195
三、融变时限检查 …… 195
四、微生物限度检查 …… 196

第十一章 散剂

第一节 概述 …… 197
一、散剂的含义、特点与沿革 …… 197
二、散剂的分类 …… 197
三、散剂的质量要求 …… 198
第二节 散剂的制备 …… 198
一、一般散剂的制备 …… 198
二、特殊散剂的制备 …… 199
三、实例 …… 201
第三节 散剂的质量检查 …… 202
一、粒度 …… 202
二、外观均匀度 …… 202
三、水分 …… 202
四、装量差异 …… 202
五、装量 …… 202
六、无菌 …… 202
七、微生物限度 …… 202

第十二章 颗粒剂

第一节 概述 …… 204
一、颗粒剂的含义、特点与质量检查 …… 204
二、颗粒剂的分类 …… 205
第二节 颗粒剂的制粒方法 …… 205
一、制粒目的 …… 205
二、制粒方法与设备 …… 206
第三节 颗粒剂的制备 …… 209
一、可溶颗粒的制备 …… 209
二、混悬颗粒的制备 …… 211
三、泡腾颗粒的制备 …… 211
四、块状颗粒剂的制备 …… 212
五、实例 …… 212
六、颗粒剂的包装与贮藏 …… 214
第四节 颗粒剂的质量检查 …… 214
一、性状 …… 214
二、粒度 …… 214
三、溶化性 …… 214
四、水分 …… 214
五、装量差异 …… 215
六、装量 …… 215
七、微生物限度 …… 215

第十三章 胶囊剂

第一节 概述 …… 216
一、胶囊剂的含义 …… 216
二、胶囊剂的特点 …… 216
三、胶囊剂的分类 …… 216
第二节 胶囊剂的制备 …… 217
一、硬胶囊的制备 …… 217
二、软胶囊的制备 …… 219
三、肠溶胶囊的制备 …… 221
第三节 胶囊剂的质量检查 …… 222

第十四章 片剂

第一节 概述 …… 224
一、片剂的含义 …… 224
二、片剂的特点 …… 224
三、片剂的分类 …… 224
四、中药片剂分类 …… 226
五、片剂的质量要求 …… 226
第二节 片剂的辅料 …… 226
一、稀释剂与吸收剂 …… 227
二、润湿剂与黏合剂 …… 228
三、崩解剂 …… 229
四、润滑剂 …… 231
五、其他片剂辅料 …… 231
第三节 片剂的制备 …… 232
一、原辅料的处理 …… 232
二、片剂制备方法分类 …… 232
三、压片与压片设备 …… 235
四、压片过程中常见问题与解决办法 …… 237
五、实例 …… 239
第四节 片剂的包衣 …… 240
一、片剂包衣的目的 …… 240

二、片剂包衣的种类 …… 240
三、片剂包衣的质量要求 …… 240
四、片剂包衣的工艺与物料 …… 240
五、片剂包衣的方法与设备 …… 244
第五节　片剂的质量检查 …… 246
一、外观性状 …… 246
二、鉴别 …… 246
三、含量测定 …… 246
四、重量差异 …… 246
五、含量均匀度 …… 246
六、硬度(或脆碎度) …… 247
七、崩解时限 …… 247
八、溶出度 …… 247
九、微生物限度 …… 247
十、其他 …… 247
第六节　片剂的包装与贮藏 …… 247
一、片剂的包装 …… 247
二、片剂的贮藏 …… 248

第十五章　丸剂

第一节　概述 …… 249
一、丸剂的含义 …… 249
二、丸剂的特点 …… 249
三、丸剂的分类 …… 249
四、丸剂的制备方法 …… 250
五、丸剂的质量要求 …… 250
第二节　水丸 …… 250
一、水丸的含义 …… 250
二、水丸的特点 …… 250
三、水丸的赋形剂 …… 250
四、水丸的制备 …… 251
五、水丸制备易出现的质量问题与解决办法 …… 253
第三节　蜜丸与水蜜丸 …… 254
一、蜜丸 …… 254
二、水蜜丸 …… 257
第四节　糊丸与蜡丸 …… 257
一、糊丸 …… 257
二、蜡丸 …… 258
第五节　浓缩丸 …… 259
一、浓缩丸的含义与特点 …… 259
二、浓缩丸的制备 …… 259
三、实例 …… 259
第六节　滴丸 …… 260
一、滴丸的含义与特点 …… 260
二、滴丸的基质及冷凝剂 …… 261
三、滴丸的制备 …… 261
第七节　丸剂的包衣 …… 262
一、包衣的目的 …… 262
二、包衣的种类 …… 262
三、包衣的方法 …… 263
第八节　丸剂的质量检查 …… 263
一、外观性状 …… 263
二、水分 …… 263
三、重量差异 …… 263
四、装量差异 …… 264
五、装量 …… 264
六、溶散时限 …… 264
七、微生物限度 …… 264
第九节　丸剂的包装与贮藏 …… 264

第十六章　气雾剂、喷雾剂与粉雾剂

第一节　气雾剂 …… 266
一、概述 …… 266
二、气雾剂的组成 …… 268
三、气雾剂的制备 …… 270
四、实例 …… 271
五、气雾剂的质量检查 …… 272
第二节　喷雾剂 …… 273
一、概述 …… 273
二、喷雾剂的装置 …… 273
三、喷雾剂的制备 …… 274
四、喷雾剂的质量检查 …… 274
第三节　粉雾剂 …… 274
一、概述 …… 274
二、粉雾剂的装置 …… 275
三、粉雾剂的制备 …… 275
四、粉雾剂的质量检查 …… 275

第十七章　其他剂型

第一节　胶剂 …… 276
一、胶剂的含义 …… 276
二、胶剂的分类及特点 …… 276
三、胶剂的原辅料 …… 276

四、胶剂的制备 …… 277
五、胶剂的质量检查 …… 278
第二节 膜剂 …… 279
一、膜剂的含义 …… 279
二、膜剂的分类与特点 …… 279
三、成膜材料与附加剂 …… 279
四、膜剂的制备 …… 280
五、膜剂的质量检查 …… 281
第三节 丹药 …… 281
一、丹药的含义与特点 …… 281
二、丹药的制备与生产防护措施 …… 281
第四节 锭剂与糕剂 …… 282
一、锭剂 …… 282
二、糕剂 …… 282
第五节 烟剂、烟熏剂及香囊(袋)剂 …… 282
一、烟剂 …… 282
二、烟熏剂 …… 283
三、香囊(袋)剂 …… 283
第六节 其他传统与现代剂型 …… 283
一、传统剂型 …… 283
二、现代剂型 …… 283

第三篇 制剂新技术与新剂型

第十八章 药物制剂新技术

第一节 环糊精包合技术 …… 286
一、概述 …… 286
二、常用包合材料 …… 286
三、包合物的制备 …… 288
四、包合物的质量评价 …… 289
第二节 固体分散体技术 …… 290
一、概述 …… 290
二、常用载体辅料 …… 291
三、制备 …… 291
四、固体分散体的质量评价 …… 292
第三节 微囊与微球制备技术 …… 293
一、概述 …… 293
二、常用载体辅料 …… 293
三、微囊与微球的制备 …… 294
四、优化微囊与微球质量的原则 …… 299
五、微囊与微球的质量检查 …… 300
第四节 脂质体制备技术 …… 300
一、概述 …… 300
二、脂质体常用的材料 …… 302
三、脂质体的制备方法 …… 302
四、脂质体的质量评价 …… 303
第五节 纳米乳与亚微乳制备技术 …… 304
一、概述 …… 304
二、纳米乳与亚微乳常用辅料 …… 305
三、纳米乳与亚微乳的制备 …… 305
四、纳米乳与亚微乳的质量评价 …… 306
第六节 纳米粒制备技术 …… 306
一、概述 …… 306
二、纳米粒制备的常用载体材料 …… 307
三、纳米粒(含固体脂质纳米粒)的制备与纳米粒的修饰 …… 307
四、纳米粒的质量评价 …… 308
第七节 聚合物胶束 …… 309
一、概述 …… 309
二、聚合物胶束的常用材料 …… 310
三、聚合物胶束的制备 …… 310
四、聚合物胶束的质量评价 …… 310

第十九章 中药新型给药系统

第一节 缓释、控释制剂 …… 313
一、概述 …… 313
二、缓释、控释制剂的设计原则 …… 313
三、缓释、控释制剂的释药机制 …… 315
四、缓释、控释制剂的常用辅料 …… 318
五、缓释、控释制剂的制备 …… 318
六、缓释、控释制剂的质量评价 …… 320
第二节 择时与定位释药制剂 …… 321
一、择时制剂 …… 321
二、定位释药制剂 …… 323
三、择时与定位释药制剂的质量评价 …… 324
第三节 靶向制剂 …… 324
一、概述 …… 324
二、靶向制剂的分类与制备 …… 324
三、靶向制剂的质量评价 …… 325

第四篇　中药制剂研制与评价

第二十章　中药制剂的稳定性

第一节　概述 …… 328
一、中药制剂稳定性研究的含义与内容 …… 328
二、中药制剂稳定性研究的意义与现状 …… 328
第二节　影响中药制剂稳定性的因素及稳定化方法 …… 329
一、影响中药制剂稳定性的因素 …… 329
二、中药制剂稳定化的方法 …… 330
第三节　中药制剂的稳定性考核方法 …… 331
一、稳定性试验的目的、基本要求与考核项目 …… 331
二、化学动力学简介 …… 332
三、中药制剂稳定性试验方法 …… 333
四、中药制剂稳定性试验的结果评价与应用 …… 337
第四节　中药固体制剂的稳定性 …… 337
一、中药固体制剂的稳定性特点 …… 337
二、中药固体制剂的吸湿问题 …… 338
三、固体制剂的降解平衡 …… 338
四、中药固体制剂稳定性试验的特殊要求 …… 338
第五节　包装材料对制剂稳定性的影响 …… 338
一、玻璃 …… 339
二、塑料 …… 339
三、橡胶 …… 339
四、金属 …… 339

第二十一章　生物药剂学与药物动力学

第一节　概述 …… 341
一、生物药剂学概述 …… 341
二、药物动力学概述 …… 341
三、中药生物药剂学与药物动力学研究进展 …… 342
第二节　药物的体内过程 …… 343
一、生物膜的组成、结构与特点 …… 343
二、药物的转运方式与特点 …… 343
三、药物的体内过程 …… 345
第三节　影响药物制剂疗效的因素 …… 348
一、药物因素 …… 348
二、剂型因素 …… 350
三、机体生物因素 …… 353
四、药物相互作用 …… 354
第四节　药物动力学 …… 355
一、药物动力学基本模型与速度过程 …… 355
二、药物动力学参数与含义 …… 356
三、单室模型单剂量给药 …… 357
四、多室模型单剂量给药 …… 367
五、单室模型多剂量给药 …… 370
六、中药制剂体内过程研究探索 …… 376
第五节　生物利用度与生物等效性 …… 377
一、生物利用度与生物等效性的含义与研究意义 …… 377
二、生物利用度与生物等效性的试验方法 …… 378
三、体外溶出度 …… 379

第二十二章　中药制剂的配伍变化

第一节　概述 …… 382
一、中药制剂配伍用药的目的及意义 …… 382
二、中药制剂配伍变化的类型 …… 382
第二节　药剂学配伍变化 …… 383
一、物理配伍变化 …… 383
二、化学配伍变化 …… 384
三、制剂中药物与辅料的配伍变化 …… 385
四、注射剂的配伍变化 …… 385
第三节　药理学配伍变化 …… 387
一、协同作用 …… 387
二、拮抗作用 …… 387
三、不良反应 …… 387
四、体内相互作用 …… 387
第四节　配伍变化的处理原则与措施 …… 388
一、处理原则 …… 388
二、措施 …… 388

第五节 中药不良反应与合理用药 ………… 389
一、不良反应 ………………………………… 389
二、合理用药 ………………………………… 390

第二十三章 中药新制剂研制

第一节 概述 ………………………………… 392
一、中药新药注册管理 …………………… 392
二、医疗机构制剂注册管理 ……………… 393
第二节 中药制剂设计的选题 …………… 394
一、中药制剂设计的指导思想 …………… 394
二、中药制剂设计的基本原则 …………… 395
三、中药制剂研制的选题原则 …………… 396
四、中药制剂研制的选题途径 …………… 397
第三节 中药制剂的设计 ………………… 397
一、中医处方来源与配方设计 …………… 397
二、给药途径选择与剂型设计 …………… 398
三、中间体制备工艺研究 ………………… 399
四、制剂处方设计与成型工艺研究 ……… 400
五、中试研究 ………………………………… 401
第四节 中药制剂评价 …………………… 402
一、中药制剂工艺评价 …………………… 402
二、中药制剂质量标准研究 ……………… 402
三、稳定性研究 ……………………………… 403
四、临床前安全性评价 …………………… 403
五、临床前药理学研究 …………………… 403
六、临床研究 ………………………………… 403

第一篇

总　　论

第一章　绪论

第二章　制药卫生

第三章　中药调剂

第四章　粉碎、筛析与混合

第五章　浸提、分离、精制、浓缩与干燥

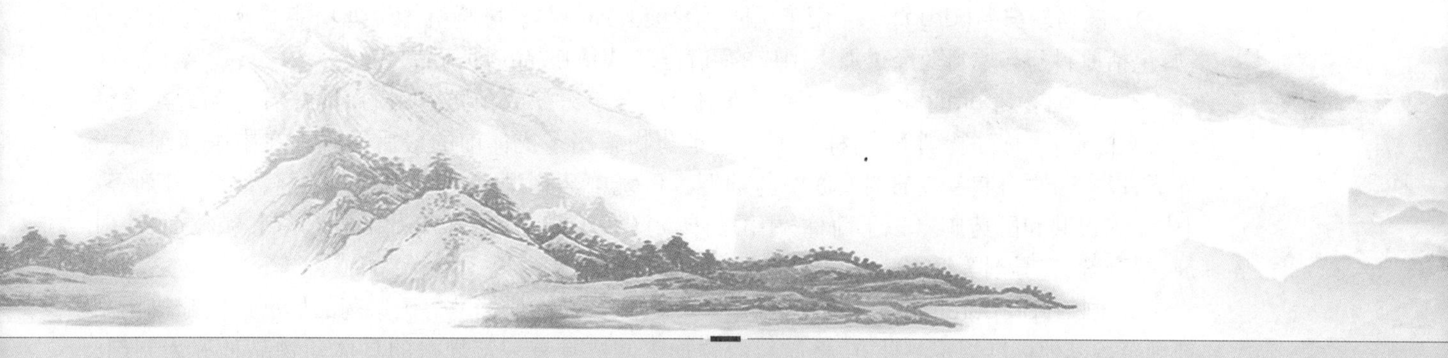

第一章　绪　　论

—·笔记栏·—

第一章授课视频

第一节　概　　述

一、中药药剂学的基本概念与常用名词

（一）基本概念

中药药剂学(pharmaceutics of Chinese medicines)是以中医药理论为指导，运用现代科学技术，研究中药药剂的配制理论、生产技术、质量控制与合理应用等内容的一门综合性应用技术学科。

药剂学研究如何将原料药物制备成制剂，以便应用于患者，达到药物治疗、预防或诊断疾病的目的，是一门历史悠久、随着现代科技发展而快速发展的学科。药剂学科融合了数学、有机化学、药理学、物理化学、分析化学等基本理论与基础知识，中药药剂学则在此基础上，进一步融合中药学、中药化学、中药分析等中药专业基础知识，在传统中药制剂基础上，不断借鉴和汲取现代药剂学及其相关分支学科的新理论与新技术。因此，中药药剂学与中药类专业的基础课和其他专业课有着紧密的联系，是专业核心课程之一。

（二）常用名词

中药材原料、中药饮片一般不能直接应用，需要依据方剂进行调剂、选择适宜的剂型制备成制剂，才能供临床使用，更好地发挥疗效。与中药药剂学相关的术语定义如下。

1. 药物与药品(drug)　用于预防、治疗和诊断疾病、影响机体生理功能的物质总称为药物，包括原料药与原料药经过加工制成的可直接应用的成品(即药品)。

2. 剂型(preparation)　将原料药制成适合于医疗或预防应用的、具有与一定给药途径相对应的形式，称药物剂型，简称剂型。它是药物施用于机体前的最后形式。在中医药理论指导下，以中药原料制备成的剂型称中药剂型。传统中药剂型有汤剂、丸剂、散剂、膏剂、丹剂等；《中华人民共和国药典》(以下简称《中国药典》)(2020年版)收载有片剂、胶囊剂、颗粒剂、注射剂、软膏剂、气雾剂等近40种剂型。

3. 制剂(preparations)　依据《中国药典》、药品注册标准等国家药品标准或医疗机构制剂规范等其他标准规定的处方，将原料药物加工制成具有一定规格的具体药物品种称为制剂，例如牛黄解毒片、藿香正气软胶囊、注射用双黄连(冻干)等。

4. 调剂(dispensing)　指按照医师处方专为某一患者配制，注明用法用量的药剂调配操作。此操作一般在药房的调剂室中进行。研究药剂调配、服用等有关理论、原则和技术的学科称调剂学，属药剂学研究的范畴之一。

5. 中成药(traditional Chinese patent medicines and simple preparations)　指在中医药理论指导下，将中药饮片按法定处方和制法大批量生产，并标明功能主治、用法用量和规格，实行批准文号管理的商品化中药制剂。中成药供临床应用，疗效确切，有特定的质量标准、明确的适用范围、应用禁忌与注意事项等。

6. 新药(new drug)　指未曾在中国境内上市销售的药品。对已上市药品改变剂型、改变给药途径、增加新适应证的药品，不属于新药，但药品注册按照新药申请的程序申报。

二、中药药剂学的性质与任务

（一）中药药剂学的性质

中药药剂学与中药研发生产和中医临床用药紧密相关。一方面它具有工艺学性质。中药

—•笔记栏•—

药剂学研究中药制剂的处方、剂型、辅料、设备、生产及质量控制的基本理论与工艺技术。制剂工艺就是根据中医临床用药要求、中药药性理论与原料性质，将中药原料加工制成临床需要的制剂的过程。另一方面，中药药剂学具有生物学性质。制剂最终需应用于临床医疗实践，指导患者正确用药。需要研究制剂的体内过程及其疗效、安全性，同时将信息反馈到新制剂研发、制剂工艺改进与质量提升中。中药药剂学在不断的制剂研发与临床医疗实践的相互促进过程中，多学科交叉，推动自身快速发展。

(二) 中药药剂学的任务

中药药剂学的基本任务是将原料药制备成安全、有效、质量稳定可控、使用顺应性好的中药制剂，为临床用药服务。具体任务可概括为如下三方面。

1. 传承与整理传统制剂理论与技术，揭示与完善中药药剂学基本理论　从历代祖国医药典籍中，发掘整理丸、散、膏、丹等传统剂型和制剂的配方与临床应用理论、制剂技术、服用与作用规律等相关内容，使其规律化、系统化、科学化，为中药制剂的传承发展奠定基础。深入研究中药及其复方药效物质基础，探索中药提取精制、浓缩干燥、制剂成型、质量控制与合理应用等方面的理论基础，完善药物剂型与制剂理论体系，使其成为一门兼具中医药特色与先进理论技术的学科。

2. 研究开发中药新制剂与新剂型　在中药理论指导下，研究与运用现代药剂学、高分子材料学、药物动力学等学科理论知识和研究成果，开展中药常规剂型的处方设计、提取与成型工艺研究、质量控制与体内外评价。结合现代制剂技术、现代分析技术、细胞与分子生物学技术，研制与评价中药新型给药系统，促进中药制剂现代化。

中药剂型与制剂现代化的重要意义

3. 研究开发新辅料与新设备　安全且性能优良的辅料是制剂，尤其是缓控释等新剂型发展的重要基础；"药辅两用"中药原料开发体现中药制剂特色；封闭高效、多功能、连续自动化的新型制药设备研发，是提高制剂生产技术的重要保障。

三、中药药剂学在医药卫生事业中的重要性

中药药剂学是联结中医与中药的桥梁。一方面，依据中医临床需求，研究合理的给药途径、剂型、制备工艺与质量控制方法，实现从实验室向工厂的产业转化，研究解决中药制剂生产工艺、技术和质量中存在的问题；另一方面，对应用于临床的制剂，依据用药结果反馈不断改进和提高制剂质量。

中药药剂学在医药工业和临床中占有极其重要的地位，中药制剂质量水平与中药种质资源、药材种植、饮片与制剂生产、质量标准控制、体内过程、有效性与安全性评价等各个环节紧密相关；各环节研究水平的提高，直接影响和推动中药药剂学的发展。因此，中药药剂学直接体现了整个中医药行业的技术水平和发展进程，在一定程度上集中代表了现代医药科学技术发展水平。

四、中药药剂学的主要研究内容与分支学科

根据中药药剂学的任务，中药药剂学的研究内容主要包括以下几方面。

(一) 中药制剂理论研究

中药制剂的配制与应用理论是指导中药剂型设计、药材提取与制剂成型工艺路线筛选、质量控制与临床应用的重要基础。传统中药制剂理论通过制药与医疗实践经验积累，阐释剂型与辅料选用规律，总结用药方案对疾病治疗的影响；现代药剂学基于分支学科发展，研究剂型设计相关的药物理化性质、高分子材料、微粒分散体系、粉体学、体内过程等基本理论。

1. 传统中药药剂学理论　纵观上下五千年的中医药发展史，可从剂型、辅料、制药、制剂应用等方面，阐释传统中药药剂学理论的内涵。

(1) 剂型选用依据：药物应用于患者，需要制备成特定剂型才能发挥其最大作用。《黄帝内

—·笔记栏·—

经》中已认识到药剂对药物发挥疗效的重要性，“其见深者，必齐主治”，病势加深当应用药剂治疗。历代医典对剂型选用依据可总结为：

1）依据病症类别及其进程选用。汉代张仲景《金匮玉函经》提出：“欲疗诸疾，当先以汤荡涤五脏六腑……若四肢病久，风冷发动，次当用丸……丸药者，能逐沉冷，破积聚”。根据临床病程、病情、病机等分别选用汤、散、丸，各有侧重；元代王好古《汤液本草》载：“去下部之疾，其丸极大而光且圆；治中焦者次之；治上焦者极小”。指出治疗下焦、中焦、上焦疾病需要分别选择大小不同的丸剂。

2）依据药物性质与剂型释药速率选用。《神农本草经》序例中指出：“药性有宜丸者，宜散者，宜水煮者，宜酒渍者，宜膏煎者，亦有一物兼宜者，亦有不可入汤酒者，并随药性，不得违越。”总结了药物制备和剂型选用理论，强调根据药性选择剂型。北宋沈括与苏轼的《苏沈良方》指出：“又无毒者宜汤，小毒者宜散，大毒者宜用丸。又欲速用汤，稍缓用散，甚缓者用丸，此大概也”。沈括《梦溪笔谈》载：“汤、散、丸，各有所宜……欲达五脏四肢者莫如汤，欲留膈胃中者莫如散，久而后散者莫如丸。”“大抵汤者荡也，去大病用之；散者散也，去急病用之；圆（丸）者缓也，不能速去之，其用药之舒缓而治之意也。”可见，对不同剂型产生不同释药速率与体内转运速率，以及不同程度减缓药性已有充分认识，并形成了剂型选择原则。

3）依据用药对象选择。《太平惠民和剂局方》指出，儿童用丸剂，多选用大小如粟米、麻子等小丸，如肥儿丸“诸药共为细末以猪胆汁为丸，如粟米大”；五疳保童丸用糯米饭和丸、进食丸与化虫丸均是以面糊为丸“如麻子大”，这些丸剂近似现代微丸，具有分散度大、溶出速率快、易于服用，对小儿胃肠刺激性小等优点。这些传统剂型用药理论沿用至今，一直指导着中医药医疗与制药实践。

（2）辅料与应用：中医认为，辅料应既赋型又辅效，一般首先用处方中兼有赋型作用的药味，其次选用兼有治疗作用的辅料。《五十二病方》中已有酒制丸、醋制丸、油脂制丸等多种不同辅料制丸方剂。晋葛洪的《肘后备急方》继承了汉代的药用辅料经验，应用大量兼有治疗作用的黏合剂，如治老疟久不断者，以常山和鸡子白（蛋清）为丸，治谷疸以牛胆汁为丸等。其中，鸡子白、牛胆汁等，既有黏合能力，又能发挥一定的治疗作用，是当时传统中药制剂的特点。我国历代医药典籍记载的制剂辅料来源于动物、植物、矿物等，不同的辅料能使药物达到不同的释放速度，满足不同的临床需求。其中，以对丸剂辅料的认识最为系统。《本草纲目·序例》上记载：“稠面糊取其迟化，直至中下。或酒或醋，取其收散之意也”“炼蜜丸者，取其迟化而循经络也”“蜡丸取其难化而旋旋取效，或毒药不伤脾胃也”。揭示了不同黏合剂所制丸剂具有不同释药速率，（滴）水丸、稀糊丸取其易化，炼蜜丸取其迟化，糊丸、蜡丸取其难化且减毒。在唐代已有将丸剂用蜡、蜡纸、蜡壳封固的记载，这些都充分体现了我国古代人民的智慧。

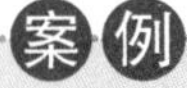

《本草纲目·序例》中总结了具缓释作用的辅料如蜡、糊、树胶、树脂、种子、动植物油脂等；且认为多数辅料或药物同时具备“药辅两用”功能。例如，以水、姜汁、酒、醋为丸多用于实证，以祛邪却病为主；以沙糖或枣肉为丸，药力缓发，治病并减毒；蜜、蜡、卵、胆汁、乳汁等动物辅料，可以强效、缓效并减毒。采用雄黄、朱砂、甘草等作为水丸、蜜丸衣膜，既可首先起效，又可保护丸内药物。

问题：

1. 请举例谈谈上述辅料在现今中成药中的应用情况。
2. 基于对我国古代对药剂辅料的应用与总结，你如何看待对中医药文化的传承创新？

（3）制药技术：我国传统剂型的制备工艺是在长期医疗实践中不断得以总结与发展的。这些制药技术不仅总结于历代医药典籍中，也通过各类老字号药店传承至今。《本草纲目·序例》

中《名医别录》合药分剂法则，归纳了古代制剂技术与调剂规律。对汤剂、酒剂，采用的制法有鲜药榨汁、药材水煎或酒渍，总结了煎药用水、火候的重要性，详述了煎药器具、加水量、浸泡时间、煎煮次数、药汁收集、保存、药渣处理等处理要点，提出针对药物性质的特殊性进行先煎、后下、包煎、另煎、烊化等技术要求；总结药酒制法为“凡渍药酒，皆须细切，生绢袋盛，入酒密封，随寒暑日数漉出”，并提出浸渍后药渣可晒干后再次浸渍或制成散剂服用，以充分利用药材“滓可曝燥，微捣，更渍饮之，亦可为散服”；对丸剂、散剂等固体制剂，则首先区分药材性质与使用途径并对其进行粉碎与混合。或单独粉碎，或采用串油、串料与蒸罐等混合粉碎，即“凡丸散药，亦先切细、曝燥乃捣之。有各捣者，有合捣者，并随方”；并总结混合原则“配研法”“打底套色法”等；《圣济经》中指出散剂制备操作要求“各别捣筛，为散已，合治之”，强调处方中药味分别捣细再混合制散，从而保证了粉碎充分和计量准确。《名医别录》中如“凡筛丸散，用重密绢，各筛毕，更合于臼中，捣数百遍，色理和同，乃佳也”，详细规定了药材需要分别粉碎、绢布过筛、于研臼中充分混合至色泽一致。对工艺较复杂的剂型制备，如膏药与丹药炼制、胶剂熬制、泛丸分层与药物包衣，在历代制药技术传承中不断得以完善，有工艺成熟的制备过程与注意事项，其中如“去火毒”“闷胶”等均有严谨的科学原理。丸剂在历代中药制剂发展中，是种类与制备方法最为丰富的剂型，甚至丸剂辅料的预处理也有规范要求，如炼蜜的嫩、中、老 3 个不同程度，有明确的制法要求、程度判断方式与适用药材对象；对蜂蜡用水或酒“漂蜡”“煮蜡”有科学依据。一些经典制药技术一直沿用至今。例如，水飞法可同时粉碎与分离粗细粉，甚至达到“超细粉碎”，宋代《太平圣惠方》（公元 992 年）与《太平惠民和剂局方》中凡有朱砂、雄黄等均用此法，已基本成熟和定型。采用煎丸即浓缩丸，如以三棱煎丸，具有含药量大、服用剂量小、溶出吸收快等优点。

（4）制剂应用：古人认识并总结了药剂应用于人体的服用规律与效果，指出了给药途径与用药方案等方面的规律。

1）给药途径：传统中药制剂除了最常见的“汤、丸、散、膏、丹”，供口服的还有胶剂、露剂、酒剂，供皮肤外用或吸收后内病外治的有涂擦剂、浸洗剂、熏剂，供体腔使用的有栓剂、药条、酊剂等。《圣济经》中仅散剂，便有供内服、外用、吹鼻、舌下等不同给药途径。

2）给药方案：指给药剂量、次数、时辰与时长、药引等。古人早已认识到，给药剂量、次数与时辰等是决定疗效的重要因素之一，需要依据患者状况、季节气候、地理环境、用药习惯及药物性质等进行确定，并且需视病情变化与药效灵活调整。《伤寒杂病论》中大多数方剂日服 2～3 次，也有发病前服用的“蜀漆散”或不拘时服用“少少含咽之”的苦酒汤。《备急千金要方》指出：“凡服汤法……一服最须多，次一服渐少，后一服最须少，如此即甚安稳”“凡丸药皆如梧桐子大，补者十丸为始，从一服渐加，不过四十丸，过亦损人。”指出了汤剂、丸剂不同特点与不同服用剂量与次数。汤剂“一服最须多”以迅速达效，后渐少，与药物动力学提出首剂加倍以快速达到治疗剂量不谋而合；对水丸则提出由十丸开始渐增加，且达一定程度即可，否则增加胃肠的负担反致有损，“积久为佳，不必顿服”。剂量确定与药性相关，特别对峻猛之药，如张仲景注明乌头赤石脂丸“先服一丸，不知稍加服”，从少量开始，以后逐渐增加，是为了避免因逐邪而损伤正气，这也是丸剂宜从缓而用的原因之一。《素问·五常政大论》中说“大毒治病，十去其六；常毒治病，十去其七；小毒治病，十去其八；无毒治病，十去其九”。认为应依据药性确定用药时长，药性偏盛，则要尽早停药，避免药性过猛伤害正气。《神农本草经》指出服药时辰、饮食顺序与疾病发生部位相关：“病在胸膈以上者，先食而后服药；病在心腹以下者，先服药而后食；病在四肢血脉者，宜空腹而在旦；病在骨髓者，宜饱满而在夜。”一般清热解毒药、润肠泻下药、滋补药宜空腹服，此时胃中空虚容易吸收；助消化药在服药前应少量进食以助药效；安神药、滋补药、延缓衰老的药物都宜睡前服用。

此外，古人还总结了对用药温度、药引的要求。汤剂一般均宜采用温服法，也有按特殊要求服用。例如，凡热性病宜冷服（如四虎汤），而寒性病则宜热服，发散攻下以助药力。服药时配合

—·笔记栏·—

药引能达最佳疗效,如服用大剂量苦寒药时,常取粳米为引以保护胃气。治疗肾阴亏虚的六味地黄丸、杞菊地黄丸等,宜用温淡盐开水送服,取其咸能入肾。

2. 现代药剂学理论　随着科学技术发展与多学科互相渗透,逐步形成了由多个分支学科构成的现代药剂学理论体系,在中药剂型设计、制剂生产技术与质量控制,研制安全、稳定、有效、质量可控、使用方便的新型制剂,以及阐明中药及其制剂的生物有效性方面发挥了重要的指导作用。自20世纪中叶以后,药剂学由简单剂型制备与经验总结迈向科学化和理论化,发展了以物理、物理化学为基础评价剂型设计、制剂生产和质量的物理药剂学。例如,以粉体学、制粒成型理论指导片剂生产。随着对药物体内过程认识的深入,又形成了以体外溶出、体内生物利用度等为指标分析影响药效的剂型与生物因素,指导制剂设计的生物药剂学;以及以隔室模型等定量描述制剂药物体内经时量变过程与特征的药物动力学;随着高分子材料学、细胞与分子药理学、系统工程学等学科飞速发展,新型给药系统(new drug delivery system)结合病因、器官组织、细胞靶点的生理特点与药物分子间关系设计剂型,成为能够缓释、控释、靶向或调控释药的系统工程制品。药剂学理论研究不断得以深化发展。

中药药剂学理论发展需在中医药理论指导下,发挥中药治疗疾病的优势特色。利用现代科学技术阐释中医药理论,揭示传统制剂的理论内涵;积极吸纳现代药剂学理论与技术,创新发展中药制剂新辅料与关键共性新技术,研究开发中药新剂型与新制剂,指导临床合理应用,从而丰富与发展中药药剂学理论体系。

(二)中药新制剂与新剂型研究

新制剂与新剂型研究是中药药剂学研究的主体内容,主要目的是依据防治疾病的需要、药物本身的性质和“三效”(速效、长效、高效)、“三小”(剂量小、副作用小、毒性小)、“五方便”(方便生产、方便运输、方便携带、方便贮存与方便使用)的要求,开发速效制剂、长效制剂、靶向给药系统等。需要充分掌握各类常规中药制剂与新型给药系统的形态特征、制备方法、质量控制与应用特点,主要开展制剂原料处理工艺与制剂成型工艺两个主要环节的研究。制剂原料处理主要指对制剂处方中的中药饮片进行粉碎、浸提、精制、干燥等一系列处理,制备成可供制剂成型使用的固体、半固体或液体的中间品的过程;制剂成型则是进一步将制剂中间品与适宜的辅料共同制备成各类具体剂型的过程。

中药制剂原料处理是决定制剂安全性、有效性与稳定性的关键环节之一,也是中药制剂过程与化学药制剂最根本的区别之一。中药成分复杂,复方中药更是在中医配方理论指导下组成的多组分复杂体系,因此制剂原料处理需要首先充分研究中药物质基础,了解中药有效成分与指标成分的理化性质,有针对性地设计粉碎、筛析、提取、精制、浓缩与干燥等不同工艺路线,进行工艺条件比较筛选,使中间品能够最大限度富集保留有效成分、去除无效杂质,并降低剂量改变物料性质,以便于制剂成型与临床应用。

中药新制剂的成型工艺研究,首先要研究作为制剂原料的中间品特性与质量稳定性,成型工艺设计需要根据中间品情况具体分析。对于中药单体与有效组分等中间品,充分研究其有效成分理化特性,如溶解性、粉体学性质,有助于选择相应的成型赋形剂或附加剂;对于以浸膏、流浸膏作为成型原料的中间品,因组分复杂,具有剂量大、吸湿性强、黏性大等特点,可用部分中间品或预留部分适宜的药材作为黏合剂、稀释剂等“药辅两用”材料。随着新型给药系统的不断创新发展,出现了新型中药速释制剂,如滴丸剂、喷雾剂等,以及缓控释制剂,亚微乳、纳米乳等靶向制剂。新剂型的研究是中药药剂学创新发展的必然趋势。

(三)中药制剂新技术与新辅料研究

中药制剂水平依赖于制剂前处理技术与制剂成型技术的发展。粉碎提取精制技术可达到中药材“去粗取精”的目的,制剂成型技术则可达到“增效减毒”“稳定方便”等目的。例如,超微粉碎技术可破碎细胞从而有助于成分溶出,超临界液体萃取技术可选择性提取活性成分,超滤技术能选择性去除高分子杂质,冷冻干燥技术可保证热敏成分稳定等。制剂成型技术根据物料性质与成型要求进行选择。如果原辅料、剂型物态相同，成型工艺相似，那么采用的制剂技术也相同或相近。常规制剂技术按剂型物态可分为：① 固体制剂技术，如沸腾制粒、流化包衣、固体分散、环糊精包合等技术。② 半固体制剂技术，如高压均质、微射流乳化等技术。③ 液体制剂技术，如增溶、潜溶、助溶等溶液制备技术、微粒分散技术。④ 气体制剂技术，如抛射剂冷灌法与压灌法、干粉吸入技术等。在这些基本制剂技术基础上，经多学科交叉发展了一系列靶向给药、缓控释给药及调控式给药新技术，如渗透泵技术、结肠靶向技术应用于口服制剂缓控释与肠道定位释放；微囊微球技术、脂质体技术、纳米粒与纳米晶技术等应用于中药注射长效与靶向给药。随着制剂新技术的不断涌现，中药新剂型呈现多种新技术融合发展的新趋势。

辅料的研究与发展一定程度上决定了制剂新剂型、新制剂的研究水平，如聚乳酸(polylactic acid，PLA)等可降解缓释材料的应用，推进了缓释微球、纳米球向临床转化；微晶纤维素、低取代羟丙基纤维素的应用，特别是共处理辅料的开发(包含脆性辅料与塑性辅料)，使全粉直接压片技术实现工业化。中药制剂除了使用与化学药制剂相同的辅料外，还可选用处方中适宜药味兼作辅料，如粉性强的山药、葛根可兼作片剂稀释剂，白及胶在膜剂中既发挥收敛止血功效，又是成膜材料；或是利用辅料发挥一定药效，如丸剂中蜂蜜既是黏合剂，又有镇咳、润燥等功效。从传统中药中寻找“药辅两用”的特色新辅料，开发安全性、功能性、适应性与高效性新型药用辅料，是中药新剂型发展的重要任务。

(四) 中药制剂质量评价研究

中药制剂质量评价与控制贯穿于中药新制剂与新剂型研究始终，从药材的提取精制到成型工艺研究、质量标准建立，均需要对中间品或制剂中有效成分或指标成分进行检测，并对制剂理化性质与体内过程等进行评价，以控制制剂质量，确保有效性和安全性。

中药制剂化学成分复杂，既需要对有效成分、指标成分进行薄层色谱、指纹图谱、含量等定性定量检测；又需要对所含杂质，特别是有害成分进行控制。近年来，中药质量控制体系全面提升，检测技术与方法从单一技术发展到联用技术，如气相-质谱联用、液相-质谱联用、毛细管电泳-质谱联用等。制剂的理化性质评价包括对制剂外观性状、粒度、吸湿性、流动性、稳定性及特殊性质等的研究与控制，是评价制剂原辅料质量与制剂工艺的指标。制剂的体外溶出与释放、体内吸收、分布、代谢与排泄的药物动力学过程评价，是最终考察与反馈制剂质量及其安全性、有效性的关键环节，为优选剂型、制剂处方设计、工艺改进、质量控制、合理用药等提供科学依据。

(五) 中药药剂学的分支学科

1. 物理药剂学(physical pharmacy)　指运用物理化学原理、方法和手段，研究药物制剂处方前工作、处方设计、配伍变化、剂型与辅料特性等基本内容的学科。利用物理与物理化学理论指导药物制剂过程涉及的溶液形成、表面现象、微粒分散、粉体、流体、稳定性等物理化学过程。例如，以溶液扩散理论分析中药成分浸提的影响因素；以表面活性与乳剂形成、微粒分散理论诠释乳剂与混悬剂的稳定性的影响因素，以化学动力学原理评价药物的稳定性，预测药物与制剂有效期等。

2. 工业药剂学(industrial pharmacy)　指研究药物制剂工业生产的单元操作基本理论、工艺技术与实践、生产设备和质量管理的学科。其基本任务是研究和设计如何将药物加工制成适宜的剂型，并能为临床批量提供品质优良、安全有效、稳定便于使用的制剂产品，以满足医疗与预防的需要。

3. 药用辅料学与药用高分子材料学(medical materials science and medical polymer materials science)　药用辅料学是研究药剂辅料的品种与分类、特性与应用、使用原则与注意事项、新辅料研究开发等内容的一门分支学科。天然或合成的药用高分子材料是应用最多的药用辅料，药用高分子材料学主要研究药用高分子材料的结构、物理化学性质、工艺性能及其在药物制剂中的功能和应用。新型高分子材料已成为推动中药给药系统发展的重要支撑。

—•笔记栏•—

4. 生物药剂学与药物动力学(biopharmaceutics and pharmacokinetics) 生物药剂学是研究药物在体内的吸收、分布、代谢与排泄的机制及过程,阐明药物因素、剂型因素和生理因素与药效之间关系的学科。生物药剂学指导合理设计剂型与制剂处方、筛选制剂工艺、提高生物利用度,为制剂的有效性和安全性提供科学保证。药物动力学是应用动力学原理与数学方法,定量描述药物在体内的吸收、分布、代谢、排泄的经时量变动态过程与药效之间的关系的一门学科。主要为评价药物与制剂体内行为特征、设计新型药物传递系统提供量化指标,已成为推动药剂学创新发展的基础学科。中药复方生物药剂学与药物动力学成为近年来研究的难点与热点领域,相关研究成果推动了中药制剂研究水平提升。

5. 临床药学(clinical pharmacy) 指以患者为对象,研究合理、有效与安全用药的学科,主要任务是阐明药物在疾病治疗中的作用与相互作用,指导合理用药。主要研究内容包括制剂的临床研究和评价、制剂生物利用度、临床用药监控、药物配伍变化及相互作用研究等。临床药学使药剂工作者直接参与对患者的药物治疗活动,符合医药结合的时代要求,可以较大幅度地提高临床治疗水平。

第二节 中药药剂学的历史沿革与发展现状

一、中药药剂学的历史沿革

中药制剂在我国的历史源远流长,是中医药学理论体系的重要组成部分。传统制剂的发生和发展,与中医诊疗、药性理论等密切联系,也与中国文化有着深厚的历史渊源,为人类健康留下了极为宝贵的遗产。现代中药药剂学制备理论与工艺技术,新剂型、新制剂研究开发不断创新发展,取得了举世瞩目的成就。

夏禹时代(公元前21~前17世纪)是中药制剂起源时期。劳动人民在治疗医疗实践中,由酿酒发现了酒的功效,并制成药物浸制药酒,发现了最早的复合酶制剂——曲剂(酵母),至今仍在应用。

商代(公元前17~前11世纪)伊尹首创汤剂,撰写了我国最早的方剂与制药技术专著《汤液经》。自此剂型开始被记载,汤剂广泛应用至今。其运用远早于西方医学奠基人希波克拉底(公元前460~前377年)以及西方生药制剂——盖伦制剂(131~201年)。

春秋战国时期(公元前770~前221年),铁器的发明促进医学和制药技术提高,我国现存最早的中医经典著作《黄帝内经》记载了汤、丸、散、膏、丹、药酒等剂型及制法,如乌侧骨芦茹(茜草)丸。《黄帝内经》提出了"君、臣、佐、使"的组方原则,论述了汤液醪醴的制法和应用。马王堆汉墓出土的《五十二病方》著于战国时期,所载方剂治法多种,除内服汤药、散剂和酒剂之外,尤以外治法最为突出,以动物油膏剂为主,给药途径包括敷贴、药浴、烟熏或蒸汽熏法、熨、砭、灸、角法(火罐疗法)等。可见战国时期我国中药制剂已初步形成。

秦、汉时代(公元前221~前220年)是我国药剂学理论与技术显著发展的时期。东汉时成书的《神农本草经》是现存第一部本草专著。该书序列中总结了最早的制药理论和制备法则,强调根据疾病性质与药性选择剂型与制备药物。东汉医圣张仲景所著的《伤寒论》《金匮要略》共收载了方剂288个,在《黄帝内经》基础上新增了肛门栓(如蜜煎导方)、灌肠剂(如猪胆汁方)、醋剂、洗剂、浴剂、熏烟剂、熏洗剂、外用散剂等,并提出用动物皮、甲胶、炼蜜和淀粉糊等作为丸剂黏合剂,制备方法较完备,用法用量、适应证明确,为中药制剂发展奠定基础。

晋代葛洪(283~363年)著有《肘后备急方》八卷,首次提出"成药剂"概念,主张批量生产贮备,供急需之用,创造性应用动物血、蛋清、胆汁等多种黏合剂制备丸剂,记载了铅硬膏、蜡丸、锭剂、条剂、药膏剂、灸剂、熨剂、饼剂、尿道栓剂等剂型,将一些成药(如玉晋壶黄丸)、防疫药剂(如避瘟药千散)及兽用药剂用专章叙述,以适应各种传染病、急性病的需要,进一步发展了药物剂

—•笔记栏•—

型。晋代刘涓子撰、龚庆宣编《刘涓子鬼遗方》善用内治法与外治法治疗痈疽，内治多用散、汤、丸、丹等，外治多用膏、贴、薄、熏、洗等剂型。

梁代陶弘景（456~536年）撰《本草经集注》，提出散剂“有各捣者，有合捣者，并随方”，认为同一制剂需随不同方剂与药性具体情况采用不同制法；提出“合药分剂料理法则”，规定了常见剂型的操作规范，为制剂工艺规程的起始。

唐显庆四年（659年）由政府组织编纂并颁布的《新修本草》，是我国历史上第一部官修本草，具有药典的性质。孙思邈（公元581~682年）著《备急千金要方》和《千金翼方》，分别收载成方5 300首和2 000首，有汤、丸、散、膏、丹、灸等剂型。载有以豚脂、羊脂等基质调制的软膏剂；《备急千金要方》有制药总论专章叙述制药理论、工艺和质量问题；王焘752年撰《外台秘要》，收载民间单验方6 000余首，单设专章记叙药剂制备，以丸、散、膏、汤、酒分类，详述方论药理，为药剂学雏形。其中有蜡丸、煎丸（浓缩丸），煎丸制备区分药材作粉与作膏部分，体现了去粗取精的剂型改进思路。

宋、元（960~1368年）是中药成药快速发展时期。1076年，北宋太医局设立官办药局“熟药所”，1148年其改名为“太平惠民局”，其编写的《太平惠民和剂局方》是我国最早的一部官方制药规范，其中收载了方剂775个和剂型13种，大多为成药。其中主要有丸剂、散剂，另有膏剂、锭剂、煎剂、饮子、饼子等。首次记载蜡壳丸（如苏合香丸）。很多方剂和制法沿用至今，是中药药剂发展史上的第一个里程碑。此外，宋代还有大量流传下来的医药著作，如《圣济经》《经史证类大观本草》《小儿药证直诀》等，在制剂学和医学上皆有重要贡献。金元时期李东垣、朱丹溪、王好古等对丸剂用药理论进行了深入总结，对丸剂、黏合剂和包衣技术等的记载更加复杂精细。

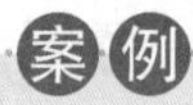

世界上最早的国家药局可追溯到北宋“修合卖药所”或“熟药所”，其负责制造和出售成药，疫病流行时还施散药物。后元、明均设立“惠民药局”。北宋王怀勇《太平圣惠方》中记：“凡合和汤药，务在精专，甄别州土，修治合度，分两不差，用得其宜，病无不愈……是以医者必须殷勤注意，再四留心，不得委以他人，令其修合。”要求在配制中药时药材地道、斤两足称、制作遵法。不能偷工减料、见利忘义。体现自律严谨、追求卓越的工匠精神。至今，百年老字号药店与药厂仍将“修合无人见，存心有天知”“并蓄兼收益人长寿，遵古酌今损己无欺”等作为制药行业道德自律和职业行为准则。

问题：

1. 作为流传至今的制药行业职业道德规范，如何理解与落实“修合无人见，存心有天知”？

2. 通过“修合卖药所”，如何认识中医药与中国传统文化的关系及其在中国历史上的重要贡献？

明、清时期（1368~1912年），中药成方及其剂型获得了进一步充实提高。明代朱橚等于1406年编成《普济方》，收载成方61 739首，其中专篇介绍外用膏药、丹药及药酒。李时珍于1552~1578年撰《本草纲目》，载药1 892种，附方剂11 000余首，剂型近40种，是对几千年祖国医学与本草学的全面总结，对药剂学有重大贡献。清代郭佩兰1655年刊出《本草汇》有“有凡通大便药，或有巴豆，或加硝黄成丸者，必用川蜡溶化为底，取其过隔不化，能达下焦”的记载，说明了川蜡为衣可使药物到达下膈（大肠），类似近代肠溶衣丸，明确阐述了其理论、性质、制法和目的。清代赵学敏1765年编成《本草纲目拾遗》，首次载有金银花露、藿香露等药露的制备方法；清代吴尚先1865年著《理瀹骈文》，系统论述了外用膏药（薄贴）制备原理与用途用法，至今影响深远。

—•笔记栏•—

自鸦片战争至中华人民共和国成立前百余年间,中国经济文化遭受严重摧残,中医药事业与学术发展停滞不前。随着西方科学技术与医药的引入,民国政府采取废止中医的政策,中医药界工作者力争出现"中西医并存"的局面。这一时期中药的研究集中在化学、药理学及生药学等现代研究方面,药剂研究较少,发展缓慢。从国外引进制剂技术并建立药厂,生产注射剂、片剂等制剂,并开始应用到中药制剂中,但规模小、水平低。1938年,杨叔澄编著《中国制药学》,上编制药学总论,论及丸、散、膏、丹、酒、露、胶、锭剂的制法和成药贮藏等;下编为生药制法,包活火制、水制、酒制等各法。

中华人民共和国成立后,政府高度重视并采取了一系列有力措施发展中医药事业,在《中华人民共和国宪法》中规定"发展现代医药和我国传统医药",把中医药纳入国家法规管理;20世纪50年代,中药药剂学作为学科概念被提出,为中药药剂学的发展创造了有利的条件。1962年出版的《全国中药成药处方集》,收载成方6 000余首,中成药2 700余种,是继宋《太平惠民和剂局方》后又一次中成药的大汇集。1983年出版的《中药制剂汇编》收载中药制剂3 800余种,剂型30余种。《新编国家中成药》1~3版分别收载中药制剂品5 017种、7 260种、9 336种。《中华本草》《中医方剂大辞典》等巨著收载大量中药成方制剂。从20世纪70年代开始,中药研究蓬勃发展,研制出多种有效部位和有效成分的新剂型、新制剂。例如,抗疟药青蒿素研究处于国际领先地位,开发了青蒿素栓、青蒿琥珀酯片和注射剂等;川芎嗪注射液、穿心莲内酯片、血塞通(三七总皂苷)片剂与注射剂等;中药制药机械与技术也得到了飞速发展,如多功能罐提取、喷雾干燥、冷冻干燥、一步制粒等新技术的推广应用;并通过中药多指标含量测定、指纹图谱等方法改进和提高制剂的检查方法和质量标准,保证制剂质量,提高了产品在市场上的竞争力。

国外药剂学最早可追溯到古埃及与古巴比伦,著于公元前16世纪的《伊伯氏纸草本》是古代近东地区药剂学重要著作,记载有散剂、膏剂、硬膏剂、丸剂、印模片剂、软膏剂等许多剂型,并有处方和制法等。西方药剂学鼻祖被认为是罗马籍希腊人盖伦(Galen)(公元131~201年),与医圣张仲景同时期。盖伦记述了散剂、丸剂、浸膏剂、溶液剂、酊剂、酒剂等多种剂型,称为"盖伦制剂",收录了制剂处方,生产工艺和用途等。随着19世纪西方工业革命与机械文明发展,药物制剂生产发生巨大变化,现代药剂学从药物学中独立出来,1847年Murdock发明了硬胶囊剂,1876年Remington等发明了压片机,压制片剂得到迅速发展。1886年Limousin发明了安瓿,注射剂得到迅速发展。

二、中药药剂学的发展现状

进入20世纪,随着现代药学理论和技术迅速发展,中药行业大品种、大中药、大融合局面的出现,为中药药剂学科的发展带来了良好势头。随着新技术、新设备、新辅料等应用基础研究的不断深入,在中药复方新型给药系统设计思路与方法、制备新技术等方面取得了长足的进步,推动中药药剂学科发展有了明确的发展战略目标和研究方向,步入新的台阶。

基础理论研究方面,在传承5 000年的祖国传统医药理论基础上,结合物理化学、数学与统计、信息学等基础学科发展,阐释传统中药制剂配方与剂型制备内在规律、基础理论与影响因素,应用计算机辅助新制剂设计,采用数理统计设计与优化药材提取精制与成型工艺。

新制剂与新剂型研究方面,改进了传统剂型,提高了制剂安全性、有效性、稳定性和可控性。新技术、新材料的出现促进了中药剂型的发展,新型中药片剂(分散片、口腔贴片、泡腾片等)、滴丸、注射剂、气雾剂等现代剂型成功应用。中药复方多元释药系统、经皮给药系统、口服缓控释制剂、靶向给药系统等新制剂和新剂型在中药中得以研究与应用,促进了中药药剂学的发展。

制剂新技术方面,中药制剂生产新技术已广泛应用。例如,超低温粉碎、超微粉碎等粉碎技术;超临界流体萃取、微波提取、连续逆流提取、超声提取、大孔树脂分离、膜分离、分子蒸馏、高速逆流色谱技术等提取、分离、纯化技术的应用,大大提高了中间产品纯度,降低了制剂服用量。冷冻干燥、喷雾干燥、沸腾干燥、微波干燥等干燥技术具有干燥效率高、速度快、均匀、节能等优点，避免了高温对热敏感物质的破坏，确保了产品质量稳定和临床疗效。薄膜包衣、环糊精包合、固体分散、原位凝胶、纳米囊泡、pH 梯度释药、微囊微球与微乳化、脂质体、聚合物胶束、结肠定位、脉冲给药等制剂新技术已逐步研究应用。提取、浓缩、纯化、干燥、灭菌、制剂成型等生产过程组装式自动化流水线，加快了中药制药工艺参数在线检测和自动化控制系统及其装备的产业化开发与应用，提高了中药制药工程技术水平和产品质量。

制剂新设备方面，制剂新设备是制剂新技术应用的关键。当前，随着旋转闪蒸干燥机、热喷射气流干燥机、惰性载体干燥机、沸腾制粒机、喷雾干燥机、一步制粒机、粉末直接压片机、高速压片机、中药防黏冲压片机等国内外先进成套装备的推广应用，大幅提升了我国中药装备水平，促进了中药制剂产业的技术升级。

新辅料研发方面，一些新辅料如纤维素衍生物、淀粉衍生物、合成半合成油脂、磷脂、合成嵌段共聚物、表面活性剂、丙烯酸聚合物、可生物降解聚合物的应用，为中药速释、缓释、控释、靶向制剂等各种给药系统的研究提供了必备的物质基础。

中药制剂质量标准与规范方面，中成药质量控制体系获得了全面提升，控制技术与方法趋向联用技术，如原子吸收光谱、原子发射光谱、气相色谱、毛细管电泳、高效液相色谱、气相-质谱联用、液相-质谱联用、毛细管电泳-质谱联用等已广泛应用于中药制剂的质量控制。中药制剂质量标准逐步发展到综合定性、定量、检查及稳定性等多方位控制项目，含量测定从单一成分到多成分的检测，并将指纹图谱、特征图谱引入中药制剂的质量控制，大大提高了中药质量的可控性，使中药制剂的质量控制标准日趋完善。

第三节　中药剂型的作用、分类与选择原则

一、中药剂型的作用

同一种制剂原料，制备成不同的剂型，可能影响主药的起效快慢及作用强度，可能产生不同的治疗效果。适宜的剂型使药物充分发挥良好的疗效。中药剂型的作用有：

1. 改变药物的作用性质　一般情况下，改变中药剂型不会改变其功能、主治。但有些药物改变剂型与相应给药途径后作用性质会发生变化，其功能、主治亦会不同。例如，天花粉口服治疗肺热燥咳、疮疡痈疽，但天花粉提取的天花粉蛋白在肌内注射的情况下则为引产药。

2. 改变药物的作用速度　中医认为，“汤者荡也，去急病用之”“丸者缓也，不能速去病，舒缓而治之也”，可见不同剂型作用有“急”有“缓”。临床上应根据不同疾病类型的需求选择不同作用速度的剂型。不同给药途径的剂型起效速度由快到慢一般为静脉注射>吸入>肌内注射>皮下注射>直肠或舌下给药>口服给药>经皮肤给药。不同剂型作用由快到慢：注射液>口服液（汤剂）>散剂>片剂>包衣片剂。

3. 影响药物的毒副作用　剂型不同，药物产生的毒副作用不同。中医认为，“蜡丸取其难化而旋旋取效，或毒药不伤脾胃也”，蜡丸难化可慢慢发挥疗效，减少有毒中药的毒性。

4. 影响药物的体内分布　药物在体内的分布除与其化学结构、理化性质有关外，也与剂型密切相关，剂型可改变药物分布特征，特别是靶向给药制剂，以微球、脂质体、纳米粒等微粒载药进入血液循环系统后，利用其可被网状内皮系统的巨噬细胞所吞噬的特性，或经配体、抗原等修饰主动识别特定细胞，使药物浓集于靶组织，发挥被动或主动靶向作用。

5. 影响药物作用强度　同一种药由于剂型与制备工艺不同，会产生不同强度的药效。例如，采用固体分散技术制备的复方丹参滴丸通过舌下含服，比原口服剂型复方丹参片，产生的抗心绞痛作用速度更快，生物利用度更高。

6. 影响制剂的稳定性　适宜剂型可显著提高制剂稳定性，影响制剂有效期。固体剂型比液体剂型在制剂物理性状、成分间作用、成分含量降解与防腐等方面均更稳定。

— • 笔记栏 • —

二、中药剂型的分类

（一）按给药途径与给药方法分类

1. 经胃肠道给药的剂型　指经口服后进入胃肠道，起局部或经吸收而发挥全身作用的剂型，包括汤剂、合剂、糖浆剂、煎膏剂、酒剂、流浸膏剂、散剂、颗粒剂、丸剂、片剂、胶囊剂等，还包括经直肠给药的灌肠剂、栓剂等。

2. 不经胃肠道给药的剂型　指除口服给药途径以外的所有其他剂型。

（1）注射给药剂型：包括肌内注射、静脉注射、皮下注射、皮内注射、脊椎腔注射及穴位注射等注射途径。

（2）皮肤给药剂型：包括软膏剂、膏药、橡胶贴膏、凝胶贴膏、凝胶剂、经皮贴剂、糊剂、搽剂、洗剂、涂膜剂、离子透入剂、喷雾剂等。

（3）黏膜给药剂型：包括滴眼剂、滴鼻剂、含漱剂、舌下片、栓剂、口腔膜剂、含化丸等，以及用于直肠、阴道、尿道等腔道的剂型。

（4）呼吸道给药剂型：包括吸入气雾剂、吸入粉雾剂、烟剂等。

按给药途径与方法分类，与临床用药结合紧密，能反映给药途径与方法对剂型制备的特殊要求。缺点是一种剂型，由于给药途径或方法的不同，可能多次出现，如气雾剂既是呼吸道给药剂型，也是皮肤给药剂型，分类复杂化，且亦不能反映剂型的内在特性。

除给药途径外，根据制剂给药后的释药行为、分布趋向不同，还将剂型分为速释（如滴丸、分散片、泡腾片等）、缓释（如缓释片、缓释胶囊等）、控释（如渗透泵片）、靶向制剂（如纳米乳化剂）等几类。

（二）按物态分类

1. 固体剂型　如散剂、颗粒剂、丸剂、片剂、胶剂等。

2. 半固体剂型　如煎膏剂、软膏剂、凝胶剂、糊剂等。

3. 液体剂型　如汤剂、合剂、糖浆剂、酒剂、露剂、注射液等。

4. 气体剂型　如气雾剂、喷雾剂、粉雾剂、烟剂等。

物态相同的剂型其制备特点和医疗效果亦有相似之处，且对制备、贮藏和运输上有一定指导意义。例如，固体剂型多需要经过粉碎和混合；半固体剂型多需要熔化和研匀；液体剂型多需要提取、溶解。一般以液体、气体剂型分散度大、疗效最快，固体剂型较慢。

（三）按分散特性分类

按分散特性分类，便于应用物理化学原理说明各类剂型的特点。包括：

1. 真溶液类剂型　药物以分子或离子状态（直径小于 1 nm）分散于介质中形成均相溶液，如芳香水剂、溶液剂、露剂、部分注射剂等。

2. 胶体溶液类剂型　分散相直径在 1~100 nm 的分散体系，包括以高分子分散的均相亲水胶体溶液与以微粒分散的非均相疏水胶体溶液，如胶浆剂、涂膜剂、火棉胶等。

3. 乳浊液类剂型　指不相混溶的两相溶液分散形成的质点直径在 0.1~50 μm 的分散体系，如乳化剂、静脉乳化剂、部分搽剂等。

4. 混悬液类剂型　指质点直径在 0.1~50 μm 的固体药物分散在液体分散介质中形成的分散体系，如合剂、洗剂、混悬剂等。

5. 气体分散剂型　固体、液体微粒分散在气体中，如气雾剂。

6. 固体分散剂型　固体混合物的分散体系，如散剂、丸剂、片剂等。

7. 微粒分散系统　指药物或与适宜载体（一般为生物可降解材料），经过分散包埋技术制得具有一定粒径（0.001~500 μm）的微粒组成的固态、液态或气态载药体系，这一大类新型制剂亦称为“微粒制剂”。其中，分散相粒径为 1~500 μm 的统称为粗（微米）分散体系，主要包括微囊、微球、普通乳剂等；粒径小于 1 000 nm 的属于亚微米与纳米分散体系，如脂质体、纳米乳、纳米粒、聚合物胶束等。

按分散特性分类法可反映制剂的内在分散特征，但不能反映用药部位与用药方法对剂型的要求。一种剂型由于辅料和制法的不同或能属于几个分散系统，如注射剂中有溶液型、混悬型、乳浊型及粉针型等。

（四）按制备方法分类

将采用同样制备方法的剂型列为一类。例如，浸出药剂指用浸出方法制备的一类剂型，如汤剂、合剂、酒剂、酊剂、流浸膏剂与浸膏剂等。无菌制剂指要求采用灭菌方法或无菌操作法制备的一类剂型，如注射剂、滴眼液等。这种分类法有利于研究制备的共同规律，但不够全面，且随着科技的发展可能改变制法，有一定局限性。

（五）按发展历程分类

按中药制剂发展历程剂型总体可分为传统剂型、现代剂型两类。传统剂型流传至今临床常用的有 20 多种，如丸、散、膏、丹、酒、露、汤、饮、胶、曲、茶、锭、灸、熨、线、钉等。其中，丸剂包括水丸、蜜丸、糊丸、蜡丸等。膏则包括内服膏（膏滋）、外用膏（又分为油膏、黑膏药）。现代剂型根据发展阶段可分为第一代制剂，即常规剂型，如片剂、胶囊剂、颗粒剂、合剂、糖浆剂、滴丸、注射液、栓剂、气雾剂、软膏剂等；第二代剂型，即缓释（长效）制剂，包括口服缓释、经皮吸收制剂；第三代剂型，即控释制剂；第四代剂型，即靶向制剂，如多种微粒分散制剂；第五代剂型即应答式、自调式给药系统。

三、中药剂型的选择原则

剂型是药物施于机体的最终形式。制剂疗效首先取决于药物本身，但剂型对疗效的发挥也起到重要作用。剂型的选择是中药制药研究与生产的主要内容之一。中药制剂多为复方，所含成分非常复杂，在选择剂型前，必须认真进行处方前研究。中药处方配伍规律、处方中各药味的化学成分理化性质和生物学特性均是剂型选择的重要依据。在符合临床用药要求的前提下，应充分考虑所设计剂型对药物溶解度、稳定性和安全性的影响。通常按下述基本原则选择剂型。

（一）根据疾病需要选择

临床疾病种类多，剂型应当适应临床医疗实践需求。病有新久，治有缓急。通过设计不同给药途径的剂型、辅料、制备工艺，可达到不同的治疗目的。例如，急症用药宜选用速效剂型，如注射剂、气雾剂、舌下片、合剂等；慢性疾病用药宜选用作用缓和、持久的剂型，如丸剂、煎膏剂、缓控释制剂等；皮肤疾患用药宜选用软膏剂、贴膏剂等。

利用新型赋形剂，采用新技术制备不同新剂型，可以更好地发挥或增强药物的疗效，加速或延缓药物作用，或增加药物对组织细胞的靶向性等，以适应特殊疾病治疗的需要。例如，心痛气雾剂能经肺快速吸收，复方丹参滴丸利用固体分散技术提高脂溶性成分的生物利用度，鸦胆子油静脉乳剂可产生被动靶向抗肿瘤作用，降低不良反应。

（二）根据药物性质选择

1. 依据药理特性选择　药物的药理作用有强弱，毒性有大小。剂型选择需要结合药物不同药理特性，以达到更好的疗效，降低毒副作用。例如，对药理作用强、毒性较大的药物，采用缓释制剂控制释放速度，可减少不良反应。中药的药理作用以药性高度概括，包括四气五味归经、升降浮沉、有毒无毒等，药性是剂型选择的重要依据之一。例如，麻黄汤、桂枝汤等解表方药性辛散，宜选择汤剂增强发散作用；沈括有“大毒者须用丸”之说。因此，一些含半夏、制草乌等刺激性或毒性中药方剂，如控涎丸、小金丸等，常选用糊、蜡等制丸，使活性成分缓慢溶散，从而减弱毒副作用。药效强弱还影响剂量大小，由于不同剂型都有不同的载药量范围，剂量一定程度上决定了剂型选择。例如，药味多、剂量大的处方，一般选择颗粒剂、水丸等，而药效强、药味与剂量小的处方，更适宜采用特殊赋形剂制备速释滴丸、缓释片剂或微丸等。

—•笔记栏•—

2. 根据药物理化性质选择　中药有效成分的溶解度、油/水分配系数、解离度、稳定性等理化性质，影响其溶出与吸收，从而在很大程度上影响着中药制剂的疗效，因此剂型设计时应充分考虑剂型对有效成分药物溶解度、稳定性和安全性的影响。一般而言，对于在溶液状态下稳定性差、易降解的药物，应选择固体制剂。若需要注射给药，可制成冻干注射用无菌粉末等。对于在胃液中不稳定、对胃刺激性大的药物，宜制成肠溶剂型；肝脏首过效应显著的药物，一般不宜制成普通口服剂型，而宜选择直肠给药或经皮给药制剂；易氧化变色的药物，宜选择具有遮蔽作用的剂型，如包衣片剂、胶囊剂等。黄连素治疗肠道感染，以口服给药剂型为佳，因为季铵型小檗碱极性大，难以透过肠壁吸收，能保持小肠中较高抗菌浓度；而几种小檗碱盐的水溶解度均很小，注射给药难以达到有效抗菌浓度。天花粉蛋白质注射是引产药，但对湿、热很不稳定，宜制成干注射用无菌粉末使用。

3. 根据药物生物药剂学与药物动力学性质选择　药物的体内生物药剂学过程是影响其疗效的关键因素。同一药物的不同给药途径、不同剂型常具有不同的生物利用度。开展体外溶出度、动物与人体药物动力学研究，分析不同给药途径剂型的吸收影响因素与生物利用度，可为客观评价与选择合理剂型提供重要依据。例如，生物药剂学研究发现，胰酶遇胃酸可被破坏失效，其主要作用部位在肠内，因此选择制成肠溶胶囊或肠溶衣片服用。药物动力学研究发现，生物半衰期短的药物，应选择制备成缓释制剂。

（三）根据“五方便”的要求选择

在满足临床治疗需要和符合药物性质的前提下，还需要同时兼顾便于生产、运输、携带、贮存、使用等“五方便”的要求选择适当剂型。在创制中药制剂时，应结合拟生产厂家的技术水平和生产条件选择剂型，首选已具备生产环境、技术与设备等条件的剂型。对于运输、贮藏、携带而言，剂量小、质量稳定的固体剂型一般优于液体剂型。对于制剂服用，除考虑物态、剂量、口感等因素外，还需要重点考虑疾病性质和适用人群。中药汤剂味苦量大、使用携带不便，可制成颗粒剂、口服液、胶囊剂等以克服不足。例如，儿童口服制剂应尽量做到色美、味适、量宜、效高，并可选择非口服途径给药。

总之，恰当的剂型有助于甚至决定药物疗效的发挥。在创制、改进、选择剂型时，除了满足医疗、预防和诊断的需要外，同时对药物性质、制剂稳定性，以及“五方便”等均应做全面考虑，确保中药制剂的安全、有效、稳定、可控。

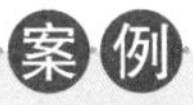

三七总皂苷是中药三七中提取的活性有效成分，主要含有人参皂苷 Rb_1、人参皂苷 Rg_1、三七皂苷 R_1、人参皂苷 Re 等，具有活血祛瘀、通脉活络的功效。血塞通注射液、血塞通片、血塞通颗粒、血塞通胶囊等均是以三七总皂苷为原料的制剂。

问题：

1. 为何同一药物原料要制成多种剂型？如何认识药物剂型对药效发挥的重要性？
2. 分析三七总皂苷不同剂型的选择依据，还可设计成哪些剂型，为什么？

第四节　原辅料与药包材在中药制剂中的应用

一、中药制剂原料

（一）中药制剂原料概述

中药制剂原料指中药制剂中使用的中药饮片及其加工品，包括中药饮片、植物油脂和提取

—•笔记栏•—

物等。中药制剂原料具有多样性特点：① 来源多样性。中药材一药多基原的现象十分广泛，如黄连来源于毛茛科植物黄连 *Coptis chinensis* Franch、三角叶黄连 *C. deltoidea* C. Y. Cheng et Hsiao 或云连 *C. teeta* Wall。② 原料成分、性味、功效多样性。一味中药往往含有数十种活性成分，且中药制剂常以多味中药复方入药，具有多成分、多靶点、多途径的特点。③ 影响中药原料质量因素的多样性。药材产地、品种、采收季节、贮藏、运输、炮制等均影响中药质量。中药原料可分为：

1. 中药饮片　指药材经过炮制后可直接用于中医临床或制剂生产使用的药品。《中国药典》(2020 年版)收录有 616 种中药材和饮片。中药材大都是植物、动物与矿物等生药，常附有泥土和其他异物，或有异味，或有毒性，或不宜保存等，经过炮制加工后的饮片与原药材相比，具有增强疗效、降低毒副作用、纯净药材、便于调剂与制剂、利于贮藏等优点，但也需要注意药材来源及采收不规范、加工工艺和质量标准不统一等问题。

2. 植物油脂　包括植物挥发油和植物脂肪油两大类。《中国药典》(2020 年版)中共收载 14 种植物油脂。

3. 中药提取物　包括以水或醇为溶剂经提取制成的流浸膏、浸膏或干浸膏等总提取物，含有一类或数类有效成分的有效部位，以及含量达到 90%以上的单一有效成分。中药提取物的物质基础较明确，既能较好地体现特定的中医功效，又在质量控制方面优势明显。

3 类提取物介绍

（二）中药制剂原料的质量控制

1. 中药饮片　制剂使用的饮片，均应符合《中国药典》(2020 年版)的规定；《中国药典》未收载的饮片，应符合国务院药品监督管理部门或省、自治区、直辖市的有关中药质量规定。《中国药典》中药饮片的质量控制与中药材质量控制一致，逐步建立中药饮片成分整体控制方法。

2. 植物油脂　对其质量控制主要包括性状、鉴别、检查、含量测定等。检查项目包括重金属、乙醇不溶物含量等。

3. 中药提取物　对其质量控制主要有性状、鉴别、检查、含量测定、指纹图谱或特征图谱等项目。

二、中药制剂的辅料

（一）中药制剂辅料概述

药用辅料指药品生产的调剂处方时使用的赋形剂和附加剂，其中赋形剂主要作为药物载体，赋予各种制剂以一定的形态和结构；附加剂主要用以保持药物和剂型的稳定性。辅料安全性需要经过评估，主要起到赋形、载药、提高稳定性、增溶、助溶、调节释药速率等作用。中药制剂辅料也可以是处方中含有的某种药物，具有天然来源、药辅两用、引药归经等特点。

药用辅料可按来源分为天然物、半合成物和全合成物，按用途分为溶剂、增溶剂、崩解剂、抛射剂、包衣剂、保湿剂、抗氧剂等，也可按给药途径与剂型分类；辅料的作用主要有：① 药物成型的赋形剂或载药基质，如颗粒剂的填充剂与黏合剂、乳膏基质等。② 有助于制剂过程顺利进行，如压片过程中的润滑剂与助流剂等。③ 提高制剂稳定性，如抗氧剂、金属络合剂等。④ 调节药物释放速率，促进、延缓或控制药物释放，如超级崩解剂、阻滞剂等。⑤ 辅助药物发挥作用，通过改变药物的理化性质，如增溶剂、助溶剂，pH 调节剂等；或改变剂型，如将用固体分散载体将芸香油制备成滴丸，提高生物利用度。⑥ 提高用药顺应性，如矫味、应用色素等。

（二）中药制剂辅料选择基本原则与注意事项

辅料选择的基本原则与剂型选择原则一致，主要依据剂型、给药方式、药效成分性质选择。《中国药典》(2020 年版)四部收载的药用辅料品种标准一般包括品名（包括中文名、汉语拼音名与英文名）、有机物的结构式、分子式、分子量与 CAS 编号（即物质数字识别号码）、来源、制法、性状、鉴别、检查、含量测定、类别、贮藏、标示、附图、附表、附注等。

—•笔记栏•—

药用辅料的发展状况

辅料选择的注意事项包括：① 必须符合药用要求。② 应当经过安全性评估，并与药物成分间无配伍禁忌。③ 不影响制剂质量检查，或可按允许的方法除去对制剂质量检查的影响。④ 化学性质稳定，不易受温度、光、氧、pH 等外界因素影响。⑤ 残留溶剂、微生物限度、细菌内毒素等应当符合相关规定。⑥ 满足制剂成型最低用量原则，不同规格辅料的适用性与注意事项。

三、药包材

药包材即直接与药品接触的包装材料和容器，指药品生产企业生产的药品和医疗机构配制的制剂所使用的直接与药品接触的包装材料和容器。作为药品的一部分，药包材本身的质量、安全性、使用性能及药包材与药物之间的相容性对药品质量有着十分重要的影响。药包材是由一种或多种材料制成的包装组件组合而成，应具有良好的安全性、适应性、稳定性、功能性、保护性和便利性，在药品的包装、贮藏、运输和使用过程中起到保护药品质量、安全、有效、实现给药目的（如气雾剂）的作用。

（一）药包材的分类

1. 按材质分类　可分为塑料类、金属类、玻璃类、陶瓷类、橡胶类和其他类（如纸、干燥剂）等，也可以由两种或两种以上的材料复合或组合而成（如复合膜、铝塑组合盖等）。

2. 按用途和形制分类　可分为输液瓶（袋、膜及配件）、安瓿、药用（注射剂、口服或者外用剂型）瓶（管、盖）、药用胶塞、药用铝箔、药用软膏管（盒）、药用干燥剂等。

3. 根据管理要求分类　分为Ⅰ、Ⅱ、Ⅲ三类。Ⅰ类指直接接触药品且直接使用的材料、容器，如药用丁基橡胶瓶塞、药品包装用 PTP 铝箔、塑料输液瓶等；Ⅱ类指直接接触药品，经清洗后使用并可以消毒灭菌的材料、容器，如玻璃输液瓶、安瓿、玻璃管制口服液瓶等；Ⅲ类指Ⅰ、Ⅱ类以外其他可能直接影响药品质量的材料、容器，如抗生素瓶铝（合金铝）盖、口服液瓶铝（合金铝）、铝塑组合盖等。3 类根据内容物要求不同分别实施不同管理规定。

4. 其他分类　根据是否接触药品，分别为直接接触药包材（内包装），如塑料瓶、铝塑泡罩等；非直接接触药包材（外包装），如纸箱、纸盒等。容器按剂量还可分为单剂量容器、单位剂量容器、多剂量容器等。

（二）药包材标准

2015 年，国家颁布《国家药包材标准》。《中国药典》（2020 年版）四部药用辅料和药包材标准中指出，药包材标准是为保证所包装药品的质量而制定的技术要求。药包材质量标准分为方法标准和产品标准，药包材的质量标准应建立在经主管部门确认的生产条件、生产工艺以及原材料牌号、来源等基础上，按照所用材料的性质、产品结构特性、所包装药物的要求和临床使用要求制定试验方法和设置技术指标。上述因素如发生变化，均应重新制定药包材质量标准，并确认药包材质量标准的适用性，以确保药包材质量的可控性；制定药包材标准应满足对药品的安全性、适应性、稳定性、功能性、保护性和便利性的要求。不同给药途径的药包材，其规格和质量标准要求亦不相同，应根据实际情况在制剂规格范围内确定药包材的规格，并根据制剂要求、使用方式制定相应的质量控制项目。在制定药包材质量标准时既要考虑药包材自身的安全性，也要考虑药包材的配合性和影响药物的贮藏、运输、质量、安全性和有效性的要求。

药包材产品标准的内容主要包括三部分：① 物理性能，主要考察影响产品使用的物理参数、机械性能及功能性指标，如橡胶类制品的穿刺力、穿刺落屑，塑料及复合膜类制品的密封性、阻隔性能等。② 化学性能，考察影响产品性能、质量和使用的化学指标，如溶出物试验、溶剂残留量等。③ 生物性能，考察项目应根据所包装药物制剂的要求制定，如注射剂类药包材的检验项目包括细胞毒性、急性全身毒性试验和溶血试验等；滴眼剂瓶应考察异常毒性、眼刺激试验等。

—•笔记栏•—

（三）药包材的要求与选用原则

药包材应经过物理、化学与生物安全评估，应具有一定的机械强度、化学性质稳定、对人体无生物学意义上的毒害。药包材的生产条件应与所包装制剂的生产条件相适应。药包材生产环境和工艺流程应按照所要求的空气洁净度级别进行合理布局，与相应制剂卫生要求一致。满足以下要求：① 良好的安全性能，毒性小，不污染产品，不损害人体健康，无腐蚀性。具有防虫、防蛀、防鼠、抑制滋生微生物等性能。② 良好的阻隔性，根据不同产品的要求，药包材应对水分、气体、光线、异味、冷热温度等周围环境具有一定的隔绝作用。③ 一定的机械性能，药包材应具有一定的强度、韧性和弹性等，以适应运输与贮藏中的压力、冲击、振动等静力和动力因素的影响。④ 合适的加工性能，易于制成各种包装容器，易于包装作业的机械化、自动化，以适应大规模工业生产、印刷包装标志。⑤ 较好的经济性能，包装材料应来源广泛、取材方便、成本低廉，使用后应易于处理，不污染环境。

药包材的选择

药包材与药物的相容性研究

药包材的选择原则：与药物相容性原则；无污染性与协调性原则；美学性原则；对等性原则。

第五节　中药药剂工作依据

从事中药药剂研究开发、生产管理、市场销售与临床应用等工作，必须遵循相关药品标准与法律法规，以确保中药药剂工作的科学、规范、合理。

药品标准指一个国家对药品质量规格、生产工艺及检验方法所做的技术规定，是为保证药品质量，供药品生产、经营、使用、检验和管理部门共同遵循的法定依据。我国现行的药品标准是国家药品标准，包括《中国药典》、局颁药品标准和部颁药品标准。《中国药典》尚未涵盖的已生产、使用的药品品种，由其他药品标准作为补充。药品标准是组织生产保证药品质量的规范性文件，也是药品监督管理的重要技术法规。

一、《中国药典》

（一）《中国药典》的性质与作用

《中国药典》是一个国家记载药品质量规格、标准的法典。由国家药典委员会组织编纂，并由国务院药品监督管理部门颁布施行，具有法律约束力。《中国药典》收载的品种是医疗必需、疗效确切、毒副作用小、质量稳定的常用药物及其制剂，不仅包括中药、化学药和生物制品等药品标准，同时收载药用辅料和药包材标准，是国家监督管理药品质量的最高法定技术标准。

（二）《中国药典》简介

中华人民共和国成立以来，至今已颁发了十一版《中国药典》（1953 年版、1963 年版、1977 年版、1985 年版、1990 年版、1995 年版、2000 年版、2005 年版、2010 年版、2015 年版、2020 年版）。

《中国药典》（2020 年版）由凡例、通用技术要求和品种正文构成。凡例是对品种正文、通用技术要求及药品质量检验和检定中有关共性问题的统一规定和基本要求，如采用的法定计量单位、与检验有关的术语等。通用技术要求包括《中国药典》收载的通则、指导原则及生物制品通则和相关总论等，通则主要包括制剂通则、其他通则、通用检测方法等。其中，制剂通则系按照药物剂型分类、针对剂型特点所规定的基本技术要求。

《中国药典》（2020 年版）收载品种与主要内容

《中国药典》品种正文是各品种项下收载的内容。一部品种正文分为上下两卷，上卷收载中药材、中药饮片、植物油脂和提取物；下卷收载中药成方制剂和单味制剂。根据品种和剂型不同可分别列有品名、来源、处方、制法、性状、鉴别、检查、浸出物、特征图谱或指纹图谱、含量测定、炮制、性味与归经、功能与主治、用法与用量、注意、规格、贮藏等 17 项。

—·笔记栏·—

二、局颁药品标准、部颁药品标准

由国家药品监督管理局编纂并颁布实施的药品标准称为局颁药品标准。在此之前药品标准由原卫生部颁布，称为部颁药品标准，包括中药材分册、中药成方制剂分册共20册，共收载品种4 052种。局颁药品标准、部颁药品标准的性质与作用同《中国药典》，都归属于国家药品标准，作为药物生产、供应、使用、监督等部门检验质量的法定依据，具有法律的约束力。

另外，各省、自治区、直辖市药品监督管理部门还制定了仅在本辖区范围内使用的中药材、民族药材及其饮片标准。

三、国外药典

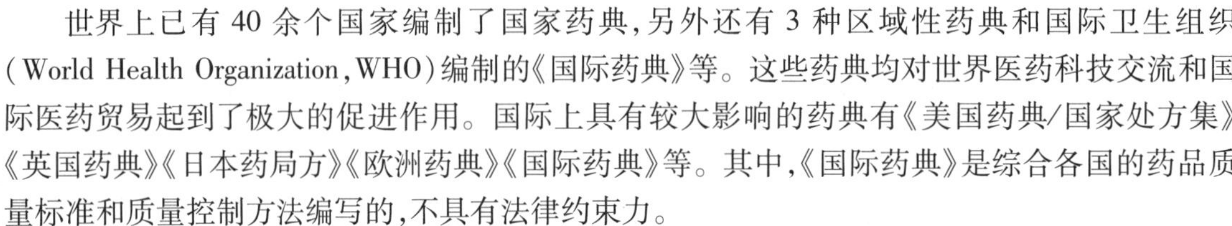

世界上已有40余个国家编制了国家药典，另外还有3种区域性药典和国际卫生组织(World Health Organization, WHO)编制的《国际药典》等。这些药典均对世界医药科技交流和国际医药贸易起到了极大的促进作用。国际上具有较大影响的药典有《美国药典/国家处方集》《英国药典》《日本药局方》《欧洲药典》《国际药典》等。其中，《国际药典》是综合各国的药品质量标准和质量控制方法编写的，不具有法律约束力。

美国、英国、日本与欧洲药典简介

四、药品管理法规

(一)《中华人民共和国药品管理法》

《中华人民共和国药品管理法》(简称《药品管理法》)是专门规范药品研制、生产、经营、使用和监督管理活动的法律。其宗旨是加强药品监督管理，保证药品质量，保障人体用药安全，维护人民身体健康和用药的合法权益。《药品管理法》以药品监督管理为中心内容，从药品研制和注册、药品上市许可持有人、药品生产、药品经营、医疗机构药事管理、药品上市后管理、药品价格和广告、药品储备和供应、监督管理、法律责任等方面制定相应法规。我国第一部《药品管理法》自1985年7月1日起实施，先后进行了4次修订。2002年9月15日起施行了《中华人民共和国药品管理法实施条例》，并进行了两次修订，使《药品管理法》的有关规定具体化，更具针对性和操作性。

(二)《药品注册管理办法》

药品注册指国家市场监督管理总局根据药品注册申请人的申请，依照法定程序，对拟上市销售药品的安全性、有效性、质量可控性等进行审查，并决定是否同意其申请的审批过程。《药品注册管理办法》是为了保证药品的安全、有效和质量可控，规范药品注册行为而制定的管理办法。在我国境内申请药物临床试验、药品生产和药品进口，以及进行药品审批、注册检验和监督管理，均适用《药品注册管理办法》。

卫生部于1985年发布了《新药审批办法》。2002年起施行了《药品注册管理办法》(试行)，2007年10月1日起施行《药品注册管理办法》，现行版于2020年7月1日起施行。药品审评中心在审评药品制剂注册申请时，对药品制剂选用的化学原料药、辅料及直接接触药品的包装材料和容器进行关联审评。

(三)《药品生产质量管理规范》

《药品生产质量管理规范》(Good Manufacture Practice, GMP)指在药品生产过程中，运用科学、合理、规范化的条件和方法来保证生产优良药品的一整套科学管理方法。GMP是药品生产和质量管理的基本准则，适用于药品制剂生产的全过程、原料药生产中影响成品质量的关键工序。实施GMP的目的就是使患者能得到优良的药品，但它不是仅通过最终的检验来达到，而是在药品生产的全过程，实施科学的全局管理和严密的监控以获得预期质量的药品，是为了最大限度地降低药品生产过程中的污染和交叉污染，以及混淆、差错等风险，是提高药品质量的重要措施。

现行 GMP 的类型大致分为 3 类：一是国际性的 GMP，如 WHO 的 GMP、欧洲自由贸易联盟的 GMP 等；二是国家性的 GMP，如美国、日本、英国、法国、澳大利亚、中国的 GMP；三是制药行业性的 GMP，如美国制药联合会、日本制药协会制订的 GMP 等。从法律角度来说，有的 GMP 是具有法律性质的，如中国、美国等国的 GMP：有的不是强制执行的，仅推荐使用，如 WHO 的 GMP，英国的 GMP。

GMP 最早于 1963 年被美国 FDA 以法令形式正式加以颁布。中国从 20 世纪 80 年代开始引入 GMP 概念，在医药企业中推行。1988 年，正式颁布 GMP，先后进行了 4 次修订。现行 GMP 为 2019 年 3 月 1 日起施行的《药品生产质量管理规范》（2019 年修订）。内容包括总则、质量管理、机构与人员、厂房与设施、设备、物料与产品、确认与验证、文件管理、生产管理、质量控制与质量保证、委托生产与委托检验、产品发运与召回、自检、附则等。

（四）《药品非临床研究质量管理规范》

《药品非临床研究质量管理规范》（Good Laboratory Practice，GLP）是为提高药物非临床研究的质量，确保实验资料的真实性、完整性和可靠性，保障用药安全而制定的管理规范。GLP 适用于为申请药品注册而进行的非临床研究。非临床研究指为评价药物安全性，在实验室条件下，用实验系统进行的各种毒性试验，包括单次给药的毒性试验、反复给药的毒性试验、生殖毒性试验、遗传毒性试验、致癌试验及与评价药物安全性有关的其他试验。我国于 1999 年开始施行《药品非临床研究质量管理规范》（试行），现行 GLP2017 年起施行。药物非临床安全性评价研究机构必须遵循 GLP。

（五）《药品临床试验管理规范》

《药品临床试验管理规范》（Good Clinical Practice，GCP）是临床试验全过程的标准规定，是为保证药物临床试验过程规范，结果科学可靠，保护受试者的权益并保障其安全，深化药品审评审批制度改革，鼓励创新，进一步推动我国药物临床试验规范研究和提升质量而制定的管理规范。我国于 1999 年开始施行 GCP，现行版 GCP 2020 年 7 月 1 日起施行。凡进行各期临床试验、人体生物利用度或生物等效性试验，均须按 GCP 执行。

（六）《药品经营质量管理规范》

《药品经营质量管理规范》（Good Supply Practice，GSP）是药品经营管理和质量控制的基本准则。药品经营企业应当严格执行 GSP，药品生产企业销售药品、药品流通过程中其他涉及贮存与运输药品的，也应当执行 GSP 的相关要求。我国于 2000 年开始施行 GSP，现行《国家食品药品监督管理总局关于修改〈药品经营质量管理规范〉的决定》于 2016 年 7 月 13 日生效。

五、《药用辅料生产质量管理规范》

《药用辅料生产质量管理规范》是为加强药用辅料生产的质量管理、使用的监管，保证药用辅料质量、确保药品质量安全而制定的管理规范。现行的《药用辅料生产质量管理规范》为 2006 年 3 月 23 日起实施的。

六、《药品生产监督管理办法》

《药品生产监督管理办法》是为加强药品生产监督管理，规范药品生产活动，根据我国《药品管理法》《中华人民共和国中医药法》等法律、行政法规而制定的办法。在中华人民共和国境内上市药品的生产及监督管理活动，应当遵守《药品生产监督管理办法》。

—·笔记栏·—

【小结】

- 绪论
  - 概述
    - 中药药剂学的基本概念与常用名词：药物与药品、剂型、制剂、调剂、中成药、新药
    - 中药药剂学的性质与任务
    - 中药药剂学在医药卫生事业中的重要性
    - 中药药剂学的主要研究内容与分支学科
  - 中药药剂学的历史沿革与发展现状
    - 中药药剂学的历史沿革及中药药剂学的发展现状
  - 中药剂型的作用、分类与选择原则
    - 中药剂型的作用：改变药物作用性质与速度，影响药物的毒副作用、体内分布、作用强度，影响制剂的稳定性
    - 中药剂型的分类：按给药途径与给药方法、物态、分散特性、制备方法、发展历程分类
    - 剂型的选择原则：疾病需要、药物性质、“五方便”的要求
  - 原辅料与药包材在中药制剂中的应用
    - 中药制剂原料：概述、原料的质量控制
    - 中药制剂辅料：概述、选择基本原则与注意事项
    - 药包材：分类与标准、要求与选用原则
  - 中药药剂工作依据
    - 《中国药典》：《中国药典》的性质与作用及简介
    - 局颁药品标准、部颁药品标准
    - 国外药典
    - 药品管理法规：《药品管理法》、《药品注册管理办法》、GMP、GLP、GCP、GSP
    - 《药用辅料生产质量管理规范》
    - 《药品生产监督管理办法》

第二章　制药卫生

第一节　概　　述

—•笔记栏•—

第二章授课视频

一、制药卫生的含义与重要性

（一）含义

制药卫生主要论述的是药物制剂微生物学的要求及达到要求所采取的措施与方法；研究如何防止制剂被微生物污染，如何抑制微生物在药剂中的生长繁殖，如何除去或杀灭药剂中的微生物，以确保药剂质量，保证用药安全有效。

（二）重要性

防止微生物污染是保证药剂安全可靠、质量稳定、便于长期保存的重要环节。药品一旦被微生物污染，微生物在适宜的条件下快速生长繁殖，可能导致药品理化性质改变、疗效降低或失效、产生毒副作用甚至危害生命安全。

制药卫生是 GMP 的一项重要内容。保持生产车间与生产环节的洁净，避免微生物污染，是药品生产最基本的要求之一。研究如何防止药剂被微生物污染，如何抑制微生物在药剂中的生长繁殖，如何除去或杀灭药剂中的微生物，这对于确保药品质量和人民用药安全有效具有十分重要的意义。

二、中药制剂的检验方法与标准限度

根据不同给药途径、剂型要求，严格控制药品无菌、无热原或非无菌制剂的微生物限度，目的是确保临床用药的安全、有效、稳定。1986 年，卫生部颁布了《药品卫生标准》，对中药制剂的霉菌、需氧菌和酵母菌、控制菌等做出规定，是药品生产和质量控制的依据之一。

《中国药典》（2020 年版）四部通则中对药物制剂卫生标准的具体要求、检查方法、结果判断依据均做出明确规定，是药品卫生控制的法定依据。包括以下检查项目：

1. 热原检查　按《中国药典》（2020 年版）四部通则 1142“热原检查法”，系将一定剂量的供试品，静脉注入家兔体内，在规定时间内，观察家兔体温升高的情况，以判定供试品中所含热原的限度是否符合规定。

热原指注入体内后能引起恒温动物体温异常升高的致热物质。药剂中“热原”一般指外源性的细菌内毒素，主要由革兰氏阴性杆菌产生，存在于细胞外膜与固体膜之间，当细菌死亡或自溶后细胞壁裂解而释放出来。热原致体温升高的程度，因菌属的不同而不同。由于家兔对热原的反应与人体基本相似，故采用家兔热原检查来保证注射液在使用时不发生热原反应，对静脉注射液尤为重要。

2. 细菌内毒素检查　按《中国药典》（2020 年版）四部通则 1143“细菌内毒素检查法”，系利用鲎试剂检测或量化由革兰氏阴性菌产生的细菌内毒素，以判断供试品中细菌内毒素的限量是否符合规定的一种方法。

鲎试剂含有凝固酶原、凝固蛋白原，能被微量细菌内毒素和真菌葡聚糖激活形成凝胶，能准确、快速地定性或定量检测样品中是否含有细菌内毒素。具体包括两种方法：凝胶法和光度测定法。后者又包括浊度法和显色基质法。可使用其中任何一种方法进行试验。当测定结果有争议时，除另有规定外，以凝胶限度试验结果为准。试验操作过程应防止内毒素的污染。

3. 无菌检查　按《中国药典》(2020 年版)四部通则 1101“无菌检查法”,系用于检查《中国药典》要求无菌的药品、生物制品、医疗器械、原辅料及其他品种是否无菌的一种方法,包括薄膜过滤法或直接接种法。只要供试品性质允许,应采用薄膜过滤法。

无菌检查应在无菌条件下进行,试验环境必须达到无菌检查的要求,检验全过程应严格遵守无菌操作,防止微生物污染,而且防止污染的措施不得影响供试品中微生物的检出。若供试品符合无菌检查法的规定,表明供试品在该检验条件下未发现微生物污染。

《中国药典》规定,制剂通则、品种项下要求无菌的制剂及标示无菌的制剂和原辅料,用于手术、严重烧伤、严重创伤的局部给药制剂,应符合无菌检查法规定。

4. 微生物限度检查　按《中国药典》(2020 年版)四部通则 1105、1106“非无菌产品微生物限度检查”,微生物限度检查法系检查非无菌制剂及其原料、辅料受微生物污染程度的方法,包括微生物计数法和控制菌检查法,检查项目包括需氧菌总数、霉菌和酵母菌总数及控制菌。其中,微生物计数法用于能在有氧条件下生长的嗜温细菌和真菌的计数;控制菌检查法用于在规定的试验条件下,检查供试品中是否存在特定的微生物,如金黄色葡萄球菌、大肠埃希菌等。

微生物限度检查法试验环境应符合微生物限度检查要求。整个检验过程必须严格遵守无菌操作,防止再污染,防止污染的措施不得影响供试品中微生物的检出。洁净空气区域、工作台面及环境应定期进行监测。

非无菌药品的微生物限度标准是基于药品的给药途径和对患者健康潜在的危害以及药品的特殊性而制订的。药品生产贮存销售中的检验,药用原辅料、中药提取物和饮片的检验,新药标准制订,进口药品标准复核,考察药品质量及仲裁等,除另有规定外,其微生物限度均以《中国药典》标准为依据,具体如下:

(1) 含药材原粉的中药制剂的微生物限度标准见表 2-1。

表 2-1　含药材原粉的中药制剂的微生物限度标准

给药途径	需氧菌总数(cfu/g、cfu/mL、cfu/10cm²)	霉菌和酵母菌总数(cfu/g、cfu/mL、cfu/10 cm²)	控制菌
固体口服给药制剂			
不含豆豉、神曲等发酵原粉	10^4(丸剂 3×10^4)	10^2	不得检出大肠埃希菌(1 g);不得检出沙门菌(10 g);耐胆盐革兰氏阴性菌应小于 10^2 cfu
含豆豉、神曲等发酵原粉	10^5	5×10^2	
液体及半固体口服制剂			
不含豆豉、神曲等发酵原粉	5×10^2	10^2	不得检出大肠埃希菌(1 g 或 1 mL);不得检出沙门菌(10 g 或 10 mL);耐胆盐革兰氏阴性菌应小于 10 cfu
含豆豉、神曲等发酵原粉	10^3	10^2	
固体局部给药制剂			
用于表皮或黏膜不完整	10^3	10^2	不得检出金黄色葡萄球菌、铜绿假单胞菌(1 g 或 10 cm²);尿道、阴道给药制剂还不得检出白色念珠菌、梭菌(1 g 或 10 cm²)
用于表皮或黏膜完整	10^4	10^2	
液体及半固体局部给药制剂			
用于表皮或黏膜不完整	10^2	10^2	不得检出金黄色葡萄球菌、铜绿假单胞菌(1 g 或 1 mL);尿道、阴道给药制剂还不得检出白色念珠菌、梭菌(1 g 或 1 mL)
用于表皮或黏膜完整	10^2	10^2	

（2）不含药材原粉的中药制剂的微生物限度标准见表2-2。

表2-2　不含药材原粉的中药制剂的微生物限度标准

给药途径	需氧菌总数（cfu/g、cfu/mL、cfu/10 cm^2）	霉菌和酵母菌总数（cfu/g、cfu/mL、cfu/10 cm^2）	控制菌
口服给药制剂			
固体制剂	10^3	10^2	不得检出大肠埃希菌（1 g或1 mL）；含脏器提取物制剂还不得检出沙门菌（10 g或10 mL）
液体制剂	10^2	10^1	
口腔黏膜给药制剂			
齿龈给药制剂 鼻用制剂	10^2	10^1	不得检出大肠埃希菌、金黄色葡萄球菌、铜绿假单胞菌（1 g、1 mL或10 cm^2）
耳用制剂 皮肤给药制剂	10^2	10^1	不得检出金黄色葡萄球菌、铜绿假单胞菌（1 g、1 mL或10 cm^2）
呼吸道吸入给药制剂	10^2	10^1	不得检出大肠埃希菌、金黄色葡萄球菌、铜绿假单胞菌（1 g或1 mL）
阴道、尿道给药制剂	10^2	10^1	不得检出金黄色葡萄球菌、铜绿假单胞菌、白色念珠菌、梭菌（1 g、1 mL或10 cm^2）
直肠给药制剂			
固体制剂及半固体制剂	10^3	10^2	不得检出金黄色葡萄球菌、铜绿假单胞菌（1 g或1 mL）
液体制剂	10^2	10^2	
其他局部给药制剂	10^2	10^2	不得检出金黄色葡萄球菌、铜绿假单胞菌（1 g、1 mL或10 cm^2）

（3）中药提取物、饮片、药用原辅料微生物限度标准见表2-3。

表2-3　中药提取物、饮片、药用原辅料微生物限度标准

类别	需氧菌总数（cfu/g或cfu/mL）	霉菌和酵母菌总数（cfu/g或cfu/mL）	控制菌
中药提取物	10^3	10^2	-
直接口服及泡服饮片	10^5	10^3	不得检出大肠埃希菌（1 g或1 mL）；不得检出沙门菌（10 g或10 mL）；耐胆盐革兰氏阴性菌应小于10^4 cfu
药用原辅料	10^3	10^2	-

-表示未做统一规定。

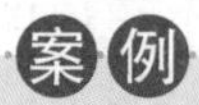

2008年7月，云南省某医院使用某制药企业生产的2批刺五加注射液，导致6名患者发生严重不良反应，其中3名患者死亡。经联合调查，系由于部分药品在流通环节被雨水浸泡，销售人员擅自更换包装标签并销售。经检验被雨水浸泡的部分样品中检出多种细菌。

—•笔记栏•—

问题：

1. 从该事件中总结与药品安全相关的经验教训。

2. 请查找类似的药品微生物污染或灭菌不严导致的严重不良反应事故，总结制药卫生的重要性。

三、预防微生物污染的途径与措施

（一）原辅料和包装材料的选择与处理

中药制剂生产中所涉及的物料主要包括中药饮片、辅料、包装材料等。

1. 中药饮片　中药制剂生产所用的原料主要是中药饮片，其由中药材炮制加工而成，其来源复杂，本身即带有大量虫卵、微生物等，在采收、加工、运输和贮藏等过程中还会进一步受到污染，因此，对中药饮片要处理得当。首先，对饮片进行净选、加工处理；其次，应根据饮片的不同性质，分别采取不同的灭菌方法。对于含有热敏性成分的饮片，可以采取气体灭菌、辐射灭菌、乙醇喷洒等方法；对于不含热敏性成分的饮片，可以采取热力灭菌、微波灭菌等方法。

2. 辅料　中药制剂生产过程中常使用辅料，包括固体辅料和液体辅料，如淀粉、糊精、胶囊壳、蜂蜜、制药用水、乙醇等。制剂生产过程中使用的各种辅料是微生物污染的重要环节。例如，制备蜜丸的主要辅料蜂蜜带有一定数量微生物，且又是适宜微生物生长繁殖的培养基，所以使用前要先炼蜜，在熬炼过程中杀死绝大部分微生物；又如，制药用水包括饮用水、纯化水、注射用水及灭菌注射用水等，在药品生产中有不同程度的洁净要求与标准。

3. 包装材料　特别是内包装材料，包括一些容器、盖子、塞子及容器内的填充物，由塑料、玻璃、橡胶、金属等材料构成，一般会与药品直接接触，不仅有被微生物污染的可能，还会造成中药制剂的污染，其洁净程度会直接影响药品的质量。因此，必要时应采用适宜的方法进行清洗、消毒及灭菌处理，且在规定的时限内使用。

（二）生产过程与贮存过程的控制

1. 环境和空气　空气中的微生物来自土壤、人和动物的体表及其排泄物，不洁的环境使空气中含有大量的微生物，从而污染药物原辅料、制药用具和设备，最终导致中药制剂的污染。因此，进入车间的空气必须经过净化处理，使车间洁净度级别符合 GMP 对相应剂型、工艺的要求。同时，生产区周围应无污染源，空气、土壤和水质应符合生产要求。

2. 人员　操作人员是药品生产过程中最主要的微生物污染源。人体的外表皮肤毛发及鞋帽和衣物带有微生物，有时还带有一些致病菌，均可能给药品生产造成污染，因此操作人员必须注意个人卫生，严格执行卫生管理制度，穿戴专用的工作衣服并定时换洗。

3. 设备与器具　药品生产过程中要使用各种设备和器具，如药筛、粉碎机、制粒机、压片机等，其表面带有的微生物会直接污染药品。因此，设备和器具应及时并彻底清洁，避免物料的残留；清洗后也应及时并彻底干燥，避免水分残留，滋生微生物，造成交叉污染。GMP 规定，应采用经过验证或已知有效的清洁和去污染操作规程进行设备清洁；必要时临用前还应消毒灭菌，对于清洗后不易干燥的设备用 75%乙醇擦拭，为防止微生物滋生，可对与物料直接接触的设备表面的残留物进行检测。

此外，干燥设备的进风应当有空气过滤器，排风应当有防止空气倒流装置；生产和清洁过程中应当避免使用易碎、易脱屑、易发霉器具；使用筛网时，应当有防止因筛网断裂而造成污染的措施。

4. 运输与贮藏　除灭菌和无菌制剂外，各种口服制剂或外用制剂往往带有一定数量的微生物。它们在外界温度、湿度等条件适宜的情况下，便会生长和增殖。因此，药品在运输和贮藏过程中，除了应注意防止因包装材料的破损而引起微生物再次污染外，对温度、湿度等有特殊要求的物料，应按规定条件运输和贮藏。

第二节　制药环境的卫生管理

一、中药制药环境的基本要求与洁净度标准

《药品管理法》(2019 年修订)第四章第四十二条规定,从事药品生产活动应当具备条件之一是"有与药品生产相适应的厂房、设施和卫生环境"。《药品生产质量管理规范》(2010 年修订版)等法规对药品生产企业的环境、布局、厂房和设施等方面提出了基本要求,是实施制药环境卫生管理的基本准则,对药品生产企业的新建、改建和扩建均必须按上述文件的有关要求执行。主要包括以下方面:

(一) 厂区环境和布局要求

1. 厂区环境　药品生产厂址宜选在环境安静,大气含尘、含菌浓度较低,水质符合国家相关标准,无污染,自然环境好的地区。厂房周围应绿化,尽量远离铁路、码头、机场、交通要道等污染严重的地区。宜铺植草坪,不宜种植产生花絮、花粉、绒毛等对大气有不良影响的植物。不能绿化的地面、路面应采用不易起尘的材料铺面。

2. 厂区布局　厂区总体布局应符合国家有关工业企业总体设计原则,厂址确定后,应合理处理厂内洁净厂房与非洁净厂房及其他污染源之间的相对位置。根据各建筑物的使用功能及对洁净度等级的要求,厂区一般按行政、生产、辅助和生活等划区布局,不得相互妨碍。非生产区和生产区要严格分开,并保持一定距离。中药材的前处理操作工序,不得与制剂生产使用同一生产厂房,制剂厂房应位于中药材前处理厂房的上风侧。三废处理,锅炉房等有严重污染的区域应置于厂房的最大频率下风侧。

另外,布局上还要考虑今后扩展的可能性。

(二) 厂房设计与设施要求

1. 厂房设计　必须依照国家有关的技术法规和 GMP 的基本原则,保证车间有足够的面积和空间,并按工艺要求合理布局,做到洁净区与非洁净区分开;人流、物流要分开;质量控制实验室与生产区分开;最大限度地减少人为差错,有效地防止药品交叉污染。

2. 厂房设施　厂房设计还应考虑与药品生产相适应的各种工艺设施。具体包括洁净区空气净化设施、照明设施;人流与物流进入洁净区的净化设施;与药品直接接触的压缩空气、氮气等的净化设施;物料传递过程中的缓冲设施;产尘工序的防尘、捕尘设施;中药前处理车间的通风、除烟、除尘、除湿、降温等设施;仓储设施等。

(三) 洁净室的净化标准

洁净区的设计必须符合相应的洁净度要求,包括空气悬浮粒子标准(表 2-4)与微生物监控动态标准(表 2-5),空气悬浮粒子可用含尘浓度表示,即单位体积空气中所含粉尘的个数计数浓度或毫克量(重量浓度),包括"静态"与"动态"时的洁净度标准。静态指所有生产设备均已安装就绪,但未运行且没有操作人员在场状态;动态指生产设备按预定的工艺模式运行并有规定数量的操作人员在现场操作的状态。

表 2-4　洁净室各级别空气悬浮粒子的标准规定

洁净度级别	悬浮粒子最大允许数/立方米(a)			
	静　态		动　态#	
	≥0.5 μm	≥5.0 μm	≥0.5 μm	≥5.0 μm
A 级*	3 520	20	3 520	20
B 级(c)	3 520	29	352 000	2 900

— • 笔记栏 • —

续 表

洁净度级别	悬浮粒子最大允许数/立方米(a)			
	静 态		动 态#	
	≥0.5 μm	≥5.0 μm	≥0.5 μm	≥5.0 μm
C 级(c)	352 000	2 900	3 500 000	29 000
D 级(c)	3 520 000	29 000	不作规定	不作规定

* 为确认 A 级洁净区的级别,每个采样点的采样量不得少于 1 m^3。
# 动态测试可在常规操作、培养基模拟灌装过程中进行,证明达到动态的洁净度级别,但培养基模拟灌装试验要求在"最差状况"下进行动态测试。

表 2-5 洁净区微生物监控的动态标准[a]

级 别	浮游菌(cfu/m^3)	沉降菌(Φ90 mm)(cfu/4 h[b])	表面微生物	
			接触碟(Φ55 mm)(cfu/碟)	5 指手套(cfu/手套)
A 级	<1	<1	<1	<1
B 级	10	5	5	5
C 级	100	50	25	—
D 级	200	100	50	—

a 表示表中各数值均为平均值。
b 表示可使用多个沉降碟连续进行监控,但单个沉降碟的暴露时间可以少于 4 h。

依据 GMP(2010 年修订版),无菌药品生产所需洁净区分为 4 个级别:

A 级:高风险操作区,相当于原静态 100 级。例如,灌装区、放置胶塞桶、与无菌制剂直接接触的敞口包装容器的区域及无菌装配或连接操作的区域,应当用单向流操作台(罩)维持该区的环境状态。

B 级:指高风险操作 A 级洁净区所处的背景区域。相当于动态 100 级。

C 级与 D 级:指无菌药品生产过程中重要程度较低的洁净区。静态 C 级相当于原 1 万级,动态 C 级相当于原 10 万级。

不同制剂生产对空气洁净度有不同要求,对无菌药品的生产操作,应符合下列规定洁净级别要求:

1. 最终灭菌产品的生产操作示例 C 级背景下的局部 A 级:高污染风险的产品灌装(或灌封);C 级:产品灌装(或灌封)高污染风险(b)产品的配制和过滤、滴眼剂、眼膏剂、软膏剂、乳化剂和混悬剂的配制、灌装(或灌封)、直接接触药品的包装材料和器具最终清洗后的处理;D 级:轧盖、灌装前物料的准备、产品配制和过滤(指浓配或采用密闭系统的稀配)、直接接触药品的包装材料和器具的最终清洗。

2. 非最终灭菌产品的无菌操作示例 B 级背景下的 A 级:产品灌装(或灌封)、分装、压塞、轧盖,灌装前无法除菌过滤的药液或产品的配制,冻干过程中产品处于未完全密封状态下的转运,直接接触药品的包装材料、器具灭菌后的装配、存放及处于未完全密封状态下的转运无菌原料药的粉碎、过筛、混合、分装;B 级:冻干过程中产品处于完全密封容器内的转运,直接接触药品的包装材料、器具灭菌后处于完全密封容器内的转运;C 级:灌装前需除菌过滤的药液或产品的配制,产品的过滤;D 级:直接接触药品的包装材料、器具的最终清洗、装配或包装、灭菌。

—•笔记栏•—

未列出的操作，如口服液体制剂的固体制剂、腔道（含直肠用药）与表皮外用制剂等非无菌制剂生产的暴露工序区域、直接接触药品的包装材料最终处理的暴露工序区域，参照 D 级洁净区的要求设置。

二、空气洁净技术与应用

空气洁净度指洁净环境中空气的含尘（微粒）程度。空气洁净技术是能够创造洁净空气环境的各种技术的总称。主要通过空气过滤（包括处理）、气流组织和气压控制 3 种措施达到空气净化的目的。空气净化系统不能作为不良设计或不良设备维护的补偿措施，对于有过量污染物产生的工艺，空气净化系统也不能有效控制生产环境的洁净度。

药品生产需要生物洁净，净化的空气环境是药品生产中降低污染和交叉污染，提高药品质量的有力保证，为了满足药品生产洁净室对空气洁净度的不同要求，空气洁净技术按气流组织形式可分为层流洁净技术和非层流洁净技术。

（一）层流洁净技术

层流洁净技术是用高度净化的气流作载体，将操作室内的尘粒以平行层流状态排出的空气净化方式。其作用原理是"挤压原理"，气流运动形式是层流，也称单向流。由于气流的方向不同，又可分为垂直层流（图 2-1）和水平层流（图 2-2）。层流洁净技术多用于灌封点的局部保护、层流工作台以及洁净室的全面洁净控制。

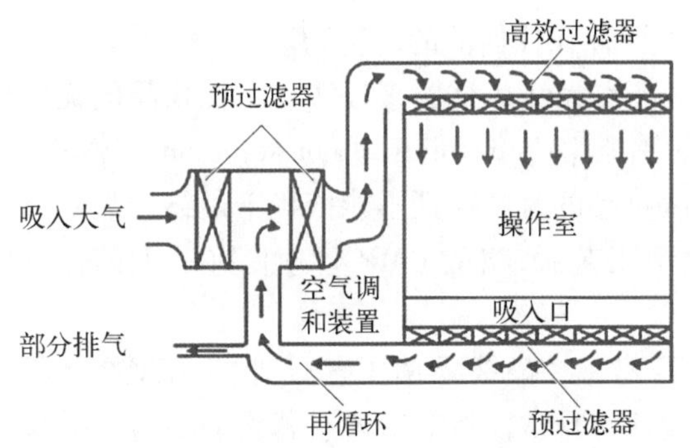

图 2-1　垂直层流洁净室构造原理图

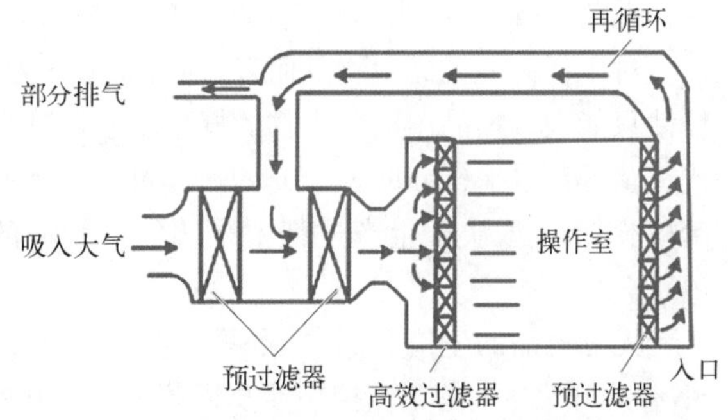

图 2-2　水平层流洁净室构造原理图

垂直层流（vertical laminar flow）以高效过滤器为送风口布满顶棚，地板全部做成回风口，使气流自上而下地流动。实现层流必须有足够的风速，以克服空气对流。垂直层流的端面风速在 0.25 m/s 以上，换气次数在 400 次/小时左右，造价及运转费用很高。

水平层流（horizontal laminar flow）以高效过滤器为送风口布满一侧壁面，对应壁面为回风墙，气流以水平方向流动。为克服尘粒沉降，端面风速不小于 0.35 m/s。水平层流的造价比垂直层流低。

（二）非层流洁净技术

非层流洁净技术是用高度净化的空气将操作室内的尘粒加以稀释的空气净化技术。其作用原理是"稀释原理"，气流运动形式是乱流、非单向流或称紊流。

非层流型空调系统一般是在操作室的天棚侧墙上安装一个或几个高效空气过滤器的送风口，回风管安置在走廊的侧墙下或采用走廊回风，空气在室内的运动呈现出乱流状态，其气流具有不规则的运动轨迹。送风口送入的洁净空气很快扩散到全室，含尘空气被洁净空气稀释后降低了粉尘的浓度，以达到空气净化的目的。空气经过滤、喷淋洗涤、冷却、去湿或加湿、加热处理，最后再经油浸玻璃丝滤器由鼓风机送入操作室内。室内洁净度与送、回风的布置形式及换气次数有关。

非层流洁净技术因设备投入和运行成本比较低，在药品生产上得到广泛运用，但净化效果较差。

—•笔记栏•—

三、洁净区的卫生与管理

空气洁净技术对保证洁净室达到一定的洁净度，满足不同药品生产需要，具有十分重要的意义。同时，还必须采取其他各项卫生管理措施，如对洁净区的洁净度进行动态监测、对洁净区内的各种可能污染来源进行综合考虑和控制等。

操作人员进入洁净区前必须经过净化，净化的程序根据所生产药品对生产环境洁净度要求的不同而不同。此外，生产过程中使用的原辅料、包装材料及容器等进入洁净区之前也必须先经过净化，如拆除外包装、清洁、消毒、灭菌等，然后经气闸室或传递窗（柜）方可进入洁净区。

第三节 灭菌与无菌操作技术

本节介绍的灭菌方法主要用于制剂、原料、辅料、医疗器械、药包材及设备表面等物品的灭菌，从而使物品残存活微生物的概率下降至预期水平。

灭菌（sterilization）：指用适当的物理或化学手段将物品中活的微生物杀灭或除去的过程。

除菌（debacteria）：指利用过滤介质或静电法将杂菌予以捕集、截留的技术。

防腐（antisepsis）：指以物理或化学方法防止和抑制微生物生长与繁殖的技术，亦称抑菌。能抑制微生物生长繁殖的物质称防腐剂或抑菌剂。

消毒（disinfection）：指采用物理和化学方法杀灭或除去病原微生物的技术。

无菌（asepsis）：指在一定物体、介质或环境中，不得存在任何活的微生物。

对于任何一批无菌物品而言，绝对无菌既无法保证也无法用试验来证实。一批物品的无菌特性只能通过物品中活微生物的概率来表述，即非无菌概率（probability of nonsterile unit，PNSU）或灭菌保证水平（sterility assurance level，SAL）。无菌物品的无菌保证不能依赖于最终产品的无菌检验，而是取决于生产过程中采用经过验证的灭菌工艺、严格的 GMP 管理良好的无菌保证体系。

无菌药品的生产分最终灭菌工艺与无菌生产工艺。经最终灭菌工艺处理的无菌物品的 PNSU$\leqslant 10^{-6}$。灭菌工艺控制涉及灭菌工艺的开发、验证与日常监控等阶段。若物品不适合采用最终灭菌法，可选用无菌生产工艺达到灭菌保证要求。只要可能，应对非最终灭菌的物品作补充性灭菌处理（如流通蒸汽灭菌）。

综合考虑灭菌工艺的灭菌能力和对灭菌物品的影响，灭菌工艺可以分为过度杀灭法（overkill process）、生物负载/生物指示剂（也被称为残存概率法）和生物负载法。对耐受的灭菌物品，通常选用过度杀灭法。

物品的无菌保证与灭菌工艺、灭菌前物品的生物负载相关。生物负载指物品表面或内部的所有活微生物。

灭菌工艺的验证是无菌保证的必要条件。灭菌程序经验证后，方可交付正式使用。日常生产中，应对灭菌工艺的运行情况进行监控，确认关键参数均在验证确定的范围内。在生产的各个环节采取各种措施降低生物负载，确保生物负载控制在规定的限度内。

常用的灭菌方法有湿热灭菌法、干热灭菌法、辐射灭菌法、气体灭菌法和过滤除菌法、气相灭菌法、液相灭菌法等，可根据被灭菌物品的特性采用一种或多种方法组合灭菌。

一、灭菌工艺参数

（一）D值

灭菌过程动力学研究表明，灭菌时微生物的死亡速度$\frac{dN}{dt}$可以用一级动力学过程来描述，即符合下列方程：

—•笔记栏•—

$$\frac{dN}{dt}=-KN \tag{2-1}$$

或

$$\lg N_t=\lg N_0-\frac{Kt}{2.303} \tag{2-2}$$

式中，N_0 为原有微生物数；N_t 为 t 时残存的微生物数；K 为灭菌速度常数。$\lg N_t$ 对 t 作图得一直线，斜率 $b=-\frac{K}{2.303}=\frac{\lg N_t-\lg N_0}{t}$，令 b 的负倒数为 D 值，即：

$$D=\frac{2.303}{K}=\frac{t}{\lg N_0-\lg N_t} \tag{2-3}$$

不同灭菌方法针对不同微生物的 D 值

由式（2－3）可知，当 $\lg N_0-\lg N_t=1$ 时 $D=t$，即 D 的物理意义为，在一定温度下微生物残存率为 10%时所需的灭菌时间（min）。D 值越大，该温度下灭菌时间越长，表示微生物的耐热性越强，越难被杀灭；微生物的种类、灭菌方法、灭菌温度、环境不同，D 值也不同；在其他条件保持不变的情况下，某种特定的微生物，D 值随灭菌温度的变化而变化，灭菌温度升高，D 值降低。

（二）Z 值

衡量温度对 D 值影响的参数称为 Z 值。为了确保灭菌效果，在设计灭菌温度时，必须了解在该温度下微生物的 D 值，同时掌握温度变化对 D 值的影响。灭菌条件不同，灭菌速率 K 也不同。温度升高，K 增大，灭菌时间 D 值则随温度的升高而减小。在一定温度范围内（100～138℃）$\lg D$ 与温度（T）之间呈直线关系。

令

$$Z=\frac{T_2-T_1}{\lg D_1-\lg D_2} \tag{2-4}$$

故 Z 值为，对特定的微生物灭菌时，在一定温度条件下降低一个 $\lg D$ 值所需升高的温度数。即灭菌时间减少到原来的 1/10 所需升高的温度。例如，$Z=10$℃，意思是如果灭菌时间减少到原灭菌时间的 10%，而具有相同的灭菌效果，所需升高的灭菌温度为 10℃。式（2－4）可以改写为

$$\frac{D_2}{D_1}=10^{\frac{T_1-T_2}{Z}} \tag{2-5}$$

设 $Z=10$℃，$T_1=110$℃，$T_2=120$℃，则 $D_2=0.079D$。即 110℃灭菌 1 min 与 121℃灭菌 0.079 min，其灭菌效果相当。若 $Z=10$℃，灭菌温度每增加 1℃，则 $D_2=1.259D$，即温度每增加 1℃，其灭菌速率提高 25.9%。

Z 值越大，微生物对灭菌温度变化的"敏感性"就越弱，通过升高灭菌温度来加速杀灭微生物的效果就越不明显。

嗜热脂肪芽孢杆菌在不同溶液中的 Z 值

（三）F 值与 F_0 值

检品中，微量的微生物往往难以用现行的无菌检验法检出。因此，有必要对灭菌方法的可靠性进行验证。F 与 F_0 值可作为验证灭菌可靠性的参数。

1. F 值　数学表达式如下：

$$F=\Delta t\sum 10^{\frac{T-T_0}{Z}} \tag{2-6}$$

式中，Δt 为测量被灭菌物温度的时间间隔，一般为 0.5～1.0 min；T 为每个时间间隔 Δt 所测得被

—•笔记栏•—

灭菌物温度；T_0 为参比温度。根据表达式，F 值为在一系列温度 T 下，给定 Z 值所产生的灭菌效力与在参比温度 T_0 下，给定 Z 值所产生的灭菌效力相同时，T_0 温度下所相当的灭菌时间(min)。即整个灭菌过程的效果相当于 T_0 温度下 F 时间的灭菌效果。

2. F_0 值　在湿热灭菌时，参比温度定为 121℃，以嗜热脂肪芽孢杆菌作为微生物指示菌，该菌在 121℃时，Z 值为 10℃。则：

$$F_0 = \Delta t \sum 10^{\frac{T-121}{10}} \quad (2-7)$$

灭菌过程中不同时间的温度计算 F_0 值举例

显然，F_0 值为一定灭菌温度(T)、Z 为 10℃所产生的灭菌效果与 121℃、Z 值为 10℃所产生的灭菌效力相同时所相当的时间(min)。也就是说，不管温度如何变化，将 t min 内的灭菌效果折算为相当于 121℃下灭菌 F_0 min 的效果，即它把所有温度下灭菌效果都转化成 121℃下灭菌的等效值。因此，称 F_0 值为标准灭菌时间(min)。按式(2－7)定义的 F_0 值又称物理 F_0 值，目前 F_0 值常用于热压灭菌。

灭菌过程中，只需要记录灭菌的温度与时间，就可算出 F_0。

F_0 值的计算要求测定灭菌物品内部的实际温度，并将不同温度与时间对灭菌的效果加和至相当于 121℃湿热灭菌的灭菌效力，它包括了灭菌过程中升温、恒温、冷却 3 部分热能对微生物的总致死效果。故 F_0 值可作为灭菌过程的比较参数，对于灭菌过程的设计及验证灭菌效果具有重要意义。F_0 值仅是用时间单位表示量值，并不是"时间"的量值。

F_0 值的影响因素主要有：① 容器的大小、形状、热穿透系数；② 容器内灭菌溶液黏度与充填量；③ 灭菌器内容器的数量与排布等。

F_0 值是 121℃时微生物降解所需时间，参考式(2－3)，F_0 值等于 D_{121} 值与微生物的对数降低值的乘积。由于 F_0 值由微生物的 D 值和微生物的初始数及残存数所决定，所以 F_0 值又称生物 F_0 值。

$$F_0 = D_{121} \times (\lg N_0 - \lg N_t) \quad (2-8)$$

式中，N_t 为灭菌后预期达到的微生物残存数，即 PNSU。一般取 N_t 为 10^{-6}(原有菌数的百万分之一，或 100 万个制品中只允许有一个制品染菌)即认为达到可靠的灭菌效果。

F_0 值也可认为是相当于 121℃热压灭菌时杀死容器中全部微生物(即达到 PNSU)所需要的时间。

由于 F_0 值综合考虑了温度与时间对灭菌效果的影响，而且以"标准状态"作为参照，可以较科学、准确地对灭菌程序进行设计和验证。制药工业实践证明：对于耐热性差的产品，在 F_0 值低于 8 时，只要强化工艺控制手段，仍能达到无菌的标准；相反，当工艺失控时，即使 F_0 值大于 8，也不一定能达到无菌的要求。

(四) 灭菌保证水平(SAL)

SAL 指一项灭菌工艺赋予产品无菌保证的程度，用该灭菌批中的 PNSU 来表示，通常要求 PNSU≤10^{-6}，即在一百万个已灭菌品中，活菌的数量不得超过 1 个。目前，污染概率低于百万分之一已经成为国际公认的灭菌标准。

若设灭菌产品中微生物存活概率为 P，产品带菌量 N_0，D_{121} 及 F_0 之间存在如下关系：

$$\lg P = \lg N_0 - F_0/D_{121} \quad (2-9)$$

将 $P = 10^{-6}$ 代入，可得

$$F_0 = D_{121} \times \lg N_0 + 6 \times D_{121} \quad (2-10)$$

由式(2－9)可以得出：在一定的 F_0 值下，灭菌的效果除了与微生物的耐热性参数有关外，还与产品的污染水平相关；产品灭菌前的含菌量越高，无菌保证的可信度就越小。因此，对于热稳定性很好、能经受苛刻灭菌条件的产品，应首选过度杀灭法，以杀灭微生物作为实现无菌的手

—•笔记栏•—

段；对于热稳定性较差的产品，在无菌生产工艺过程中，应当将防止产品被耐热菌污染放在首位，而不是完全依赖最终灭菌去消除污染。

二、物理灭菌法

物理灭菌法（physical sterilization）指利用蛋白质与核酸具有遇热、射线不稳定、变性或凝固的特性，采用加热、声波、射线等方法，或利用细菌体及其芽孢不能透过一定孔径滤材的特性，杀灭或除去微生物的技术。

1. 干热灭菌法（dry heat sterilization）　指将物品置于干热灭菌柜、隧道灭菌器等设备中，利用干热空气达到杀灭微生物或消除热原物质的方法。适用于耐高温但不宜用湿热灭菌法灭菌的物品灭菌，包括火焰灭菌法与干热空气灭菌法。

（1）火焰灭菌法：为直接在火焰中烧灼灭菌的方法。灭菌迅速、可靠、简便，适用于耐火焰材质的物品如金属、玻璃及瓷器等用具的灭菌，不适用于药品的灭菌。

（2）干热空气灭菌法：为在高温干热空气中灭菌的方法。由于干燥状态下微生物的耐热性强，必须长时间受高热的作用才能达到灭菌的目的。适用于耐高温的玻璃、金属设备、器具、粉末药品，以及不允许湿热穿透的油脂类材料（如注射用油、油性软膏基质等），不适用于橡胶、塑料及大部分药品。由于干热空气穿透力较差、比热小，必须长时间高热作用才能达到灭菌目的，所以干热空气灭菌法所需温度一般比湿热灭菌法高。一般干热灭菌条件为（160～170℃）×120 min以上、（170～180℃）×60 min以上或250℃×45 min以上。250℃×45 min的干热灭菌也可除去无菌产品包装容器及有关生产灌装用具中的热原物质。

干热灭菌法的工艺开发应考虑被灭菌物品的热稳定性、热穿透力、生物负载（或内毒素污染水平）等因素。灭菌设备内的空气应当循环并保持正压。进入干热灭菌设备的空气应当经过高效过滤器过滤。

2. 湿热灭菌法（moist heat sterilization）　指将物品置于灭菌设备柜内利用高压饱和蒸汽、蒸汽-空气混合物、蒸汽-空气-水混合物、过热水喷淋等手段使微生物菌体中的蛋白质、核酸发生变性而杀灭微生物的方法。该法灭菌能力强，为热力灭菌中最有效、应用最广泛的灭菌方法。药品、培养基、容器、无菌衣、胶塞以及其他遇高温和潮湿不发生变化或不损坏性能稳定的物品，均可采用本法灭菌。流通蒸汽不能有效杀灭细菌芽孢，一般可作为不耐热无菌产品的辅助处理灭菌手段。

湿热灭菌条件的选择应考虑灭菌物品的热稳定性、热穿透力、微生物污染程度等因素。湿热灭菌条件通常采用126℃ 15 min、121℃ 20 min或115℃ 30 min的程序，也可采用其他温度和时间参数，但无论采用何种灭菌温度和时间参数，都必须证明所采用的灭菌工艺和监控措施在正常运行过程中能确保物品灭菌后的PNSU$\leqslant 10^{-6}$。当灭菌程序的选定采用F_0值概念时，应采取特别措施确保被灭菌物品能得到足够的无菌保证，此时，除对灭菌程序进行验证外，还必须在生产过程中对微生物进行监控，证明污染的微生物指标低于设定的限度。对热稳定的物品，灭菌工艺可首选过度杀灭法；对热不稳定性物品，其灭菌工艺的确定依赖于在一定的时间内，一定的生产批次的被灭菌物品灭菌前微生物污染的水平及其耐热性。因此，日常生产全过程应对产品中污染的微生物进行连续的、严格的监控，并采取各种措施降低物品微生物污染水平，特别是防止耐热菌的污染。热不稳定性物品的F_0值一般不低于8 min。

采用湿热灭菌时，被灭菌物品同样应有适当的装载方式，不能排列过密，以保证灭菌的有效性和均一性。

（1）热压灭菌法：为采用压力大于常压的饱和蒸汽加热杀灭微生物的方法。此法具有很强的灭菌效果，灭菌可靠，能杀灭所有细菌繁殖体和芽孢，是在制剂生产中应用最广泛的一种灭菌方法。热压灭菌所需的温度（蒸汽表压）与时间的关系如下：115℃（67 kPa）30 min、121℃（97 kPa）20 min、126℃（139 kPa）15 min。凡能耐高压蒸汽的药物制剂、玻璃容器、金属容器、瓷

—•笔记栏•—

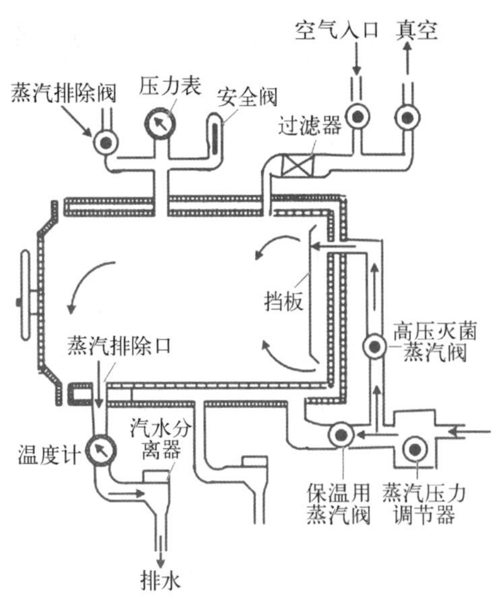

图 2-3 卧式热压灭菌柜结构示意图

器、橡胶塞、膜过滤器等均能采用此法。

常用的热压灭菌器有手提式热压灭菌器、立式热压灭菌器和卧式热压灭菌柜等。使用时必须严格按照操作规程操作，防止事故发生。

卧式热压灭菌柜是一种大型灭菌器（图 2-3），全部用坚固的合金制成，带有夹套的灭菌柜内备有带轨道的格车，分为若干格。灭菌柜顶部装有压力表，指示灭菌柜室内的压力。灭菌柜的上方安装蒸汽排除阀，以便开始通入加热蒸汽时排除不凝气体。

操作方法：在使用前将柜内用刷子洗净。先开夹套中蒸汽加热 10 min，夹套压力上升至所需压力时，将待灭菌的物品置于铁丝篮中，排列于格车架上，推入柜室，关闭柜门，并将门匝旋紧。待夹套加热完成后，将加热蒸汽通入柜内，当温度上升至规定温度（如 115.5℃）时，将此时刻定为灭菌开始时间，柜内压力表应固定在规定压力（如表压 70 kPa 左右）。在灭菌时间到达后，先将蒸汽关闭，排气，当蒸汽压力降至“0”时，柜门即可开启，待冷却后将灭菌物品取出。

注意事项：

1）必须使用饱和蒸汽。

2）必须将灭菌器内的空气排除。如果灭菌器内有空气存在，则压力表上的压力是蒸汽与空气两者的总压并非纯蒸汽压力，温度达不到规定值。而且实验证明，加热蒸汽中含有 1%空气时，传热系数降低 60%。灭菌器内的空气直接影响灭菌效果，因此灭菌器上往往附有真空装置，通入蒸汽前将灭菌器内的空气抽出。

3）灭菌时间必须从全部药液温度真正达到所要求的温度时算起。通常测定的温度是灭菌器内的温度，不是灭菌物内部温度，因此最好能设计直接测定被灭菌物内温度的装置或使用温度指示剂。

4）灭菌完毕后停止加热，必须使压力逐渐降到零，才能放出灭菌锅内蒸汽，使灭菌锅内压力和大气压相等后，稍稍打开灭菌锅，等待 10~15 min，再全部打开。以避免灭菌锅内外压差太大、温差太大而使物品冲出或使玻璃瓶炸裂，保证操作人员的安全。

国内绝大多数获得 GMP 认证的注射剂车间已经采用全自动灭菌器，根据灭菌温度和时间的设定条件将操作温度与时间自动记录与控制，自动计算出 F_0 值，以判断灭菌完全与否。安瓿水浴灭菌器是对安瓿针剂、口服液等瓶装液体制剂进行灭菌处理和真空检漏的先进设备。它采用高温水淋浴方式对液瓶加热和灭菌，计算机控制可实现 F_0 值自动计算，对灭菌进行监控。灭菌操作结束后，对灭菌室抽真空，充入颜色，对安瓿进行检漏和清洗处理。

（2）流通蒸汽灭菌法与煮沸灭菌法：流通蒸汽灭菌法指用蒸汽在不封闭的容器内加热 100℃进行灭菌的方法。不耐高热的药品和 1~2 mL 注射剂均可采用流通蒸汽灭菌法灭菌。煮沸灭菌法指把安瓿或其他被灭菌物品放在水中加热煮沸进行灭菌的方法。流通蒸汽灭菌法和煮沸灭菌法不能保证杀灭所有的芽孢，故制备过程应尽量避免微生物污染，减少物品中微生物的数量，亦可添加适量的抑菌剂，以确保灭菌效果。

（3）低温间歇灭菌法：指将待灭菌物品用 60~80℃水或流通蒸汽加热 60 min，杀灭微生物繁殖体后，在室温条件下放置 24 h，让待灭菌物中的芽孢发育成繁殖体，再次加热灭菌、放置，循环操作 3 次以上，直至杀灭所有芽孢的方法。低温间歇灭菌法适用于必须采用加热灭菌但又不耐较高温度的物料和制剂的灭菌。不足之处是工效低、灭菌效果差，加入适量抑菌剂可提高灭菌效率。

影响湿热灭菌的因素包括：

1）微生物的种类和数量：微生物的种类不同，耐热性有很大差异；不同发育阶段的微生物对热的抵抗力亦有很大的差别，一般繁殖期微生物比衰老期的微生物抗热能力弱，细菌的芽孢耐热性较强。根据一级动力学反应规律，最初细菌数量越少，所需要的灭菌时间越短。

2）药物与介质的性质：制剂中含有营养物质（如糖类、蛋白质等），对微生物可能有一定的保护作用，能增强其抗热性。介质的性质对微生物的活性亦有影响，如一般微生物在中性环境中耐热性最大，在碱性环境中次之，而酸性环境则不利于微生物的发育。

3）蒸汽的性质：蒸汽有饱和蒸汽、湿饱和蒸汽和过热蒸汽。饱和蒸汽热含量较高，热穿透力较强，灭菌效率较高；湿饱和蒸汽因含有水分，热含量较低，热穿透力较差，灭菌效率较低；过热蒸汽类似于干热空气，虽然温度高，但穿透力差，灭菌效率低，且易引起药品的不稳定性。因此，热压灭菌应采用饱和蒸汽。

4）灭菌时间：灭菌时间与灭菌温度成反比，考虑到药物成分的稳定性，在达到灭菌要求的前提下，可适当降低温度和缩短时间。

3. 射线灭菌法（ray sterilization）

（1）辐射灭菌法（radiation sterilization）：指利用电离辐射杀灭微生物的方法。常用的辐射射线有电子加速器产生的电子束和 X 射线装置产生的 X 射线、放射性同位素^{60}Co 或^{137}Se 衰变产生的 γ 射线，最常用的为^{60}Co－γ 射线辐射灭菌。射线可使有机化合物的分子直接发生电离，产生破坏正常代谢的自由基，导致微生物体内的大分子化合物分解。能够耐辐射的医疗器械、生产辅助用品、药包材、原料药及成品均可采用本法灭菌。辐射灭菌的特点是不升高灭菌产品的温度，穿透性强，适合不耐热药物的灭菌，大大降低污染的概率。此法已为《中国药典》（2020 年版）、《日本药局方》、《英国药典》所收载。杀灭药品中活菌数的 90%（即减少一个对数周期）所需要吸收的射线剂量称为 *D* 值，其单位为戈瑞（Gy，即 1 kg 被辐照物质吸收 1 J 的能量为 1 Gy），常用千戈瑞（kGy）表示。

γ 射线辐射灭菌所控制的参数主要是辐射剂量（指灭菌物品的吸收剂量），剂量的制定应考虑被灭菌物品对电离辐射的耐受性及生物负载。为保证灭菌过程不影响被灭菌物品的安全性、有效性及稳定性，应确定最大可接受剂量。灭菌剂量的建立应确保物品灭菌后的 PNSU$\leqslant 10^{-6}$。常用的辐射灭菌吸收剂量为 25 kGy，尽可能采用低辐射剂量灭菌。

辐射灭菌验证的关键在于剂量分布测试。以确定灭菌过程的最大和最小剂量值及其位置。辐射灭菌一般不采用生物指示剂进行微生物挑战试验。灭菌时，应采用剂量计对灭菌物品吸收的辐射剂量进行监控，以充分证实灭菌物品吸收的剂量是在规定的限度内。辐射灭菌设备费用高，可能会降低某些药品效力，产生毒性或发热物质，同时要注意安全防护等问题。

（2）紫外线灭菌法（ultraviolet sterilization）：指用紫外线照射杀灭微生物的方法。用于灭菌的紫外线波长一般为 200～300 nm，其中 254 nm 灭菌力最强。紫外线作用于核酸蛋白可促使其变性，同时空气受紫外线照射后产生微量臭氧，可以发挥共同杀菌作用。紫外线进行直线传播，可被不同的表面反射，穿透力微弱，但较易穿透清洁空气及纯净的水。所以本方法适用于物品表面灭菌、无菌室空气及蒸馏水灭菌；不适用于药液和固体物质深部灭菌；普通玻璃容器可吸收紫外线。紫外线若对人体照射过久，会发生结膜炎、红斑及皮肤烧灼等现象，故一般在操作前开启 1～2 h，操作时关闭。如必须在操作中使用时，则工作者皮肤及眼睛应采取适当防护措施。

（3）微波灭菌法（microwave sterilization）：指利用一定频率的微波照射杀灭微生物和芽孢的方法。微波是频率为 300 MHz～300 GHz 的高频电磁波。用于灭菌的微波频率一般为（2 450±50）MHz 与（915±25）MHz 两种。水分等极性分子可强烈吸收微波，使分子快速转动摩擦生热，在数十秒至几分钟之内温度可达 90～120℃，从而杀灭微生物。微波灭菌法适于水性液体药剂、注射液等的灭菌；含少量水分的固体药材饮片及固体制剂（丸剂、散剂、胶囊）等，微波能内外均匀加热，起干燥、灭菌的作用；微波灭菌具有速度快、受热时间短、高效节能、绿色环保、工艺简单

—•笔记栏•—

等优点。但可能对某些药品的 pH、含量、颜色有影响。

4. 过滤除菌法(filtration sterilization) 系利用细菌不能通过致密具孔滤材的原理以除去气体或液体中微生物的方法,是一种利用除菌过滤器物理截留的除菌方法。常用于气体、热不稳定药品溶液的除菌。

繁殖型细菌一般大于 1 μm,芽孢不大于 0.5 μm,药品生产中采用的除菌滤膜一般孔径不超过 0.22 μm。除菌过滤膜的材质分亲水性和疏水性两种,根据过滤物品的性质及过滤目的选用。为了保证除菌效果,应注意:① 药液均应经过预滤处理,一般先用粗滤装置滤除较大颗粒的杂质,然后用微孔薄膜滤器过滤;② 滤器和滤膜在使用前应进行洁净处理,并用高压蒸汽进行灭菌或在线灭菌;③ 必须无菌操作,必要时在滤液中添加适当的防腐剂;④ 对新使用或已多次重复使用的滤器,必须检查过滤除菌的效果,必要时可测定滤器的孔径或采样作微生物检查。

除菌过滤器

三、化学灭菌法

化学灭菌法(chemical sterilization)指用化学药品直接作用于微生物而将其杀死的方法,包括气相灭菌法、液相灭菌法和喷雾、涂擦消毒等。化学灭菌剂不能杀死芽孢,仅对繁殖体有效,可减少微生物的数目,以控制无菌状况至一定水平。化学药品灭菌的机制包括:① 作用于微生物体蛋白质,使其变性死亡;② 与微生物的酶系统结合,影响其代谢功能;③ 提高菌体膜壁的通透性,促使细胞破裂或溶解。理想的化学灭菌剂应满足以下条件:① 杀菌谱广;② 有效杀菌浓度低;③ 作用迅速;④ 性质稳定,不易受其他理化因素影响;⑤ 易溶于水;⑥ 无色、无味、无残留;⑦ 毒性低、无腐蚀性、不易燃易爆;⑧ 可在低温下使用;⑨ 来源广,价格低廉,便于运输。气体灭菌剂还应有形成气体或蒸汽的较低温度。应根据灭菌目的和被灭菌物品的特点,选择合适的化学灭菌方法与化学灭菌剂。

(一) 气相灭菌法

气相灭菌法指通过分布在空气中的灭菌剂杀灭微生物的方法。常用的灭菌剂包括过氧化氢(H_2O_2)、环氧乙烷、甲醛、过氧乙酸(CH_3COOOH)、丙二醇或三乙二醇等。利用这些化学药品产生的气体或蒸汽,对密闭空间的空气及环境内表面灭菌;另外,环氧乙烷为分布在密闭惰性气体中的灭菌剂,适用于不能加热灭菌或过滤除菌的药品或物品灭菌,采用该法灭菌时应注意杀菌气体对物品质量的损害及灭菌后残留气体的处理。

气相灭菌的特点:① 因为被灭菌物品不经过加热、辐射、消毒剂的涂擦或浸泡等,所以药物性质几乎不受影响;② 需要密闭条件;③ 大多数气体灭菌剂对人体皮肤、黏膜会造成损害,应注意防护;④ 少数气体灭菌剂有易燃易爆性。

气相灭菌效果与灭菌剂量(一般指注入量)、相对湿度和温度有关。装载方式的确认应考虑密闭空间内部物品的装载量和排列方式。气相灭菌前灭菌物品应进行清洁。灭菌时应最大限度地暴露表面,确保灭菌效果。灭菌后应将灭菌剂残留充分去除或灭活。

1. 臭氧 为广谱杀菌剂。一般采用臭氧发生器,与空气净化系统、制水系统的管路连接,以循环的形式对空气和水进行灭菌。臭氧扩散性较高,杀菌能力强(与过氧乙酸相当),原料易得,具有环保性,是公认的绿色灭菌剂。臭氧杀菌法的特点有:① 设备与净化系统相连,不需要增加室内消毒设备;② 洁净室内浓度分布均匀,对空气中的浮游菌及设备、建筑物表面的沉降菌落都能消毒;③ 对空气净化过滤系统滋生的细菌起到杀灭作用;④ 灭菌时间短(一般只需要 1 h)、操作简便、效果好。已替代紫外线照射与化学试剂熏蒸法,是《药品生产质量管理规范实施指南》消毒方法中推荐的方法。

2. 环氧乙烷 为广谱杀菌剂,具有很强的扩散和穿透能力,可以穿透塑料、橡胶、纸板等,常用于塑料容器、橡胶制品、纸或塑料包装的固体药物、衣物、敷料、医疗器械,如一次性注射器、一次性输液器等卫生材料的灭菌。一般与 80%~90%的惰性气体混合使用,在充有灭菌气体的高压腔室内进行。环氧乙烷灭菌法的最大缺点是易燃易爆;对人体皮肤、眼结膜有损害,并且可吸入产生毒性。

3. 甲醛　　广谱杀菌剂，与环氧乙烷相比较，杀菌力更强，但穿透力差，只用于空气灭菌。甲醛熏蒸灭菌法一般采用气体发生装置，加入甲醛溶液加热熏蒸，灭菌用量为40%甲醛溶液30 mL/m^3。该法缺点是灭菌时间长，操作较烦琐，可产生二次污染，对人体有一定的危害。丙二醇或三乙二醇也可采用类似熏蒸法灭菌。

（二）液相灭菌法

液相灭菌法指将被灭菌物品完全浸泡于灭菌剂中以达到杀灭物品表面微生物的方法。常用的灭菌剂包括甲醛、过氧乙酸、次氯酸钠、氢氧化钠、过氧化氢等。

灭菌剂种类的选择应考虑灭菌物品的耐受性。灭菌剂浓度、温度、pH、生物负载、灭菌时间、被灭菌物品表面的污染物等是影响灭菌效果的重要因素。灭菌工艺验证时，应考虑灭菌物品表面积总和最大的装载方式，并确保灭菌剂能够接触所有表面，如狭小孔径物品的内表面。通过重复试验来验证灭菌剂浓度和灭菌时间等灭菌参数条件。灭菌后应将灭菌剂残留充分去除或灭活。灭菌剂残留去除阶段，应采取措施防止已灭菌物品被再次污染。使用灭菌剂的全过程都应采取适当的安全措施。

（三）喷雾、涂擦消毒

喷雾、涂擦消毒指将化学药品配成一定浓度的液体消毒剂，通过喷雾、涂擦杀灭微生物的方法。特点：能够有效地杀死细菌繁殖体，但不能杀死芽孢；高浓度消毒剂具有腐蚀性。常用于其他灭菌法的辅助措施，适用于皮肤、物品包装、器具、洁净区内环境等的表面消毒。

常用的消毒剂有：① 醇类：如70%~75%乙醇；② 酚类：如2%~5%苯酚溶液、2%甲酚皂液（来苏儿）；③ 季铵盐类：如0.1%~0.2%苯扎氯铵（洁尔灭）、苯扎溴铵等阳离子型表面活性剂；④ 氧化剂：如0.2%~0.5%过氧乙酸、3%过氧化氢；⑤ 其他：如含氯化合物、含碘化合物、酸类化合物和酯类化合物等。

四、无菌操作技术

无菌操作技术指必须在无菌控制条件下生产无菌制剂的方法。无菌制剂应首选终端灭菌操作技术。如经充分的研究（包括处方工艺研究、质量控制研究等）证实产品无法耐受终端灭菌工艺，则考虑采用包含除菌过滤的无菌操作技术；最后考虑采用无菌分装的全无菌操作技术。一些不耐热药物注射剂、眼用溶液、眼用软膏等，往往需要采用无菌操作技术制备。无菌分装及包含过滤除菌法的无菌冻干是最常见的无菌操作技术。

采用无菌操作技术时，应严密监控其生产环境的洁净度，并对无菌操作过程进行严格控制，包括对操作人员的卫生要求，对相关设备、包装容器、胶塞等应采用适当的方法进行灭菌，防止被再次污染。无菌操作技术应定期进行验证，包括对环境空气过滤系统有效性验证及培养基模拟灌装试验。

按无菌操作技术制备的产品，最后一般不再灭菌，必须经过《中国药典》（2020年版）四部（通则1101）无菌检查法检验符合规定，即在该检验条件下未发现微生物污染，方能使用。无菌操作技术所使用的一切用具、材料及环境，均需要选择适宜的方法灭菌，操作须在灭菌操作室或无菌柜内进行。

（一）无菌操作室的灭菌

多采用灭菌和除菌相结合的方式对无菌室实施灭菌。对流动空气主要采用过滤除菌法除菌，对于静止环境的空气则常采用臭氧等气相灭菌法灭菌。除定期进行彻底灭菌外，还要对室内的空间、用具、地面、墙壁等，用3%苯酚溶液、0.2%苯扎溴铵溶液或75%乙醇等化学消毒剂喷洒或擦拭。金属、玻璃、瓷器等用具用热压灭菌法或干热灭菌法灭菌。每次工作前与休息中开启紫外线灯0.5~1 h，以保证操作环境的无菌状态。

（二）无菌操作

无菌操作（aseptic operation）指整个过程控制在无菌条件下进行的一种操作方法。无菌操作

—•笔记栏•—

必须在无菌操作室或无菌操作柜内进行,操作前一切用具、材料及操作环境应严格灭菌,操作过程中保证操作空间与外界隔离,避免微生物的侵入。无菌操作法的操作要点与注意事项:① 严密控制操作环境的洁净度,明确区分无菌区与非无菌区;② 相关的设备、包装容器、塞子等应采用适当方法灭菌,并防止被再次污染;③ 无菌操作过程的无菌保证应通过培养基无菌灌装模拟试验验证;④ 严密监控操作环境的无菌空气质量、操作人员的素质、各物品的无菌性;⑤ 无菌操作技术应定期进行验证。

第四节 防 腐

中药材、中药饮片、中药制剂由于原料质量、生产工艺、设备条件、贮藏环境等因素,时常会出现染菌、霉变等情况,严重影响药品质量。积极采取各种有效预防措施进行中药制剂的防腐,是保证中药制剂质量的一个重要环节。

一、防腐的必要性与措施

中药制剂实际生产时,往往不能完全杜绝微生物的污染;有些无菌制剂,如滴眼液,打开密封包装后尚需要使用一段时间。制剂特别是水性液体制剂中存在的少量微生物,会在适宜的条件下滋长与繁殖,结果导致制剂霉败变质。因此,根据实际情况,有针对性地选择应用防腐剂,是中药制剂防腐、保证一定有效期的有效且经济的手段。

二、防腐剂

防腐剂指能抑制微生物生长繁殖的化学物品,也称抑菌剂。根据各种剂型的不同要求,选用合适的防腐剂,防止制剂在贮存与使用过程中产生微生物生长繁殖。理想的防腐剂应符合:① 用量小,无毒性和刺激性;② 溶解度能达到有效抑菌浓度;③ 抑菌谱广,能抑制多种微生物生长繁殖;④ 性质稳定,不与制剂中的其他成分起反应,对 pH 和温度变化的适应性较强,贮存时也不改变性状;⑤ 无特殊的不良气味和味道。有些化学物质低浓度时用作防腐剂,较高浓度时用作消毒剂。常用的防腐剂如下:

苯甲酸钠在不同 pH 介质中的未解离部分分数及其对葡萄酒酵母的抑菌浓度

1. 苯甲酸与苯甲酸钠　依靠苯甲酸未解离分子产生防腐作用,而其离子型几乎无抑菌作用,因此 pH 对苯甲酸类的抑菌效果影响很大,降低 pH 对其发挥防腐作用有利。一般用量百分比为 0.1%~0.25%。一般 pH 4 以下时防腐作用较好,pH 超过 5 时,用量百分比不得少于 0.5%。在不同 pH 的介质中,苯甲酸钠未解离部分的分数及其对葡萄酒酵母的抑菌浓度不同。

苯甲酸的溶解度,在水中为 0.29%(20℃),在乙醇中为 43%(20℃)。苯甲酸钠的溶解度在水中为 55%(25℃),在乙醇中为 1.3%(25℃)。

羟苯酯类在不同溶剂中的溶解度及在水中的抑菌浓度

2. 羟苯酯类(对羟基苯甲酸酯类,尼泊金类)　是一类性质优良的防腐剂,包括羟苯甲酯、乙酯、丙酯、丁酯、异丁酯等,一般用量百分比为 0.01%~0.25%。化学性质稳定,不挥发,无毒,无臭。在酸性溶液中作用最强,在微碱性溶液中作用减弱,其中丁酯的抑菌力最强。几种酯合并应用有协同作用,效果更佳。

羟苯酯类在水中不易溶解,配制时可用下列两种方法:① 溶于少量乙醇中,然后在搅拌下缓缓注入水中使其溶解;② 加入 80℃左右的水中搅拌使其溶解。

聚山梨酯类表面活性剂能增加羟苯酯类防腐剂在水中的溶解度,但由于两者之间发生络合作用,可减弱其防腐效力,有此情况时应适当增加羟苯酯类的用量。

3. 山梨酸与山梨酸钾　为短链有机酸,以其未解离分子发挥防腐作用,在酸性水溶液中效果较好,一般介质的 pH 以 4.5 左右为宜。本品溶解度在水中为 0.2%(20℃),乙醇中为 12.9%(20℃),丙二醇中为 0.31%。对霉菌的抑制力强,常用浓度为 0.15%~0.2%[一般指(0.15~0.2 mg)/(100 mL 或 100 mg)],对细菌的最低抑菌浓度为 2 mg/mL(pH 小于 6.0 时),对霉菌或酵母菌的最低抑菌浓度为0.8～1.2 mg/mL。聚山梨酯与本品也会因络合作用而降低其防腐效力，但其有效抑菌浓度低、防腐效力高，因而仍有较好的抑菌作用。

4. 季铵盐类　阳离子型表面活性剂苯扎氯铵、苯扎溴铵和度米芬，用量百分比约为0.01%，具有杀菌和防腐作用。苯扎氯铵、苯扎溴铵一般用于外用溶液，度米芬可用作口含消毒剂。在pH小于5时作用减弱，遇阴离子型表面活性剂时失效。

5. 脱水乙酸(DHA)　是一种广谱防腐剂，在水溶液中降解为乙酸，能有效地抑制霉菌、酵母和细菌的生长。常用浓度为0.1%，其毒性小，可作饮料、液体药剂和日化用品的防腐剂。在水中溶解度小于0.01%，在乙醇中为3%，其钠盐在水中溶解度可达33%。

6. 乙醇　制剂含20%乙醇(mL/mL)已有防腐作用，若另含有挥发油、甘油等成分时，低于20%乙醇也具有防腐作用。中性或碱性溶液中使用>25%乙醇才能防腐。中药糖浆剂中除使用其他防腐剂外，可再加乙醇达到10%～20%，以增强抑菌效果。

7. 酚类及其衍生物　有效抑菌浓度一般为0.5%，在低温及碱性溶液中抑菌力较弱，与甘油、油类或醇类共存时抑菌效力降低。甲酚的一般用量百分比为0.25%～0.3%，抑菌作用比苯酚强3倍，毒性及腐蚀性比苯酚小，不易溶于水，易溶于油脂。氯甲酚的常用浓度为0.05%～0.2%，其0.05%的浓度对铜绿假单胞菌的杀菌力较强，本品对眼睛略有刺激性。常用作注射剂的抑菌剂。

8. 其他　如0.5%的三氯叔丁醇、30%以上的甘油溶液、0.02%～0.04%的硫柳汞、0.25%的氯仿水溶液具有防腐作用；植物挥发油也多具有防腐作用，如0.01%～0.05%桉叶油、0.01%桂皮醛、0.5%薄荷油等。

【小结】

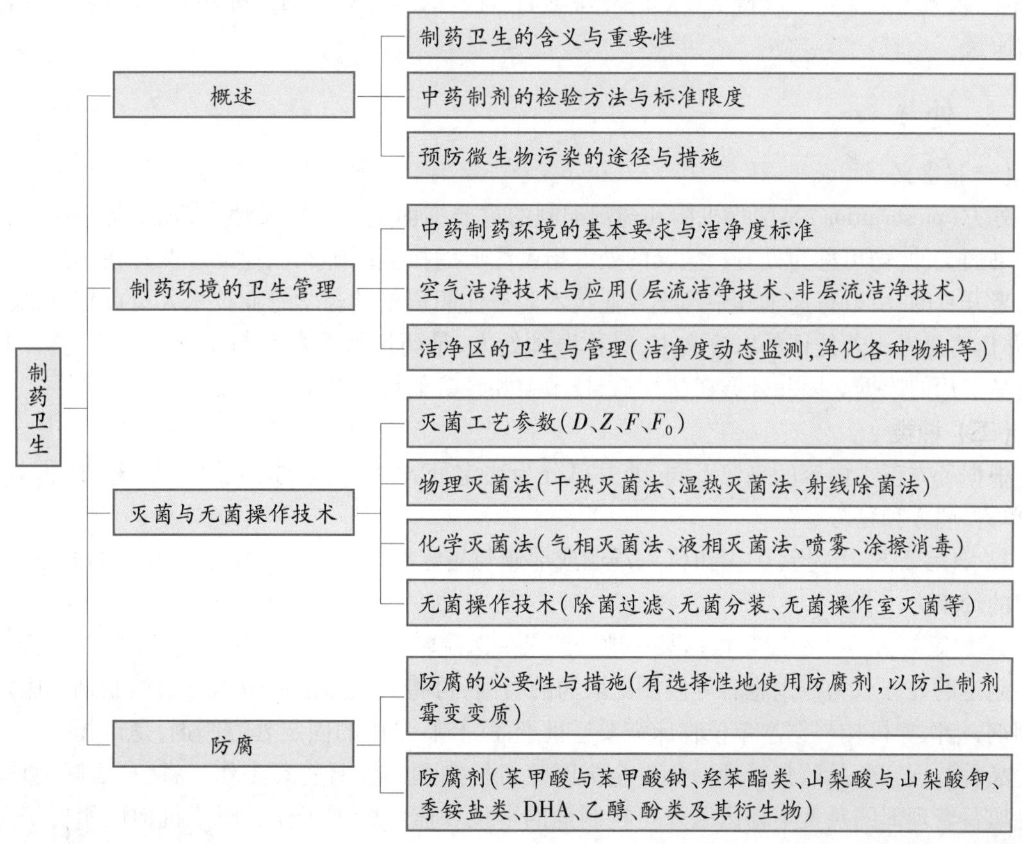

第三章　中 药 调 剂

第一节　概　　述

—•笔记栏•—

第三章授课视频

智慧药房

一、中药调剂的含义与特点

1. 含义　　中药调剂(dispensing of Chinese medicines)指在中医药理论指导下,根据医师处方要求,按照配方程序和原则,将中药饮片或中成药等调配和发出给患者的过程,是一项负有法律责任的专业操作技术。中药调剂的对象有中药饮片、中成药和新型饮片(小包装中药饮片和中药配方颗粒等)。晋代"合药分剂"、唐代"合和"、宋代"合剂"等均属中药调剂的范畴。随着中医药服务不断向智能化与信息化发展,出现了医院类与药店类"智慧药房"。

2. 特点　　中药调剂具有临时调配的特点,是临床医师辨证施治、组方遣药意图得以实现的重要保证。中药调剂涉及的知识面广,要求调剂人员除应具备调剂操作技能外,还必须掌握有关中医学基础、临床中药学、方剂学、中药鉴定学、中药炮制学、中药药剂学等方面的知识。中药调剂是一项要求十分严格的工作,中药调剂质量的好坏直接影响治疗效果和用药安全,中药调剂必须符合《药品管理法》《中国药典》《全国中药饮片炮制规范》及其他管理法规的有关规定,中药调剂人员要以严谨科学的态度对待调剂工作,认真把好调剂关键环节的质量关,确保调剂的质量。

二、处方

(一) 含义

处方(prescription)是医疗机构和药剂配制的重要书面文件。广义地讲,凡制备任何一种药剂的书面文件,均可称为处方。狭义的处方指由注册的执业医师和执业助理医师在诊疗活动中为患者开具的、由取得药学和中药学专业技术职务任职资格的药学专业技术人员审核、调配、核对,并作为患者用药凭证的医疗文书,又称医师处方,是药房调配药剂与指导患者用药、计算医疗药品费用的依据。因此处方在法律上、技术上和经济上均具有重要意义。

(二) 种类

根据处方正文内容的来源不同,处方可分为法定处方、协定处方、医师处方、经方、古方、时方、单方、验方和秘方等。

1. 法定处方　　指《中国药典》、局颁或部颁药品标准等国家药品标准所收载的处方,具有法律的约束力。

2. 协定处方　　一般是根据某一地区或某一医院临床用药需要,由医院药剂科与医师协商共同制定的处方。为减少患者等候调配取药的时间,可将其大量配制成医疗机构制剂。医疗机构制剂,指医疗机构根据本单位临床需要经批准而配制、自用的固定处方制剂,是市场上没有供应的品种。国家药品监督管理局负责全国医疗机构制剂的监督管理工作。省、自治区、直辖市药品监督管理部门负责本辖区医疗机构制剂的审批和监督管理工作。医疗机构应用传统工艺配制中药制剂实施备案管理。

3. 医师处方　　指医师对患者治病用药的书面文件。处方需要由调剂处方药品的医疗机构妥善保存。普通处方、急诊处方、儿科处方保存期限为1年,医疗用毒性药品、第二类精神药品处方保存期限为 2 年,麻醉药品和第一类精神药品处方保存期限为 3 年。处方保存期满后,经医疗机构主要负责人批准、登记备案,方可销毁。

4. 经方 指《伤寒论》《金匮要略》等经典医籍中所记载的处方。

5. 古方 指古典医籍中记载的处方。

6. 时方 指从清代至今出现的处方。

7. 单方、验方和秘方 单方一般指比较简单的处方,往往只有 1~2 味药。验方指民间和医师积累的经验处方。秘方指秘而不传的处方。

为了方便患者和特殊处方管理,往往还将医师处方分为急诊处方、毒麻药处方、贵重药处方等,并用不同的颜色加以区别。自 2007 年 5 月 1 日起施行的《处方管理办法》规定,麻醉药品处方、急诊处方、儿科处方、普通处方的印刷用纸应分别为淡红色、淡黄色、淡绿色和白色,并在处方的右上角以文字注明。

—•笔记栏•—

(三) 医师处方的内容

中药处方包括中药饮片处方、中成药(含医疗机构中药制剂)处方,饮片与中成药应当分别单独开具处方。医师处方应当包含以下内容:

处方药与非处方药

1. 处方前记 包括医疗机构名称、科别、患者姓名、性别、年龄、门诊或住院病历号、科别或病区和床位号等。

2. 处方正文 中医诊断,包括病名和证型(病名不明确的可不写病名),且应填写清晰、完整,并与病历记载相一致。药品名称、数量、用量、用法,中成药还应当标明剂型、规格。

3. 处方后记 医师签名和(或)加盖专用签章、处方日期。另外,处方后记还包括药品金额,审核、调配、核对、发药药师签名和(或)加盖专用签章。

医师开具中药处方时,应当以中医药理论为指导,体现辨证论治和配伍原则,并遵循安全、有效、经济的原则。

第二节 中药饮片调剂

一、概述

(一) 含义和特点

中药饮片(prepared slices of Chinese crude drugs)指药材经过炮制后可直接用于中医临床或制剂生产使用的处方药品。与中药材相比,饮片经过炮制,具有增强疗效、降低毒副作用、改变药物作用部位、使药物纯净、利于贮藏、便于调剂和制剂等特点,更能适应中医辨证施治、灵活用药的要求,是调剂的主要对象。

(二) 中药“斗谱”的排列原则

中药饮片存放于斗架中。为了能将中药饮片合理有序存放,以便减轻调剂时的劳动强度,避免差错事故,保证患者用药的安全性,中药行业在多年实践中总结出一套经验规律,称为“斗谱”,即指药斗架内饮片的编排方法。原则如下:

1. 按使用频率排列 根据临床用药情况将饮片分为常用药、次常用药和不常用药。常用药装入药斗架中层,不常用药装在最远处或上层,次常用药装在两者之间。常用饮片有防风、荆芥与白芷;柴胡、葛根与升麻;黄芪、党参与甘草;黄芩、黄连与黄柏;附子、干姜与肉桂等。

2. 按方剂组成排列 同一方剂内药物宜装在同一药斗或邻近药斗中,以方便调配,如麻黄与桂枝、荆芥与防风、辛夷与苍耳子、金银花与连翘、当归与川芎、三棱与莪术、独活与羌活等。

3. 按入药部位与质地排列 按根、茎、叶、花、果实、种子及动物药、矿物药等分类装斗。

—·笔记栏·—

质轻且用量少者宜放在高层药斗内，如密蒙花、五加皮、玫瑰花等；质重矿石、化石、贝壳类饮片和易造成污染者宜装在下层药斗内，如赭石、龙骨、石膏、大黄炭、地榆炭等；质地松泡轻且用量或体积大者宜装入下层大药斗内，如薄荷、通草、丝瓜络等。

4. 按药物性味功能排列　性味功能基本相仿的放在同一药斗或邻近药斗中，如广藿香、藿香梗与香薷，桃仁、红花与赤芍，紫苏、苏梗与苏叶等。

5. 按特殊保管需要排列　毒性药、麻醉药、贵重细料药应设专柜、专锁、专账、专人管理，如马钱子、斑蝥、罂粟壳等；易燃药宜装在缸、铁箱内，远离火源、电源，如火硝、硫黄、艾叶炭等；贵重细料药应专柜存放，专人保管，如红参、西洋参、鹿茸、麝香、牛黄等。

编排药物斗谱除依据上述原则外，还应结合本地区用药习惯、本医院性质及用药特点，综合考虑编排方式，使其合理化、科学化。

二、中药饮片的调剂操作

中药饮片调剂是根据医师处方要求，将加工合格的不同中药饮片调剂成可供患者内服或外用汤剂的过程。中药饮片调剂常用的设施主要有饮片斗架、调剂柜台、陈列柜、毒性中药柜、贵细药柜、冷藏柜等。近年来，也出现了电子控制配方机。中药饮片调剂程序为审查处方→计价→调配处方→复核→发药。

（一）审查处方

1. 审查项目与处理　审查处方是调剂工作的关键环节，也是调剂人员的首要职责。药师调剂处方时必须做到“四查十对”：查处方，对科别、姓名、年龄；查药品，对药名、剂型、规格、数量；查配伍禁忌，对药品性状、用法用量；查用药合理性，对临床诊断。

经处方审核后，认为存在用药不适宜时，应当告知处方医师，请其确认或者重新开具处方。药师发现严重不合理用药或者用药错误，应当拒绝调剂，及时告知处方医师，并应当记录，按照有关规定报告。对于不规范处方或者不能判定其合法性的处方，不得调剂。

2. 审查处方相关知识

（1）毒性药：指毒性剧烈，治疗量与中毒量接近，使用不当可致人中毒或死亡的药物。调剂人员在审查处方时，应严格遵循《中国药典》规定的毒性药品种、用量与用法。

（2）配伍禁忌：指有些药物配伍后会产生毒副作用，降低或破坏药效，即配伍“七情”中的“相恶”“相反”，历代医药书籍对配伍禁忌的论述不尽一致，影响较大的是金元时期概括的“十八反”“十九畏”。

（3）妊娠禁忌：指妇女妊娠期治疗用药的禁忌。依据药物毒性大小、作用强弱及对母体和胎儿损伤程度的不同，一般分为禁用药和慎用药两类。禁用药指毒性剧烈或药性峻猛的药物，必须严格禁止使用；慎用药包括通经祛瘀、行气破滞及辛热滑利之品，根据病情需要可谨慎使用，但必须观察患者的病情变化及药后反应。

（4）并开药物：指将处方中疗效基本相同或配伍产生协同作用的2~3味中药缩写在一起。如“二活”即羌活和独活，均具有祛风胜湿、止痛的作用；“知柏”即知母和黄柏，其配伍能增强滋阴降火的作用。

（5）脚注：指医师开处方时在某味药的右上角或右下角所加的注解，是对调剂人员配方时提出的要求。脚注内容一般包括炮制法、煎药法、服用法等。常用的脚注术语有打碎、炒制、先煎、后下、另煎、包煎、烊化、捣汁、冲服等。

（二）计价

药价的计算要按当地物价部门统一规定的办法和计价收费标准执行，不得任意改价或估价，做到准确无误。自费药品的药价应单列。

（三）调配处方

调配处方指调剂人员接方后首先查验是否已计价、缴款，并再次审方，严格按照处方要求进行调配，是中药调剂的重要环节。

（四）复核

复核是调剂工作的把关环节，处方调配完毕后，须由有经验的执业中药师进行一次全面细致的审核。

（五）发药

发药是调剂工作的最后一个环节。发药人员要认真核对患者姓名、取药凭证和剂数，准确无误后方可交付给患者，并向患者交代注意事项，指导患者正确用药。

第三节　中成药调剂

一、概述

（一）含义

中成药（Chinese patent medicines）指在中医药理论指导下，根据疗效确切、应用广泛的处方、验方或秘方，以中药饮片或中药提取物为原料配制加工成具有一定剂型，并获得国家药品监督管理部门批准的药品。中成药调剂是根据医师处方调配各种中成药，或根据患者的轻微病症来指导患者购买中成药非处方药的过程。

（二）陈列方法

1. 按药品管理分类陈列　根据药品安全有效、使用方便的原则，依其品种、规格、适应证、剂量及给药途径不同，分别按处方药和非处方药分开陈列。精神药品按照相应规定专柜存放。

2. 按剂型分类陈列　将剂型相同的集中陈列。例如，将蜜丸类、水丸类、糊丸类、膏滋类、膏药类、药酒类、散剂类、片剂类等剂型分类陈列。这种方法方便库房贮存保管、养护和经营管理。

3. 按功效分类陈列　将功效相同的集中陈列。例如，将解表类、清热降火类、止咳祛痰类、疏肝理气类、开窍类、祛暑类、补益类等分类陈列。这种方法方便按功效识别和了解药品，而且也方便调剂人员或患者快速找到中成药。

4. 按病证分类陈列　将治疗同一类病证的集中陈列。例如，将感冒类、头痛类、咳嗽类、食滞类、胃痛类、腹泻类、便秘类、眩晕类、失眠类等分类陈列。这种分类方法方便临床应用。

5. 按给药途径分类陈列　一般按照内服、注射、外用 3 种给药途径进行陈列。这种分类方法与临床应用密切相关。

上述陈列方法，各有优缺点，且都不能完全满足药品陈列要求，故一般多采用综合陈列法，即综合采用上述药品陈列方法中三四种，如按管理分类陈列、按给药途径分类陈列、按病证分类陈列及按功效分类陈列等。

二、中成药调剂操作

中成药调剂操作常用的设施有货架、货柜（陈列柜）、贵重药品柜、冷藏柜、电脑等自动化药房系统等。中成药的调剂操作应遵守调剂工作制度，按审方、调配、复核和发药交代的程序进行，还必须注意药品的有效期，做到近期药品先用。

1. 处方审查　主要内容包括审中成药处方的药名、剂型、剂量和用法，审查中成药的联用，用药禁忌，处方前记和后记。

2. 处方调配　处方调配程序包括审查处方和准确调配药品。调配处方也必须做到"四查十对"。

3. 复核　主要内容包括核对所调配药品包装及标签上注明的药品名称、规格、剂型与处

—•笔记栏•—

方所开具的药品名称、规格、剂型的一致性；所调配药品包装及标签上注明的用法、用量与处方所开具药品的用法、用量的一致性；药品性状、包装外观及标签的完好性；所调配药品包装数量与处方所开具药品的总数量的一致性；药品的有效期。

4. 发药　主要内容包括核对患者，唱付药品，按照药品说明书或者处方用法进行用药交代和最后确认、签字归档。

第四节　新型饮片调剂

一、小包装中药饮片

（一）概述

1. 含义　小包装中药饮片指按设定的剂量包装、能直接“数包”配方的中药饮片。随着各医疗机构中医药服务量的逐步增长等因素的变化，传统“手抓戥称”调剂方法逐步显现称不准、分不匀、效率低、复核难、养护难、浪费大、卫生差等若干弊端。为确保中药处方的配方质量，2008年，国家中医药管理局下发《小包装中药饮片医疗机构应用指南》及《国家中医药管理局办公室关于推广使用小包装中药饮片的通知》（国中医药办发〔2008〕33号），在全国各类三级中医医院和部分规模较大的二级中医医院中推广使用小包装中药饮片。

2. 特点

（1）优点：不改变中医临床以饮片入药的形式，保持了中药传统特色；每包小包装饮片均采用精准的电子秤进行分装，确保了剂量的准确性；根据小包装规格，直接数包调剂，简化了操作，提高了效率；在包装前，饮片经过了净化、灭菌、消毒等处理，保证了饮片的质量；能有效避免传统饮片在“上斗”“串斗”时造成的浪费，且一旦调剂有误，便于分拣；避免了传统饮片调剂中粉尘飞扬，改善了工作环境；易于患者进行复核，增进彼此信任。

小包装中药饮片规格设定原则

（2）缺点：每味中药的规格有限，临床医生开处方剂量受限制；临方炮制不易进行，某些饮片应付困难；饮片占用空间增加；拆包操作烦琐；中药饮片成本提高。

3. 规格　指每个小包内含有饮片的重量。每种中药饮片在进行小包装时，应设几种规格（品规数）以及每一规格（每包）的含药量（品规量）。规格设定是否合理，是医疗机构运用小包装中药饮片进行调剂能否成功的关键。

（二）小包装中药饮片调剂操作

小包装中药饮片调剂操作需要用到的设施与器具主要为药柜和药袋。小包装中药饮片的调剂操作程序为审查处方→计价→调配处方→分剂→特殊药物处理→自查→复核→发药。

1. 调配处方　根据处方（或者调剂清单）顺序取药，取药时必须关注包装上的标签内容与内装药物是否一致及药物是否有变质情况。每取一味药须将所需包数数准，取完药后在药名右上角做标记，以示该药已取过。

2. 分剂　使用调剂台分剂时，可先将药袋套到配药桶上，药配完后把药袋拎起扎好。使用调剂车（调剂篮）分剂时，可先将药袋放在调剂车上（或调剂篮内），在取药的同时进行分剂，药配完后把药袋扎好。

3. 特殊药物处理　处方中如有需特殊处理的品种，如先煎、后下、包煎、冲服、烊化等，最好使用专用标签，在相应项目上打钩，并将专用标签贴在外面的药袋上，以提醒患者注意。

4. 自查　处方调配完毕，调剂人员取一剂药自行检查后在处方（配药清单）上签名，然后交复核人员复核。

5. 复核　复核人员依据处方（有医生工作站的可按配方清单）仔细复核。复核时应当既要核对药名，又要核对剂量。复核完毕后，应当在该处方（或配方清单）上签名，并在自己复核过的药剂的包装袋上写上患者的姓名。

6. 发药　发药时应严格执行《处方管理办法》规定，仔细核对患者姓名、药剂数等，收回具医师签章的纸质处方，同时将一份配方清单交患者，以便患者自行核对。

二、中药配方颗粒

（一）概述

1. 含义　中药配方颗粒（traditional Chinese medicine granules）系由单味中药饮片经水提、浓缩、干燥、制粒而成的颗粒，在中医药理论指导下，按照中医临床配方后，供患者冲服使用。我国的配方颗粒又称中药免煎颗粒、单味中药浓缩颗粒、中药新型颗粒饮片、免煎饮片，在临床应用上给医生和患者多了一种选择，是对传统中药饮片的补充。

我国中药配方颗粒的发展

案例

中药配方颗粒最早起源于20世纪70年代的日本，后来在韩国、新加坡及中国台湾地区等相继开始使用。中国大陆地区中药配方颗粒起步较晚，经历了30余年的研究、六家企业试点生产和二级及以上中医医院试点使用，现已步入逐步放开市场的运行阶段。

问题：

1. 中药配方颗粒在日本、韩国和新加坡等地已深受欢迎和被广泛应用，为什么中国大陆地区中药配方颗粒的发展仍要经历试点生产和使用阶段？
2. 如何认识中药配方颗粒和传统中药饮片的关系？

2. 特点

（1）优点：保留了传统中药饮片组方灵活、可随证加减的特色与优势，克服了传统中药汤剂煎熬费时、服用不便、工艺粗放等缺点，具有质量稳定、疗效可靠，使用方便、便于携带，便于调配、即冲即服的优势，顺应了现代社会对药物的基本要求，是中药饮片与时俱进的产物。

（2）缺点：部分方剂需要共煎过程中药物成分间增溶增效、降低毒性等作用是单味浓缩颗粒暂时无法实现的；中药配方颗粒价格偏高，对于慢性病患者，经济负担较重。

3. 规格　有瓶装配方颗粒和小包装配方颗粒。瓶装配方颗粒的包装有塑料瓶和玻璃瓶。瓶装配方颗粒便于码放和贮存，也便于调配不同剂量的处方，适合老人和儿童随机加减使用。生产企业将配方颗粒按照处方常用剂量分装在小塑料袋中。此种规格剂量准确、调剂方便，但包装规格多。

4. 质量标准　中药配方颗粒质量标准内容包括药品名称、来源、炮制、制法、性状、鉴别、检查、浸出物、含量测定、功能与主治、用法与用量、注意、规格、贮藏等项目。

（二）中药配方颗粒调剂操作

瓶装中药配方颗粒的调配操作

1. 瓶装中药配方颗粒的调配　调配需要用到的设施和器具有配方颗粒药柜、电脑、电子天平、混合机、分装封口一体机。调配操作步骤为医师处方录入电脑→调配→混合→分装封口→包装。

小包装中药配方颗粒的调配操作

2. 小包装中药配方颗粒的调剂　调剂所需要的设施与器具有配方颗粒的斗架、分装器具（塑料盆或不锈钢制成的若干个大小相同的小格）。调配操作步骤为放置分装器具→调配→自查→复核→包装→发药。

3. 中药配方颗粒智能化自动调配　目前，有些大型中医医院拥有集贮存、调配、混合、分装、封口一体化的智能化调配功能的中药配方颗粒机，这种机器可以将医生开出的电子处方通过系统自动发送到发药终端，中药配方颗粒机就会根据处方进行智能调配，准确计量、封装成袋，缩短患者等候取药时间。而通过中药配方颗粒智能化调配机的使用，医生无须改变以往处方配伍习惯，实现开方剂量不受限制。

—•笔记栏•—

中药超微饮片和中药破壁饮片介绍

三、其他中药饮片

超微粉碎是20世纪后期逐渐发展而形成的一种将物料粉碎加工成微米级的高新技术，90年代之后，逐渐被应用于中药制药。目前国内主要的中药超微粉碎产品有中药超微饮片（1～75 μm）和中药破壁饮片（D_{90}<45 μm）。

【小结】

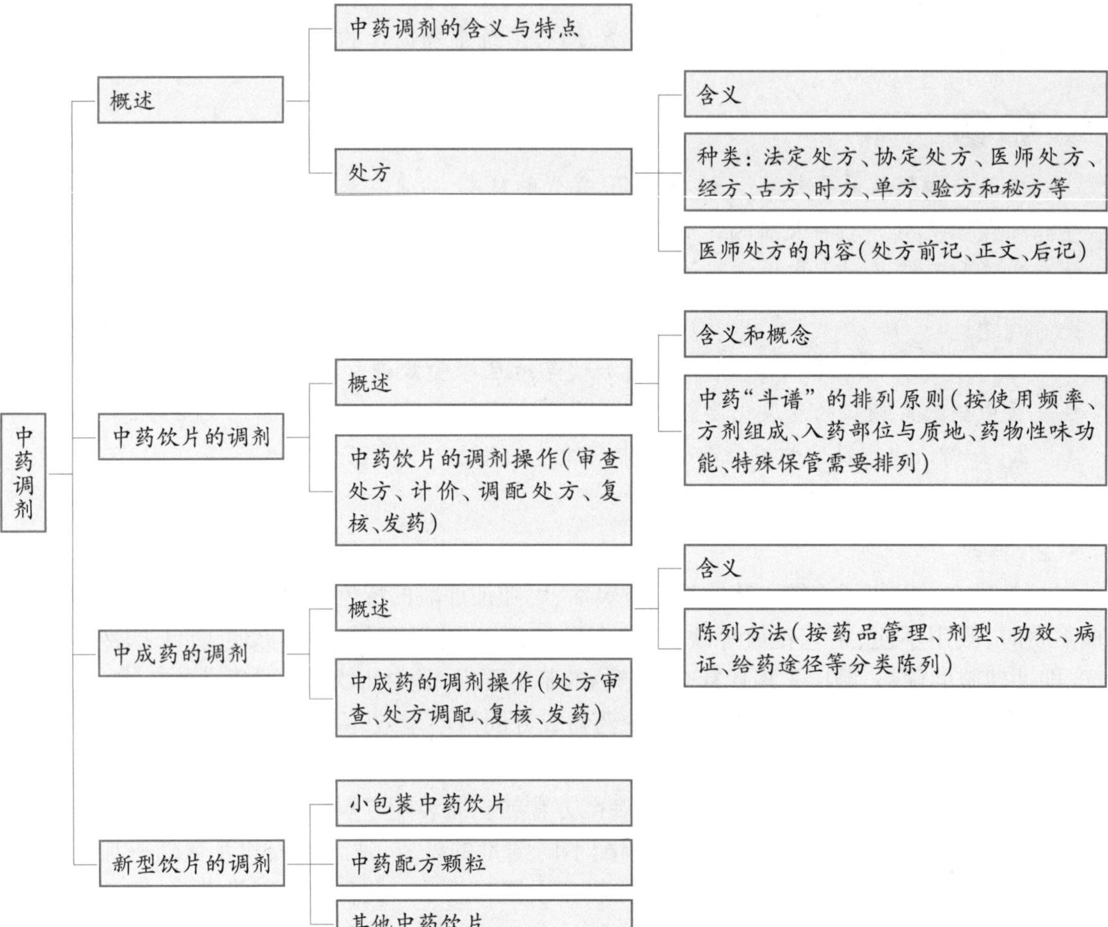

第四章　粉碎、筛析与混合

第一节　粉　　碎

—•笔记栏•—

第四章授课视频

粉碎、筛析与混合均是固体制剂制备的共性技术，也是粉体处理的单元操作，是进一步完成制粒、干燥、压片、成丸等制剂成型工艺的基础。

一、粉碎的概念、目的及其原理

1. 概念与目的　粉碎指借机械力或其他方法将大块固体物质碎成规定细度的操作过程。药物粉碎目的：① 加快有效成分从中药中的浸出或溶出；② 增加药物表面积，提高药物溶解速度，促进药物吸收，提高药物生物利用度；③ 便于调剂与服用；④ 为多种剂型的制备奠定基础；⑤ 便于药物的干燥与贮存。

案例

颠倒散洗剂是一种杀寄生虫治疗体癣、痤疮的混悬剂，在制备过程中中药大黄需要粉碎过 7 号筛后加入制备。大黄蟅虫丸是一种治疗五劳虚极所致正虚而致血瘀之证的丸剂，在制备过程中中药大黄需要粉碎成细粉后加入制备。

问题：

1. 两种中药制剂中都有大黄，且均需要进行粉碎操作，但其粉碎要求不相同，请分析原因。

2. 粉碎是多种中药制剂制备的重要环节之一，严谨科学地设计粉碎环节对提升药品质量具有重要意义，请思考作为一名药品研发人员在新药研发过程中应具有哪些优良品质？

2. 原理　在固体药物的粉碎过程，机械力能够破坏物质分子间的内聚力，使药物由大体积颗粒变为小体积颗粒，增加固体药物的比表面积，是将机械能转变成表面能的操作过程。

药物性质是影响粉碎效率的主要因素，也是选取粉碎方法的主要依据。极性晶形物质如生石膏、皂矾等通常具有良好的脆性，较易粉碎，粉碎时常沿晶体结合面碎成小晶体。非极性晶体物质如樟脑、冰片等则脆性较差，施加机械力时易变形，阻碍药物的粉碎，但向其加入少量挥发性液体时，液体易于渗入固体分子间的裂隙，降低分子间的内聚力，晶体易于从裂隙处分开。非晶型药物如树脂、桃胶、松香等具有一定弹性，粉碎时部分机械能使其产生弹性变形，最终转变为热能，降低粉碎效率，可通过降低药物温度（0℃左右）增加非晶形药物脆性，提高粉碎效率。植物药材性质复杂，具有一定含水量，常具有韧性，难以粉碎。

药物经粉碎后由于表面积增大、表面能增加、稳定性降低，具有重新结聚倾向。当不同药物混合粉碎时，适度掺入其他药物，可降低药物粉末表面能，减少粉末的再结聚，提高药物粉碎效率。例如，黏性药物粉碎时加入粉性药物，粉性药物可降低黏性药物分子内聚力、缓解黏性，利于粉碎。对于水不溶性药物如朱砂、珍珠等可在粉碎时加入大量水，利用颗粒的重量不同，细粒常悬浮于水中，而粗粒易于下沉，进行分离，使粗粒得以继续粉碎，提高药物粉碎效率。

粉碎时，及时分离移去已达到细度要求的粉末可以提高粉碎效率，否则细粉不仅在粗颗粒中间起缓冲作用，而且消耗大量机械能，降低粉碎效率，同时也会产生大量过细粉末，因此在粉

笔记栏

碎过程中必须随时分离细粉，这种粉碎方法称为自由粉碎。例如，在粉碎机内安装药筛或利用空气将细粉吹出，均可以让自由粉碎顺利进行。

二、粉碎的方法与特点

1. 开路粉碎与循环粉碎　开路粉碎是连续把粉碎物料供给粉碎机，同时将已粉碎的细粉不断从粉碎机分离的操作，被粉碎物料通过粉碎机一次完成粉碎操作，粗碎多采用这种操作法。开路粉碎操作比较简单，但粒度分布宽，适用于粗碎和粒度要求不高的粉碎。循环粉碎是将经粉碎机粉碎后的物料通过分级设备，将符合粒度要求的物料取出，未符合粒度要求的粗颗粒物料再返回粉碎机反复粉碎的过程。此粉碎方法动力消耗低、粒径分布窄，适合粒度要求较高的药物粉碎。

2. 干法粉碎与湿法粉碎　干法粉碎（dry comminution）指将药物经适当干燥，使药物中的水分降低到一定限度（一般应少于5%）再粉碎的方法。除特殊中药外，一般药物均采用干法粉碎。湿法粉碎（wet comminution）指往药物中加入适量水或其他液体并与之一起研磨粉碎的方法（即加液研磨法）。湿法粉碎选用的液体应不使药物膨胀、两者不发生变化、不妨碍药效。例如，冰片、樟脑、薄荷脑等药物在研钵或电动研钵中加入少量液体（如乙醇、水）进行研磨；珍珠、朱砂、炉甘石等中药粉碎所采用的水飞法亦属此类。湿法粉碎过程中，水或其他液体渗入药物颗粒的裂隙中，降低分子间的引力，利于粉碎；此外，对某些刺激性较强的药物或毒性药物，应用此法可避免粉尘飞扬。

中药冰片、麝香粉碎时，应“轻研冰片，重研麝香”，粉碎麝香时常加入少量水，俗称“打潮”，尤其在麝香渣研磨时，“打潮”更利于粉碎。朱砂、珍珠、炉甘石等中药以水飞法粉碎时，可先将药物打成碎块，除去杂质，放入研钵或电动研钵中，加适量水，用研杵重力研磨。当有部分细粉研成时，应倾泻出来，余下的药物再加水反复研磨，倾泻，直至全部研细为止，将研得的混悬液合并，静置沉淀，可得湿粉，干燥，研散，过筛，即得极细粉。过去水飞法常为手工操作，费工费力，生产效率很低，现在多用球磨机代替，既保证了药粉细度又提高了生产效率。

3. 单独粉碎与混合粉碎　大多数药物通常采用单独粉碎，单独粉碎指将一味药料单独进行粉碎处理。单独粉碎的中药主要包括：① 贵重中药如人参、鹿茸、牛黄、羚羊角等，这类药材单独粉碎的主要目的是避免损失；② 毒性或刺激性强的中药，如马钱子、蟾酥、信石、斑蝥等，这类药材单独粉碎的主要目的是便于劳动保护、避免药物损失及对其他药品污染；③ 氧化性与还原性强的中药，如火硝、雄黄、硫黄等，这类药材单独粉碎的主要目的是避免混合粉碎时出现爆炸。此外，质地坚硬、不便与其他药物混合粉碎的中药也常应用单独粉碎法。

混合粉碎指将两种以上物料共同进行粉碎。混合粉碎能够克服某些黏性、油性药物的单独粉碎困难问题，又可将粉碎与混合操作同时进行。例如，常将麦门冬、黑芝麻、杏仁、核桃仁等黏软、油性大的药物与其他药物粗粉混合后粉碎，使其他药物吸收黏性和油性成分，以利粉碎和过筛。根据药物性质和粉碎方式不同，混合粉碎方法包括以下几项。

（1）串料粉碎：是先将处方中其他中药粉碎成粗粉，再将含有大量糖分、树脂、树胶、黏液质的中药陆续掺入，逐步粉碎成所需粒度。需要串料粉碎的中药有乳香、没药、黄精、玉竹、桂圆肉、麦冬等。

（2）串油粉碎：是先将处方中其他中药粉碎成粗粉，再将含有大量油脂性成分的中药陆续掺入，逐步粉碎成所需粒度，或将油脂类中药研成糊状再与其他药物粗粉混合粉碎成所需粒度。串油粉碎常用于中药中的种子类药物，如黑芝麻、酸枣仁、柏子仁、核桃仁等。

（3）蒸罐粉碎：是先将处方中其他中药粉碎成粗粉，再将用适当方法蒸制过的动物类或其他中药陆续掺入，干燥，再粉碎成所需粒度。蒸罐粉碎主要用于中药中的动物皮、肉、筋、骨类药物及部分需蒸制的植物药，如鹿胎、乌鸡、制何首乌、地黄、红参等。

4. 低温粉碎（cryogenic comminution）　指将药物冷却后或在低温条件下进行粉碎。通常物料低温时脆性增加，易于粉碎，是一种粉碎的新方法。其特点：① 适用于糖分含量高，具一定黏性的药物；② 适用于常温粉碎困难的物料，如树脂、树胶、干浸膏等；③ 可获得更细粉末；④ 能保留药物中的挥发性成分。

低温粉碎常用的方法：① 冷却物料或在低温条件下，使用高速撞击或粉碎机迅速粉碎；② 粉碎机壳通入低温冷却水冷却，并在循环冷却下粉碎；③ 将粉碎的物料与干冰或液化氮气混合降温再进行粉碎；④ 将上述冷却方法组合运用进行粉碎。

5. 超微粉碎(ultra-fine comminution)　又称超细粉碎，指将物料磨碎到粒径为微米级以下的操作。超微粉体又称超细粉体，通常分为微米级、亚微米级及纳米级粉体。粉体粒径为 1~100 nm 的称为纳米粉体；粒径为 0.1~1 μm 的称为亚微米粉体；粒径大于 1 μm 的称为微米粉体。药物超微(细)粉碎后，可增加其表面积，增强其吸收率，提高药物生物利用度，增强药效。

三、粉碎的设备与应用

1. 柴田式粉碎机　亦称万能粉碎机，在各类粉碎机中它的粉碎能力最大，是中药厂中常用的粉碎机。它构造简单、使用方便、粉碎能力强，适用于纤维性、黏软性及坚硬的中药粉碎，不适用于油性过多药料的粉碎。柴田式粉碎机主要由动力轴、挡板、风扇、电动机、机壳内壁钢齿、加料斗、出粉风管等部件组成(图 4-1)。它的主要粉碎机制是药物与挡板的碰撞作用力。

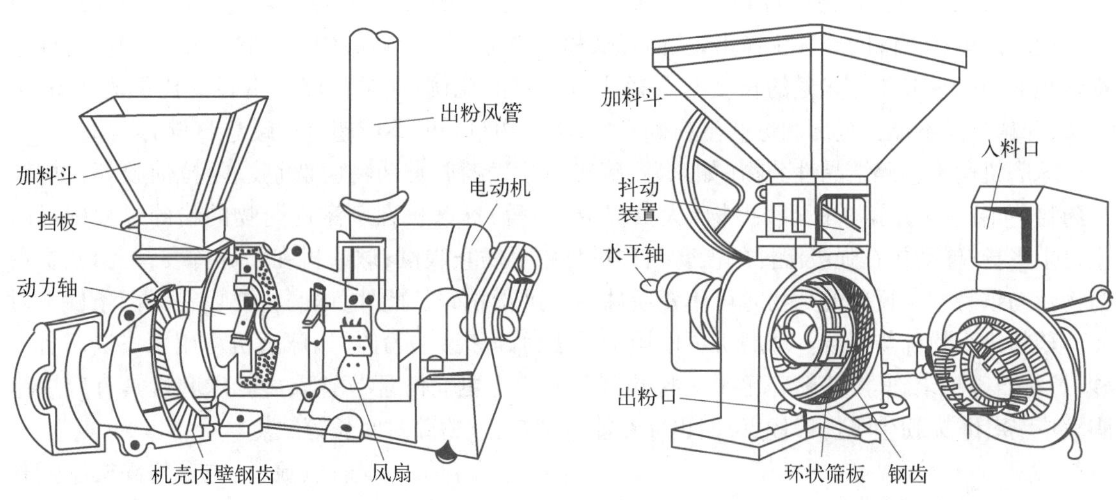

图 4-1　柴田式粉碎机(万能粉碎机)　　**图 4-2　万能磨粉机**

2. 万能磨粉机　又称冲击式粉碎机，它主要由两个带钢齿的圆盘和环状筛板组成，粉碎时药物与高速旋转盘上的钢齿及固定盘上的钢齿产生撞击、研磨和撕裂等作用，粉碎时的细粉可通过筛孔筛出，粗粉在粉碎机内继续粉碎(图 4-2)。

万能磨粉机的生产能力和能量消耗与药物粉碎程度和被粉碎药物性质密切相关。万能磨粉机广泛应用于根、茎、皮类等中药材的粉碎，也用于结晶性药物、干燥的非组织性药物及干浸膏等药物的粉碎。万能磨粉机在粉碎中易于产热，不适用于含大量挥发性成分、黏性强或软化点低且遇热发黏的药物粉碎。

3. 球磨机　是药厂常用的粉碎设备，其结构简单，主要由铁、不锈钢或瓷制成的圆形球罐和钢制或瓷制的圆球组成(图 4-3)。当球罐转动时圆球随圆筒做上升运动，当圆球上升至一定高度时落下，球罐中的物料借圆球落下时的撞击劈裂作用及球与罐壁间、球与球之间的研磨作用进行粉碎。球磨机转速会影响药物粉碎效果，当球罐转速较小时，圆球随球罐上升，然后沿罐壁滚下(图 4-4A)，此时主要为研磨作用；当球罐转速加大时，离心力增加，圆球上升高度增加，圆球下落轨迹如图 4-4B 所示，此时主要为圆球对物料的撞击作用；当球罐转速继续增大，离心力超出圆球重力，圆球紧贴于罐壁旋转不能降落粉碎物料(图 4-4C)。

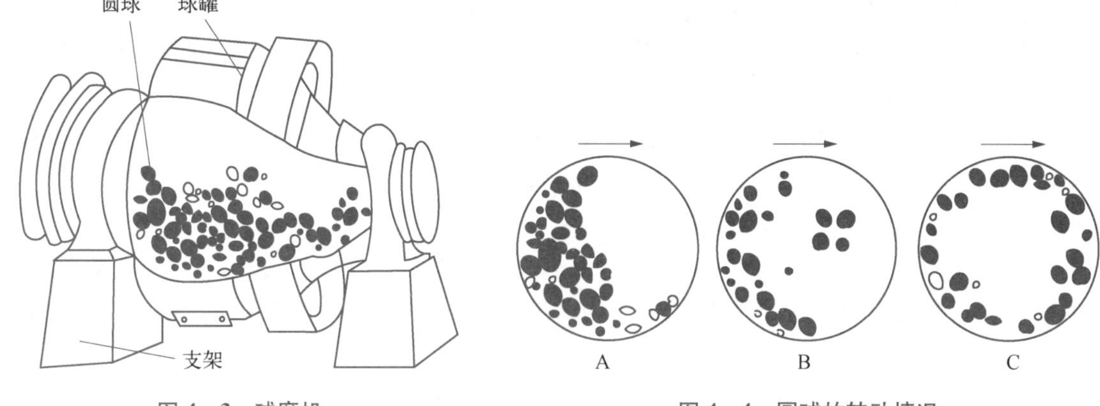

图 4-3 球磨机

图 4-4 圆球的转动情况

A. 转速太慢；B. 转速适当；C. 转速太快

当圆球从最高的位置以最大的速度下落时，球磨机的粉碎效率最高，这一转速的极限值称为临界转速，它与球罐的直径有关，在实际生产中球磨机的转速常为临界转速的 75%。除转速外，球磨机中圆球的大小、重量、数量及被粉碎药物的性质等因素也会影响药物的粉碎效果。当圆球具有较佳的重量和硬度时，其在一定高度落下可产生最大的击碎力。通常圆球的直径大于 65 mm，直径大于被粉碎物料的 4~9 倍。球罐中装填圆球的数目不宜过多，过多则使机器运转时向上运动的球和下降的球发生撞击，从而降低粉碎效能。通常球罐中填装圆球的体积应占球罐总容积的 30%~35%。球罐的长度与直径应有一定的比例，通常长度与直径的比例为 1. 64 : 1. 56，球罐过长不能让全部圆球产生粉碎作用，填装物料一般不应超过球罐总容量的 1/2。

球磨机适于粉碎结晶性药物（如朱砂、硫酸铜等）、树胶类药物（如桃胶、阿拉伯胶等）、树脂类药物（如松香）及植物中药浸提物（大黄提取物）等；球磨机在刺激性药物的粉碎过程中可防止粉尘飞扬；球磨机在强吸湿性的浸膏粉碎过程中可防止吸潮；球磨机在粉碎挥发性药物、贵重药物及与铁易发生反应的药物时可用瓷质球磨机进行粉碎。此外，球磨机亦可在无菌条件下对无菌药粉进行粉碎与混合。球磨机可以用于干法粉碎和湿法粉碎，如球磨机可用水飞法制备朱砂、炉甘石等粉末，其湿法粉碎比干法粉碎制备的粉末更润滑且节省人力。球磨机具有应用范围较广、密闭、无粉尘飞扬等优点，但也存在能量消耗大、粉碎时间长等缺点。

4. 流能磨　又称气流磨，主要粉碎机制是利用高速弹性流体（空气、蒸汽或惰性气体）使药物颗粒之间及颗粒与室壁之间碰撞产生强烈粉碎作用。流能磨粉碎的动力是高速弹性流体使药物颗粒之间及颗粒与室壁之间碰撞产生的粉碎作用（图 4-5）。

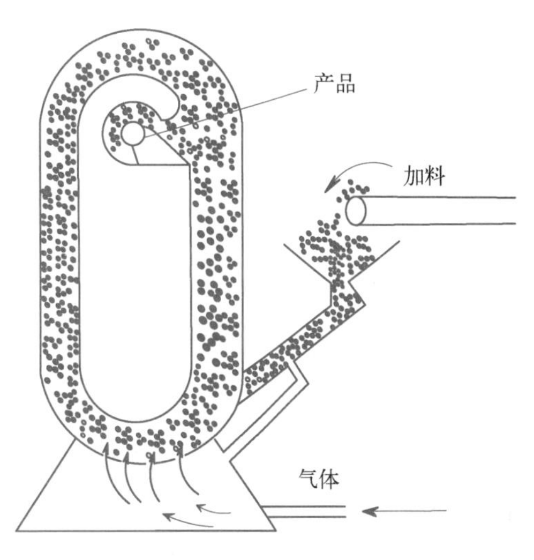

图 4-5 流能磨示意图

流能磨粉碎过程中，气流在粉碎室中膨胀可以产生冷却效应，使得粉碎物料的温度不升高，因此本法适用于抗生素、酶、低熔点或其热敏性药物的粉碎。流通磨在粉碎同时进行了颗粒分级，可得 5 μm 以下的均匀粉体。

5. 振动磨　是一种超细粉碎机器，它是利用研磨介质（球形、棒状或柱状）在振动磨筒体内高频振动产生的冲击、摩擦、剪切等作用将物料磨细的一种粉碎设备。振动磨主要由电动机、弹簧、筒体和偏心块等组成（图 4-6）。工作原理如图 4-7 所示，物料和研磨介质加入筒体内，偏心块激振装置驱动磨机筒体做圆周运动，运动方向和主轴旋转方向相反。例如，主轴顺时针方向旋转，则研磨介质逆时针方向循环运动；研磨介质既有公转运动又有自转运动。但当振动频率较高时，研磨介质运动加快,各层介质在径向上运动速度依次减慢,形成速度差,使得介质之间产生摩擦、冲击、剪切等作用,从而使物料粉碎。振动磨可以进行干法粉碎和湿法粉碎,在生产中振动磨粉碎常为连续操作,即物料连续进入筒体并连续自筒体排出。

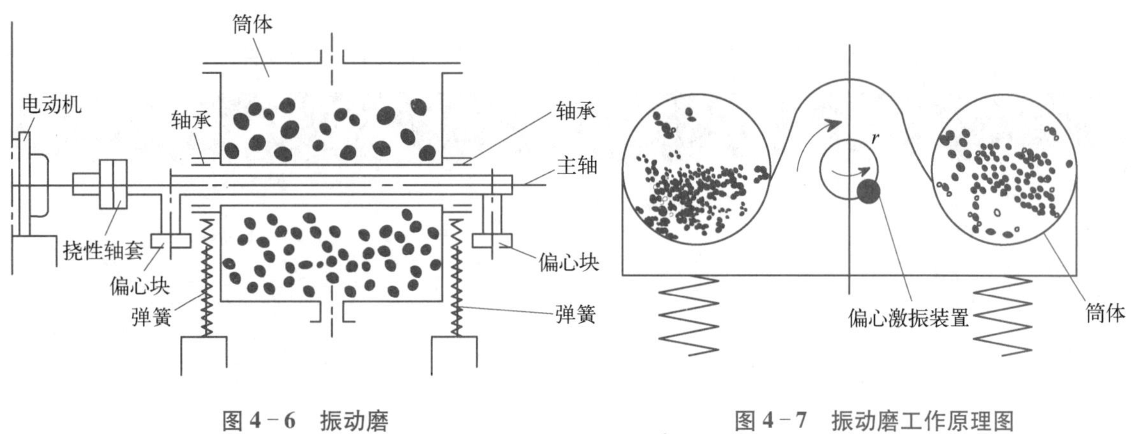

图 4-6 振动磨

图 4-7 振动磨工作原理图

四、粉碎的基本原则及注意事项

1. 基本原则

(1) 根据应用目的和药物剂型控制适当的粉碎程度。

(2) 粉碎过程中应注意及时过筛,以免产生过细粉末,降低粉碎效率。

(3) 粉碎后应保持药物的组成和药理作用不变。

(4) 对需要粉碎的中药,必须全部粉碎后再应用,较难粉碎部分(如叶脉、纤维等)不可随意丢弃,以免影响药物有效成分的含量。

2. 注意事项 各类粉碎设备注意事项: ① 高速运转的粉碎机需要待其转速稳定后再加药料粉碎,否则易烧坏电机;② 避免药料中夹杂硬块,否则易引起卡塞转子、破坏钢齿、筛板等情况;③ 需要对各种转动机构如轴承、伞式轮等进行良好润滑以保障其正常运转;④ 电动机及传动机等应加防护罩以保证安全,同时要注意防尘、清洁与干燥;⑤ 电机不能超速或超负荷运转;⑥ 粉碎机未停定严禁打开机盖;⑦ 粉碎完毕后及时清理,以备下次再用。

第二节 筛 析

一、筛析的含义与目的

筛析是固体粉末的分离技术。筛即过筛,指药料粉末通过网孔性的工具,使粗粉与细粉分离的操作;析即离析,指粉碎后的药料粉末借空气或液体(水)流动或旋转的力,使粗粉(重)与细粉(轻)分离的操作。

筛析目的: ① 按不同粒度范围将粉碎后的药粉或颗粒分为不同等级,便于后续制剂的制备;② 混合药粉保证组成的均匀性;③ 及时将符合细度要求的药粉筛出,避免过度粉碎,减少能耗,提高粉碎效率。

二、药筛的种类与规格

药筛或称标准药筛,指按《中国药典》规定全国统一用于药剂生产的筛。按药筛的制备方法可分为编织筛与冲眼筛。编织筛的筛网是由铁丝、铜丝、不锈钢丝等金属丝或绢丝、尼龙丝、马鬃、竹丝等非金属丝编织而成。编织筛在使用时筛线易移位,筛孔易变形,分离效率下降,故常

—•笔记栏•—

将金属筛线交叉处压扁固定。冲眼筛是在金属板上冲压出圆形或多角形筛孔制成,筛孔坚固,不易变形,常用于高速粉碎过筛联动的机械或丸剂生产中的分档。

《中国药典》(2020年版)所用的药筛为国家标准的R40/3系列,共规定了9种筛号,九号筛的筛孔内径最小,筛孔内径依次增加,一号筛的筛孔内径最大。具体规定见表4-1。

表4-1 《中国药典》(2020年版)规定的筛号、筛目、筛孔内径对照表

筛号	筛目(孔/2.54 cm)	筛孔内径(μm)
一号筛	10	2 000±70
二号筛	24	850±29
三号筛	50	355±13
四号筛	65	250±9.9
五号筛	80	180±7.6
六号筛	100	150±6.6
七号筛	120	125±5.8
八号筛	150	90±4.6
九号筛	200	75±4.1

目前,制药工业标准中常以目数来表示筛号与粉末的粗细,常以1英寸(2.54 cm)长度上有多少筛孔数目表示。例如,每英寸有150个孔的筛号称为八号筛,筛号数越大,筛孔内径越细。

三、粉末的分等标准

药物粉碎后粗细不均,须经过筛选后得到粒度较为均匀的粉末以用于医疗和药物制剂制备。筛选方法主要是药物通过适当筛号药筛,过筛的粉末包括所有能通过该药筛筛孔的全部粉末,如通过二号筛粉末并非全部近于0.85 mm直径的颗粒,它包括所有能通过三至九号药筛甚至更细的粉粒。富含纤维的中药粉碎后,许多粉粒呈棒状,其直径小于筛孔,但长度则大于筛孔直径,过筛时直立粉粒可以通过筛网,但横向粉粒无法通过筛网。《中国药典》(2020年版)规定6种粉末规格,具体规格见表4-2。

表4-2 《中国药典》(2020年版)规定的粉末分等标准

等级	分级标准
最粗粉	能全部通过一号筛,但混有能通过三号筛不超过20%的粉末
粗粉	能全部通过二号筛,但混有能通过四号筛不超过40%的粉末
中粉	能全部通过四号筛,但混有能通过五号筛不超过60%的粉末
细粉	能全部通过五号筛,并含能通过六号筛不少于95%的粉末
最细粉	能全部通过六号筛,并含有通过七号筛不少于95%的粉末
极细粉	能全部通过八号筛,并含能通过九号筛不少于95%的粉末

四、筛析的设备及注意事项

粉末粒度要求、粉末性质和数量是过筛器械选择的重要依据,药厂成批生产时多采用粉碎、筛粉、空气离析、集尘联动装置,用于提高粉碎和过筛效率,保证产品质量;在科学试验的药物生

—•笔记栏•—

产中常用手摇筛、振动筛粉机、悬挂式偏重筛粉机及电磁簸动筛粉机进行筛分。

(一) 过筛器械

1. 手摇筛　是将编织筛固定于圆形或长方形的竹圈或金属圈上，按筛号由小到大依次叠成套(亦称套筛)进行筛分。手摇筛多用于小批量生产，也适用于毒性、刺激性或质轻药粉的筛分，可避免粉尘飞扬。

2. 振动筛粉机　又称筛箱，利用偏心轮对连杆所产生的往复振动而筛选粉末的装置。如图4-8所示，A为振动筛粉机，B为振动筛结构图，图中电机带动偏心轮产生规律的往复运动，往复运动在振动过筛过程中产生平动和振动使得药物粉末完成过筛。振动筛粉机适用于化学药物、刺激性药、毒性药、无黏性的植物药及易风化或易潮解的药物粉末过筛，过筛完毕应静置适当时间，下沉细粉后开启，以减少粉尘飞扬。

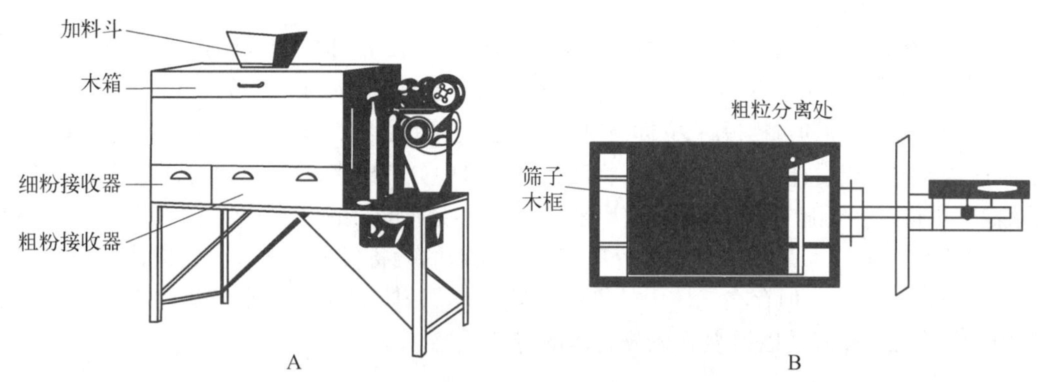

图4-8　振动筛粉机示意图

A. 振动筛粉机；B. 振动筛结构图

3. 悬挂式偏重筛粉机　筛粉机悬挂于弓形铁架上，偏重轮转动时产生簸动过筛药粉(图4-9)。此筛构造简单，效率高，适用于矿物药、化学药品及无显著黏性中药粉末的过筛。

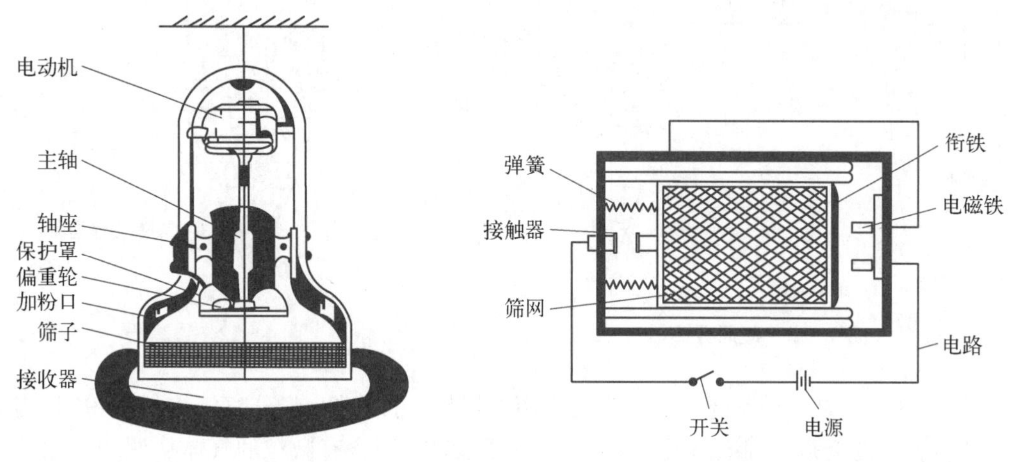

图4-9　悬挂式偏重筛粉机　　**图4-10　电磁簸动筛粉机**

4. 电磁簸动筛粉机　用高频率(高达每秒200次以上)和小幅度(其振动幅度在3 mm以内)簸动使药粉在筛网上跳动，使粉粒散离，易于通过筛网，加强分离效率(图4-10)，此筛是按电磁原理进行设计，具有较强的振荡性能，适用于黏性较强的药粉过筛，如含油或树脂的药粉等。此外，生产上亦将ZS型振动筛粉机用于3~350目各种粉状物料筛选分级。

(二) 过筛注意事项

过筛时需要注意筛法、药粉性状及加粉量等因素，正确的过筛操作可提高过筛效率，操作注意事项如下：

—•笔记栏•—

1. 振动　静止状态下药粉受摩擦及表面能影响易形成粉块，不易通过筛孔，当药粉受外力振动时，力的平衡受到破坏，小于筛孔的粉末可以通过筛孔，因此过筛时需要机械不断振动。振动时药粉在筛网上进行滑动、滚动、跳动等运动，其中跳动更易于过筛。粉末在筛网上的运动速度应适中，过快则减少粉末落于筛孔的机会，太慢也会降低过筛的效率。

2. 粉末的干燥　含水量较高的药粉应充分干燥后过筛，易吸潮药粉应及时过筛或在干燥环境中过筛。

3. 粉层厚度　药筛内放入粉末不宜太多，让粉末有足够的空间在较大范围内移动，以便于过筛，但粉层也不宜太薄，否则会影响过筛效率。

4. 其他　油脂含量高的药粉易结成团块，难以过筛网，可采用串油法使其易于过筛，也可以先脱脂再进行过筛。若药粉含油脂不多，可先将其冷却再过筛，以减轻黏着现象。

（三）离析器械

中药厂在粗料粉碎时多采用柴田式粉碎机，此种粉碎机的结构在本章第一节已经介绍，即在机膛内主轴上装有挡风板和风扇。在开机粉碎药料时，先将挡板调到一定程度，可控制药料打碎的细度。当某细度的药粉通过挡板后，立即被风扇吹出机外，使粗、细粉靠风力得以分离，经过粉碎机粉碎的细粉，被风扇吹出后，再用旋风分离器将药粉从气流中分离出来，这是气固分离的主要步骤。最后用袋滤器再将残余气流中的极细粉分离出来，达到基本分离的目的。常用的离析器有如下两种。

1. 旋风分离器　是利用离心力分离气体中细粉的设备（图 4－11）。它构造简单、分离效率高，可达 70%～90%。但存在气体中的细粉不能除尽、粉体对气体的流量变动敏感等缺点，因此使用时应增大气体流量以增强旋风分离器的分离效率。

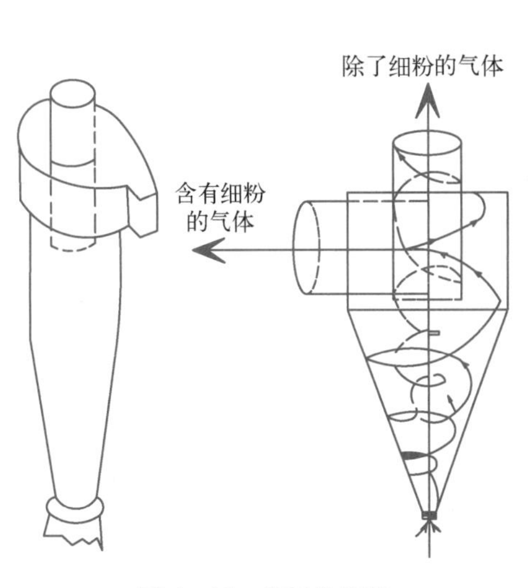

图 4－11　旋风分离器

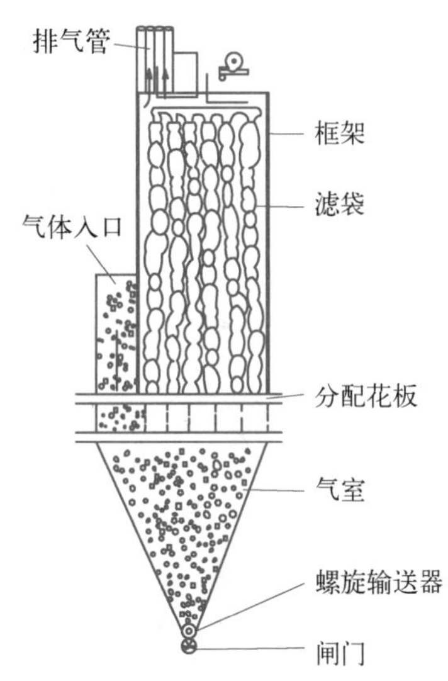

图 4－12　袋滤器

2. 袋滤器　是一种制药工业中广泛应用的器械，可以进一步分离气体与细粉，其构造如图 4－12 所示。滤袋是以棉织品或毛织品制成的圆形袋，当含有微粒的气体从滤袋一端进入滤袋，空气可透过滤袋，微粒被截留在袋内，待一定时间后清扫滤袋，可收集极细粉。袋滤器的优点是截留气流中微粒的效应很高，通常为 94%～97%，甚至高达 99%，它可以截留直径小于 1 μm 的细粉。但滤布磨损和被堵塞较快，不适用于高温潮湿的气流。

第三节　混　　合

一、混合的含义与目的

混合指将两种以上固体粉末相互均匀分散的过程或操作。混合的目的是使多组分物质含量均匀一致。混合操作在制剂生产中应用广泛，它直接关系到制剂的外观性状与内在质量，如混合不均则易出现散剂的色斑和片剂的崩解时限不合格等问题，因此混合操作是制备良好制剂产品的重要保证。

二、混合机制

1. 切变混合　固体粉末的不同组分在机械力作用下，在其界面间发生切变而达到混合。混合器械的类型和操作方法会影响切变混合的效率。

2. 对流混合　固体粉末靠机械力在混合器械中从一处转移到另一处，经过多次转移使粉末在对流作用下进行混合。

3. 扩散混合　是混合容器内粉末的紊乱运动，它可以改变粉末粒子间的相对位置，如搅拌型混合机的搅拌可以使粉末粒子间产生运动，达到扩散混合效果。

在实际的混合操作过程中，通常不是以单一方式进行混合，而是以切变、对流、扩散等方式进行混合。但因所用混合器械和混合方法不同，可能以其中某种方式混合为主。

三、混合方法

1. 搅拌混合　当配制少量药物时，可反复搅拌使之混合。当配制药物量较大时此法不易混合均匀，生产中常用搅拌混合机，经过一定时间混合，可使药物混合均匀。

2. 研磨混合　在容器中将药物的粉末研磨混合，多适用于结晶体药物，不适用于具吸湿性和爆炸性成分的混合。

3. 过筛混合　几种组分的药物混合，也可通过过筛的方法混匀。但对于密度相差悬殊的组分，过筛以后还须加以搅拌才能混合均匀。

四、混合的设备及注意事项

1. 槽形混合机　主要由混合槽、搅拌桨和固定轴组成（图 4-13A），混合槽及其槽盖均由不锈钢制成。槽内装有与旋转方向成一定角度的搅拌桨，混合槽可绕水平轴转动卸出槽内粉末。该机器除适用于各种药粉混合外，还可用于颗粒剂、片剂、丸剂、软膏等团块的混合和捏合。

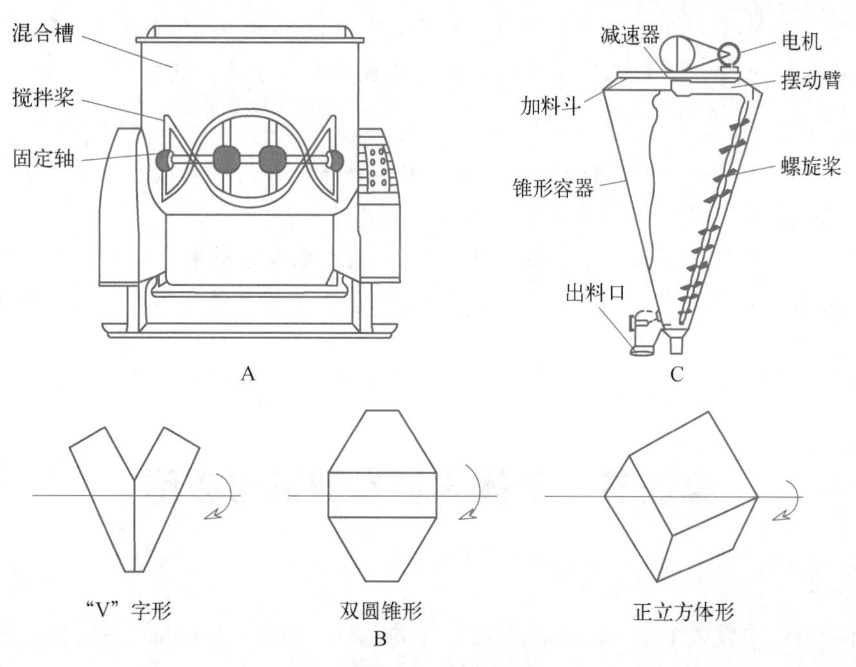

图 4-13　混合的设备

A. 槽形混合机；B. 各种形式混合筒示意图；C. 锥形垂直螺旋混合机

2. 混合筒　可用于密度相近的粉末混合。其形状有"V"字形、双圆锥形及正立方体形等。如图 4－13B 所示,将轴不对称地固定在筒的两面,在传动装置带动下进行转动,但转速应有一定限制,转速太快则粉末紧贴筒壁,混合效果不佳。当前"V"字形混合机混合速度快,应用广泛。

3. 双螺旋锥形混合机　是由锥形容器、螺旋桨、摆动臂和传动部件等组成(图 4－13C)。螺旋推进器在容器内既有自转又有公转,自转速度约为 60 r/min,公转速度约为 2 r/min。在混合过程中,物料在推进器的作用下自底部上升,又在公转的作用下在全容器内产生旋涡和上下循环运动,使物料在较短时间内混合均匀。

五、混合的影响因素

1. 组分药物的比例量　当组分药物比例量相差悬殊时,可采用等量递增法混合,否则不易混合均匀。等量递增法是将量小的组分与等量的量大组分同时置于混合器中混匀,再加入与混合物等量的量大组分混合均匀,如此倍量增加至全部量大组分混合完,再过筛。

2. 组分药物的密度　当组分药物密度相差悬殊时,应将密度小(质轻)者先放入混合容器中,再放入密度大(质重)者,并选择适宜的混合时间,此过程中应注意在混合操作中进行检测。

3. 组分药物的色泽　当组分药物的色泽相差悬殊时可采用打底套色法进行混合。打底套色法是在混合前先用其他量多的药粉饱和研钵内表面,再将量少的、色深的药粉放入研钵中作为基础,即"打底",然后将量多的、色浅的药粉逐渐分次加入研钵中,轻研混合即为"套色"。

4. 组分药物的粉体性质　药物混合的均匀性会受到组分药物粒子形态、含水量、粒度分布、黏附性等的影响。若组分药物粒度分布相差悬殊,通常先将粒径大者放入混合容器中,再放入粒径小者;若处方中有液体组分,需要用处方中其他组分吸收该液体组分,常用液体组分吸收的稀释剂有碳酸钙、蔗糖、葡萄糖等;当药粉混合摩擦产生静电时,静电作用力阻碍粉末混合均匀,常加少量表面活性剂中和电荷或加入润滑剂作抗静电剂,减弱药粉间的静电作用力。

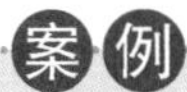

益元散清暑利湿,具有治疗外感暑湿、身热心烦、口渴喜饮、小便短赤等作用。它的处方组成为滑石粉 30 g、甘草 5 g、朱砂 1.5 g,混合是此散剂制备中的关键工艺。

问题:

1. 实验室研磨法制备益元散时,混合环节中药物与辅料的加入顺序对最终产品的混合均匀度具有较大影响,请问药物与辅料的加入顺序是什么?

2. 当药物与辅料的加入顺序随意变动后,益元散在制备过程中可能会出现什么问题?

3. 请思考作为一名药品生产人员在药品生产过程中生产操作不规范会对药品质量产生怎样的影响?

第四节　粉体学基本理论与应用

一、概述

粉体(powder)是无数个细小固体粒子集合体的总称。粒子(particles)是粉体运动的最小单元,包括粉末和颗粒,粉末的粒径一般小于 100 μm,颗粒的粒径一般大于 100 μm。研究粉体和构成粉体粒子理化性质的科学称为粉体学、微粉学。

—•笔记栏•—

散剂、颗粒剂、胶囊剂、片剂、丸剂等固体制剂在医药产品中占70%~80%，在固体制剂制备过程中，通常需要根据不同需求加工粒子以改善其粉体学性质，以满足生产操作和产品质量要求。原料加工成粉体后，其粒径、形态、比表面积和表面状态等均发生变化，其理化特性也发生很大改变，故生产过程中原料的粉碎、过筛、混合、结晶、沉降、过滤、干燥等工艺过程会影响各种剂型（如散剂、颗粒剂、胶囊剂、片剂、混悬剂等）的成型和质量。此外，粉体的基本特性，如粒径、吸湿性、流动性、表面积等可以直接影响药物的稳定性、释放和疗效，甚至药物毒副作用。因此，粉体学已成为中药药剂学的重要基础知识，可以为固体制剂的处方设计、生产过程、质量控制及产品包装等提供重要的理论依据。

二、粉体的基本性质

（一）粒子大小与测定方法

1. 单个粒子大小的表示方法　　粉体粒子大小是以粒子直径微米（μm）数为单位表示，它是粉体的基本性质。粉体大部分是不规则粒子，不能用单一的粒径表示大小，常用代表粒径大小的表示方法有几何学粒径、有效粒径、比表面积粒径等。几何学粒径指用显微镜看到的实际长度的粒子径，常用的测定方法如图4－14所示。有效粒径又称沉降粒径，是用沉降法求得的粒子径，即以粒子具有球形粒子相同的沉降速度来求出。比表面积粒径是用吸附法和透过球法求得粉体单位表面积的比表面积，这种比表面积法是假定所有粒子都为球形求出的粒子径。

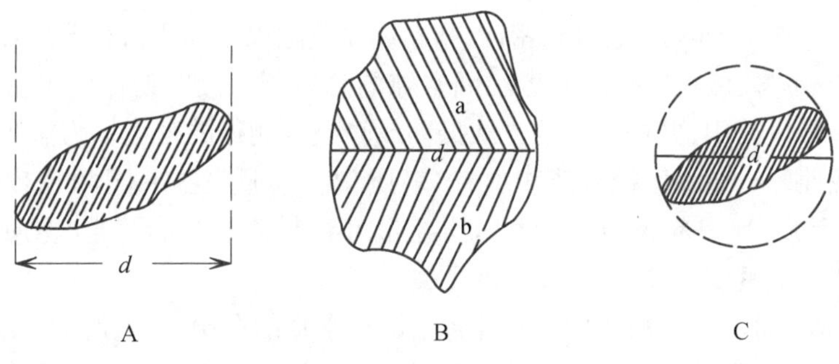

图4－14　几何学粒径表示方法

A. 定方向径；B. 定方向等分径（a、b两部分阴影面积相等）；C. 外接圆径

2. 粒径分布　　表示不同粒径的粒子群在粉体中分布的情况，可用频率分布与累积分布表示。

频率分布表示与各个粒径相对应的粒子占全粒子群中的百分数；累积分布表示小于或大于某粒径的粒子占全粒子群中的百分数。频率分布和累积分布可用表格形式表示。用筛分法测定累积分布时，以筛下粒径累计的分布为筛下分布；以筛上粒径累积的分布为筛上分布。

频率粒度分布和累积粒度分布实例表

3. 平均粒径　　中位径是制药行业最常用的平均粒径，也称中值径，它是在累积分布中累积值正好为50%所对应的粒径，常用D_{50}表示。

（二）粒子形态

粒子形态指一个粒子的轮廓或表面各点构成的图像，如球形、立方形、片状、柱状、鳞状、棒状、纤维状、海绵状等。在实际生产中，很多粉体是由粉碎、制粒等生产过程制成，粉体的形状极为复杂，尤其中药粉末更是如此。因此，研究工作者提出了一些对微粒形态的表示方法，如用显微镜观察微粒的形状并测定粒子3个轴的长，即长（l）、宽（b）、高（h）等，并用三者的关系定量地表示其形态，如扁平度（b/l）、延伸度（l/b）。

（三）粒子的比表面积

比表面积指单位重量或容量粉体所具有的总的表面积，分为体积比表面积和重量比表面

—·笔记栏·—

积。由于大多数中药粉末中的粉粒表面很粗糙，因此其比表面积较大。粉体比表面积大小能够反映药物的某些特性，如吸附能力、表面粗糙情况等，因此粉体比表面积的测定具有重要意义。粒子比表面积的表示方法根据计算基准不同可分为体积比表面积和重量比表面积，体积比表面积是单位体积粉体的表面积（S_v，cm^2/cm^3），重量比表面积是单位重量粉体的表面积（S_m，cm^2/g）。比表面积是表征粉体中粒子粗细的一种量度，也是表示固体吸附能力的重要参数，对粉体性质、制剂性质和药理性质均具有重要意义。

三、粉体学性质

（一）粉体的密度与孔隙率

1. 粉体的密度　物质单位容积的质量。由于粉体的颗粒内部和颗粒间存在空隙，粉体的体积具有不同含义。粉体的密度根据所指的体积不同分为真密度、粒密度、堆密度。

（1）真密度（true density）：指除去微粒本身的孔隙及粒子之间的空隙占有的容积后求得物质的容积，测定其质量，计算得到的密度称为真密度，物质的真密度通常采用气体置换法测定，由于氦气具有进入最小孔隙而不被吸附的特性，建议采用氦气测定法测定粉体真密度。

（2）粒密度（granule density）：除去粒子间的空隙，但不排除粒子本身的细小孔隙，测定其容积而求得的密度称为粒密度，属于粒子本身的密度。可用液体置换法求得粒密度，常用汞测定，测定时液体不能钻入微粒本身的微孔，因此本法测得的容积实际上是微粒的真容积与微粒内部孔隙的容积之和，已知样品的质量计算即可求得粒密度。

（3）堆密度（bulk density）：又称松密度，指粉体质量除以粉体所占容器的容积求得的密度，该容积指包括微粒本身、微粒内孔隙和微粒间空隙的总容积。测定粉体的堆密度时，一般是将粉体充填于100 mL量筒中，并按一定的方式振动或轻敲后测得的密度称为振实密度，应保证实验条件一致，重现性好。在固体粉末药物中有“轻质”与“重质”之分，凡堆密度小，即堆容积大的属于“轻质”；“重质”则是粉体堆密度大，即堆容积小。粉体的“轻质”与“重质”主要与该粉体的总孔隙有关，即与堆密度有关，而与真密度无关。

2. 孔隙率（porosity）　粉体中的孔隙包括微粒本身的孔隙和微粒间的空隙，孔隙率指微粒中孔隙和微粒间的空隙所占的容积与粉体容积之比。粉体的孔隙率受很多因素的影响，如粉体形态、粉体大小、粉体表面的摩擦系数、温度及压力等。

（二）粉体的流动性与填充性

粉体的流动性与粒子的性质有关，如粒子的粒度、粒度分布、粒子形态等，也与粒子间的作用力，如范德瓦尔斯力、静电力、表面摩擦力等因素有关。有些粉末具有黏着性，难于流动；有些粉末松散并能自由流动。通常当粉体的粒径小于10 μm时易产生胶黏性，当把小于10 μm的微粒除去或把小于10 μm的粒子吸附在较大的微粒上时，其流动性可增强；此外，粉体的含水量影响流动性，微粒湿度大时流动性不好，需要进行干燥改善流动性。流动性在药剂的生产过程中多应用，如对散剂、冲剂的分装，片剂颗粒往模孔中的充填，外用散剂撒布等均有较大意义。粉体流动性的表示方法较多，一般用休止角和流速等表示，其测定方法如下：

1. 休止角（angle of repose）　粒子在粉体堆积层的自由斜面上滑动时受到重力和粒子间摩擦力的作用，当这些力达到平衡时粒子处于静止状态。休止角是此时粉体堆积层的自由斜面与水平面所形成的最大角。休止角测定方法为将粉体经漏斗流下形成圆锥体堆，锥体高为H，锥体底部半径为R，则$\mathrm{tg}\,\alpha = H/R$，$\alpha$角即为休止角。休止角的测定方法可以归纳为以下4类。

（1）固定漏斗法：水平放置绘图纸，将漏斗固定于绘图纸上方一定距离，使得漏斗下口距绘图纸的高度为H，小心地将粉体倒入漏斗中，当漏斗下形成的圆锥体的尖端接触到漏斗的下口时停止加入粉体，测定圆锥体底的直径$2R$和高度H，计算休止角（图4－15A）。

（2）固定圆锥槽法：将圆锥槽的底部直径固定，如可用固定大小的圆盒底来接收漏斗漏下的粉体，在漏斗中不断注入粉体，直到得到圆锥体为止（图 4-15B），计算出休止角。

（3）倾斜箱法：在矩形盒内装满粉体，其松实程度适宜，将盒逐步倾斜至粉体开始流出为止。盒子倾斜的角度即为休止角（图 4-15C）。

（4）转动圆柱体法：在圆柱体中装入半满量粉体，使其在同一水平面上按一定速度转动，粉体与水平面所成的角度为休止角（图 4-15D）。

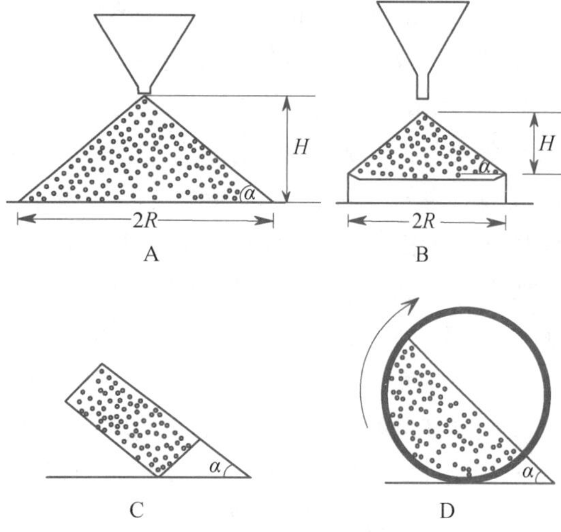

图 4-15　测定休止角的 4 种基本方法

休止角与细粉的百分比有关，细粉百分比大，休止角亦大。休止角与粒径大小具有相关性，增加粒径可降低休止角。休止角与粒子表面有关，粒子表面越粗糙，越不规则，粒子间摩擦力越大，休止角就越大。休止角越小，摩擦力越小，流动性越好。通常认为 $\alpha \leqslant 30°$ 时粉体流动性好；$\alpha \leqslant 40°$ 时可以满足生产过程中流动性的需求。此外，粉体中的水分含量影响休止角，在一定范围内粉体水分含量增加休止角变大。但当超过某一含水限度时，则休止角又逐渐变小，这是由于粉体的孔隙被水分子充满，含水量达到一定限度后水起润滑作用，进而造成休止角变小。

2. 流速（flow rate）　指粉体从一定孔径的孔或管中流出的速度。流速能反映粉体的粒度和均匀性，通常粉体的流速越快表明其流动性越好。流速的测定方法是在圆筒容器的底部中心开口（出口大小视粉体粒径大小而定），把粉体装入容器内，测定单位时间里流出的粉体量。

3. 压缩度　将一定量的粉体轻轻装入量筒后测量最初松体积，计算最松密度 ρ_0；采用轻敲法使粉体处于最紧状态，测量最终的体积，计算最紧密度 ρ_f，根据公式计算压缩度 C。压缩度是粉体流动性的重要指标，其大小反映粉体的凝聚性、松软状态。压缩度 20% 以下时流动性较好，压缩度增大时流动性下降，当 C 值达到 40%～50% 时粉体很难从容器中自动流出。

$$C = \frac{\rho_f - \rho_0}{\rho_f} \times 100(\%) \qquad (4-1)$$

式中，ρ_f 为最紧密度，ρ_0 为最松密度，C 为压缩度。

4. 粉体充填性　在颗粒剂、片剂、胶囊剂的装填过程中具有重要意义。充填性受粒径分布、颗粒表面电荷和助流剂影响，当粒径分布较宽时细颗粒可以填充在粗颗粒的空隙间，使得充填紧密；当颗粒表面带电时静电引力可以增加粒子间的作用，使得填充更加紧密；当助流剂与粉体混合时可在粒子表面附着，减弱粒子间的黏附，增强流动性，增大充填密度。

（三）粉体的吸湿性和润湿性

1. 药物的吸湿性　粉体是用粉碎方法制得的，它有巨大的比表面积和较大的表面能，所以置于空气中可吸收空气中的水分，出现引潮吸湿现象，药物的吸湿会使其出现流动性变差、结块、变色、液化等现象，甚至会加速物质的化学反应、降低药物的稳定性。

药物的吸湿性与空气状态有关，当空气中的水蒸气分压大于药粉表面水分产生的水蒸气压时，药粉发生吸湿；反之，药粉发生风干；而当空气水蒸气分压等于药粉表面水蒸气压时，吸湿与干燥达到动态平衡，此时药粉的含水量称为吸湿平衡量。吸湿平衡量与物料的性质、空气的状态有关，通常药物的吸湿平衡量受空气状态影响。药物吸湿性常用吸湿平衡曲线表示，即在不同湿度下测定平衡吸湿量，再以吸湿量对相对湿度作图即得吸湿平衡曲线。

—•笔记栏•—

（1）水溶性药物的吸湿性：水溶性药物在相对湿度较低的环境下几乎不吸湿，当相对湿度增加到一定值时，药物吸湿性迅速增加，此时的相对湿度称为临界相对湿度（critical relative humidity，CRH）。在一定温度下，当空气中相对湿度达到物料的 CRH 时，药物表面吸附的平衡水分溶解药物形成饱和水溶液层，饱和水溶液产生的蒸汽压小于空气的水蒸气分压，因而药物不断吸收空气中的水分，不断溶解药物，致使整个物料润湿或液化，含水量急剧上升。CRH 是水溶性药物的固有特征，是药物吸湿性大小的衡量指标，物料的 CRH 越小则越易吸湿，反之则不易吸湿。根据 Elder 假说，混合物的 CRH 大约等于各个药物的 CRH 的乘积，与各成分量的多少无关，通常在复方制剂中水溶性物质的混合物吸湿性更强。

CRH 有如下意义：① 可作为药物吸湿性指标；② 可为生产、贮藏的环境提供参考，应将生产及贮藏环境的相对湿度控制在药物的 CRH 值以下，以防止吸湿；③ 可为选择防湿性辅料提供参考，一般应选择 CRH 值大的物料作辅料。

（2）水不溶性药物的吸湿性：水不溶性药物的吸湿性随相对湿度的变化而缓慢发生变化，无临界值。水不溶性药物的混合物的吸湿性具有加和性。

2. 润湿性　指固体界面由固-气界面变成固-液界面的现象。固体的润湿性可以用接触角表示，即液滴在固液接触边缘的切线与固体平面间的夹角。接触角最小为 0°，最大为 180°，通常接触角越小，润湿性越好。当液滴滴在固体表面时，可出现几种不同形态，当液滴在固体表面铺成薄层时称为完全润湿；液滴在固体表面呈完整球形时称为完全不润湿。粉体的润湿在制剂生产中有着十分重要的意义，如湿法制粒、片剂包衣、混悬液制备等都要求原辅料具有良好的润湿性；片剂、胶囊剂及颗粒剂的崩解和药物溶出也与润湿性有较大的相关性。

（四）粉体的黏附性与内聚性

在粉体的处理过程中经常发生黏附器壁或凝聚的现象。黏附性指不同分子间产生的引力，如粉体的粒子与器壁间的黏附；内聚性指相同分子间产生的引力，如粒子与粒子间发生黏附而形成聚集体。粉体产生黏附性与内聚性的主要原因：① 在干燥状态下主要由范德瓦尔斯力与静电力发挥作用；② 在润湿状态下主要由粒子表面存在的水分形成液体桥或由于水分的减少而产生的固体桥发挥作用。在液体桥中溶解的溶质干燥而析出结晶时形成固体桥，这正是吸湿性粉末容易固结的原因。

（五）粉体的压缩性

粉体压缩过程的4个阶段

1. 粉体的压缩特性　粉体具有压缩成形性，片剂的制备过程就是将药物粉末或颗粒压缩成具有一定形状和大小的坚固聚集体过程。压缩性表示粉体在压力作用下体积减小的能力；成形性表示物料紧密结合成一定形状的能力。在片剂的制备过程中，如果颗粒或粉末的处方不合理或操作过程不当会产生裂片、黏冲等不良现象，因此粉体的压缩特性对于处方筛选与工艺选择具有重要意义。

粉体压缩过程中伴随着体积缩小，固体颗粒被压缩成紧密的结合体，然而其体积的变化较为复杂，根据体积的变化将压缩过程分为 4 个阶段。

2. 粉体的压缩方程　在药用粉体的压缩成形研究中应用较多的方程为 Heckel 方程、Cooper-Eaton 方程和川北方程。根据 Heckel 方程描述的曲线将粉体的压缩特性分为 3 种：① A 型，压缩过程以塑性变形为主，初期药物粉末粒径不同使得充填状态存在差异，影响整个压缩过程，即压缩成形过程与粒径有关，如氯化钠等。② B 型，压缩过程以颗粒的破碎为主，初期不同的充填状态（粒径不同）被破坏后，在到达某压力以上时压缩曲线按一条直线变化，即压缩成形过程与粒径无关，如乳糖、蔗糖等。③ C 型，压缩过程中不发生粒子的重新排列，只靠塑性变形达到紧密的成形结构，如乳糖中加入脂肪酸时的压缩过程。压缩曲线的斜率反映塑性变形的程度，斜率越大，片剂的压缩成形性越好。压片过程中以 Heckel 方程描述的信息对处方设计非常有用。

四、粉体学在中药药剂中的应用

固体粉末是散剂、颗粒剂、胶囊剂、丸剂、片剂等多种固体中药制剂的原料，也是注射剂、口服液、混悬剂等多种液体药剂的部分原料，因此，粉体的特性直接影响药物制剂的质量。

（一）在粉体混合中的应用

混合是药物制剂生产的重要环节，混合均匀度是影响药品质量的重要参数之一。混合均匀度受粉体的粒子大小、粉体的密度、粉体粒子形态影响，粒子大、粒子数不多时，则不易达到均匀混合的要求；当各成分的粒子大小及密度不同或形态不适宜时，也会出现混合困难或粉粒分层、离析等现象。此外，粉粒的含水量对混合均匀度也有较大的影响。

（二）在粉体分剂量中的应用

以容积分剂量是散剂、颗粒剂、胶囊剂及片剂生产中的重要环节，粉粒的堆密度影响同重量粉体的容积大小，对容积分剂量的准确性具有显著影响。此外，粉粒自动流满定量容器是容积分剂量过程的重要环节，粉体的流动性与分剂量的准确性有较强相关性，而粉粒的流动性又与粒子的大小及分布、粒子形状等因素有关。在一定范围内，粒子越大，流动性越好；将大量细粉加入流动性好的粒子中则会令其流动性变差；当粒子大小分布范围很大时，小粒子可穿过大粒子间的空隙落到底层，导致堆密度因粒子大小不同而不同。此外，粒子形态规则与表面光滑度也会影响其流动性。

（三）在粉体（颗粒）压制成型中的应用

片剂受可压性影响较大，药物细粉的形态、晶形、大小、粒度等是影响可压性的主要因素。当粒子表面凹凸不平时，可以产生相互嵌合现象，容易压制成片；疏松颗粒或粉末压片时易出现松片或裂片现象，其原因是颗粒或粉末间空隙较多，压制过程中空隙中的空气难以完全释放；通常颗粒细小、粒度分布均匀的粒子制成的片剂硬度大、重量差异小，其主要原因是此类粒子具有较大的比表面积，压片时的可压性好。反之，颗粒粗大、粒度分布不均匀的粒子，易导致颗粒充填不均匀、片重差异大、片剂硬度差，容易产生裂片现象。生产过程中可以通过加入改善可压性能辅料，如微晶纤维素、乳糖等降低可压性对压片影响。

（四）在固体制剂崩解中的应用

片剂、丸剂等崩解的首要条件是制剂本身有足够的孔隙。药物细粉的孔隙率和润湿性影响固体制剂的崩解，如全浸膏片没有粉性的中药粉末，孔隙率极小，通常需要加崩解剂进行调节。

（五）在混悬型液体药剂中的应用

1. 应用于对口服混悬剂的质量要求与稳定性要求　　减小药物的粒径可以增加口服混悬液稳定性，避免或减少沉降、分层等现象。根据 Stokes 定律，将微粒粒径减小 1/2 时，微粒沉降的速度则可以降至 1/4。

2. 应用于对混悬型注射剂的质量要求　　混悬型注射液要求有适宜的粒径。除另有规定外，混悬型注射液中原料药物粒径应控制在 15 μm 以下，含 15~20 μm（间有个别 20~50 μm）者不应超过 10%；若有可见沉淀，振摇时应容易分散均匀。

3. 应用于混悬型滴眼液的质量要求　　混悬型滴眼液要求不得有超过 50 μm 的颗粒，而且含 15 μm 以下的颗粒不得少于 90%，并且颗粒不得结块，易摇匀。

（六）应用于粉体性质与制剂疗效相关性

药物溶解是药物产生疗效的重要前提，药物的溶解度、溶出速度影响药物的吸收，难溶性药物的溶出与比表面积有关，粒径小、比表面积大，则药物溶解性能好。因此，减小粒径、增大比表面积是提高难溶药物溶出度、增强药效的重要方法之一。通常仅用增加疏水药物的比表面积方法改善药物溶出效果并不理想，还需要同时改善药物的润湿性。

—•笔记栏•—

【小结】

- 粉碎、筛析与混合
  - 粉碎
    - 粉碎的概念、目的及其基本原理
    - 粉碎的方法（开路粉碎与循环粉碎、干法粉碎与湿法粉碎、单独粉碎与混合粉碎、低温粉碎、超微粉碎）与特点
    - 粉碎的设备（柴田式粉碎机、万能磨粉机、球磨机、流能磨、振动磨）与应用
    - 粉碎的基本原则及注意事项
  - 筛析
    - 筛析的含义与目的
    - 药筛的基本种类（编织筛、冲眼筛）与规格（一 ~ 九号筛）
    - 粉末的分等标准（最粗粉、粗粉、中粉、细粉、最细粉、极细粉）
    - 筛析的设备（手摇筛、振动筛粉机、悬挂式偏重筛粉机、电磁簸动筛粉机等过筛器械及旋风分离器、袋滤器等离析器械）及注意事项
  - 混合
    - 混合的含义与目的
    - 混合机制：切变混合、对流混合、扩散混合
    - 混合方法：搅拌混合、研磨混合、过筛混合
    - 混合的设备（槽形混合机、混合筒、双螺旋锥形混合机）及注意事项
    - 混合的影响因素（组分药物比例量、密度、色泽、粉体性质）
  - 粉体学基本理论与应用
    - 概述
    - 粉体的基本性质：粒子大小与测定方法、粒子形态、粒子的比表面积
    - 粉体学性质：粉体的密度与孔隙率、粉体的流动性与填充性、粉体的吸湿性和润湿性、粉体的黏附性与内聚性、粉体的压缩性
    - 粉体学在中药药剂中的应用

第五章　浸提、分离、精制、浓缩与干燥

第一节　概　　述

—·笔记栏·—

第五章授课视频

一、药材成分与疗效

中药所含的成分极其复杂，与中药制剂的临床疗效密切相关，需要采用适宜的方法对药材成分进行浸提、分离、精制、浓缩与干燥。药材成分概括起来可分4类：有效成分（包括有效部位）、辅助成分、无效成分和组织物质。

1. 有效成分　　指药材中发挥主要药效的化学成分，一般指化学上的单体化合物，能用分子式或结构式表示，含量达到90%甚至以上，具有一定的理化性质，如盐酸小檗碱、麻黄碱、青蒿素等。一种中药往往含多种有效成分，而每种有效成分都有诸多方面的药理作用，如三七主要有人参皂苷 Rg_1、人参皂苷 Rb_1 和三七皂苷 R_1 等活性成分，其中人参皂苷 Rg_1 具有增强学习与记忆力、抗衰老、抗疲劳、提高免疫力、辅助抗肿瘤等作用。

中药复方具有更为复杂的综合作用，单一有效成分往往不足以代表复方的多功效及其综合作用。中药提取多数获得有效部位，如总黄酮、总生物碱、总挥发油等。在药理和临床上，为了发挥其综合效能，符合中医用药特点，可应用有效部位代表或部分代表原药材或方剂的疗效。

2. 辅助成分　　指本身无特殊疗效，但能缓和或增强有效成分作用的成分，或增加制剂稳定性或有利于有效成分浸出的成分。例如，淫羊藿中的多糖能增加淫羊藿苷、宝藿苷Ⅰ的溶解度；黄芩中黄芩多糖可以有效增加黄芩苷的溶解度；大黄中的鞣质可缓和大黄的泻下作用。

3. 无效成分　　指本身无生物活性，没有药效的成分，有的成分甚至会影响浸提效果、制剂质量、稳定性、外观和药效等，如某些淀粉、蛋白质、黏液质、鞣质、树脂、果胶等。

4. 组织物质　　指一些药材的细胞成分或其他的不溶性物质，如栓皮、纤维素、石细胞等。

随着药理研究的不断深入，已经证实了药材中的“有效成分”和“无效成分”是没有绝对界限的。有些过去认为无效的成分，如多糖、蛋白质及鞣质等，现在发现它也具有新的生物活性，如白及、板蓝根、枸杞、猪苓等中药中所含的多糖类成分，具有增强人体免疫力、抗癌等作用；黄芪中的蛋白质具有免疫作用；虎杖中的鞣质具有降血糖作用。

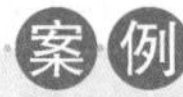

山楂味酸、甘，性微温。归脾、胃、肝经。具有消食健胃、行气散瘀、化浊降脂的功效。最早发现山楂有机酸类成分能助消化，促进胃肠蠕动；后来发现山楂黄酮类化合物可以降低血黏度、抑制血小板聚集，降血脂。近年，山楂多酚类物质的抗癌活性被发现，山楂多糖也有药理活性的报道。

问题：

1. 在新药研发中，如何根据处方的功能主治辨证地确定山楂中的有效成分和无效成分？

2. 山楂在功效为消食健胃和化浊降脂的处方中，分别以什么成分作为制剂质量控制指标更合理？

—•笔记栏•—

二、提取与精制的目的及工艺设计原则

1. 提取与精制的目的　中药浸提、分离、精制、浓缩与干燥等单元操作方法的选择及制备过程的科学性、合理性,决定着中药制剂的疗效。提取的目的是最大限度地浸出有效成分或有效部位,最低限度地浸出无效甚至有害的物质;分离、精制过程是为了进一步去除无效杂质,以增加中药制剂的稳定性,减少服用剂量,提高疗效,适于工业化规模生产等。

2. 工艺设计原则　复方用药发挥着多成分、多靶点、多途径、多环节的综合作用和整体效应,是中医治病的特点。在提取、精制工艺设计时,应满足临床疗效的需要;根据处方中各组成药物的性质拟制备适宜的药物剂型;结合生产设备、技术条件、经济性等因素,选择和确定最佳提取精制工艺。设计时要做到工艺科学、合理、稳定、可行,以保证研制的制剂安全有效、质量稳定、经济合理。

第二节　浸　　提

浸提(extraction)指采用适当的溶剂和方法,从中药饮片中浸出有效成分或有效部位的操作。矿物药和树脂类饮片无细胞结构,其成分可直接溶解或分散于溶剂中;动、植物饮片粉碎后,破碎细胞中的成分可被溶出、胶溶或洗脱下来;但对于结构完好的动、植物饮片,溶剂必须进入细胞将成分溶解至浸出液中,即浸出需要经过一个浸提过程。该过程一般可分为几个相互联系的阶段,即浸润与渗透、解吸与溶解、扩散等。

一、浸提的原理

1. 浸润与渗透阶段　浸提过程中,溶剂应能够润湿饮片的表面并能进一步渗透到饮片的内部,才能将饮片中的有效物质提取出来。

溶剂能否润湿饮片表面,与溶剂和饮片性质及附着层(液体与固体接触的界面)的特性有关。如饮片与溶剂之间的亲和力比溶剂分子间的内聚力大,则饮片易被润湿。反之则不易被润湿。多数情况下,饮片能被溶剂润湿,较快地完成浸润过程。因为饮片含有较多带极性基团的物质,与常用的浸提溶剂有较好的亲和性。但是,如果所选溶剂不合适,或饮片中含有阻碍浸出的成分,则润湿会比较困难,溶剂也就不易向细胞内渗透。例如,用极性溶剂从含脂肪油较多的饮片中浸提水溶性成分,或用乙醚、石油醚等非极性溶剂从含水分较多的饮片中浸提脂溶性成分时,润湿会遇到困难。因此,前者饮片应先进行脱脂,后者饮片须先进行干燥。

饮片被润湿后,在液体静压力和毛细管作用下,溶剂进入饮片孔隙和裂缝中,渗入细胞内,使干皱细胞膨胀,恢复通透性,溶剂进一步渗入细胞内。影响溶剂渗入饮片内部速度的因素主要有饮片所含各种成分的性质、饮片的质地、粒度及浸提压力等。例如,饮片所含的脂肪油会妨碍水的渗入,而饮片所含的水分会妨碍石油醚等的渗入。饮片质地疏松、粒度小或加压提取时,溶剂可较快渗入饮片内部。

溶剂中加入适量表面活性剂可降低饮片与溶剂的界面张力,促进润湿,加速浸润与渗透。

2. 解吸与溶解阶段　解吸与溶解是两个紧密相连的阶段。饮片中有些成分之间或成分与细胞壁之间,由于存在亲和性而具有相互吸附作用,当溶剂渗入饮片时,首先解除这种吸附作用(即解吸阶段),然后使有效成分以分子、离子或胶体粒子等形式溶解或分散于溶剂中(即溶解阶段)。

浸提溶剂进入细胞后,可溶性成分逐渐溶解,胶性物质因胶溶而转入溶液中或膨胀生成凝胶。随着成分的溶解和胶溶,浸出液的浓度慢慢增大,细胞内渗透压也逐渐升高,溶剂继续向细胞内渗透,部分细胞壁膨胀破裂,有利于已溶解的成分向外扩散。

成分能否被溶解及溶解速度的快慢主要取决于溶剂对有效成分的亲和力大小,遵循“相似

相溶”的规律。因此，首先应选择合适的溶剂，其次可通过加热或在溶剂中加入浸提辅助剂如酸、碱、甘油及表面活性剂等，以加速分子运动或增加某些有效成分的溶解性，有助于有效成分的解吸和溶解。

3. 扩散阶段　当细胞中的大量成分被浸出溶剂溶解后，细胞内溶液浓度显著增高，细胞内外出现浓度差和渗透压差，导致细胞内高浓度的液体不断地向周围低浓度方向扩散，细胞外侧溶剂不断向细胞内渗透，直至细胞内外浓度和渗透压相等时，扩散和渗透达到平衡。因此，浓度差或渗透压差推动扩散或渗透的进行。物质的扩散速率符合 Fick's 第一扩散定律式(5－1)：

$$\mathrm{d}s = -DF\frac{\mathrm{d}c}{\mathrm{d}x}\mathrm{d}t \tag{5-1}$$

式中，负号表示药物扩散趋向平衡时浓度降低，D 为扩散系数，F 为扩散面积，代表饮片的表面状态和粒度，$\mathrm{d}c/\mathrm{d}x$ 为浓度梯度，$\mathrm{d}t$ 为扩散时间，$\mathrm{d}s$ 为在 $\mathrm{d}t$ 时间内物质(溶质)扩散量。

扩散系数 D 值与浸提溶剂、饮片的性质有关。可按式(5－2)求得

$$D = \frac{RT}{N} \times \frac{1}{6\pi\gamma\eta} \tag{5-2}$$

式中，R 为摩尔气体常数，T 为绝对温度，N 为阿伏加德罗常数，γ 为溶质分子半径，η 为黏度。

从式(5－1)、式(5－2)可以看出，扩散速率($\mathrm{d}s/\mathrm{d}t$)与 F、$\mathrm{d}c/\mathrm{d}x$ 及 T 成正比；与 γ 和 η 成反比。但在实际的浸出中，饮片的粒度、浸提时间、浸提温度等因素还受到一定条件的限制，需要根据实际情况适当掌握。从式(5－1)也可以看出，浸提过程中最重要的是保持最大的浓度梯度，如果浓度梯度为零，扩散系数 D、扩散面积 F、时间 t 等其他因素都将不起作用。因此，浸出方法和浸出设备设计的关键是用新鲜溶剂或稀浸出液随时置换饮片周围的浓浸出液，创造最大的浓度梯度。

二、影响浸提效率的因素

影响浸提效率的因素较多，如饮片粒度、饮片成分、溶剂用量、溶剂 pH、浸提温度、次数、时间及压力、浓度梯度等，它们可能影响浸提过程的一个或几个阶段，而且常常互相影响。

(一) 饮片粒度

饮片粒度主要影响浸润与渗透阶段和扩散阶段。饮片粒度小则比表面积大，与溶剂的接触面积大，溶剂易于渗入颗粒内部；扩散面积大，扩散距离短，成分易于扩散。但饮片粒度太小也不利于浸出，原因在于：① 过细的粉末对有效成分有较强的吸附作用，造成有效成分损失，同时也影响扩散速度。② 粉碎过细，大量破裂细胞内的高分子物质易胶溶于浸出液中，不但浸出杂质增加，而且使饮片外部溶液的黏度增大，扩散系数降低，有效成分扩散困难。③ 粉碎过细，会使浸提液难以滤过，产品易混浊，渗漉时溶剂流动阻力增大甚至堵塞，使渗漉不完全或难以进行等，给浸提操作带来不便。因此，饮片的粒度要依据溶剂和饮片的性质合理选择。

(二) 饮片成分

由式(5－2)可知，扩散系数与粒径成反比，即小分子成分扩散系数大，扩散速度快，易于浸出。因此，小分子成分先浸出，大分子成分后浸出。但成分的浸出速度还与其溶解性有关。易溶性的大分子物质，也能先浸提出来，这一影响因素在 Fick's 第一扩散定律中未能体现。一般饮片的有效成分多属于小分子物质，大分子物质多属无效成分。

(三) 溶剂用量

溶剂用量影响扩散系数 D 值、浓度梯度也影响有效成分溶解的量。溶剂用量大，饮片外部浸出液的黏度相对较小，D 值增大；浸出液浓度和渗透压较小，浓度梯度增大，浸提速率提高；有效成分溶解的量增多，浸出的量也较多。但增加溶剂用量受到一定条件的限制，如溶剂成本增

—•笔记栏•—

加,溶剂回收或蒸发浓缩的能耗和工时增加,有效成分受热时间增加。同时,溶剂用量增加,杂质溶解和浸出的量也会相应增加。

(四) 溶剂 pH

浸提过程中,溶剂 pH 与浸提效果有密切关系。因此,在根据被浸出物质的理化性质选择适宜的溶剂基础上,适当地调节 pH,将有助于饮片中某些弱酸、弱碱性有效成分的解吸和溶解。

(五) 浸提条件(浸提温度、浸提次数、浸提时间及浸提压力)

1. 浸提温度　浸提温度升高可加剧分子的热运动,促进饮片组织软化和膨胀,从而加速渗透、解吸、溶解和扩散过程,促进有效成分的浸出。而且在高温条件下,微生物被杀死,细胞内蛋白质被凝固破坏,也有利于成分的浸出和制剂的稳定。但升高浸提温度受到一定条件的限制,如要防止饮片中某些不耐热成分降解、挥发性成分挥发散失等。此外,温度浸提升高,无效杂质浸出较多,浸出液冷却后会因杂质溶解度降低和胶体老化而出现沉淀或混浊,影响制剂质量和稳定性。因此,要合理控制浸提温度。

2. 浸提次数　浸提次数过少会造成饮片成分浸出不完全。浸提次数过多会导致较多的杂质浸出。因此,要选择合适的浸提次数。在总的浸提时间不变或总的浸提溶剂用量不变的情况下,适当增加浸提次数,可以提高浓度梯度,从而提高浸提效果。

3. 浸提时间　一般与浸出量成正比,即浸提时间越长,扩散量越大。因此,若浸提时间过短,则会造成饮片成分浸出不完全。但当扩散达到平衡后,浸提时间就不再起作用,相反,长时间浸提反而会导致大量杂质浸出和某些有效成分降解。若以水作为溶剂,长时间浸泡还易发霉变质。

4. 浸提压力　影响浸润与渗透阶段和扩散阶段。提高浸提压力可加速溶剂对饮片浸润与渗透,溶剂能更快地充满饮片组织并形成浓浸液,缩短从浸润与渗透阶段进入扩散阶段所需的时间。同时,在加压下溶剂渗透入饮片尚可能使部分细胞壁破裂,亦有利于浸出成分的扩散。但完成渗透之后,加大压力对扩散速度则没有影响。对组织松软及容易浸润的饮片,加压对浸提效率的影响亦不显著。

(六) 浓度梯度(浓度差)

饮片组织内的浓溶液与其外部的稀溶液之间存在浓度差,即浓度梯度,它是溶质扩散的主要动力。浸提过程中,通过搅拌、更换新鲜溶剂、使浸出液循环流动或用流动溶剂如渗漉法等,都可以增大浓度差,提高浸提效率。

(七) 其他

不断发展的新技术,如超临界流体萃取技术、超声波提取技术、微波提取技术等,不仅可以加快浸提过程,提高浸提效率,还有助于提高制剂质量,大大促进了中药现代化进程。

三、常用的浸提溶剂及其性质

浸提溶剂是用于饮片浸提的溶剂。合理选用浸提溶剂,是有效成分充分浸出,制剂有效、安全、稳定,经济效益合理的保证。优良的浸提溶剂应: ① 最大限度地溶解和浸出有效成分,而对无效成分和有害物质尽可能少溶或不溶;② 与有效成分不发生相互作用,不影响其稳定性和药效;③ 比热小,对冷热反应灵敏,安全无毒,价廉易得。但完全符合这些要求的溶剂很少,实际工作中,水和乙醇是首选的溶剂,也常采用混合溶剂,或在浸提溶剂中加入适宜的浸提辅助剂。

1. 水　极性大、溶解范围广,为常用的浸提溶剂之一。饮片中的苷类、生物碱盐类、有机酸盐、鞣质、蛋白质、多糖类、色素,以及酶和少数的挥发油均能被水浸提。另外,饮片中往往含有两亲性的表面活性物质,从而使一些低极性的物质因为增溶而被提取出来。

水作为浸提溶剂的缺点是由于其溶解范围广、选择性差,容易浸出大量无效成分,给滤过操作带来困难,制剂色泽也欠佳,且易于霉变。水还能引起一些有效成分的水解,或促使发生某些化学变化。

2. 乙醇 为半极性溶剂,溶解性能介于极性溶剂与非极性溶剂之间。能溶解某些水溶性的成分,如生物碱及其盐类、苷类、糖类、苦味质等,也能溶解某些脂溶性的成分。不同浓度的乙醇溶解性能不同,故可通过调节乙醇的浓度选择性地浸提饮片中某些有效成分或有效部位。

乙醇浸提液蒸发浓缩等工艺过程耗用的热量较水少。但乙醇易挥发、易燃,生产中应注意防火防爆,且比水价格昂贵,还具有一定的药理作用,故选择乙醇浓度的依据是以能浸出有效成分和满足制备要求为度。

3. 其他 如乙醚、三氯甲烷、石油醚等有机溶剂一般仅用于某些有效成分的精制纯化,中药生产中很少用于提取。使用这类溶剂的最终产品须进行有机溶剂残留量测定。

四、浸提辅助剂

浸提辅助剂指以提高浸提效率、增加有效成分的溶解度、减少或去除某些杂质、提高制剂的稳定性等为目的而加入浸提溶剂中的物质。常用的浸提辅助剂有酸、碱、表面活性剂及酶等。浸提辅助剂或改变提取溶剂的 pH,或改变饮片与溶剂之间的表面张力,或酶解破坏植物细胞壁的结构,使有效成分易于溶出。例如,盐酸、硫酸等可促进生物碱的浸出,氨水、碳酸钙可增加有机酸类有效成分的浸出。浸提辅助剂目前已广泛应用于提取饮片中的黄酮类、生物碱类、多糖类、有机酸、皂苷类、蒽醌类、三萜酸、蛋白等化合物,能显著提高提取效率。在生产中浸提辅助剂一般只用于单味饮片的浸提,而较少用于复方的浸提。

五、常用的浸提方法与设备

在中药提取研究与生产应用中,应根据处方中饮片和有效成分的性质、溶剂性质、剂型特点和生产的可行性等综合考虑选择提取方法。常用的浸提方法有煎煮法、浸渍法、渗漉法、回流法、水蒸气蒸馏法等,近年发展起来一些新技术如超临界流体萃取法、酶法、超声波提取法、微波提取法等。

(一) 煎煮法

煎煮法(decoction)指用水作为溶剂,加热煮沸浸提饮片有效成分的方法。适用于有效成分能溶于水,且对湿、热较稳定的饮片。传统制备汤剂皆用煎煮法。煎煮法符合中医传统用药习惯,以水为溶剂能浸提出较多的成分,故对于有效成分尚不清楚的饮片或方剂进行提取时,通常采用煎煮法。但用水煎煮,煎出液中杂质较多,给精制带来不便;煎出液易发霉变质,应及时处理。

1. 操作方法 将适宜粒度的饮片置煎煮器中,加水浸没饮片,浸泡适宜时间后,加热至沸,保持微沸一定时间,分离煎出液。药渣再依法煎煮 1~2 次,合并煎出液,通过除杂,浓缩,供进一步制成所需制剂。根据煎煮时加压与否,可分为加压煎煮法和常压煎煮法。生产上常用蒸汽进行加压煎煮,加压煎煮法适用于在常压下不易煎透或有效成分在高温下不易被破坏的饮片,常压煎煮法适用于常压下容易煎透的饮片。

2. 常用设备

(1) 一般提取器:敞口倾斜式夹层锅、搪玻璃或不锈钢罐等常用于小量生产。在提取器上加盖,增设搅拌器、泵、加热蛇管等可以强化提取;在提取器底部装设假底可以方便出药渣。

(2) 多功能式提取罐:是目前中药生产中普遍采用的一类密闭、间歇式提取或蒸馏多功能设备。其特点有:① 可进行常温常压、高温加压或低温减压提取;② 适用于水提、醇提、提油、蒸制、回收药渣中溶剂等多种用途;③ 气压自动排渣,安全方便;④ 提取时间短,生产效率高;⑤ 集中控制台控制各项操作,劳动强度小,有利于组织流水线生产。有一些多功能式提取罐虽然有气动锥底结构,但药渣在锥底口会发生严重的阻塞现象,不便排渣。现有罐底改成微倒锥形或直筒形的提取罐,底口大,药渣靠自身重量排出,缩短了出渣时间。图 5-1 所示的多功能式提取罐药渣从侧面排出。

—•笔记栏•—

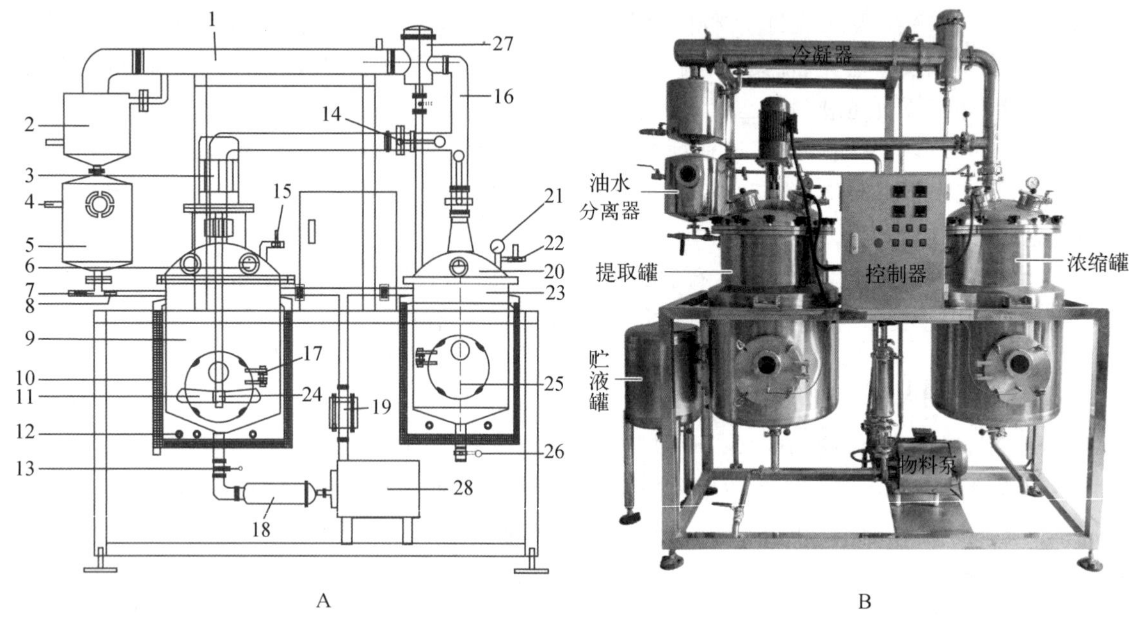

图5-1 多功能式提取罐

A. 示意图;B. 设备图

1. 冷凝器;2. 冷却器;3. 减速电机;4. 放空阀;5. 油水分离器;6. 带灯视镜;7. 回流阀;8. 回收阀;9. 提取罐;10. 聚胺酯保温层;11. 搅拌系统;12. 加热器;13. 出料口;14. 直通阀;15. 放气阀;16. 蒸馏管路;17. 排渣口;18. 管道过滤器;19. 管道视镜;20. 直通阀;21. 真空表;22. 放空阀;23. 浓缩罐;24. PT100;25. PT100;26. 出料口;27. 气液分离器;28. 物料泵

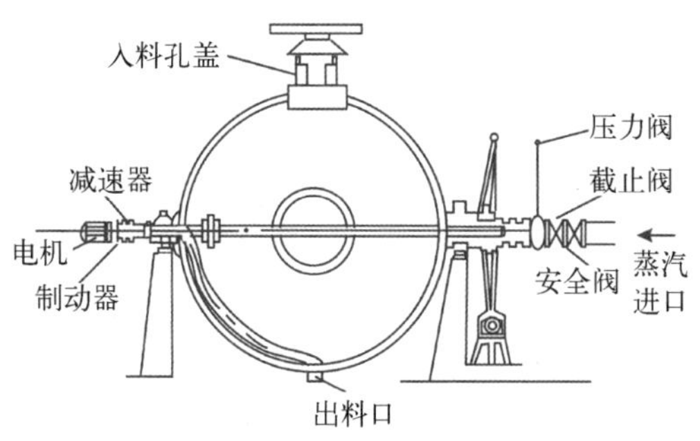

图5-2 球形煎煮罐示意图

(3) 球形煎煮罐：多用于驴皮的煎煮。通过煎煮过程中球罐的不停转动起到翻动搅拌作用(图5-2)。

(二) 浸渍法

浸渍法(maceration)指将适当粉碎的饮片，置有盖容器中，加入定量溶剂，密盖，时时搅拌或振摇，浸渍3~5日或规定的时间，倾取上清液的方法。

1. 浸渍法的类型　浸渍法按浸提的温度和浸渍次数可分为冷浸渍法、热浸渍法和重浸渍法3种。

(1) 冷浸渍法：在室温下进行，故又称常温浸渍法。该法可直接制备酒剂、酊剂。通过浓缩滤液，可进一步制备成流浸膏、浸膏、颗粒剂、片剂等。

(2) 热浸渍法：水浴或蒸汽加热至40~60℃进行浸渍。制备酒剂时常用此法。热浸渍法可大大缩短浸渍时间，但由于浸渍温度高于室温，浸出液冷却后常析出沉淀，应分离除去。

(3) 重浸渍法：将全部浸提溶剂分为若干份，先用第一份浸渍饮片后，药渣再用第二份溶剂浸渍，如此重复2~3次，最后将浸渍液合并处理即得。重浸渍法又称多次浸渍法，可减少由药渣吸附浸出液引起的成分损失，提高浸提效果。

2. 浸渍法的常用设备　浸渍法所用主要设备为浸渍器和压榨器。浸渍器为浸渍的容器，工业生产中常用不锈钢、搪瓷罐或陶瓷浸渍器，下部有出液口，上部有盖，装上搅拌器可加强浸提效果，浸渍器内安装加热用蒸汽蛇管以便于热浸。压榨器用于挤压药渣中残留的浸出液，将压榨液与滤液合并，静置，滤过后使用。

3. 浸渍法的特点　浸渍过程呈静止状态，有效成分浸出不完全，溶剂用量大，溶剂的利用率较低，不适用于贵重饮片、毒性饮片及高浓度制剂，适用于无组织结构的饮片、新鲜及易于膨胀的饮片、价格低廉的芳香性饮片、黏性饮片。另外，浸渍过程时间较长，以水作为溶剂容易霉变，通常用不同浓度的乙醇或白酒，故浸渍容器应密闭，以防止溶剂挥发损失。

（三）渗漉法

渗漉法（percolation）指将饮片粗粉置渗漉器内，从渗漉器的上部连续添加浸提溶剂，渗漉液不断从其下部流出，从而浸出饮片中有效成分的方法。

1. 渗漉法的类型与设备　按操作方法，渗漉法可分为单渗漉法、重渗漉法、加压渗漉法、逆流渗漉法，本章重点介绍单渗漉法和重渗漉法。

（1）单渗漉法：饮片粉碎→饮片润湿→饮片装筒→气泡排除→饮片浸渍→漉液收集。

1）饮片粉碎：饮片的粒度一般以中粉或粗粉为宜。过细易堵塞粉间孔隙，吸附性增强，浸提效果差；过粗粉柱增高，不易压紧，粉粒与溶剂的接触面也较小，不仅溶剂用量大，浸提效果也差。

2）饮片润湿：药粉一般应加 1 倍量的溶剂拌匀后，根据饮片质地密闭放置 15 min～6 h，使其充分膨胀，然后装入渗漉筒。避免在筒内膨胀造成堵塞或膨胀不匀，影响渗漉操作的进行。

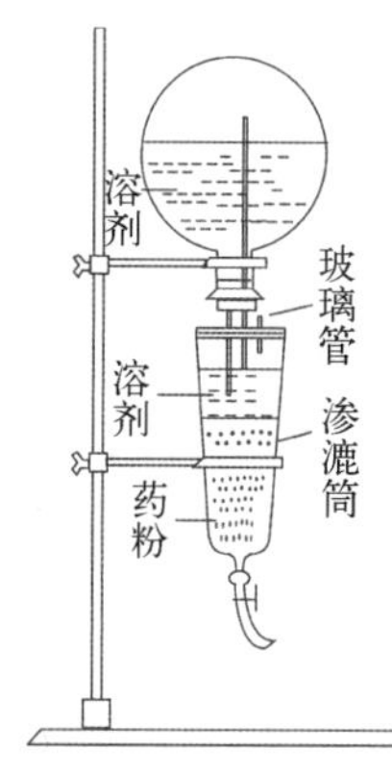

图 5－3　连续渗漉装置示意图

3）饮片装筒：首先根据饮片性质选择渗漉装置（图 5－3），圆锥形和圆柱形渗漉筒分别适用于膨胀性大和膨胀性小的饮片。具体操作：先取适量用溶剂润湿后的脱脂棉，垫铺在渗漉筒的底部，然后将充分润湿膨胀的药粉分次装入渗漉筒中，每次装药后压平。根据饮片及所用溶剂的性质决定粉柱的松紧程度，膨胀性小的饮片或含醇量高的溶剂可压紧些，反之则宜压松些。一般药粉装量为渗漉筒容积的 2/3，剩下的空间用于存放溶剂，便于连续渗漉。装毕后，用滤纸或纱布将上面覆盖，并压上少量玻璃珠或瓷块之类的重物，以防止加溶剂时药粉冲浮起来。

粉柱的松紧程度及松紧是否均匀，对浸提效果影响很大。粉柱过松会导致溶剂流过药粉过快，浸提不完全，溶剂消耗量多。粉柱过紧，则会堵塞出口，溶剂不易通过，渗漉无法顺利进行。因此要分次装筒，层层压平，避免过松过紧。图 5－4 是渗漉筒装填均匀与不均匀的对照示意图。图 5－4B 是装填不均匀的渗漉筒，由于粉柱松紧不均匀，溶剂沿较松的一侧流下，大部分药粉得不到充分浸提。

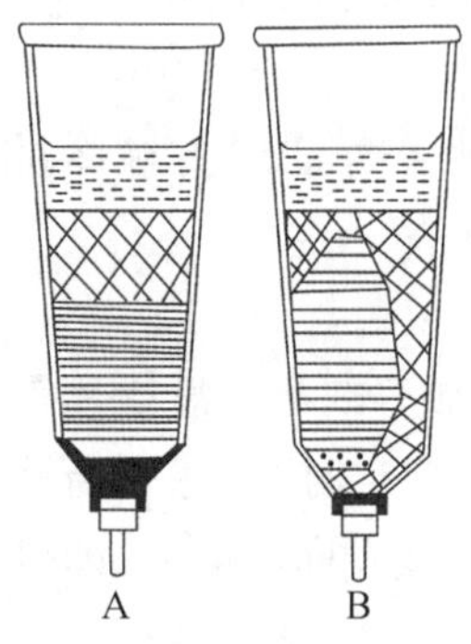

图 5－4　装桶均匀与不均匀对照示意图

A. 均匀渗漉现象；
B. 不均匀渗漉现象

4）气泡排除：装筒完毕，先打开渗漉液出口，再添加溶剂，以最大限度地排出药粉间隙中的空气，避免气泡冲动粉柱而影响渗漉效果。加入的溶剂应始终浸没粉柱表面，避免粉柱干涸开裂，再添加的溶剂直接从裂隙间流过而影响浸提。若采用图 5－3 所示的连续渗漉装置，则可避免该现象。

5）饮片浸渍：待渗漉液自出口处流出时，表明筒内剩余空气排除完毕，此时应关闭活塞，流出的渗漉液再倒入筒内，继续添加溶剂至浸没粉柱表面数厘米，加盖放置 24～48 h，使溶剂充分扩散渗透。

6）漉液收集：渗漉速度太慢则设备利用率和产量低，太快则有效成分不能充分浸出和扩散，药液浓度低。因此，应根据饮片性质和制剂要求选择适当的渗漉速度，若饮片质地坚硬，或要求制备较高浓度的制剂，多采用“慢漉”；若饮片有效成分易于浸出扩散，则可采用“快漉”。一般 1 000 g 饮片的渗漉速度宜控制在 1～3 mL/min。大生产的渗漉速度，以每小时收集的渗漉液以相当于渗漉容器被利用容积的 1/48～1/24 为宜。有效成分是否渗漉完全，应根据已知成分的定性反应或定量测定加以判定，亦可根据渗漉液的色、味等进行初步判定。

若采用渗漉法制备流浸膏、浸膏时，先收集饮片量 85% 的初漉液，另器保存，低温浓缩续漉液，再与初漉液合并，并调整至规定浓度。这样可以简化操作，最大限度地防止成分受热破坏损失，稳定产品质量。若用渗漉法制备酊剂等浓度较低的浸出制剂时，可直接收集相当于欲制备量 3/4 的

—•笔记栏•—

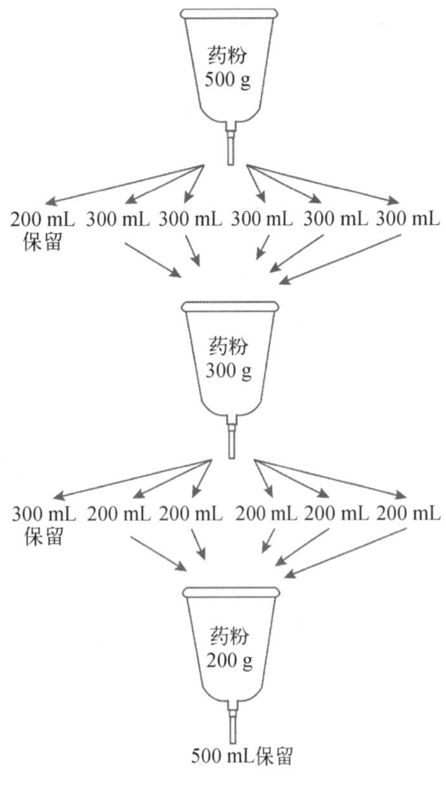

图 5-5 重渗漉法图解

漉液，然后停止渗漉，压榨药渣，合并压榨液与渗漉液，添加乙醇至规定浓度与容量后，静置，滤过即得。

（2）重渗漉法：指将渗漉液重复用作新药粉的溶剂，进行多次渗漉以提高浸出液浓度的方法（图 5-5）。

操作方法实例：如欲渗漉 1 000 g 药粉，可将其分成 500 g、300 g、200 g 3 份，分别装于 3 个串联排列的渗漉筒内，先用溶剂渗漉 500 g 装的药粉，收集初漉液 200 mL，另器保存；续漉液依次流入 300 g 装的药粉，又收集初漉液 300 mL，另器保存；续漉液又依次流入 200 g 装的药粉，收集初漉液 500 mL，另器保存，将收集的 3 份初漉液合并，共得 1 000 mL 渗漉液。最后收集剩余漉液用于渗漉同一品种新药粉。

重渗漉法中一份溶剂能被反复利用，溶剂用量少，利用率高；同时，渗漉液中有效成分浓度较高，可避免因浓缩造成的有效成分受热分解或挥发损失，成品质量较好；但所占容器较多，操作不便。

2. 渗漉法的特点　渗漉过程溶剂与药粉存在相对运动，属于动态浸提，溶剂利用率高，有效成分浸出完全，故适用于贵重饮片、毒性饮片、有效成分含量较低的饮片及高浓度制剂的浸提，不适用于新鲜的、易膨胀的及无组织结构的饮片。渗漉法可省去滤过操作，直接收集渗漉液。因渗漉过程所需时间较长，通常不用易于霉变的水作为溶剂，而用不同浓度的乙醇或白酒，故应防止溶剂的挥发损失。

（四）回流法

回流法（circumfluence）指用乙醇等挥发性有机溶剂浸提，加热浸提液使溶剂馏出，并被冷凝后重复流回浸出器中浸提饮片，这样周而复始，直至有效成分浸提完全的方法。

1. 回流法的类型与设备　回流法可分为回流热浸法和回流冷浸法。

（1）回流热浸法：实验室中，一般将饮片或粗粉装入圆底烧瓶内，添加溶剂至浸没饮片表面，瓶口上安装冷凝管，通冷凝水，将浸泡一定时间的饮片加热回流浸提至规定时间，滤取药液后，药渣再添加新溶剂回流 2~3 次，合并各次药液，蒸馏（减压）或旋转薄膜蒸发回收溶剂，即得浓缩液。

（2）回流冷浸法：小量药粉可用索氏提取器提取。大量生产时采用循环回流冷浸装置（图 5-6），其原理与索氏提取器相同。

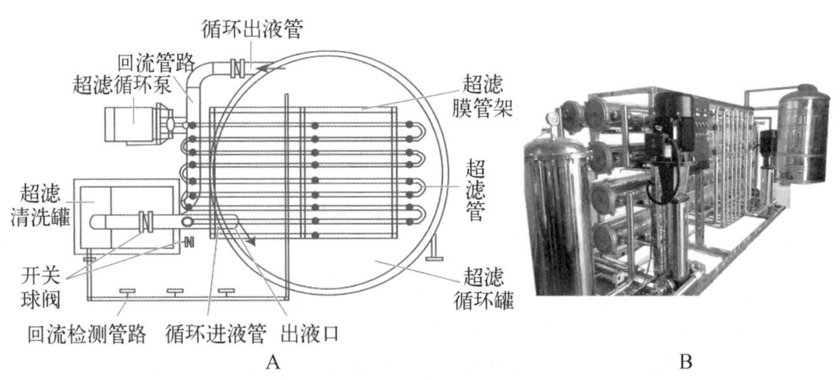

图 5-6 循环回流冷浸装置

A. 示意图；B. 装置图

2. 回流法的特点　回流热浸法溶剂循环使用，但不能不断更新，通常需更换新溶剂 2～3 次以提高浸提效率；且由于连续加热，浸提液受热时间较长，故不适用于受热易被破坏成分的饮片的浸提。回流冷浸法溶剂不仅可循环使用，还能不断更新，故溶剂用量较回流热浸法和渗漉法少，且浸提较完全。

（五）水蒸气蒸馏法

根据道尔顿定律，互不相溶也不发生化学反应的液体混合物的总蒸汽压，等于该温度下各组分饱和蒸汽压（即分压）之和。因此，虽然各待提取组分本身的沸点高于混合液的沸点，但当其和水的分压总和等于大气压时，液体混合物即开始沸腾并被蒸馏出来。因混合液的总压大于任一组分的蒸汽分压，故混合液的沸点要比任一组分液体的沸点低。

水蒸气蒸馏法（vapor distillation）指将含有挥发性成分的饮片加水或通水蒸气共蒸馏，使挥发性成分随水蒸气一并馏出的一种浸提方法。其分为共水蒸馏法、通水蒸气蒸馏法及水上蒸馏法。该法适用于具有挥发性、能随水蒸气蒸馏而不被破坏、与水不发生反应且难溶或不溶于水的成分如挥发油的提取。

（六）超临界流体萃取法

超临界流体（supercritical fluid，SCF）指超出物质气液的临界温度、临界压力的流体。超临界流体萃取法（supercritical fluid extraction，SFE）指利用超临界流体对饮片成分进行提取和分离的一种方法。

1. 超临界流体的性质及超临界流体萃取的原理　超临界流体的性质介于气体和液体之间：黏度与气体接近，具有较好的流动性；密度与液体接近，具有较高的溶解度；扩散系数介于液体与气体之间，具有较好的渗透性。临界点附近压力和温度的微小变化会引起流体密度的很大变化，从而可以有选择地溶解目标成分，分离纯化所需成分。

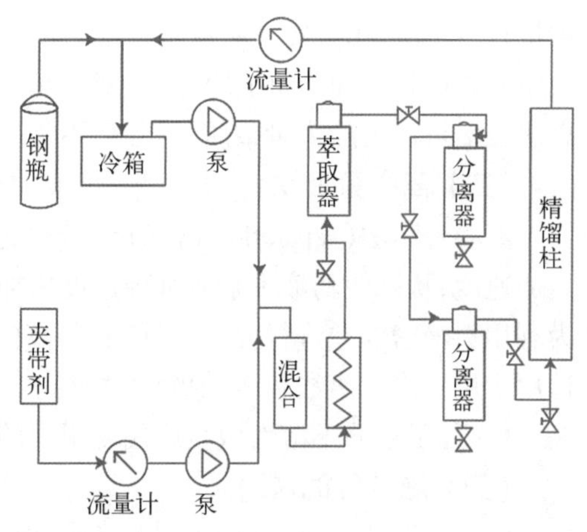

图 5－7　超临界流体萃取-精馏装置示意图

CO_2 无毒、无害、价廉、易得，临界温度和压力容易达到（临界温度：31℃，临界压力：7.324 MPa），所以目前大多以 CO_2 作为萃取溶剂，常用的萃取温度和压力范围：31～92℃，5.8～30.0 MPa。超临界流体萃取-精馏装置见图 5－7。

2. 超临界 CO_2 萃取的特点　无溶剂残留；萃取温度低，可避免目标成分被高温破坏；萃取和分离合二为一，节能降耗；适用于亲脂性、小分子量物质的萃取，萃取分子量大、极性强的物质时需要加夹带剂，或需要提高萃取压力。

（七）酶法

酶法是在提取过程中加入合适的酶，利用酶催化时的高选择性和高活性特点，温和地将饮片细胞壁分解破坏，并选择性地分解除去饮片中的淀粉、果胶、蛋白质等无效成分，保留有效成分，提高提取物纯度，提高提取效率和速度。

酶法的特点为高效性和专一性，提取效率高；反应条件温和，减少了热敏性成分的分解；能够减少化学品的使用及残留等。常用于植物饮片提取的酶有纤维素酶、半纤维素酶和果胶酶等。

（八）超声波提取法

超声波提取法（ultrasonic extraction）系利用超声波的空化作用、机械作用和热效应等，通过增大溶剂分子的运动速度及穿透力，从而提取饮片有效成分的方法。

超声波提取的特点：① 提取效率高；② 提取时间短；③ 提取温度低；④ 适应性广；⑤ 工艺运行成本低；⑥ 操作简单易行，设备维护、保养方便；⑦ 提取药液杂质少。

—•笔记栏•—

(九) 微波提取法

微波提取即微波辅助萃取(microwave assisted extraction,MAE),指采用微波辐照处理中药饮片与提取溶剂的混合物,从而在短时间内提取饮片有效成分的一种方法。

微波提取的特点:① 微波对极性分子选择性加热从而选择性溶出;② 提取时间短,只需要几秒到几分钟,提取效率高;③ 可供选择的溶剂较多,可以适当减少有毒溶剂的应用,同时减少了溶剂的用量;④ 加热速度快,成分受热时间短,有效成分不易被破坏;⑤ 安全可靠,无污染。

第三节 分离与精制

一、分离

将固体-液体非均相体系用适当方法分开的过程称为固-液分离(separation)。中药提取液中含有药渣、沉淀物、泥沙及其他固体颗粒杂质,导致制剂的服用量较大,影响液体制剂的澄明度、稳定性甚至疗效,所以必须进行固-液分离。注射剂的除菌也用到分离技术。分离一般采用沉降分离法、离心分离法和滤过分离法。

(一) 沉降分离法

沉降分离法(separation by sedimentation)系利用固体与液体介质密度相差悬殊,固体因自身重量自然下沉,用虹吸法吸取上清液,使固体与液体分离的一种方法。沉降分离法适用于浸出液中固体微粒多而质重的粗分离,对固体微粒含量少,粒子细而质轻的浸出液不适用。沉降分离法虽然可以去除大量杂质,但分离不够完全,通常还需要进一步滤过或离心分离。

(二) 离心分离法

离心分离法(separation by centrifuge)是通过离心机的高速运转,使离心加速度大大超过重力加速度,从而使药液中杂质沉降速度增加并去除的方法。离心分离法与沉降分离法的原理均为利用料液密度差进行分离,但离心分离的力为离心力,而沉降分离的力为重力。离心分离法适用于用沉降分离法和一般的滤过分离难以进行或不易分开,或在制剂生产中遇到含水量较高、含粒径很小的不溶性微粒或黏度很大的料液的场合。

(三) 滤过分离法

滤过分离法(separation by filtering)指将固-液混悬液通过滤材,使固体粒子被截留在滤材上,液体经滤材孔道流出,从而实现固体与液体分离的方法。

影响滤过速度的因素有以下几个。

1. 滤器面积　滤过初期的滤过速度与滤器面积成正比。

2. 滤渣层两侧的压力差　压力差越大,滤速越快,故常用加压或减压来加速滤过,但对絮状的、软的、可压缩的滤饼,增加压力差滤速反而变慢。

3. 滤饼的毛细管长度　滤速与毛细管长度成反比,滤渣层越厚,滤速越慢,预滤或动态滤过可以减小滤渣层的厚度,并应先滤清液后滤稠液。

4. 滤材或滤饼毛细管半径　毛细管半径越大,滤速越快,但操作中应注意避免可压缩性滤渣因孔隙变小而阻力增大,可在料液中加入助滤剂以减小滤渣层阻力。

5. 料液黏度　料液越黏稠,滤速越慢。料液温度升高时,黏度下降,滤过速度加快。因此,常采用趁热滤过或保温滤过。另外,添加助滤剂亦可降低黏度。

常用的滤过方法与设备如下所述。

1. 常压滤过　常用玻璃漏斗、搪瓷漏斗、金属夹层保温漏斗等滤器,用滤纸或脱脂棉作为滤材。

2. 减压滤过　常用布氏漏斗、垂熔玻璃滤器(包括漏斗、滤球、滤棒)。

3. 加压滤过　常用压滤器、板框压滤机等(图5-8,图5-9)。

—•笔记栏•—

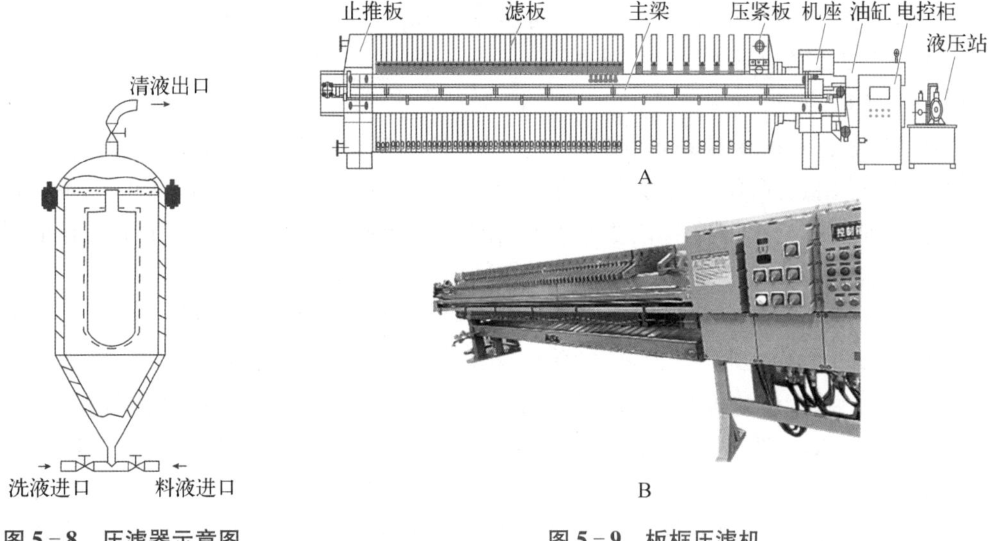

图 5-8　压滤器示意图

图 5-9　板框压滤机

A. 原理示意图;B. 设备图

4. 薄膜滤过　是利用对组分有选择透过性的薄膜,实现混合物组分分离的一种方法。膜分离过程的推动力,不仅有浓度差,也有压力差、分压差和电位差。膜分离效率高,能将分子量几千甚至几百的物质进行分离;被分离的物质大多数不发生相变,且通常是在室温附近的温度下进行的,故能耗低;膜分离操作简便,不产生二次污染。根据薄膜所能截留的微粒最小粒径,薄膜滤过操作可分为微滤、超滤和反渗透。

(1) 微滤(microfiltration,MF):所用微孔滤膜的孔径为 0.03~10 μm,主要滤除≥50 nm 的细菌和悬浮颗粒。生产中主要用于精滤,如注射液滤过、热敏性药物溶液与空气的除菌滤过等。单层平板式膜滤器如图 5-10 所示。

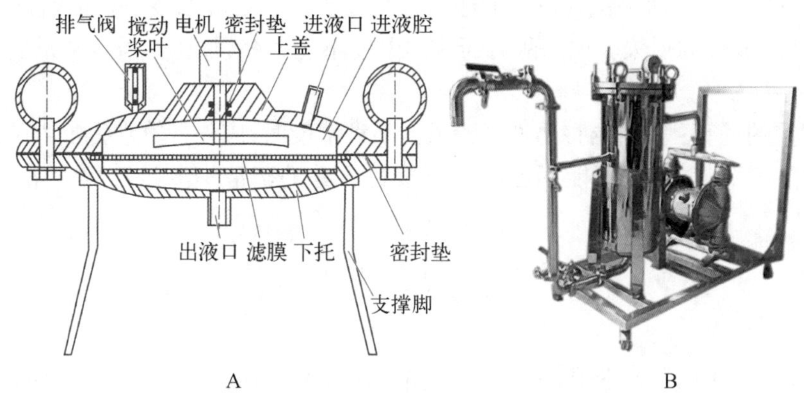

图 5-10　单层平板式膜滤器

A. 原理示意图;B. 设备图

(2) 超滤(ultrafiltration,UF):是一种在纳米数量级进行选择性滤过,将溶液进行净化、分离或者浓缩的膜透过分离技术。超滤膜透过溶剂与小分子溶质,截留大分子溶质。膜孔径范围为 1~20 nm,截留相当于分子量为 300~300 000 Da 的分子和相应粒径的胶粒。可用于中药注射剂除大分子杂质、蛋白质类药物的超滤浓缩等。

二、精制

精制(refinement)系采用适当的方法和设备除去中药浸提液中杂质的操作。水提醇沉淀法、醇提水沉淀法、酸碱法、大孔树脂吸附法、膜分离法及透析法、澄清剂法、盐析法等是常用的精制

—•笔记栏•—

方法，其中水提醇沉淀法应用最广泛。大孔树脂吸附法、膜分离法、澄清剂法等在精制中药浸提液方面也有较多的研究和应用。

（一）水提醇沉淀法

水提醇沉淀法（water extraction followed by ethanol sedimentation）指将饮片先用水提取有效成分，浓缩后再用适量乙醇沉淀去除提取液中杂质，得到澄清液的方法。该法可以降低制剂的服用量，或提高制剂的稳定性和澄清度，广泛应用于中药水提液的精制，也可用于具有生理活性的多糖和糖蛋白的制备。

1. 工艺设计依据　① 根据饮片中不同成分在水或乙醇中溶解度不同，通过水和不同浓度乙醇的交替处理，保留在水与乙醇中均溶解的有效成分，去除多数无效成分而进行纯化。一般生物碱盐类、苷类、有机酸等有效成分大多既溶于水又溶于乙醇；而油脂、脂溶性色素、树脂等脂溶性成分不溶于水，不被提取；蛋白质、糊化淀粉、黏液质、树胶、部分糖类等水溶性大分子不溶于一定浓度乙醇，加醇后成为沉淀去除。通常当料液中含乙醇量达到50%~60%时，可去除淀粉等杂质，当含醇量达75%以上时，大部分水溶性杂质均可沉淀去除，但鞣质、水溶性色素等少数无效成分不易去除；② 工业生产中饮片和提取液体积大，用于提取和沉淀杂质的溶剂用量多且损耗大，水和乙醇相对其他溶剂成本低、安全性好。

2. 操作方法　将中药饮片先用水提取，再浓缩至相当于原饮片 1~2 g/mL，加入适量乙醇，静置冷藏适当时间，分离去除沉淀的杂质，回收乙醇，得到澄清的液体。具体操作时应注意以下几项。

（1）药液的浓缩：为了减少乙醇的用量，水提取液应经浓缩后再加乙醇处理。浓缩方法最好采用减压低温浓缩，经水-醇反复沉淀处理后的药液不宜用直火加热浓缩。实际生产中，常用波美计测定浓缩液的相对密度，以判断正在加热的清膏是否达到规定的浓缩程度，用以醇沉的清膏相对密度以 1.20~1.30 为宜。浓缩前后可酌情调节 pH，以保留更多的有效成分，尽可能去除无效杂质。

（2）加醇的方式：分次醇沉或以梯度递增方式逐步提高乙醇浓度、慢加快搅等有助于杂质的去除，减少有效成分的损失。加乙醇时药液的温度不能太高，加至所需含醇量后，将容器口盖严，以防乙醇挥发。

（3）含醇量的计算：需要调整药液含醇量至某种浓度时，应先计算求得加入的乙醇量，再将计算量的乙醇加入药液中，而不能用乙醇计直接在含醇的药液中测量乙醇含量。其计算见式（5-3）。

$$x=\frac{C_2\times V}{C_1-C_2} \tag{5-3}$$

式中，x 为需要加入的浓乙醇体积（mL）；C_1 为浓乙醇的含醇量（%）；C_2 为需要达到的含醇量（%）；V 为浓缩药液的体积（mL）。

（4）冷藏与处理：待含醇药液慢慢降至室温后，再移至冷库中，于 5~10℃下静置 12~24 h，以加速胶体杂质凝聚，若含醇药液降温太快，微粒碰撞机会减少，沉淀颗粒较细，难于滤过。醇沉液充分静置冷藏后，先通过虹吸过滤上清液，再慢慢抽滤下层稠液。

（二）醇提水沉淀法

醇提水沉淀法（ethanol extraction followed by water sedimentation）系先以适宜浓度的乙醇提取饮片成分，回收乙醇，再用水除去提取液中杂质的方法，适用于有效成分为醇溶性或在醇、水中均有较好溶解性的饮片的提取精制。例如，用一定浓度的乙醇用渗漉法或回流法可提取出生物碱及其盐、苷类、挥发油及有机酸类等；虽然多糖类、蛋白质、淀粉等无效成分不易溶出，但树脂、油脂、色素等杂质却仍可提出。为此，醇提取液经回收乙醇后，再加水处理，并冷藏一定时间，可除去杂质沉淀。但如果药效成分在水中难溶或不溶，则不可采用水沉处理。例如，大黄中的大黄素、女贞子中的齐墩果酸等均为药效成分，溶于乙醇而不溶于水，若采用醇提水沉淀法，醇提过程中提出的大黄素、齐墩果酸在水沉过程中大量沉淀析出，之后便会作为杂质被去除。

（三）酸碱法

酸碱法指利用饮片成分在水中的溶解性与酸碱度有关的性质，用适量酸或碱调节溶液的pH至一定范围，使这些成分溶解或析出，从而达到提取或分离的方法。例如，不溶于水的生物碱加酸后生成生物碱盐溶于水，再加碱碱化后又重新生成不溶于水的游离生物碱以便于与杂质分离。又如，内酯类化合物不溶于水，但遇碱开环生成羧酸盐溶于水，再加酸酸化，又重新形成内酯环从溶液中析出。有时也可通过调节浸出液的酸碱度来达到去除杂质的目的，如在浓缩液中加入新配制的石灰乳至碱性，可沉淀除去大量的鞣质、蛋白质、黏液质等杂质成分，但与此同时，酚类、极性色素、酸性树脂、酸性皂苷、某些黄酮苷和蒽醌苷及大部分多糖类等药效成分也会被沉淀析出。因此，应根据精制目的综合考虑是否选用酸碱法。

（四）大孔树脂吸附法

大孔树脂吸附法指将饮片提取液通过大孔树脂以吸附其中的有效成分，先用除杂溶剂洗去未被吸附的杂质，再用洗脱溶剂洗脱回收有效成分的一种精制方法。该方法以具有多孔立体结构的有机高聚物大孔树脂作为吸附剂，利用饮片有效成分分子量的不同及在吸附剂中吸附性能的差异，通过改变吸附条件，选择性地吸附饮片浸出液中的有效成分、去除无效成分。大孔树脂按其极性大小的不同和所选用的单体分子结构的不同，可分为非极性、中等极性、极性和强极性4种，可根据被分离有效成分的性质，合理选用。大孔树脂吸附法具有高度富集药效成分、减少杂质、降低产品吸潮性、有效去除重金属、安全性好、再生简单等优点。

（五）膜分离法（超滤法）

超滤（ultrafiltration，UF）是一种在纳米数量级进行选择性滤过，能将溶液中大分子截留、小分子滤过，从而进行净化、分离或者浓缩的膜透过分离技术。超滤膜为有机高分子聚合物制成的非对称结构的多孔膜，膜的孔径不以尺寸大小为指标，一般是以分子量截留值为指标。例如，分子量截留值为10 000 Da的膜，应能将溶液中分子量10 000 Da以上的绝大多数溶质（>90%）截留在膜前。但实际上溶质分子能否通过或通过多少，还与分子形态、溶液条件及膜孔径分布差异等有关，应合理选用。超滤是以压力差为推动力的膜分离过程，工业化连续生产中用泵加压。把流体静压施加到固定滤膜的上侧，通过滤膜流动的流体若为含有两种不同分子量溶质的溶液，溶剂和分子体积小的溶质易通过滤膜，而分子体积大的溶质就被滤膜截留。

（六）其他

1. 透析法　指利用小分子物质在溶液中可通过半透膜，而大分子物质不能通过的性质，达到分离的方法。例如，分离纯化皂苷、蛋白质、多肽、多糖等成分时，可用透析法除去无机盐、单糖、双糖等杂质；反之也可将大分子的杂质留在半透膜内，而使小分子的有效成分通过半透膜进入膜外溶液中，从而得到分离纯化。透析膜的膜孔有大有小，应根据被分离成分的性质合理选用。

2. 澄清剂法　指在饮片浸出液中加入一定量的澄清剂，利用其可降解某些高分子杂质，降低药液黏度，或能静电吸附、包合固体微粒等特性来加速药液中悬浮粒子的沉降，经滤过除去沉淀物而获得澄清药液的一种方法。该法主要用于除去药液中粒度较大及有沉淀趋势的悬浮颗粒，以获得澄清的药液，提高药液的稳定性。它在有效去除杂质的同时，能较好地保留药液中的有效成分包括多糖等高分子成分，工艺简单，成本低廉。常用的澄清剂有101果汁澄清剂、ZTC1+1澄清剂、壳聚糖、明胶等。

3. 盐析法　指在含某些高分子物质的溶液中加入大量的氯化钠等无机盐，使高分子物质的水化层破坏、溶解度降低而沉淀析出，从而与其他成分分离的一种方法。盐析法适用于蛋白质的分离纯化，且不致使其变性，也常用于中药蒸馏液中微量挥发油的分离。

—•笔记栏•—

第四节 浓 缩

一、浓缩与蒸发的含义与目的

浓缩(concentration)指在沸腾状态下,利用汽化作用,经传热过程,将挥发性大小不同的物质进行分离,从液体中除去溶剂获得浓缩液的工艺操作。一般情况下,是将提取液浓缩成一定规格的半成品、成品,或过饱和溶液使结晶析出。故其是中药制剂原料成型前处理的重要操作单元之一。

蒸发指溶液受热借汽化作用,从溶液中除去溶剂而提高溶质浓度达到浓缩的过程。蒸发分为自然蒸发和沸腾蒸发两种形式,前者是溶液中的溶剂在低于沸点的情况下汽化,溶剂的汽化只能在溶液的表面进行,蒸发速度很慢。后者是溶液中的溶剂在沸腾条件下汽化,溶液呈沸腾状态,溶液的各个部分几乎都同时发生汽化现象,蒸发速率很快。蒸发是浓缩药液的重要手段。此外,还可以采用反渗透法、超滤法等使药液浓缩。

二、影响浓缩效率的因素

蒸发浓缩是在沸腾状态下进行的,包括传质过程和传热过程。沸腾蒸发的效率常以蒸发器的生产强度来表示,即单位时间、单位传热面积上所蒸发的溶剂或水量。可用式(5-4)表示:

$$U=\frac{W}{A}=\frac{K\cdot\Delta t_{\mathrm{m}}}{r'} \tag{5-4}$$

式中,U 为蒸发器的生产强度[kg/(m^2·h)];W 为蒸发量(kg/h);A 为蒸发器的传热面积(m^2);K 为蒸发器传热总系数[kJ/(m^2·h·℃)];Δt_{m}(传热温度差)为加热蒸汽的饱和温度与溶液沸点之差(℃);r'为二次蒸汽的汽化潜能(kJ/kg)。

由式(5-4)可看出,生产强度(U)与传热温度差(Δt_{m})及传热总系数(K)成正比,与 r'成反比。

1. 传热温度差(Δt_{m})的影响　汽化的产生是由于获得了足够的热能,分子振动能力超过了分子间的内聚力。故在蒸发过程中,一定要持续地向料液供给热能。

提高 Δt_{m} 的方法有:① 提高加热蒸汽的压力,但是,不恰当地提高 Δt_{m} 可导致热敏性成分被破坏;采取减压方法来适当降低冷凝器中二次蒸汽的压力,使料液的沸点降低和 Δt_{m} 提高;及时除去蒸发器中的二次蒸汽,有利于蒸发顺利进行。

但是,Δt_{m} 的提高有一定的限度。真空度过高,既不经济,又易因料液沸点降低而使黏度增加,使 K 降低。蒸发时间加长,料液浓度亦增加,其沸点渐渐升高,则 Δt_{m} 逐渐变小,蒸发速率变慢。蒸发时需要控制液层深度,由于液柱静压头的影响,下部料液的沸点就高于液面处料液的沸点,Δt_{m} 变小,沸腾蒸发可改善液柱静压头的影响。

2. 传热总系数(K)的影响　提高蒸发器效率的主要因素是提高 K 值。

$$K=\frac{1}{\frac{1}{\alpha_0}+\frac{1}{\alpha_{\mathrm{i}}}+R_{\mathrm{W}}+R_{\mathrm{S}}} \tag{5-5}$$

式中,α_0 为管间蒸汽冷凝传热膜系数[kJ/(m^2·h·℃)];α_{i} 为管内料液沸腾传热膜系数[kJ/(m^2·h·℃)];R_{W} 为管壁热阻{1/[kJ/(m^2·h·℃)]};R_{S} 为管内垢层热阻{1/[kJ/(m^2·h·℃)]}。

由式(5-5)可知,K 值受 α_0、α_{i}、R_{W} 及 R_{S} 的影响。通常 R_{W} 很小,可略去不计;一般情况下,在总热阻中蒸汽冷凝的热阻占的比例不大,但操作中应注意排除不凝性气体,否则,α_0 会变小,热阻会增大;处理易结垢或结晶的料液时,R_{S} 则是影响 K 值的重要因素,为了减小 R_{S},除了要加强搅拌和定期除垢外,还可以从蒸发器结构上改进;对于不易结垢或结晶的料液,影响 K 值的主要因素是 α_{i},α_{i} 与溶液性质、操作条件、蒸发器类型有关。

—•笔记栏•—

三、浓缩的方法与设备

中药提取液的性质是多样化的，如对热的敏感性及其黏稠度等不同。浓缩时要求不同，如有的需要浓缩至高密度、有的溶剂需要回收。所以，蒸发浓缩的方法与设备选择要适当。

（一）常压蒸发

常压蒸发又称常压浓缩，指料液在一个大气压下进行蒸发的方法。若料液中的药物是耐热的、溶剂无毒害、无燃烧性和无经济价值者可选用此方法进行浓缩。一般情况下，有机溶剂的提取液需要回收溶剂，常用蒸馏装置；水为溶剂的提取液不需要回收溶剂，常用敞口倾倒式夹层蒸发锅。该法的特点有适用于非热敏性药物的溶液浓缩；浓缩速度慢、耗时较长。

常压浓缩时，为了避免料液表面结膜，应注意不断搅拌，及时排走所产生的大量水蒸气。因此，在常压浓缩的操作室内经常配备排风扇和电扇。

（二）减压蒸发

减压蒸发又称减压浓缩，指在密闭的容器内，抽真空降低内部压力，形成负压，使料液的沸点降低而进行蒸发的方法。该法的特点有沸点降低，减少或防止分解热敏性物质；溶剂蒸汽能不断地被排除，有利于蒸发；增大传热温度差，强化蒸发操作；可以低压蒸汽或废气为热源。不足之处是，汽化潜热增大，其与常压蒸发比，消耗的加热蒸汽的量多而耗能大。此法适用于含热敏性药物和回收蒸发溶剂的药液浓缩。

减压蒸发常用的设备有以下几种。

1. 减压蒸馏装置　又称减压浓缩装置，系在减压和较低温度下，通过抽气减压使药液浓缩的设备（图 5-11）。在浓缩过程中，此设备可回收有机溶剂。浓缩时，真空度过大或冷凝不充分会造成有机溶剂的损失，应避免。

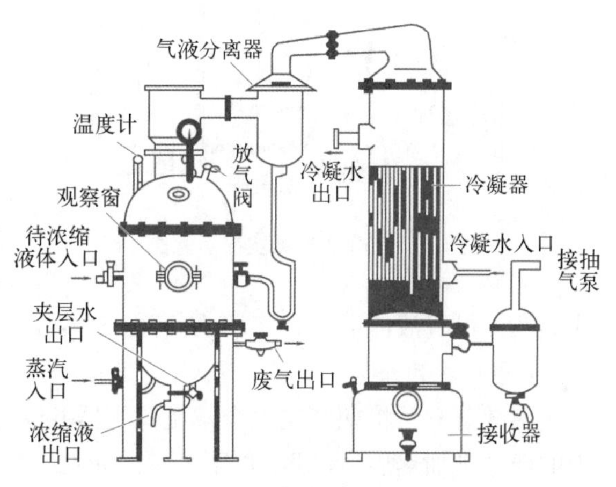

图 5-11　减压蒸馏装置示意图

2. 真空浓缩罐　许多药厂常用真空浓缩罐进行浓缩（图 5-12）。此设备主要由浓缩罐主体、冷凝器、气液分离器、受液槽 4 个部分组成，可在料液的浓缩中回收有机溶剂，其与物料接触部分均采用不锈钢制造，具有良好

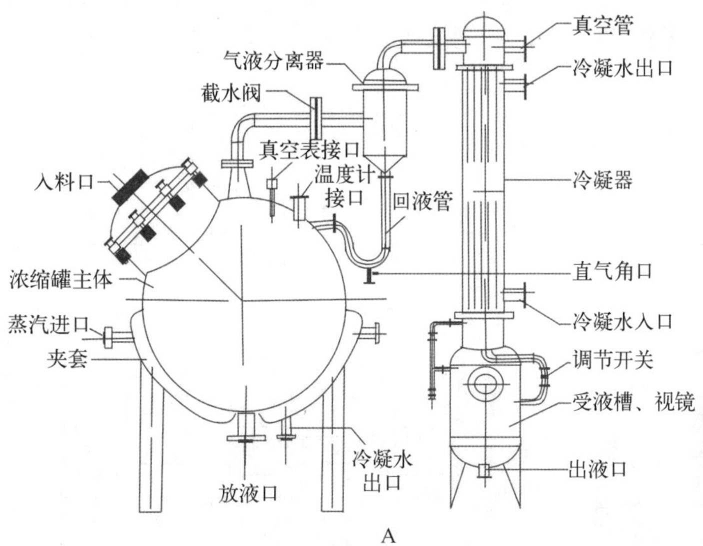

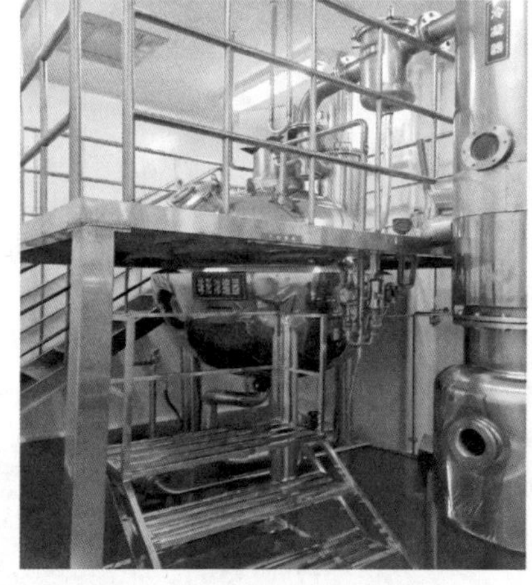

图 5-12　真空浓缩罐

A. 示意图；B. 设备图

—•笔记栏•—

的耐腐蚀性能，经久耐用。

（三）薄膜蒸发

薄膜蒸发又称薄膜浓缩，指使料液在蒸发时形成薄膜状态，同时与剧烈沸腾时产生的大量气泡相结合，增加汽化面积进行蒸发的方法。该法的特点是可在减压或常压下连续操作；受热时间短，蒸发速度快；溶剂可回收重复利用；成分不会受过高温度和料液静压的影响，不易被破坏。

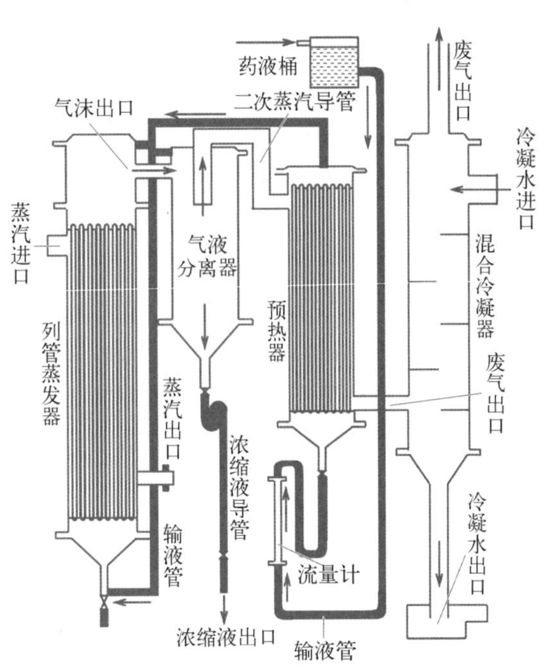

图 5-13 升膜式蒸发器示意图

薄膜蒸发有两种进行方式：药液剧烈沸腾可产生大量泡沫，蒸发是以泡沫的内外表面为蒸发面、以液膜快速流过加热面来进行的。后者在极短时间内达到最大蒸发量，但较难掌握蒸发速度与热量供应间的平衡，料液变稠易黏附在加热面上而影响蒸发，故应用较少。前者常用流量计来控制液体流速，维持液面恒定，避免后者弊端的发生，目前应用较多。

薄膜蒸发常用的设备有离心式薄膜蒸发器、刮板式薄膜蒸发器、升膜式蒸发器（图 5-13）、降膜式蒸发器等。离心式薄膜蒸发器适于高热敏性物料蒸发浓缩。刮板式薄膜蒸发器适于高黏度、易结垢、热敏性药液的蒸发浓缩，但结构复杂、动力消耗较大。升膜式蒸发器适用于蒸发量较大、热敏性、易产生泡沫和黏度适中的料液，不适用高黏度、易结垢或有结晶析出的料液。降膜式蒸发器适用于蒸发浓度较高、黏度较大的药液及蒸发量较小的情况。由于降膜式蒸发器没有液体静压强作用，更有益于热敏性药液的浓缩。

（四）多效蒸发

多效蒸发系将两个或多个减压蒸发器并联形成的浓缩设备。在操作时，第一个减压蒸发器中的药液被加热后所产生的二次蒸汽，进入第二个减压蒸发器作为加热蒸汽，形成双效蒸发器。同理，三个或多个蒸发器联结可形成三效或多效蒸发器。制药生产中，二效或三效蒸发器应用较多。此法的特点是能反复利用二次蒸汽，能够节省能源，提高蒸发效率。多效蒸发器按加料方式不同，可分为 4 种类型：顺流式、逆流式、平流式和错流式。具体见图 5-14。

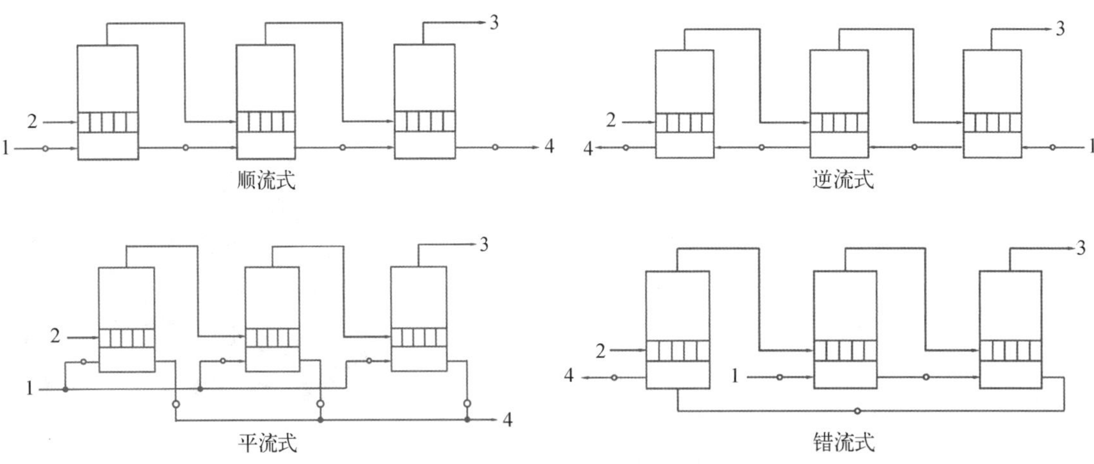

图 5-14 多效蒸发器流程示意图

1. 料液；2. 加热蒸汽；3. 蒸汽；4. 浓缩液

1. 顺流式 又称并流式，加热蒸汽与料液的走向一致，蒸汽温度随浓缩液稠度的增大而降低。适用于随浓度增大、热敏性增加，或随温度的降低黏度增高较小，温度高而溶解度减小的料液。

2. 逆流式 加热蒸汽与料液的走向相反，浓缩液稠度随着加热蒸汽温度的升高而增大，与顺流式适用的情况相反。

3. 平流式 又称并流式，加热蒸汽与料液的走向一致，料液分别从各效蒸发器通过。此类型适用各效易析出结晶的料液，也可用于两种或两种以上不同液体的同时蒸发。

4. 错流式 加热蒸汽由一效依次走向二效、三效，料液最后浓缩温度高。料液的走向为二效、三效、一效。兼有顺流与逆流的特点。

（五）其他浓缩方法（反渗透浓缩等）

反渗透浓缩指溶液进入反渗透膜，溶剂水分子在压力作用下渗出，达到浓缩的目的。反渗透浓缩与传统浓缩处理技术相比，浓缩过程不加热，料液不产生相变，能够较大程度地保持物质原有性质，提高浓缩效率的同时降低能耗。

第五节 干 燥

一、干燥的含义与目的

干燥（drying）指利用热能或其他方式除去含湿的固体物质或膏状物中所含的水分或其他溶剂，获得干燥物品的工艺操作。

干燥目的主要在于使物料便于进一步加工处理、运输、贮藏和使用，提高药物的稳定性，保证中药的内在质量等。但并不是说干燥后水分含量越低越好，如过分干燥容易产生静电、压片时易产生裂片等，为生产带来麻烦，故应根据具体情况适当控制水分。

二、干燥的基本原理

在对流干燥过程中，传热和传质过程同时进行，两者缺一不可。热空气与湿物料接触时，热空气将热能依次传至湿物料表面、湿物料的内部，这是一个传热过程；湿物料获得热量后，其表面水分首先汽化，湿物料内部水分以气态或液态扩散透过物料层而到达表面，并持续向空气主体流中汽化，这是一个传质过程。传热的推动力是温差，热空气温度高于湿物料表面温度，热能从热空气传到湿物料表面。传质的推动力是(p_w-p)，空气中的水蒸气分压 p 小于湿物料表面产生的水蒸气分压 p_w，水蒸气必定从物料表面扩散到热空气中。干燥过程得以进行的必要条件是 p 小于 p_w。

物料的干燥速率与空气的性质、物料内部水分的性质有关。

（一）湿空气的性质

湿空气是水蒸气和绝干空气的混合物。用于干燥的湿空气一定是能继续容纳水分的不饱和空气。热空气为干燥介质，既能通过降低空气的相对湿度来提高空气的吸湿能力，又能提供水分所需的热量。物料的干燥程度受空气性质的影响很大，随着干燥过程的进行空气性质持续发生变化。空气性质的常用表示方法有湿球温度、干球温度、湿度、相对湿度、湿焓等。一定要选用适合的干燥方法和空气以达到有效的干燥目的。

（二）物料中所含水分的性质

1. 结晶水 指化学结合水，常用风化的方法加以去除，药剂学中不视为干燥过程。例如，经风化的芒硝（$Na_2SO_4 \cdot 10H_2O$）因失去结晶水而成玄明粉（Na_2SO_4）。

2. 结合水 指存在于细小毛细管中的水分和渗透到物料细胞中的水分。此种水分不易从物料中去除。因为其与相同温度时水蒸气的压力相比，毛细管内水分所产生的蒸汽压低；细

—•笔记栏•—

胞膜包围和封闭了物料细胞中的水分,如不扩散到细胞膜外,则不易去除。

3. 非结合水 指存在于物料表面润湿水分,物料孔隙中水分和粗大毛细管中水分。此种水分与物料结合力弱,易于去除。因为非结合水产生的蒸汽压与同温度水的蒸汽压相等。

4. 平衡水分与自由水分 一定温度、湿度的空气与物料接触时,物料将会发生吸收水分或排除水分的过程,直到空气中的水蒸气分压与物料表面所产生的蒸汽压相等时为止,空气与物料中的水分处于动态平衡状态,此时物料中所含的水分称为该空气状态下物料的平衡水分。平衡水分与空气的状态、物料的种类有关。在同一空气状态下不同的物料,平衡水分不同;在不同的空气状态下同一种物料平衡水分也不同。

平衡水分与自由水分之和是物料中所含的总水分。在干燥过程中,不能除去平衡水分,可除去的水分只能是自由水分(包括部分结合水和全部非结合水)。

结合水、非结合水、平衡水分与自由水分相互之间的关系见图 5-15。

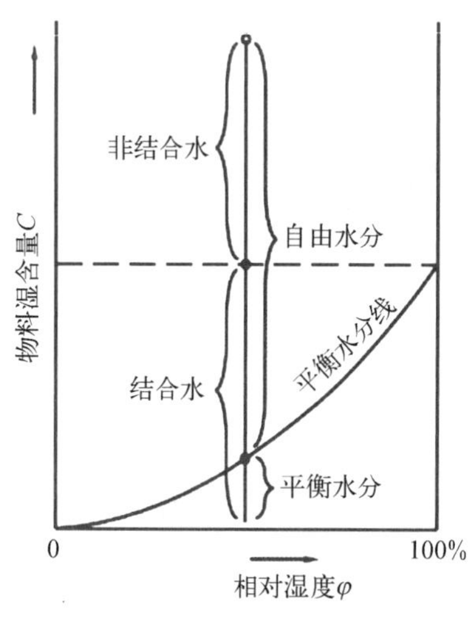

图 5-15 固体物料中所含水分相互关系示意图

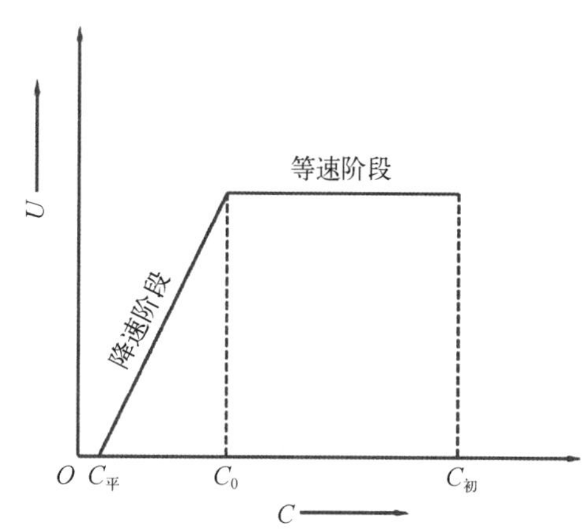

图 5-16 干燥速率曲线

(三) 干燥速率曲线

干燥速率指在单位时间内、单位干燥面积上被干燥物料中水分的汽化量。即水分量的减少值,可用式(5-6)微分形式表示:

$$U = \frac{\mathrm{d}w'}{S\mathrm{d}t} \tag{5-6}$$

式中,U 为干燥速率[kg/(m^2 · s)];w' 为汽化水分量(kg);S 为干燥面积(m^2);t 为干燥时间(s)。

干燥过程是被汽化的水分连续进行内部扩散和表面汽化的过程。因此,干燥速率取决于内部扩散和表面汽化速率,可用干燥速率曲线加以说明。图 5-16 为干燥介质状态恒定时典型的干燥速率曲线,其纵坐标为干燥速率(U),横坐标为物料的湿含量(C)。从干燥曲线可以看出,在等速阶段,U 与 C 无关。在降速阶段,U 近似与 C 成正比。干燥曲线的折点所示的物料湿含量是临界湿含量(C_0),与横轴交点所示的物料湿含量是平衡水分($C_{平}$)。因此,当 C 大于 C_0 时,干燥过程属于等速阶段;当 C 小于 C_0 时,干燥过程属于降速阶段。

等速阶段:亦称恒速干燥阶段,干燥的初期,水分表面汽化速率小于从物料内部扩散的速率,会有一层非结合水停留在物料表面。此时表面汽化的推动力维持不变,水分的蒸汽压恒定,干燥速率主要取决于表面汽化速率,出现等速阶段,此阶段又称为表面汽化控制阶段。影响表面汽化速率的因素均会影响等速阶段的干燥,如干燥介质的流动情况、湿度、温度等。

降速阶段:当物料被干燥达到 C_0 后,表面汽化速率大于物料内部水分的扩散速率,物料表面水分不足，不能满足表面汽化的需要，干燥速率渐渐降低，出现降速阶段，此阶段又称为内部迁移控制阶段。干燥速率与物料内部水分扩散密切相关，因此，干燥的温度、物料的厚度等均会影响降速阶段的干燥。此时影响干燥主要因素已不是热空气的相对湿度、流速等。

三、影响干燥的因素

1. 被干燥物料的性质　影响干燥速率的最主要因素是被干燥物料的性质。湿物料所含水分的结合方式、物料大小、形状、料层的薄厚都会影响干燥速率。通常物料呈颗粒状、结晶状、堆积薄者，较呈粉末状、膏状、堆积厚者干燥速率快。

2. 干燥介质的温度、湿度与流速　在一定的范围内，提高空气的温度，物料表面的温度也相应提高，蒸发速度亦加快，有利于干燥。为防止某些热敏性成分被破坏，也要根据物料的性质选择适宜的干燥温度。

空气的相对湿度越低，干燥速率越大。可通过降低有限空间的相对湿度来提高干燥效率。生产中，常采用鼓风、排风装置等更新空间气流，采用硅胶、生石灰等吸湿剂吸除空间水蒸气。

干燥速率随着空气流速增大而加快。但在降速干燥阶段，空气的流速对其几乎无影响。这是因为空气流速提高，气膜的厚度会减小，表面汽化的阻力亦降低，从而等速阶段的干燥速率增加。而空气流速与降速阶段的干燥速率无关。

3. 干燥速度与干燥方法　干燥速度过快时，物料内部液体扩散到表面的速度远远小于物料表面液体的蒸发速度，导致物料表面的粉粒黏着、熔化、结壳，进而阻碍了内部水分向物料表面的扩散和蒸发，形成假干现象或龟裂现象。此种物料不易保存，不利于继续制备操作。

干燥方式与干燥速率关系较大。如是静态干燥，温度只能逐步升高，物料内部的液体向表面缓慢扩散，连续不断地蒸发。反之，物料易结壳，形成假干或龟裂现象。如是动态干燥，颗粒处于悬浮、跳动状态，暴露面积会大大增加，有利于提高干燥效率。为满足蒸发和降低干燥空间相对湿度的需求，应及时提供足够的热能。喷雾干燥、沸腾干燥由于采用了流态化技术，且事先对气流本身进行了预热或干燥，使空间温度升高，相对湿度下降，故干燥效率明显提高。

4. 压力　压力与蒸发量成反比。因而减压是加快干燥、改善蒸发的有效措施。真空干燥能使干燥温度降低，蒸发速度加快，干燥效率大大提高，且干燥产品疏松、易碎，质量稳定。

四、干燥方法与设备

在制药工业中，由于被干燥物料的形状、物料的性质、对干燥产品的要求都多种多样，生产能力及生产规模各不相同。因此，干燥方法与设备也是各式各样的。下面重点介绍几种常用的干燥方法与设备。

（一）烘干法

烘干法指将湿物料摊放在烘盘内，利用热的干燥气流使湿物料水分汽化进行干燥的一种方法。适用于对热稳定的物料，如稠浸膏、糖粉、颗粒剂、丸剂等。由于物料处于静止状态，所以干燥速度慢、时间长，易引起成分的破坏。常用的设备有烘箱和烘房。

1. 烘箱　适于各种物料的干燥或干热灭菌，小批量生产，又称干燥箱。烘箱属于间歇式操作，装料时会有较大热量损失，如果没有鼓风装置，则烘箱上下层的温差较大，应常常对调烘盘上下位置，适当翻动被干燥物料。

2. 烘房　适用于供大量生产的烘箱，其结构原理与烘箱相同，因容量大，在设计上更应注意温度、流速及气流路线等因素间的互相影响，以确保干燥效率。

（二）减压干燥法

减压干燥又称真空干燥，指在负压条件下进行干燥的一种方法。其特点是产品呈松脆的海

—•笔记栏•—

绵状、易于粉碎；干燥温度低，干燥快；物料与空气的接触机会减少，避免氧化变质或污染；适用于稠膏、热敏性或高温下易氧化物料的干燥，但劳动强度大，生产能力小。负压的高低（真空度）和被干燥物料的堆积厚度决定了减压干燥效果。真空干燥箱由干燥柜、列管式冷凝器与冷凝液收集器、真空泵3部分组成（图5-17）。

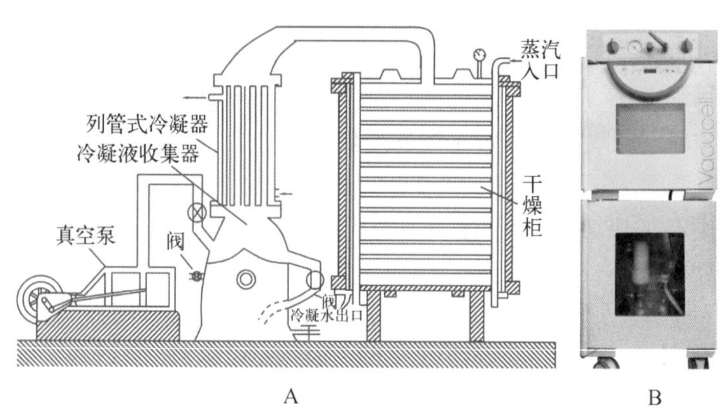

图5-17 真空干燥箱

A. 示意图；B. 设备图

（三）喷雾干燥法

喷雾干燥法系直接将浸出液喷于干燥器内，与通入干燥器的一定流速热空气接触过程中，水分迅速汽化而获得粉末或颗粒的方法，是流化技术用于浸出液干燥的一种好方法。此法最大特点是物料受热表面积大，传热、传质快，水分蒸发迅速，雾滴的干燥在几秒内即可完成，雾滴的温度一般约为50℃，尤其适合干燥热敏性液体的物料。另外，获得的制品质地松脆，溶解性好，保持原有色香味。产品的粗细度和含水量等指标可根据需要进行控制和调节。缺点是进风温度较低时，热效率只有30%~40%，能耗较高；控制不当，干燥物易黏壁，收率较低；设备较难以清洗。图5-18为一种喷雾干燥装置。

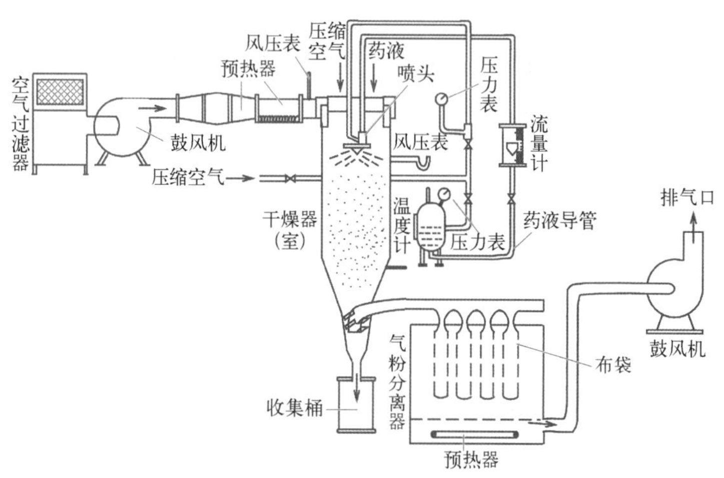

图5-18 喷雾干燥装置示意图

（四）沸腾干燥法

沸腾干燥又称流床干燥，指利用热空气气流使湿颗粒悬浮，呈流态化，似“沸腾状”，热空气气流在悬浮的湿颗粒间通过，在动态下进行热交换，带走水蒸气而达到干燥的一种方法。此法的特点是干燥迅速，制品质量好，湿颗粒流化干燥时间通常约为20 min，制品不带入杂质，干湿度均匀；适于湿粒性的物料；流化床内气流阻力较小，物料被磨损程度较轻，热利用率较高；干燥时自动出料，物料不需要翻动，节省劳动力；适宜大规模生产。但设备清扫麻烦，热能消耗大，特别是对有色颗粒干燥,清洁更加困难。图 5-19 是一种新型沸腾干燥装置,其主要结构由进风处理系统、流化床干燥系统、控制系统、排风除尘系统和二次除尘系统等组成。

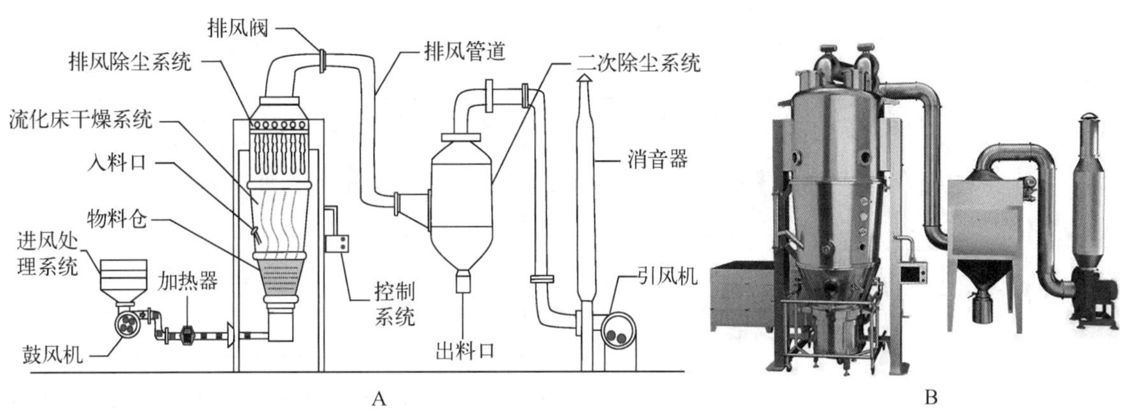

图 5-19　沸腾干燥装置

A. 示意图;B. 设备图

(五) 冷冻干燥法

冷冻干燥法指将浸出液浓缩至一定浓度后,预先冻结成固体,在低温减压条件下将水分直接升华除去的干燥方法,又称升华干燥。冷冻干燥过程主要包括预冻、升华和干燥阶段,药液在冻干前,需要经滤过等预处理。其特点是物料在低温、高真空条件下进行干燥,适用于热敏性物品的干燥,如淀粉止血海绵;成品多孔、疏松、易溶,含水量低(一般为 1%~3%),药品贮存时间长;设备能耗大,生产成本高。

(六) 红外线干燥法

红外线干燥法属于辐射加热干燥,指利用红外线辐射器产生的电磁波被含水物料吸收后,直接转变为热能,使物料中水分汽化而干燥的一种方法。红外线的波长在 0.76~1 000 μm 的广阔区域,能穿透很厚的物体,在物体内产生热效应,使脱水达到干燥的目的。

远红外线干燥速率快,适宜不耐热药物的干燥,尤其适宜于吸湿性强、熔点低的物料,以及某些物体表层(如橡胶贴膏)的干燥。物料内部的物质分子和表面同时吸收红外线,因此物料内外受热均匀,而且产品外观好、质量高,但电耗能大。

(七) 微波干燥法

微波干燥指把物料置于高频交变电场内,从物料内部均匀加热,快速干燥的一种方法。微波是一种高频波,在制药工业上,微波干燥只用两个频率,即 915 MHz 和 2 450 MHz。在一定条件下,2 450 MHz 兼有灭菌作用。此法的特点是穿透力强,物料内外受热均匀,干燥时间短,产品质量好;设备投资和运行的成本高;有灭菌和杀虫作用;适于热稳定的、含有一定水分的药物干燥或灭菌,常用于干燥散剂、丸剂、中药饮片等。

(八) 其他干燥法

1. 带式干燥法　　指将湿物料平铺在传送带上,利用干热气流、微波或红外线等使湿物料中水分汽化进行干燥的一种方法。此法物料干燥均匀,在制药生产中,药材饮片大量加工生产,某些易结块和变硬的物料,茶剂的干燥灭菌等常用带式干燥设备。

2. 鼓式干燥法　　又称滚筒式干燥法或鼓式薄膜干燥法,鼓式干燥法指将湿物料黏附在金属转鼓上,利用传导方式使物料得到干燥的一种方法。其特点是适于浓缩药液、黏稠液体的干燥;可在减压情况下,对不耐热性药物液体干燥;干燥物料呈薄片状,易于粉碎;依据需要调节药液浓度、温度(蒸汽)和受热时间(鼓的转速),可连续生产。中药浸膏的干燥和膜剂的制备常用于此法。设备分单鼓式和双鼓式。

—•笔记栏•—

【小结】

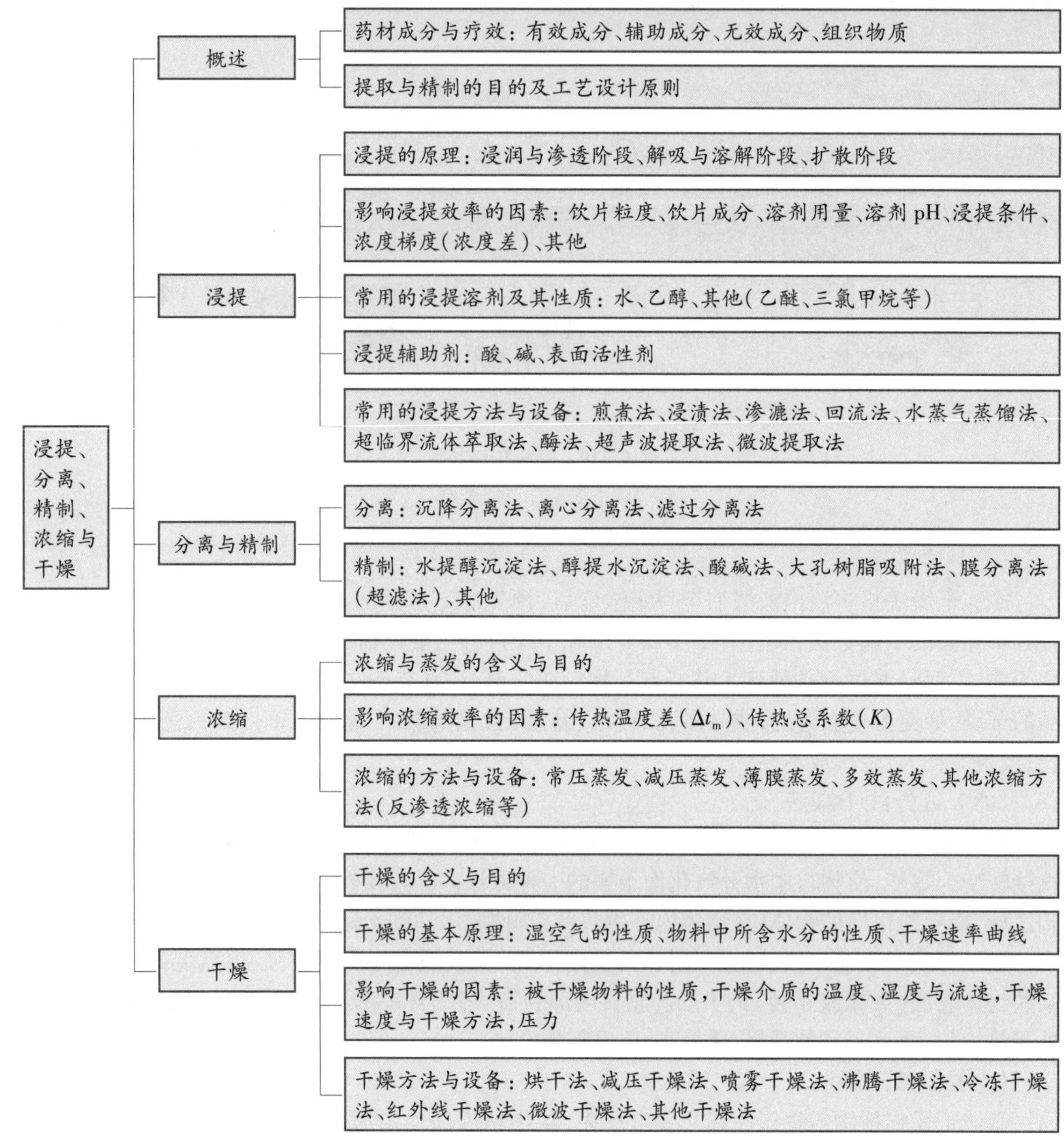
浸提、分离、精制、浓缩与干燥
概述
药材成分与疗效：有效成分、辅助成分、无效成分、组织物质
提取与精制的目的及工艺设计原则
浸提
浸提的原理：浸润与渗透阶段、解吸与溶解阶段、扩散阶段
影响浸提效率的因素：饮片粒度、饮片成分、溶剂用量、溶剂 pH、浸提条件、浓度梯度（浓度差）、其他
常用的浸提溶剂及其性质：水、乙醇、其他（乙醚、三氯甲烷等）
浸提辅助剂：酸、碱、表面活性剂
常用的浸提方法与设备：煎煮法、浸渍法、渗漉法、回流法、水蒸气蒸馏法、超临界流体萃取法、酶法、超声波提取法、微波提取法
分离与精制
分离：沉降分离法、离心分离法、滤过分离法
精制：水提醇沉淀法、醇提水沉淀法、酸碱法、大孔树脂吸附法、膜分离法（超滤法）、其他
浓缩
浓缩与蒸发的含义与目的
影响浓缩效率的因素：传热温度差（Δt_m）、传热总系数（K）
浓缩的方法与设备：常压蒸发、减压蒸发、薄膜蒸发、多效蒸发、其他浓缩方法（反渗透浓缩等）
干燥
干燥的含义与目的
干燥的基本原理：湿空气的性质、物料中所含水分的性质、干燥速率曲线
影响干燥的因素：被干燥物料的性质，干燥介质的温度、湿度与流速，干燥速度与干燥方法，压力
干燥方法与设备：烘干法、减压干燥法、喷雾干燥法、沸腾干燥法、冷冻干燥法、红外线干燥法、微波干燥法、其他干燥法

第二篇
常规剂型

第六章　浸出制剂

第七章　液体制剂

第八章　注射剂

第九章　外用膏剂

第十章　栓剂

第十一章　散剂

第十二章　颗粒剂

第十三章　胶囊剂

第十四章　片剂

第十五章　丸剂

第十六章　气雾剂、喷雾剂与粉雾剂

第十七章　其他剂型

第六章　浸出制剂

—•笔记栏•—

第六章授课视频

第一节　概　　述

一、浸出制剂的含义与特点

浸出制剂(leaching preparation)指采用适当方法和适宜的溶剂浸提中药饮片有效成分而制成的一类制剂,可供内服或外用,也可作为制备其他制剂的原料。

浸出制剂历史悠久,夏禹时期浸制药酒,商汤时期首创汤剂,后继逐步有散剂、酒剂、酊剂、流浸膏剂、浸膏剂、糖浆剂及煎膏剂等中药传统制剂,在此基础上,又发展了中药浓缩丸、浸膏片、滴丸、中药注射剂等中药现代制剂。浸出制剂具有以下特点。

1. 体现多成分的综合疗效与特点　　浸出制剂能够浸提出方药中饮片的众多有效物质,较好地呈现方药的综合作用和疗效。例如,补中益气汤具有肠道蠕动调整作用,若去掉升麻、柴胡两味药,肠道蠕动作用则显著减弱,而单用此两味药对肠道蠕动并无作用。

2. 作为制备其他制剂的原料　　部分浸出制剂如流浸膏、浸膏等可用作原料,供进一步制备颗粒剂、丸剂、片剂等其他制剂。

3. 减少服用量,使用方便　　由于浸提除去了大部分饮片组织固体物质和无效成分,相应提高了有效成分的浓度,与原方药比较,服用量少,便于服用。

二、浸出制剂的分类

根据浸提工艺、浸出溶剂、辅料和产品特点,浸出制剂可分为以下几类。

1. 水浸出制剂　　指以水为主要溶剂浸出饮片有效成分,制得的含水制剂,如汤剂、合剂等。

2. 醇浸出制剂　　指以适宜浓度的乙醇或酒为溶剂浸出饮片有效成分,制得的含醇制剂,如酒剂、酊剂、流浸膏等。

3. 含糖浸出制剂　　系在水浸出剂型的基础上,将水提取液浓缩后加入适量蔗糖或蜂蜜制得的制剂,如糖浆剂、煎膏剂等。

4. 其他浸出制剂　　除上述剂型外,以饮片浸出物为原料制备的颗粒剂、片剂、浓缩丸、注射剂等。

第二节　汤　　剂

一、概述

(一)汤剂的含义与特点

汤剂(decotion)指将中药饮片加水煎煮,去渣取汁制成的液体制剂。主要供口服,亦可供外用,如含漱剂、熏蒸剂、洗浴剂。汤剂使用历史悠久,由于其适应中医辨证施治的需要,组方灵活,可随证加减处方,目前是中医临床应用最广泛中药剂型之一。汤剂制法简易,溶剂价廉易得,并且奏效迅速;但汤剂苦味、久置易变质、贮存袋服用不方便,需要临用前制备。

(二)汤剂的沿革

汤剂是中医临床的传统剂型,在中医临床实践中担任着重要的角色,同时也是中医文化的最好载体,蕴含中医理论的精髓,是中医辨证论治精神与整体观念的最好体现形式。汤剂的发

—•笔记栏•—

汤剂起源

明应用，实现了从单味药到复方多味药、从生药到熟药的转变，在制剂学上是一个了不起的进步，是无数古代劳动人民与疾病做斗争的经验积累与集体智慧的结晶。

中药汤药煎煮中，主要应掌握火候、加水量、时间、煎煮次数四大要素。

1. 火候　古代医家对汤剂煎煮法甚为讲究，李时珍认为："凡服汤药，虽品物专精，修治如法，而煎药者卤莽造次，水火不良，火候失度，则药亦无功。"指出了火候不当可使药物失去疗效。清代徐洄溪指出："夫烹饪失调度尚能损人，况药之治疗可不讲乎。"提出煎煮错误，可对人体造成毒害作用。李时珍指出："凡煮汤，欲微火令小沸。"即一般汤剂煎煮宜小火达到微沸即可，认为："先武后文，如法服之，未有不效者。"近代医家则认为诸如解表剂，多为花茎叶之类，质轻气香，常含挥发油，较易出汁，不宜久煎，宜采用"武火速煎"，以达气足力猛，药力迅速，直达肌表；滋补调理剂多为根果、矿贝、鳞甲之类，质重坚实，或味厚滋腻，难以出，宜采用"文火慢煎"，使药汁浓厚，药力持久。所谓"急煎取其生而疏荡，久煎取其熟而停留。"总之，古人认为煎煮火候不当，轻则失效，重则损伤人体。

2. 加水量、时间和煎煮次数　古医家对煎煮时间常以加水量和煎煮后得量多少来计算。例如，《伤寒论》桂枝汤方下："上七味，以水五升，先煮麻黄一二沸，去上沫，内诸药，煮取一升八合。"唐代孙思邈认为："为病欲快利，所以少水而多取汁，为须补益，所以多水而少取汁。"指出前者煎煮时间较短，而后者煎煮时间较长。例如，《太平惠民和剂局方》中人参清肺汤"二滓并煎，作一服"。煎煮时间需要根据方剂的功效与药材性质决定，以沸腾后开始计算时间。一般饮片第 1 次煎煮需要 20~25 min，芳香类解表药、行气药等不宜久煎，以 10~15 min 为宜，滋补药、矿物药等以文火煎煮 30~40 min；第 2 次煎煮适当缩短时间。对于煎煮次数，《黄帝内经》等早期医典一般记载为煎煮 1 次。后逐渐有记载煎煮 2 次或多次。为尽可能提取完全饮片中的有效成分，一般至少煎煮 2 次。对于处方药量较大，或滋补性、组织致密坚实的饮片，可再煎煮第 3 次，或适当延长每次煎煮时间。药材应充分煎透、无糊块、无白心或硬心。

二、汤剂的制备

汤剂实例：旋覆代赭汤

采用煎煮法制备汤剂。处方诸中药饮片加适量水、浸渍适宜时间后，武火加热至沸，再文火维持微沸状态一定时间，滤取煎出液，药渣再依法加水煎煮 1~2 次，合并各次滤液，即得。煎液量儿童一般剂量为 100~200 mL，成人一般剂量为 400~600 mL。为保证中药煎药质量，开展中药煎药服务的各级各类医疗机构需要遵照卫生部国家中医药管理局印发的《医疗机构中药煎药室管理规范》执行。

三、汤剂的质量要求

（一）质量要求

汤剂应具有处方中饮片的特殊气味，无焦煳气味，且无残渣、沉淀和结块。有饮片粉碎的细粉加入的汤剂，经搅拌应分散均匀，无结块，无沉降；有胶类烊化的汤剂，应混合均匀，无聚结沉降。

（二）影响汤剂质量的因素

1. 煎药器具　常用的煎器有砂锅、铜锅、搪瓷锅、不锈钢锅等，传统多用砂锅或瓦罐。搪瓷器皿和不锈钢锅具抗酸耐碱的性能，可以避免与中药成分发生化学变化，大量制备时多选用。砂锅导热均匀，热力缓和，保温性强，水分蒸发量小，但孔隙和纹理多，易吸附各种药物成分而"串味"。铁器因其化学性质不稳定，易氧化，并能在煎煮时与多种成分发生化学反应，不宜采用。现有煎药包装组合机械，使煎药、滤过、煎液包装一体化，方便快捷，适合医院、药店、煎药房选用。

2. 煎煮火候　直接影响浸出效果及煎液质量。汤剂的传统制法一般是用直火加热煎煮，武火至沸，文火保持微沸，使其减慢水分的蒸发，有利于有效成分的浸出。现有采用砂浴炖、高压蒸煮法、夹层蒸汽煎煮法、远红外煎煮法等，煎煮质量与传统方法相似。

3. 煎煮用水　以经过净化和软化的饮用水为佳。水的用量应适当，参考饮片吸水量确定；药多水少，会造成"煮不透、煎不尽、则药味不出"；药少水多，汤剂的成品量增大，服用不便。一般为中药量的 5~8 倍，或加水浸过药材面 2~10 cm。

—•笔记栏•—

4. 煎煮次数　多次煎煮可提高有效成分的浸出总量，但煎煮次数太多，不仅使煎出液中杂质增多，服用量增大，而且耗费工时和能源，因此，一般煎煮2~3次。

5. 煎煮时间　中药饮片煎煮时间必须根据药材的性质、煎煮次数、剂量大小而定。通常，解表药头煎10~15 min，二煎10 min；滋补药头煎30~40 min，二煎25~30 min；一般性药材头煎20~25 min，二煎15~20 min。汤剂煎得后，应趁热过滤。

特殊中药的处理方法

6. 特殊中药的处理　由于中药饮片的性质、质地不同，故在煎煮时应针对不同情况，采取不同的处理方法，以保证汤剂的疗效。煎煮中采用的处理方法主要有先煎、后下、包煎、烊化、另煎、冲服与榨汁等。

四、汤剂的研究与改进

中药汤剂多为复方，群药合煎过程中药物成分间可能产生增溶或助溶、水解、蒸发挥散、氧化、聚合等多种理化反应，合煎液与方药单煎合并液化学成分的差异性往往导致两者在药效或毒副作用上存在差异性和临床疗效差异性。

（一）群药合煎对疗效和毒副作用的影响

1. 群药合煎后增加药效　群药合煎时，由于药物成分间的相互作用，某些有效成分溶出量增加或在汤液中的稳定性得到改善而使药效增强。有研究表明，当归承气汤（当归、大黄、甘草、芒硝、生姜、大枣）中当归磷脂对大黄总蒽醌溶出具有增溶作用。含有牡蛎的柴胡复方汤剂中，由于牡蛎在煎煮过程中提高了汤液的pH，可延缓柴胡皂苷d的分解，使合煎液中柴胡皂苷d的含量明显高于不含牡蛎的柴胡复方汤剂。

2. 群药合煎后降低药效　在煎煮过程中，挥发性有效成分易挥发损失而导致药效减弱。某些饮片合煎时会产生不溶性复合产物而被丢失，亦会使药效降低。甘草与黄连共煎时，小檗碱与甘草酸结合成盐而生成沉淀，药液苦味减弱，若将沉淀滤除则影响药效。小檗碱还能和黄芩苷、鞣质等生成沉淀，从而降低疗效。

3. 群药合煎后降低毒副作用　由附子、甘草、干姜组成的四逆汤，合煎液较单味药分煎合并液的毒性降低。在合煎过程中，甘草酸可与附子的主要毒性成分二萜类双酯型生物碱发生沉淀反应，生成不溶于水的大分子络合物，从而降低药液中酯型生物碱含量，发挥减毒作用。大黄附子汤中大黄能佐制附子的毒性，是因为乌头碱与大黄所含的鞣酸形成难溶性鞣酸型乌头碱所致。

4. 群药合煎后产生新化合物　由何首乌、红参、淫羊藿组成的益智复方汤，合煎后产生新化合物淫羊藿苷A。桂枝汤群药合煎后产生新化合物苯甲酰基芍药苷元，而芍药单煎液和去掉芍药的桂枝汤中均检测不到该成分。现有研究虽然证实，部分中药汤剂制备过程中方药配伍及煎煮条件对煎液所含成分及其含量会产生影响，但原有成分的增减、新化合物的生成与否对药效的影响目前尚未完全阐明，有待深入研究。

（二）汤剂剂型改进

汤剂沿用至今仍然是中医用药的主要剂型，但需要临用煎制，使用和携带不便，剂量大，不易保存，中药饮片利用率低，难以适应现代社会生活节奏和临床应用需要。随着中医临床实践和中西医结合救治危急重症等研究工作的开展，对汤剂的制备方法和剂型改进取得了一定成效。例如，中药配方颗粒、中药袋泡剂的应用；将小青龙汤、小建中汤改成合剂；四逆汤改成口服液剂；养阴清肺汤改成糖浆剂；生脉饮改成注射剂等。

第三节　合　　剂

一、概述

1. 合剂的含义　合剂（mixture）指饮片用水或其他溶剂，采用适宜的方法提取制成的口服液体制剂。单剂量灌装者称为口服液(oral liquid)。

2. 合剂的特点　合剂是在汤剂基础上改进和发展起来的中药剂型,具有如下特点:①制剂可批量制备,免去临用煎药的麻烦;②经浓缩工艺,合剂药物浓度高,服用剂量小,且多加入矫味剂,口感好;③加入适宜的防腐剂,经灭菌、密封包装处理,质量更稳定,应用更方便。

二、合剂的制备

(一) 合剂的制备工艺流程

合剂的制备工艺流程如图6-1所示。

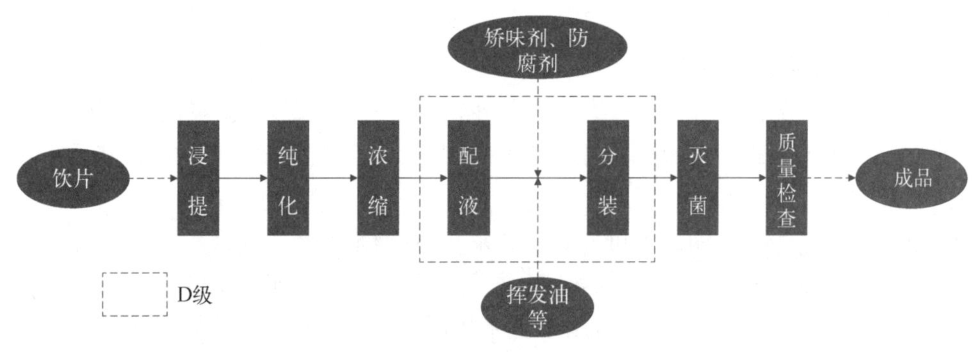

图6-1　合剂制备工艺流程

(二) 制法

1. 浸提　将饮片净选后,适当加工成片、段或粗粉,一般采用煎煮法提取2次,每次1~2 h;若处方中含挥发性成分药材,可用双提法(先用水蒸气蒸馏提取挥发性成分,收集挥发性成分,另器保存,备用,药渣再与处方中其余饮片共同煎煮浸提);亦可根据有效成分特性,选用不同浓度乙醇或其他溶剂,用回流法、渗漉法等进行浸提。

2. 纯化　采用适当方法对浸提液进行纯化处理,常用的精制方法有水提醇沉淀法、高速离心法、澄清剂法、超滤法、大孔树脂吸附法等,应根据浸提方法、化学成分理化性质、生产成本等综合因素选择更适合的精制方法,最大限度地保留有效成分,提高有效成分的浓度,减少服用量,改善制剂的稳定性。

3. 浓缩　精制后的提取液经减压浓缩或薄膜浓缩至规定相对密度。浓缩程度视纯化方法而定,一般以每日用量以30~60 mL为宜。

4. 配液　在清洁避菌的环境中,根据需要向浓缩液中加入矫味剂和防腐剂,用纯化水将药液体积调整至规定量。常用矫味剂有蜂蜜、单糖浆和甜菊苷等;防腐剂有山梨酸、苯甲酸和尼泊金类等,必要时须调节适宜的pH。

5. 分装　配制好的药液应尽快滤过、灌装于无菌洁净干燥的容器中,密封。

6. 灭菌　一般采用煮沸灭菌法、流通蒸汽灭菌法或热压灭菌法进行灭菌。灭菌应在封口后立即进行,亦可在无菌操作条件下,灌装后直接包装。

合剂亦可以采用流浸膏配制法,如杏仁止咳合剂。

合剂实例:小青龙合剂

三、合剂的质量检查

1. 性状　除另有规定外,合剂应澄清。在贮存期间不得有发霉、酸败、异物、变色、产生气体或其他变质现象,允许有少量摇之易散的沉淀。

合剂实例:杏仁止咳合剂

2. 一般检查　一般应检查相对密度、pH等。

3. 含糖量　若加蔗糖,除另有规定外,含蔗糖量一般不高于20%(g/mL)。

4. 装量　单剂量灌装的合剂:取供试品5支,将内容物分别倒入经标化的量入式量筒内,

—·笔记栏·—

在室温下检视，每支装量与标示装量相比较，少于标示装量的不得多于1支，并不得少于标示装量的95%。多剂量灌装的合剂，按照《中国药典》（2020年版）四部（通则0942）最低装量检查法检查，应符合规定。

5. 微生物限度　除另有规定外，按照《中国药典》（2020年版）四部（通则1105、1106和1107）规定，按非无菌产品微生物限度检查，应符合规定。

第四节　糖浆剂

一、概述

（一）糖浆剂的含义与特点

糖浆剂（syrup）指含有原料药物的浓蔗糖水溶液。除另有规定外，糖浆剂含蔗糖量应不低于45%（g/mL）。因其含糖量高，有些并含有芳香性矫味剂，可以掩盖某些药物的苦味及不良气味，口感良好，易于服用，特别受儿童欢迎。

根据组成和用途的不同，糖浆剂可分为单糖浆、芳香糖浆和药用糖浆。

1. 单糖浆　为蔗糖的近饱和水溶液，其蔗糖浓度为85%（g/mL）或64.72%（g/g）。单糖浆不含药物，除用于制备含药糖浆外，还可用作矫味剂，混悬剂的助悬剂，丸剂、片剂等的黏合剂。

2. 芳香糖浆　为含芳香性物质的浓蔗糖水溶液，主要用作液体制剂的矫味剂，如橙皮糖浆等。

3. 药用糖浆　为含药物或饮片提取物的浓蔗糖水溶液，具有相应的治疗作用，如感冒止咳糖浆具有清热解表、止咳化痰的作用。

（二）糖浆剂的辅料

1. 蔗糖　制备糖浆剂的蔗糖应是无色结晶或白色结晶性松散粉末。蔗糖在水中极易溶解，但在加热时特别是在酸性条件下，易水解为葡萄糖和果糖，葡萄糖和果糖等分子混合物称为转化糖，比蔗糖甜度高，具有抗氧化作用，可以延缓某些药物的氧化变质。一定浓度的转化糖还能防止糖浆剂在低温中析出蔗糖结晶。但微生物在单糖中比在双糖中更容易生长，并且果糖容易使糖浆剂的颜色变暗变深。

2. 其他附加剂　一般情况下，糖浆剂需要加入防腐剂。山梨酸和苯甲酸的用量不得超过0.3%（其钾盐、钠盐的用量分别按酸计），羟苯酯类的用量不得超过0.05%，如需加入其他附加剂，其品种与用量应符合国家标准的有关规定，且不影响成品的稳定性，并应避免对检验产生干扰，必要时可加入适量的乙醇、甘油或其他多元醇。

二、糖浆剂的制备

（一）糖浆剂的制备工艺流程

糖浆剂的制备工艺流程如图6-2所示。

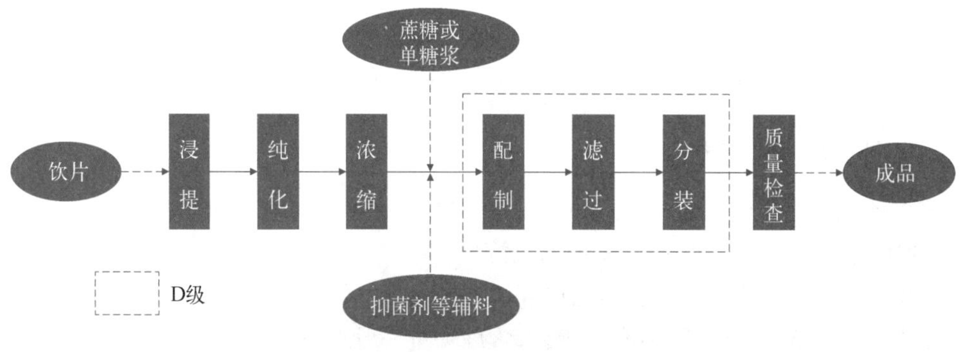

图6-2　糖浆剂的制备工艺流程

（二）糖浆剂的制法

糖浆剂的配制应在清洁、避菌的环境中进行，并及时分装于灭菌的洁净干燥容器中，密封，避光。根据药物性质不同，糖浆剂一般按以下方法配制。

1. 热溶法　将蔗糖加入煮沸的纯化水或饮片浸提浓缩液中，加热使其溶解，再加入处方中可溶性药物和附加剂，混合，溶解，趁热滤过，从滤器上加适量新煮沸的纯化水至处方规定量，即得。该法的优点是蔗糖易溶解，配制的糖浆剂易滤过，蔗糖中所含少量蛋白质因加热凝固而被滤除，同时，可以杀灭微生物，利于成品保存。但加热时间不宜太长，温度不宜超过 100℃，否则转化糖含量过高，导致成品颜色变深。热溶法适用于制备单糖浆、含对热稳定的药物的糖浆剂和有色糖浆。

2. 冷溶法　在室温下，将蔗糖溶解于纯化水或药物溶液中，充分搅拌至完全溶解，滤过，即得。该法的优点是制得的糖浆剂色泽较浅、转化糖较少。但因糖溶解需要较长时间，所以，生产过程中易受微生物污染。生产时，可选用密闭容器或使用渗漉筒溶解。冷溶法适用于制备单糖浆、含对热不稳定或易挥发药物的糖浆剂。

3. 混合法　将药物或药物溶液与单糖浆直接混合均匀，加纯化水至规定量，静置，滤过，即得。中药糖浆剂一般是饮片经浸提、纯化、浓缩后，采用上述方法中的一种制备，加入附加剂混匀，加纯化水至全量，静置，滤过，分装，灭菌，即得。

（三）制备糖浆剂注意事项

1. 避免霉败　中药糖浆剂含有较多蔗糖，在制备和贮藏过程中易被微生物污染，导致长霉、发酵，这与原辅料不洁净、制药用具、设备处理不当及生产环境控制不当致使微生物进入制剂中有关。因此，生产中所用原料、设备、用具及包装材料等应预先清洁、灭菌，严格控制生产环境的清洁度。微生物在单糖中更易生长，因此，宜选用优质纯净的蔗糖，生产中应避免长时间加热，控制好转化糖含量。

糖浆剂一般可加适当的防腐剂，但需要注意，糖浆剂的 pH 对防腐剂的防腐效果影响很大；几种防腐剂的联合使用能增强防腐作用；适当浓度的乙醇、焦糖或甘油也能起到一定防腐作用；某些挥发油在糖浆剂中既有矫味作用，又有一定的防腐作用，如桂皮醛、八角茴香油等，多种挥发油混合使用防腐效果更好。

2. 防止沉淀　糖浆剂产生沉淀的可能原因有：① 对饮片提取液中的杂质或细小颗粒净化处理不够；② 单糖浆与含乙醇的药液混合制备糖浆剂时，因混合后溶剂的改变而使糖浆剂产生混浊、沉淀；③ 饮片提取液中的高分子物质以不稳定胶态存在，在贮存过程中这些胶态粒子“陈化”聚集后沉淀析出；④ 饮片中有些成分在加热时溶于水而被提取出来，但冷却后却逐渐析出、沉淀；⑤ 糖浆剂的 pH 发生变化，导致某些物质沉淀析出。

对糖浆剂中的沉淀要具体分析，若为杂质或饮片细小颗粒，应通过改进净化方法予以除去；而对于饮片提取液中容易“陈化”析出的高分子物质及热溶冷沉类成分不能一概视为“杂质”，这也是糖浆剂在贮藏期间允许有少量轻摇易散的沉淀的原因。但糖浆剂应尽量减少沉淀，可通过热处理冷藏滤过、乙醇沉淀、离心分离、超滤、加表面活性剂增溶等方法处理。

糖浆剂实例：急支糖浆

三、糖浆剂的质量检查

按照《中国药典》（2020 年版）四部，糖浆剂检查、性状、相对密度、pH、装量及微生物限度等，应符合规定。

1. 性状　除另有规定外，糖浆剂应澄清。在贮存期间不得有发霉、酸败、产生气体或其他变质现象，允许有少量摇之易散的沉淀。

2. 相对密度　按《中国药典》（2020 年版）四部（通则 0601）的相对密度测定法测定，结果应符合各品种项下有关规定。

3. pH　按《中国药典》（2020 年版）四部（通则 0631）的 pH 测定法测定，结果应符合各品种项下有关规定。

—·笔记栏·—

4. 装量　单剂量灌装的糖浆剂按《中国药典》(2020年版)四部(通则0116)糖浆剂中的装量检查法检查:取供试品5支,将内容物分别倒入经标化的量入式量筒内,尽量倾净。在室温下检视,每支装量与标示装量相比较,少于标示装量的不得多于1支,并不得少于标示装量的95%。多剂量灌装的糖浆剂,按照《中国药典》(2020年版)四部(通则0942)中的最低装量检查法检查,应符合规定。

5. 微生物限度　除另有规定外,按照《中国药典》(2020年版)四部(通则1105、1106和1107)规定,按非无菌产品微生物限度检查,应符合规定。

第五节　煎膏剂(膏滋)

一、概述

(一)煎膏剂的含义与特点

煎膏剂(electuary)指饮片用水煎煮,取煎煮液浓缩,加炼蜜或糖(或转化糖)制成的半流体制剂。煎膏剂(亦称内服膏剂)是在中医整体观念和辨证论治思想指导下,针对不同人群、不同临床表现遵循个体差异组方遣药炼制而成,多以滋补为主,兼具缓和的治疗作用,故又称膏滋。煎膏剂经浓缩并含有较多的糖或蜜,故具有体积小、药物浓度高、服用方便、口感好、渗透压大、不易滋生微生物等优点。煎膏剂既可符合工业化生产,又可随证加减游刃有余,做到一人一方,一料一灶。但由于煎膏剂需要经过较长时间的加热煎煮、浓缩过程,故含热敏性及挥发性成分的饮片不适合制成煎膏剂。

煎膏剂是中药传统剂型之一,在临床及养生保健实践中应用广泛。多用于慢性疾病的治疗,如养阴清肺膏用于阴虚肺燥、干咳少痰等症;益母草膏用于妇女活血调经。

(二)煎膏剂历史沿革

煎膏剂的历史能够追溯到汉唐时期膏方,《黄帝内经》中记载治疗猛疽的豕膏,东汉时期,张仲景在《金匮要略》中记载有大乌头煎治疗腹满、寒疝、宿食,另外有猪膏发煎,又称膏发煎:"乱发如鸡子大三枚,上二味,和膏中煎之,发消药成,分再服,病从小便出。"南北朝时期《小品方》中记载,最早的滋补可用具有补虚除热作用的单地黄煎。唐代孙思邈的《备急千金要方》中记载:"三斤药材一两膏,调补联系百病消。"宋元时期的《太平惠民和剂局方》中的十全大补膏用于温补气血,沿用至今;元朝朱丹溪的《丹溪心法》称地黄单味成膏为地黄膏;南宋时期《洪氏集验方》中的琼玉膏,方中包括人参、白蜜、生地、茯苓,补虚健脾,养阴润肺,成为流传至今的著名膏方。明清时期,膏方逐渐发展成熟,一方面表现为膏方的制备及命名方法逐渐规范,膏方得以迅速发展,另一方面,膏方的数量和种类也在不断增加,应用范围更加广泛。明代陈嘉谟在《本草蒙筌》中指出"膏:熬成稠膏也……故曰膏者,胶也。"明清以后,膏方广泛应用于临床,如《本草纲目》中的益母草膏一直沿用至今,膏方滋补养生,上至宫廷下至民间,清廷对膏方的重视及膏方的盛行,对膏方的发展起到了重要作用。

煎膏剂的现代应用

(三)煎膏剂的辅料

1. 蜂蜜　用于制备煎膏剂的蜂蜜须经过炼制,蜂蜜的选择与炼制详见第十五章第三节。

2. 蔗糖　制备煎膏剂所用的糖,除另有规定外,应使用《中国药典》收载的蔗糖。糖的品质不同,会影响到煎膏剂的质量和效用。常用的有白糖、冰糖、红糖、饴糖等。有水分存在时,各种糖都有发酵变质的特性,因此,使用前应加以炼制。

白糖、冰糖、红糖与饴糖特性简介

炼糖的目的在于熔融糖的晶粒,去除杂质,减少水分,杀死微生物,控制糖的转化率,以防止煎膏剂出现"返砂"的现象。

煎膏剂的"返砂":有些煎膏剂在贮藏一定的时间后,常有糖的结晶析出,俗称"返砂"。"返砂"产生的原因与煎膏剂中所含总糖量和转化糖量密切相关。研究表明,当煎膏剂中总糖量超过单糖浆浓度时,因饱和度过大,会析出糖的结晶,因此,煎膏剂一般需要控制总糖量在85%以下。蔗糖的转化程度会检测到糖的结晶。蔗糖在高温或酸性条件下会发生进一步转化,果糖的损失比葡萄糖更多,因此需要控制在一定的范围内,转化率在40%~50%时,无糖的结晶析出,但如果转化率过高或过低都会检测到糖的结晶,收膏时应尽量降低加热温度,或缩短加热时间,并可适当调高pH,以减少蔗糖的进一步转化。

炼糖方法:取蔗糖,加糖量50%的水和0.1%~0.3%的枸橼酸或酒石酸,加热熬炼,不断搅拌,保持微沸状态,炼至"滴水成珠,脆不粘牙,色泽金黄",使糖转化率达到40%~50%时,取出,冷却至70℃时,加入碳酸氢钠中和,即得。红糖含杂质较多,炼制后一般需要加糖量2倍的水稀释,静置,除去沉淀,备用。冰糖含水分较少,炼制时间应短,且炼制时注意加水以防焦化;饴糖含水量较多,炼制时可少加或不加水,且炼制时间较长。

二、煎膏剂的制备

(一)煎膏剂的制备工艺流程

煎膏剂的制备工艺流程如图6-3所示。

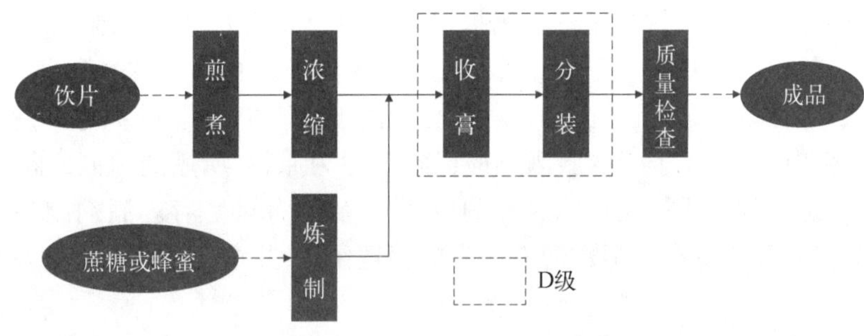

图6-3 煎膏剂的制备工艺流程

(二)煎膏剂的制法

1. 煎煮 方中饮片加水煎煮2~3次,每次2~3 h,滤取煎液,并压榨药渣,将压榨液与滤液合并,静置,滤过。处方中若有新鲜果类药材,一般洗净后压榨取汁,其渣加水煎煮,煎液合并果汁后,滤过,备用。

2. 浓缩 将上述滤液加热浓缩至具体品种规定的相对密度,一般在1.21~1.25(80℃),或用搅拌棒趁热蘸取浓缩液滴于桑皮纸上,以液滴周围无渗出水迹为度,即为"清膏"。

3. 收膏 清膏中加规定量的炼糖或炼蜜,不断搅拌,继续加热熬炼至规定稠度,一般相对密度在1.40左右。收膏时,随着稠度的增加,可相应降低加热温度,并注意捞除液面上的浮沫,当稠度较大时,需要注意防止焦化。

除另有规定外,一般加入炼蜜或炼糖(或转化糖)的量不超过清膏量的3倍。处方中如含阿胶、鹿角胶等胶类,应烊化后在收膏时趁热加入,混匀后收膏。如需加入药粉,除另有规定外,一般应加入细粉。且应在煎膏剂不溶物检查符合规定并待煎膏剂稍冷后加入,搅拌均匀。

4. 分装 煎膏剂应分装于洗净、干燥并灭菌的大口径容器中,须待煎膏剂充分冷却后,再加盖密闭,以防止水蒸气冷凝后返回煎膏剂表面,久贮后霉败变质。除另有规定外,煎膏剂应密封,置阴凉处贮存。

煎膏剂实例:二冬膏

三、煎膏剂的质量检查

按照《中国药典》(2020年版)四部(通则0183)煎膏剂(膏滋)的相关内容检查煎膏剂的相对密度、不溶物、装量及微生物限度,应符合规定。

1. 性状 煎膏剂应无焦臭、异味,无糖的结晶析出。

—•笔记栏•—

相对密度测定法计算公式

2. 相对密度　除另有规定外，取供试品适量，精密称定，加水约2倍，精密称定，混匀，作为供试品溶液。按照《中国药典》(2020年版)四部(通则0601)中的相对密度测定法测定。

凡加饮片细粉的煎膏剂，不检查相对密度。

3. 不溶物　取供试品5 g，加热水200 mL，搅拌使溶化，放置3 min后观察，不得有焦屑等异物。加饮片细粉的煎膏剂，应在未加入药粉前检查，符合规定后方可加入药粉，加入药粉后不再检查不溶物。

4. 装量　按照《中国药典》(2020年版)四部(通则0942)中的最低装量检查法检查，应符合规定。

5. 微生物限度　除另有规定外，按照《中国药典》(2020年版)四部(通则1105、1106和1107)规定，按非无菌产品微生物限度检查，应符合规定。

第六节　酒剂与酊剂

一、酒剂与酊剂的含义与特点

酒剂(medicinal liquor)指饮片用蒸馏酒提取调配而制成的澄清液体制剂。酒剂多供内服，也可外用。酒剂是传统剂型之一，历史悠久，早在《黄帝内经》中就有"醪醴"(指治病的药酒)的记述。酒甘辛大热，能散寒，并且中药中多种成分能溶于白酒中，故治疗风寒湿痹、散瘀止痛、祛风活血的方剂，多制成酒剂。生产内服酒剂应以谷类酒为原料，所用的白酒应符合蒸馏酒的质量标准，并可加入适量的糖或蜂蜜调味。酒剂应密封，置阴凉处贮存。酒剂制备简单，剂量小，易服用，且不易生霉，易于保存。但乙醇有一定的药理作用，儿童、孕妇、心脏病及高血压患者不宜服用。

酊剂(tincture)指原料药物用规定浓度的乙醇提取或溶解而制成的澄清液体制剂，也可用流浸膏稀释制成，供口服或外用。酊剂不加糖或蜜矫味和着色。久贮后若产生沉淀，在保证有效成分含量和乙醇量符合规定的前提下，可滤除沉淀。除另有规定外，每100 mL应相当于原饮片20 g。含有毒剧药品的中药酊剂，每100 mL应相当于原饮片10 g；其有效成分明确者，应根据其半成品的含量加以调整，使符合《中国药典》酊剂项下的规定。酊剂应遮光，密封，置阴凉处贮存。

二、酒剂与酊剂的制备

(一) 酒剂的制备

1. 酒剂的制备工艺流程　酒剂的制备工艺流程如图6-4所示。

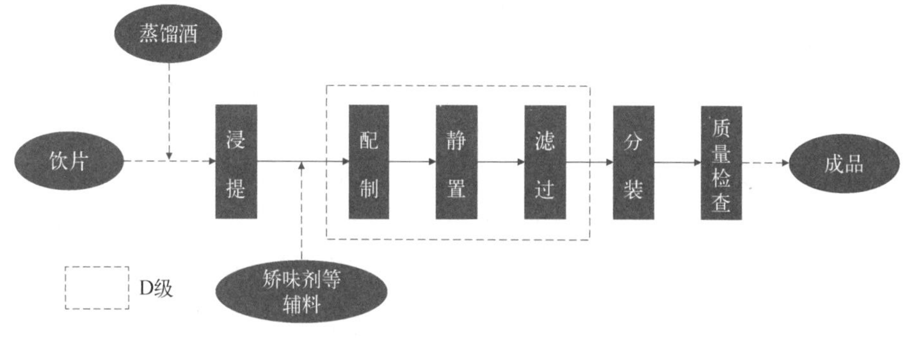

图6-4　酒剂的制备工艺流程

2. 酒剂制法　酒剂可用冷浸法、热浸法、渗流法或回流提取法等方法制备。

(1) 冷浸法：以规定量酒为溶剂。将饮片按照冷浸法操作，浸渍30日以上。取上清液，与药渣压榨液合并，根据处方需要加入糖或蜜搅拌溶解，再静置14日以上，滤过，分装，即得。

（2）热浸法：以规定量酒为溶剂，将饮片按照热浸法操作，取上清液，与药渣压榨液合并后，根据处方需要加入糖或蜜，搅拌溶解，再静置数天，滤过，分装，即得。

（3）渗流法：饮片适当粉碎，以酒为溶剂，按照渗漉法操作，收集渗漉液。若处方中需要加糖或蜜，可加至收集的渗漉液中，搅匀，密闭，静置，滤过，分装，即得，如寄生追风酒。也有将红糖用酒溶解后作溶剂进行渗漉制备，如舒筋活络酒等。

（4）回流提取法：以酒为溶剂，将饮片按照回流提取法操作，提取多次，至回流液无色。合并回流液，加入糖或蜜搅拌溶解，密闭，静置，滤过，分装，即得。

—•笔记栏•—

酒剂实例：三两半药酒

（二）酊剂的制备

1. 酊剂的制备工艺流程　制备酊剂的一般工艺流程如图6-5所示。

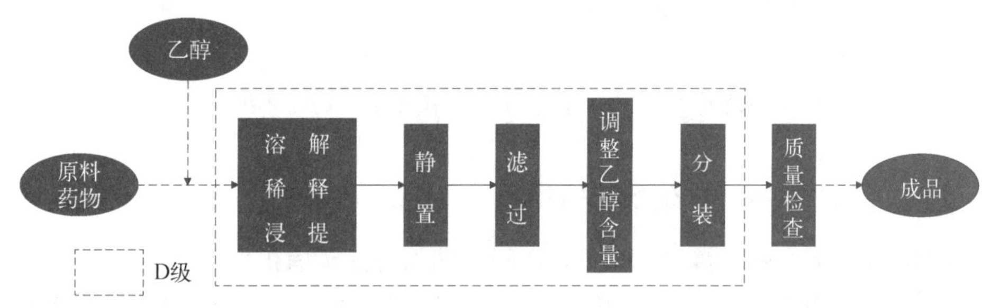

图6-5　制备酊剂的一般工艺流程

2. 酊剂制法　酊剂多用溶解法、稀释法、浸渍法及渗漉法制备。

（1）溶解法：取处方中药物，加规定浓度的乙醇适量，溶解，调整至规定体积，静置，必要时滤过，即得。此法适用于化学药物及中药提纯物或有效部位酊剂的制备。

（2）稀释法：饮片的流浸膏或浸膏，加规定浓度的乙醇适量，稀释至规定体积，静置，滤过，即得。

（3）浸渍法：取适当粉碎的饮片，置有盖容器中，加入规定浓度的乙醇适量，密盖，搅拌或振摇，浸渍3~5日或规定的时间，倾取上清液，再加入溶剂适量，依法浸渍至有效成分充分浸出，合并浸出液，加溶剂至规定量后，静置，滤过，即得。

酊剂实例：烧伤灵酊

（4）渗漉法：饮片适当粉碎，以规定浓度的乙醇为溶剂，按照渗漉法操作，收集的渗漉液达到规定量后，静置，滤过，即得。饮片为剧毒药时，应测定收集的渗漉液中的有效成分的含量，然后再加适量溶剂调整至规定的含量标准。

三、酒剂与酊剂的质量检查

（一）酒剂的质量检查

按照《中国药典》（2020年版）四部（通则0185）酒剂中的相关要求检查酒剂的性状、总固体量、乙醇量、甲醇量、装量及微生物限度，应符合规定。

1. 性状　酒剂须澄清，但在贮存期间允许有少量摇之易散的沉淀。

2. 总固体量　含糖、蜂蜜的酒剂按照第一法检查，不含糖、蜂蜜的酒剂照第二法检查，应符合规定。

第一法：精密量取供试品上清液50 mL，置蒸发皿中，水浴上蒸至稠膏状，除另有规定外，加无水乙醇搅拌提取4次，每次10 mL，滤过，合并滤液，置已干燥至恒重的蒸发皿中，蒸至近干，精密加入硅藻土1 g（经105℃干燥3 h、移置干燥器中冷却30 min），搅匀，在105℃干燥3 h，移置干燥器中，冷却30 min，迅速精密称定重量，扣除加入的硅藻土量，遗留残渣应符合各品种项下的有关规定。

第二法：精密量取供试品上清液50 mL，置已干燥至恒重的蒸发皿中，水浴上蒸干，在105℃干燥3 h，移置干燥器中冷却30 min，迅速精密称定重量，遗留残渣应符合各品种项下的有关规定。

—•笔记栏•—

3. 乙醇量 按照《中国药典》(2020 年版)四部(通则 0711)乙醇量测定法测定,应符合各品种项下规定。

4. 甲醇量 按照《中国药典》(2020 年版)四部(通则 0871)甲醇量检查法检查,应符合规定。

5. 装量 按照《中国药典》(2020 年版)四部(通则 0942)最低装量检查法检查,应符合规定。

6. 微生物限度 按照《中国药典》(2020 年版)四部(通则 1105、1106 和 1107)非无菌产品微生物限度检查:除需氧菌总数每 1 mL 不得超过 500 cfu,霉菌和酵母菌总数每 1 mL 不得超过 100 cfu 外,其他应符合规定。

(二) 酊剂的质量检查

按照《中国药典》(2020 年版)四部(通则 0120)酊剂中的相关要求检查酊剂的性状、乙醇量、甲醇量、装量及微生物限度,检查方法同酒剂,应符合规定。

第七节 流浸膏剂与浸膏剂

一、流浸膏剂与浸膏剂的含义与特点

流浸膏剂(liquid extract)、浸膏剂(extract)指中药饮片用适宜的溶剂浸提,蒸去部分或全部溶剂,调整至规定浓度而制成的制剂。蒸去部分溶剂者为流浸膏剂,蒸去全部溶剂者为浸膏剂。除另有规定外,每 1 mL 流浸膏剂相当于 1 g 饮片;每 1 g 浸膏剂相当于 2~5 g 饮片。浸膏剂又分为稠浸膏与干浸膏两种。稠浸膏呈半固体状,一般含水量为 15%~20%;干浸膏呈粉末状,含水量约为 5%。

流浸膏剂一般以一定浓度的乙醇为溶剂,少数以水为溶剂。以水为溶剂的流浸膏剂应根据实际情况加入 20%~25%的乙醇作为防腐剂,以利于贮存。除另有规定外,流浸膏剂和浸膏剂应置遮光容器内密封,流浸膏剂应置阴凉处贮存。

流浸膏剂与浸膏剂均由饮片浸提液浓缩而成,两者浓缩程度不同。除少数品种直接应用于临床外,流浸膏剂多用于制备合剂、糖浆剂、酊剂等剂型;浸膏剂多用于制备颗粒剂、胶囊剂、片剂等剂型。

二、流浸膏剂与浸膏剂的制备

(一) 流浸膏剂的制备

流浸膏剂实例:浙贝流浸膏

除另有规定外,流浸膏剂多用渗漉法制备。饮片适当粉碎,以适宜浓度的乙醇为溶剂依法渗漉。渗漉时溶剂用量一般为饮片量的 4~8 倍,收集饮片量 85%左右的初漉液另器保存,续漉液低温浓缩后与初漉液合并,调整至规定的标准,药液静置 24 h 以上,滤过,分装,即得。例如,远志流浸膏、当归流浸膏等;也可用浸膏剂稀释制成,如甘草流浸膏;或者用水提醇沉法制备,如益母草流浸膏。

(二) 浸膏剂的制备

浸膏剂实例:大黄浸膏

浸膏剂多用煎煮法(如肿节风浸膏、甘草浸膏)或渗漉法(如颠茄浸膏)制备。全部提取液应低温浓缩至稠膏状,加稀释剂(如甘油、液状葡萄糖等)或继续浓缩至规定量。将稠膏采用适当的方法干燥,可得到干浸膏粉,加入稀释剂(如淀粉、乳糖、蔗糖等)调整至规定量,也可在稠膏中掺入适量原药材细粉、淀粉稀释后再干燥。

此外,也可采用回流法或浸渍法制备。

三、流浸膏剂与浸膏剂的质量检查

(一) 流浸膏剂的质量检查

按照《中国药典》(2020 年版)四部(通则 0189)流浸膏剂与浸膏剂中相关要求检查性状、乙

—•笔记栏•—

醇量、甲醇量、装量、微生物限度，应符合规定。

1. 性状　流浸膏剂外观应澄清，久置若产生沉淀，在乙醇和有效成分含量符合各品种项下规定的情况下，可滤除沉淀。

2. 乙醇量　除另有规定外，含乙醇的流浸膏按照《中国药典》（2020 年版）四部（通则 0711）乙醇量测定法检查，应符合规定。

3. 甲醇量　除另有规定外，含乙醇的流浸膏按照《中国药典》（2020 年版）四部（通则 0871）甲醇量检查法检查，应符合各品种项下的规定。

4. 装量　按照《中国药典》（2020 年版）四部（通则 0942）最低装量检查法检查，应符合规定。

5. 微生物限度　按照《中国药典》四部（通则 1105、1106 和 1107）非无菌产品微生物限度检查法检查，应符合规定。

（二）浸膏剂的质量检查

浸膏剂的质量检查包括性状、装量与微生物限度检查。对稠浸膏剂与干浸膏剂的性状检查，应符合各制剂品种项下规定。装量与微生物限度检查方法同流浸膏剂。

第八节　茶　　剂

一、茶剂的含义与特点

茶剂（medicinal tea）指中药饮片或提取物（液）与茶叶或其他辅料混合制成的内服制剂。茶剂是一种传统剂型，除以治疗作用为主的茶剂外，还有保健用的茶剂，如午时茶、神曲茶、人参茶等。现代以中药煮散为基础研制的茶剂多为袋泡茶剂，使用时以沸水冲泡饮用，具有体积小、便于携带贮存、使用方便等特点。

茶剂可分为块状茶剂、袋装茶剂和煎煮茶剂。

二、茶剂的制备

1. 块状茶剂　将处方中的饮片粉碎成粗粉或碎片，以面粉糊为黏合剂混匀，也可将部分饮片提取物制成稠膏为黏合剂，与其余药物的粗粉混匀，制成适宜的软材或颗粒，以模具或压茶机压制成块状，低温干燥即得。

2. 袋装茶剂　分为全生药型与半生药型两种。全生药型系将处方中饮片粉碎成粗粉，经干燥、灭菌后分装入茶袋即得。半生药型系将处方中部分饮片粉碎成粗粉，部分饮片煎汁，浓缩成浸膏后吸收到中药饮片粗粉中，经干燥、灭菌后，分装入茶袋即得。

3. 煎煮茶剂　将饮片加工制成片、块、段、丝或粗粉后，分装入袋，供煎煮后取汁服用。茶剂中使用的茶叶和饮用茶袋均应符合饮用茶标准的有关要求。饮片及提取物在加入黏合剂或蔗糖等辅料时，应混合均匀。茶剂一般应在 80℃ 以下干燥，含挥发性成分较多的应在 60℃ 以下干燥，不宜加热干燥的应选用其他适宜的方法进行干燥。茶剂应密闭贮存，特别是含挥发性及易吸湿药物的茶剂应密封贮存。

茶剂实例：玉屏风袋泡茶

茶剂实例：小儿感冒茶

三、茶剂的质量检查

按照《中国药典》（2020 年版）四部（通则 0188）茶剂项下相关要求检查性状、水分、溶化性、重量差异、装量差异、微生物限度。

1. 性状　应符合各制剂品种项下的有关要求。

2. 水分　按照《中国药典》（2020 年版）四部（通则 0832）水分测定法测定，除另有规定外，不含糖块状茶剂、袋装茶剂和煎煮茶剂，不得过 12.0%；含糖块状茶剂，不得过 3.0%。

3. 溶化性　含糖块状茶剂，取供试品 1 块，加 20 倍量的热水，搅拌 5 min，应全部溶化，可

—•笔记栏•—

有轻微混浊，不得有焦屑等。

4. 重量差异　块状茶剂，取供试品10块，分别称定重量，每块的重量与标示重量相比较，超出重量差异限度的不得多于2块，并不得有1块超出限度1倍，重量差异限度参见《中国药典》（2020年版）四部（通则0188）茶剂项下有关规定。

5. 装量差异　除另有规定外，袋装茶剂与煎煮茶剂，取供试品10袋（盒），分别称定每袋（盒）内容物的重量，每袋（盒）装量与标示装量相比较，超出装量差异限度的不得多于2袋（盒），并不得有1袋（盒）超出限度1倍。装量差异限度参见《中国药典》（2020年版）四部（通则0188）茶剂项下有关规定。

6. 微生物限度　除煎煮茶剂外，按照《中国药典》四部（通则1105、1106和1107）非无菌产品微生物限度检查法检查，应符合规定。

第九节　浸出制剂易出现的问题及处理

浸出制剂所含成分复杂，质量优劣也影响到以其为中间体的其他制剂的质量。分析导致浸出制剂产生质量问题的原因，进而对症处理，才能找到切实可行的解决措施。

一、易出现的问题

1. 长霉发酵　微生物污染是导致浸出制剂长霉发酵的重要原因。因糖浆剂、合剂、口服液等液体药剂中含有糖、蛋白质等营养物质，在适宜的温度、湿度、pH条件下，微生物易生长繁殖。

2. 产生混浊沉淀　中药制剂多为复方，成分复杂，药液的澄清度受处方因素与外界因素影响。溶剂挥发、改变及高分子"陈化"及微生物污染皆可导致液体浸出制剂产生混浊或沉淀。酒剂、酊剂等含醇液体制剂，贮存中可能因乙醇挥发、溶剂含醇量改变而析出沉淀。不同溶剂与方法提取所得的半成品混合配液，由于分散体系的组成改变，可能出现沉淀。贮存日久或受外界温度、光线等因素的影响，液体浸出制剂中的高分子杂质也可能逐渐"陈化"而析出沉淀。

3. 活性成分水解　浸出制剂中酯类（包括内酯类）、酰胺类、苷类等药物成分在水溶液中受加热或制剂pH等因素的影响易发生水解，降低有效成分的含量，影响药效，甚至产生毒副作用。

二、处理办法

1. 控制微生物　从原辅料、制药用具设备、生产环境、包装容器、贮存等环节加以控制，减少微生物污染。① 原辅料应符合国家相关标准，采用适宜方法进行洁净处理，尽量减少含菌量。② 生产中所用设备、用具、包装材料等均应预先清洁、灭菌。③ 生产环境的洁净度应符合规定。④ 根据液体制剂的pH等理化性质选用适宜品种和浓度的防腐剂，充分发挥其抑菌作用，也是防止浸出制剂长霉发酵的有效措施。⑤ 采用单剂量包装。

2. 防止沉淀　针对产生混浊或沉淀的原因，应具体分析，防止沉淀产生。① 严密包装，防止溶剂挥发。② 改变溶剂。③ 对沉淀物，若为杂质，可对药液采用热处理冷藏法，加速杂质絮凝，滤除沉淀；若为有效物质的沉淀，可通过预先调节pH或增加溶解度的方法促使其溶解。④ 可采用适宜的精制方法，尽可能去除浸提液中的杂质。⑤ 减少微生物污染。

3. 延缓水解　可从制剂处方设计及生产、贮存条件控制等方面采取相应措施，延缓活性成分水解。① 药物成分的水解易受酸碱催化，所以液体浸出制剂处方设计时可对药物成分的稳定性进行考察，确定制剂最适宜的pH范围，具体实验方法参见本教材第二十章第二节中有关内容。② 在制剂生产过程中。提取、浓缩、干燥、灭菌等工序药料均可能受加热影响，应选择适宜操作方法，适当降低温度或缩短物料受热时间，以减少水解的发生。③ 对于易水解的药物，可适当添加非水溶剂，如乙醇、丙二醇、甘油等可改善其稳定性。

【小结】

—•笔记栏•—

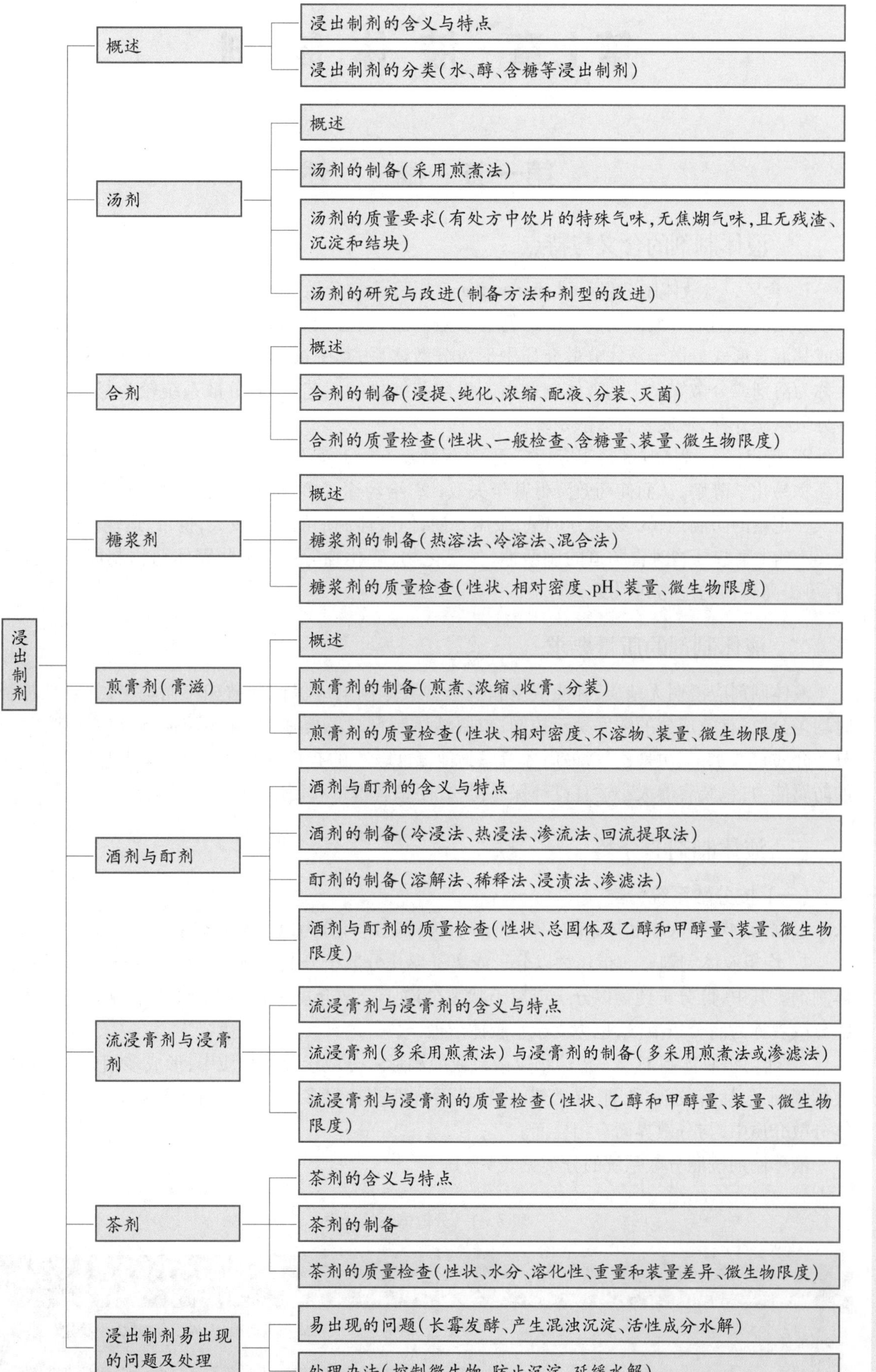
浸出制剂
概述
浸出制剂的含义与特点
浸出制剂的分类(水、醇、含糖等浸出制剂)
汤剂
概述
汤剂的制备(采用煎煮法)
汤剂的质量要求(有处方中饮片的特殊气味,无焦煳气味,且无残渣、沉淀和结块)
汤剂的研究与改进(制备方法和剂型的改进)
合剂
概述
合剂的制备(浸提、纯化、浓缩、配液、分装、灭菌)
合剂的质量检查(性状、一般检查、含糖量、装量、微生物限度)
糖浆剂
概述
糖浆剂的制备(热溶法、冷溶法、混合法)
糖浆剂的质量检查(性状、相对密度、pH、装量、微生物限度)
煎膏剂(膏滋)
概述
煎膏剂的制备(煎煮、浓缩、收膏、分装)
煎膏剂的质量检查(性状、相对密度、不溶物、装量、微生物限度)
酒剂与酊剂
酒剂与酊剂的含义与特点
酒剂的制备(冷浸法、热浸法、渗流法、回流提取法)
酊剂的制备(溶解法、稀释法、浸渍法、渗滤法)
酒剂与酊剂的质量检查(性状、总固体及乙醇和甲醇量、装量、微生物限度)
流浸膏剂与浸膏剂
流浸膏剂与浸膏剂的含义与特点
流浸膏剂(多采用煎煮法)与浸膏剂的制备(多采用煎煮法或渗滤法)
流浸膏剂与浸膏剂的质量检查(性状、乙醇和甲醇量、装量、微生物限度)
茶剂
茶剂的含义与特点
茶剂的制备
茶剂的质量检查(性状、水分、溶化性、重量和装量差异、微生物限度)
浸出制剂易出现的问题及处理
易出现的问题(长霉发酵、产生混浊沉淀、活性成分水解)
处理办法(控制微生物、防止沉淀、延缓水解)

第七章　液 体 制 剂

—•笔记栏•—

第七章授课视频

第一节　概　　述

一、液体制剂的含义与特点

1. 含义　液体制剂(liquid preparations)指将药物分散在液体分散介质中制成的可供内服或外用液态制剂。液体制剂中的药物可以是固态、液态或气态,以分子、离子、胶体、微粒、液滴或其混合形式分散于液体分散介质中形成分散体系,其中被分散的药物称为分散相,分散介质称为溶剂或分散媒。中药液体制剂由于提取和纯化的工艺不同,分散系统较为复杂,可能多种分散状态并存,形成复合分散系统。

2. 特点　液体制剂临床应用广泛,其优缺点有:① 药物分散度大、吸收快、作用较迅速,但药物易化学降解,从而使药效降低甚至失效;② 给药途径多,但水性液体制剂易霉变,常需要加入一定量的防腐剂;③ 易于分剂量,服用方便,但液体制剂的体积较大,携带、运输及贮存不方便;④ 减少某些药物对胃肠道的刺激性,如溴化物、碘化物等;⑤ 某些固体药物制成液体制剂后,可提高药物的生物利用度。

二、液体制剂的质量要求

液体制剂应澄明无杂质,乳浊液型和混悬型液体制剂应保证分散相小而均匀,并且在振摇时均匀分散;有效成分的浓度易于控制;口服液体制剂口感要适宜,外用液体制剂应无刺激性;分散介质首选水,其次是乙醇,最后才考虑其他毒性较小的有机分散介质;液体制剂应具有一定的防腐能力;包装容器大小适宜且环保易得,方便患者携带和使用。

三、液体制剂的分类

(一) 按分散系统分类

根据药物粒子大小和体系均匀程度不同,液体制剂可分为以下两种类型。

1. 均相液体制剂　指药物以分子或离子形式分散于分散介质中,形成均相分散体系的液体制剂。其中,低分子药物以分子或离子状态分散于分散介质中称为溶液(真溶液);高分子药物分散者称为高分子溶液,也称为亲水胶体溶液。

2. 非均相液体制剂　指药物以微粒或液滴形式分散于分散介质中,形成多相分散体系的液体制剂,包括溶胶剂、乳剂、混悬剂,分别是不溶性药物以多分子聚集体、液滴、固体分散于液体分散介质中,与分散界面有相界面。

液体制剂按照分散系统的分类见表 7-1。

表 7-1　分散体系的分类

类　型			分散相大小	特　征
均相液体制剂	真溶液		<1 nm	扩散快,能透过滤纸和某些半透膜;无界面,为热力学稳定体系
	胶体溶液	高分子溶液	1~100 nm	扩散慢,能透过滤纸,不能透过半透膜;无界面,为热力学稳定体系

—·笔记栏·—

续 表

类 型			分散相大小	特 征
非均相液体制剂	胶体溶液	溶胶剂	1~100 nm	扩散慢，能透过滤纸不能透过半透膜；有界面，为热力学不稳定体系
	乳剂		>100 nm	扩散很慢或不扩散，显微镜下可见；有界面，为热力学不稳定体系
	混悬剂		>500 nm	扩散很慢或不扩散，显微镜下可见；有界面，为动力学和热力学不稳定体系

（二）按给药途径分类

1. 口服液体制剂　如口服溶液剂、口服乳剂、口服混悬剂等。

2. 外用液体制剂　① 皮肤用液体制剂：如洗剂、搽剂等；② 五官科用液体制剂：如洗耳剂与滴耳剂、洗鼻剂与滴鼻剂、含漱剂、滴牙剂等；③ 直肠、阴道、尿道用液体制剂：如灌肠剂、灌洗剂等。

四、液体制剂的常用溶剂

液体制剂中的溶剂对药物的溶解和分散起重要作用，药物的溶解或分散状态与溶剂的种类和极性有着密切的关系，故应根据药物性质、制剂要求和临床用途合理选择溶剂。选择的溶剂应具有良好的溶解性与分散性，化学性质稳定，毒性小，无刺激性、无臭味，不影响主药的作用和含量测定，成本低等特点。

（一）极性溶剂

1. 水（water）　本身无药理作用，是最常用的溶剂，能与乙醇、甘油、丙二醇等溶剂以任意比例混合，能溶解绝大多数的无机盐类和极性大的有机药物，能溶解药材中的生物碱、糖类、苷类及色素等。但在水中不稳定、易水解、易发生霉变的药物，不宜制成水性液体制剂。配制液体制剂所用的水应是经处理后的纯化水等制药用水。

2. 甘油（glycerin）　为无色黏稠液体，味甜，毒性小，能与水、乙醇、丙二醇以任意比例混合，对苯酚、硼酸和鞣质的溶解度比水大。甘油可供内服或外用，在外用制剂中具有保湿作用，含甘油30%以上时具有防腐作用。

3. 二甲基亚砜（dimethyl sulfoxide，DMSO）　为无色澄明液体，具大蒜臭味，有较强的吸湿性，溶解范围广，被称为“万能溶剂”。能促进药物透过皮肤和黏膜的吸收，但对皮肤有一定的刺激性。

（二）半极性溶剂

1. 乙醇（alcohol）　为无色挥发性液体，可与水、甘油、丙二醇等溶剂以任意比例混合，能溶解大部分有机药物和中药材中有效成分，如生物碱及其盐类、苷类、挥发油、鞣质、树脂、有机酸和色素等。20%以上的乙醇即有防腐作用。但乙醇具有易挥发、易燃烧等缺点。故含有乙醇的制剂应密闭贮存。

2. 丙二醇（propylene glycol）　性质与甘油相近，刺激性与毒性均较小，黏性小，能溶解很多有机药物，如维生素AD、磺胺类药、局部麻醉药及性激素等，液体药剂中常用来代替甘油。

3. 聚乙二醇（polyethylene glycol，PEG）　低聚合度的聚乙二醇如PEG 300、PEG 400为透明液体，能与水以任何比例混溶，并能溶解许多水溶性无机盐和水不溶性有机药物。本品对易水解的药物具有一定的稳定作用，亦具有保湿作用。

（三）非极性溶剂

1. 脂肪油（fatty oils）　主要指《中国药典》（2020年版）中收载的植物油类，如花生油、麻油、豆油等。多用于外用制剂，如洗剂、搽剂等。脂肪油能溶解生物碱、挥发油及部分芳香族化合物。

2. 液状石蜡（liquid paraffin）　为饱和烷烃化合物，化学性质稳定，分为轻质、重质两种，

—•笔记栏•—

轻质多用于外用液体制剂,重质可用于软膏剂的制备。

3. 油酸乙酯(ethyl oleate) 属脂肪油的代用品,淡黄色或几乎无色,易流动、似橄榄油香味的油状液体,是甾族化合物及其他油溶性药物的常用溶剂。在空气中暴露易氧化、变色,故使用时常加入抗氧剂。

4. 肉豆蔻酸异丙酯(isopropyl myristate) 为透明、无色、几乎无臭的低黏度油状液体。化学性质稳定,不易水解、氧化或酸败,无刺激性和过敏性;不溶于水、甘油和丙二醇,可溶于乙酸乙酯、乙醇,可分散于羊毛脂、胆甾烷醇中,常用作外用制剂的溶剂。

五、液体制剂的常用附加剂

在液体制剂的制备过程中,根据剂型的要求常需要加入不同类型的附加剂等来提高制剂的稳定性,如增溶剂、潜溶剂、助溶剂、防腐剂等;加入矫味剂以矫正药物的不良气味便于患者服用。

1. 增溶剂(solubilizers) 在水溶液中浓度达到临界胶束浓度(critical micelle concentration, *CMC*)后,能使一些水不溶性或微溶性物质在胶束溶液中溶解度显著增加,形成透明胶体溶液作用的表面活性剂称为增溶剂。例如,以水为溶剂的药物中常以肥皂类、聚山梨酯类和聚氧乙烯脂肪酸酯类等表面活性剂为增溶剂。

2. 潜溶剂(cosolvents) 难溶性药物在一种溶剂中的溶解度较小,当使用两种或两种以上混合溶剂,且混合溶剂中各溶剂达到某一比例时,该药物的溶解度在其中出现极大值,这时的混合溶剂称为潜溶剂。例如,与水形成潜溶剂的有乙醇、丙二醇、甘油、聚乙二醇等。

3. 助溶剂(hydrotropic agents) 难溶性药物与加入的能与其在溶剂中形成可溶性的分子间络合物、复盐或缔合物等,以增加药物在溶剂(主要是水)中溶解度的第二种物质称为助溶剂。例如,有机酸及其盐、酰胺化合物、无机化合物等。

4. 防腐剂(preservatives) 指能抑制微生物生长繁殖的化学物品,也称抑菌剂。常用防腐剂有乙醇、山梨酸、苯甲酸、苯甲酸钠、对羟基苯甲酸酯类(尼泊金类)、酚类及其衍生物等。

5. 矫味剂(flavoring agents) 指能改善味觉的物质。有的矫味剂同时兼具矫臭的作用。例如,糖类、糖醇类、蜂蜜等甜味剂;枸橼酸、薄荷油、香蕉香精等改善药品气味的芳香剂;淀粉、甲基纤维素、羧甲基纤维素钠等性质黏稠可干扰味觉的胶浆剂;能产生 CO_2 气体的泡腾剂及麸氨酸钠类化学调味剂等。

6. 着色剂(colorants) 又称色素,指能改善制剂的外观颜色,可用来识别制剂的品种、区分应用方法及减少患者对服药的厌恶感。根据来源,着色剂分为天然色素(如甜菜红、姜黄等)和人工合成色素(苋菜红、柠檬黄等)两大类。

7. 其他 其他还有常用的乳化剂、助悬剂、絮凝剂、反絮凝剂等,后面章节具体介绍。

第二节 表面活性剂

一、概述

1. 含义 表面活性剂指含有固定的亲水亲油基团,由于其两亲性而倾向于集中在溶液表面、两种不相混溶液体的界面或者集中在液体和固体的界面,能显著降低表面张力或者界面张力的一类化合物。其与一般表面活性物质的重要区别在于表面活性剂还具有增溶、乳化、润湿、去污、杀菌、消泡或起泡等应用性质。

2. 结构特点 表面活性剂之所以能显著降低表面(界面)张力,主要取决于其结构上的特点即分子中同时具有亲水基团和亲油基团。表面活性剂分子一端为亲水的极性基团,另一端为亲油的非极性基团(图7-1)。

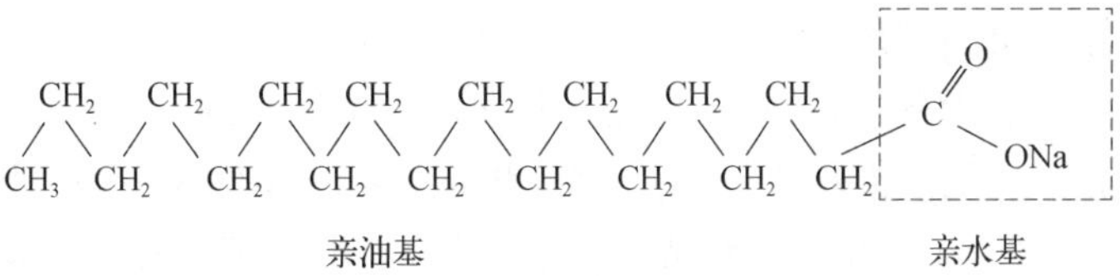

$CH_3(CH_2)_{14}$—COONa

亲油基　　亲水基

图 7-1 表面活性剂的化学结构示意图

二、表面活性剂的分类

表面活性剂通常按其解离情况分为离子型和非离子型两大类，离子型表面活性剂又可按离子所带电荷的性质分为阳离子型、阴离子型和两性离子型表面活性剂。常用表面活性剂的结构、特征和性质介绍如下所述。

（一）阴离子型表面活性剂

阴离子型表面活性剂(anionic surfactants)的特征是其阴离子部分起表面活性作用，即带负电荷，如肥皂、长链烃基的硫酸盐等。

1. 皂类　指高级脂肪酸的盐，通式为$(RCOO)_n^-M^{n+}$。其脂肪酸烃链一般在C_{11}~C_{18}，硬脂酸、油酸、月桂酸等较常用。根据 M 的不同，皂类主要有碱金属皂、碱土金属皂和有机胺皂(如三乙醇胺皂)等。皂类有一定的刺激性，一般只用于皮肤用的药剂中。

2. 硫酸化物　指硫酸化油和高级脂肪醇硫酸酯类，通式为$R\cdot O\cdot SO_3^-M^+$，其中高级醇烃链 R 在C_{12}~C_{18}。硫酸化油的代表是硫酸化蓖麻油，通称为土耳其红油，为黄色或橘黄色黏稠液，微臭，可与水混合，为无刺激性的去污剂和润湿剂。高级脂肪醇硫酸酯类中常用的是十二烷基硫酸钠、十六烷基硫酸钠、十八烷基硫酸钠等。硫酸化物类乳化性较强，且较肥皂类稳定，主要用作外用软膏的乳化剂。

3. 磺酸化物　指脂肪族磺酸化物、烷基芳基磺酸化物和烷基萘磺酸化物等，通式为$R\cdot SO_3^-M^+$。脂肪族磺酸化物如二辛基琥珀酸磺酸钠、二己基琥珀酸磺酸钠，烷基芳基磺酸化物如十二烷基苯磺酸钠，常用作洗涤剂。

（二）阳离子型表面活性剂

阳离子型表面活性剂起表面活性作用的是阳离子部分，即带正电荷。除具有良好的表面活性作用外，都具有较强的杀菌作用，因此主要用于杀菌与防腐。常用的有氯苄烷铵、溴苄烷铵、氯化(溴化)十六烷基吡啶等。

（三）两性离子型表面活性剂

两性离子型表面活性剂指分子中同时具有正、负电荷基团的表面活性剂。这类表面活性剂兼具有阴、阳离子的一些特性，并随着介质 pH 的不同可为阳离子型，也可以为阴离子型。有天然制品，也有人工合成制品。

1. 卵磷脂　是天然的两性离子型表面活性剂，由磷酸型阴离子部分和季铵盐型阳离子部分组成，其结构式如图 7-2 所示。

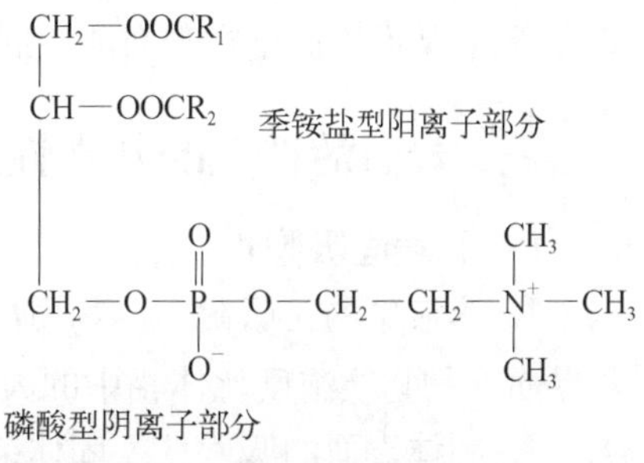

由于卵磷脂有R_1、R_2两个疏水基团，故不溶于水，但其对油脂的乳化作用很强，可制成油滴很小且不易破坏的乳剂，目前是制备注射用乳剂的主要附加剂。

CH_2—$OOCR_1$ | CH—$OOCR_2$ | CH_2—O—P(=O)(O^-)—O—CH_2—CH_2—$N^+(CH_3)_3$

季铵盐型阳离子部分

磷酸型阴离子部分

图 7-2 卵磷脂的结构式

2. 合成的两性离子型表面活性剂　合成的两性离子型表面活性剂构成阳离子部分的是胺盐或季铵盐，阴离子部分主要是羧酸盐，也有硫酸酯、磷酸酯、磺酸盐等。

两性离子型表面活性剂在碱性水溶液中呈阴离子型表面活性剂性质，起泡性良好，去污力亦强；在酸性水溶液中则呈阳离子型表面活性剂特性，杀菌力较强。

—·笔记栏·—

(四)非离子型表面活性剂

非离子型表面活性剂指在水溶液中不解离的一类表面活性剂,因其化学上的不解离性,常用作增溶剂、分散剂、乳化剂或混悬剂等;可外用,也可内服,个别品种还可用于注射给药。

1. 脂肪酸山梨坦类　指脱水山梨醇脂肪酸酯类,由山梨醇与各种不同的脂肪酸所组成的酯类化合物,商品名为司盘(Span)。由于山梨醇羟基脱水位置不同,脱水山梨醇实际上是一次脱水物和二次脱水物的混合物,所生成的酯也是混合物,一般结构式如图 7－3 所示。

脱水山梨醇的酯类因脂肪酸种类和数量的不同而有不同产品,如月桂山梨坦(司盘-20)、棕榈山梨坦(司盘-40)等。其 *HLB* 值在 4.3~8.6,亲油性较强,故一般用作 W/O 型乳剂的乳化剂,或 O/W 型乳剂的辅助乳化剂。

2. 聚山梨酯类　指聚氧乙烯脱水山梨醇脂肪酸酯类,是在司盘类的剩余—OH 上,再结合聚氧乙烯基而制得的醚类化合物,商品名为吐温(Tween)。与司盘相同,聚氧乙烯脱水山梨醇脂肪酸酯类也是山梨醇的一次脱水物和二次脱水物的混合物,结构式如图 7－4 所示。

聚氧乙烯脱水山梨醇脂肪酸酯类根据脂肪酸种类和数量的不同而有不同产品。例如,聚山梨酯-20(吐温-20)、聚山梨酯-40(吐温-40)等。因其分子中增加了亲水性的聚氧乙烯基,亲水性大大增加,故广泛用作增溶剂或 O/W 型乳化剂。

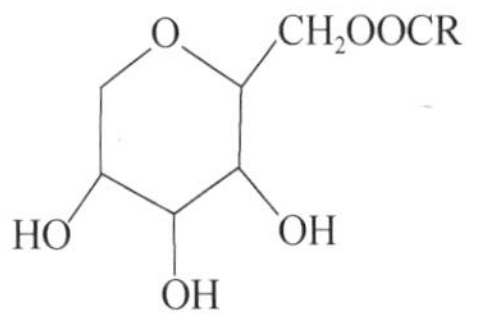

RCOO⁻为脂肪酸根,山梨醇为六元醇,因脱水而环合

图 7－3　脂肪酸山梨坦类结构式

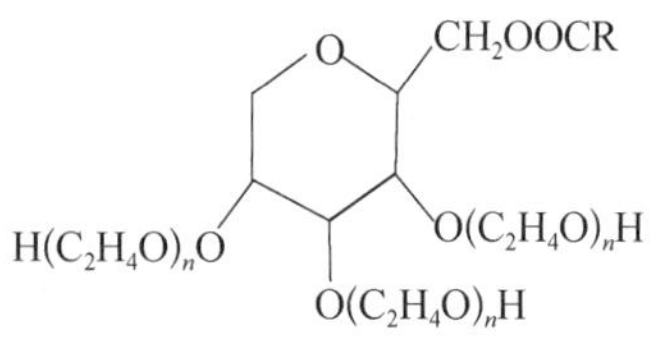

式中 $—(C_2H_4O)_nO^-$ 为聚氧乙烯基

图 7－4　聚山梨酯类结构式

3. 聚氧乙烯脂肪酸酯类　指由聚乙二醇与长链脂肪酸缩合而成,商品名为卖泽(Myrij)。可用通式:$R\cdot COO\cdot CH_2\cdot (CH_2OCH_2)_n\cdot CH_2OH$ 表示,其中$—(CH_2OCH_2)—$为聚乙二醇形成的聚氧乙烯基,*n* 是聚合度,根据聚乙二醇的平均分子量而定。该类表面活性剂乳化能力很强,常用作 O/W 型乳化剂。

4. 聚氧乙烯脂肪醇醚类　指由聚乙二醇与脂肪醇缩合而成的醚类,通式为 $RO(CH_2OCH_2)_nH$,商品名为苄泽(Brij)。因聚氧乙烯基聚合度和脂肪醇的不同而有不同的品种。例如,西土马哥(Cetomacrogol)为聚乙二醇与十六醇缩合而得;平平加 O(Peregol O)为 15 U 氧乙烯与油醇的缩合物。该类表面活性剂常用作乳化剂或增溶剂。

5. 聚氧乙烯-聚氧丙烯共聚物　也称泊洛沙姆(Poloxamer),商品名普朗尼克(Pluronic),由聚氧乙烯和聚氧丙烯聚合而成。其中,聚氧乙烯基是亲水性的,聚氧丙烯则随分子的增大而逐渐变得亲油,从而构成这类表面活性剂的亲油基团。常用的有 Poloxamer 188(Pluronic F68)等。

三、表面活性剂的基本性质

(一)表面吸附性

1. 溶液中的正吸附　物质的浓度在界面(或表面)上发生变化的过程和现象称为吸附,若界面上的物质浓度比体相中的大,则称为正吸附。

2. 固体表面的吸附　固体表面吸附在固体内部,形成点阵的每个粒子受到周围粒子的作用力而相互抵消,而位于固体表面层的粒子,仅受到固体表面层内部粒子的吸引作用,固体外部又几乎没有粒子,因而表面层中分子的合力不为零,合力方向垂直于固体表面指向固体内部,于是在固体表面层附近形成一个表面势场。当环境中的异种气体分子运动到足够靠近固体表面时,在这势场作用下被吸附到表面上,同时减少了固体的表面势能,这种现象就称为固体的表面吸附。

（二）胶束与临界胶束浓度

1. 胶束的含义与结构　在水溶液中，表面活性剂分子的疏水部分与水的亲和力较小，当浓度较大时，疏水基团相互吸引、缔合在一起形成缔合体，这种缔合体称为胶团或胶束（micelle）。在表面活性剂达到 *CMC* 的水溶液中，胶束有相近的缔合度并呈球形或板状等，分子中亲水基排列在球壳外部形成栅状层结构，而碳氢链在中心形成内核（图 7－5）。

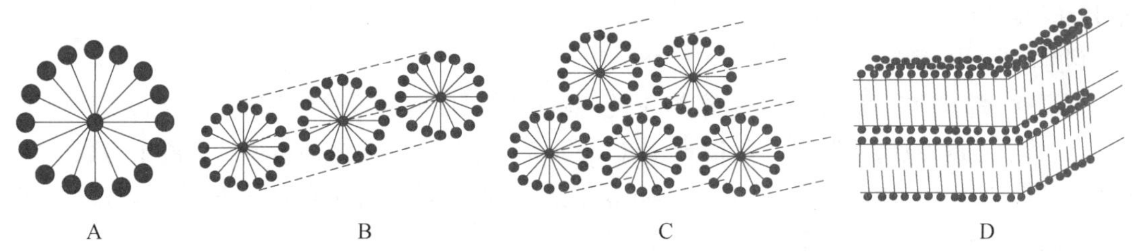

图 7－5　胶束的类型

A. 球状胶束；B. 棒状胶束；C. 束状胶束；D. 层状胶束

2. 临界胶束浓度　表面活性剂开始形成胶束时的浓度称为 *CMC*。*CMC* 与表面活性剂的结构及组成有关，每一种表面活性剂有其各自的 *CMC*。例如，十二烷基硫酸钠的 *CMC* 为 0.230%（g/mL），每个胶束的分子数约为 125 个，总分子量约为 36 000 Da。

3. 临界胶束浓度的测定　溶液体相中出现胶束后，继续增加浓度时，体相中单体的浓度将不再上升，因此从理论上来讲，凡是利用胶束形成而发生不连续变化的性质都可以被用来测量 *CMC*。但是需要注意，有些性质对单体浓度敏感、有些对胶束敏感，因此同一个表面活性剂用不同的方法测量的 *CMC* 数值存在微小的差异是正常的。测量 *CMC* 的方法很多，比较常用的有表面张力法、电导法、染料法、增溶法、渗透压法、脉冲射解法、荧光法、超声吸附法、浊度法、pH 法、流变法、离子选择性电极法和循环伏安法等。

4. 胶束的增溶作用　胶束的一个重要性质是它的增溶作用。胶束能与水溶液中的任何种类的溶质发生作用。这些相互作用至少可区分为 4 种类型：① 和非极性分子的作用；② 和极性或两亲性分子的作用；③ 和简单的一价或多价离子的作用；④ 和两亲离子的作用。

（三）亲水亲油平衡值与表面活性剂的复配

表面活性剂分子中同时含有亲水基团和亲油基团，其亲水亲油的强弱取决于分子结构中亲水基团和亲油基团的多少，可以用亲水亲油平衡值（hydrophile-lipophile balance value，*HLB* 值）表示。表面活性剂的 *HLB* 值范围一般限定在 0~40，表面活性剂的 *HLB* 值越高，其亲水性越强；*HLB* 值越低，其亲油性越强。其中，非离子型表面活性剂的 *HLB* 值范围为 0~20，即完全由疏水碳氢基团组成的石蜡分子的 *HLB* 值为 0，完全由亲水性的氧乙烯基组成的聚氧乙烯的 *HLB* 值为 20，既有碳氢链又有氧乙烯链的表面活性剂的 *HLB* 值介于两者之间。不同 *HLB* 值的表面活性剂有不同的用途，如增溶剂 *HLB* 值的最适范围为 15~18 或 18 以上；去污剂 *HLB* 值为 13~16；O/W 型乳化剂 *HLB* 值为 8~16；润湿剂与铺展剂 *HLB* 值为 7~9；W/O 型乳化剂 *HLB* 值为 3~8；大部分消泡剂 *HLB* 值为 0.8~3（图 7－6）。

亲水
亲油
20
15
10
5
0
增溶剂
去污剂
O/W型乳化剂
润湿剂与铺展剂
W/O型乳化剂
大部分消泡剂

图 7－6　不同 *HLB* 值表面活性剂适用范围

HLB 值的计算如式（7－1）所示：

$$HLB=\frac{\text{亲水基质量}}{\text{亲水基质量}+\text{亲油基质量}}\times 20 \qquad (7-1)$$

—•笔记栏•—

非离子型表面活性剂的 *HLB* 值具有加和性。例如，二组分非离子型表面活性剂混合体系的 *HLB* 值的计算如式(7-2)所示：

$$HLB_{混合乳化剂}=\frac{W_A\cdot HLB_A+W_B\cdot HLB_B}{W_A+W_B} \tag{7-2}$$

式中，W_A 为乳化剂 A 的重量，W_B 为乳化剂 B 的重量，HLB_A 为乳化剂 A 的 *HLB* 值，HLB_B 为乳化剂 B 的 *HLB* 值。

（四）Krafft 点

低温时，离子型表面活性剂在水溶液中的溶解度随温度升高而缓慢增加，但当温度升至某一值后，溶解度迅速增加，该温度称为 Krafft 点（Krafft point）。一般认为，Krafft 点是离子型表面活性剂的特征值，Krafft 点越高，*CMC* 越小。Krafft 点是表面活性剂使用温度的下限，或者说，只有在温度高于此点时表面活性剂才能更大程度地发挥效能。

（五）起昙与昙点

大部分聚氧乙烯型非离子型表面活性剂溶液进行加热升温时，可导致表面活性剂析出（溶解度下降），出现混浊，甚至是分层，这种现象称为"起浊"或"起昙"，此时的温度称昙点（cloud point）。含有昙点表面活性剂的制剂，由于在达到昙点时析出表面活性剂，其增溶性或乳化性能下降，被增溶的物质可能析出，或相应的乳剂可能遭到破坏。有的在温度下降后恢复原状，有的则难以恢复。因此，需要加热灭菌的制剂应格外注意。

（六）生物学性质

1. 毒性与溶血性　阳离子型表面活性剂的毒性大于阴离子型表面活性剂，非离子型表面活性剂的毒性相对较小。阳离子型和阴离子型表面活性剂还有较强的溶血作用，非离子型表面活性剂的溶血作用一般比较轻微，聚山梨酯类非离子型表面活性剂的溶血作用通常较小。溶血作用的顺序为聚氧乙烯烷基醚>聚氧乙烯烷芳基醚>聚氧乙烯脂肪酸酯>吐温类。吐温类溶血作用的顺序为吐温-20>吐温-60>吐温-40>吐温-80。

2. 刺激性　虽然各类表面活性剂都可用于外用制剂，但长期使用有可能对皮肤或黏膜造成损害。各类表面活性剂对皮肤黏膜的刺激性大小顺序与表面活性剂的毒性一致，表面活性剂对皮肤和黏膜的刺激性，随温度和湿度的增加而加重。

3. 对吸收的影响　表面活性剂可能促进药物吸收也可能减缓药物吸收，这受多方面因素影响，如药物在胶束中扩散的程度、生物膜性质等。

四、表面活性剂在药剂中的应用

（一）增溶剂

药物在水中因加入表面活性剂而溶解度增加的现象称为增溶（solubilization）。具有增溶作用的表面活性剂称为增溶剂。

1. 增溶的原理　当表面活性剂水溶液达到临界胶束浓度后，表面活性剂分子的疏水基团缔合形成内部非极性的疏水空间外部极性的亲水空间的胶束。胶束微粒大小属于胶体溶液范围，因此形成的体系仍为澄明溶液。被增溶物以不同方式与胶束结合而使其溶解度增大。非极性物质插入胶束内核。极性集团则伸入胶束外层。

增溶作用与真正的溶解作用并不相同，真正溶解过程会使溶剂的依数性有很大改变。但增溶后对依数性影响很小，这说明在增溶过程中溶质没有分散成分子或解离成离子，而以胶束形式分散在增溶溶液中，所以质点的数目不会增多。

2. 影响增溶的因素

（1）增溶剂的性质、用量及使用方法：不同分子量的增溶剂具有不同的增溶效果，同系物的增溶剂其碳链越长，增溶量越大。一般用作增溶剂的表面活性剂 *HLB* 值在 15~18。对极性或者中等极性的药物而言，非离子型表面活性剂的 *HLB* 值越大，其增溶效果越好，但对极性低的药物，结果则恰恰相反。增溶剂的最佳用量可通过试验确定。应用时，通常宜将被增溶药物分散于增溶剂中，然后再用溶剂分次稀释至规定体积。

（2）被增溶药物的性质：增溶剂所形成的胶束体积大体固定，在增溶剂浓度一定时，被增溶药物的分子量越大，摩尔体积也越大，其增溶量越小。

（3）溶液的 pH 及电解质：弱碱性药物的分子型药物浓度随着溶液 pH 的增高而增大，增溶效果也随溶液 pH 的增高而越来越好；溶液的 pH 降低有利于弱酸性药物的增溶。

电解质能降低增溶剂的 *CMC*，使增溶剂在较低的浓度时形成大量的胶束而产生增溶作用。另外，电解质还可中和胶束的电荷，增大胶束内部的有效体积，为药物提供更多的空间，从而提高增溶作用。

（4）温度：温度影响胶束的形成、被增溶物质的溶解及表面活性剂的溶解度。对于离子型表面活性剂，温度升高主要增加被增溶物质在胶束中的溶解度及表面活性剂的溶解度。但对于某些含聚氧乙烯基的非离子表面活性剂，温度升高常常出现起昙现象。

3. 增溶在中药药剂中的应用

（1）增加中药中难溶性成分的溶解度：一些中药中的难溶性成分，如薄荷中提取的薄荷油、莪术中提取的莪术油、乌头中提取的乌头碱等制成液体药剂有一定难度，加入聚山梨酯-80 后可增加其溶解度而制成注射剂，并改善其澄明度。增溶剂、被增溶物和溶剂的最佳配比常通过试验制作三元相图来确定。图 7-7 是薄荷油-聚山梨酯-20-水的三元相图，两曲线上的各点均未出现混浊或由混浊变澄清的比例点，以曲线为分界线，Ⅱ、Ⅳ两相区是多相区，表明在Ⅱ、Ⅳ两相区内的任一比例，均不能制得澄明溶液；在单相区Ⅰ、Ⅲ内任一比例均可制得澄明溶液。但这并不保证所有这些澄明溶液在稀释中不发生混浊。只有在沿曲线的切线上方区域内的任一点，如 A 点代表 75% 薄荷油、42.5% 聚山梨酯-20 和 50% 水，水稀释时才不会出现混浊。

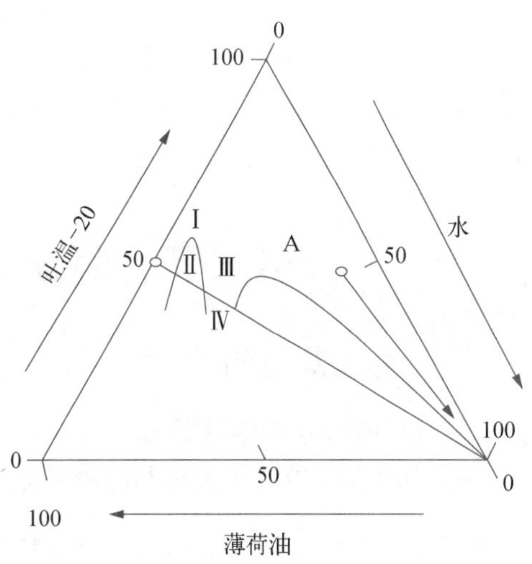

图 7-7　薄荷油-聚山梨酯-20-水的三元相图

（2）用于中药提取的辅助剂：表面活性剂具有降低表面张力的作用，可增加对细胞的润湿性、渗透性，溶解或增溶有效成分，尤其是非离子型表面活性剂不与成分起作用，毒性低，适用于作各种成分提取的辅助剂，如聚山梨酯-80 可使薰衣草油提取得率增加 20%，而油的性质不变。

（二）乳化剂

表面活性剂可以用作乳化剂，其乳化作用机制主要是形成界面膜、降低界面张力或形成扩散双电层等。一般说来，*HLB* 值为 3~8 的表面活性剂可用作 W/O 型乳化剂，*HLB* 值为 8~16 的表面活性剂用作 O/W 型乳化剂，具体展开内容见第六节。

（三）润湿剂与铺展剂

促进液体在固体表面铺展或渗透的作用称为润湿（wetting），能起润湿作用的表面活性剂称为润湿剂（wetters）。在疏水性药物配制水性混悬剂时，必须加入润湿剂，药物才能被水润湿。

对于两种非均相系统，一种液体滴到另一液体的表面，会产生两种表面现象：① 分子之间的相互作用使一种液体覆盖在另一种液体表面并形成一层液膜，这种现象称为铺展（spreading）。② 形成液珠，以尽量减少接触表面积，但加入表面活性剂又能铺展或混合。铺展现象在药剂学中有重要应用。制剂中常见例子是油脂性软膏，适当添加表面活性剂可增加油脂的铺展系数，使它能在皮肤上均匀涂布，因为皮肤是与脂肪酸混合物相类似的极性-非极性（水-油）层，尤其在渗出液较多的皮肤。因此，改善油脂性软膏的铺展性质非常有必要。

—·笔记栏·—

（四）起泡剂与消泡剂

泡沫是气体分散在液体中的分散体系。中药提取或浓缩时常因含有皂苷、蛋白质、树胶或其他高分子化合物，在提取罐或浓缩罐中产生大量稳定的泡沫。这些具有表面活性的高分子物质通常有较强的亲水性和较高的 *HLB* 值，在溶液中可降低液体的界面张力而使泡沫稳定，这些物质称为起泡剂(forming agent)。起泡剂可用于腔道用药，如在阴道片中加入起泡剂，可促使药物进入阴道皱褶而发挥作用。

一些 *HLB* 值为 1~3 的亲油性较强的表面活性剂加入泡沫体系中时，其可与泡沫液层的起泡物质争夺液膜上空间，降低表面黏度，促使液膜液体流失而消泡，这些表面活性剂即称为消泡剂(antifoaming agent)。消泡剂通常用于消除此过程中的泡沫。

（五）抑菌剂与消毒剂

大多数阳离子型表面活性剂和两性离子型表面活性剂及少数阴离子型表面活性剂可用作杀菌剂和消毒剂(disinfectant)，如苯扎溴铵、甲酚皂等。其杀菌机制是由于表面活性剂与细菌生物膜的蛋白质发生相互作用，使蛋白质变性或遭受破坏。

（六）去污剂

去污剂(detergent)也称洗涤剂(cleaning agent)，是用于去除污垢的表面活性剂。去污作用是表面活性剂润湿、渗透分散、乳化或增溶等各种作用的综合结果。去污剂的最适 *HLB* 值为 13~16，常用的去污剂有钠肥皂、十二烷基硫酸钠等。

第三节 药物溶液的性质与药物溶解度

一、药物溶液的性质

（一）药物溶液的渗透压

药物溶液的渗透压大小与溶液的浓度有关。其溶液的渗透压用式(7-3)表示：

$$\pi/C_g = RT/M + BC_g \qquad (7-3)$$

式中，π 为渗透压，C_g 为 1 L 溶液中溶质的克数，R 为气体常数，T 为绝对温度，M 为分子量，B 为特定常数，它是由溶质和溶剂相互作用的大小来决定的。

（二）药物溶液的表面张力

药物溶液体表的分子四周受力不对称，受垂直于表面向内的吸引力较大，因此液体自身产生了一种使表面分子向内运动的趋势，使表面自动收缩至最小面积的力称为表面张力，用 σ 表示。20℃时，水的表面张力为 7.275×10^{-2} N/m。

（三）药物溶液的黏度

注射液、滴眼液、高分子溶液等制剂的制备及临床应用与药物溶液的黏度密切相关，涉及药物溶液的流动性及在给药部位的滞留时间；在乳剂、糊剂、混悬液、凝胶剂、软膏剂等处方设计、质量评价与工艺过程中，亦涉及药物制剂的流动性与稳定性。黏度可分为动力黏度、运动黏度和特性黏度等。

二、药物溶解度

（一）含义

药物的溶解度指在一定温度(气体在一定压力)下，在一定量溶剂中溶解药物的最大量。《中国药典》(2020 年版)关于溶解度有 7 种描述：极易溶解、易溶、溶解、略溶、微溶、极微溶解、几乎不溶或不溶。这些概念仅表示药物大致溶解性能。准确的溶解度是以一份溶质(1 g 或 1 mL)溶于若干毫升溶剂中表示。例如，苦杏仁苷在水中的溶解度为 1∶12 即 1 g 苦杏仁苷溶于

12 mL 水中。溶解度也可用物质的摩尔浓度(mol/L)表示。

(二)影响溶解度的因素

药物的溶解度受很多因素的影响,如温度、溶剂、药物性质及药物粒子的粒径等。

1. 温度　对溶解度影响很大,主要取决于溶解过程是吸热还是放热。溶解度与温度的关系如式(7-4)所示:

$$\ln X=\frac{\Delta H_f}{R}\left(\frac{1}{T_f}-\frac{1}{T}\right) \tag{7-4}$$

式中,X 为溶解度(摩尔分数),T_f 为药物熔点、T 为溶解时温度,ΔH_f 为摩尔溶解热,R 为气体常数。由上式可见,$\ln X$ 与 $1/T$ 成正比。$\Delta H_f>0$ 时为吸热过程,溶解度随温度升高而增加,$\Delta H_f<0$ 时为放热过程,溶解度随温度升高而降低。$T_f>T$ 时,ΔH_f 越小、T_f 越低,溶解度越大。

2. 溶剂　溶剂的极性对药物的溶解影响很大,药物在溶剂中的溶解度是药物分子与溶剂分子间相互作用的结果,也就是药物的极性与溶剂的极性遵循的“相似相溶”规律。氢键对药物溶解度影响大,在极性溶剂中,若药物分子与溶剂分子之间能形成氢键,则溶解度增大;若药物分子能形成分子内氢键,则在极性溶剂中的溶解度减小,而在非极性溶剂中的溶解度增大。

3. 药物性质　不同的药物在同一溶剂中具有不同的溶解度。主要由于极性的差异,也与晶型和晶格引力的大小有关。稳定型药物溶解度小,亚稳定型药物溶解度大,如氯霉素棕榈酸酯分为 A 型、B 型和无定型,其中,B 型和无定型为有效型,溶解度大于 A 型。

4. 粒子大小　一般情况下,溶解度与药物粒子大小无关,但当药物粒子的粒径处于微粉状态时,根据 Ostwald-Freundlich 式,药物溶解度随粒径减小而增加。具体如式(7-5)所示:

$$\lg\frac{S_2}{S_1}=\frac{2\sigma M}{\rho RT}\left(\frac{1}{r_2}-\frac{1}{r_1}\right) \tag{7-5}$$

式中,S_1、S_2 分别为半径是 r_1、r_2 的药物溶解度;σ 为表面张力;ρ 为固体药物的密度;M 为分子量;R 为气体常数;T 为绝对温度。从上式可知,当药物处于微粉状态时,若 $r_1<r_2$,则 $S_1>S_2$,也即粒子越小,其溶解度越大。因此,可以通过减小粒径来增大难溶性药物的溶解度,微粉化正是利用了这一原理。

(三)增加药物溶解度的方法

1. 增溶　具体见本章第二节第四部分内容。

2. 助溶　一些难溶于水的药物由于第二种物质的加入而使其在水中溶解度增加的现象,称为助溶。加入的第二种物质称为助溶剂,具体见本章第二节。常用的助溶剂可分为有机酸及其钠盐、酰胺化合物。难溶性药物与助溶剂形成可溶性的络合物、有机分子复合物或通过复分解反应生成可溶性盐类而产生助溶作用。

3. 使用潜溶剂　溶质在混合溶剂中的溶解度比其在各单一溶剂中的溶解度大,这种现象称为潜溶(cosolvency),具有这种性质的混合溶剂称为潜溶剂。常用作潜溶剂的有乙醇、丙二醇、甘油、PEG 300 或 PEG 400 等与水组成的混合溶剂。药物在混合溶剂中的溶解度,与混合溶剂的种类、混合溶剂中各溶剂的比例有关。

4. 制成可溶性盐　一些难溶性弱酸、弱碱可制成盐而增加其溶解度。

此外,提高温度可促进药物的溶解;应用微粉化技术可减小粒径,促进和提高药物的溶解度;包合技术等新技术的应用也可促进药物的溶解。

第四节　真溶液型液体制剂

一、概述

真溶液型液体制剂指小分子药物以分子或离子状态分散于介质中制成的供内服或外用的

—•笔记栏•—

均相液体制剂。属于真溶液型的液体制剂有溶液剂、芳香水剂、酯剂、甘油剂等,常用的溶剂有水、乙醇、脂肪油等。真溶液型液体制剂具有药物分散度大、吸收快、作用迅速等特点。

二、溶液剂

溶液剂(solutions)指药物溶解于适宜溶剂中制成的澄清液体制剂。

(一) 制备

溶液剂的制备方法有溶解法、稀释法和化学反应法。

1. 溶解法　一般取处方总量 1/2~3/4 量的溶剂,加入药物,搅拌使其溶解,滤过,自滤器上添加溶剂至全量,搅匀,即得。对热稳定且溶解缓慢的药物,可加热促进溶解;挥发性药物或不耐热药物则应在40℃以下加入,以免挥发或破坏损失;难溶性药物可使用增溶剂或助溶剂使其溶解;易氧化的药物应加入适量抗氧剂。

2. 稀释法　系先将药物配成高浓度溶液,再用溶剂稀释至所需浓度,搅匀,即得。挥发性药物的浓溶液在稀释过程中应防止挥发损失,避免影响浓度的准确性。

3. 化学反应法　除有特殊规定外,配制时应先将相互反应的药物分别用适量的溶剂溶解,然后在搅拌状态下将其中一种药物溶液缓慢加至另一种药物溶液中,待化学反应完成后,滤过,自滤器上添加溶剂至全量,搅匀,即得。

(二) 实例

复方碘溶液

【处方】 碘 50 g,碘化钾 100 g,纯化水加至 1 000 mL。

【制法】 取碘化钾,加纯化水 100 mL 溶解后,加入碘搅拌使其溶解;再加纯化水适量至 1 000 mL,搅匀,即得。

【功能与主治】 调节甲状腺功能。用于地方性甲状腺肿的治疗和预防,甲状腺功能亢进的术前准备等。

【用法与用量】 口服。治疗地方性甲状腺肿:一日 0.1~0.5 mL,2 周为 1 个疗程;甲状腺功能亢进的术前用药:一次 0.1~0.5 mL,一日 3 次。

溶液剂实例:甲酚皂溶液

【注解】

(1) 碘微溶于水,加入助溶剂碘化钾可与碘形成 KI_3,从而增加碘在水中的溶解度及稳定性。

(2) 溶解碘化钾时应先加少量纯化水,以增加碘化钾溶液的浓度,有利于其与碘形成络合物而溶解。

三、芳香水剂与露剂

芳香水剂(aromatic waters)指挥发油或其他芳香挥发性药物的饱和或近饱和水溶液。也有用水和乙醇的混合溶剂制成药物含量较高的浓芳香水剂,临用时再稀释。含挥发性成分的中药材用水蒸气蒸馏法制成的芳香水剂,又称为露剂。

芳香水剂与露剂均要求澄明,具有与原有药物相同的气味,不得有异物、酸败等变质现象。芳香水剂多用作矫味、矫臭,有些也具有治疗作用。芳香水剂中挥发性成分易氧化变质,且极易霉败,因此不宜大量配制或长期贮存。

(一) 制备

芳香水剂与露剂的制备方法因原料不同而异,纯净的挥发油或挥发性物质,可用溶解法和稀释法制备,露剂常用水蒸气蒸馏法制备。

1. 溶解法　取挥发油或挥发性药物细粉,加纯化水适量,用力振摇使成饱和溶液,滤过,自滤器上添加纯化水至全量。制备时也可加适量滑石粉与挥发油一起研匀以利于分散,再加纯化水溶解。

2. 稀释法　取浓芳香水剂,加适量纯化水稀释,搅匀,即得。

3. 水蒸气蒸馏法　取含挥发性成分的药材饮片,置蒸馏器中,加适量水浸泡一定时间后,采用水蒸气蒸馏,收集的蒸馏液应及时盛装在灭菌的洁净干燥容器中。一般收集药材重量6~10倍的蒸馏液,除去蒸馏液中过量的挥发性物质或重蒸馏一次,必要时以润湿的滤纸滤过,使呈澄明溶液,即得。

（二）实例

薄荷水

【处方】 薄荷油2 mL,滑石粉15 g,纯化水加至1 000 mL。

【制法】 取滑石粉,滴入薄荷油,在研钵中研匀,加入少量纯化水研成糊状,继续加水研磨,转至细口瓶中,加盖,振摇,滤过至澄明,自滤器上添加纯化水至1 000 mL,搅匀,即得。

【功能与主治】 芳香矫味,驱风。用于胃肠充气,亦可用作制剂的溶剂。

【用法与用量】 口服。一次10~15 mL,一日3次。

【注解】 本品为薄荷油的饱和水溶液,处方中薄荷油的用量为其溶解量的4倍,配制时不能完全溶解,因此加入滑石粉发挥分散剂、吸附剂和助滤剂的作用。

四、甘油剂

甘油剂指药物溶于甘油中制成的专供外用的溶液剂,常用于口腔及耳鼻喉科疾病。甘油对某些药物(如碘、硼酸等)有较好的溶解能力,制成的溶液也较稳定。甘油具有黏稠性,能使药物滞留患处而起延效作用,且具有一定的防腐作用,但甘油的引湿性较大,故应密闭保存。

甘油剂的制备方法有溶解法和化学反应法。

五、酊剂

酊剂(spirits)指挥发性药物的浓乙醇溶液。凡用于制备芳香水剂的药物一般都可制成酊剂,可供内服或外用。挥发性药物在乙醇中的溶解度一般比在水中大,酊剂中药物浓度一般为5%~10%,含醇量一般为60%~90%。酊剂可分为治疗用酊剂(如止痒酊、肤康酊、消炎止痛酊、复方樟脑酊等)和芳香矫味酊剂(如薄荷酊、橙皮酊等)。

酊剂中的挥发油易氧化、酯化或聚合,长期贮存会变色甚至出现沉淀,故应贮存于密闭容器中,但不宜长期贮存。

酊剂可用溶解法和蒸馏法制备。由于酊剂是高浓度醇溶液,故所用容器应干燥,以防遇水使药物析出,导致成品混浊。配制时必须按处方规定使用一定浓度的乙醇。

1. 溶解法　将挥发性物质直接溶解于乙醇中制得,如樟脑酊、薄荷酊等。

2. 蒸馏法　将挥发性物质直接溶解于乙醇后进行蒸馏,或将经过化学反应所得的挥发性物质加以蒸馏制得,如芳香氨酊。

第五节　胶体溶液型液体制剂

一、概述

胶体溶液型液体制剂指大小在1~100 nm的分散相质点分散在适宜分散介质中所形成的液体制剂。分散介质大多为水,少数为非水溶剂,如乙醇、丙酮、植物油等。

—·笔记栏·—

露剂实例:金银花露

甘油剂实例:碘甘油

甘油剂实例:硼酸甘油

酊剂实例:樟脑酊

酊剂实例:复方薄荷脑酊

—·笔记栏·—

胶体溶液型液体制剂包括高分子溶液剂和溶胶剂。高分子化合物溶解于溶剂中形成的均相液体制剂称为高分子溶液剂，又称亲水胶体，属于热力学稳定体系，如明胶水溶液、玉米朊乙醇溶液、硬脂酸铝植物油溶液等。分散相质点以多分子聚集体（胶体微粒）分散于溶剂中形成的非均相液体制剂称为溶胶剂，又称疏水胶体，是一种分散度高的热力学不稳定体系，如氧化银溶胶。

二、胶体溶液的性质

（一）高分子溶液的性质

1. 荷电性　高分子溶液中的高分子化合物因解离而带电，如海藻酸钠、阿拉伯胶、鞣酸、羧甲基纤维素钠等解离后带负电，壳聚糖、琼脂等解离后带正电。一些高分子溶液的荷电性受pH的影响，如明胶、白蛋白等蛋白质类高分子含有羧基和氨基，当溶液pH低于等电点时，此类高分子带正电，而当溶液pH高于等电点时则带负电，若溶液pH等于等电点则不带电。

2. 渗透压　高分子溶液具有较高的渗透压，渗透压的大小与高分子化合物的分子量、高分子溶液的浓度有关。分子量为10^4～10^6 Da的高分子化合物，可以通过渗透压法测定其分子量。临床上应用的胶体输液，如右旋糖酐、羟乙基淀粉、明胶等，就是利用亲水胶体的渗透压效应来调节血浆渗透压和增加血容量。

3. 黏性　高分子化合物具有分子量大、分子链长的特点，其链段在溶液中一般呈无规线团状、相互缠结，流动时相互阻滞，所以高分子溶液具有一定的黏性。高分子溶液的黏性与高分子化合物的分子量、分子结构、极性、溶剂、温度等因素相关，其中分子量影响较大。常用黏度法测定高分子化合物的平均分子量。

凝胶

4. 胶凝性　明胶、琼脂等高分子在热水中溶解，形成具有一定流动性的黏稠溶液，当温度降低时，可转变成不流动的半固体凝胶，这种形成凝胶的性质称为胶凝性。将凝胶放置一段时间，部分溶液会从凝胶中析出，凝胶体积缩小直至形成干燥固体，称为干胶，干胶吸收适量溶剂后又可转变为半固体凝胶。影响胶凝的因素有浓度、温度和电解质等。

（二）溶胶的性质

1. 光学性质　当一束光从侧面照射溶胶时，在与光路垂直的方向可以观察到一条发亮的圆锥形光束，这种现象称为丁达尔（Tyndall）效应。Tyndall效应是光的散射现象，它的产生与分散质的大小和入射光的波长有关。当分散相粒子小于入射光波长，如溶胶中的微粒大小为1～100 nm，小于可见光波长（400～760 nm），当可见光通过溶胶时，散射现象明显。当分散相粒子大于入射光波长，主要发生光反射，观察不到散射光，无Tyndall效应，如粗分散体系。真溶液分散相质点小于100 nm，散射现象很弱，所以Tyndall效应是溶胶特有的光学性质，可以用于区分溶胶与其他分散体系。

2. 电学性质　溶胶由于存在双电层结构，胶粒或分散介质可带不同性质的电荷。在外加电场下，溶胶粒子或分散介质会发生移动，产生电位差，这种现象称为界面动电现象。界面动电现象会引起溶胶的电泳现象。例如，将新鲜的深红棕色$Fe(OH)_3$溶胶加入"U"形电泳管中，并在溶胶上面缓缓加入少量水，出现清晰的界面；当插入电极接通直流电源时，发现"U"形管内阴极侧的溶胶-水界面上升，而阳极侧的溶胶-水界面下降，表明通往阴极的$Fe(OH)_3$溶胶粒子带正电荷。

3. 动力学性质　溶胶剂中的胶粒在分散介质中的不规则运动，称为布朗运动。布朗运动的产生是胶粒受周围溶剂分子不规则撞击的结果。在粗分散体系中，粒子较大，每一瞬间从各个方向受到无数次撞击，导致撞击相互抵消，难以使粒子运动；溶胶粒子较小，每一瞬间受到的撞击次数少很多，不易彼此抵消，因此溶胶粒子就会发生不断改变方向和速度的布朗运动，胶粒越小，运动速度越大。胶粒的扩散速度、沉降速度及分散介质的黏度都与溶胶的动力学性质有关。

—•笔记栏•—

三、胶体溶液的稳定性

（一）高分子溶液的稳定性

高分子溶液的稳定性主要与水化作用有关。高分子亲水胶体溶液中通常含有大量的亲水性官能团，有利于与水分子形成牢固的水化膜，阻止分子间相互聚集，使高分子溶液处于稳定状态，水化层越厚，稳定性越好。因此，高分子水化膜发生变化会影响亲水胶体的稳定性。例如，在阿拉伯胶、琼脂等高分子溶液中添加乙醇、丙酮等脱水剂后，由于水化层被破坏而使高分子溶液发生聚集沉淀。若在高分子溶液中加入大量电解质，由于电解质具有较强的水化作用，加入后可破坏水化层，从而导致高分子聚集沉淀，此作用称为盐析。

高分子溶液在放置过程中，受光线、空气、电解质、pH、絮凝剂等因素影响会自发地聚集而沉淀。带相反电荷的两种高分子溶液混合时，也会因静电引力发生凝聚而沉淀，一旦发生凝聚，两种高分子的表面活性、溶解性等性质都发生改变。

（二）溶胶的稳定性

溶胶属于热力学和动力学不稳定体系，主要表现为胶粒的聚集现象。溶胶中的胶粒由于自身解离或吸附溶液中的离子而带电，荷电的胶粒表面必然会吸引溶液中带相反电荷的反离子，胶粒表面吸附的带电离子和反离子构成吸附层，少部分反离子扩散到溶液中形成扩散层。吸附层和扩散层分别是带相反电荷的带电层，称为扩散双电层（图7－8），双电层之间的电位差称为 ζ 电位。由于双电层中离子的水化作用，胶粒周围可以形成水化膜，因此胶粒所带电荷的排斥作用及胶粒形成的水化膜，可以防止胶粒碰撞时发生聚集。ζ 电位越高，水化膜越厚，溶胶越稳定。

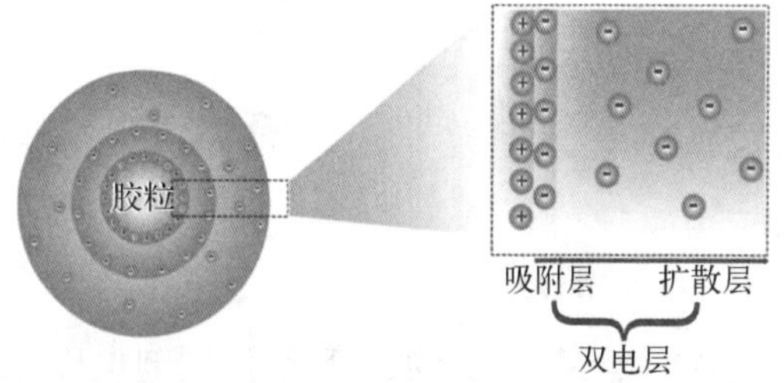

图7－8　微粒的双电层结构示意图

若将溶胶中少量电解质用透析法除去，胶粒会因失去电荷而产生聚集沉淀。因此，溶胶中需要加入少量电解质作为稳定剂，其正负电荷组成胶粒的双电层结构使胶粒带适量电荷而稳定。若电解质加入过多，随着外加离子浓度的增加，可将原来分布在扩散层中的反离子“挤到”吸附层中，使扩散层逐渐变薄，ζ 电位下降，当 ζ 电位降至临界值以下，胶粒发生聚集。

四、胶体溶液的制备

（一）高分子溶液的制备

高分子溶液一般采用溶解法制备。与小分子化合物的溶解相比，高分子的溶解过程缓慢，一般包括有限溶胀和无限溶胀两个阶段。

高分子溶解首先要经过有限溶胀，指水分子扩散进入高分子固体颗粒内部，使其体积缓慢膨胀的过程，有限溶胀是高分子化合物溶解的特有现象。水分子与高分子链段中的亲水性基团发生水化作用，使高分子空隙间充满水分子，从而降低了高分子的分子间作用力，溶胀过程继续进行至所有链段都能扩散运动时，高分子化合物则完全分散在水中形成均匀的溶液（图7－9），

胶体溶液制备实例：羧甲基纤维素钠胶浆剂

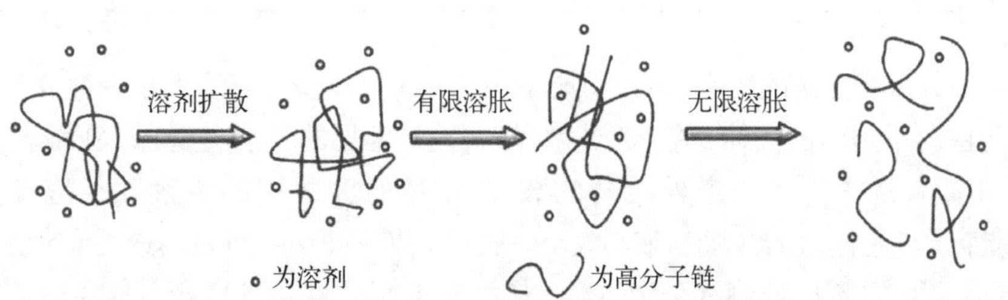

图7－9　高分子的溶解过程

—·笔记栏·—

这一阶段称为无限溶胀。例如,配制明胶溶液时,先将明胶分散到水中充分浸泡,使其吸水溶胀,即有限溶胀;然后再加热、搅拌使其形成明胶溶液,即无限溶胀。

（二）溶胶的制备

1. 分散法　指将药物的粗粒子分散成溶胶粒子大小范围的过程。

(1) 研磨法:又称机械分散法,适用于脆而易碎的药物,对于柔韧性的药物必须使其硬化后才能研磨,多采用胶体磨进行制备。

(2) 胶溶法:指将聚集而成的粗分散相粒子重新分散成溶胶粒子的方法。

(3) 超声波分散法:指利用频率大于 20 kHz 的超声波所产生的能量,使粗分散相粒子分散成溶胶粒子的方法。

2. 凝聚法

(1) 物理凝聚法:指通过改变分散介质的性质,使溶解药物在不良溶剂中析出微粒而制备溶胶的方法。

(2) 化学凝聚法:指借助氧化、还原、水解及复分解等化学反应制备溶胶的方法。

第六节　乳浊液型液体制剂

一、概述

1. 含义　乳浊液型液体制剂也称乳剂(emulsions),指互不相溶的两种液体混合,其中一种液体以液滴形式分散于另一种液体中形成的非均相液体分散体系。形成液滴的相称为分散相、内相或非连续相,另一相则称为分散介质、外相或连续相。

2. 组成与类型　为了制备稳定的乳剂,除了水相和油相外,乳剂中必须加入乳化剂,所以乳剂由水相、油相和乳化剂组成,三者缺一不可。当水相和油相混合时,根据两相的比例、乳化剂的类型、制备方法等,可以形成水包油(O/W)型或油包水(W/O)型乳剂,前者的外相是水,内相是油,后者则反之,两者的主要区别见表 7-2。当一种液体(水或油)以微小液滴的形式分散在 O/W 型或 W/O 型乳剂的内相中,也可以形成复乳(multi-emulsions),如水包油包水(W/O/W)型或油包水包油(O/W/O)型乳剂。

表 7-2　O/W 型和 W/O 型乳剂的主要区别

乳　剂	O/W 型	W/O 型
外观	乳白色	接近油的颜色
稀释	可用水稀释	可用油稀释
导电性	导电	不导电或几乎不导电
水溶性染料	外相染色	内相染色
油溶性染料	内相染色	外相染色

根据乳剂中分散相液滴的大小,可以将乳剂分为:① 普通乳,液滴大小一般介于 1~100 μm,外观一般为乳白色不透明的液体,属于粗分散体系,也是常见的乳剂类型;② 亚微乳,液滴大小一般介于 0.1~1 μm,常作为胃肠道外给药的载体,供静脉注射用的乳剂粒径应控制在 0.25~0.45 μm,如脂肪乳注射液;③ 纳米乳,液滴大小一般介于 10~100 nm,外观为透明或半透明的液体。

3. 特点　① 乳剂中液滴的分散度大,有利于药物吸收和发挥药效;② 口服乳剂能掩盖药物的不良气味、改善口感;③ 外用乳剂能改善对皮肤、黏膜的渗透性,减少刺激性;④ 静脉注射乳剂给药后分布较快、药效高、具有靶向性；⑤ 油性药物制成乳剂能保证剂量准确，且服用方便，如鱼肝油乳。

二、乳剂的形成理论

（一）界面张力学说

当没有乳化剂存在时，采用机械搅拌对油相和水相做功也可以形成乳剂，但停止搅拌后，乳滴则很快合并分层，原因在于形成乳剂的两种液体之间存在界面张力，界面张力越大，表面自由能也越大。此外，两种液体形成乳剂的过程是两相液体之间形成大量新界面的过程，乳滴越小，新增界面和乳滴的表面自由能就越大，如式（7－6）所示：

$$W = \Delta A \cdot \gamma \qquad (7-6)$$

式中，W 为克服表面自由能所消耗的功，ΔA 为增加的表面积，γ 为界面张力，W 与 ΔA 和 γ 成正比。停止机械搅拌后，乳剂有促使乳滴合并而降低表面自由能的趋势，所以乳剂属于热力学不稳定分散体系。

为了保持乳剂的高度分散性和稳定性，必须降低表面自由能。一是乳滴自身形成球形，以保持最小表面积；二是利用乳化剂最大限度地降低界面张力或表面自由能。乳化剂的两亲性使其能富集在两相界面，有效降低界面张力或表面自由能，形成具有一定分散度的稳定乳剂，所以适宜的乳化剂是乳剂具有动力学稳定的必要条件。降低界面张力是必要的但不是唯一的决定因素，因为乳化后表面自由能提高，乳剂仍是热力学不稳定体系，如果乳化剂没有形成界面膜，仍无法制得稳定的乳剂。

（二）乳化膜学说

分散度大的液滴界面能高，具有强吸附性。乳化剂定向排列于乳滴表面，疏水基指向油相，亲水基指向水相，形成的界面膜不仅有利于降低油、水间的界面张力和表面自由能，还可以通过机械屏障作用阻止乳滴合并。乳化剂在乳滴周围形成的膜称为乳化膜，乳化膜的机械强度是乳剂稳定性的决定因素。乳化剂在乳滴表面排列越整齐，乳化膜就越牢固，乳剂也越稳定。常见乳化膜有 3 种类型：

1. 单分子乳化膜　　表面活性剂类乳化剂吸附于乳滴表面，定向排列成单分子乳化膜，增加乳剂的稳定性。若乳化剂是离子型表面活性剂，乳化膜的离子化可使其本身带电荷，由于电荷互相排斥，阻止乳滴合并，以增加乳剂稳定性。

2. 多分子乳化膜　　亲水性高分子化合物类乳化剂吸附于乳滴表面，形成多分子乳化膜。阿拉伯胶等强亲水性多分子乳化膜不仅可以阻止乳滴合并，还可以增加分散介质的黏度，使乳剂更稳定。

3. 固体微粒乳化膜　　固体微粒作为乳化剂时，对水相和油相有不同的亲和力，因而油、水两相界面张力有不同程度的降低。在乳化过程中，固体微粒吸附于乳滴表面排列成固体微粒乳化膜，具有阻止乳滴合并、增加乳剂稳定性的作用，如硅藻土、氢氧化镁等。

三、常用乳化剂与选用

（一）概述

乳化剂（emulsifier）是乳剂的重要组成部分，对乳剂的形成、稳定性及药效发挥等有重要作用。理想的乳化剂应具备以下特点：① 具有表面活性，能有效降低界面张力；② 具有较强的乳化能力，在乳滴周围形成牢固的界面膜或双电层；③ 可增加乳剂的黏度；④ 无毒、无刺激性，有一定的生理适应能力。

为了保证乳剂的稳定性，除了乳化剂，还需要根据具体情况在乳剂中加入辅助乳化剂、增稠剂、抗氧剂、防腐剂等附加剂。

—•笔记栏•—

（二）乳化剂的类型

1. 表面活性剂 此类乳化剂分子中含有较强的亲水基和亲油基，乳化能力强，性质较稳定，易形成单分子乳化膜，混合后使用效果更好。常用的有阴离子型表面活性剂，如肥皂类、十二烷基硫酸钠等；两性离子型表面活性剂，如卵磷脂；非离子型表面活性剂，如聚山梨酯类、脂肪酸山梨坦类、泊洛沙姆等。详见本章第二节。

2. 天然高分子乳化剂 指天然高分子材料，亲水性较强，可形成 O/W 型乳剂。黏度较大，可形成多分子乳化膜，增加乳剂的稳定性。

（1）阿拉伯胶：指阿拉伯酸的钠、钙、镁盐的混合物，是一种乳化能力较强的 O/W 型乳化剂，适用于制备植物油和挥发油的乳剂，常用浓度为 10%~15%，pH 在 4~10 的乳剂稳定。阿拉伯胶的黏性较低，常与西黄蓍胶、果胶和琼脂等合用，以避免乳剂分层。

（2）西黄蓍胶：为 O/W 型乳化剂，其水溶液具有较高的黏性，pH 为 5 时黏度最大；西黄蓍胶乳化能力较差，故很少单独使用，常与阿拉伯胶混合使用增加乳剂的黏度。

（3）明胶：为 O/W 型乳化剂，用量为油量的 1%~2%。明胶分子中既含有羧基，又含有氨基，为两性化合物，易受溶液 pH 及电解质的影响，易产生凝聚作用。明胶易腐败，故制品中应加防腐剂。常与阿拉伯胶合用。

（4）其他：琼脂、海藻酸钠、甲基纤维素、羧甲基纤维素钠、果胶等为弱 O/W 型乳化剂，常与阿拉伯胶合用以提高乳剂稳定性。

3. 固体粉末乳化剂 指极其细微的不溶性固体粉末，可在油水两相间形成稳定的界面膜，从而防止乳滴接触合并，且不受电解质的影响。形成乳剂的类型由粉末在水相方向的接触角 θ 决定，当 $\theta<90°$ 时，固体粉末易被水润湿，形成 O/W 型乳剂，如氢氧化镁、氢氧化铝、硅藻土、白陶土等；当 $\theta>90°$ 时，固体粉末大部分处于油相，形成 W/O 型乳剂，如氢氧化钙、氢氧化锌、硬脂酸镁、炭黑等。

（三）乳化剂的选择依据

乳化剂是制备乳剂的基本要素，是决定乳剂类型和稳定性的主要因素。选择乳化剂应从乳剂的类型、给药途径及乳化剂的性质等方面综合考虑。

1. 根据乳剂的类型选择 一般 O/W 型乳剂选择 *HLB* 值为 8~18 的乳化剂，如吐温-80；W/O 型乳剂应选择 *HLB* 值为 3~8 的乳化剂，如司盘-80。

2. 根据给药途径选择 一般口服乳剂应选择无毒、无刺激性的天然乳化剂或亲水性高分子乳化剂，如阿拉伯胶、西黄蓍胶等；外用乳剂应选择无刺激性、无过敏性的乳化剂；静脉注射用乳剂应选择无毒、无溶血性的乳化剂，如精制卵磷脂、泊洛沙姆等。

3. 混合乳化剂的使用 乳化剂混合使用具有以下优点：① 可以调节适宜的 *HLB* 值；② 增加乳化膜的牢固性，如 O/W 型油酸钠与 W/O 型单硬脂酸甘油酯、胆固醇等乳化剂混合使用，可形成复合凝聚膜以提高乳化膜的牢固性；③ 增加乳剂的黏度与稳定性，如西黄蓍胶与阿拉伯胶混合使用。

各种油乳化所需的 *HLB* 值见表 7-3。

表 7-3 油相乳化所需的 *HLB* 值

油 相	O/W 型	W/O 型	油 相	O/W 型	W/O 型	油 相	O/W 型	W/O 型
月桂酸	16	—	凡士林	9	4	液状石蜡(轻)	10.5	4
蜂蜡	12	4	无水羊毛脂	10	8	液状石蜡(重)	10~12	4
鲸蜡醇	15	—	硬脂酸	15~18	—	蓖麻油	14	—
硬脂醇	14	—	棉籽油	10	5	挥发油	9~16	—

四、影响乳剂类型的主要因素

影响乳剂类型的因素有乳化剂类型、相容积比、温度、制备方法等。

(一) 乳化剂类型

乳化剂的亲油性和亲水性是决定乳剂类型的主要因素。

1. 表面活性剂　含有亲水基和亲油基的表面活性剂作为乳化剂形成乳剂时,亲水基伸向水相,亲油基伸向油相,若亲水性强于亲油性,乳化剂伸向水相的部分较大,明显降低水的表面张力,可形成 O/W 型乳剂;若亲油性强于亲水性,则相反,可形成 W/O 型乳剂。

2. 天然高分子　亲水性高分子乳化剂的亲水性强,有利于降低水的表面张力,形成 O/W 型乳剂。

3. 固体粉末　亲水性强的固体粉末乳化剂易被水润湿,降低水的表面张力大,形成 O/W 型乳剂;若亲油性强则被油润湿,降低油的表面张力大,形成 W/O 型乳剂。

(二) 相容积比

相容积比为分散相的容积占整个乳剂容积的百分比,也称相体积比。乳剂的类型与相容积比有关,内相体积分数增加,有可能引起乳剂类型的变化,但其变型的位置与乳化剂的亲水、亲油能力有关。相容积比为 40%~60%时较稳定;相容积比<25%时,乳滴易分层;相容积比超过 60%时,乳滴之间的距离很近,乳滴易发生合并或引起转相。制备乳剂时应考虑油、水两相的相容积比,以利于形成稳定的乳剂。

五、乳剂的稳定性

(一) 乳剂不稳定的现象

1. 分层　指乳剂在放置一定时间后出现分散相液滴上浮或下沉的现象,又称乳析。分层的主要原因是分散相和分散介质之间存在密度差。O/W 型乳剂一般出现分散相液滴上浮,而 W/O 型乳剂的液滴易出现下沉。乳剂分层与相容积比也有关系,通常分层速度与相容积比成反比,分散相浓度低于 25%的乳剂很快分层,达到 50%就能明显减慢分层速度。乳剂的分层速度符合 Stocks 定律,减小乳滴的粒径、增加分散介质的黏度、降低分散相与分散介质的密度差,均能降低乳剂的分层速度。

2. 絮凝　指乳剂中的乳滴发生可逆的聚集现象。当乳滴的 ζ 电位降低时,乳滴发生聚集而絮凝,但乳滴荷电及乳化膜的存在阻止了絮凝时乳滴的合并,所以絮凝状态的乳剂仍保持乳滴及其乳化膜的完整性。絮凝与乳滴的合并是不同的,但絮凝的出现说明乳剂的稳定性下降,絮凝状态的进一步变化也会引起乳滴的合并、破裂。

3. 转相　指乳剂由于某些条件的变化而发生乳剂类型的转变,由 O/W 型转变为 W/O 型或由 W/O 型转变为 O/W 型。转相的主要原因是乳化剂性质、相容积比等发生改变,如一价钠皂可以形成 O/W 型乳剂,但加入一定量的氯化钙溶液后,生成的二价钙皂可使 O/W 型乳剂转变为 W/O 型。对于 W/O 型乳剂,分散相体积分数超过 50%容易发生转相,而 O/W 型乳剂中,分散相的体积分数达到 90%容易发生转相。此外,升高温度可引起界面膜的改变而导致转相。

4. 合并与破裂　指乳剂中乳滴之间的乳化膜破裂,界面消失导致乳滴变大、数量下降的现象,称为合并;合并进一步发展使乳剂分为互不相溶的两相,称为破裂。乳剂的稳定性与乳滴大小有关,乳滴越小乳剂越稳定。但当乳滴大小不均匀时,小乳滴填充于大乳滴之间,使乳滴的聚集性增加,容易引起乳滴合并,因此制备乳滴大小均匀的乳剂有利于提高其稳定性。此外,增加分散介质的黏度、提高乳化膜的牢固性等也可以防止乳滴的合并与破裂。合并与破裂是不可逆过程,破裂后的乳剂再加以振摇也不能恢复到原来状态。

5. 酸败　指乳剂受外界因素及微生物影响,使油相(如植物油)或乳化剂等发生变化而引起变质的现象,因此乳剂中通常加入抗氧剂和防腐剂等以防止氧化或酸败。

—·笔记栏·—

（二）影响乳剂稳定性的因素

1. 乳化剂的性质与用量　适宜的 *HLB* 值是乳剂形成的关键，任何改变乳剂中乳化剂 *HLB* 值的因素均影响乳剂的稳定性。乳化剂的用量百分比一般应控制在 0.5%～10%，用量不足则乳化不完全，用量过大则形成的乳剂黏稠。

2. 分散相的浓度与乳滴大小　分散相一般宜在 50%左右，过低（25%以下）或过高（74%以上）均不利于乳剂的稳定。乳滴的大小及均匀性也与乳剂的稳定性有关，乳滴越小、越均匀，则乳剂越稳定。

3. 油相、水相的密度差　油水两相的密度差越大，乳剂越易分层。可通过加入附加剂来增加外相黏度、调节两相密度差以提高乳剂的稳定性。

4. ζ 电位　乳滴的表面电荷通常用 ζ 电位表示。当乳剂中含有电解质或离子型表面活性剂时，乳滴表面可吸附一定量的离子而带电荷，相同电荷产生的静电斥力可以阻止乳滴聚集合并，有利于乳剂的稳定。

5. 黏度与温度　适当增加分散介质的黏度可提高乳剂的稳定性；一般认为适宜的乳化温度为 50～70℃，乳剂贮藏期间过冷或过热均不利于乳剂的稳定。

六、乳剂的制备

（一）乳剂的制备方法

1. 干胶法（油中乳化法）　系水相加至含乳化剂的油相中。先将乳化剂与油相混合均匀，按一定比例加水乳化成初乳，再逐渐加水稀释至全量。本法特点是先制备初乳，初乳中油、水、胶（乳化剂）要有一定比例，油相为植物油的比例为 4∶2∶1；油相为挥发油的比例为 2∶2∶1；油相为液状石蜡的比例为 3∶2∶1。本法适用于阿拉伯胶或阿拉伯胶与西黄蓍胶的混合胶作为乳化剂制备乳剂。

2. 湿胶法（水中乳化法）　即油相加至含乳化剂的水相中。先将乳化剂分散于水中研匀，再加入油相，用力搅拌制成初乳，加水将初乳稀释至全量，混匀，即得。本法也需要制备初乳，初乳中油、水、胶的比例同干胶法。

3. 新生皂法　油水两相混合后在相界面发生皂化反应，生成新生皂类乳化剂而形成乳剂的方法。一价皂为 O/W 型乳化剂，二价皂或三价皂则为 W/O 型乳化剂。在高温下（70℃以上），将氢氧化钠、氢氧化钙或三乙醇胺等水溶液，加至含硬脂酸或油酸等有机酸的油相中，经搅拌或振摇即可形成乳剂。本法可用于制备乳膏剂。

4. 两相交替加入法　向乳化剂中每次少量交替加入水或油，边加边搅拌，即可形成乳剂。天然胶类、固体粉末乳化剂等可用本法制备乳剂。本法尤其适用于乳化剂用量较多的乳剂的制备。

5. 机械法　将油相、水相、乳化剂混合后，用乳化机械制备乳剂的方法。机械法制备乳剂时可不用考虑混合顺序，借助于强大的机械能比较容易制成乳剂。

6. 复合乳剂的制备　可采用二步乳化法制备。首先，将水、油和乳化剂制成一级乳，再以一级乳为分散相与含有乳化剂的水或油乳化制成二级乳。例如，制备 O/W/O 型复合乳剂，先选择亲水性乳化剂制成 O/W 型一级乳剂，再选择亲油性乳化剂分散于油相中，在搅拌下将一级乳加入油相中，充分分散形成 O/W/O 型乳剂。

（二）乳化设备

1. 搅拌乳化设备　小量制备可用乳钵，大量制备可用搅拌机，分为低速搅拌乳化设备和高速搅拌乳化设备。机械搅拌制成的乳剂，一般需要通过乳匀机或胶体磨以制备粒径小而均匀的乳剂。

2. 高压乳匀机　由高压泵和均质阀组成，其原理是粗乳在高压下通过均质阀的狭缝，在强大的剪切作用下而实现乳匀的目的，使乳滴大小均匀。制备时通常先用搅拌器制成粗乳，再经高压乳匀机匀化，两步乳匀机可将粗乳匀化两次。静脉乳剂常用高压乳匀机制备。

3. 胶体磨　利用高速旋转的转子和定子之间的空隙产生强大的剪切力而制得粒径均一的乳剂。含有不溶性固体药物的乳剂常选用胶体磨制备，一般需要反复研磨制得均匀的细乳剂。

4. 超声波乳化器　利用 10~50 kHz 的高频振动制备乳剂，可制备 O/W 型和 W/O 型乳剂。黏度大的乳剂不宜采用本法。

（三）实例

鱼 肝 油 乳

【处方】 鱼肝油 500 mL，阿拉伯胶 125 g，西黄蓍胶 7 g，糖精钠 0.1 g，挥发杏仁油 1 mL，尼泊金乙酯 0.5 g，纯化水适量，制得溶液的总量为 1 000 mL。

【制法】 将阿拉伯胶与鱼肝油研匀，一次加入 250 mL 纯化水，研磨制成初乳，加糖精钠水溶液、挥发杏仁油，尼泊金乙酯醇溶液，再缓慢加入西黄蓍胶胶浆，加纯化水至 1 000 mL，搅匀，即得。

搽剂实例：石灰搽剂

【功能与主治】 补充维生素。用于预防和治疗成人维生素 A 缺乏症和维生素 D 缺乏症。

【用法与用量】 口服。预防：成人一日 15 mL，分 1~2 次以温开水调服；治疗：成人一日 35~65 mL，分 1~3 次以温开水调服，服用 1~2 周后剂量可减至一日 15 mL，分 1~2 次服用。

【注解】

（1）本品系用干胶法制成的 O/W 型乳剂，初乳中油、水、胶的比例为 4∶2∶1。

（2）鱼肝油乳剂中，阿拉伯胶为乳化剂，西黄蓍胶为辅助乳化剂，有助于提高乳剂的黏度，尼泊金乙酯为防腐剂，糖精钠为甜味剂，挥发杏仁油为矫臭剂。

七、乳剂的质量检查

乳剂的给药途径不同，其质量要求也各不相同，乳剂的基本质量检查如下。

1. 粒径　是衡量乳剂质量的重要指标，不同用途的乳剂对乳滴大小的要求不同，如静脉注射乳剂的粒径应在 0.5 μm 以下。常用的粒径测定方法有显微镜法、库尔特计数法、激光散射法及透射电镜法等。

2. 分层现象　分层的快慢是衡量乳剂稳定性的重要指标。为了在短时间内观察乳剂的分层，可采用离心法加速分层。以半径为 10 cm 的离心机以 4 000 r/min 的转速离心 15 min，如不分层可认为乳剂稳定，本法可用于比较各种乳剂的分层情况，以评价其稳定性。将乳剂置于 10 cm 离心管中以 3 750 r/min 的转速离心 5 h，相当于放置一年的自然分层效果。

3. 乳滴合并速度　符合一级动力学规律，如式(7－7)所示：

$$\lg N = -Kt/2.303 + \lg N_0 \tag{7-7}$$

式中，N、N_0 分别为 t 和 t_0 时间的乳滴数；K 为合并速度常数；t 为时间。测定随时间 t 变化的乳滴数 N，求出合并速度常数 K，即可估算乳滴合并速度，用以评价乳剂的稳定性。

4. 稳定常数　乳剂离心前后的光密度变化百分率称为稳定常数，用 K_e 表示，如式(7－8)所示：

$$K_e = (A_0 - A)/A_0 \times 100\% \tag{7-8}$$

式中，A_0 为未离心乳剂稀释液的吸光度，A 为离心后乳剂稀释液的吸光度。测定时，取乳剂适量于离心管中，以一定速度离心一定时间，从离心管底部取出少量乳剂，稀释适当倍数，用比色法

—•笔记栏•—

在可见光波长下测定吸光度 A，同法测定原乳剂稀释液的吸收光度 A_0，计算 K_e。离心速度和检测波长的选择可通过试验确定，K_e 值越小，则乳剂越稳定。本法是评价乳剂稳定性的定量方法。

第七节 混悬型液体制剂

一、概述

1. 含义　混悬型液体制剂也称混悬剂(suspensions)，指难溶性固体药物以微粒状态分散于分散介质中形成的非均相液体药剂。混悬剂属于粗分散体系，分散微粒直径一般为 0.5~10 μm，小微粒可为 0.1 μm，大微粒可达 50 μm 以上。所用的分散介质大多数为水，分散相为水溶性药物时也可用植物油。

2. 适宜制成混悬剂的药物　① 难溶性药物需要制成液体制剂供临床应用；② 药物的剂量超过溶解度，不能以真溶液型液体制剂的形式应用；③ 两种溶液混合时药物的溶解度降低而析出固体药物；④ 为了使药物具有缓释作用。为了保证用药的安全性，剧毒药或剂量小的药物不应制成混悬剂使用。

3. 质量要求　药物本身的化学性质应稳定，在使用或贮存期间含量应符合要求；混悬剂中微粒大小根据用途不同而有不同要求；粒子的沉降速度应很慢、沉降后不应有结块现象，轻摇后应迅速均匀分散；混悬剂应有一定的黏度要求；外用混悬剂应易于涂布。

干混悬剂

二、混悬剂的稳定性

混悬剂属于热力学和动力学均不稳定的非均相分散体系，主要存在物理稳定性问题。混悬剂中药物微粒分散度大，使混悬微粒具有较高的表面自由能而处于不稳定状态。疏水性药物的混悬剂比亲水性药物存在更大的稳定性问题。

1. 混悬微粒的沉降　混悬剂微粒受重力作用产生沉降，其沉降速度符合 Stokes 定律，如式(7-9)所示：

$$V = 2r^2(\rho_1 - \rho_2)g/9\eta \tag{7-9}$$

式中，V 为沉降速度(cm/s)；r 为微粒半径(cm)；ρ_1 和 ρ_2 分别为微粒和介质的密度(g/mL)；g 为重力加速度(cm/s^2)；η 为分散介质的黏度[g/(cm·s)]。

微粒的沉降速度越大，混悬剂的物理稳定性越差。由 Stokes 定律可知，微粒沉降速度与微粒半径的平方、微粒与分散介质的密度差成正比，与分散介质的黏度成反比。为了增加混悬剂的物理稳定性，可以采取的主要方法有：① 减小微粒粒径；② 增加分散介质的黏度；③ 减小固体微粒与分散介质间的密度差。例如，在混悬剂中加入高分子助悬剂，在增加介质黏度的同时，也减小了微粒与分散介质之间的密度差，同时微粒吸附助悬剂分子也可以增加其亲水性。

2. 荷电与水化　混悬剂中微粒可因本身解离或吸附分散介质中的离子而荷电，具有双电层结构，即有 ζ 电势。由于微粒表面电荷，水分子可在微粒周围形成水化膜，这种水化作用的强弱随双电层厚度而改变。微粒荷电使微粒间产生排斥作用，加之有水化膜的存在，阻止了微粒间的相互聚结，使混悬剂稳定。向混悬剂中加入少量的电解质，会改变双电层的构造和厚度，从而影响混悬剂的聚结稳定性而产生絮凝。疏水性药物混悬剂的微粒水化作用很弱，对电解质更敏感。亲水性药物混悬剂微粒除电荷外，本身具有水化作用，受电解质的影响较小。

3. 絮凝与反絮凝

(1) 絮凝：混悬剂中的微粒由于分散度大而具有很大的总表面积，因而微粒具有很高的表面自由能，这种高能状态的微粒具有降低表面自由能的趋势，表面自由能的改变如式(7-10)所示：

$$\Delta G = \delta_{S \cdot L} \cdot \Delta A \tag{7-10}$$

式中，ΔG 为表面自由能的改变值；ΔA 为微粒总表面积的改变值；$\delta_{S \cdot L}$ 为固液界面张力。对于一定的混悬剂，$\delta_{S \cdot L}$ 是一定的，只有降低微粒的总表面积 ΔA，才能降低微粒的表面自由能 ΔG，所以微粒聚集使粒径增大、表面积降低是一个自发进行的过程，故混悬剂属于热力学不稳定分散体系。但由于微粒荷电，电荷的排斥力阻碍了微粒聚集，因此只有加入适当的电解质，使 ζ 电位降低以减小微粒间电荷的排斥力，当 ζ 电势降低到一定程度后，混悬剂中的微粒形成疏松的絮状聚集体，使混悬剂处于稳定状态。混悬微粒形成疏松聚集体的过程称为絮凝（flocculation），加入的电解质称为絮凝剂。为了得到稳定的混悬剂，一般应控制 ζ 电势在 20～25 mV，使其恰好能产生絮凝作用，形成疏松、不宜结块的絮凝物，振摇后能迅速恢复均匀的混悬状态。

（2）反絮凝：向絮凝状态的混悬剂中加入电解质，使 ζ 电位升高，体系由絮凝状态变为非絮凝状态这一过程称为反絮凝，加入的电解质称为反絮凝剂。同一种电解质可因用量的不同而作为絮凝剂和反絮凝剂。

由于分子间存在范德瓦尔斯力，混悬剂的微粒间具有静电势能的同时还具有引力势能。当两个运动的微粒接近时静电斥力增大，引力也增大。如图 7－10 所示，A 线为微粒间斥力的势能曲线，B 线为微粒间引力的势能曲线，两种相互作用的势能之和为 C 线。当混悬剂中微粒间的距离缩短至 S 点时，引力稍大于斥力，这是粒子间保持的最佳距离，此时粒子形成絮凝状态。当粒子间的距离进一步缩短时，斥力明显增加，当曲线距离达到 M 点时斥力最大，微粒无法聚集而处于非絮凝状态。受外界因素影响，粒子间的距离很容易进一步缩短达到 P 点。在 P 点微粒之间产生强烈的相互吸引而使粒子结饼（caking），无法再恢复混悬状态。

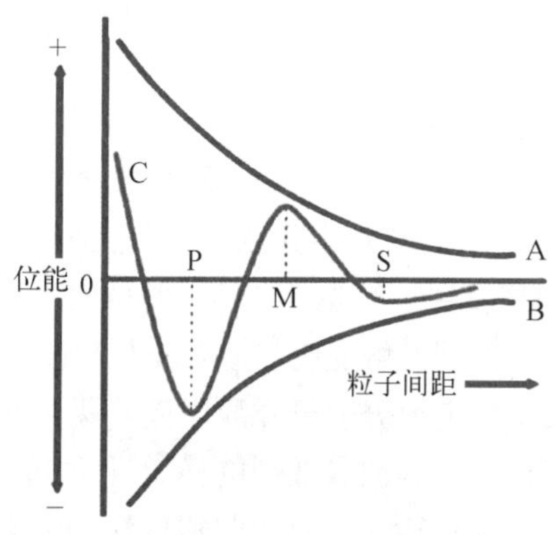

图 7－10　微粒间吸引与排斥的势能曲线

因此，在混悬剂中加入适量的电解质，使微粒间的斥力和引力保持一定的平衡，以产生疏松的聚结而避免结块。

4. 微粒增长与晶型转变

（1）微粒增长：混悬剂中药物微粒大小不一，在放置过程中，微粒的大小与数量在不断变化。小的微粒数目不断减少，大的微粒不断增大，使微粒的沉降速度加快而影响混悬剂的物理稳定性。混悬剂溶液在总体上是饱和溶液，但小微粒的溶解度大，随着微粒的不断溶解而越变越小，对于大微粒因溶解度小处于过饱和状态而越变越大。因此，制备混悬剂时不仅要考虑药物微粒的大小，还要保证其大小均一。

（2）晶型转变：对于存在多晶型的药物，其中只有一种晶型最稳定，因此易发生其他亚稳态型向稳态型晶型转变，从而产生药物粒子结块、沉降的现象。为了保证混悬剂的稳定性，可以增加分散介质的黏度、加入抑制剂避免晶型转变。

5. 浓度和温度　　在同一分散介质中，分散相的浓度增加，混悬剂的稳定性降低。温度对混悬剂的影响更大，温度变化不仅改变药物的溶解度和溶解速率，而且能通过影响分散介质的黏度而影响微粒的沉降速度、絮凝速度、沉降容积等，从而改变混悬剂的稳定性。

三、混悬剂的稳定剂

（一）润湿剂

润湿剂（wetting agents）指能增加疏水性药物微粒被水润湿的附加剂。疏水性药物不易被水润湿，加入润湿剂后可以降低固体微粒与水相间的界面张力，使药物微粒易被水润湿，具有较好

—·笔记栏·—

的分散效果。常用的润湿剂是 *HLB* 值为 7~11 的表面活性剂，如聚山梨酯类、聚氧乙烯蓖麻油类、泊洛沙姆等。

（二）助悬剂

助悬剂（suspending agents）指能增加分散介质的黏度以降低微粒的沉降速度或增加微粒亲水性的附加剂。常用的助悬剂有以下几种。

1. 低分子助悬剂　如甘油、糖浆剂等，可增加分散介质的黏度，也可增加微粒的亲水性。在外用混悬剂中常加入甘油；糖浆剂主要用于口服混悬剂，兼具助悬和矫味的作用。

2. 高分子助悬剂

（1）天然高分子助悬剂：主要是多糖类，如阿拉伯胶、西黄蓍胶、桃胶、海藻酸钠、琼脂、淀粉浆等。阿拉伯胶和西黄蓍胶可用其粉末或胶浆，其用量百分比前者为 5%~15%，后者为 0.5%~1%。

（2）合成或半合成高分子助悬剂：半合成高分子助悬剂主要是纤维素类衍生物，如甲基纤维素、羧甲基纤维素钠、羟丙基纤维素。合成高分子助悬剂主要有卡波姆、聚维酮、葡聚糖等。此类助悬剂大多数性质稳定，受 pH 影响小，但应注意某些助悬剂与药物或其他附加剂可能发生配伍变化。

（3）硅藻土：指天然的含水硅酸铝，为灰黄或乳白色极细粉末，直径为 1~150 μm，不溶于水或酸，但在水中膨胀，体积增加约 10 倍，形成高黏度并具有触变性和假塑性的凝胶，在 pH>7 时，膨胀性更大，黏度更高，助悬效果更好。

（4）触变胶：指凝胶与溶胶的等温互变体系。触变胶具有触变性，静置时形成凝胶，可使微粒稳定地分散于介质中而不易聚集沉降，振摇时则变为具有流动性的溶胶。使用触变性助悬剂有利于保证混悬剂的稳定性，如单硬脂酸铝加入植物油中研磨混合后可形成典型的触变胶，一些具有塑性流动和假塑性流动的高分子化合物水溶液常具有触变性。

（三）絮凝剂与反絮凝剂

制备混悬剂时常需要加入絮凝剂，使混悬剂处于絮凝状态，以增加混悬剂的稳定性。常用的絮凝剂有枸橼酸盐、酒石酸盐、磷酸盐及氯化物等，其中阴离子絮凝剂作用大于阳离子絮凝剂。絮凝效果也与电解质中离子的价数有关，离子价数增加 1，絮凝效果增加 10 倍。絮凝剂和反絮凝剂的类型、用量、混悬剂所带电荷及其他附加剂等均对絮凝和反絮凝作用产生影响，应在试验的基础上加以选择。

四、混悬剂的制备

（一）分散法

分散法是将粗颗粒的药物粉碎成符合混悬剂微粒要求的分散程度，再分散于分散介质中制备混悬剂的方法。采用分散法制备混悬剂时：① 亲水性药物，如氧化锌、炉甘石等，一般应先将药物粉碎到一定细度，再加处方中的液体适量，研磨到适宜的分散度，最后加入处方中的剩余液体至全量；② 疏水性药物不易被水润湿，必须先加一定量的润湿剂与药物研匀后再加液体研磨混匀；③ 少量制备可用乳钵，大量生产可用乳匀机、胶体磨等机械。

粉碎时采用加液研磨法，可使药物更易粉碎，微粒可达 0.1~0.5 μm。对于质重、硬度大的药物，可采用水飞法使药物粉碎到极细的程度。

实例

复方硫黄洗剂

【处方】　沉降硫黄 30 g，硫酸锌 30 g，樟脑醑 250 mL，羧甲基纤维素钠 5 g，甘油 100 mL，纯化水适量，制得溶液的总量为 1 000 mL。

【制备】 取沉降硫黄置乳钵中,加甘油研磨成细腻糊状;另将羧甲基纤维素钠用 200 mL 水制成胶浆,在搅拌下缓缓加入乳钵中研匀,移入量器中,缓慢加入硫酸锌溶液(硫酸锌溶于 200 mL 水中),搅匀,在搅拌下以细流加入樟脑醑,加纯化水至全量,搅匀,即得。

【功能与主治】 解毒,杀虫,疗疮。用于治疗痤疮、疥疮、皮脂溢出及酒糟鼻。

【用法与用量】 外用。适量。

【注解】

(1) 沉降硫黄为强疏水性质轻药物,甘油为润湿剂,使硫黄能在水中均匀分散。

(2) 羧甲基纤维素钠为助悬剂,可增加混悬液的动力学稳定性。

(3) 樟脑醑为 10%樟脑乙醇液,加入时应剧烈搅拌,避免樟脑因溶剂改变而析出大颗粒。

(二) 凝聚法

1. 物理凝聚法 指将分子或离子状态分散的药物溶液,加至另一分散介质中凝聚成混悬液的方法。一般将药物制成热饱和溶液,在搅拌下加至另一种不同性质的液体中,使药物快速结晶,可制成 10 μm 以下(占 80%~90%)微粒,再将微粒分散于适宜介质中制成混悬剂。

2. 化学凝聚法 指用化学反应法使两种药物生成难溶性的药物微粒,再混悬于分散介质中制备混悬剂的方法。为使微粒细小均匀,化学反应在稀溶液中进行并应急速搅拌。例如,胃肠道透视用 $BaSO_4$ 混悬剂即采用此法制成。又如,磺胺嘧啶混悬液,先将磺胺嘧啶溶于氢氧化钠溶液中形成钠盐,再加入枸橼酸钠与枸橼酸的酸性缓冲液使析出细微磺胺嘧啶,从而制得粒径在 30 μm 以下的混悬液。

五、混悬剂的质量检查

1. 微粒大小 混悬剂中微粒的大小不仅关系到混悬剂的质量和稳定性,也会影响混悬剂的药效和生物利用度。因此,测定混悬剂中微粒大小及粒度分布是评定混悬剂质量的重要指标。混悬剂中的粒子大小及分布可采用显微镜法、库尔特计数法、浊度法、光散射法、漫反射法等方法测定。

2. 沉降体积比(sedimentation rate) 指沉降物的体积与沉降前混悬剂的体积之比。测定沉降体积比可用于比较混悬剂的稳定性,评价助悬剂和絮凝剂的效果。口服混悬液按《中国药典》(2020 年版)四部(通则 0123)口服溶液剂 口服混悬剂 口服乳剂中的沉降体积比的检查法检查,即用具塞量筒量取供试品 50 mL,密塞,用力振摇 1 min,记下混悬物的开始高度 H_0,静置 3 h 时,记录混悬物的最终高度 H,沉降体积比 F 按式(7-11)计算:

$$F = H/H_0 \tag{7-11}$$

F 值在 0~1 之间,沉降体积比越大,表示混悬剂越稳定,口服混悬剂的沉降体积比应不低于 0.9。若以 H/H_0 为纵坐标,沉降时间 t 为横坐标作图,可得沉降曲线。根据沉降曲线的形状可以评价混悬剂处方设计的合理性,沉降曲线相对平缓下降可认为处方设计优良。

3. 絮凝度(flocculation value) 指由絮凝引起的沉降物体积增加的倍数。絮凝度是比较混悬剂絮凝程度、预测混悬剂稳定性的重要参数,如式(7-12)所示:

$$\beta = F/F_\infty \tag{7-12}$$

式中,β 为絮凝度;F 为絮凝混悬剂的沉降体积比;F_∞ 为去絮凝混悬剂的沉降体积比。β 值越大,絮凝效果越好。

4. 重新分散性 稳定的混悬剂经贮藏后再振摇,沉降物应能很快重新分散,以保证服用时的均匀性和分剂量的准确性。试验方法如下:将混悬剂置于 100 mL 量筒内,以 20 r/min 的速度转动,经过一定时间的旋转,量筒底部的沉降物应重新均匀分散,说明混悬剂再分散性良好。

—•笔记栏•—

5. ζ 电位　ζ 电位的大小可以表明混悬剂的存在状态，一般 ζ 电位在 25 mV 以下，混悬剂呈絮凝状态；ζ 电位在 50~60 mV 时，混悬剂呈反絮凝状态。可用电泳法测定混悬剂的 ζ 电位，ζ 电位与微粒电泳速度的关系如式(7－13)所示：

$$\zeta = 4\pi\eta V/\varepsilon E \tag{7-13}$$

式中，η 为混悬剂的黏度；V 为微粒电泳速度；ε 为介电常数；E 为外加电强度。测定微粒的电泳速度，即可计算出 ζ 电位。

6. 流变学性质　混悬剂大多属于非牛顿流体，可以利用旋转黏度计测定混悬液的流动曲线，以评价混悬液的流变学性质。流动类型若为触变流动、塑性流动或假塑性流动，则能有效地减缓混悬剂中微粒的沉降速度。

7. 装量　除另有规定外，单剂量包装的口服混悬剂的装量按《中国药典》(2020 年版)四部(通则 0942)最低装量检查法检查，应符合规定。取供试品 10 袋(支)，将内容物分别倒入经标化的量入式量筒内，检视，每支装量与标示量比较，均不少于其标示量。多剂量包装的口服混悬剂照最低装量检查法检查，应符合规定。

8. 微生物限度　除另有规定外，口服混悬剂的微生物限度按《中国药典》(2020 年版)四部(通则 0123)口服溶液剂 口服混悬剂 口服乳剂中的微生物限度检查，照非无菌产品微生物限度法检查。

第八节　不同给药途径用液体制剂

一、灌肠剂

灌肠剂(enemas)指以治疗、诊断或提供营养为目的供直肠灌注用液体制剂，包括水性或油性溶液、乳剂和混悬液。根据用药目的不同，灌肠剂可分为泻下灌肠剂、含药灌肠剂及营养灌肠剂等。

二、灌洗剂

灌洗剂指灌洗阴道、尿道、膀胱等用的液体药剂，主要用于上述部位的清洗和洗除某些病理异物等。灌洗剂具有防腐、收敛、清洁等作用。一般以水为溶剂，多在临用前配制，使用时应加热至体温。

洗剂实例：复方蛇床子洗剂

三、洗剂

洗剂指用于清洗无破损皮肤或腔道的液体制剂，包括溶液型、乳化剂型和混悬型洗剂。它们的混合型液体药剂以混悬型为多。

搽剂实例：癣湿药水

四、搽剂

搽剂(liniments)指原料药物用乙醇、油或适宜的溶剂制成的液体制剂，供无破损皮肤揉擦用，有镇痛、保护和对抗刺激的作用。

滴耳剂实例：枯黄滴耳液

五、滴耳剂

滴耳剂指由原料药物与适宜辅料制成的水溶液，或由甘油或其他适宜溶剂制成的澄明溶液、混悬液或乳剂，供滴入外耳道用的液体制剂。

六、滴鼻剂

滴鼻剂(nasal drop)指由原料药物与适宜辅料制成的澄明溶液、混悬液或乳浊液，供滴入鼻腔用的鼻用液体制剂，主要供局部消毒消炎、收缩血管和麻醉之用。近年来研究表明，通过鼻腔给药也能起全身作用。

—•笔记栏•—

滴鼻剂实例：通鼻滴鼻剂

七、含漱剂

含漱剂（gargarisms）指用于清洁咽喉、口腔用的液体药剂。具有清洗、防腐、杀菌、消毒及收敛等作用。多为药物水溶液，亦有含少量乙醇、甘油者。含漱剂中常加适量染料着色，表示外用。

【小结】

- 液体制剂
  - 概述
    - 液体制剂的含义、特点及质量要求
    - 液体制剂的分类（均相、非均相液体制剂）及常用溶剂和附加剂
  - 表面活性剂
    - 概述：表面活性剂的含义、结构特点
    - 分类：离子型（阴离子、阳离子及两性离子）或非离子型
    - 基本性质及其在药剂中的应用
  - 药物溶液的性质与药物溶解度
    - 药物溶液的性质：渗透压、表面张力、黏度
    - 药物溶解度的含义、影响因素及增加溶解度的方法（增溶、助溶、使用潜溶剂）
  - 真溶液型液体制剂
    - 概述：小分子药物以分子或离子状态分散于介质中制成的供内服或外用的均相液体制剂
    - 溶液剂、芳香水剂与露剂、甘油剂、酊剂
  - 胶体溶液型液体制剂
    - 概述：包括高分子溶液剂、溶胶剂
    - 胶体溶液的性质（其中溶胶的性质包括光学性质、电学性质、动力学性质）、稳定性、制备（分散法、凝聚法）
  - 乳浊液型液体制剂
    - 概述：含义、组成及类型（水相、油相、乳化剂）
    - 乳剂的形成理论、常用乳化剂与选用、影响乳剂类型的主要因素（乳化剂、相容积比等）
    - 乳剂的稳定性、制备（干胶法、湿胶法等）、质量检查（粒径、分层现象等）
  - 混悬型液体制剂
    - 概述：含义、适用药物、质量要求
    - 混悬剂的稳定性及其稳定剂
    - 混悬剂的制备（分散法、凝聚法等）、质量检查（微粒大小、沉降体积比等）
  - 不同给药途径用液体制剂
    - 灌肠剂、灌洗剂、洗剂、搽剂、滴耳剂、滴鼻剂、含漱剂等

第八章　注 射 剂

—•笔记栏•—

第八章授课视频

第一节　概　　述

一、注射剂的含义、特点与历史沿革

（一）注射剂的含义

注射剂(injections)指原料药物或与适宜的辅料制成的供注入人体内的无菌制剂。注射剂可分为注射液、注射用无菌粉末与注射用浓溶液等，是临床应用最广泛的剂型之一。

中药注射剂是以中医药理论为指导，采用现代化科学技术与方法，从中药或复方中药中提取有效物质制成的注射剂。

（二）注射剂的特点

1. 药效迅速、作用可靠　　注射给药不经过消化系统和肝脏而直接进入人体组织或血液，所以注射剂吸收快、作用迅速，且可避免消化道 pH、酶、食物等因素的影响，尤其适用于临床抢救危重病患。

2. 适用于不宜口服的药物　　某些药物口服后经胃肠道不易吸收，或易被消化酶破坏，只有制成注射剂才能发挥应有的疗效，如一些蛋白及多肽类生物技术药物。

3. 适用于不能口服给药的患者　　昏迷、抽搐等原因导致某些患者吞咽功能丧失或障碍，从而无法实现口服给药，此时可将注射作为有效的给药途径。

4. 可以产生局部定位作用　　注射剂可通过关节腔、穴位等部位定位注射给药，发挥局部治疗作用。例如，盐酸普鲁卡因注射液定位注射产生局麻作用，当归注射液穴位注射治疗关节炎等。

但是，注射剂也有不足之处，如注射剂应由专业医护人员注射，患者一般不能自行给药，因此注射剂使用不方便，且注射时可引起疼痛；注射剂直接进入血液和机体组织，如果使用不当可能产生严重后果；注射剂质量要求高，制造过程复杂，生产成本高，价格较贵。

（三）注射剂的历史沿革

柴胡注射剂的研发历史

19 世纪初，人们确定了微生物的致病作用，并发现了灭菌方法；1852 年，发明了注射器，此后注射给药在临床上逐渐开始应用，至今已有一百多年的历史。随着药剂学、微生物学和材料学等学科的发展，注射剂的相关研究与应用也日趋完善。

中药注射剂是在传统中药制剂基础上发展起来的一种现代制剂。1941 年，柴胡注射液作为中药注射剂的第一个品种诞生。截止到 2021 年底，中药注射剂获批生产 860 余个，涉及 130 余种注射剂。

近年来，随着制剂新工艺、新技术的发展，一些新型注射剂应运而生。脂质体、纳米粒、微球等注射给药系统的出现，在增强药物疗效、减少不良反应、延长药效时间和靶向作用等方面发挥了独特优势，如姜黄素纳米脂质体注射液、紫杉醇质体注射液、注射用莪术油微球等。

二、注射剂的分类

注射剂可分为注射液、注射用无菌粉末与注射用浓溶液等。

（一）注射液

注射液指原料药物或与适宜的辅料制成的供注入人体内的无菌液体制剂。注射液可用于皮下注射、皮内注射、肌内注射、静脉注射、鞘内注射、椎管内注射等。供静脉滴注用的大容量注射液(除另有规定外,一般不小于100 mL,生物制品一般不小于50 mL)也可称为输液。

按照分散系统分类,注射液可分为溶液型、乳状液型和混悬型注射液等。

1. 溶液型注射液(solution injection) 药物溶解在适宜液体中制成的注射剂,包括水溶液和油溶液(非水溶剂)两类。水溶液型注射液最为常用,在水中易溶或能使用适宜方法在水中溶解且稳定的药物,可制成水溶液型注射液,如氯化钠注射液。

药物在油溶液中易溶或为了延长药效时间,可以考虑制成油溶液型注射液,一般仅供肌内注射用,如黄体酮注射液为黄体酮的灭菌油溶液。

2. 乳状液型注射液(emulsion injection) 以脂溶性药物(挥发油、植物油等)为原料,加入乳化剂和注射用水经乳化制成的供注射给药的乳状液。供静脉注射用的乳状液,称静脉注射乳状液。乳状液型注射液不得用于椎管内注射。例如,脂肪乳注射液系由注射用大豆油(供注射用)经乳化、均质制成的白色灭菌乳状液,临床常用于肠外补充营养;鸦胆子油乳注射液为鸦胆子油经乳化制成的乳白色的均匀乳状液,为临床常用抗癌药物。

3. 混悬型注射液(suspension injection) 难溶性固体药物混悬在适宜液体介质中制成的注射剂。液体介质可以是水溶液,也可以是油溶液。例如,醋酸可的松注射液为醋酸可的松的灭菌水混悬液,静置后微细颗粒下沉,振摇后成均匀的乳白色混悬液;纳米碳混悬注射液为黑色混悬液体,临床可用于胃癌区域引流淋巴结的示踪。混悬型注射液不得用于静脉注射或椎管内注射。中药注射剂一般不宜制成混悬型注射液。

(二)注射用无菌粉末

注射用无菌粉末指原料药物或与适宜辅料制成的供临用前用无菌溶液配制成注射液的无菌粉末或无菌块状物,亦称粉针剂。以冷冻干燥法制备的注射用无菌粉末也称为注射用冻干制剂。注射用无菌粉末可用适宜的注射用溶剂配制后注射,也可用静脉输液配制后静脉滴注。注射用无菌粉末配制成注射液后应符合注射剂的要求,如注射用双黄连等。

(三)注射用浓溶液

注射用浓溶液指原料药物与适宜辅料制成的供临用前稀释后注射的无菌浓溶液。注射用浓溶液稀释后应符合注射剂的要求,如丙戊酸钠注射用浓溶液、注射用唑来膦酸浓溶液等。

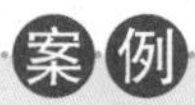

据数据显示,中成药大品种中销售市场份额前10位的中成药内,有6个为注射剂大品种。这些中成药涵盖领域广泛,包括肿瘤、泌尿系统、五官、心脑血管等。中药注射剂市场销售份额较高,临床应用广泛。

问题:

1. 中药注射剂是中医药传承创新的代表,与其他剂型比较,中药注射剂的特点与优势有哪些?

2. 列举生活中常见的中药注射液品种及其分类。

三、注射剂的给药途径

根据治疗需要,注射剂常见的给药途径有静脉注射、肌内注射、皮内注射、皮下注射等。给药途径不同,注射剂的质量要求也有差异。

1. 静脉注射(intravenous injection) 系将药物直接注射入静脉,直接进入血液循环,无吸收过程,所以药物起效最快,常用于急救、补充体液和提供营养等。静脉注射分静脉推注和静脉滴注。静脉推注一次注射量一般为5~50 mL;静脉滴注用量大,一次注射量可达数千毫升。

—•笔记栏•—

静脉注射多为水溶液,粒径<1 μm 的乳状液、脂质体、纳米粒等微粒分散体系也可用于静脉注射。油溶液、混悬型或粒径较大的乳状液型注射液易引起毛细血管栓塞,一般不宜静脉注射;凡能导致红细胞溶解或使蛋白质沉淀的药液,均不宜静脉注射。

2. 肌内注射(intramuscular injection)　注射于肌肉组织中,一次注射量一般为 1~5 mL。肌内注射给药后,药物需要经吸收进入血液循环,相对于静脉注射起效较慢、作用时间持久。药物水溶液、油溶液、混悬液、乳状液均可肌内注射,且乳状液有一定的淋巴靶向性。

3. 皮下注射(subcutaneous injection)　注射于真皮和肌肉之间的软组织内,一次注射量一般为 1~2 mL,药物吸收速度相对较慢。皮下注射主要为水溶液,混悬液可能会导致硬结或肿胀。由于皮下感觉器官较多易敏感,刺激性药物混悬液一般不宜皮下注射,如皮下注射胰岛素、肾上腺素等。

4. 皮内注射(intracutaneous injection)　注射于表皮和真皮之间,一次注射量一般为 0.2 mL 以下。常用于为了预防过敏而进行的药物试验,如青霉素皮试等。

5. 脊椎腔注射(intrathecal injection)　注射入脊椎间蛛网膜下腔内,一次注射量一般为 10 mL 以下。由于脊髓液循环较慢,神经组织比较敏感,脊椎腔注射用的注射液应与脊髓液渗透压相等,pH 应为 5.0~8.0,不得添加抑菌剂,且注入时应缓慢。混悬型注射液不得用于脊椎腔注射。

此外,还有动脉注射、穴位注射、心内注射、关节腔注射、鞘内注射等注射给药方式。

四、注射剂的质量要求

注射剂应在符合药品生产质量管理规范的条件下生产。注射剂成品中不得含有任何活的微生物;对于静脉注射及脊椎腔注射的注射剂必须无热原;应无可见异物,即在规定条件下目视可以观测到的不溶性物质,其粒径或长度通常大于 50 μm。静脉用注射剂(溶液型注射液、注射用无菌粉末、注射用浓溶液)及供静脉注射用无菌原料药应不含不溶性微粒;注射剂的 pH 要求与血液(pH 7.4)相等或接近,一般 pH 控制在 4~9,脊椎腔注射剂 pH 要求控制在 5~8。静脉输液及椎管注射用注射液要求渗透压接近血浆渗透压;此外,必要时,注射剂还要求异常毒性、过敏反应、溶血与凝聚、降压物质等均应符合规定。

第二节　热　原

一、热原的含义与组成

热原(pyrogen)指注射后能引起恒温动物和人体体温异常升高的致热性物质。含有热原的注射剂(特别是大剂量输液)注入人体大约 0.5 h 后,就会使人体产生发冷、寒战、体温升高、身痛、发汗、恶心呕吐等不良反应,有时体温甚至可升至 40℃,严重者会出现昏迷、虚脱现象甚至可能危及生命,临床上称上述现象为热原反应。

大多数细菌、许多霉菌甚至真菌、病毒都能产生热原,致热能力最强的是革兰阴性杆菌所产生的热原。

内毒素(endotoxin)是产生热原反应的最主要致热物质。内毒素是由磷脂、脂多糖和蛋白质所组成的复合物,其中脂多糖(lipopolysaccharide)是内毒素的主要成分,具有特别强的致热活性,一般脂多糖的分子量越大,其致热作用越强。

二、热原的基本性质

1. 耐热性　热原具有较强的耐热性,一般在 60℃加热 1 h 不受影响,在 100℃条件下能够保持长时间不分解。因此,在注射剂的热压灭菌条件下,热原一般不易被破坏。但是,在 180℃

条件下加热3~4 h,250℃加热30~45 min或650℃加热1 min可使热原彻底被破坏。

2. 水溶性　因热原的磷脂结构上连有多糖,所以热原能够溶于水,其浓缩液常带有乳光。

3. 滤过性　热原体积相对较小,甚至直径仅1~5 nm,所以一般滤器、微孔滤膜均不能将热原截留。

4. 不挥发性　热原本身不挥发,但因溶于水,采用蒸馏法制备注射用水时,可能会随水蒸气中的雾滴带入注射用水中,故应采取一定的措施来避免。

5. 其他性质　热原能被强酸、强碱、强氧化剂破坏,如高锰酸钾、过氧化氢溶液浸泡可有效除去热原。此外,热原还能被超声波破坏,能被活性炭吸附等。

三、热原的污染途径

1. 溶剂带入　是注射剂出现热原的主要原因之一。注射用水等溶剂制备不严格、蒸馏水器结构不合理或注射用水贮存时间过长等,均有可能引入热原。故在生产中应严格遵守GMP的各项规范要求,加强对注射用水生产设备及贮存设备的管理,并尽可能缩短存放时间、缩短注射剂配制时间。

2. 原辅料带入　原辅料质量不佳或包装不符合要求的,极易因受污染而产生热原。用生物方法制备得到的辅料、中药注射剂的原料或提取物等,如果贮存不当或贮存时间过长,均易滋生微生物,产生热原。所以,要防止从原辅料中带入热原,首先要严格把好质量关,必要时在投料前可以进行热原检查。

3. 容器或用具带入　注射剂制备时所用的用具、管道、装置、容器等,如未按GMP要求和操作规程进行清洗和消毒处理,均易使药液污染而产生热原。因此,在生产前,应仔细检查各用具的洁净度,做好常规消毒处理。

4. 制备过程带入　注射剂生产环境的洁净度不符合要求,工作人员未按操作规程严格执行,生产流程相关环节操作时间过长,产品灭菌不符合要求等情况,均可能增加污染的风险,从而产生热原。因此,在生产中,应重视对生产环境的控制,严格按GMP要求和操作规程生产。

5. 使用过程带入　注射器具(针头、针筒、输液瓶、乳胶管等)污染、注射剂配制环境洁净度不高等均可能会带入热原。近年来,医院设置静脉药物调配中心,可有效减少因配液环境而导致的热原污染问题。

四、去除热原的方法

(一) 除去药液或溶剂中热原的方法

1. 吸附法　活性炭是一种具有很强吸附能力的多孔疏松物质,其吸附表面大,对热原也有较强的吸附能力,同时还具有脱色、助滤等作用。可采用活性炭(供注射用)吸附去除注射剂中的热原,常用量为溶液体积的0.1%~0.5%(g/mL)。因活性炭可能也会吸附药物成分,使用时应注意使用量。此外,也可将硅藻土、白陶土等与活性炭配合使用,达到较好的去除热原的效果。

2. 超滤法　利用高分子薄膜的选择性与渗透性,小于膜孔的小分子物质能够通过膜,而热原等大分子物质就会被截留而除去。根据其分子量,选用合适截留量的超滤膜工艺,可以有效除去热原。该方法尤其适用于中药注射剂除去热原,如国内有采用超滤法去除人参皂苷注射液中热原的相关研究和报道。

3. 离子交换法　热原物质大分子有磷酸根与羧酸根,带有负电荷,可被强碱性阴离子交换树脂吸附交换,故可采用离子交换法除去热原。例如,利用蛋白质带电性差异,可有效除去免疫球蛋白中的热原。但部分热原可能电荷不暴露在外,无法与阴离子交换树脂交换,使用该方法会较难除去。

4. 凝胶过滤法　利用热原与药物分子量的差异,采用凝胶过滤层析法进行分离。该方法主要适用于药物分子量与热原分子量有明显差异的药液,当两者分子量相差不大时,不宜使用

—·笔记栏·—

该方法。例如,使用二乙氨基乙基葡聚糖凝胶层析制备无热原的去离子水。

5. 其他方法　通过三醋酸纤维素膜或聚酰胺膜反渗透,可除去注射用水中的热原。采用微波可破坏药液中的热原,但要求药物微波照射稳定;采用两次以上的湿热灭菌法,或适当提高灭菌温度和时间,可除去葡萄糖或甘露醇注射液中的热原。

(二) 除去容器上热原的方法

1. 酸碱法　热原可被强酸或强碱破坏,玻璃容器、用具可用酸液或碱液处理,如以重铬酸钾-硫酸清洗液、稀氢氧化钠溶液等进行浸泡处理,可破坏热原。

2. 高温法　热原的耐热性能良好,但 180℃加热 2 h 或 250℃加热 30 min 可使热原破坏。因此,耐高温的玻璃制品、容器、用具及注射器等,可用此法除去热原。

五、热原与细菌内毒素的检查方法

《中国药典》(2020 年版)中明确要求,除另有规定外,静脉用注射剂按各品种项下的规定,照细菌内毒素检查法(通则 1143)或热原检查法(通则 1142)检查,应符合规定;用于静脉用注射剂等的药用辅料照细菌内毒素检查法(通则 1143)或热原检查法(通则 1142)检查,应符合规定。

1. 热原检查法　系将一定剂量的供试品,静脉注入家兔体内,在规定时间内,观察家兔体温升高的情况,以判定供试品中所含热原的限度是否符合规定。采用家兔法进行热原检查能够从总体上反映出热原对机体温度升高的影响。但需要注意,有些药物本身可能导致家兔体温升高或引起机体不适,如一些放射性药物或肿瘤制剂等,故此类情况不适用该方法。

采用家兔法检查热原,家兔的个体因素等对试验的结果影响较大,因此,为避免因素干扰,对供试用家兔、实验室和饲养室的温度等环境条件及试验的操作方法等均有严格的要求。同时,与供试品接触的试验用器皿必须无菌、无热原。

2. 细菌内毒素检查法　系利用鲎试剂来检测或量化由革兰阴性菌产生的细菌内毒素,以判断供试品中细菌内毒素的限量是否符合规定。细菌内毒素检查包括两种方法,即凝胶法和光度测定法。

凝胶法的主要原理是鲎试剂能够与内毒素产生凝集反应,用于细菌内毒素的限度检测或半定量检测。光度测定法又可分为浊度法和显色基质法两种。浊度法系利用检测鲎试剂与内毒素反应过程中的浊度变化而测定内毒素含量的方法。显色基质法系利用检测鲎试剂与内毒素反应过程中产生的凝固酶使特定底物释放出呈色团的多少而测定内毒素含量的方法。供试品检测时,可使用其中任何一种方法进行试验。当测定结果有争议时,除另有规定外,以凝胶限度试验结果为准。

鲎试剂

本法反应灵敏度高,操作简便,特别适用于生产过程中对细菌内毒素的检测控制,以及某些不能用家兔法检测的注射剂品种,但该方法对革兰阴性菌以外的内毒素不够敏感,有时会出现假阳性结果,故不能替代家兔法。

第三节　注射剂的溶剂

注射剂所用溶剂应安全无害,并与其他药用成分兼容性良好,不得影响活性成分的疗效和质量。注射剂常用溶剂一般分为水性溶剂和非水性溶剂两大类。最常用的水性溶剂是注射用水;最常用的非水性溶剂为植物油,如供注射用的大豆油,其他还有乙醇、丙二醇和聚乙二醇等。供注射用的非水性溶剂,应严格限制其用量,并应在各品种项下进行相应的检查。

一、注射用水

(一) 制药用水

《中国药典》(2020 年版)根据使用范围不同,可将制药用水分为饮用水、纯化水、注射用水和灭菌注射用水。一般应根据各生产工序或使用目的与要求选用适宜的制药用水。

1. 饮用水　为天然水经净化处理所得的水，是制药用水的原水。饮用水的质量应符合现行中华人民共和国国家标准《生活饮用水卫生标准》（GB 5749—2006）。饮用水可作为饮片净制时漂洗、制药用具的粗洗用水，也可作为中药饮片的提取溶剂。

2. 纯化水　为饮用水经蒸馏法、离子交换法、反渗透法或其他适宜的方法制备的制药用水。纯化水的质量应符合《中国药典》（2020 年版）二部纯化水项下规定。纯化水不含任何附加剂，可作为配制普通药物制剂用的溶剂或试验用水，可作为中药注射剂、滴眼剂等灭菌制剂所用饮片的提取溶剂，口服、外用制剂配制用溶剂或稀释剂，非灭菌制剂用器具的精洗溶剂。但是，纯化水不得用于注射剂的配制与稀释。

3. 注射用水　为纯化水经蒸馏所得的水。注射用水必须在防止细菌内毒素产生的设计条件下生产、贮藏及分装。注射用水的质量应符合《中国药典》（2020 年版）二部注射用水项下的规定，其中特别需要注意的是，注射用水应符合细菌内毒素试验要求。注射用水可作为配制注射剂、滴眼剂等的溶剂或稀释剂及容器的精洗。

4. 灭菌注射用水　为注射用水按照注射剂生产工艺制备得到的。灭菌注射用水不含任何附加剂，其质量应符合《中国药典》（2020 年版）二部灭菌注射用水项下的规定。灭菌注射用水主要用于注射用无菌粉末的溶剂或注射剂的稀释剂。

（二）注射用水的质量要求

注射用水的质量在《中国药典》（2020 年版）二部中有明确的严格规定，其性状应为无色透明液体，无臭。除氯化物、硫酸盐、钙盐、硝酸盐、亚硝酸盐、二氧化碳、易氧化物、不挥发物与重金属按纯化水检查应符合规定外，还规定 pH 应为 5.0～7.0，氨含量不超过 0.000 02%，热原检查应符合规定（内毒素小于 0.25 EU/mL）等。

（三）注射用水的制备

注射用水的制备是在制备纯化水的基础上进行的，首先通过离子交换法、电渗析法、反渗透法等适宜方法制备得到纯化水，再采用蒸馏法制备得到注射用水。现在制药企业多采用综合法制备注射用水，图 8－1 为常用综合法制备注射用水工艺流程。

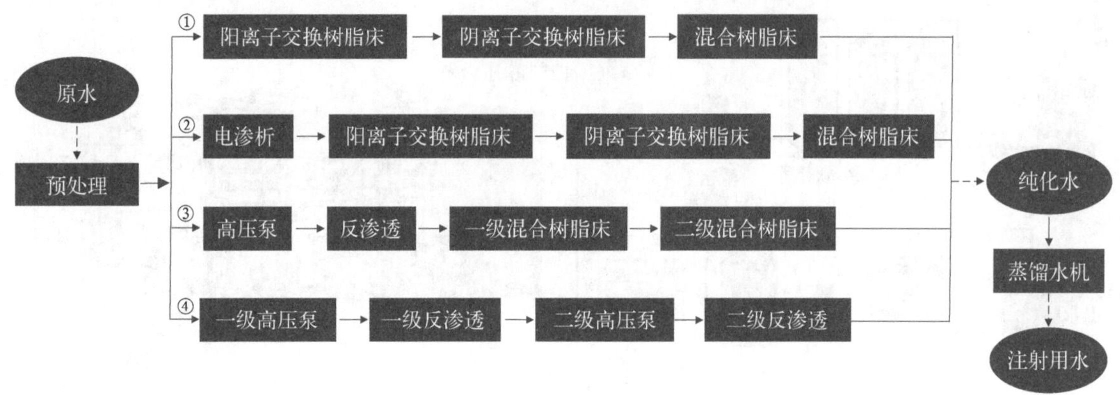

图 8－1　常用综合法制备注射用水工艺流程

1. 预处理　将饮用水经机械过滤器、活性炭过滤器、精密过滤器等方式进行预处理，以去除饮用水中的悬浮物、黏胶质颗粒及有机杂质等。

2. 纯化水的制备

（1）离子交换法：离子交换法制备纯化水是通过离子交换树脂实现的，主要借助离子交换树脂上的离子和水中的离子进行交换反应，从而除去水中的各类离子，得到纯化水。常用的离子交换树脂有阳、阴离子交换树脂两种，如 732 型苯乙烯强酸性阳离子交换树脂，贮存形式为钠型（简化式为 $RSO_3^-Na^+$），使用前需要先进行处理将其转化为氢型（简化式为 $RSO_3^-H^+$），水中阳

—·笔记栏·—

离子(如 Na^+、Mg^{2+} 等)可与其 H^+ 进行交换除去;717 型苯乙烯强碱性阴离子交换树脂,贮存形式为氯型[简化式为 $RN^+(CH_3)_3Cl^-$],使用前需要先进行处理将其转化为氢氧型[简化式为 $RN^+(CH_3)_3OH^-$],水中的阴离子(如 Cl^-、HCO_3^- 等)可与其 OH^- 进行交换除去。

离子交换法制备纯化水的工艺,一般可采用阳离子交换树脂床、阴离子交换树脂床和混合床的联合床组合形式,混合床为阴、阳树脂以一定比例混合组成。离子交换法设备简单,制备的纯化水化学纯度高,但离子交换树脂的再生需要使用一定浓度的盐酸和氢氧化钠清洗,需要耗费酸碱,处理不当可能会产生一定的环境污染,而且操作较为烦琐。

(2)反渗透法:利用反渗透膜(半透膜)一般只能透过溶剂(水)而不能透过溶质的性质,除去水中溶解的盐类、有机大分子及细菌、内毒素等,从而制得纯化水。

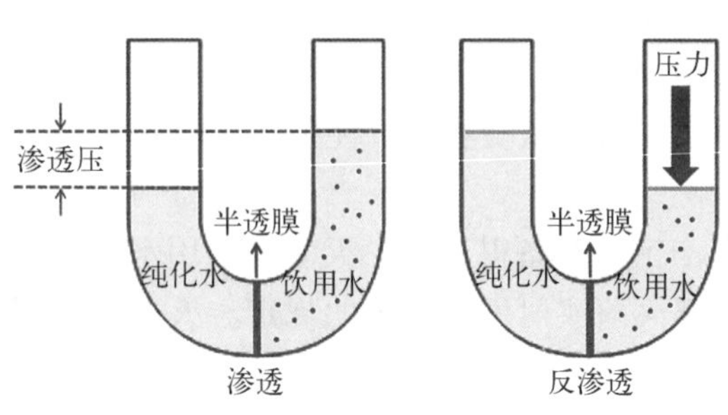

图 8-2 渗透与反渗透原理

渗透与反渗透原理如图 8-2 所示,"U"形管中半透膜将纯化水和饮用水(盐溶液)隔开,因半透膜一般只能透过溶剂(水)而不能透过溶质,故存在的浓度差会使纯化水自然透过半透膜向盐溶液侧流动,导致盐溶液一测液面会高于纯化水的液面,形成压力差,达到渗透平衡状态,此压力差即为渗透压。如果在盐溶液侧施加一个大于渗透压的压力,盐溶液中的溶剂就会向纯化水流动,流动方向与原来渗透方向相反,这个过程称为反渗透。常用反渗透膜有醋酸纤维素膜、聚酰胺膜等。

因反渗透需要较大的压力(一般 2.5~7 MPa),原水中悬浮物、有机物、微生物等均会影响反渗透膜的使用效果,所以,采用反渗透法制备纯化水时对原水的预处理要求较高。反渗透装置有一级反渗透、二级(双级)反渗透,一般情况下,一级反渗透装置能除去 90%~95%的一价离子,98%~99%的二价离子,同时能除去微生物,但除去氯离子能力不足;二级反渗透装置能较好地除去氯离子。反渗透法制备纯化水耗能低,水质高,维护方便,自动化程度高。反渗透纯化水设备见图 8-3。

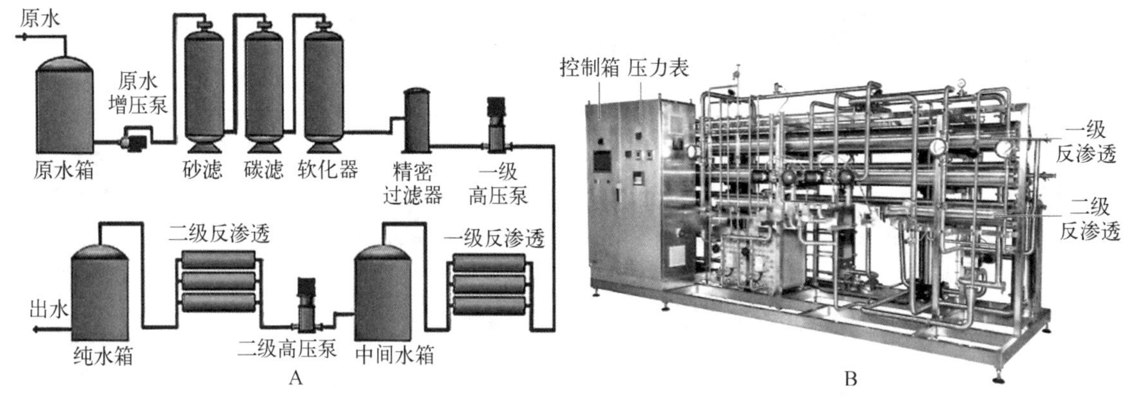

图 8-3 反渗透纯化水设备

A. 示意图;B. 设备图

(3)电渗析法:是在外加电场的作用下,水溶液中阴、阳离子迁移,利用离子交换膜对溶液中离子的选择透过性,达到制备纯化水的目的。离子交换膜分为阳离子交换膜和阴离子交换膜,简称为阳膜和阴膜,阳膜只允许阳离子通过,阴膜只允许阴离子通过。

如图 8-4 所示,在外加电场的作用下,水溶液中的阴、阳离子会分别向阳极和阴极移动,如果中间插入阴、阳离子交换膜各一个,就形成了一个简单的电渗析器,由于离子交换膜的选择透过性,两个膜中间隔室中,盐的浓度就会因为离子的定向迁移而降低,而靠近电极的两个隔室就

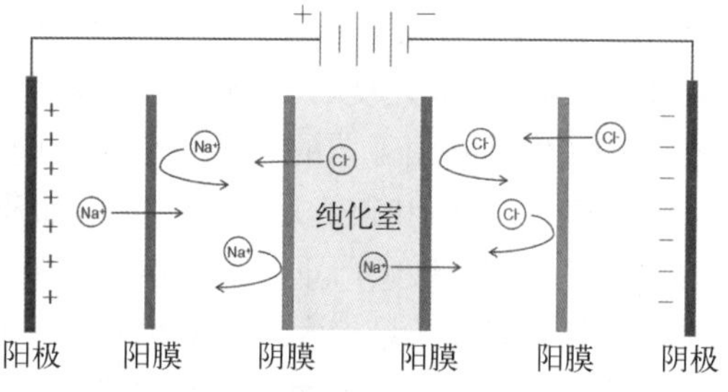

图 8-4　电渗析法原理示意图

—•笔记栏•—

连续电去离子技术

成为阴、阳离子的浓缩室，中间的淡化室内就达到脱盐纯化的目的。

电渗析器的组装方式用"级"和"段"表示，一对电极为一级，水流方向相同的若干隔室为一段。增加段数可增加流程长度，从而使制备的水质增高，故在实际应用中，一台电渗析器一般使用一百对甚至是几百对交换膜来提高生产效率。

3. 注射用水的制备　《中国药典》(2020 年版)明确规定，注射用水为纯化水经蒸馏所得的水。因此，蒸馏法是目前制备注射用水的最常用、最经典的方法。

多效蒸馏水机是目前生产制备注射用水的主要设备，其结构主要由蒸馏塔、冷凝器及控制器等组成。多效蒸馏水机依据各效蒸发器之间工作压力不同，第一效产生的纯蒸汽可以作为下一效的加热蒸汽，如此经过多效的换热蒸发，原料水被充分汽化，各效产生的纯蒸汽则在换热过程中被冷却为蒸馏水，从而达到节约加热蒸汽和冷却水的目的，效数越多热利用率越高，节能效果越显著。在实际生产中，考虑到产量、能耗等因素，一般制药企业多选用四效以上的蒸馏水机。多效蒸馏水机工作原理及设备见图 8-5。

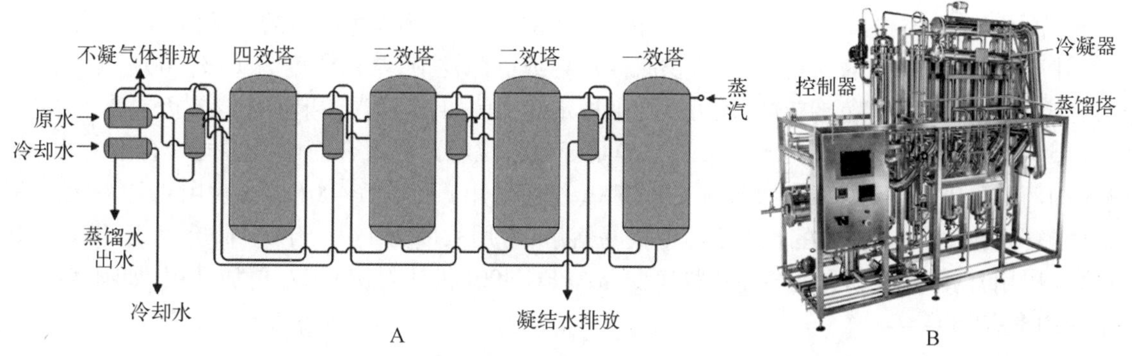

图 8-5　多效蒸馏水机

A. 工作原理示意图；B. 设备图

多效蒸馏水机在每个蒸发器中均装有重力沉降、螺旋扰流、高效丝网三级除雾分离装置，使得产出的蒸馏水水质更好，大大地降低了注射用水中的内毒素含量。为保证注射用水的质量，减少原水中的细菌内毒素，在注射用水制备中，应定期清洗与消毒注射用水系统，还应做好各环节监控，防止微生物污染。

4. 注射用水的收集与贮存　注射用水必须在防止细菌内毒素产生的设计条件下生产、贮藏及分装。注射用水的质量应符合《中国药典》(2020 年版)注射用水项下的规定。注射用水的贮存方式和静态贮存期限应经过验证，确保水质符合质量要求。例如，可以在 80℃以上保温或 70℃以上保温循环或 4℃以下的状态下存放。为避免产生热原等污染，注射用水保存时间不得超过 12 h，宜随制随用。

二、注射用非水溶剂

当药物在水中溶解度小或在水溶液中不稳定等情况时，常常在处方中添加一种或多种非水溶剂，从而达到增加溶解度、增加稳定性等目的。非水溶剂要求应无毒、无刺激、不能影响药物的活性。常用的非水溶剂有供注射用的大豆油、乙醇、甘油、丙二醇、聚乙二醇等。

1. 大豆油(供注射用)　系由豆科植物大豆的种子提炼制成的脂肪油。根据《中国药典》(2020 年版)四部规定，大豆油(供注射用)为淡黄色澄明液体，无臭或几乎无臭，相对密度为

—·笔记栏·—

0.916~0.922，折光率为1.472~1.476，酸值应不大于0.1，皂化值为188~195，碘值为126~140。此外，还规定了吸光度、过氧化物、不皂化物、棉籽油、碱性杂质、水分、重金属、砷盐、脂肪酸组成、无菌（供无除菌工艺的无菌制剂用）和微生物限度等检查项，均应符合规定。

酸值、皂化值和碘值是评价注射用油质量的重要指标。酸值表示油中游离脂肪酸的多少，酸值高表明油脂酸败严重。皂化值表示油中游离脂肪酸和结合成酯的脂肪酸的总量，过低表明油脂中脂肪酸分子量较大或含不皂化物杂质较多；过高则脂肪酸分子量较小，亲水性较强，失去油脂的性质。碘值表示油中不饱和键的多少，碘值高，则不饱和键多，油易氧化。

除大豆油（供注射用）外，还有可供注射用的玉米油、花生油等。

2. 乙醇（供注射用）　为无色澄明液体，易挥发，与水、甘油等能任意混溶，用于调节溶剂极性，提高溶解度，增加稳定性。乙醇可供肌内注射或静脉注射，乙醇浓度可高达50%，如氢化可的松注射液。但当乙醇浓度超过10%时，肌内注射会有疼痛感。

3. 甘油（供注射用）　《中国药典》（2020年版）四部规定，供注射用的甘油为1,2,3-丙三醇，按无水物计算，含$C_3H_8O_3$不得少于98%。1,2,3-丙三醇（供注射用）为无色澄清的黏稠液体，因黏度和刺激性均较大，不宜单独使用，可与水、乙醇、丙二醇等任意混溶组成复合溶剂。使用复合溶剂不但能提高溶解度，还可以增加稳定性。甘油可供肌内注射或静脉注射，常用浓度为1%~50%，如普鲁卡因注射液的溶剂由乙醇、甘油和注射用水组成。

4. 丙二醇（供注射用）　《中国药典》（2020年版）四部规定，供注射用丙二醇为1,2-丙二醇，含$C_3H_8O_2$不得少于99.5%。1,2-丙二醇（供注射用）为无色澄清的黏稠液体，能与水、乙醇、甘油相混溶制成复合溶剂使用，可供肌内注射或静脉注射，常用浓度为10%~60%。丙二醇有一定的刺激性，溶解范围较广，还可以增加稳定性。例如，地西泮注射液中含有丙二醇。

5. 聚乙二醇（供注射用）　聚乙二醇是环氧乙烷经开环聚合而成的不同聚合度的物质。《中国药典》（2020年版）四部收载有PEG 300（供注射用）和PEG 400（供注射用），均为无色澄清的黏稠液体，略有臭味，在水或乙醇中极易溶解，常用浓度为1%~50%。研究发现，PEG 300（供注射用）的降解产物可能会导致肾病变，故PEG 400（供注射用）相对更加常用，如噻替哌注射液中含有PEG 400。

第四节　注射剂的附加剂

在配制注射剂时，为确保注射剂的安全、有效与稳定，除主药和溶剂以外，还可根据需要加入其他适宜的物质，这些物质统称附加剂（additives）。选用的附加剂应不影响药物的疗效，对质量检查无干扰，并且在使用浓度下不能引起显著的刺激性和毒性。

一、增加主药溶解度的附加剂

增加主药溶解度的附加剂包括增溶剂和助溶剂，这类附加剂的添加主要是以增加主药在溶剂中的溶解度，使药物更好地发挥疗效为目的。常用的品种有以下几种。

1. 聚山梨酯-80（吐温-80）　为中药注射剂常用的增溶剂，一般用量百分比为0.5%~1%，在配制肌内注射液时应用较多，因其具有降压和轻微溶血作用，在配制静脉注射液时应慎用。

若注射液中含有鞣质或酚性成分，溶液呈偏酸性，在其中加入聚山梨酯-80，可使溶液变浊；若注射液中含有酚性成分，此时加入聚山梨酯-80，可降低杀菌效果；聚山梨酯-80还能使注射剂中含有的苯甲醇、三氯叔丁醇等抑菌剂的作用减弱。含有聚山梨酯-80的注射液，在灭菌过程中会出现起浊的现象，在降低温度后通常可恢复至澄明。在制备中药注射剂时，应充分注意上述情况，合理拟定配方，确定制备工艺流程。

使用聚山梨酯-80时，一般需要先将其与被增溶物混匀，再加入其他溶剂或药液进行稀释，从而提高增溶的效果。

2. 胆汁 动物胆汁含有的主要成分为胆酸类的钠盐，具有较强的界面活性，用量百分比为0.5%~1%。胆汁中除含胆酸盐类成分外，还含有胆色素、胆固醇及其他杂质成分，因此，通常需要经过加工处理，将其制成胆汁浸膏后才能使用，不能直接用作注射剂的增溶剂。常用的胆汁有牛胆汁、猪胆汁和羊胆汁等。

用胆汁作增溶剂时，应注意药液的pH，在不同pH条件下，药液性质不同。一般溶液pH在6.9以上时，药液性质稳定；溶液pH在6.0以下时，药液中的胆酸易析出，不但会降低增溶的效果，而且也会影响注射剂的澄明度。

3. 甘油 是鞣质和酚性成分良好的溶媒，某些以鞣质为主要成分的中药注射剂，可选择用适当浓度的甘油作为增溶剂，用量百分比一般为15%~20%。

4. 其他 配制中药注射剂时还可选择加入一些"助溶剂"，如有机酸及其钠盐、酰胺与胺类物质，加入后可以提高药物的溶解度；通过应用复合溶剂系统，可提高药物浓度，同时还可达到保持注射剂澄明度的目的。

二、帮助主药混悬或乳化的附加剂

在制备混悬型和乳状液型注射液时，需要加入的附加剂主要包括助悬剂和乳化剂。加入此类附加剂的目的是使混悬型和乳状液型注射液的性质稳定，且具有良好的通针性。通常应选择具备以下基本性质的助悬剂或乳化剂：① 无抗原性、无毒性、无热原、无刺激性、不溶血；② 具有高度的分散性和稳定性，使用剂量小；③ 具有一定耐热性，在进行灭菌操作时，其助悬或乳化作用不受影响；④ 粒径小于1 μm，对正常注射给药无影响。常用的助悬剂有羟丙基甲基纤维素、明胶、聚维酮等。常用的乳化剂有聚山梨酯-80、油酸山梨坦(司盘-80)、卵磷脂、大豆磷脂等。

三、防止主药氧化的附加剂

为避免或延缓药物的氧化，在配制注射剂时，可加入抗氧剂、惰性气体和金属离子络合剂，防止注射剂因主药发生氧化而产生变色分解、沉淀或失效等不稳定现象。

1. 抗氧剂 是一类极易氧化的还原性物质。当抗氧剂与易氧化的药物同时存在时，氧首先与抗氧剂发生反应，以保护主药不被氧化。注射剂中抗氧剂的选用应根据主药的理化性质和药液的pH等因素进行选择，还应考虑容器类型、有效期长短等因素。注射剂中常用抗氧剂及其溶解性、用量百分比和适用范围见表8-1。

表8-1 注射剂中常用抗氧剂及其溶解性、用量百分比和适用范围

名 称	溶解性	用量百分比(%)	适 用 范 围
亚硫酸钠	水溶性	0.1~0.2	水溶液偏碱性，常用于偏碱性药液
亚硫酸氢钠	水溶性	0.1~0.2	水溶液偏碱性，常用于偏碱性药液
焦亚硫酸钠	水溶性	0.1~0.2	水溶液偏碱性，常用于偏碱性药液
硫代硫酸钠	水溶性	0.1	水溶液呈中性或微碱性，常用于偏碱性药液
维生素C	水溶性	0.1~0.2	水溶液呈中性，常用于偏酸性或偏碱性药液
二丁基苯酚(BHT)	油溶性	0.005~0.02	油性药液
叔丁基对羟基茴香醚(BHA)	油溶性	0.005~0.02	油性药液

2. 惰性气体 在制备注射剂时，除加入抗氧剂外，还可用高纯度的N_2或CO_2置换药液和容器中的空气，驱除药液及液面上空的氧气，防止主药被氧化。在配液时，可将惰性气体直接

—•笔记栏•—

通入药液,也可在药液灌注于容器后立即通入惰性气体。

N_2 在酸性或碱性溶液中均可使用,使用前需要做预处理。CO_2 在水中呈酸性,能生成碳酸盐而对药液的 pH 和质量产生影响,使用前也应做洗涤处理,除去其中所含杂质。

3. 金属离子络合剂　药液中微量金属离子的存在可加速注射剂的氧化降解,在制备注射剂时加入金属离子络合剂,能够使之与药液中存在的微量金属离子生成稳定的络合物,以避免金属离子对药物成分氧化的催化作用,从而产生抗氧化的效果。常用的金属离子络合剂有乙二胺四乙酸(EDTA)、乙二胺四乙酸二钠(EDTA-Na_2)等,用量百分比常为 0.03%~0.05%。

四、抑制微生物增殖的附加剂

注射剂生产和使用过程中,为防止注射剂被微生物污染,特别是避免多剂量包装注射液中微生物的生长繁殖,通常会加入适量的抑菌剂,确保用药安全。加有抑菌剂的注射液,仍应采用适宜方法进行灭菌。用于静脉注射或脊椎腔注射的注射剂中不得添加抑菌剂。注射剂量超过 5 mL 的注射剂,添加抑菌剂时应特别慎重。

注射剂常用抑菌剂类型及其名称、用量百分比和适用范围见表 8-2。

表 8-2　注射剂常用的抑菌剂

类　型	名　　称	用量百分比(%)	适　用　范　围
酚类	苯酚	0.5	偏酸性药液
	甲酚	0.25~0.3	与一般生物碱有配伍禁忌
	氯甲酚	0.05~0.2	与少数生物碱、甲基纤维素有配伍禁忌
醇类	三氯叔丁醇	0.25~0.5	偏酸性药液
	苯甲醇	1~3	偏碱性药液,对热稳定
	苯乙醇	0.25~0.5	偏酸性药液

五、调整 pH 的附加剂

调整 pH 的附加剂指酸、碱和缓冲剂,制备注射剂时加入此类附加剂主要是为了减少注射剂因 pH 不当而产生的局部刺激,提高药液的稳定性,加快药液吸收。调整注射剂的 pH,应综合考虑药物的性质、临床用药的要求、药物稳定性、机体耐受程度等多方面因素,尽可能使药液接近中性,一般要求注射剂的 pH 在 4.0~9.0。

常应用于注射剂中的 pH 调整剂有盐酸、枸橼酸及其盐、氢氧化钾(钠)、磷酸二氢钠和磷酸氢二钠等。

六、减轻疼痛的附加剂

一些注射剂在进行皮下和肌内注射时会产生刺激性疼痛,为了减轻药物对机体产生刺激或其他原因引起的疼痛,常在注射剂中加入减轻疼痛的附加剂,也称止痛剂。需要注意的是,注射剂在使用时产生的刺激性疼痛,可由多种因素造成,应根据疼痛产生的根本原因有针对性地采取有效措施,如调整注射剂 pH、调整渗透压等,从根本上消除或减轻因注射药物带来的疼痛或刺激。

常用于减轻疼痛的附加剂有以下几种。

1. 苯甲醇　用量百分比常为 1%~2%,用于注射时吸收较差,连续注射易使局部产生硬结,同时影响药物吸收。

2. 盐酸普鲁卡因　用量百分比常为0.2%~1%，止痛作用时效短，仅可维持1~2 h，在碱性溶液中易析出沉淀。应注意的是，个别患者在注射过程中有过敏反应。

3. 三氯叔丁醇　用量百分比常为0.3%~1%，既具有止痛作用，又有抑菌作用。

4. 盐酸利多卡因　用量百分比常为0.2%~0.5%，止痛作用强于普鲁卡因，作用较持久，且过敏反应发生率低。

七、调整渗透压的附加剂

正常人的血浆渗透压平均值约为750 kPa。渗透压与血浆渗透压相等的溶液称为等渗溶液，高于或低于血浆渗透压的溶液称为高渗溶液或低渗溶液。0.9%的氯化钠溶液和5%的葡萄糖溶液的渗透压摩尔浓度与人体血浆渗透压摩尔浓度相等，即为等渗溶液。将高渗溶液和低渗溶液注入人体均会对机体产生影响。高渗溶液的注入会使红细胞中的水分渗出，引起红细胞萎缩。因人体对渗透压具有一定调节能力，只要注射量不大，注射速度缓慢，血液可通过自行调节使血浆渗透压恢复正常。低渗溶液注入血液后，水分子会穿过细胞膜进入红细胞内，红细胞吸水胀破，造成溶血现象，此时轻者会感到头胀、胸闷，严重者可发生寒战、高热、麻木，甚至尿中出现血红蛋白。肌内注射时人体可耐受的渗透压的范围相当于0.45%~2.7%氯化钠溶液所产生的渗透压（0.5~3个等渗浓度），一般正常人的红细胞在0.45%氯化钠溶液中就会发生溶血，在0.35%氯化钠溶液中可完全溶血。因此，静脉注射必须注意渗透压的调整。凡是用于脊椎腔内的注射剂，必须使用等渗溶液，否则因脊椎液量少，且循环缓慢，渗透压紊乱会立即引起一些不良反应，如头痛、呕吐等。

常用的渗透压调整剂包括氯化钠、葡萄糖等。渗透压的调整方法最常用的是冰点降低数据法和氯化钠等渗当量法。

（一）等渗溶液与等张溶液

等渗溶液指渗透压与血浆渗透压相等的溶液。等渗是一个物理化学概念，按这个概念计算出某些药物的等渗浓度，如硼酸、盐酸可卡因等，配制成等渗溶液，还会发生不同程度的溶血。说明一些药物的等渗溶液并不能使红细胞保持正常，因此需要提出等张溶液的概念。等张溶液指渗透压与红细胞膜张力相等的溶液。等张是一个生物学的概念，等张溶液中红细胞的体积和形态能保持正常，不会有溶血现象发生。

等张浓度通常可采用溶血法进行测定，具体方法为将人的红细胞放在各种不同浓度（0.36%~0.45%）的氯化钠溶液中，会出现不同程度的溶血；同样，将人的红细胞放入某种待测药物的不同浓度溶液中，也会出现不同程度的溶血。对两种溶液的溶血情况进行比较，凡溶血情况相同的则认为渗透压也相同，根据渗透压的大小与摩尔浓度成正比的原理，可列出式（8－1）：

$$P_{\mathrm{NaCl}} = i_{\mathrm{NaCl}} \cdot C_{\mathrm{NaCl}} \quad P_{\mathrm{D}} = i_{\mathrm{D}} \cdot C_{\mathrm{D}} \qquad (8-1)$$

式中，P为渗透压；C为摩尔浓度；i为渗透系数；D为被测药物。

如果待测药物的渗透压与氯化钠的渗透压相等，即$P_{\mathrm{NaCl}}=P_{\mathrm{D}}$，则：

$$i_{\mathrm{NaCl}} \times A/\mathrm{NaCl}\text{的分子量} = i_{\mathrm{D}} \times B/\text{被测药物的分子量} \qquad (8-2)$$

式中，A为100 mL溶液中氯化钠的克数；B为100 mL溶液中被测药物的克数；i_{NaCl}为1.86。

根据式（8－2），可以计算出药物的i值。已知药物的i值，则可推算出药物的等张浓度。

例：求相当于0.9%氯化钠的无水葡萄糖的等张浓度。

已知葡萄糖的i值为0.55，氯化钠的i值为1.86，氯化钠分子量以58 Da计算，葡萄糖分子量以180 Da计算，代入式（8－2）得

$$1.86 \times 0.9\%/58 = 0.55 \times B/180$$

$$B = 1.86 \times 0.9\% \times 180/(58 \times 0.55) = 9.4\%$$

—·笔记栏·—

一些药物的溶血法 i 值表

计算结果表明，相当于0.9%氯化钠的无水葡萄糖的等张溶液为9.4%。

同一药物的溶血 i 值与物化 i 值(即用物理化学方法求得的系数)相等或相近时，该药物的等张浓度与等渗浓度相等或相近；溶血 i 值大于物化 i 值时，药物的等张浓度低于等渗浓度；溶血 i 值小于物化 i 值时，药物的等张浓度高于等渗浓度。

(二) 调节渗透压的常用计算方法

1. 冰点降低数据法 用冰点降低数据法调节血浆渗透压主要是依据与冰点相同的稀溶液有相等的渗透压。血浆的冰点为-0.52℃。根据物理化学原理，任何溶液的冰点降低为-0.52℃，即与血浆等渗。等渗调节剂用量可用式(8-3)计算，一些药物1%水溶液的冰点降低数据见表8-3，可根据这些数据计算并配制药物的等渗溶液。

$$W=(0.52-a)/b \qquad (8-3)$$

式中，W 为配制成100 mL等渗溶液所需加入等渗调整剂的量(%，g/mL)；a 为未经调整的药物溶液的冰点下降度；b 为用以调整等渗的调节剂1%(g/mL)溶液的冰点下降度。

表8-3 一些药物1%水溶液的冰点降低数据

名称	1%(g/mL)水溶液冰点降低(℃)	每1g药物氯化钠等渗当量 E 值(g)	等渗浓度溶液的溶血情况		
			浓度(%)	溶血(%)	pH
硼酸	0.28	0.47	1.9	100	4.6
盐酸乙基吗啡	0.19	0.15	38	38	4.7
硫酸阿托品	0.08	0.13	8.85	0	5.0
盐酸可卡因	0.09	0.14	6.33	47	4.4
氯霉素	0.06	—	—	—	—
依地酸钙钠	0.12	0.21	4.50	0	6.1
盐酸麻黄碱	0.16	0.28	3.2	96	5.9
无水葡萄糖	0.10	0.18	5.05	0	6.0
葡萄糖(含水)	0.091	0.16	5.51	0	5.9
氢溴酸后马托品	0.097	0.17	5.67	97	5.0
盐酸吗啡	0.086	0.15	—	—	—
碳酸氢钠	0.381	0.65	1.39	0	8.3
氯化钠	0.58	—	0.9	0	6.7
青霉素钾	—	0.16	5.48	0	6.2
硝酸毛果芸香碱	0.133	0.22	—	—	—
聚山梨酯-80	0.01	0.02	—	—	—
盐酸普鲁卡因	0.12	0.18	5.05	91	5.6
盐酸狄卡因	0.109	0.18	—	—	—

例1：用氯化钠配制等渗溶液100 mL，需要用氯化钠多少克？

从表8-3查得，氯化钠溶液的冰点下降度为0.58℃，设氯化钠等渗溶液的浓度为 x%，则：

$$1\%:x\%=0.58:0.52$$

$$x\% = (0.52 \times 1\%)/0.58 = 0.9\%(g/mL)$$

即配制氯化钠等渗溶液 100 mL，需要氯化钠 0.9 g。

例 2：配制 2%盐酸普鲁卡因溶液 100 mL，需要加氯化钠多少克，才能使之成为等渗溶液？

从表 8－3 查得，本例 $a = 0.12 \times 2 = 0.24℃$，$b = 0.58℃$

代入式(8－3)得：$W = (0.52 - 0.24)/0.58 = 0.48\%(g/mL)$

即需要添加氯化钠 0.48 g，才能使 2%的盐酸普鲁卡因溶液 100 mL 成为等渗溶液。

2. 氯化钠等渗当量法　氯化钠等渗当量指 1 g 药物相当于具有同等渗透效应的氯化钠的克数，用 E 表示。一些药物的 E 值见表 8－3，如盐酸可卡因的 E 值为 0.14，表示 1 g 盐酸可卡因溶于溶液中相当于 0.14 g 氯化钠所具有的渗透压效应。通过计算，可以求出配制该药物等渗溶液所需添加的氯化钠克数。

用氯化钠等渗当量法计算时，等渗调节剂用量可用式(8－4)进行计算。

$$X = 0.009V - EW \tag{8-4}$$

式中，X 为 V mL 药液中应加氯化钠的量；V 为拟配制溶液的体积；E 为药物的氯化钠等渗当量(可查表或测定得到)；W 为配液中溶质的量。若处方中含有两种以上的药物，则需要依次减去每种药物的 EW 值，可归纳为式(8－5)：

$$X = 0.009V - E_1W_1 - E_2W_2 - \cdots \tag{8-5}$$

例：取硫酸阿托品 2.0 g，盐酸吗啡 4.0 g，配制成注射液 200 mL，需要加氯化钠多少克，才能使之成为等渗溶液。

从表 8－3 得知，硫酸阿托品的 E 值为 0.13，盐酸吗啡的 E 值为 0.15。

代入式(8－5)得：$X = 0.009 \times 200 - 0.13 \times 2 - 0.15 \times 4 = 0.94(g)$

即使上述注射液 200 mL 成为等渗溶液，需要添加的氯化钠的克数为 0.94 g。

第五节　注射剂的制备

一、注射剂制备的工艺流程

注射剂的制备工艺过程可分为原辅料的准备与处理、药液配制、灌装、灭菌检漏、质量检查及印字包装等过程，一般生产工艺流程及环境区域洁净度划分如图 8－6 所示。

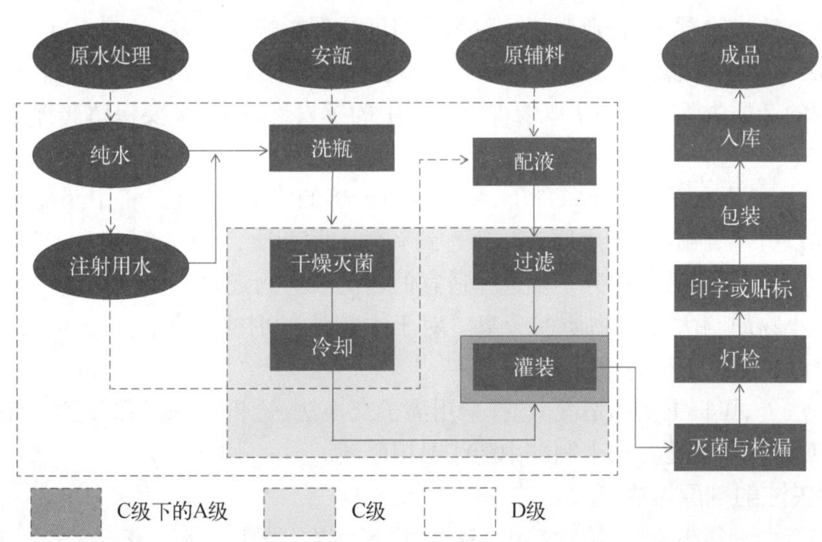

图 8－6　注射剂生产工艺流程及环境区域洁净度划分示意图

—•笔记栏•—

二、中药注射剂原料的准备

配制中药注射剂的原料有 3 种形式：一是中药中的单体有效成分；二是中药有效部位；三是中药总提取物。目前，中药注射剂在配制时多以总提取物为原料。

（一）中药的预处理

选用的中药原料必须经鉴定合格后再进行预处理，预处理过程有挑选、洗涤、切制、干燥、灭菌等操作。

（二）中药注射用原液的制备

对于处方中药材有效成分尚不清楚，或某一有效部位并不能代表和体现原方药效的组方，应根据处方中药材所含成分的基本理化性质，以及在中医药理论指导下确定的处方的功能主治，考虑该处方的传统用法、用量，制成注射剂后具体的使用方法等因素，选择合适的溶剂，确定提取与纯化方法，最大限度地将杂质除去，保留有效成分，制成可供配制注射剂成品用的原液或相应的提取物。常用的制备方法如下：

1. 蒸馏法　指将中药饮片的粗粉或薄片加入蒸馏器内，加适量的水，待其充分润湿膨胀，加热蒸馏或通过水蒸气蒸馏，冷凝收集馏出液。收集的馏出液可视情况再蒸馏一次，以提高挥发性成分的纯度和浓度。配液时如馏出液不澄清，可加适量的增溶剂（如聚山梨酯-80），以增加挥发油的溶解度。还可加滑石粉、硅藻土等，使挥发油易于分散溶解在注射用水中，并吸附多余的挥发油，利于药液的澄清。因制备的原液（馏出液）基本不含电解质，处于低渗状态，如要直接配制注射剂，需要加氯化钠调整渗透压后才能使用。

蒸馏法是提取挥发性成分的常用方法，适用于处方中含有挥发油或其他挥发性成分的药物。

2. 水醇法　指将处方中饮片用水煎煮，提取中药有效成分，再向水煎液中加入适量的乙醇调整浓度，通过改变不同成分在水或乙醇中溶解度不同的特性，将部分或全部水溶性杂质除去，纯化后制成注射用的原液。根据需要，乙醇的沉淀处理可一次完成，也可经 2~3 次反复处理，逐步提高含醇量，以提高醇沉效果。含醇量达 50%~60%时，淀粉、无机盐等会产生沉淀以去除；含醇量达 60%~70%时，多糖、蛋白质及大部分杂质均可沉淀去除；若中药中含有鞣质、树脂、水溶性色素等杂质，用水醇法不能将其完全除尽，需要配合其他方法一起使用。

3. 醇水法　指将中药用一定浓度的乙醇采用渗漉法、回流法等进行提取，醇提液经回收乙醇后再加水处理，冷藏一定时间，使杂质沉淀而将其除去。中药所含有效成分的性质决定了所用乙醇的浓度，苷类成分可选用浓度在 60%~70%的乙醇；生物碱类可选用浓度在 70%~80%的乙醇；挥发油类可选用浓度在 90%以上的乙醇。若中药中含有鞣质，用此法不能将鞣质除尽，需要采用其他方法去除鞣质，否则会使注射剂澄明度受到影响。

4. 双提法　是蒸馏法和水醇法的结合。双提法指先用共水蒸馏法收集馏出液，再用水醇法将水煎液中的杂质去除。适用于既要保留组分中的挥发性成分，又要保留非挥发性成分药物的提取。

5. 超滤法　指在常温加压条件下，利用分子分离的膜滤过方法，将中药提取液中不同分子量的物质加以分离，纯化注射用原液。要达到有效去除杂质，保留有效成分的目的，需要注意超滤膜的选择，应按所需截留的分子量选择适宜的超滤膜进行超滤。超滤膜适用于中药中有效成分分子量较小物质与大分子物质的分离。对于中药注射剂的制备，适宜选用截留分子量在 10 000~30 000 Da 滤膜孔径的滤膜。

除上述方法外，可根据实际情况，选择采用离子交换法、透析法、酸碱沉淀法、有机溶剂萃取法、大孔树脂吸附法等纯化方法来制备中药注射用原液。

（三）除去注射剂原液中鞣质的方法

鞣质是多元酚的衍生物，在植物性中药材中广泛存在，既溶于水又溶于乙醇。鞣质还原性较强，在酸、碱、酶、强氧化剂存在或加热的条件下，可发生水解、氧化、缩合反应，产成水不溶性物质。用中药提取纯化方法制成的中药注射用原液，一般都不能将鞣质除尽，经灭菌后会产生沉淀，影响注射剂的澄明度。同时，含有一定量鞣质的注射剂肌内注射后，鞣质能与机体中的蛋白质形成不溶性的鞣酸蛋白，使局部形成硬块，导致刺激疼痛。因此，必须将中药注射用原液中的鞣质除去，以保证临床用药安全。常用的除去鞣质的方法有如下：

1. 明胶沉淀法　指利用蛋白质可与鞣质在水溶液中形成不溶性鞣酸蛋白沉淀而滤除鞣质。具体操作为在中药提取液中加适量2%~5%的明胶溶液，边加边搅拌，直至溶液中不再产生明显沉淀为止，静置、滤过，滤液适当浓缩，加乙醇使含醇量达75%以上，静置，沉淀，滤除过量明胶。研究表明，溶液的pH在4~5时，鞣质与蛋白质反应最完全，所以最好在提取液pH调整至4~5时再加明胶液。有些有效成分（如黄酮类、蒽醌类）在提取液pH为4~5时溶解度较小，用上述方法处理会造成相关成分的吸附损失，故可选用改良明胶法处理以减少损失，即将提取液pH调到4~5加明胶液后不滤过，直接加入乙醇处理后再滤除沉淀。

2. 醇溶液调pH法　又称碱性醇沉法，指利用鞣质可与碱形成盐，在高浓度乙醇中难溶而析出的原理，以沉淀除去鞣质。具体操作为在中药水提浓缩液中加入适量乙醇，使溶液的醇浓度达80%以上，静置冷藏，滤除沉淀，再用40%氢氧化钠溶液调节滤液的pH至8.0，滤液中的鞣质因生成钠盐不溶于醇而析出，再次放置滤除沉淀即可。用此法除鞣质较完全，且醇浓度与pH越高，鞣质除去越彻底。若中药中其他有效成分也能与氢氧化钠反应生成盐，应注意这类成分同样会因产生沉淀而被滤除，因而调醇溶液pH时不宜超过8.0，以免一些有效成分损失。

3. 聚酰胺吸附法　指利用聚酰胺分子中存在的酰胺羰基对酚类化合物较强的氢键吸附作用而除去鞣质。具体操作为在中药水提浓缩液中，加入适量乙醇以除去蛋白质、多糖，再将此醇溶液通过聚酰胺柱，醇溶液中所含鞣质分子中的羟基与酰胺羰基形成氢键而被牢固吸附。

应注意聚酰胺分子中存在的酰胺羰基与硝基化合物、酸类成分、醌类成分也能形成氢键产生吸附作用。因此，选用聚酰胺吸附法除鞣质时必须将此法可能对中药注射用原液中有效成分产生的影响考虑进去。

4. 其他方法　除去提取液中的鞣质还可采用酸性水溶液沉淀法、超滤法、铅盐沉淀法等，具体需要根据实际情况进行选择。

三、注射剂的容器与处理

注射剂的容器用于灌装各种不同性质的注射剂。注射剂容器同药物直接接触，生产注射剂时，应对容器的选择与处理加以重视，才能确保注射剂的质量与稳定性。

（一）注射剂容器的种类

注射剂常用容器包括安瓿（玻璃安瓿、塑料安瓿）、西林瓶、预填充注射器等。根据分装剂量不同可分为单剂量装容器、多剂量装容器和大剂量装容器。

1. 安瓿　单剂量容器也称安瓿。

（1）玻璃安瓿：大多以硬质中性玻璃为材料进行制作，常用的容积有1 mL、2 mL、5 mL、10 mL、20 mL等几种规格，式样有粉末安瓿、有颈安瓿、曲颈安瓿等。通常使用无色安瓿，盛装对光敏感的药物时应选用琥珀色安瓿，应注意的是因琥珀色玻璃中含有氧化铁，药物中如含有遇铁易变质的成分则不宜选用。常用于安瓿制备的材料有中性玻璃、含钡玻璃和含锆玻璃3种。中性玻璃是低硼硅酸盐玻璃，化学稳定性较好，可作为近中性或弱酸性注射剂的容器，如葡萄糖注射液等；含钡玻璃是在中性玻璃中加适量氧化钡而制成的，耐碱性好，可作为碱性较强的注射液的容器，如5-氟尿嘧啶注射液；含锆玻璃是含少量氧化锆的中性玻璃，耐酸碱性能好，且不易受药液侵蚀，化学稳定性较强。

小容量注射剂所用安瓿应为曲颈易折安瓿（分为刻痕色点易折安瓿和色环易折安瓿两种），刻痕色点易折安瓿即在安瓿瓶颈处划出细微刻痕，使用时易折断，又不易产生玻璃碎屑。色环易折安瓿，即是将一种膨胀系数高于安瓿玻璃两倍的低熔点粉末熔固在安瓿颈部，成为环状，冷

—•笔记栏•—

却,由于两种玻璃的膨胀系数不同,在环状部位会产生一圈永久应力,用力一折即可平整折断,不易产生玻璃碎屑。

(2) 塑料安瓿:常用的材质为聚丙烯(PP)和聚乙烯(PE)。以 PP 材质制作的安瓿透明度好,强度较高,可进行高温灭菌,常用于终端灭菌的注射剂;以 PE 材质制作的安瓿不能耐受 110℃以上的高温灭菌,常用于非终端灭菌的注射剂。塑料材质的安瓿延展性高,质量轻,不易破碎,不会产生碎屑,生产操作较简单。但塑料容器存在析出某些添加剂的可能,同时,塑料材质因具有一定的通透性,会影响易氧化药物的稳定性。

2. 西林瓶　主要用于分装注射用无菌粉末,常用的容积有 10 mL、20 mL 两种规格。西林瓶瓶颈较细,瓶颈以下粗细一致,瓶口略粗于瓶颈而略细于瓶身,应用时需要配有胶塞和铝盖,有时会外加一个塑料盖。

(二)注射剂容器的质量要求

注射剂的容器不仅要盛装各种不同性质的注射剂,还要经受高温灭菌,且在不同环境条件下长期贮藏,因此,注射剂容器的质量对注射剂成品的质量有很大影响。

常用的注射剂玻璃容器应符合下列要求:

(1) 安瓿玻璃应无色透明,以便于检查注射剂的澄明度、杂质及变质等情况。

(2) 应具有低膨胀系数和优良的耐热性,以耐受洗涤和灭菌过程中产生的冲击而不易冷爆破裂。

(3) 应有足够的物理强度,以耐受热压灭菌时所产生的压力差,保证生产、运输、贮存过程中无破损。

(4) 应具有较高的化学稳定性,不改变溶液的 pH,同时也不易被药液侵蚀。

(5) 熔点较低,易于熔封。

(6) 不得有气泡、麻点与砂粒等。

(三)安瓿的质量检查

为保证注射剂的质量,在使用安瓿前要对其进行一系列的检查,具体的检查项目和方法需按《中国药典》的规定,除《中国药典》规定外,还要根据生产实际需要制订具体检查内容,一般必须通过物理和化学检查。

1. 物理检查　主要检查外观,包括尺寸、色泽、表面质量、清洁度及耐热耐压性能等。

2. 化学检查　主要检查安瓿的耐酸性能、耐碱性能及中性检查等。

3. 相容性试验　当安瓿用料变化或盛装新研制的注射剂时,经一般理化性能检查后,仍需做必要的相容性试验,以进一步考察容器与药物有无相互作用。

(四)安瓿的处理

1. 安瓿的洗涤　安瓿一般需要用离子交换水灌瓶蒸煮,清洁度不良的安瓿须用 0.5%乙酸水溶液在 100℃条件下灌瓶蒸煮 30 min 进行热处理。目的是使瓶内的污染物等杂质加热溶解或软化,以便洗涤干净。同时可以使玻璃表面的硅酸盐水解,微量游离碱和金属盐溶解而脱落,从而提高安瓿的化学稳定性。常用于洗涤安瓿的方法有甩水洗涤法、加压喷射气水洗涤法和超声波洗涤法。

(1) 甩水洗涤法:一般适用于 5 mL 以下安瓿的清洗。将安瓿先经灌水机灌满去离子水或蒸馏水,加热蒸煮处理,趁热用甩水机将安瓿内的水甩干,再灌水,再甩出,如此反复 3 次,确保达到清洗目的。本法设备简单,操作方便,但洗涤质量不高。

(2) 加压喷射气水洗涤法:适用于大安瓿和曲颈安瓿的洗涤。该法是利用洁净的蒸馏水和已过滤的压缩空气,通过针头喷入安瓿内交替喷射洗涤。压缩空气的压力控制为 294.2~392.3 kPa,按气→水→气→水→气的顺序,反复冲洗 4~8 次,最后一次洗涤应采用经微孔滤膜滤过的注射用水。

(3) 超声波洗涤法:是将安瓿浸没在超声波清洗槽中,安瓿与水的接触面处于超声振动状态而产生的空化作用，以此可将安瓿表面的污渍洗除，达到要求的洁净指标。

为提高注射剂的生产效率，可将加压喷射气水洗涤与超声波洗涤联合使用，也可将加压喷射气水洗涤装置与安瓿灌封机相结合，组成洗、灌、封联动机。

2. 安瓿的干燥与灭菌　安瓿洗涤后，一般可在烘箱中 120～140℃的条件下干燥 2 h 以上。灌装无菌操作的药物或低温灭菌的药物，安瓿则需要在 180℃的条件下干热灭菌 1.5 h。

隧道式烘箱多于大生产时使用，安瓿经传递装置输送通过隧道，隧道内平均温度为 200℃，一般容量较小的安瓿 10 min 左右即可烘干。还有一种远红外线隧道式自动干燥灭菌机，是在碳化硅电热板辐射源表面涂上远红外涂料而制成的，其温度可达 250～350℃，干燥效率高、质量好、节约能源。

经灭菌处理的空安瓿应妥善保管，应将其存放在有洁净空气保护的空间，存放时间不应超过 24 h。

四、注射剂的配液与滤过

中药注射剂处方中的药材经适当方法提取纯化后，以所得的中药有效成分、有效部位或总提取物作为原料配制注射剂，可按一般注射剂的制备工艺与方法进行操作。

（一）注射剂的配液

以中药有效成分或有效部位为原料配制注射剂时，所用原料的性状、溶解度、含量测定、杂质检查等应符合相应质量标准；以中药总提取物为原料配制注射剂时，除规定原药材的品种、产地、规格和提取纯化方法外，还应严格规定总提取物中相关指标成分的含量，一般总固体中可测成分的含量应不低于总固体量的 20%（供静脉注射用的不低于 25%）。所有溶剂或附加剂均应符合有关标准的要求。

1. 原料投料量的计算　以中药的有效成分或有效部位投料时，可按规定浓度或限（幅）度计算投料量；以总提取物投料时，可按提取物中指标成分含量限（幅）度计算投料量。若注射剂中含有一些易降解的药物，配制后经灭菌造成含量下降，可根据实际情况，适当增加投料量。

有效成分不明确的中药，可以每毫升相当于原中药的克数来表示，但这种方法有局限性，不能用于新品种注射剂。

2. 配液用具的选择与处理　配液用具必须采用化学稳定性好的材料制成，如玻璃、搪瓷、不锈钢、耐酸耐碱陶瓷及耐热的无毒聚氯乙烯、聚乙烯塑料等。

配液用具在使用前应彻底清洗。临用时，用新鲜注射用水荡洗或灭菌后备用。每次配液后，均应立即洗净，玻璃容器内可加入少量硫酸清洁液或 75% 乙醇后放置，以免长菌，使用时再依法清洗。

3. 配制方法　注射液的配制有稀配法和浓配法两种。

（1）稀配法：指将原料加入处方量的全部溶剂中一次配成注射剂所需浓度，适用于原料药质量优良的小剂量注射剂的配制。

（2）浓配法：指将全部原料加入部分处方量溶剂配成浓溶液，加热或冷藏处理，过滤，向滤液中加入全部溶剂，稀释至规定浓度。浓配法适用于原料质量一般、需要进一步纯化原料的注射剂的配制。

配制小量注射剂时，一般在中性硬质玻璃容器或搪瓷桶中进行。大量生产时，常用带有夹层装置或盘管的配液罐为容器配制注射剂，以便配制时做加热或冷却降温处理。

配制注射液时常需要加入供注射用的活性炭以脱色、去除杂质、去除热原、助滤等，提高注射液的澄明度和改善色泽。活性炭（供注射用）在使用前必须在 150℃条件下干燥 3～4 h，做活化处理，其用量百分比一般为 0.1%～1%。应用时，常需要把针用活性炭加入药液中加热煮沸一定时间，并适当搅拌，稍冷后再滤过。活性炭对一些有效成分具有吸附性，应予以注意。

配液所用注射用水，贮存时间不得超过 12 h。配液所用注射用油应在使用前经 150～160℃

—·笔记栏·—

灭菌 1~2 h,待冷却后立即进行配制。

药液配制后,应进行半成品质量检查,主要包括 pH、相关成分含量测定等检查项目,检验合格后才能进行滤过和灌封操作。

(二)注射剂的滤过

注射剂的滤过一般分为初滤和精滤两个步骤。操作时应根据不同的滤过要求,结合药液中沉淀物的多少,选择合适的滤器与滤材。

若药液中沉淀较多,特别是加了活性炭的溶液必须先初滤再精滤。初滤常用滤材为滤纸、长纤维脱脂棉、尼龙布等,小量制备常用布氏漏斗减压滤过,大量生产上多采用滤棒加压滤过。精滤常用垂熔玻璃滤器、微孔滤膜进行滤过。微孔滤膜是一种高分子薄膜过滤材料,薄膜上带有许多微孔,过滤效果好,但因其易堵塞易破裂,在薄膜过滤前应先进行预滤。

注射剂的滤过通常有高位静压滤过、减压滤过及加压滤过等方法,其具体装置有如下几种。

1. 高位静压滤过装置　应用于生产量不大,缺乏加压或减压设备的情况。特别适合在楼房里生产,楼上配制药液,楼下灌封,利用药液本身静压差通过管道进行滤过,该法压力稳定、滤过质量好,缺点是滤速较慢。

2. 减压滤过装置　适用于各种滤器,设备要求简单,但压力不够稳定,操作不当时易引起滤层松动,影响滤过质量。该整个装置都处在密闭状态下,滤过的药液不易被污染。但用该法操作时应注意,若管道出现缝隙而进入空气不易被发现,所以此法不宜用作无菌滤过,为避免污染,进入滤过系统的空气也应做过滤处理。

3. 加压滤过装置　此种装置在药厂大生产时被普遍采用,其特点是压力稳定,滤速快,由于全部装置保持正压,操作过程对滤层的影响较小,外界空气不易进入滤过系统,滤过质量好而且稳定。

五、注射剂的灌封

注射剂在滤过后,经检查合格应立即进行灌封,以免造成污染。注射剂的灌封包括药液的灌注与容器的封口。灌封是注射剂制备的关键步骤,灌注和封口这两部分操作在同一室内完成,应严格控制其操作室的环境,以达到尽可能高的洁净度。一般终端灭菌工艺的产品在 C 级背景下的局部 A 级,非终端灭菌工艺的产品在 B 级背景下的 A 级。

(一)注射剂的灌装

注射剂的灌装,力求做到剂量准确,药液不沾瓶颈口,不受污染。灌入容器的药液量可按规定适当多于标示量,以补偿注射剂使用时药液在容器壁黏附和注射器及针头吸留而造成的药量损失。具体应增加的灌装量见表 8-4。

表 8-4　注射剂装量增加表

标示装量(mL)		0.5	1	2	5	10	20	50
增加量(mL)	易流动液	0.10	0.10	0.15	0.30	0.50	0.60	1.0
	黏稠液	0.12	0.15	0.25	0.50	0.70	0.90	1.5

在灌装药液时,若是小量研制,可使用竖式或横式单针灌注器进行手工灌装;大生产时,药液多用机器灌装,主要是在自动灌封机上进行,灌装与封口由机械联动完成。

(二)安瓿的封口

安瓿灌入药液后,应立即封口。安瓿封口要做到严密不漏气,顶端圆整、光滑,无尖头或小泡。现多采用拉封技术进行封口。

大生产时采用全自动灌封机，一般由传送、灌注、封口3部分组成，可实现在一台机器上联动完成多个生产工序，生产效率高，操作方便，能显著提高注射剂的生产效率和产品质量。

对于一些接触空气易氧化的药物，在灌封过程中，应向药液中通入惰性气体（如氮气、二氧化碳等）以排出溶液及安瓿中的空气。惰性气体的选择应根据药物品种而定，一般多用氮气，因二氧化碳存在改变药液pH、易使安瓿爆裂等缺点，选用时应予以注意。所选惰性气体的纯度应达到相关要求。

在灌装与封口过程中，操作方法或生产设备的原因，常可能出现如下问题：① 灌装剂量不准确，可能是由于剂量调节装置的螺丝松动而造成的。② 安瓿封口不严密出现毛细孔，通常是由熔封火焰的强度不够所致。③ 安瓿出现大头（鼓泡）或瘪头现象，前者多是火焰太强，后者则是由安瓿受热不均匀所致。④ 安瓿产生焦头，往往是药液灌装时沾染瓶颈所致，其原因可能是药液灌装太急，溅起的药液黏附在瓶颈壁上；灌装针头往安瓿中注药后未能及时回药，尖端处带有药液水珠，黏附于瓶颈；灌装针头安装位置不正，尤其是安瓿瓶口粗细不匀，注药时药液沾壁；压药与针头打药的动作配合不好，造成针头刚进瓶口就注药或针头临出瓶口才注完药液；针头升降轴不够润滑，针头起落迟缓等。上述问题均会影响注射剂的质量，要想从根本上解决问题，还应根据具体情况，分析原因，改进操作方法或调整设备的运行状态。

六、注射剂的灭菌与检漏

灌封后的注射剂应及时灭菌，以保证产品的无菌水平。一般注射剂从配制到灭菌，应在12 h内完成。灭菌方法、灭菌时间等条件应根据药物的性质来确定，需要时可将几种灭菌方法联用，以达到保持药物稳定，成品完全无菌的要求。一般小容量（1～5 mL）的中药注射剂，多采用流通蒸汽100℃，灭菌30 min；10～20 mL的安瓿可在100℃条件下灭菌45 min。对热稳定的产品，可采用热压灭菌的方法进行灭菌。灭菌效果的F_0值应大于8.0。

注射剂灭菌后，为考察熔封是否严密，应对容器进行检漏，如安瓿顶端留有毛细孔或裂缝，应尽快检出剔除。安瓿如有泄漏的情况，会导致药液容易流出，同时微生物或污染物也可由此进入安瓿，直接导致药液变质，因此，为保证注射剂的质量，应及时对容器做检漏处理。

少量生产时，可在灭菌过程完成后，立即将注射剂取出，趁热放置于装有冷的有色溶液的容器中，安瓿因遇冷而降低内部压力，有色溶液即可从毛细孔或裂缝中进入安瓿，使漏气安瓿被检出。大量生产时，一般应用灭菌检漏两用器进行检漏。具体操作为灭菌过程完成后，稍开锅门，从进水管放进冷水淋洗安瓿使其温度降低，然后关门并抽气，使灭菌器内压力逐渐降低，此时如有安瓿漏气，安瓿内的空气也会随之被抽出，当真空度达到85.12～90.44 kPa时，停止抽气，将有色溶液（如0.05%曙红或酸性大红G溶液）吸入灭菌器中，待有色溶液浸没安瓿后，关闭色水阀，开放气阀，再把有色溶液抽回贮液器中，开启锅门，将锅内注射剂取出，淋洗后检查，即可将带色的漏气安瓿剔除。

七、注射剂的质量检查

注射剂应符合《中国药典》（2020年版）四部（通则0102）注射剂项下的质量检查。除此之外，应根据具体品种的要求制订相应的质量控制标准。一般注射剂成品，应进行以下相应检查。

1. 装量　注射剂的标示装量不大于2 mL者取供试品5支（瓶），2～50 mL者取供试品3支（瓶），按《中国药典》（2020年版）四部通则规定的方法进行检查，每支（瓶）的装量均不得少于其标示量。

2. 可见异物　指存在于注射剂、眼用液体制剂中，在规定条件下目视可以观测到的不溶性物质，其粒径或长度通常大于50 μm。除另有规定外，按《中国药典》（2020年版）四部（通则0904）可见异物检查法进行检查，应符合规定。可见异物检查不仅可以确保注射剂的质量和用药安全，而且通过发现可见异物，寻找出现原因，还可改进相关生产操作过程。

—•笔记栏•—

3. 细菌内毒素或热原检查 除另有规定外，静脉用注射剂按各品种项下的规定，依照《中国药典》（2020 年版）四部（通则 1143）细菌内毒素检查法或（通则 1142）热原检查法进行检查，应符合规定。

4. 无菌检查 注射剂中应不含任何活的微生物，注射剂灭菌后须从中抽取一定数量的样品进行无菌检查，以确保成品的灭菌质量。无菌检验法包括薄膜过滤法和直接接种法，具体的检查方法和结果判断标准按《中国药典》（2020 年版）四部通则规定执行。

八、注射剂的印字、包装与贮存

注射剂经质量检查合格后即可进行印字与包装。每支注射剂上应标明品名、规格、批号等。为使注射剂遮光且不易破损，一般选用纸盒、内衬瓦楞纸分割成型包装，也可以用塑料热塑包装或发泡包装。包装盒外应贴标签，标明注射剂名称、规格、厂名、生产批号及药品生产批准文号等信息。包装盒内应放注射剂详细的使用说明书，用以说明药物的处方、含量、用法用量、禁忌、有效期等。

大批量生产时，可采用印字、装盒、贴签及包装等联成一体的印包联动机，能显著提高印包工序效率。

除另有规定外，注射剂应避光贮存。

九、实例

参麦注射液

【处方】 红参 100 g，麦冬 200 g，注射用水加至 1 000 mL。

【制法】 取红参、麦冬，用 80%乙醇 600 mL，置水浴上回流提取 2 次，每次 2 h，滤过，药渣用 80%乙醇 200 mL 分次洗涤，合并上述滤液和洗涤液，冷藏，静置 12 h，滤过，于滤液中按体积加入 1%活性炭，搅拌 1 h，滤过，滤液减压回收乙醇至无醇味，添加注射用水至约 1 000 mL，于 100℃灭菌 30 min，加 10%氢氧化钠溶液调节 pH 至 7.5，冷藏 48 h 以上，滤过，滤液加聚山梨酯-80 适量，并调 pH 至 7.5，加注射用水至 1 000 mL，滤过，灌封，100℃流通蒸汽灭菌，即得。

【功能与主治】 益气固脱，养阴生津，生脉。用于治疗气阴两虚型休克、冠心病、病毒性心肌炎、慢性肺源性心脏病、粒细胞减少症。

【用法与用量】 肌内注射，一次 2~4 mL，一日 1 次。静脉滴注，一次 20~100 mL，用 5%葡萄糖注射液稀释后应用，或遵医嘱。

【注解】 本品为红参、麦冬等提取物的灭菌水溶液，以醇水法进行制备。若要提高提取物中人参皂苷的含量，可在制备过程中选用大孔吸附树脂进行处理；在滤液中加入聚山梨酯-80 适量，应注意灭菌后是否出现起昙现象，因此，灭菌后应及时振摇，以保证注射剂的澄明度。

第六节 输液剂

一、概述

（一）含义

输液剂（infusion solution）是一种供静脉滴注输入体内的大剂量注射液（通常一次给药剂量不少于 100 mL，生物制品不少于 50 mL），临床上多用于救治危重和急症患者。中药输液剂指将中药饮片中提取的有效物质制成的可通过静脉滴注输入体内的大剂量灭菌溶液。中药输液剂所含成分较复杂，使用剂量大且直接注入血管，因此在设计、生产、检测等过程中的质量要求比普通注射剂更为严格。

（二）特点

1. 用量大，起效快　输液剂使用剂量大，且可直接进入血液循环，故起效迅速。

2. 减少污染，更加安全　将药物直接制成输液剂或者采用双腔输液袋可避免配液稀释过程中的二次污染；采用软袋式输液可以减少回气污染，提高安全性。另外，输液剂中不得添加任何抑菌剂、止痛剂等附加剂，避免刺激静脉。

3. 及时合理地为机体提供营养与代谢支持　营养型输液可及时补充必要的营养物质、热量和水分及微量元素等，以维持血容量防止休克；电解质类输液剂可以纠正体内水和电解质紊乱，调节体液的酸碱平衡；输液剂还可以促进血液循环，促进体内毒物代谢和排泄，用于解毒。

（三）分类

按临床作用不同，可将输液剂分为营养输液、体液平衡输液、胶体输液和含药输液4种类型。

1. 营养输液　包括糖类输液、氨基酸输液、脂肪乳输液及维生素和微量元素输液。临床上常为代谢性疾病患者和不能口服食物的患者提供营养物质，如葡萄糖注射液、复合氨基酸注射液和脂肪乳注射液等，可以起到扶正固本、补充气血的作用。

2. 体液平衡输液　包括电解质输液和酸碱平衡输液。前者主要指含氯化钠、氯化钾、氯化钙等无机盐的注射液，临床上用来纠正体内电解质紊乱，维持体液的渗透压平衡和神经、肌肉应激性；后者主要是碳酸氢钠和乳酸钠注射液，用于纠正代谢性酸中毒，调节体液的酸碱平衡。

3. 胶体输液　指一种分子量接近血浆白蛋白的胶体溶液，因其可以替代血浆维持血压、增加血容量和调节体内渗透压，又称血浆代用液。这类输液剂主要包括多糖类、明胶类和高分子聚合物类注射液，如右旋糖酐、羟乙基淀粉、明胶及其衍生物等。此类高分子化合物不易通过血管壁，可使水分较长时间保持在血液循环系统内，故由此制成的胶体溶液输入血管后可暂时替代血浆。

4. 含药输液　指含有治疗药物的输液剂，大多由确切疗效的注射剂或粉针改制而成。中药输液剂是通过中药发挥治疗作用的输液剂，按照分散系统可以将其进一步分为溶液型输液剂和乳状液型输液剂，如苦参碱氯化钠注射液、鸦胆子油静脉乳输液等。

二、输液剂的质量要求

血浆代用液——右旋糖酐

（一）配液的质量要求

输液剂的配液要求比一般注射剂更为严格，主要体现在以下几方面：① 输液剂从配制到灭菌的过程时间不宜超过4 h；② pH应在保证疗效和稳定性的基础上尽量接近人体血液的pH（7.35~7.45），一般控制在5~8；③ 渗透压要与血液等渗或者稍高渗；④ 输液剂中不得含有肉眼可见的异物（如白点、混浊、纤维和玻璃屑等），同时还要控制微粒数；⑤ 应无菌、无热原、无毒性；⑥ 不得添加任何抑菌剂。

（二）原料的质量要求

输液剂的配制应该选用纯度高、符合注射用规格的原料。输液原料为中药时，应严格控制饮片质量和制剂过程中产生的蛋白质、鞣质、树脂、草酸盐、钾离子等含量；某些特殊情况需要选用高纯度化学试剂作为原料时，应按照《中国药典》（2020年版）规定项目进行质量检验，特别是应严格控制水溶性钡、砷、汞、铅等有毒物质的含量，并重点对铁、锌等金属离子进行检测，符合要求后方可使用。某些利用微生物发酵制得的原料（如右旋糖酐），应根据实际情况进行异性蛋白测定和安全试验，以确保临床使用安全；另外，输液剂原料的包装应严密，无受潮、发霉、变质等现象，否则会因原料污染并引入热原而影响输液质量。

（三）辅料的质量要求

输液剂配液所用溶剂必须是新鲜注射用水，并符合要求。输液剂配制过程中，常使用活性炭除热原、除臭味、除色素、除胶体微粒等，因此活性炭质量直接影响输液质量，一般采用一级针用活性炭，并按照《中国药典》规定检验合格后才能使用。制备输液剂时常需要加入增溶剂、渗

—•笔记栏•—

透压调节剂和 pH 调节剂等附加剂;附加剂的选择应考虑到对药物疗效和安全性的影响,使用浓度不得引起毒性或明显的刺激,且避免对检验产生干扰。

三、输液剂的制备

输液剂的制备主要包括输液剂包装容器的清洗灭菌,原辅料的配制,输液成品的包装、质检和灭菌等步骤。

(一) 输液剂制备的一般工艺流程

中药输液剂制备的一般工艺流程见图 8-7。

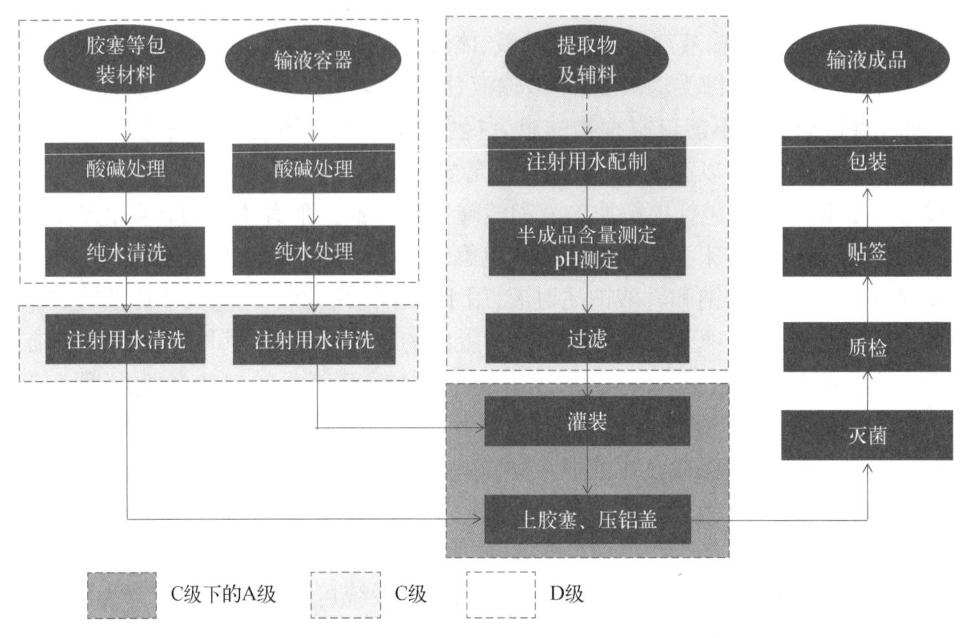

图 8-7　中药输液剂制备的一般工艺流程

(二) 输液容器与包装材料处理

输液容器包括玻璃瓶、聚丙烯塑料瓶和无毒聚氯乙烯塑料袋等(图 8-8)。

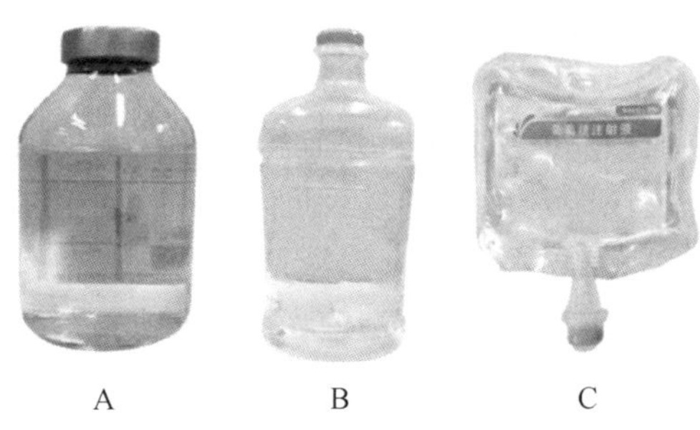

图 8-8　输液容器

A. 玻璃瓶;B. 聚丙烯塑料瓶;C. 无毒聚氯乙烯塑料袋

1. 输液容器处理　　玻璃瓶是最传统的输液容器,材料一般采用中性硬质玻璃,透明度高、耐酸碱、耐药液侵蚀、理化性质稳定。热压灭菌及贮存期间,瓶体不脱片、不变形。玻璃瓶的清洗方法主要包括酸洗法和碱洗法两种。一般采用酸洗法,其中硫酸重铬酸钾溶液的洗涤效果较好,既能消灭微生物及热原,又能对瓶壁游离碱起中和作用。碱洗法是用 50~60℃ 的 1%~3% 碳酸钠溶液冲洗,由于碱对玻璃有腐蚀作用,故碱液与玻璃接触时间不宜过长(10s 之内)。处理后的瓶子依次用常水、纯化水、注射用水洗净后备用。注意刷洗时毛刷不能触碰瓶口和瓶底,以免产生玻璃屑。

聚丙烯塑料瓶是目前临床应用最广的输液容器,市场占有率达 60% 以上,具有很好的理化稳定性且耐热、质轻、无毒、机械强度高、成本低、密封性好、运输方便等优点。软包装输液容器质轻、方便、抗震,但密闭性能较差,常用的为聚氯乙烯塑料袋。塑料输液容器的处理,一般先灌入已经滤过的注射用水,热压灭菌后留用。临用前再用滤过的注射用水洗涤 3 次,即可灌装药液。

2. 胶塞处理　　胶塞对输液剂澄明度影响很大,应具有较好的弹性及柔软性,针头刺入和拔出后应立即闭合,并能耐受多次穿刺无碎屑脱落;具有较高的化学稳定性和较小的吸附性,可耐受高温灭菌。

国家市场监督管理总局规定，自 2005 年 1 月 1 日起一律停止使用天然橡胶塞，而使用质量高、安全性好的药用丁基胶塞。目前常用的丁基胶塞包括药用氯化丁基胶塞及药用溴化丁基胶塞。值得注意的是，丁基胶塞生产过程中需要加入多种硫化剂与填充剂，容易出现与药物相容性问题，如头孢抗生素类药物，丁基胶塞能使其活性成分渗出并与之发生化学反应，因此工厂生产中常采用丁基胶塞覆膜（如聚酯膜、聚对二甲苯膜等）以改善此问题。丁基胶塞使用前要用注射用水超声清洗 2 次，切勿搅拌，以减少胶塞间的摩擦，防止硅胶内容物脱落，121℃、30 min 湿热灭菌，干燥后的胶塞应在 24 h 内使用。

（三）配液与过滤

输液剂多在可加热、有夹层且带有搅拌装置的不锈钢或搪瓷玻璃罐中配制。输液剂的配液方法包括浓配法和稀配法两种。配液完成后要对输液剂进行过滤，确保其澄明度符合要求。

1. 浓配法　当原料溶解后澄明度较差时，常采用浓配法。该方法将全部原辅料加入部分溶媒中配成浓溶液，经加热或冷藏、过滤等处理后，根据含量测定结果稀释至所需浓度。

2. 稀配法　凡原料质量好、药液浓度不高或配液量不大时，常用稀配法，即一次配成所需的浓度。加活性炭吸附处理后，药液经粗滤、精滤，即可供灌装。

配液时，若原料药质量差或药液不易滤清，可加入活性炭煮沸吸附，冷却至 40~50℃时脱炭过滤。应注意的是，活性炭在酸性条件下吸附作用强，在碱性溶液中有时出现“胶溶”或脱吸附作用，反而使药液中杂质增加，因此使用活性炭吸附药液杂质时，应注意其所处环境的酸碱度。

3. 过滤　输液剂的过滤方法、过滤装置与注射剂相同，多采用加压过滤法。过滤分为初滤和精滤两步，常采用板框式压滤机或陶制砂滤棒等进行初滤，采用垂熔玻璃滤器（4 号）或微孔滤膜（孔径 0.65 μm 或 0.8 μm）进行精滤。工业生产中主要采用离心泵输送药液通过滤器进行滤过。由于装置为正压，空气中的微生物和微粒不易侵入滤过系统且滤层不易松动，故所得滤液质量稳定。

（四）灌封与灭菌

药液过滤后，经澄明度检查合格后即可灌封。灌封室的洁净度应为 A 级或局部 A 级。玻璃瓶输液灌封一般包括灌注药液、盖丁基胶塞和轧铝盖 3 个流程。工业生产中为最大限度降低污染，提高工作效率和产品质量，多采用回转式自动灌封机、自动放塞机、自动落盖轧口机等完成联动化、机械化生产。灌封结束后，应进行封口检查，对轧口不严的产品予以剔除。

灌封后的输液剂应立即灭菌，从配制到灭菌应当在 4 h 内完成。常采用热压灭菌法，即在 115℃、68.7 kPa 条件下灭菌 30 min。在实际生产中，应根据输液剂的具体容量确定灭菌条件以保证灭菌效果。对于塑料袋装输液剂的灭菌条件通常为 109℃热压灭菌 45 min 或 111℃灭菌 30 min。隧道式干热灭菌器的示意及设备见图 8－9。

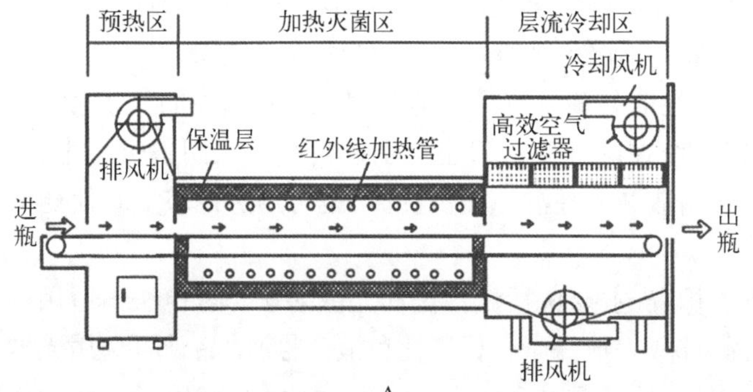

A

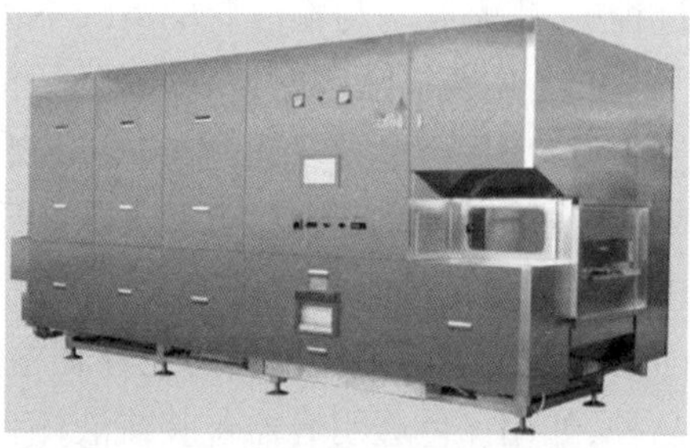

B

图 8－9　隧道式干热灭菌器

A. 示意图；B. 设备图

—•笔记栏•—

输液剂实例：莪术油葡萄糖注射液

—•笔记栏•—

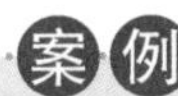

据国家药品监督管理局通报信息显示，莪术油葡萄糖注射液不良反应案例中患者年龄主要集中在10岁以下儿童，占62.4%。用药原因以呼吸道感染为主；主要不良反应有过敏样反应、皮疹、呼吸困难和过敏性休克等。儿童群体作为特殊人群，用药规模不断扩大的同时，儿童用药问题也日渐突出，因此积极地开展药品不良反应信息的收集和报告工作，对保障广大人民群众用药安全非常重要。

问题：

1. 试以莪术油葡萄糖注射液为例，分析中药输液剂产生不良反应的可能原因。
2. 通过哪些措施可以有效防治儿童用药不良反应？

四、输液剂的质量评价与质量问题讨论

输液剂的质量评价主要包括无菌检查、热原检查、澄明度检查、不溶性微粒检查、pH测定、最低装量检查和密封性检查等。具体参照《中国药典》(2020年版)四部通则的相关内容。

(一) 无菌检查

输液剂生产过程中每一个步骤都有可能染菌，如操作不合格、灭菌不彻底、密封性不严等均会导致输液剂出现混浊、霉团、云雾状等染菌现象。此种输液剂进入人体后，会引起败血病、脓毒症等。静脉给药的注射剂不得添加抑菌剂，故输液剂熔封或严封后，应根据原料药物性质选用适宜的方法进行灭菌，必须保证制成品无菌。

现在常采用无菌检查法对输液剂进行无菌检查。无菌检查法包括薄膜过滤法和直接接种法两种，进行输液剂无菌检查时，应进行方法适用性试验，以确认所采用的方法适用于该产品。

(二) 热原检查

热原在输液剂生产、使用过程中较易引入且危害性大，仍需要采取有力措施进行预防与检测。例如，严格按照GMP规定对制备容器、用具进行清洗灭菌，严禁二次使用输液器等。

输液剂按照热原检查法检查热原，以鲎试剂法检查细菌内毒素。

(三) 澄明度检查

主要原因是可见异物。可见异物指存在于输液剂中，在规定条件下目视可以观测到的不溶性物质，其粒径或长度通常大于50 μm，会对人体产生较大危害，如引起血管局部堵塞、体内循环障碍等问题。

输液剂中异物产生的原因很多。首先，原料与附加剂的质量对异物的产生影响较大，如氯化钠、碳酸氢钠中含有较多的钙盐、镁盐和硫酸盐，这些杂质会使输液剂产生白点、乳光甚至变混浊。其次，胶塞与输液容器质量不好，在贮存过程中会脱落杂质从而污染药液。最后，在生产过程中，丁基胶塞与输液瓶的清洗不彻底、灌封不严等都有可能造成异物混入药液。

制备中药输液剂时，一些高分子化合物在前处理过程中未能除尽。例如，鞣质，当温度、pH发生变化时，会聚合变性、影响输液剂澄明度，在静脉滴注时也会引起疼痛。在制备过程中，应采取合适的提取工艺、尽可能去除杂质；当输液剂出现混浊或沉淀时，也可通过调节pH，使药液中各成分保持较好的溶解性。

输液剂澄明度需要用可见异物检查法检查，主要包括灯检法和光散射法。灯检法不适用的品种，如用深色透明容器包装或液体色泽较深(一般深于各标准比色液7号)的品种可选用光散射法；要求供试品中不得检出金属屑、玻璃屑、长度超过2 mm的纤维、最大粒径超过2 mm的块状物和静置一定时间后轻轻旋转时肉眼可见的烟雾状微粒沉积物、无法计数的微粒群或摇不散的沉淀，以及在规定时间内较难计数的蛋白质絮状物等明显可见异物。

（四）不溶性微粒检查

不溶性微粒检查法主要包括光阻法和显微计数法。光阻法不适用于黏度过高、易析出结晶和进入传感器时易产生气泡的输液剂。对于黏度过高、两种方法都无法直接测定的输液剂，可用适宜的溶剂稀释后测定。标示装量为 100 mL 及以上的输液剂，每 1 mL 中含 10 μm 及 10 μm 以上的微粒数不得过 25 粒，含 25 μm 及 25 μm 以上的微粒数不得过 3 粒。

（五）最低装量检查

最低装量检查法主要包括重量法和容量法，输液剂标示装量以容量表示，常采用容量法检查。取供试品 3 个，将内容物转移至预经标化的干燥量入式量筒中（待测体积应大于 40%），倾倒干净黏稠液体，2 mL 及以下者用预经标化的干燥量入式注射器抽尽。读出每个容器内容物的装量，并求其平均装量，要求每个容器的装量不少于容器标识装量的 97%，且平均装量不应少于标识装量。

（六）密封性检查

输液容器灌装药液后，若密封不严，原料药与空气接触后易导致氧化变质或细菌污染，故输液剂灌装后应尽快严封。同时，容器的密封性须用适宜的方法确证。

第七节　注射用无菌粉末与其他注射剂

一、注射用无菌粉末

（一）注射用无菌粉末含义与质量要求

注射用无菌粉末（sterile powder for injection）简称粉针剂，指药物或与适宜辅料制成的供临用前用无菌溶液配制成注射液的无菌粉末或无菌块状物，可用适宜的注射用溶剂配制后注射，也可用静脉输液配制后静脉滴注。凡对热不稳定或在水溶液中易分解失效的药物，如一些抗生素、医用酶制剂及生化制品均需要用无菌操作法制成注射用无菌粉末，临用前加适当溶剂溶解、分散供注射用（图 8－10）。

中药注射用无菌粉末简称中药粉针剂，指中药提取物、中药组分、中药活性成分用无菌溶液配制成注射液的无菌粉末或无菌块状物。中药粉针剂是在中药注射液的基础上发展起来的，将冷冻干燥技术、喷雾干燥技术、无菌操作技术应用于中药注射剂的生产，改善了对热不稳定或在水中易分解失效的注射剂的稳定性，提高了产品的质量。目前，我国已有国家标准的注射用无菌粉末有注射用双黄连（冻干）、注射用血栓通（冻干）、注射用血塞通（冻干）、注射用益气复脉（冻干）、注射用丹参（冻干）等。

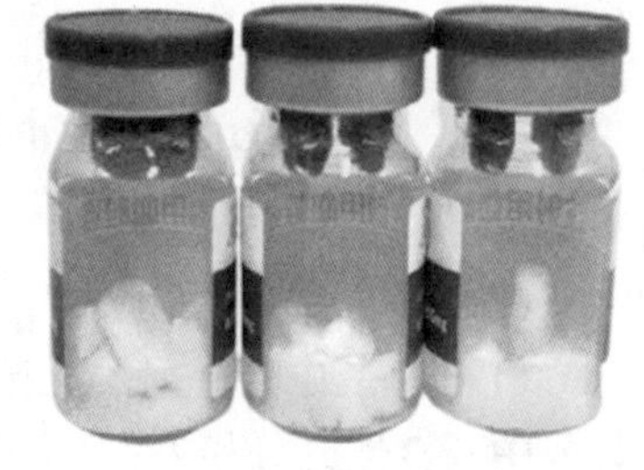

图 8－10　注射用无菌粉末

注射用无菌粉末的生产必须在无菌室内进行，其质量要求与溶液型注射液基本一致，应符合《中国药典》（2020 年版）四部通则的各项检查规定。

（二）制备方法

注射用无菌粉末的制备方法有两种，即无菌粉末直接分装法和无菌水溶液冷冻干燥法。

1. 无菌粉末直接分装法

（1）制剂前物料的准备：对直接无菌分装的原料，应了解药物粉末的理化性质，测定物料的热稳定性，晶型，粉末的大小、松密度、流动性、吸湿性等粉体学性质，以便确定适宜的分装工艺条件，必要时可进行粉碎和过筛。无菌原料可用灭菌溶剂结晶法、喷雾干燥法或冷冻干燥法制得，喷雾干燥法是通过加热进行直接干燥，物料在高温下必须稳定，且不便于收集，制备的局限性较大。

（2）包装材料的处理：安瓿或玻璃小瓶、丁基胶塞处理及相应的质量要求同注射剂和输液剂。各种分装容器洗净干燥后，需要经干热灭菌或红外线灭菌后备用。已灭菌好的空瓶应存放

—•笔记栏•—

在有净化空气保护的贮存柜中,存放时间不超过 24 h。

(3) 无菌分装:分装必须在洁净环境中按照灭菌操作法进行。根据分装药物的性质控制分装条件,如制备过程中压差过低可导致注射用无菌粉末溶液的澄明度不合格;吸湿性药物应控制环境湿度使其低于物料的相对临界湿度。分装后,小瓶应立即加塞,用铝盖密封并封蜡。安瓿或玻璃小瓶的干燥度、胶塞的吸湿性及透气性、压盖及封蜡的严密度对注射用无菌粉末质量的影响非常大,是引起注射用无菌粉末在有效期内结块、变黄的主要因素。

(4) 灭菌和异物检查:能耐热品种可选用适宜灭菌方法进行补充灭菌,以保证无菌水平。不耐热品种应严格无菌操作,控制无菌分装过程中的污染,成品不再灭菌处理。异物检查应采用灯检法或光散射法逐一检查,并同时剔除不合格产品。

(5) 贴签包装:检验合格的产品进入贴签工序。注射用无菌粉末应标明配制溶液所用的溶剂种类,必要时还应标注溶剂量。

2. 无菌水溶液冷冻干燥法　　冷冻干燥法是先将药物配制成无菌水溶液,再按规定方法进行除菌滤过,滤液在无菌条件下立即分装入相应的容器中,在真空、低温的环境,药液的水分因升华而使药液变为干燥粉末,再在无菌条件下封口,最后灯检包装即得。冻干后残留水分应符合相关品种的要求。目前生产的中药粉针大多采用该法。

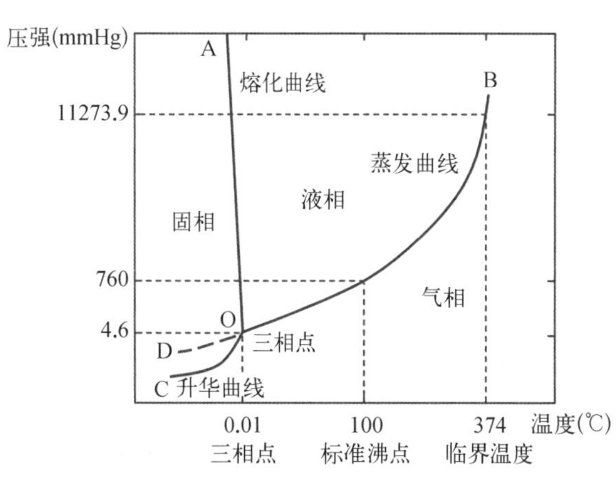

图 8－11　水的三相平衡图

(1) 冷冻干燥的原理:水的三相平衡图(图 8－11)中,3 条曲线划出了 3 个区域,分别代表冰、水和水蒸气 3 个单相区。OA 是冰与水的平衡曲线;OB 是水与水蒸气的平衡曲线;OC 是冰与水蒸气的平衡曲线。O 是三相平衡点,表示冰、水和水蒸气共存,此时的温度为 0.01℃(即水的冰点),压力为 4.6 mmHg。当压力低于 4.6 mmHg 时,不论温度如何变化,水只以固态或气态存在,固态的水吸热可不经过液态直接转变为气态,升高温度或者降低压力均可使整个系统朝着由冰转化为气的方向进行,该过程即为升华,冷冻干燥原理是使药品溶剂升华以达到干燥的目的。

(2) 冷冻干燥的步骤

1) 准备:中药注射用无菌粉末的原料药物为中药饮片经提取精制得到中药提取物、中药组分或中药活性成分粉末;然后将这些原料进行配液、过滤、分装。

2) 预冻:为恒温降压的过程,药液随温度的下降冻结成固体,通常预冻温度应低于产品的低共熔点 10~20℃。

3) 升华干燥:首先将预冻得到的固体体系进行恒温减压到一定真空度,再进行恒压升温,使水分由结冰状态通过升华逸出体系。此过程水是以冰晶形式去除的。

4) 解析干燥:升华干燥后,在干燥物质的毛细管壁和极性基团上还吸附有一部分水分,需要继续升高温度至 0℃或室温并保持一段时间,除去这部分水分。

5) 密封:冷冻干燥后应立即密封。现在生产中普遍使用分叉胶塞,广口小玻璃瓶从冻干机中取出之前,直接在真空状态下进行压塞,避免污染。

(3) 冷冻干燥中存在的问题及处理方法

1) 产品外形不饱满或萎缩:冷冻干燥制得的注射用无菌粉末,若直接以药液进行冻干,由于成品疏松、比表面积大,且中药黏性大,导致不能成型,故需要加入填充剂,使之能形成团块结构。目前,注射用无菌粉末中常用的填充剂(也称为支架剂)主要有甘露醇、氯化钠、葡萄糖、乳糖、右旋糖酐等。

2）含水量高：中药多成分吸湿性强、药液装入过厚、升华干燥过程中供热不足、解析干燥时温度过低均可能导致含水量偏高，可通过加入填充剂、改进干燥工艺条件或采用旋转冷冻机得到解决。

3）喷瓶：冻干过程中如预冻不完全或供热太快，使预冻品部分液化，则易在升华过程中的真空减压条件下产生喷瓶。需要控制预冻温度及加热升华时的温度，也可通过加入填充剂使易于冻干。

（三）实例

—•笔记栏•—

注射用无菌粉末实例：注射用血栓通（冻干）

注射用双黄连（冻干）

本品为金银花、连翘、黄芩提取物的无菌粉末。

【处方】 金银花 250 g，连翘 500 g，黄芩 250 g。

【制法】 黄芩加水煎煮 2 次，滤过，合并滤液，用盐酸溶液调节 pH，滤过，沉淀用氢氧化钠溶液调节 pH，加入乙醇溶解沉淀，滤过，滤液用盐酸溶液调节 pH，滤过，沉淀依次用乙醇和氢氧化钠溶液调节 pH，加入活性炭，静置，加入等量乙醇搅拌，滤过，滤液用盐酸溶液调节 pH，静置，滤过，将沉淀干燥，备用；金银花、连翘分别用水温浸后煎煮 2 次，滤过，合并滤液，浓缩，依次加入乙醇、水、乙醇分步精制，回收溶剂，备用。取黄芩提取物，加入适量的水，加热，用氢氧化钠溶液调节 pH 使溶解，加入金银花提取物和连翘提取物，加水至 1 000 mL，加入活性炭，调节 pH 至 7.0，加热至沸并保持微沸 15 min，加注射用水至 1 000 mL，灭菌，浓缩，冷冻干燥成粉末，分装成 100 瓶，压盖密封。

【功能与主治】 清热解毒，辛凉解表。用于外感风热所致的发热、咳嗽、咽痛；上呼吸道感染、轻型肺炎、扁桃体炎见上述证候者。

【用法与用量】 静脉滴注。先以适量注射用水充分溶解，再用氯化钠注射液或 5% 葡萄糖注射液 500 mL 稀释后使用。每次每千克体重 60 mg，一日 1 次，或遵医嘱。

【注解】 用高效液相色谱法测定成品中绿原酸、黄芩苷、连翘苷的含量，作为质量控制指标。

【思考】

（1）注射用双黄连（冻干）的稳定性与哪些因素相关？

（2）金银花、连翘、黄芩提取物等提取物在提取过程中经过多次精制，是否需要采用更加绿色可持续的精制纯化方法？

二、其他注射剂

（一）乳状液型注射液

1. 乳状液型注射液的质量要求　乳状液型注射液应符合注射液的基本要求如无菌、无热原、渗透压、安全性、稳定性等。《中国药典》（2020 年版）四部通则要求：乳状液型注射液，不得有相分离现象，不得用于椎管内注射，除另有规定外，输液应尽可能与血液等渗。静脉用乳状液型注射液中 90% 的乳滴粒径应在 1 μm 以下，除另有规定外，不得有大于 5 μm 的乳滴。静脉注射乳状液，除作为补充能量外，还具有淋巴系统的指向性，因此，将抗癌药物制成供静脉注射用乳状液型注射液，可提高药物的抗癌疗效。

2. 乳状液型注射液的制备　乳状液为是多相分散系统，有很大的界面和界面能，是热不稳定体系，在高温下易聚合成大油滴。乳状液型注射液在制备过程中应使分散相微粒的大小合适、粒度均匀，以此保证体系的稳定性。制备过程中常采用胶体磨、超声波乳化器、高压乳匀机、高压微射流纳米分散机等乳化设备。

3. 乳状液型注射液的辅料选用　乳状液型注射液的辅料包括脂肪油、乳化剂、等渗调节

—•笔记栏•—

剂和抗氧剂等。静脉乳状液所选用的辅料应符合注射要求,脂肪油国内一般只用大豆油,乳化剂实际运用于生产的有大豆磷脂、蛋黄卵磷脂、普流罗尼克 F-68(泊洛沙姆 188)、聚醚 188 和聚氧乙烯蓖麻油等。聚氧乙烯蓖麻油有一定致敏作用,需要慎重使用。常用的等渗调节剂有甘油、山梨醇、木糖醇和葡萄糖等。抗氧剂常用的有维生素 E 等。

乳状液型注射液实例：康莱特注射液

(二) 混悬型注射液

对于无适当溶剂可溶解的不溶性固体药物,或希望固体微粒在机体内定向分布或需要发挥长效作用的药物均可采用适当的方法制成混悬型注射液。

混悬型注射液属于固体分散的不稳定体系,其质量要求除应符合一般注射剂的基本要求之外,还应注意微粒的大小和分散特性。混悬型注射液中原料药物粒径应控制在 15 μm 以下,15~20 μm 者不应超过 10%。混悬颗粒应大小均匀,具有良好的通针性和再分散性;若有可见沉淀,振摇时应容易分散均匀。

混悬型注射液实例：喜树碱混悬注射液

混悬型注射液制备方法与一般混悬剂的制法相似,采用适宜的固体药物分散方法,如微粒结晶法、分散法、化学凝聚法,制备时将药物微晶混悬于含有稳定剂的溶液中,用超声波处理使其分散均匀,滤过,调 pH,灌封,灭菌即得。

由于中药成分比较复杂及制剂工艺要求过高,《中国药典》(2020 年版)规定中药注射剂一般不宜制成混悬型注射液。

第八节　中药注射剂的质量评价

一、中药注射剂的开发依据与质量要求

中药注射剂的开发以临床急、重症等用药需要及疗效明显优于其他给药途径为原则依据。在此前提下,应选方有据、药味少而精;明确疗效与不良反应;深入调研处方药味所含成分及相关性质并经预试,方能提供充分的生产。中药注射剂是我国传统医学与现代制剂技术有机结合的产物,自 1941 年世界上第一支中药注射剂柴胡注射液问世以来,历经发展诞生了清开灵注射液、参麦注射液、参附注射液等一系列效优质佳的产品。中药注射剂的基本质量要求是根据用药途径的特殊性提出的,安全性与生理适应性为其重点。达到安全性的质量指标是无菌、无热原、无刺激性、无过敏性、不溶血,异常毒性、澄明度应符合规定。达到生理适应性的质量指标是等渗、等张,特别是静脉注射者,pH 应在允许范围内。其他共同的质量要求是有效、稳定。以提取有效成分为原料药的中药注射剂通过成型性研究便可达到注射剂质量要求。

对于中药提取物或有效部分为原料制备的中药注射液,因其半成品来源复杂,成分众多,为确保质量,除应达到上述基本质量要求外,还应控制生产各环节的质量。为实行中药制剂质量控制的综合保障体系,质量要求有如下 3 方面。

1. 处方与制法　处方应立方有据,药材应固定产地,组成与组分明确,辅料(附加剂)应符合药用标准。制法应探索合理、先进、可行、可成熟提取、纯化的工艺,用有内控质量标准的半成品配制成型。

2. 杂质检查　由给药途径、原料、制法的特殊性决定,检查项目包括蛋白质、鞣质、重金属、砷盐、草酸盐、树脂、钾离子及制法中可能引进的杂质。

3. 含量限度　应达到主药成分基本清楚、成分间比例相对稳定的要求。半成品的有关理化性质包括溶解性、稳定性与生理适应性。

二、中药注射剂的质量检查

中药注射剂的质量应符合一般注射剂的质量标准。但由于中药材存在来源、产地、采收季节、加工炮制等方面的差异,中药成分复杂及受制备工艺的影响,其纯度的确定、杂质的控制及

保证质量和稳定性等方面的工作，都增加了复杂性和特殊性。因此，中药注射剂除要进行一般注射剂的质量检查外，还应根据中药注射剂的特点，制定有关控制质量的检查项目和检查方法。归纳如下：

（一）理化性质检查

1. 性状　中药注射剂由于其原料的影响，允许有一定的色泽，但同一批号成品的色泽必须保持一致，在不同批号的成品间，应控制在一定的色差范围内，按照《中国药典》方法配制的比色对照液比较，色差应不超过规定色号±1个色号。静脉注射剂不宜过深，以便于澄明度检查。

2. 鉴别　通过对注射剂内各药味的主要成分的鉴别试验研究，选定专属、灵敏、快速、简便、重现性好的方法作为鉴别项目，能鉴别处方药味的特征图谱也可选用。静脉注射剂各组分的鉴别，均应列为质量标准检查项目，以提供产品的真实性与稳定性。

3. 检查　除另有规定外，按照《中国药典》（2020年版）相关制剂通则对中药注射剂相关项目如装量与装量差异、可见异物、不溶性微粒、pH、炽灼残渣进行检查，均应符合规定；另外，注射用无菌粉末应进行水分检查。

（二）安全性检查

1. 异常毒性检查　异常毒性有别于药物本身所具有的毒性特征，指由生产过程中引入或其他原因所致的毒性。包括中药注射剂在内的非生物制品，试验对象应选用健康小鼠，对其静脉注射供试品溶液，在规定时间内观察小鼠出现的异常反应或死亡情况，检查供试品中是否污染外源性毒性物质及是否存在意外的不安全因素。

2. 细菌内毒素或热原　细菌内毒素系利用鲎试剂检测革兰氏阴性菌产生的细菌内毒素，并判断供试品中热原限度是否符合规定；热原检查将一定剂量的供试品，静脉注入家兔体内，在规定时间内，观察家兔体温升高的情况，以判定供试品中所含热原的限度是否符合规定。

3. 降压物质检查　系比较组胺对照品（S）与供试品（T）引起麻醉猫血压下降的程度，以判定供试品中所含降压物质的限度是否符合规定。

4. 过敏试验　将一定量的供试品溶液注入豚鼠体内，间隔一定时间后静脉注射供试品溶液进行激发，观察动物出现过敏反应的情况，以判定供试品是否引起动物全身过敏反应。

5. 溶血与凝聚检查　系将一定量供试品与2%的家兔红细胞混悬液混合，孵育一定时间后，观察其对红细胞状态是否产生影响的一种方法。

6. 刺激性检查　分为局部刺激性试验和血管刺激性试验。局部刺激性试验一般以家兔为试验对象，局部注射股四头肌后观察组织变化情况，以判断局部刺激性；血管刺激性试验（静脉注射剂需要进行血管刺激性试验），一般操作为每日给家兔静脉注射给药，一段时间后检查血管组织病变情况。

7. 无菌检查　应在无菌条件下进行，试验环境必须达到无菌检查的要求，检验全过程应严格遵守无菌操作，防止微生物污染，防止污染的措施不得影响供试品中微生物的检出。单向流空气区域、工作台面及受控环境应定期按医药工业洁净室（区）悬浮粒子、浮游菌和沉降菌的测试方法的现行国家标准进行洁净度确认。隔离系统应定期按相关的要求进行验证，其内部环境的洁净度须符合无菌检查的要求。日常检验需要对试验环境进行监测。

8. 重金属及有害元素残留量　主要指铅、镉、砷、汞、铜等元素，多由药物及生产过程中的无机试剂带入，一般而言，铅不得超过12 μg，镉不得超过3 μg，砷不得超过6 μg，汞不得超过2 μg，铜不得超过150 μg。

9. 有关物质检查　主要指中药经提取、纯化制成中药注射剂之后，残留在注射剂中可能含有并需要控制的物质。除另有规定外，一般应检查蛋白质、鞣质、树脂等，静脉注射的供试品溶液还应检查草酸盐、钾离子等。

（三）有效性检查

1. 总固体含量测定　测定中药注射剂中有效成分含量直接影响疗效和用药安全。测定

—•笔记栏•—

所含成分应首先对总固体进行测定,并应符合相关要求。

2. 有效成分或有效部位含量测定　按照《中药、天然药物注射剂基本技术要求》,有效成分制成的注射剂,其单一成分的含量应不少于90%;多成分制成的注射剂,总固体中结构明确成分的含量应不少于60%。

3. 指标成分含量测定　以净药材或总提取物为原料配制的注射剂,应对指标成分或代表性成分选择适宜的方法进行含量测定,所测成分的含量不得低于总固体量的20%(静脉注射给药不低于25%)。

4. 含量表示方法　以有效成分或有效部位为原料的注射剂含量表示方法均以标示量的上下限作为合格范围;以净药材为原料的注射剂含量表示方法以限量表示;含有毒性药味时,应确定有毒成分的限量范围;含有化学药品的,应单独测定该化学药品的含量;并从总固体内扣除;不计算在含量测定的比例数内。

三、中药注射剂的现代评价体系

随着现代科学仪器的研发和应用,应运而生的高效液相色谱、液相-质谱联用、核磁共振、毛细管电泳-质谱联用、X射线衍射等先进科学仪器对中药注射剂质量进行控制;同时出现了一系列如中药指纹图谱技术、多维结构过程动态质量控制体系对中药注射液进行研究。除此之外,国家药监部门进一步加强对于中药注射剂的管理,先后出台了一系列法规文件,明确提出要对中药注射剂进行再评价并发布技术指导原则,对于提升中药注射剂内在质量具有重大促进意义。

(一)中药指纹图谱技术

中药指纹图谱技术(fingerprints of traditional Chinese medicine)指中药材经适当处理后,采用一定的分析手段,得到的能够标示该中药材特性的共有峰的图谱,如原药材需要经过特殊炮制(如醋制、酒制、炒炭等),则应制定原药材和炮制品指纹图谱的检测标准。为加强中药注射剂质量管理,国家药品监督管理局在2000年8月制定了《中药注射剂指纹图谱研究的技术要求(暂行)》,明确了要首先对中药注射剂开展制定指纹图谱,以确保中药注射剂的质量稳定、可控,中药注射剂在固定中药材品种、产地和采收期的前提下,需要制定中药材、有效部位或中间体、注射剂的指纹图谱。指纹图谱的建立是根据10批次以上供试品的检测结果所给出的相关参数制定指纹图谱,对中药注射剂质量控制、合理应用、规范生产等环节均有极大的促进作用。例如,系统性研讨黄芪、红花、三七等药物与中药注射液剂(如黄芪注射液)在指纹图谱上的状况,对中药注射剂质量提升有促进作用。

中药指纹图谱

(二)多维结构过程动态质量控制

中药(制剂)是一个多成分的复杂体系,多种成分并不是简单地堆积,而是形成一个有序的整体,其发挥药效就是多种有效成分的整体协同作用,仅用指标性成分控制质量不够科学。鉴于中药(制剂)系统性和整体性的特点,有关学者提出了多维结构过程动态质量控制技术体系,对中药及其制剂的研究实现了在“多维结构”水平上由单体向多成分构成的组分内及多组分“全面”“多层次”整体组成结构的跨越,以稳定结构量比范围作为中药(制剂)质量控制的新标准。该质量控制体系包括4个核心技术:与有效性有关的物质基础特征、与安全性有关的物质基础特征、具有某种剂型特征的质量特征、制剂产品生产过程多层次动态质量控制。强调对中药制剂产品生产的动态质量控制,即从原料到终产品,实施全方位的质量控制以获得质量稳定均一的制剂成品,为临床用药提供保障,促进中药及其制剂的发展。

(三)中药注射剂再评价

中药注射剂的制剂工艺环节

2009年,国家食品药品监督管理局发布《关于做好中药注射剂安全性再评价工作的通知》(国食药监办〔2009〕359号),提出开展生产工艺和处方核查、全面排查分析评价、药品再评价和再注册等;2010年,国家食品药品监督管理局制定《国家食品药品监督管理局印发中药注射剂安全性再评价生产工艺等7个技术指导原则》的通知,从生产工艺、质量控制、非临床研究、临床研究、风险控制能力、风险效益、风险管理计划7个角度全面提升中药注射剂的质量。2017年，中共中央办公厅 国务院办公厅印发《关于深化审评审批制度改革鼓励药品医疗器械创新的意见》，明确指出严格药品注射剂审评审批，且通过再评价、享受仿制药质量和疗效一致性评价的相关鼓励政策。

四、中药注射剂的安全性问题讨论

近年来，随着中药注射剂的迅速发展，危重患者的抢救、特殊疾病的治疗均得到很大程度的补充或替代，既发挥了中医药特色优势，又提高了临床治愈率；但另外，中药注射剂有关的不良反应事件时有发生，其安全性问题成为社会广泛关注的焦点。

中药注射剂引起常见的不良反应主要为过敏反应及肝肾毒性等。其中，过敏反应包括皮肤及附件损害和全身性反应，可表现为皮疹、瘙痒、寒战、发热、腹痛、心悸、胸闷等症状，但也有少数情况下症状非常严重，导致呼吸困难、休克甚至死亡。某些品种的中药注射剂偶见有肝肾损伤。例如，抗肿瘤中药注射剂中艾迪注射液、鸦胆子油乳注射液、华蟾素注射液有数起造成肝损伤的报道，患者出现上腹部不适、黄疸等症状。

引起中药注射剂的不良反应原因很多，如药效物质研究不明确、辅料控制标准不严格、制备生产工艺不完善、质量控制不过关、临床用药不合理等。

（一）药效物质研究不够明确

药效物质研究不够明确被认为是中药注射剂诱发不良反应的主要原因。

1. 中药注射剂成分复杂　　中药注射剂通常是由多种饮片按君臣佐使配伍而成，并且每味中药所含的成分多样复杂，部分中药药效物质基础研究还未明确。例如，银杏叶注射液含有160多种成分。另外，中药材的质量受产地、采收季节影响很大，产地、生长环境、采摘时间、存放时间等不同导致同种药材的有效或有毒成分含量不同。

除此之外，注射剂组方药味的某些成分本来就有毒性和刺激性，中药成分如皂苷、蒽醌、酚类、有机酸等就有刺激性；如清开灵注射液中含有黄芩、水牛角等药味的提取物。小剂量黄芩可引起大水疱样药疹，肌内注射可出现低热和周身酸痛。

2. 大分子杂质去除不彻底　　中药普遍含有的蛋白、多肽、鞣质等大分子物质去除不彻底，入血后可成为抗原或半抗原，刺激机体产生相应抗体，从而引起过敏反应。

3. 有效成分不稳定　　各种有效成分易发生降解或经体内代谢等形成新的杂质，诱发免疫应答。例如，鱼腥草素制备过程的高温消毒可以使鱼腥草素发生降解，形成聚合物，该聚合物是很强的致敏原；复方蛤青注射液和止喘灵注射液中都含有苦杏仁，苦杏仁中含有氰苷，氰苷水解后可析出的氢氰酸，能迅速与细胞线粒体中氧化型细胞色素酶的三价铁结合，阻止细胞的氧化反应，导致头痛、头晕、恶心、呕吐、胸闷气促等一系列不良反应。

（二）辅料控制不严格

为了优化注射剂中有效成分的溶解性和稳定性，往往需要加入一定的辅料，包括抑菌剂、pH调节剂、增溶剂、乳化剂等。由于直接注射进入血液循环系统，辅料的选择和使用需要非常慎重，中药注射剂的不良反应在一定程度上由辅料控制不严格引起。例如，苯甲醇常作为抑菌剂和止痛剂加入中药注射剂中，浓度过高时可引起局部肿块；丙二醇作为注射剂的助溶剂和稳定剂，可引起渗透压升高、乳酸中毒、溶血、局部静脉炎、心脏毒性反应、接触性皮炎等；聚山梨酯-80（吐温-80）常用作增溶性辅料，可诱发溶血、过敏或类过敏反应，其他增溶剂如羟丙基-β-环糊精静脉注射时可能导致肾毒性和溶血等不良反应。

（三）制备生产工艺不完善

现阶段中药注射剂的制备工艺水平低下，多种中药注射剂品种的生产工艺标准化有待加强，其在工艺技术的控制方面也具有波动性。不同的生产工艺所产出的制剂，毒性成分和有效成分均存在一定差异。这些差异不仅影响注射液的疗效，也可能导致不良反应。例如，热原或

—•笔记栏•—

杂质未能完全除去,导致出现热原、澄明度、刺激性等问题,引发不良反应。中药注射剂的热原控制,要比化学药更为复杂。除了污染细菌外,植物中药因富含糖类而更易污染霉菌(真菌),霉菌产物也会引起发热等不良反应。除此之外,中药注射剂组分复杂,高分子杂质成分的存在(如淀粉、蛋白质、鞣质等)、pH 调节不当、附加剂的加入等原因,都有可能导致混浊和沉淀,从而影响注射剂的澄明度。除此之外,中药挥发油易呈过饱和状态,形成胶体分散而产生乳光,也会影响澄明度。

(四)质量控制方法不科学

中药注射剂质量控制不科学,与中药成分复杂、物质基础研究不完善有关。以往仅对生产过程中部分环节进行质量控制,导致出现相同品种不同厂家的中药注射剂质量标准不一致的情况。例如,清开灵注射液由珍珠母、胆酸、栀子、水牛角等八味药组成,所含药效成分复杂,但目前《中国药典》中只以胆酸、栀子、黄芩苷、总氮量作为测定标准,而研究表明其中所含的水牛角提取物可能会激发敏感抗体引起过敏,然而相应指标的质量控制方法仍是空白。

(五)临床用药不合理

药物配伍不当、不遵循中医的辨证施治、特殊人群未能谨慎使用等临床用药不合理现象,也是中药注射剂不良反应事件发生的重要原因。

1. 药物配伍不当　中药注射剂在临床配伍使用不当时易导致不良反应事件。例如,丹参注射液、参麦注射液 pH 为 4.0~6.5,配伍氯化钠后容易出现盐析现象并导致大量不溶性的微粒生成;清开灵注射剂、双黄连注射剂与抗菌药物混合后,常会有沉淀、不溶性微粒产生;复方丹参注射液与环丙沙星、氧氟沙星注射液等喹诺酮类药物配伍使用,因为酸碱复合物的形成而出现絮状沉淀或结晶。因此,应明确不同溶媒的配伍禁忌,规范联合用药。

2. 不遵循中医的辨证施治　从理论上看,疾病有虚实寒热之分,药物存在四气五味,虽中药注射剂是经一定提炼后制备而成,但在使用时也需要遵循中医理论。例如,清开灵注射液、脉络宁注射液为例,此两者均对脑血管疾病有益,但药物适应证则有一定差异。前者主要药味为金银花、水牛角、人工牛黄等,用于实热证,有豁痰解毒、清热开窍的作用;后者主要药味为金银花、牛膝、石斛、元参等,用于血瘀内热阴虚,有活血化瘀、清热养阴的作用。因此,为确保用药安全性,临床医师在开具药物时,需要严格遵循辨证施治的原则。

3. 特殊人群未能谨慎使用　不同患者因体质、性别、年龄等因素,个体差异较大,而个体因健康状况、免疫系统、体内代谢酶、遗传基因等,给药后机体药物反应也有差异。若机体为过敏体质,给药后发生不良反应的可能性更高,且在小于正常给药剂量或正常给药剂量的状况下,也可能会出现严重不良反应,需要慎重给药。

针对中药注射剂以上问题,从增强中药注射剂药效物质研究、提升质量控制标准、提高生产工艺水平等多方面入手,寻求有效的解决方案。

1. 增强中药注射剂药效物质研究　通过现代分析鉴定技术如高效液相色谱、液相-质谱联用、核磁共振等,对中药注射剂有效成分进行研究,同时建立过敏物质筛选方法,在保证在不损失药效的情况下,运用现代工艺将致敏成分清除。

2. 提升质量控制标准　中药注射剂质量控制必须坚持“高标准、严要求”的原则,即应包括对从原料种植、中间生产到制成产品的过程进行全面控制。中药注射剂质量控制涉及复杂的有效多成分体系,可以借助中药指纹图谱技术、多维结构过程动态质量控制体系,从整体层面进行质控。对于常出现的热原问题,应进行热原的专项生产控制,制定科学的检测方法与质控标准。此外,应加强对有害物质如农药残留量、重金属等的测定,提高注射剂的安全性。

3. 提高生产工艺水平　中药注射剂的安全主要取决于其中的有害物质,产品质量的提升手段不是靠成分纯化或精制,而是针对性地去除目标性有害物质。

对原料中的淀粉、黏液质等水溶性杂质,用水醇法一般可除尽,但也与醇的浓度有关,醇浓度越高,则除去这些杂质越完全。此外,除去高分子杂质还可以采用以下两种方法。

—•笔记栏•—

（1）热处理冷藏法：高分子杂质以胶体形式存在于体系中，采用流通蒸汽或热压处理 30 min，胶体粒子会聚集而产生混浊或沉淀现象，再冷藏可加速凝结过程，根据这个原理可除去杂质。

（2）超滤技术：杂质一般分子量较大，采用超滤技术可选择性地滤除药液中的大分子杂质，小分子有效成分将被保留。一般选用$(1\sim3)\times10^4$截留分子量的超滤膜。

4. 合理运用辅料　加入适当的助溶剂、增溶剂，可使有效成分的溶解度增加，从而改善中药注射剂的澄明度；加入抗氧剂或通入惰性气体防止可以有效成分氧化；酌情添加止痛剂可以减轻患者疼痛；加入 pH 和渗透压调节剂可以减少刺激性。但同时应建立健全药用辅料质量标准，加强药用辅料安全性指标控制，保障辅料的安全性。

5. 注意药物临床配伍与用药安全性　中药注射剂临床使用时，应明确不同溶媒的配伍禁忌，规范联合用药；临床医师在开具药物时，需要严格遵循辨证施治的原则；在对待特殊人群时，慎重给药。

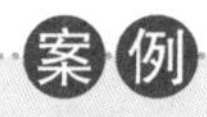

一直以来，国家药品监督管理局高度关注中药注射剂的安全性问题。2018 年 5 月 23 日发布《国家药品监督管理局关于修订柴胡注射液说明书的公告(2018 年第 26 号)》，根据药品不良反应监测和安全性评价结果，为进一步保障公众用药安全，国家药品监督管理局决定对柴胡注射液说明书增加警示语，并对不良反应、禁忌、注意事项等项进行修订。

问题：
1. 常见不良反应有哪些，发生不良反应后应如何上报？
2. 如何通过提高中药注射剂的质量标准降低不良反应发生的频率？

第九节　眼用液体制剂

一、概述

眼用液体制剂(ophthalmic liquid preparations)指供滴眼、洗眼或眼内注射用以治疗或诊断眼部疾病的液体无菌制剂。中药眼用液体制剂系由中药提取物、活性组分、成分制成的用于眼部病症的液体无菌制剂。中医认为，眼科病症主要表现为本虚标实，具有瘀、痰、湿等病机特点。中医眼部给药方式有独自特点，在临床治疗实践中逐渐形成点、滴、熏蒸、敷、熨等制法，通过药力与热力去达到透皮吸收而疏通眼部经络，实现缓解治疗目痒、目痛、目眩、目昏、雀盲、歧视等病证。眼用液体制剂主要包括滴眼剂、洗眼剂及眼内注射溶液。眼用液体制剂也可以以固态形式包装，另备溶剂，在临用前配成溶液或混悬液的剂型。

中医外治法——熏

滴眼剂指由药物与适宜辅料制成的供滴入眼内的无菌液体制剂，可分为溶液、混悬液或乳状液。

洗眼剂指由药物制成的无菌澄明水溶液，供冲洗眼部异物或分泌液、中和外来化学物质的眼用液体制剂。

眼内注射溶液指由药物与适宜辅料制成的无菌液体，供眼周围组织(包括球结膜下、筋膜下及球后)或眼内注射(包括前房注射、前房冲洗、玻璃体内注射、玻璃体内灌注等)的无菌眼用液体制剂。

(一) 眼用液体制剂的吸收特点

眼用液体制剂特点：眼部用药常用点、洗、熏蒸、敷、熨等方法治疗眼疾，有吸收快、奏效快的特点；可发挥局部治疗的优势、避免首过效应；药物通过对特定穴位的刺激，可以产生特殊疗效；

—·笔记栏·—

且患者使用方便，顺应性好，配制方法简单。但眼部容量小，药液滞留时间短，且眨眼有将近90%的药液损失，导致药液生物利用度低。刺激性大的药液会引起局部或全身不良反应。

（二）眼用液体制剂生产与贮存的规定

眼用液体制剂在生产与贮存中应符合下列有关规定：

（1）滴眼剂中可加入调节渗透压、pH、黏度及增加原料药物溶解度和制剂稳定的辅料，所用辅料不应影响药效或产生刺激性。

（2）除另有规定外，滴眼剂应与泪液等渗。混悬型滴眼剂的沉降物不应结块或聚集，经振摇应易再分散，并应检查沉降体积比。除另有规定外，每个容器的装量应不超过 10 mL。

（3）洗眼剂属用量较大的眼用液体制剂，应尽可能与泪液等渗并具有相近的 pH。除另有规定外，每个容器的装量应不超过 200 mL。多剂量眼用制剂一般应加适当抑菌剂，尽量选用安全风险小的抑菌剂，产品标签应标明抑菌剂种类和标示量。

（4）眼内注射溶液、眼内插入剂、供外科手术和急救用的眼用制剂，均不得加抑菌剂、抗氧剂或不适当的附加剂，且应采用一次性使用包装。

（5）包装容器应无菌、不易破裂，其透明度应不影响可见异物检查。

（6）除另有规定外，眼用制剂应符合《中国药典》(2020 年版）四部相应剂型通则项下有关规定，遮光密封贮存，启用后最多可使用 4 周。

二、眼用液体制剂的吸收途径与影响因素

（一）眼的药物吸收途径

人的眼球被眼球壁包裹，眼球壁分为 3 层的同心膜，最外层为纤维膜，角膜位于外层前约 1/5 的部分，外层后部为巩膜，角膜与巩膜共同构成眼球的外层，起保护作用，成为阻止微生物入侵的有效屏障。具体结构如图 8－12 所示。

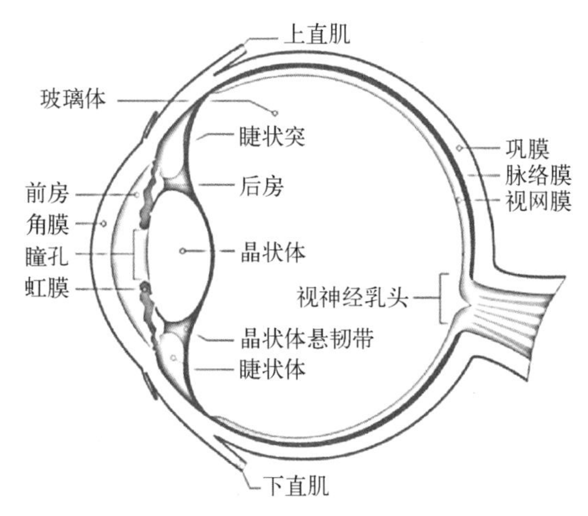

图 8－12 眼的生理结构图

药物溶液进入眼组织发挥治疗作用，主要是通过结膜吸收和非结膜吸收两条途径。一是药物经眼部吸收，通过角膜到达房水直至眼组织，药物主要被局部血管网摄取，发挥局部作用；二是不经过角膜，由结膜和巩膜吸收，经房水至眼组织。

（二）影响药物眼部吸收的因素

1. 生理因素

（1）体质：中医认为，由于不同年龄、病程或脏器功能期，患者的体质可能存在差异，对药物的吸收性能也存在差异。例如，过敏性体质不宜使用刺激性较大及致敏性的药物及辅料。

（2）眼部容量小，药物易流失：人正常泪液容量约 7 μL，不眨眼的情况下能容纳药液最多为 30 μL，而一滴眼药水体积为 50~60 μL，眨眼会损失 90%左右。溢出的药液大部分情况从脸颊流下，小部分是从鼻腔与口腔进入胃肠道，增加产生副作用与毒性的风险。因此，滴眼剂使用药液的剂量需要适量，过量会造成更多的流失。同时，由于泪液每分钟补充总量的 16%，角膜或结膜囊内存在的泪液和药液的容量越小，泪液稀释药液的比例就越大，因此可以通过增加滴药次数，提高药物利用率。

（3）药物从外周血管消除：滴眼剂中药物进入眼睑与结膜囊的时候，可通过外周血管从眼组织迅速消除。结膜含有许多血管和淋巴管，当由外来物引起刺激时，血管处于扩张状态，透入结膜的药物会有很大比例进入血液中。

2. 药物的理化性质　角膜组织为脂质-水-脂质结构，角膜对大多数亲水性药物构成了扩

散屏障，但是药物的亲脂性过高则难以透过角膜基质层，因此，药物须具有适宜的亲水亲脂性才能透过角膜。水溶性的药物易通过结膜下的巩膜，而脂溶性药物不易透过。

（1）药物的脂溶性与解离度：与药物透过角膜与结膜的吸收有关。角膜的外层为脂性上皮层，中间为水性基质层，最内为脂性内皮层，脂溶性物质（分子型物质）易于通过上皮层与内皮层，水溶性物质（离子型药物）易于通过中间层，若要易于透过角膜，需要两相溶解的药物。完全解离或完全不解离的药物不能透过完整的角膜，因此需要药物具有合适的亲水亲脂性比例，药物才易被吸收。

（2）药物的黏度：药物的黏度增加，可使药物在眼球表面保持较高的浓度，同时延迟药物在吸收部位的滞留时间，增强药物的吸收、提高生物利用度及减少药物的刺激性。

（3）刺激性：滴眼剂的刺激性较大时，会使结膜的血管和淋巴扩张，增加了药物从外周血管的消除；同时，由于泪液分泌增多不但会稀释药物浓度，而且会增加药物的流失，因此，刺激性不宜过大，否则会影响药物的吸收，降低疗效。

（4）表面张力：滴眼剂表面张力对其与泪液的混合和其透过角膜具有较大的影响，表面张力小，有利于泪液与滴眼液的混合，也有利于药物透过角膜，便于吸收。

3. 渗透促进剂　主要通过改变结膜上皮细胞结构，改变结膜上皮整体性来促进药物的吸收，提高药物的疗效；此外，吸收促进剂在提高药物角膜渗透性的同时，可能会使眼组织损伤，超过有效剂量可引起眼部刺激性及病理损害。

4. 给药方式　也是影响药物临床效应的因素之一。由于药物在不同组织中的分布、消除不一样，会影响药物的吸收数量、速度和作用强度。例如，穴位注射和点眼之间的给药方式不同，药物产生的疗效也不同。

三、眼用液体制剂的不良反应

常见临床不良反应如下：

1. 局部不良反应　角膜上皮损伤、结膜充血水肿、眼球干燥症、对侧瞳孔散大、血管舒缩性鼻炎、眼压升高、眼睑皮肤接触性皮炎、锥体外系反应等。

2. 全身不良反应　变态反应、过敏性休克、全身皮疹、呼吸困难、再生障碍性贫血、心源性脑缺血综合征、支气管哮喘、青光眼等。

四、眼用液体制剂的附加剂

（一）pH 调节剂

人体正常泪液 pH 为 7.4，而人眼的耐受 pH 范围为 5.0~9.0，pH 小于 5.0 或者大于 11.4，药物会对眼产生明显刺激，通常眼用制剂 pH 要求在 6.0~8.0，为了避免过强的刺激性，使药物稳定，因此，眼用溶液剂常选用适当的缓冲液作溶剂。

常用的缓冲液有以下两种。

1. 磷酸盐缓冲液　可由 0.8%的无水磷酸二氢钠溶液、0.947%的无水磷酸氢二钠溶液两种贮备液配制而成，调节不同比例混合，可得到 pH 为 5.91~8.04 的缓冲液，其中等量混合的 pH 为 6.8 最为常用。

2. 硼酸盐缓冲液　主要由硼酸、硼砂组成，按照不同比例配制成相应 pH，可由 0.24%的硼酸溶液、1.91%的硼酸溶液两种贮备液配制而成。调节不同的比例混合，可得到 pH 为 6.77~9.11 的缓冲液。

（二）渗透压调节剂

一般眼用溶液剂的渗透压调整在相当于 0.8%~1.2%氯化钠浓度的范围即可。低渗的滴眼剂应调整成等渗溶液，但因治疗需要也可采用高渗溶液，而洗眼剂则应力求等渗。调整渗透压常用的附加剂有氯化钠、硼酸、葡萄糖、硼砂等，渗透压调节的计算方法与注射剂相同，即用冰点降低数据法或氯化钠等渗当量法。

—•笔记栏•—

常用抑菌剂的使用浓度、最佳pH范围及其配伍禁忌

（三）抑菌剂

眼用液体制剂一般多为多剂量包装，必须添加适当的抑菌剂。抑菌剂在液体眼用制剂的添加量较小（一般在0.01%以下），对于眼部创伤或眼部术后患者的眼用溶液剂，不能添加抑菌剂。单一的抑菌剂一般抑菌效果不佳，一般多采用复合抑菌剂。

（四）黏度调节剂

黏度增加可延长药物在吸收部位的滞留时间，同时降低药物对眼的刺激性，提高药物的疗效，如果黏度过大，虽然滞留时间较长，却难以清除，可能会影响视力；一般轻、中度黏度是理想的黏度调节剂，常用的有甲基纤维素、聚乙烯醇、聚维酮、聚乙二醇等。

（五）其他附加剂

根据眼用液体制剂物料性质，可酌情添加的附加剂还有润滑剂、保湿剂、增溶剂、抗氧化剂等。

五、眼用液体制剂的制备

眼用液体制剂的一般制备工艺流程如图8－13所示。

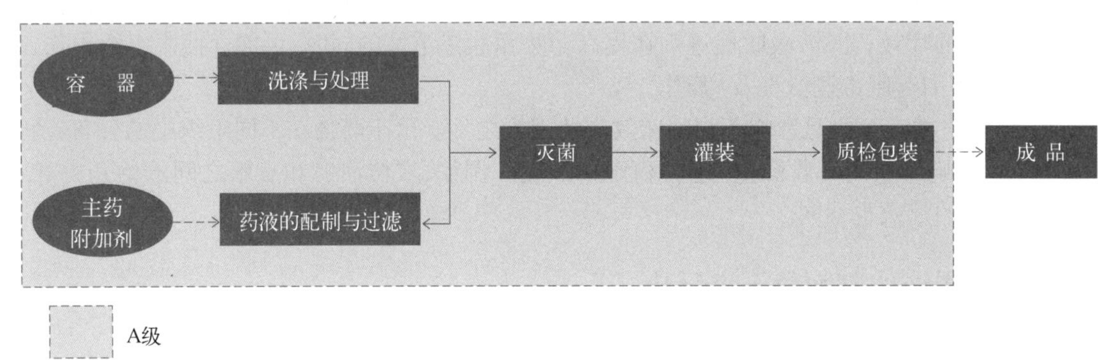

图8－13 眼用液体制剂的一般制备工艺流程图

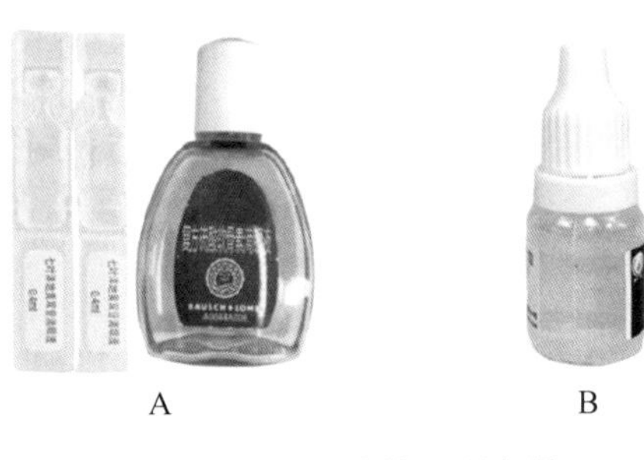

图8－14 眼用液体制剂容器

A. PET塑料（聚乙烯对苯二甲酸酯材料）；B. PE塑料（聚乙烯材料）

1. 眼用液体制剂容器的处理　眼用液体制剂的容器有玻璃瓶与塑料瓶两种。对氧敏感药物多用玻璃瓶分装，遇光不稳定药物可选用棕色瓶。塑料滴眼瓶由聚烯烃吹塑制成，不易污染且价廉、质轻、不易碎裂，较常用（图8－14）。塑料瓶有一定的透气性，不适宜盛装对氧敏感的药物溶液。眼用液体制剂容器洗涤方法与注射剂容器一致，玻璃瓶用干热灭菌法或热压灭菌法，塑料瓶用气体灭菌法。

2. 药液的配制与过滤　药物、附加剂用适量溶剂溶解，必要时加活性炭（0.05%～0.3%）处理，经滤棒、垂熔玻璃滤器和微孔滤膜滤至澄明，加溶剂至足量，灭菌后进行半成品检查。中药眼用溶液剂，先将中药按注射剂的提取和纯化方法处理，制得浓缩液后再进行配液。

眼用液体制剂实例：双黄连滴眼剂

3. 药液的灌装　眼用液体制剂配成药液后，应抽样进行定性鉴别和含量测定，符合要求后方可分装于无菌容器中。小量生产时常用简易真空灌装器分装，大生产常用减压真空灌装法分装。灌装后再用适当的灭菌方法灭菌。

眼用液体制剂实例：复方熊胆滴眼液

4. 质检包装　眼用液体制剂的质检包括澄明度检查、主药含量、抽样检查铜绿假单胞菌及金黄色葡萄球菌等。质检合格后，按相应规定包装成成品。

六、眼用液体制剂的质量检查

质量检查相关项目参照《中国药典》（2020年版）四部制剂相关通则进行检查，包括可见异物、粒度、沉降体积比、渗透压摩尔浓度和无菌等。

—•笔记栏•—

1. 可见异物　除另有规定外，滴眼剂和眼内注射溶液按灯检法不得检出金属屑、玻璃屑、长度超过 2 mm 的纤维、最大粒径超过 2 mm 的块状物和静置一定时间后轻轻旋转时肉眼可见的烟雾状微粒沉积物、无法计数的微粒群或摇不散的沉淀，以及在规定时间内较难计数的蛋白质絮状物等明显可见异物。

2. 粒度　除另有规定外，含饮片原粉的眼用制剂和混悬型眼用制剂照眼用制剂粒度测定法检查，粒度应符合每个涂片中大于 50 μm 的粒子不得过 2 个（含饮片原粉的除外），且不得检出大于 90 μm 的粒子。

3. 沉降体积比　混悬型滴眼剂（含饮片细粉的滴眼剂除外）用具塞量筒量取供试品 50 mL，密塞，用力振摇 1 min，记下混悬物的开始高度 H_0，静置 3 h，记下混悬物的最终高度 H，按沉降体积比 $=H/H_0$ 计算，沉降体积比应不低于 0.90。

4. 渗透压摩尔浓度　除另有规定外，水溶液型滴眼剂、洗眼剂和眼内注射溶液按冰点下降法测定其渗透压摩尔浓度，应符合相关规定。

5. 无菌　除另有规定外，眼用液体制剂按薄膜过滤法和直接接种法检查，应符合相关规定，无致病菌。

【小结】

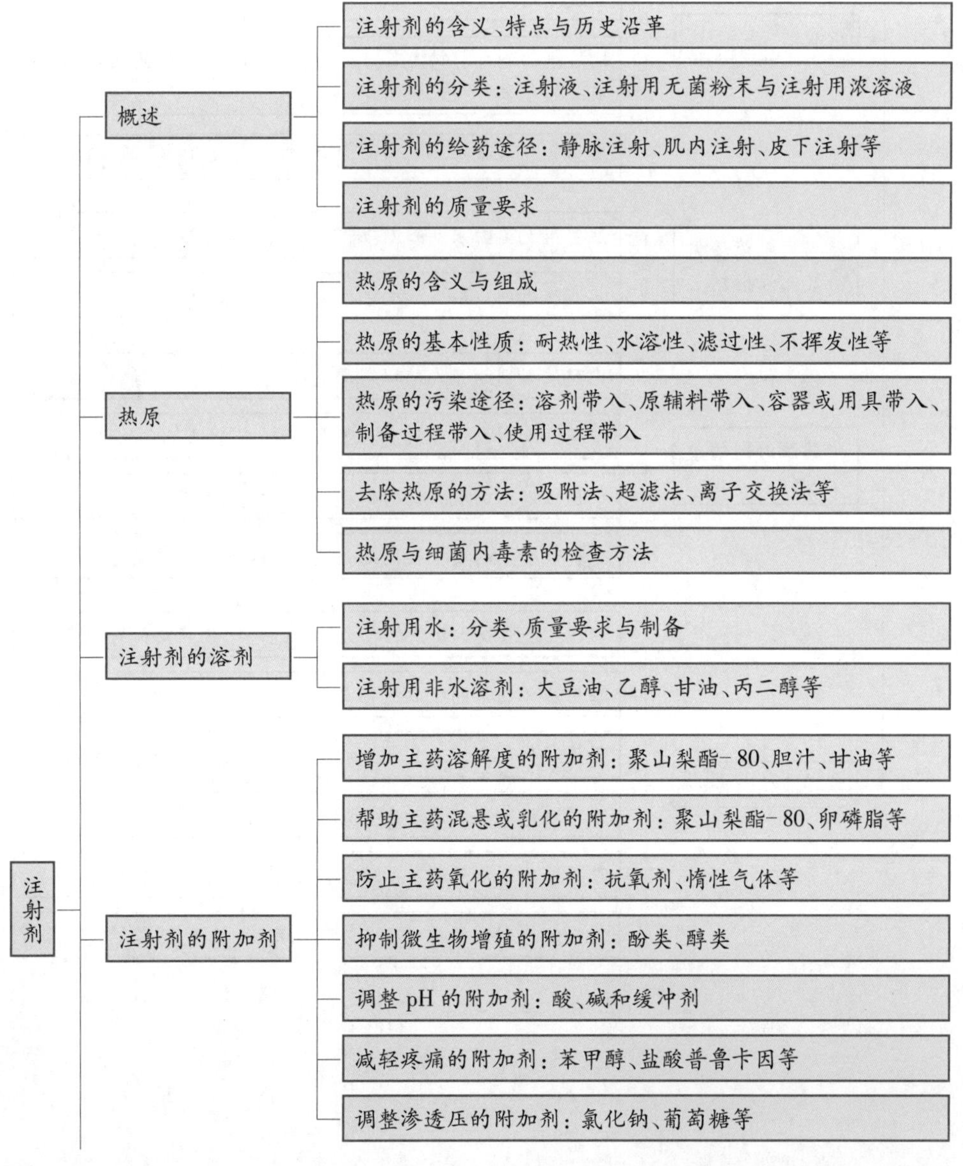

—•笔记栏•—

- 注射剂的制备
  - 注射剂制备的工艺流程：原辅料的准备与处理、药液配制、灌装、灭菌检漏、质量检查及印字包装等
  - 中药注射剂原料的准备：中药预处理、原液制备、除鞣质
  - 注射剂的容器与处理：种类、质量要求与质量检查等
  - 注射剂的配液与滤过：原料投料量计算、配液用具选择等
  - 注射剂的灌封：药液的灌注与安瓿的封口
  - 注射剂的灭菌与检漏：考察密封性
  - 注射剂的质量检查：装量、可见异物、内毒素检查等
  - 注射剂的印字、包装与贮存：标明品名、规格、批号等
  - 实例：参麦注射液
- 输液剂
  - 概述：输液剂的含义、特点与分类
  - 输液剂的质量要求：配液、原料与辅料
  - 输液剂的制备：包装容器的清洗灭菌，原辅料的配制，输液成品的包装、质检、灭菌等
  - 输液剂的质量评价与质量问题讨论：无菌检查、热原检查等
- 注射用无菌粉末与其他注射剂
  - 注射用无菌粉末：含义、质量要求、制备方法与实例
  - 其他注射剂：乳液型注射液与混悬型注射液
- 中药注射剂的质量评价
  - 中药注射剂的开发依据与质量要求
  - 中药注射剂的质量检查：理化性质、安全性与有效性
  - 中药注射剂的现代评价体系：中药指纹图谱技术等
  - 中药注射剂的安全性问题讨论：引起不良反应的原因
- 眼用液体制剂
  - 概述：眼用液体制剂的含义、吸收特点、生产与贮存规定
  - 眼用液体制剂的吸收途径与影响因素
  - 眼用液体制剂的不良反应：局部不良反应与全身不良反应
  - 眼用液体制剂的附加剂：pH 调节剂、渗透压调节剂等
  - 眼用液体制剂的制备：容器处理、药液配制与过滤等
  - 眼用液体制剂的质量检查：可见异物、粒度、无菌等

第九章　外 用 膏 剂

第一节　概　　述

一、外用膏剂的含义

外用膏剂（external slurry）指采用适宜基质将药物制成的主要供外用的半固体或近似固体的一类制剂，包括软膏剂、乳膏剂、膏药、贴膏剂（橡胶贴膏、凝胶贴膏）、眼用膏剂、鼻用膏剂等。软膏剂和膏药（铅硬膏）在我国应用甚早，如马王堆汉墓帛书《五十二病方》就记载了猪脂油与药物共煎得到的猪油膏，与现代的油膏甚为相似。清代吴尚先著的《理瀹骈文》是膏药专著，其中以“存济堂药局修合施送方”的21个膏药方最为经典，并载有具体处方、制法和应用。《中国药典》（2020年版）一部收载的中药成方制剂中收录外用膏剂38种。其中，软膏剂16种，橡胶贴膏15种，膏药7种。

—•笔记栏•—

第九章授课视频

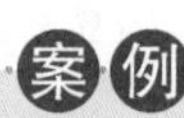

吴尚先因见“不肯服药之人”“不能服药之证”及无力购药者，不忍坐视不救，遂开始自制膏药给人治病，求治者众多。后积多年外治经验著成《理瀹骈文》一书。提出“外治之理，即内治之理，外治之药，亦即内治之药；所异者，法耳”。他在运用膏药外治时认为“下焦寒湿，用散阴膏为多；若上热下寒者，贴足心；脾虚泄泻者，贴脐并对脐皆效……”

思考题：

1. 吴尚先利用膏药外治的优点，擅长以“膏药”外用治病救人，这对于研发新药与新剂型有什么启发？
2. 吴尚先认为“内外治殊途同归”，药物为什么能经皮吸收实现内病外治？

二、外用膏剂的特点

外用膏剂的优点：① 避免口服给药可能发生的肝脏首过效应和胃肠道灭活现象；② 对于皮肤病的局部治疗具有显著优势；③ 透皮贴剂可起全身治疗作用，药物可长时间持续扩散进入血液循环，延长药物作用时间，减少给药次数；④ 改变给药面积可以灵活调节给药剂量；⑤ 患者可随时中止用药，降低药物毒副作用，提高依从性。

外用膏剂的不足：① 由于皮肤的屏障作用，药物起效较慢，不适用于急症；② 载药剂量受到限制；③ 有皮肤刺激性、过敏性的药物不宜制成膏剂；④ 给药部位、个体差异对药效影响较大。

三、外用膏剂的分类

外用膏剂按形态及基质，可分为以下4类。

1. 软膏剂（ointment）与乳膏剂（cream）　软膏剂指原料药物与油脂性或水溶性基质混合制成的均匀半固体外用制剂。乳膏剂指原料药物溶解或分散于乳剂型基质中形成的均匀半固体制剂。糊剂、凝胶剂的性状、制备方法由于与软膏剂相近，亦被称为类软膏剂。

2. 贴膏剂（adhesive plasters）　指将原料药物与适宜基质制成膏状物、涂布于背衬材料

—•笔记栏•—

上供皮肤贴敷,可产生全身性或局部作用的一种薄片状柔性制剂。贴膏剂包括橡胶贴膏与凝胶贴膏。

3. 膏药(plaster) 指饮片、食用植物油与红丹(铅丹)或宫粉(铅粉)炼制成膏料,摊涂于背衬材料上制成的供皮肤贴敷的外用制剂。前者称为黑膏药,后者称为白膏药。

4. 贴剂(patch) 指原料药物与适宜的材料制成的供贴敷在皮肤上的,可产生全身性或局部作用的一种薄片状柔性制剂。

四、药物经皮吸收机制与影响因素

(一)皮肤的结构

正常人皮肤由表皮层[角质层(又称死亡表皮层)、活性表皮]、真皮层和皮下组织组成,角质层和活性表皮层合称表皮,此外还有汗腺、皮脂腺、毛囊等附属器。皮肤结构见图 9-1。表皮由外到内包括角质层、透明层、颗粒层、棘层和基底层。

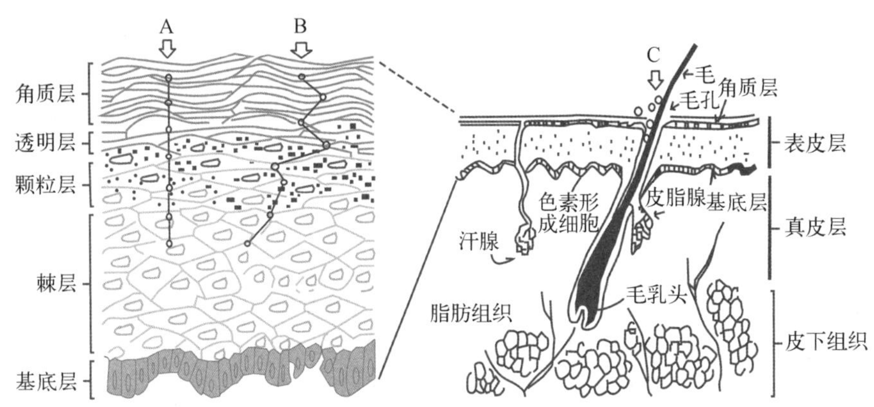

图 9-1 皮肤结构及药物经皮渗透途径示意图

A. 细胞途径;B. 细胞间隙途径;C. 皮肤附属器途径

其中,角质层由死亡的角质细胞形成层状紧密结构,细胞中含有大量蛋白质、类脂质。类脂质和水构成细胞间质。角质层是药物渗透的主要屏障,能够防止水分蒸发,抵御外来异物。其厚度依身体不同部位而异,为 15~20 μm。

活性表皮处于角质层和真皮层之间,厚度 50~100 μm,由活细胞组成,细胞膜具脂质双分子层结构,细胞内主要是水性蛋白质溶液。在某些情况下,这种水性环境可能成为脂溶性药物的渗透屏障。活性表皮中含有少量的酶,能降解通过皮肤的药物。

真皮层在表皮的下方,由疏松结缔组织构成,平均厚度 1~2 mm。毛囊、皮脂腺和汗腺等皮肤附属器分布其中,有丰富的血管和神经。真皮内含有电解质和大量水分,参与机体内的各种物质代谢和免疫活动。一般认为,从表皮转运来的药物可以迅速从真皮移除而不形成吸收屏障。

皮下组织是一种脂肪组织,分布有血管、淋巴管和汗腺。皮下组织一般不成为药物的吸收屏障,但可以作为脂溶性药物的贮库。

(二)经皮吸收机制

外用膏剂的经皮吸收,如清代徐大椿对膏药能"治里"的解释:"用膏贴之,闭塞其气,使药性从毛孔而入其腠理,通经贯络,或提而出之,或攻而散之,较之服药尤有力,此至妙之法也。"被誉为擅用膏药治疗百病的吴尚先认为"皮肤隔而毛窍通"。人体虽脏腑在内,但毛孔在外,遍布于全身的经络系统使之相互联系,药性能通过肌肤、孔窍等深入腠理,由经络直达脏腑,从而发挥治疗作用。故曰:"由毫孔入之内,亦取其气之相中而矣。""病先从皮毛入,药即可由此进。"

现代研究表明,外用膏剂中药物的透皮吸收包括释放、穿透及吸收进入血液循环 3 个阶段。

释放指药物从基质中脱离并扩散到皮肤或黏膜表面的过程；穿透指药物通过表皮进入真皮、皮下组织，对局部起作用；吸收指药物透过皮肤或黏膜，然后通过血管或淋巴管进入体循环而产生全身作用。

由于表皮内无血管，药物不能在表皮内吸收进入体循环。真皮内有皮脂腺、毛囊和汗腺，并含有丰富毛细血管、淋巴管等，所以药物主要在真皮组织被吸收。药物的透皮吸收途径主要有表皮途径（包括细胞途径和细胞间途径）和皮肤附属器途径两种（图 9－1）。表皮途径指药物穿过角质层而进入真皮，最后进入体循环。药物扩散通过角质层的方式有两种，分别通过细胞间隙和细胞膜扩散。附属器途径指药物通过毛囊、皮脂腺和汗腺吸收。由于皮肤附属器仅占 1% 以下的皮肤表面积，所以大多数情况下皮肤附属器途径不是药物的主要吸收途径。但对于大分子、离子型或极性强等难以通过角质层的药物，可以通过皮肤附属器途径完成转运。

（三）影响经皮吸收的因素

外用膏剂的经皮吸收是一个复杂的过程，药物性质、基质性质和皮肤条件为影响药物经皮吸收的主要因素。其影响因素可以用式（9－1）说明：

$$dQ/dt = KCDA/T \tag{9-1}$$

式中，dQ/dt 为稳定时药物透皮速率；K 为药物皮肤/基质分配系数；C 为基质中药物浓度；D 为药物在皮肤屏障中的扩散系数；A 为给药面积；T 为有效屏障厚度。根据上式可以看出，当 A、D、T 不变时，浓度 C 与药物理化性质 K 是药物经皮吸收的关键影响因素。

1. 药物性质

（1）油水分配系数：皮肤细胞膜具有类脂性，一般脂溶性药物较水溶性药物更易穿透皮肤，但是组织液是亲水性的，因此具有适宜的油水分配系数，既有一定脂溶性又有一定水溶性的药物透皮吸收较理想，在油和水中都难溶的药物则很难透皮吸收。

（2）分子大小与结构：通常药物分子量越大，透皮吸收越慢（一般分子量在 600 Da 以下的药物吸收较好），故经皮吸收制剂宜选用分子量较小、药理作用强的药物。药物的分子形状与空间结构也影响经皮吸收，线性分子的药物比非线性分子药物更易透过角质细胞的类脂结构；若药物分子具有能与角质层类脂形成氢键的结构，也会阻碍药物吸收。

（3）熔点：熔点低、晶格能小的药物，易于经皮吸收。

2. 基质性质

（1）基质的类型和组成：会直接影响药物的释放、穿透和吸收。一般认为，药物在乳膏剂基质中吸收最好，在水溶性基质中次之、在油脂性基质中最差。如果基质能增加角质层的水合作用，那么可增加药物的渗透性，如中药膏药能阻止皮肤内水分与汗液蒸发，封闭性强，利于药物吸收，但也容易引起皮肤过敏等症状。

（2）基质的 pH：会影响弱碱性与弱酸性药物的 pKa，从而影响药物的分子形式，当药物的分子型比例增加时，有利于其穿透和吸收。

（3）基质对药物的亲和力：基质对药物的亲和力越大，即药物的皮肤/基质分配系数越小，则药物越难以从基质向皮肤转移，不利于吸收。

3. 皮肤条件

（1）种属、个体差异：人与动物的不同种属之间皮肤渗透性差异较大，同一种属不同年龄、不同性别同样存在渗透性差异。

（2）给药部位：一般毛孔多、血液流速快及角质层薄的部位易于经皮吸收。不同部位的皮肤经皮吸收从大到小的顺序依次为耳廓后部>腹股沟>头颅顶>脚背>前下臂>足底。因此，对于全身给药的制剂既要考虑给药方便又要考虑给药部位的皮肤透过性。

（3）皮肤的病理状况：皮肤角质层屏障受到破坏，如皮肤烧伤、溃疡、切伤、湿疹时，会导致药物的吸收速度和吸收程度增加（溃疡皮肤的渗透速度是正常皮肤的 3~5 倍），应注意避免发

—•笔记栏•—

生毒副作用。

（4）皮肤的结合与代谢作用：药物与皮肤中的角蛋白或脂质等成分可发生可逆性结合，能在皮肤中形成贮药库，从而延长药物渗透滞留时间。由酶代谢产生的首过效应较小，对多数药物的经皮吸收影响不大。

（5）皮肤的温度与湿度：皮肤温度升高，血管扩张，血流量增加，促进吸收。因此，应使膏药受热软化后贴敷。皮肤湿度大，利于角质层水合作用，角质层的水合能增大物质进入皮肤的透过率，是影响经皮吸收的重要因素之一。这可能是由于表皮组织软化，孔隙直径增大而产生“海绵”现象，从而有利于药物通过。以亲水性物质为基质制成的凝胶贴膏就有利于角质层的水合作用，可增加药物的经皮渗透率。

4. 附加剂

（1）表面活性剂：可增加药物的溶解度和皮肤的润湿性，在外用膏剂中加入适量表面活性剂，可增加药物的吸水性，使药物易于分散，促进药物穿透；一般用量百分比以1%~2%为宜。用量过高，药物被增溶在胶团中，不易释放。

渗透促进剂

（2）渗透促进剂：指能加速药物穿透皮肤的一类物质。理想的渗透促进剂应无药理活性、无毒、无刺激性、无致敏性，与药物、基质和皮肤有良好的相容性，无味，能增加局部用药的渗透性，增加药物的经皮吸收。其促渗机制包括溶解角质层类脂、干扰脂质分子的有序排列、增加其流动性、提高皮肤水合作用等。常用的渗透促进剂有表面活性剂、二甲基亚砜及其类似物、月桂氮䓬酮及其类似物、醇类化合物等。一般单独应用效果较差，常配合使用。中药挥发油如薄荷油、桉叶油、松节油等可刺激皮下毛细血管的血液循环，经实验证明具有较强的促渗能力。

5. 其他　制剂中药物浓度、给药次数、应用面积、应用时间等一般与药物的吸收量成正比。其他如局部摩擦、脱脂及离子导入等同样有利于药物的经皮吸收。

第二节　软膏剂与乳膏剂

一、概述

（一）含义与特点

软膏剂指原料药物与油脂性或水溶性基质混合制成的均匀半固体外用制剂。乳膏剂指原料药物溶解或分散于乳状液型基质中形成的均匀半固体制剂。软膏剂与乳膏剂主要起保护、润滑和局部治疗作用，部分药物经皮吸收后，也可产生全身治疗作用；多用于慢性皮肤病，禁用于急性损伤部位。

（二）分类与质量要求

软膏剂根据原料药物在基质中的分散状态，分为溶液型软膏剂和混悬型软膏剂。溶液型软膏剂为药物溶解（或共熔）于基质或基质组分中制成的软膏剂；混悬型软膏剂为药物细粉均匀分散于基质中制成的软膏剂。乳膏剂按基质的不同，可分为水包油型乳膏剂与油包水型乳膏剂。

软膏剂与乳膏剂的质量要求一般包括制剂应均匀、细腻，具适当黏稠性，易涂布于皮肤或黏膜上，无过敏性、刺激性，且不融化；性质稳定，无酸败、异臭、变色、变硬、油水分离等变质现象；用于创面的软膏剂和乳膏剂应无菌。

二、软膏剂与乳膏剂的基质

（一）软膏剂基质

软膏剂主要由药物、基质和附加剂组成。基质不但是软膏剂的赋形剂和药物载体，而且对软膏剂的质量、理化性质与药物疗效都有十分重要的影响。我国古代主要使用猪脂、羊脂、麻油、蜂蜡、植物油等作为基质，近代随着化工行业的发展，凡士林、石蜡和高分子材料被广泛应用。

理想的软膏基质应：① 性质稳定，与主药和附加剂不发生配伍变化，长期贮存不变质；② 无刺激性和致敏性，不影响皮肤的正常功能；③ 黏度适宜、润滑，易于涂布；④ 具吸水性，能吸收伤口分泌物；⑤ 易清洗，不污染衣物。目前还没有一种基质能同时具备上述要求，因此在实际应用中，应对基质的性质进行具体分析，根据治疗的目的与药物的性质，混合使用各种基质或使用添加剂以满足要求。常用的基质主要为油脂性基质、乳膏剂基质及水溶性基质。

1. 油脂性基质　　油脂性基质包括油脂类、类脂类及烃类等。其特点是润滑、无刺激性，在皮肤表面能形成封闭的油膜，促进皮肤水合作用，对皮肤的保护及软化作用比其他基质强，能与较多的药物配伍，不易霉变。但释药性能差，吸水性较差，与分泌物不易混合，故有渗出液的创面、痤疮、脂溢性皮炎等不宜选用。此类基质主要用于遇水不稳定的药物，常用的有以下几类。

（1）油脂类：系从动、植物中提取的高级脂肪酸甘油酯及其混合物。因含不饱和键而易氧化酸败，可加抗氧化剂改善。常用的有动、植物油、氢化植物油等。目前，动物油脂（如羊脂、牛脂等）已较少用。植物油脂，常用芝麻油、大豆油、花生油、橄榄油等。有时需要添加蜡类调节黏稠度以制备适宜的基质。

（2）类脂类：系高级脂肪酸与高级醇化合而成的酯类。其物理性质与油脂类有相似之处。常用的有羊毛脂、蜂蜡、虫白蜡、鲸蜡等。

羊毛脂（lanolin）为淡黄色黏稠半固体，含有胆固醇类棕榈酸酯及游离的胆固醇，有较大的吸水性。羊毛脂与皮脂性质相似，利于药物渗透，但过于黏稠，一般很少单用，常与凡士林合用，可改善凡士林的吸水性和渗透性。

蜂蜡（bees wax）主要成分为棕榈酸蜂蜡醇酯，可作为 W/O 型辅助乳化剂，常用于调节软膏的稠度和增加稳定性。

鲸蜡（spermaceti wax）主要成分为棕榈酸鲸蜡醇酯及十六醇，可作为较弱的 W/O 辅助型乳化剂，在乳膏剂基质中起稳定作用，并常用于取代乳膏剂基质中部分脂肪性物质以调节稠度或增加稳定性。

（3）烃类：系石油分馏而得的多种高级烃的混合物，大部分为饱和烃类。其性质稳定，很少与主药发生作用；不易酸败，不易被皮肤吸收，适用于保护性软膏，常与其他基质合用。常用的有凡士林、固体石蜡、液状石蜡等。

凡士林（vaselin）也称软石蜡（soft paraffin），是由不同分子量的烃类组成的类固体混合物。化学性质稳定，应用范围较广。由于凡士林对皮肤具有保护、软化的作用，可以单独作为基质。但吸水性差，不适用于急性、有大量渗出液创面，加入羊毛脂可以增加其吸水性能。

固体石蜡（paraffin）为固体饱和烃混合物，无臭、无味；液状石蜡（liquid paraffin）是液体烃的混合物，无色透明。两者主要用于调节稠度。

（4）硅酮类（silicones）：为不同分子量的有机硅氧化物的聚合物，俗称硅油。黏度随分子量增大而增加。本品对皮肤无刺激性，润滑而易于涂布，不污染衣物，常与油脂性基质合用制成防护性软膏，亦用于乳膏剂。但本品对眼有刺激，不宜作为眼膏基质。

2. 水溶性基质　　是由天然或合成的水溶性高分子物质组成，溶解后形成胶体或溶液而制成的半固体软膏基质。常用基质有聚乙二醇、纤维素衍生物等，其中纤维素衍生物溶解后形成凝胶，属于凝胶剂。水溶性基质释放药物较快，易于涂布、无油腻感和刺激性，易清洗，且能与水溶液混合和吸收组织液，多用于润湿、糜烂创面及腔道黏膜，有利于分泌物的排出，但其润滑性较差，有时与某些药物配伍时能导致软膏颜色变化，且基质中的水分易蒸发，也易霉变，常需要加入防腐剂。

—•笔记栏•—

聚乙二醇(polyethylene glycol,PEG)指由环氧乙烷与水或乙二醇聚合而成的低分子量的水溶性聚醚。常用的为平均分子量为200~6 000 Da的聚乙二醇。聚乙二醇分子量在600 Da以下(PEG 600)为无色透明的液体;聚乙二醇分子量为1 000 Da(PEG 1000)及聚乙二醇分子量为1 500 Da(PEG 1500)时为糊状半固体;聚乙二醇分子量在2 000~6 000 Da时为固体。固体聚乙二醇与液体聚乙二醇以适当比例混合后可得半固体的软膏基质。聚乙二醇易溶于水,性质稳定,耐高温,不易酸败和霉败。但其由于吸水性较强,用于皮肤常有刺激感,且长期应用可引起皮肤脱水干燥,不适用于遇水不稳定的药物,对季铵盐类、山梨糖醇及苯酚等有配伍反应。

例:含聚乙二醇的水溶性基质。

【处方】 PEG 3350 400 g,PEG 400 600 g。

【制法】 称取两种聚乙二醇,水浴加热至65℃熔化,搅拌均匀至冷凝。

PEG 3350为蜡状固体,PEG 400为黏稠液体,两种成分混合并按需要调整比例,可获得稠度适宜的半固体水溶性基质。

(二)乳膏剂基质

乳膏剂基质由水相、油相和乳化剂组成。油相含固体或半固体成分,加热液化后与水相在乳化剂的作用下混合乳化,最后在室温下形成半固体的基质。形成基质的类型及原理与乳剂相似。常用的油相多用硬脂酸、石蜡、蜂蜡、高级醇(如十八醇、十六醇)等,有时加入调节稠度的液状石蜡、凡士林或植物油等。常用的乳化剂种类有皂类、月桂醇硫酸钠、多元醇的脂肪酸酯(如单硬脂酸甘油酯)、聚山梨酯、壬烷基酚、聚乙二醇醚等。

乳膏剂基质分为O/W型与W/O型两类,乳化剂在基质成型过程中起关键作用。W/O型基质的内相是水相,外相是油相,能吸收部分水分,水分只能缓慢蒸发,对皮肤有缓和的凉爽感,故称“冷霜”,同时该基质不易从皮肤上被水清洗;O/W型基质能与大量水混合,无油腻感,易于涂布和清洗,色白如雪,故称雪花膏。

乳膏剂基质不阻止皮肤表面分泌物的分泌和水分蒸发,因此对皮肤的正常功能影响较小。一般乳膏剂基质特别是O/W型基质乳膏中药物的释放和透皮吸收速度较快。但是采用O/W型基质制成的乳膏剂用于分泌物较多的皮肤病(如湿疹)时,其吸收的分泌物可反向吸收而使炎症恶化,因此要正确选择适应证。通常乳膏剂基质适用于亚急性、慢性、无渗出的皮损和皮肤瘙痒症,忌糜烂、溃疡、水疱及化脓性创面。

O/W型基质外相含有大量水,在贮存过程中易霉变,因此常需要加入防腐剂(如尼泊金类、氯甲酚、三氯叔丁醇等),同时水分也易蒸发而使软膏变硬,故常需要加入保湿剂(如甘油、丙二醇、山梨醇等),一般用量百分比为5%~20%。遇水不稳定的药物如金霉素、四环素等不宜用乳膏剂基质制备软膏。

乳膏剂基质常用的乳化剂及稳定剂有如下几种。

1. 阴离子型表面活性剂

(1)一价皂:系一价金属离子钠、钾、铵的氢氧化物、硼酸盐或三乙醇胺等有机碱与脂肪酸(如硬脂酸或油酸)作用生成的新生皂,*HLB*值为15~18,为O/W型乳化剂,但若处方中油相含量过多时能转相为W/O型乳膏剂基质。脂肪酸中碳原子数为12~18,一价皂的乳化能力随之递增。但碳原子数大于18的脂肪酸的乳化能力反而降低,故碳原子数为18的硬脂酸为最常用的脂肪酸,部分与碱反应形成新生皂。未皂化的硬脂酸作为油相被乳化为分散相,并增加基质的稠度。以硬脂酸制成的乳膏剂基质外观光滑美观,涂于皮肤,水分蒸发后在皮肤表面形成一层硬脂酸膜而具保护性。单用硬脂酸为油相制成的乳膏剂基质润滑作用小,故常需要加入适当的油脂性物质(如凡士林、液状石蜡等)调节其稠度和涂展性。

皂化反应需要的碱性物质能影响乳膏剂基质的质量。以新生有机铵皂为乳化剂制成的基质较为细腻、光亮美观。因此,后者常与前两者合用或单用作乳化剂。一价皂基质易被酸、碱、钙、镁、铝等离子或电解质破坏,故不宜与酸性或强碱性药物配伍。

例：含一价皂的乳膏剂基质。

【处方】 硬脂酸 120 g，单硬脂酸甘油酯 35 g，液状石蜡 60 g，凡士林 10 g，羊毛脂 50 g，三乙醇胺 4 g，尼泊金乙酯 1 g，蒸馏水 1 000 g。

【制法】 取硬脂酸、单硬脂酸甘油酯、液状石蜡、凡士林、羊毛脂置容器内，水浴加热至熔化，继续加热至 70~80℃；另取三乙醇胺、尼泊金乙酯及蒸馏水，加热至 70~80℃，缓缓倒入油相中，边加边搅拌，至乳化完全，放冷即得。

【注解】 处方中三乙醇胺与部分硬脂酸形成硬脂酸胺皂，为处方中的乳化剂。硬脂酸胺皂的碱性较弱，适用于药物制剂。单硬脂酸甘油酯能增加油相的吸水能力，在 O/W 型乳剂基质中作为稳定剂并有增稠作用。

（2）多价皂：指由钙、镁、锌、铝等二、三价的金属氢氧化物与脂肪酸作用形成的多价皂，其 *HLB* 值小于 6，亲油性强于亲水性，可作为 W/O 型乳膏剂基质。新生多价皂较易形成，且油相比例大，黏度较水相高，形成的 W/O 型基质也较一价皂为乳化剂形成的 O/W 型基质稳定。

例：含多价皂的乳膏剂基质。

【处方】 硬脂酸 12.5 g，单硬脂酸甘油酯 17 g，蜂蜡 5 g，地蜡 75 g，液状石蜡 410 g，白凡士林 67.7 g，双硬脂酸铝 10 g，氢氧化钙 1 g，尼泊金乙酯 1 g，蒸馏水加至 1 000 mL。

【制法】 取单硬脂酸甘油酯、蜂蜡、地蜡水浴加热熔化，再加入液状石蜡、白凡士林、双硬脂酸铝，加热至 85℃。另取氢氧化钙、尼泊金乙酯溶于蒸馏水中，加热至 85℃，逐渐加入油相中，边加边搅拌，直至冷凝。

【注解】 处方中的双硬脂酸铝及氢氧化钙与硬脂酸作用形成的钙皂为 W/O 型乳化剂，水相中的氢氧化钙呈过饱和状态，应取上清液加至油相中。

（3）高级脂肪醇硫酸酯类：常用十二烷基硫酸钠（sodium lauryl sulfate），又称月桂醇硫酸钠，为阴离子型表面活性剂和优良的 O/W 型乳化剂，*HLB* 值为 40，用量百分比为 0.5%~2%。本品常与 W/O 型乳化剂合用，如十六醇、十八醇、硬脂酸甘油酯和司盘类等，以调整 *HLB* 值，使其达到油相所需范围。本品不能与阳离子型表面活性剂及阳离子药物（如盐酸苯海拉明、盐酸普鲁卡因等）配伍。

例：含十二烷基硫酸钠的乳膏剂基质。

【处方】 硬脂醇 250 g，白凡士林 250 g，十二烷基硫酸钠 10 g，甘油 120 g，尼泊金乙酯 1 g，蒸馏水 1 000 g。

【制法】 取硬脂醇、白凡士林在水浴中熔化，加热至 70~80℃，将十二烷基硫酸钠、甘油、尼泊金乙酯、蒸馏水加热至 70~80℃，将水相加至同温度的油相中，搅拌至冷凝。

【注解】 本处方中十二烷基硫酸钠为主要乳化剂。硬脂醇、白凡士林为油相，硬脂醇还起辅助乳化及稳定作用，并可增加基质的稠度，后者可防止基质水分蒸发并留下油膜，有利于角质层水合并有润滑作用。甘油为保湿剂，有助于防腐剂的溶解。尼泊金乙酯为防腐剂。

2. 非离子型表面活性剂

（1）脂肪酸山梨坦与聚山梨酯类：① 脂肪酸山梨坦即司盘类（spans），*HLB* 值为 4.3~8.6，为 W/O 型乳化剂；② 聚山梨酯即吐温类（tweens），*HLB* 值为 10.5~16.7，为 O/W 型乳化剂。两者为非离子型表面活性剂，可单独制成乳膏剂基质，但为调节适当的 *HLB* 值常与其他乳化剂合用。脂肪酸山梨坦类和聚山梨酯类表面活性剂毒性小，中性，不挥发，对热稳定，对黏膜与皮肤的刺激性比离子型乳化剂小，能与酸性盐、电解质配伍，但不能与碱类、重金属盐、酚类及鞣质配伍。聚山梨酯类能与某些酚类、羧酸类药物（如间苯二酚、麝香草酚、水杨酸等）相互作用，易使乳化剂破坏。

例 1：含脂肪酸山梨坦的乳膏剂基质（W/O 型）。

【处方】 白凡士林 400 g，硬脂醇 180 g，倍半油酸山梨醇酯 5 g，尼泊金乙酯 1 g，尼泊金丙酯 1 g，蒸馏水 1 000 g。

—•笔记栏•—

【制法】 取白凡士林、硬脂醇、倍半油酸山梨醇酯及尼泊金丙酯置蒸发皿中,水浴加热至75℃熔化,保温备用。另取尼泊金乙酯加入适量蒸馏水加热至80℃,待尼泊金乙酯溶解后,趁热加至上述油相中,不断搅拌至冷凝。

例2: 含聚山梨酯的乳膏剂基质。

【处方】 硬脂酸150 g,白凡士林100 g,单硬脂酸甘油酯100 g,聚山梨酯-80 50 g,硬脂山梨坦-60 20 g,蒸馏水479 mL。

【制法】 取硬脂酸、白凡士林、单硬脂酸甘油酯置容器中水浴加热熔化并保温在70℃左右,加入硬脂山梨坦-60使溶解;另将聚山梨酯-80、蒸馏水溶解混匀,加热至80℃;将油相加入水相中,边加边搅拌,直至冷凝。

【注解】 处方中聚山梨酯-80为主要乳化剂,硬脂山梨坦-60为W/O型乳化剂,两者合用以调节*HLB*值。硬脂酸与单硬脂酸甘油酯为增稠剂,可使制得的基质细腻光亮。

(2) 聚氧乙烯醚的衍生物类

1) 平平加O: 为脂肪醇聚氧乙烯醚类非离子型O/W型乳化剂,属于非离子型表面活性剂类乳化剂,*HLB*值为15.9。本品在冷水中溶解度比热水中大,1%水溶液pH 6~7,对皮肤无刺激性,性质稳定,其用量一般为油相的5%~10%。本品单独使用时不能形成乳膏剂基质,与辅助乳化剂合用才能形成稳定的乳膏剂基质。与羟基、羧基化合物形成络合物导致基质破坏,故不宜与酚类、水杨酸、苯甲酸等配伍。

2) 乳化剂OP: 系以聚氧乙烯(20)月桂醚($CH_2—CH_2O)_nH$为主的烷基聚氧乙烯醚的混合物,为非离子O/W型乳化剂,*HLB*值为14.5,其用量一般为油相的5%~10%。对皮肤无刺激,性质稳定,但当水溶液含大量高价金属离子如锌、铁、铜、铝时,其表面活性作用会降低,且不宜与酚羟类化合物(苯酚、间苯二酚、麝香草酚、水杨酸等)配伍。

例: 含乳化剂OP的乳膏剂基质。

【处方】 硬脂酸114 g,蓖麻油100 g,液状石蜡114 g,三乙醇胺8 mL,乳化剂OP 3 mL,尼泊金乙酯1 g,甘油160 mL,蒸馏水500 mL。

【制法】 将油相硬脂酸、蓖麻油、液状石蜡与水相甘油、乳化剂OP、三乙醇胺、蒸馏水分别加热至80℃,将油水两相混合,搅拌至冷凝即得。

3. 高级脂肪醇类与多元醇/酯类

(1) 十六醇及十八醇: 十六醇即鲸蜡醇(cetylalcohol),熔点为45~50℃;十八醇即硬脂醇(stearylalcohol),熔点为56~60℃,两者不溶于水而溶于乙醇,无刺激性,吸水后形成W/O型乳膏剂基质,可增加乳剂的稳定性和稠度。在新生皂为乳剂的乳剂基质中,用十六醇及十八醇取代硬脂酸形成的基质光滑、细腻。加入适量的油脂性基质可以增加其吸水性。

例: 含十八醇的乳膏剂基质。

【处方】 蜂蜡30 g,硬脂醇30 g,胆甾醇30 g,白凡士林加至1 000 g。

【制法】 将以上基质水浴加热熔化、混匀,搅拌至冷凝即得。

【注解】 本品加等量水后稠度仍适中,可与药物水溶液配伍,可吸收分泌液,可用于遇水不稳定的药物制备软膏。

(2) 单硬脂酸甘油酯(glyceryl monostearate): 不溶于水,可溶于热乙醇、液状石蜡及脂肪油中,*HLB*值为3.8,是W/O型乳化剂,常用作乳膏剂基质的稳定剂或增稠剂。

三、软膏剂与乳膏剂的制备

(一) 软膏剂的制备

软膏剂的制法有研和法、熔合法。可根据药物与基质的性质、用量及设备条件加以选择。

1. 基质的处理　油脂性基质应加热熔融过滤杂质,在150℃条件下灭菌1 h并去除水分。忌用直火直接加热灭菌,应用蒸汽加热。

—•笔记栏•—

2. 药物的处理　中药浸出物浓缩成稠浸膏加入基质中混匀。若为固体浸膏，先用适量溶剂溶解成糊状，再与基质混合。对热敏感药物、易挥发药物，应注意基质的温度。共熔性组分应先将发生低共熔的药物混合形成共熔物，再与基质混匀。不溶性药物先研成细粉过 6 号筛，添加少量基质混匀，再添加其余基质。若药物能溶于基质，油溶性药物可直接溶于熔化的基质混匀；水溶性药物，先用少量极性溶剂溶解，再加入水溶性基质中。

3. 成型

（1）研和法：系将药物细粉用少量基质研匀或用适宜液体研磨成细糊状，再递加其余基质研匀的方法。该方法适用于软膏基质是半固体，药物在常温下就能与其混匀或药物本身不宜受热者。少量制备用乳钵或软膏板，大量生产用电动研钵。

（2）熔合法：系将基质先加热熔化，再将药物分次逐渐加入，边加边搅拌，直至冷凝的制备方法。当软膏中基质的熔点不同，在常温下不能均匀混合，主药可溶于基质或需要基质加热熔融后浸取有效成分时可选用此法。常用设备为三滚筒软膏研磨机。此法适用于油脂性基质软膏的制备。

（二）乳膏剂的制备

药物的处理参考上述方法。成型方法常用乳化法。

将油溶性组分混合加热熔融；另将水溶性组分加热至与油相温度相近，两液混合，边加边搅拌，待乳化完全，直至冷凝。大量生产在温度降至约 30℃时，再通过乳匀机或胶体磨使产品更细腻均匀。乳化法中油、水两相的混合有 3 种方法：① 含小体积分散相的乳膏剂，一般将分散相缓慢加入连续相中；② 连续相加入分散相中，适用于多数乳膏剂系统，此方法的特点是混合过程中乳剂会发生转型，使得分散相粒子更小；③ 连续或大批量生产，可采用两相同时掺和，但需要输送泵、连续混合装置等设备。

（三）实例

油脂性基质软膏实例：正金油软膏

按摩软膏

【处方】　芸香浸膏 1.0 g，颠茄流浸膏 1.0 g，乳香 0.51 g，没药 0.51 g，乌药 0.51 g，川芎 0.51 g，郁金 0.51 g，水杨酸甲酯 100 g，薄荷油 107 g，肉桂油 2.0 g，丁香油 2.0 g，樟脑 5.0 g。

【制法】　以上十二味，乳香、没药、乌药、川芎、郁金加 70%乙醇，浸渍提取 2 次，每次 7 日，合并浸提液，加入芸香浸膏、颠茄流浸膏，搅匀，滤过，滤液调整相对密度为 0.83~0.87（20℃）。其余薄荷油等五味与硬脂酸 30 g、单硬脂酸甘油酯 60 g、十八醇 40 g、甘油 30 g、十二烷基硫酸钠 12 g、三乙醇胺 1 g 混匀，加至滤液中，加水至 1 000 g，加热，搅拌，乳化，即得。

【功能与主治】　活血化瘀，和络止疼。用于运动劳损、肌肉酸痛、跌打扭伤、无名肿痛。

【用法与用量】　外用，按摩时涂搽患处。

【注解】

（1）部分硬脂酸与三乙醇胺作用生成硬脂酸三乙醇胺皂，连同十二烷基硫酸钠，两者共同作为 O/W 型乳化剂。另外，三乙醇胺皂能使软膏细腻有光泽。

（2）剩余硬脂酸作为油相有调节软膏稠度作用，涂于皮肤后水分蒸发后可形成薄膜，具有保护作用。

（3）单硬脂酸甘油酯既是弱 O/W 型乳化剂，又可以用作辅助乳化剂与稳定剂，并有调节稠度的作用。

（4）甘油作为保湿剂，有润滑作用。

四、软膏剂与乳膏剂的质量检查

1. 外观　软膏剂、乳膏剂基质应均匀、细腻，涂于皮肤或黏膜上应无刺激性。应具有适当

—•笔记栏•—

的黏稠度,易涂布于皮肤或黏膜上,不融化,黏稠度随季节变化应很小。应无酸败、异臭、变色、变硬等变质现象。乳膏剂不得有油水分离及胀气现象。

2. 粒度　除另有规定外,混悬型软膏剂、含饮片细粉的软膏剂照下述方法检查,应符合规定。

检查法:取供试品适量,置于载玻片上涂成薄层,薄层面积相当于盖玻片面积,共涂3片,照《中国药典》(2020年版)四部(通则0982)粒度和粒度分布测定法测定,均不得检出大于180 μm的粒子。

软膏剂的最低装量限度表

3. 装量　照《中国药典》(2020年版)四部(通则0942)最低装量检查法检查,除另有规定外,取供试品5个(50 g或50 mL以上者3个),将内容物转移至预经标化的干燥量入式量筒中(量具大小应使待测体积至少占其额定体积的40%),黏稠液体倾出后,除另有规定外,将容器倒置15 min,尽量倾净。2 mL及以下者用预经标化的干燥量入式注射器抽尽。读出每个容器内容物的装量,求其平均装量,均应符合软膏剂最低装量限度的相关规定。如有1个容器装量不符合规定,则另取5个(50 g或50 mL以上者3个)复试,应全部符合规定。

4. 无菌　用于烧伤[除程度较轻的烧伤(Ⅰ°或浅Ⅱ°)外]、严重创伤或临床必须无菌的软膏剂与乳膏剂,照《中国药典》(2020年版)四部(通则1101)无菌检查法检查,应符合规定。

体外释放度研究与稳定性研究

5. 微生物限度　除另有规定外,照《中国药典》(2020年版)四部(通则1105)非无菌产品微生物限度检查:微生物计数法和《中国药典》(2020年版)四部(通则1106)非无菌产品微生物限度检查:控制菌检查法及《中国药典》(2020年版)四部(通则1107)非无菌药品微生物限度标准检查,应符合规定。

软膏剂在筛选配方与配制工艺时,还需要进行药物释放度研究与稳定性研究等考察。

五、软膏剂与乳膏剂的包装与贮存

生产中多采用密封性好的锡制、铝制或塑料软膏管包装,内包装材料应不与药物或基质发生反应,无菌产品的内包装材料应无菌。

软膏剂、乳膏剂用于烧伤治疗如为非无菌制剂的,应在标签上标明“非无菌制剂”;产品说明书中应注明“本品为非无菌制剂”,同时在适应证下应明确“用于程度较轻的烧伤(Ⅰ°或浅Ⅱ°)”;注意事项下规定“应遵医嘱使用”。除另有规定外,软膏剂应避光密封贮存。乳膏剂应避光密封,置25℃以下贮存,不得冷冻。

第三节　凝胶剂

一、概述

(一)含义与特点

凝胶剂(gel)指原料药物与能形成凝胶的辅料制成的具凝胶特性的稠厚液体或半固体制剂。除另有规定外,凝胶剂仅局限用于皮肤及体腔(如鼻腔、阴道、直肠等)。

(二)分类与质量要求

按基质不同,凝胶剂可分为溶液型凝胶剂、乳状液型凝胶剂、混悬型凝胶剂。乳状液型凝胶剂又称为乳胶剂。由高分子基质如西黄蓍胶制成的凝胶剂也可称为胶浆剂。小分子无机原料如氢氧化铝凝胶剂是由分散的药物小粒子以网状结构存在于液体中,属两相分散系统,也称混悬型凝胶剂。混悬型凝胶剂可有触变性,静止时形成半固体而搅拌或振摇时成为液体。

凝胶剂应符合以下质量要求:① 基质稳定,不与主药发生反应;② 应细腻、均匀,常温下不液化、保持胶态;③ 混悬型凝胶剂胶粒应无结块、分散均匀;④ 在25℃以下避光贮存。

—•笔记栏•—

二、凝胶剂的基质

凝胶剂基质属单相分散系统，有水性与油性之分。水性凝胶基质一般由西黄蓍胶、明胶、淀粉、纤维素衍生物和海藻酸钠等加水、甘油或丙二醇等制成；油性凝胶基质常由液状石蜡与聚氧乙烯或脂肪油与胶体硅或铝皂、锌皂构成。在临床上较多应用的是水性凝胶，其特性与水溶性软膏基质相似。

1. 卡波姆(carbomer)　系丙烯酸与丙烯基蔗糖交联的高分子聚合物，商品名为卡波普，按黏度不同常分为934、940、941等规格，是一种引湿性很强的白色松散粉末。由于分子中存在大量的羧酸基团，与聚丙烯酸有非常类似的理化性质，可以在水中迅速溶胀，但不溶解。其分子结构中的羧酸基团使其水分散液呈酸性，1%水分散液的pH约为3.11，黏性较低。当用碱中和时，随大分子逐渐溶解，黏度也逐渐上升，在低浓度时形成澄明溶液，在浓度较大时形成半透明状的凝胶。本品制成的基质无油腻感，润滑舒适，特别适于治疗脂溢性皮肤病。实例如下：

例：含卡波姆的凝胶剂基质。

【处方】　卡波姆-940 10 g，乙醇50 g，甘油50 g，聚山梨酯-80 2 g，氢氧化钠4 g，蒸馏水1 000 mL。

【制法】　将卡波姆-940与聚山梨酯-80及蒸馏水300 mL混合；氢氧化钠用水适量溶解后加入上述液体，搅匀，即得透明凝胶。

2. 纤维素衍生物　纤维素经衍生化后成为在水中可溶胀或溶解的胶性物。调节适宜的稠度可形成水溶性软膏基质。此类基质有一定的黏度，随着分子量、取代度和介质的不同而具有不同的稠度。因此，取用量也应根据上述不同规格和具体条件来进行调整。常用的品种有甲基纤维素和羧甲基纤维素钠，两者常用的浓度为2%～6%。实例如下：

例：含纤维素衍生物的凝胶剂基质。

【处方】　羧甲基纤维素钠60 g，甘油150 g，三氯叔丁醇1 g，蒸馏水1 000 mL。

【制法】　取甘油与羧甲基纤维素钠研匀，加入热蒸馏水中，放置数小时后，加三氯叔丁醇水溶液，再加水至1 000 mL，搅匀，即得。

3. 其他　水性凝胶基质含有甘油明胶、淀粉甘油、海藻酸钠、壳聚糖、交联型聚丙烯酸钠(SDB-L-400)等。甘油明胶由1%～3%明胶、10%～30%甘油与水加热而成。淀粉甘油由10%淀粉、2%苯甲酸钠、70%甘油及水加热制成。海藻酸钠的浓度一般为2%～10%，可加少量钙盐调节稠度。壳聚糖的浓度一般为3%～10%，也可与海藻酸钠混合使用。

三、凝胶剂的制备

药物溶于水常先溶于部分水或甘油中，必要时加热，其余成分按基质配制方法制成水凝胶基质，再与药物溶液混匀，加水至足量搅匀即得。药物不溶于水，则先用少量水或甘油研细、分散，再与基质搅匀即得。

凝胶剂实例：肿痛凝胶

四、凝胶剂的质量检查

1. 外观　凝胶剂应均匀、细腻，在常温时保持胶状，不干涸或液化。混悬型凝胶剂中胶粒应分散均匀，不应下沉、结块。

2. pH　按规定方法检查，应符合规定。

3. 粒度　除另有规定外，混悬型凝胶剂照下述方法检查，应符合规定。

检查法：取供试品适量，置于载玻片上，涂成薄层，薄层面积相当于盖玻片面积，共涂3片，照《中国药典》(2020年版)四部通则粒度和粒度分布测定法测定，均不得检出大于180 μm的粒子。

4. 装量　照《中国药典》(2020年版)四部(通则0942)最低装量检查法检查，应全部符合规定。

—•笔记栏•—

5. 无菌　除另有规定外，用于烧伤[除程度较轻的烧伤(Ⅰ°或浅Ⅱ°)外]、严重创伤或临床必须无菌的凝胶剂，照《中国药典》(2020年版)四部(通则1101)无菌检查法检查，应符合规定。

6. 微生物限度　除另有规定外，照《中国药典》(2020年版)四部(通则1105)非无菌产品微生物限度检查：微生物计数法和《中国药典》(2020年版)四部(通则1106)非无菌产品微生物限度检查：控制菌检查法及《中国药典》(2020年版)四部(通则1107)非无菌药品微生物限度标准检查，应符合规定。

第四节　贴膏剂

贴膏剂(adhesive plaster)指将原料药物与适宜的基质制成膏状物、涂布于背衬材料上供皮肤贴敷、可产生全身性或局部作用的一种薄片状柔性制剂。贴膏剂包括凝胶贴膏(原巴布膏剂或凝胶膏剂)和橡胶贴膏(原橡胶膏剂)。

贴膏剂应符合下列要求：① 所用的材料及辅料应符合国家标准有关规定，并应考虑局部刺激性和其对药物性质的影响。② 膏料应涂布均匀，膏面应光洁、色泽一致，应无脱膏、失黏现象；背衬面应平整、洁净、无漏膏现象。③ 涂布中若使用有机溶剂的，必要时应检查残留溶剂。④ 采用乙醇等溶剂应在标签中注明过敏者慎用。⑤ 除另有规定外，应密封贮存。

一、橡胶贴膏

(一) 概述

橡胶贴膏(rubber plaster)指原料药物与橡胶等基质混匀后涂布于背衬材料上制成的贴膏剂。橡胶贴膏可分为两类：不含药的，如橡皮膏(胶布)；含药的，如伤湿止痛膏等。

橡胶贴膏特点：① 黏着力强，不预热可直接贴于皮肤；② 不污染衣物，可保护伤口、防止皮肤皲裂，治疗风湿痛等疾病；③ 但膏层较薄，载药量较少，药效维持时间较短；④ 具有刺激性、过敏性、易老化。

(二) 组成

1. 膏料层　由药物和基质组成，为橡胶贴膏的主要部分。基质的组成、作用及常用材料见表9-1。

表9-1　橡胶贴膏基质的组成、作用及常用材料

基质的组成	作　用	常用材料
基质主要原料	具有良好的黏性、弹性，不透气，不透水	生橡胶
软化剂	可使生胶软化，增加可塑性，增加成品柔软性、耐寒性及黏性	凡士林、羊毛脂、液状石蜡、植物油
填充剂	有缓和的收敛作用，能增加膏料与裱褙材料间的黏着性，氧化锌与松香酸生成的松香酸锌盐能降低松香酸对皮肤的刺激性	氧化锌
增黏剂	增黏	常用松香，选择软化点70~75℃(最高不超过77℃)、酸价170~175者

2. 背衬材料　一般采用漂白细布，也可用无纺布等。

3. 膏面覆盖物　常用硬质纱布、塑料薄膜、防黏纸等，以避免膏片互相黏着，同时可防止挥发性成分的挥散。

(三) 制备

橡胶贴膏的制备方法常用的有溶剂法和热压法。

—•笔记栏•—

1. 溶剂法　常用溶剂为汽油和正己烷，一般工艺流程如图 9－2 所示。

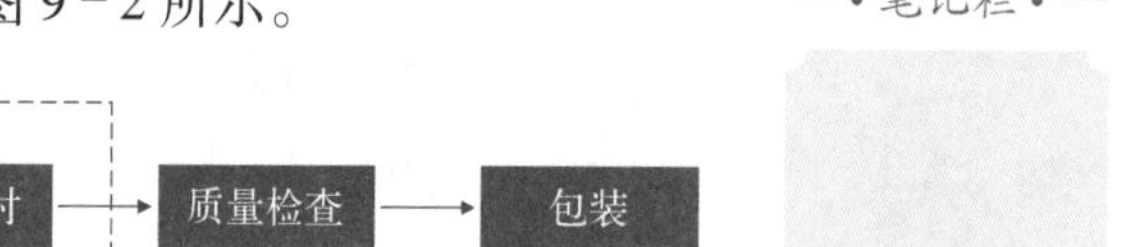
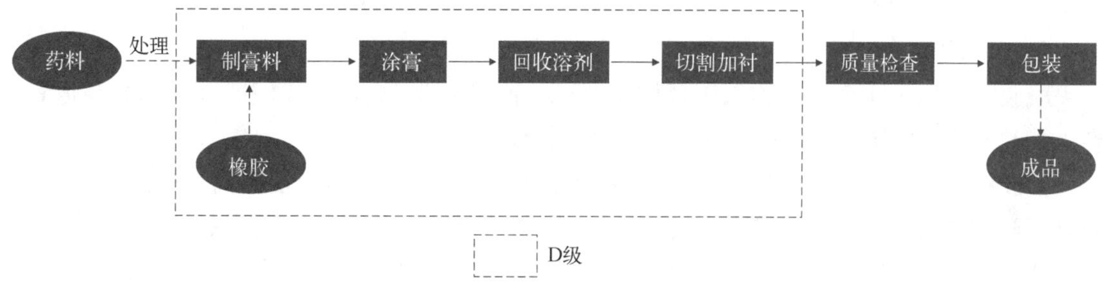

图 9－2　溶剂法制备橡胶贴膏的工艺流程图

（1）药料处理：药料用适当的有机溶剂和方法提取、滤过、浓缩后备用。能溶于橡胶基质中的药物如薄荷脑、冰片、樟脑等可直接加入。

（2）制膏料：膏料由药物和基质混合制成，一般制法有如下几种。

1）压胶：取生橡胶洗净，于 50～60℃加热干燥或晾干后，切成大小适宜的条块，在炼胶机中压成网状胶片，摊开放冷、去静电。

2）浸胶：将网状胶片浸入适量汽油中，浸泡 18～24 h（冬季浸泡时间宜长，夏季宜短）至完全溶胀成凝胶状。浸泡时需要密闭，以防汽油挥发引起火灾。

3）打膏：将胶浆移入打膏机中搅拌 3～4 h 后，依次加入凡士林、羊毛脂、松香、氧化锌等制成基质，再加入药物浸膏或细粉，继续搅拌成均匀胶浆，在滤胶机上压过筛网，即得膏料。

（3）涂膏：将膏料置于装好背衬材料的涂膏机上，上下滚筒将膏料均匀涂布在缓慢移动的布面上，并通过调节两滚筒间的距离来控制涂膏量。

（4）回收溶剂：涂布了膏料的胶布，以一定速度进入封闭的溶剂回收装置。

（5）切割加衬与包装：将膏布在切割机上切成规定的宽度，再移至纱布卷筒装置上，使膏面覆上硬质纱布或塑料薄膜等避免黏合，再切成小块后包装。

橡胶贴膏实例：天和追风膏

2. 热压法　将胶片用处方中的油脂性药物等浸泡，待溶胀后再加入其他药物和立德粉或氧化锌、松香等，炼压均匀，涂膏盖衬。此法不用汽油，无须回收装置，且制成的膏药黏性小而持久，剥离时不伤皮肤，但成品欠光滑。橡胶贴膏涂膏机涂布原理及设备见图 9－3、图 9－4。

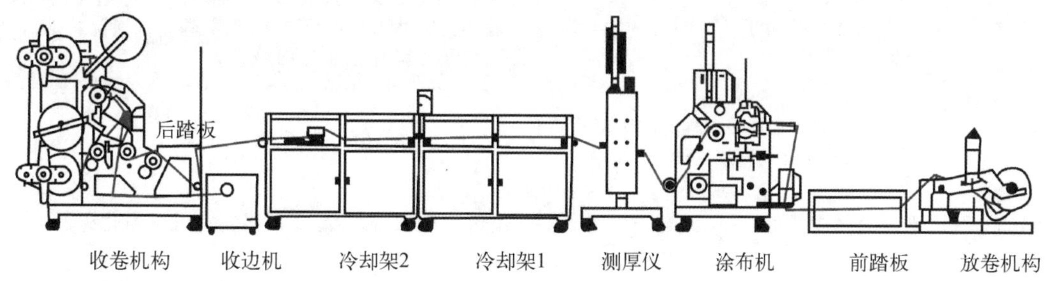

图 9－3　橡胶贴膏涂膏机涂布原理

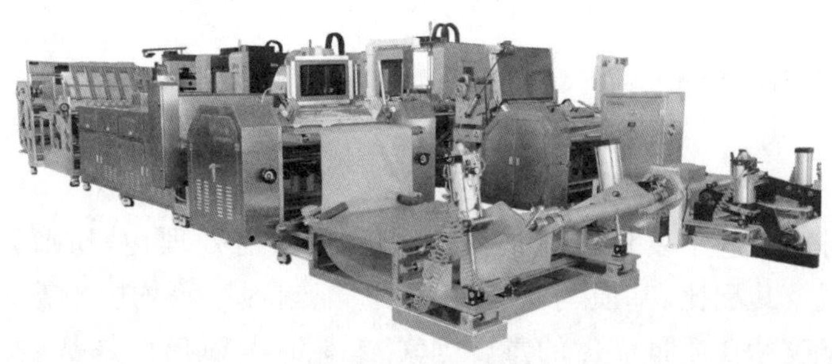

图 9－4　橡胶贴膏涂膏机设备

笔记栏

二、凝胶贴膏

(一)概述

凝胶贴膏(gel plaster)原称巴布膏剂或凝胶膏剂,指提取物、饮片或(和)化学药物与适宜的亲水性基质混匀后涂布于背衬材料上制成的贴膏剂。

凝胶贴膏与橡胶贴膏相比,具有以下特点:① 药物释放性能好,能提高皮肤的水化作用,有利于药物透皮吸收;② 与皮肤生物相容性好,透气,耐汗,无致敏及刺激性;③ 载药量大,尤其适于中药浸膏;④ 应用透皮吸收控释技术,使血药平稳,药效持久;⑤ 使用方便,不污染衣物,反复贴敷,仍能保持原有黏性;⑥ 制备过程中不需要汽油及其他有机溶剂,避免对环境造成污染。

(二)组成

凝胶贴膏的结构包括以下3部分:

1. 背衬层 为基质的载体,一般选用无纺布、人造棉布等。
2. 防黏层 起保护膏体的作用,一般选用防黏纸、塑料薄膜、硬质纱布等。
3. 膏体层 为凝胶贴膏的主要部分,由基质和药物构成,能与皮肤紧密接触以发挥治疗作用。

凝胶贴膏的黏着性、舒适性、物理稳定性等性质主要由基质的性能决定,所以基质的选择至关重要,所选基质应符合以下条件:① 对皮肤无刺激和过敏性;② 对主药的稳定性无影响,无不良反应;③ 有适当的弹性和黏性;④ 不在皮肤上残存,能保持凝胶贴膏的形状;⑤ 不因汗水作用而软化,在一定时间内具有稳定性和保湿性。

凝胶贴膏的基质主要由黏合剂、保湿剂、填充剂和渗透促进剂组成,各组成成分作用及常用材料见表9-2。

表9-2 凝胶贴膏基质的组成、作用及常用材料

成 分	作 用	常 用 材 料
黏合剂	基质骨架材料,也是产生黏性的主要物质	天然、半合成或合成的高分子材料,如海藻酸钠、西黄蓍胶、明胶;甲(乙)基纤维素、羧甲基纤维素及其钠盐、聚丙烯酸及其钠盐、聚乙烯醇等
保湿剂	凝胶贴膏的含水量很大程度决定着基质的黏着性、赋形性及释放度的好坏	甘油、丙二醇、山梨醇、聚乙二醇等
填充剂	影响膏体成型性	微粉硅胶、二氧化钛、碳酸钙、高岭土及氧化锌等
渗透促进剂	与丙二醇、芳香挥发性物质合用可促渗透	氮酮、二甲基亚砜、尿素等,芳香挥发性物质如薄荷脑、冰片、桉叶油等

另外,根据药物的性质,还可加入表面活性剂等其他附加剂。

(三)制备

凝胶贴膏的制备工艺流程如图9-5所示。

凝胶贴膏的制备工艺主要包括基质原料和药物的前处理、基质成型和制剂成型3部分。基质原料类型及其配比、基质与药物的比例、配制程序等均影响凝胶贴膏的成型。基质的性能是决定凝胶贴膏质量优劣的重要因素,黏附性与赋形性是基质处方筛选的重要评价指标。

凝胶贴膏剂:骨友灵贴膏

—•笔记栏•—

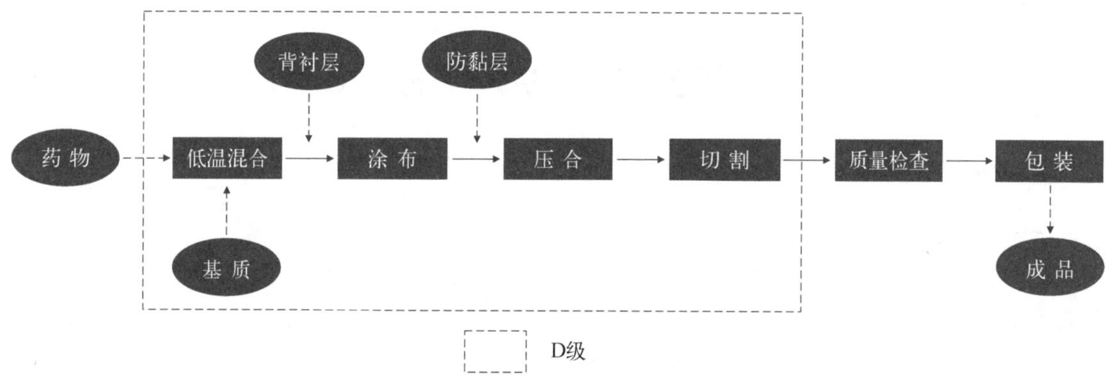

图 9-5　凝胶贴膏的制备工艺流程图

三、贴膏剂的质量检查

(一) 外观

膏料应涂布均匀,膏面应光洁、色泽一致,贴膏剂应无脱膏、失黏现象;背衬面应平整、洁净、无漏膏现象。

(二) 含膏量

1. 橡胶贴膏　取供试品 2 片(每片面积大于 35 cm^2 的应切取 35 cm^2),除去盖衬,精密称定,置于同一个有盖玻璃容器中,加适量有机溶剂(如三氯甲烷、乙醚等)浸渍,并时时振摇,待背衬与膏料分离后,将背衬取出,用上述溶剂洗涤至背衬无残附膏料,挥去溶剂,在 105℃条件下干燥 30 min,移至干燥器中,冷却 30 min,精密称定,减失重量即为膏重,按标示面积换算成 100 cm^2 含膏量,均应符合各品种项下的规定。

2. 凝胶贴膏　取供试品 1 片,除去盖衬,精密称定,置烧杯中,加适量水,加热煮沸至背衬与膏体分离后,将背衬取出,用水洗涤至背衬无残留膏体,晾干,在 105℃条件下干燥 30 min,移至干燥器中,冷却 30 min,精密称定,减失重量即为膏重,按标示面积换算成 100 cm^2 的含膏量,均应符合各品种项下的规定。

(三) 耐热性

除另有规定外,橡胶贴膏取供试品 2 片,除去盖衬,在 60℃条件下加热 2 h,放冷后,背衬应无渗油现象;膏面应有光泽,用手指触试应仍有黏性。

(四) 赋形性

取凝胶贴膏供试品 1 片,置 37℃、相对湿度 64%的恒温恒湿箱中 30 min,取出,用夹子将供试品固定在一平整钢板上,钢板与水平面的倾斜角为 60°,放置 24 h,膏面应无流淌现象。

(五) 黏附力

除另有规定外,凝胶贴膏照《中国药典》(2020 年版)四部(通则 0952)黏附力测定法第一法测定、橡胶贴膏照《中国药典》(2020 年版)四部(通则 0952)黏附力测定法第二法测定,均应符合各品种项下的规定。

(六) 含量均匀度

凝胶贴膏,除另有规定或来源于动、植物多组分且难以建立测定方法的,照《中国药典》(2020 年版)四部(通则 0941)含量均匀度检查法测定,应符合规定。

(七) 微生物限度

除另有规定外,照《中国药典》(2020 年版)四部(通则 1105)非无菌产品微生物限度检查:微生物计数法和《中国药典》(2020 年版)四部(通则 1106)非无菌产品微生物限度检查:控制菌检查法及《中国药典》(2020 年版)四部(通则 1107)非无菌药品微生物限度标准检查,应符合规定。橡胶贴膏每 10 cm^2 不得检出金黄色葡萄球菌和铜绿假单胞菌。

—•笔记栏•—

第五节 贴 剂

一、概述

(一) 含义

贴剂指原料药物与适宜材料制成的供贴敷在皮肤上的,可产生全身性或局部作用的一种薄片状柔性制剂。贴剂可用于完整皮肤表面,也可用于有疾患或不完整的皮肤表面。其中,用于完整皮肤表面能将药物透过皮肤输送入血液循环系统起全身作用的贴剂称为透皮贴剂。

(二) 特点

贴剂对于药物要求高,只适合剂量小、药理作用强、分子量<500 Da、油水分配系数的对数值为1~2、在油和水中的溶解度均大于1 mg/mL、饱和水溶液的pH为5~9、分子中的氢键受体或供体小于2个的药物。对皮肤有刺激性、过敏性的药物不宜制成贴剂。

贴剂的优点:① 维持恒定的血药浓度、避免其他给药方式产生的血药波峰波谷现象,降低治疗指数小的药物的不良反应。② 延长给药时间、减少用药次数。

(三) 分类与质量要求

贴剂的质量要求应符合:① 活性成分不能透过透皮贴剂的背衬层,通常水也不能透过;② 填充入贮库的溶液型药物,药库中不应有气泡和无泄漏,药物混悬在贴剂中必须保证混悬、涂布均匀;③ 药库中的药物应符合控释释放的要求,不得发生药物释放缓慢或突释的现象。

贴剂按其结构特点可分为膜控释型、黏胶控释型、骨架控释型和微贮库控释型。

1. 膜控释型　由背衬层、药库层、控释膜层、黏胶层及防黏层组成。背衬层常为软铝塑材料或不透性塑料薄膜,对药物、辅料、水分和空气均无渗透性,易与控释膜层复合。药库层可为单一材料或多种材料调制成的油膏、乳剂、水凝胶、油液等,药物溶解或混悬其中。控释膜层是由聚合物材料加工成的微孔膜或无孔膜,对药物有一定渗透性。黏胶层可用各种压敏胶制成(图9-6)。

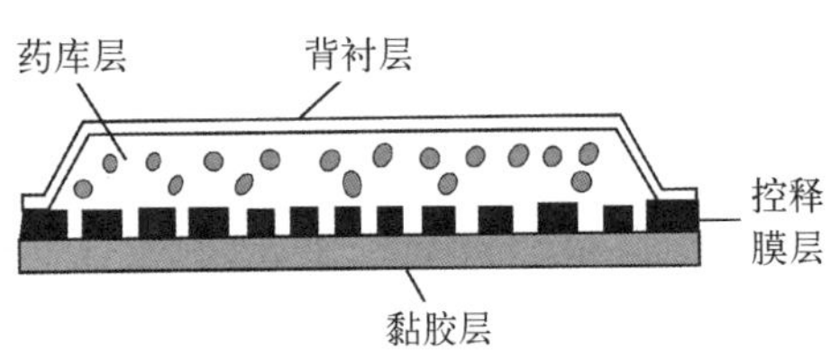

图9-6 膜控释型贴剂的基本结构

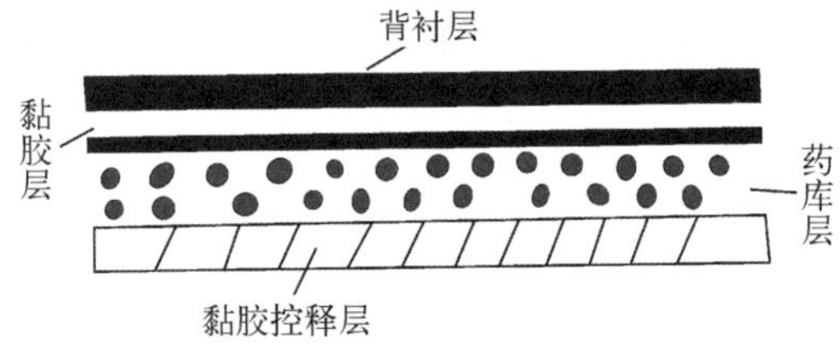

图9-7 黏胶控释型贴剂的基本结构

2. 黏胶控释型　是将药物直接分散于压敏胶中形成的药库层(亦称黏胶分散型药库),上面覆盖不含药的、有控释作用的黏合材料形成的主体结构及背衬层、防黏层,通常先将空白压敏胶涂布在背衬层上以增加压敏胶与背衬层之间的黏结强度,然后覆含药胶,再覆有控释能力的空白压敏胶层(黏胶控释层)。随释药时间延长,药物通过含药胶层的厚度不断增加,释药速度随之下降。为了保证恒定的释药速度,可将黏胶控释型药库按照适宜浓度梯度制成多层含不同药量及致孔剂的压敏胶层(图9-7)。

3. 骨架控释型　将药物均匀分散或溶解在聚合物骨架中,制成有一定面积与厚度的药库层,其与黏胶层、背衬层及防黏层构成骨架控释型贴剂。含有药物的亲水性或疏水性聚合物骨架起控释作用,常由聚维酮、聚乙烯醇缩乙醛、聚丙烯酸盐等构成。黏胶层可直接涂布在药膜表面,也可涂布在与药膜复合的背衬层(图9-8)。

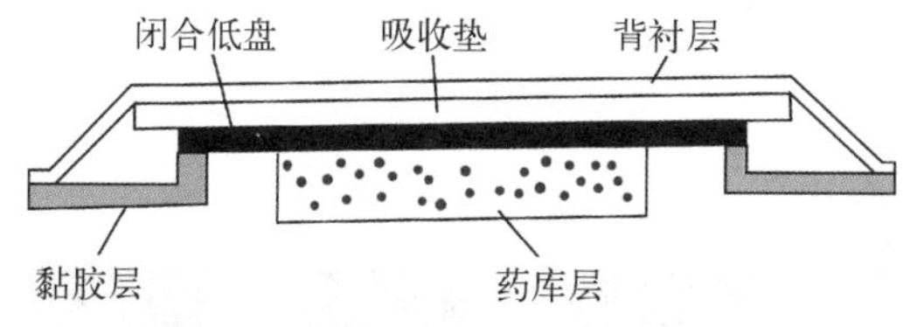

图 9-8　骨架控释型贴剂的基本结构

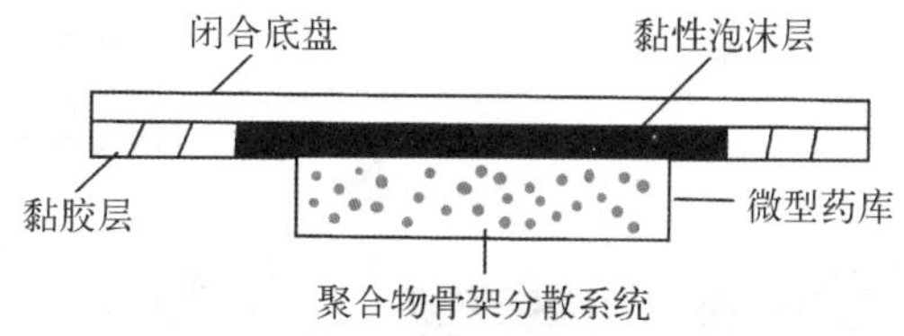

图 9-9　微贮库型贴剂的基本结构

4. 微贮库控释型　为膜控释型和骨架控释型的结合体。一般制备方法是将药物分散在亲水性聚合物(如聚乙二醇)的水溶液中,再将此混悬液均匀分散在疏水性聚合物(如有机硅聚合物)中,然后迅速交联疏水聚合物使之成为稳定的含有球形液滴(微型药库)的聚合物骨架分散系统。将此系统药膜置于黏胶层中心,加背衬材料及防黏层即得(图 9-9)。

二、贴剂的组成

透皮贴剂中大多数材料为高分子聚合物,材料的选择、应用直接影响贴剂的药物控释速度、药物相容性、稳定性和外观,也影响药品的安全性。

(一) 压敏胶

压敏胶指在轻微压力下即可实现粘贴同时又容易剥离的一类胶黏材料。压敏胶在贴剂中有多重作用：① 保证释药面与皮肤紧密接触;② 作为药库或载体材料;③ 调节药物释放速度等。贴剂中所用的压敏胶应适合皮肤应用,无刺激,不致敏,与药物相容性好,具防水性能。

压敏胶主要有聚异丁烯类、丙烯酸类、硅酮类与热熔类等。

(二) 系统组件材料

1. 背衬材料　一般采用着色的铝-聚酯膜、聚乙烯、聚酯-聚乙烯复合膜、着色的聚乙烯-铝-聚酯/乙烯-乙酸乙烯复合膜、多层聚酯膜、聚酯-乙烯-乙酸乙烯共聚物复合膜、无纺布、弹力布等。

2. 控释膜　一般多采用多孔聚丙烯膜、乙烯-乙酸乙烯共聚物控释膜、聚乙烯膜、多孔聚乙烯膜等。

3. 骨架和贮库材料　一般采用压敏胶、乙烯-乙酸乙烯共聚物、胶态二氧化硅、肉豆蔻酸异丙酯、月桂酸甘油酯、月桂酸甲酯、油酸乙酯、羟丙基甲基纤维素、轻质液状石蜡、乙醇、乳糖、硅油、聚乙二醇、卡波姆、甘油等。

4. 防黏材料　常用的防黏材料有聚乙烯、聚苯乙烯、聚丙烯、聚碳酸酯等,有时也使用表面经石蜡或甲基硅油处理过的光滑厚纸。

三、贴剂的制备

(一) 黏胶控释型贴剂的制备工艺

黏胶控释型贴剂(亦称黏胶分散型贴剂)的制备工艺流程如图 9-10 所示。

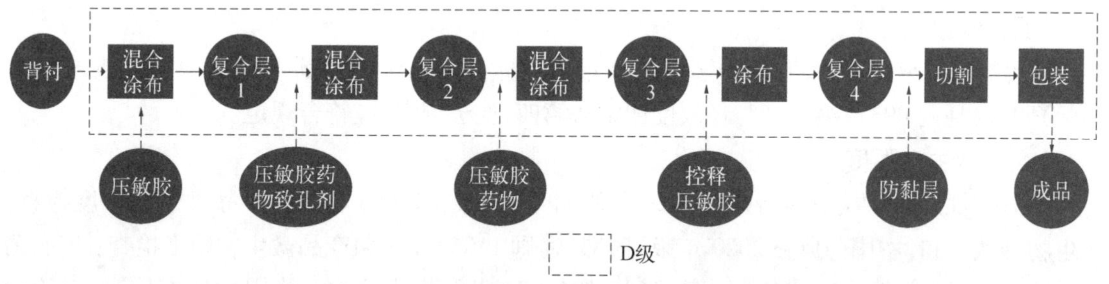

图 9-10　黏胶控释型贴剂的制备工艺流程图

(二) 微贮库控释型贴剂的制备工艺

微贮库控释型贴剂的制备工艺流程如图 9-11 所示。

笔记栏

压敏胶

贴剂实例：东莨菪碱贴剂

体外经皮渗透及体内经皮吸收研究

—•笔记栏•—

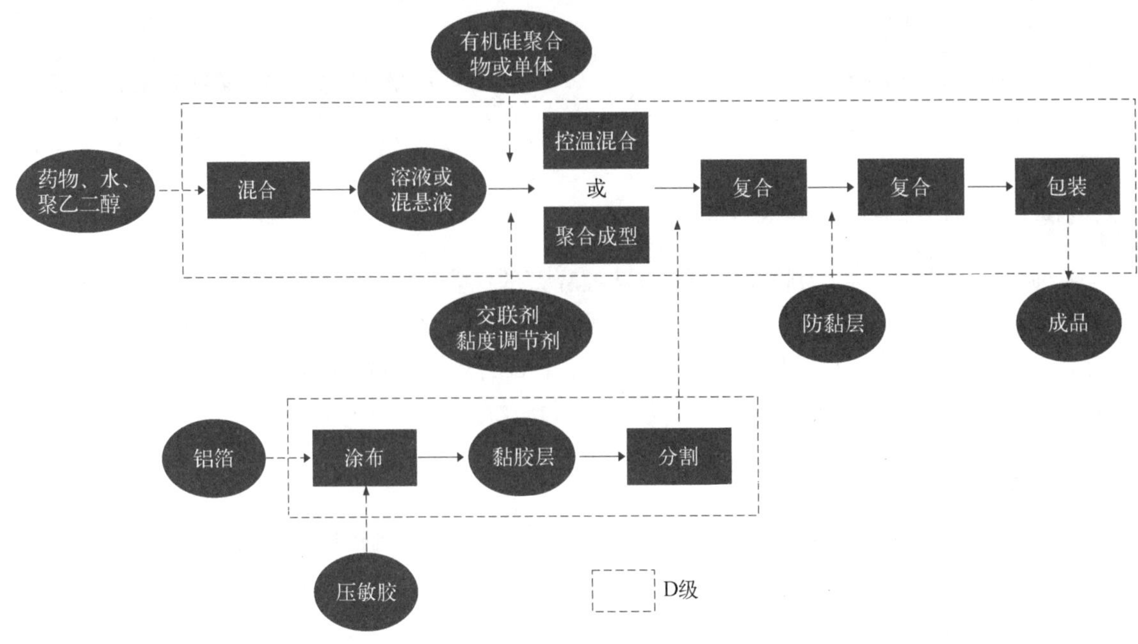

图 9-11　微贮库控释型贴剂的制备工艺流程图

四、贴剂的质量检查

(一) 外观

应完整光洁,有均一的应用面积,冲切口应光滑、无锋利的边缘。药库应无气泡和泄漏。

(二) 黏附力

除另有规定外,照《中国药典》(2020 年版)四部(通则 0952)黏附力测定法测定,应符合规定。

(三) 含量均匀度

除另有规定或来源于动、植物多组分且难以建立测定方法的贴剂外,照《中国药典》(2020 年版)四部(通则 0941)含量均匀度检查法测定,应符合规定。

(四) 重量差异

中药贴剂按如下重量差异检查法测定,应符合规定(进行含量均匀度检查的品种,可不进行重量差异检查)。

检查法:除另有规定外,取供试品 20 片,精密称定总重量,求出平均重量,再分别称定每片的重量,每片重量与平均重量相比较,重量差异限度应在平均重量的±5%以内,超出重量差异限度的不得多于 2 片,并不得有 1 片超出限度 1 倍。

(五) 释放度

除另有规定或来源于动、植物多组分且难以建立测定方法的贴剂外,照《中国药典》(2020 年版)四部(通则 0931)溶出度与释放度测定法第四、五法测定,应符合规定。

(六) 微生物限度

除另有规定外,照《中国药典》(2020 年版)四部(通则 1105)非无菌产品微生物限度检查:微生物计数法和《中国药典》(2020 年版)四部(通则 1106)非无菌产品微生物限度检查:控制菌检查法及《中国药典》(2020 年版)四部(通则 1107)非无菌药品微生物限度标准检查,应符合规定。

进行经皮给药贴片的配方与工艺研发,还需要进行体外经皮渗透及体内经皮吸收研究,对研制的贴剂进行评价。

第六节 膏　　药

一、概述

膏药(plaster)指饮片、食用植物油与红丹(铅丹)或宫粉(铅粉)炼制成膏料,摊涂于背衬材料上制成的供皮肤贴敷的外用制剂。前者称为黑膏药,后者称为白膏药。

膏药在我国应用历史悠久,是我国传统五大剂型丸、散、膏、丹、汤之一。膏药可发挥局部或全身治疗作用,外治可消肿、拔毒、生肌,主治肌肤红肿、痈疽、疮疡等症;内治可以活血通络、驱风寒、壮筋骨、止痛、消痞,主治跌打损伤、风湿痹痛等,其作用比软膏剂持久,并可随时中止用药,安全可靠。清代吴尚先所著的《理瀹骈文》对膏剂的方药、应用和制备工艺进行了专门论述,并创造出白膏药、松香膏药等膏剂类型。

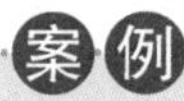

黑膏药俗称“狗皮膏药”。宁波轰动一时的“老倪膏药违法广告案”被国家工商总局评为2016年十大典型虚假违法广告案例。经查,“老倪膏药”广告中宣称“轻症1~2个疗程,重症3~5个疗程可痊愈”含对功效的保证性承诺,“百余年传承秘方结合现代工艺加工而成”等内容与实际情况不符,宣称的功效明显超出了批准的产品适用范围。市场监管部门责令停止发布相关违法广告,相应范围内公开更正消除影响,并处罚款80万元。

问题:

这起虚假宣传案例,给本应治病救人的“狗皮膏药”再次造成负面影响,案例启发我们关于哪些方面职业道德的思考?并提示我们应怎样规范药品的广告宣传?

二、黑膏药

黑膏药一般为黑色坚韧固体,乌黑光亮,老嫩适度,无飞边缺口,质地均匀,用前需要烘热软化后贴敷于皮肤上,其基质是食用植物油与红丹经高温炼制的铅硬膏。

(一) 辅料

1. 植物油　所选植物油应当尽量符合以下条件:质地纯净、沸点低、熬炼时泡沫少、使制成品软化点及黏着力适当。麻油可作为首选,因为炼制时起泡极少、便于操作,制成的产品外观油润有光泽、质地好,且麻油自身性凉,有消炎之功。棉籽油、菜油、豆油、花生油等也可以选用,但熬炼时容易产生泡沫。

2. 红丹　别名铅丹、黄丹、樟丹、陶丹,为橘红色粉末,质重,其主要成分通常是含量在95%以上的四氧化三铅(Pb_3O_4)。红丹若是含水则极易聚成颗粒,下丹时将下沉至锅底,导致其不易与油充分发生反应。使用前应炒除水分,过五号筛,保证干燥状态以利于反应。

(二) 制备方法

黑膏药的制备工艺流程如图9-12所示。

1. 提取药料　药料可分为细药料和一般药料。细药料指芳香挥发性药物、贵重药物等,粉碎成细粉备用。一般药料可先炸制,少量制备可用铁锅,将药料中质地坚硬的药材、含水量高的肉质类、鲜药类药材置铁丝笼内移置炼油器中,加盖。植物油由离心泵输入,加热先炸,油温控制在200~220℃;质地疏松的花、草、叶、皮类等中药宜在上述药料炸至枯黄后入锅,炸至药料表面呈深褐色,内部焦黄色。炸好后将药渣连笼移出,得到药油。细药料或挥发性药物如冰片在摊涂前与膏料混匀;贵重药如麝香等撒于膏药表面。

—•笔记栏•—

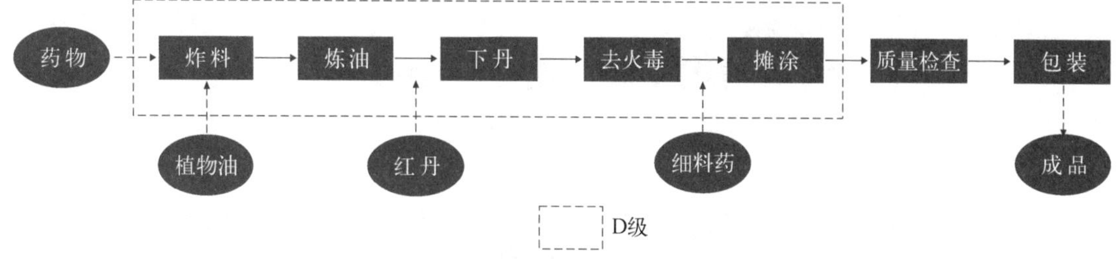

图 9-12 黑膏药制备工艺流程示意图

药料与油经高温处理后,有效成分可能破坏较多。现有采用适宜的溶剂和方法提取有效成分的应用,如将部分中药用乙醇提取,浓缩成浸膏后再加入膏药中,以减少成分的损失。

2. 炼油 将去渣后的药油继续加热熬炼,使油脂在高温下氧化聚合、增稠。炼油温度控制在 320℃左右,炼至滴水成珠。炼油程度的检查方法:取油少许滴于水中,药油聚集成珠不散时药油即炼好。炼油为制备膏药的关键,炼油过"嫩"则膏药质软,贴于皮肤易移动,炼油过"老"则膏药质脆,黏着力小,易脱落。

3. 下丹成膏 在炼成的油中加入红丹反应生成脂肪酸铅盐,脂肪酸铅盐促进油脂进一步氧化、聚合、增稠而成膏状。红丹投料量为植物油的1/3~1/2。当油温达到约300℃时,在不断搅拌下,缓缓加入红丹,使油与红丹在高温下充分反应,直至成为黑褐色稠厚状液体。为检查熬炼程度,可取少许反应物滴入水中数秒钟后取出,若膏黏手,拉之有丝则过嫩,应继续熬炼。若拉之有脆感则过老。膏不黏手,稠度适中,则表示合格。膏药亦可用软化点测定仪测定以判断其老嫩程度。

炼油及下丹成膏过程中有大量刺激性浓烟产生,应注意通风、防火。生产中产生的刺激性气体需通过废气排出管进入洗水池中,经水洗后排出。

4. 去"火毒" 油丹炼合而成膏药若直接应用,常对皮肤局部产生刺激性,轻者出现红斑、瘙痒,重者出现发疱、溃疡,这种刺激的因素俗称"火毒"。传统视为经高温熬炼后膏药产生的"燥性",在水中浸泡或久置阴凉处可除去。现代认为其是油在高温下氧化聚合反应中生成的低分子分解产物,如醛、酮、低级脂肪酸等。通常将炼成的膏药以细流倒入冷水中,不断强烈搅拌,待冷却凝结取出,反复搓揉,制成团块并将团块置冷水中去尽"火毒"。

5. 摊涂 将去"火毒"的团块用文火加热熔化,如有挥发性的贵重药材细粉在不超过70℃温度下加入,混合均匀。按规定量涂于背衬材料上即得膏药。

(三)实例

万灵五香膏

【处方】 穿山甲 30 g,羌活 30 g,桃仁 30 g,肉桂 60 g,大黄 30 g,制没药 30 g,玄参 30 g,马钱子 30 g,制乳香 30 g,赤芍 30 g,红花 30 g,地黄 30 g,白芷 30 g,血余炭 30 g,续断 30 g,苦杏仁 30 g,生川乌 30 g,牛膝 30 g,当归 30 g,川芎 30 g,人工麝香 10 g。

【制法】 以上 21 味,肉桂、白芷粉碎成细粉与人工麝香配研,过筛,混匀,分装成小瓶或小袋。制乳香、制没药粉碎成细粉,过筛,混匀。穿山甲、地黄、马钱子、桃仁酌予碎断,与食用植物油 3 750 g 同置锅内加热至 200℃,加入酌予碎断的当归等其余 12 味,炸枯,去渣,滤过,炼至滴水成珠,加入红丹约 1 700 g,搅匀,收膏,将膏浸泡于水中。取膏,用文火加热熔化后,加入乳香、没药细粉搅匀,分摊于兽皮或布上,即得。

【功能与主治】 活血通络,消肿止痛。用于风湿痹症、关节肿痛、筋骨酸楚、跌打损伤、骨折瘀阻、陈伤隐痛。

【用法与用量】 外用。加温软化,将小瓶内的药粉倒在膏药中心,稍加黏合后,贴于患处。每次用 1~2 贴,3~4 日更换 1 次。

—·笔记栏·—

【注解】

(1) 本品为摊于兽皮或布上的黑膏药和瓶(袋)装的黄棕色药粉，气香。薄层法可鉴别白芷、肉桂;气相色谱法可测定麝香酮，本品每克药粉中含麝香酮($C_{16}H_{30}O$)不得少于1.2 mg。

(2) 本品含乌头碱、马钱子，应严格在医生指导下使用;心脏病患者慎用;孕妇及皮肤破损处禁用。

(3) 方中制乳香、制没药等可溶于膏药基质。

(4) 炼油应炼至滴水成珠，炼油过"嫩"则膏药质软，贴于皮肤易移动，炼油过"老"则膏药质脆，黏着力小，易脱落。

三、白膏药

白膏药指原料药物、食用植物油与宫粉[碱式碳酸铅 $2PbCO_3 \cdot Pb(OH)_2$]炼制成的膏料，摊涂于背衬材料上制成的供皮肤贴敷的外用制剂。

白膏药的制法与黑膏药基本相同，唯下丹时油温要冷却到100℃左右，缓缓递加宫粉，以防止产生大量二氧化碳气体使药油溢出。宫粉的氧化作用不如红丹剧烈。宫粉用量较红丹多，与油的比例为1∶1或1.5∶1，允许有部分多余的宫粉存在。加入宫粉后需要搅拌，在将要变黑时投入冷水中，成品为黄白色。

四、膏药的质量检查

(一) 外观

膏药的膏体应油润细腻、光亮、老嫩适宜、摊涂均匀、无飞边缺口，加温后能粘贴于皮肤上且不移动。黑膏药应乌黑、无红斑;白膏药应无白点。

(二) 软化点

照《中国药典》(2020年版)四部(通则2102)膏药软化点测定法测定，应符合各品种项下的有关规定。

(三) 重量差异

取供试品5张，分别称定每张总重量，剪取单位面积(cm^2)的背衬，称定重量，换算出背衬重量，总重量减去背衬重量，即为膏药重量，与标示重量相比较，应符合相应规定。

第七节　其他半固体制剂

一、糊剂

(一) 含义

糊剂(paste)指大量的原料药物固体粉末(一般25%以上)均匀地分散在适宜的基质中所组成的半固体外用制剂。

(二) 特点

糊剂具较高黏稠度、较大吸水能力和较低的油腻性，一般不影响皮肤的正常功能，具有收敛、消毒、吸收分泌物作用，适用于亚急性皮炎、湿疹等渗出性慢性皮肤病。

根据基质的不同，糊剂可分为含水凝胶性糊剂和脂肪糊剂。① 含水凝胶性糊剂以淀粉及水溶性高分子物质等为基质，其中固体粉末的含量较脂肪糊剂少;② 脂肪糊剂以凡士林、羊毛脂或其混合物为基质，粉末含量较高，一般在25%以上，甚至有高达70%者。常用淀粉、氧化锌、白陶土等。

糊剂实例：皮炎糊

制备糊剂时，药物应事先粉碎成细粉，再与基质搅匀成糊状。基质需要加热时，温度不能过高，应控制在70℃以下，以免淀粉糊化。

—•笔记栏•—

二、涂膜剂

（一）含义

涂膜剂(paint)指原料药物溶解或分散于含成膜材料的溶剂中，涂搽患处后形成薄膜的外用液体制剂。涂膜剂用时涂布于患处，有机溶剂迅速挥发，形成薄膜保护患处，并缓慢释放药物起治疗作用。涂膜剂一般用于无渗出液的损害性皮肤病等。

涂膜剂常用的成膜材料有聚乙烯醇、聚维酮、乙基纤维素和聚乙烯醇缩甲乙醛等；增塑剂有甘油、丙二醇、三乙酸甘油酯等；溶剂为乙醇等。必要时可加其他附加剂，所加附加剂对皮肤或黏膜应无刺激性。

（二）特点

涂膜剂实例：疏痛安涂膜剂

涂膜剂制备简单、不用背衬材料、无须特殊的机械设备、使用方便。制备涂膜剂时，药物与附加剂若溶于溶剂，可直接加入。中药饮片应先制成乙醇提取液或其提取物的乙醇、丙酮溶液，再加入成膜材料液中，混匀。涂膜剂因含有大量有机溶剂，应密闭贮藏，并注意避热、防火。

（三）质量检查

除另有规定外，涂膜剂应进行以下相应检查。

1. 装量　除另有规定外，照《中国药典》(2020年版)四部(通则0942)最低装量检查法检查，应符合规定。

2. 无菌　除另有规定外，用于烧伤[除程度较轻的烧伤(Ⅰ°或浅Ⅱ°)外]、严重创伤或临床必须无菌的涂膜剂，照《中国药典》(2020年版)四部(通则1101)无菌检查法检查，应符合规定。

3. 微生物限度　除另有规定外，照《中国药典》(2020年版)四部(通则1105)非无菌产品微生物限度检查：微生物计数法和《中国药典》(2020年版)四部(通则1106)非无菌产品微生物限度检查：控制菌检查法及《中国药典》(2020年版)四部(通则1107)非无菌药品微生物限度标准检查，应符合规定。

三、眼用半固体制剂

（一）概述

眼用半固体制剂指直接用于眼部发挥治疗作用的无菌半固体制剂，可以分为眼膏剂、眼用乳膏剂、眼用凝胶剂等。眼膏剂指由原料药物与适宜基质均匀混合，制成溶液型或混悬型膏状的无菌眼用半固体制剂。眼用乳膏剂指由原料药物与适宜基质均匀混合，制成乳膏状的无菌眼用半固体制剂。眼用凝胶剂指原料药物与适宜辅料制成的凝胶状无菌眼用半固体制剂。

眼用半固体制剂较一般滴眼剂的疗效持久且能减轻对眼球的摩擦。眼用半固体制剂的基质应过滤并灭菌，常用基质由凡士林、液状石蜡、羊毛脂(8∶1∶1)混合而成。羊毛脂具有较强的吸水性和黏附性，较单用凡士林更易与药液及泪液混合和附着在眼结膜上，促进药物渗透。基质应均匀、细腻、无刺激性，并易涂布于眼部，便于药物分散和吸收。

（二）制备

眼膏剂的制备应在清洁避菌条件下进行。基质用前必须加热滤过，并于150℃干热灭菌1 h，必要时可酌加适宜抑菌剂和抗氧剂等。基质与药物的混合方法基本同软膏剂、乳膏剂或凝胶剂。

眼用半固体制剂实例：马应龙八宝眼膏

（三）质量检查

除另有规定外，眼用半固体制剂还应符合相应制剂通则项下有关规定，如眼用凝胶还应符合凝胶剂规定。

1. 粒度　除另有规定外，含饮片原粉的眼用制剂照下述方法检查，粒度应符合规定。

检查法：取3个容器的半固体型供试品，将内容物全部挤于适宜的容器中，搅拌均匀，取适量(或相当于主药10 μg)置于载玻片上，涂成薄层，薄层面积相当于盖玻片面积，共涂3片；照《中国药典》(2020年版)四部(通则0982)粒度和粒度分布测定法第一法测定，每个涂片中大于

—•笔记栏•—

50 μm 的粒子不得超过 2 个（含饮片原粉的除外），且不得检出大于 90 μm 的粒子。

2. 金属性异物　除另有规定外，眼用半固体制剂照下述方法检查，应符合规定。

检查法：取供试品 10 个，分别将全部内容物置于底部平整光滑、无可见异物和气泡、直径为 6 cm 的平底培养皿中，加盖，除另有规定外，在 85℃保温 2 h，使供试品摊布均匀，室温放冷至凝固后，倒置于适宜的显微镜台上，用聚光灯从上方以 45°角的入射光照射皿底，放大 30 倍，检视不小于 50 μm 且具有光泽的金属性异物数。10 个容器中每个含金属性异物超过 8 粒者，不得过 1 个，且其总数不得过 50 粒；如不符合上述规定，应另取 20 个复试；初、复试结果合并计算，30 个供试中每个容器中含金属性异物超过 8 粒者，不得过 3 个，且其总数不得过 150 粒。

3. 装量差异　除另有规定外，单剂量包装的眼用半固体制剂照下述方法检查，应符合规定。

检查法：取供试品 20 个，分别称定内容物重量，计算平均装量，每个装量与平均装量相比较（有标示装量的应与标示装量比较）超过平均装量±10%者，不得过 2 个，并不得有超过平均装量±20%者。

凡规定检查含量均匀度的眼用制剂，一般不再进行装量差异检查。

4. 无菌　除另有规定外，照《中国药典》（2020 年版）四部（通则 1101）无菌检查法检查，应符合规定。

四、鼻用半固体制剂

（一）概述

鼻用半固体制剂指直接用于鼻腔发挥局部或全身治疗作用的半固体制剂，包括鼻用软膏剂、鼻用乳膏剂、鼻用凝胶剂等。

鼻用软膏剂指由原料药物与适宜基质均匀混合，制成溶液型或混悬型膏状的鼻用半固体制剂。鼻用乳膏剂指由原料药物与适宜基质均匀混合，制成乳膏状的鼻用半固体制剂。鼻用凝胶剂指原料药物与适宜辅料制成的凝胶状鼻用半固体制剂。

（二）制备

鼻用半固体制剂的制备应在清洁避菌条件下进行。基质用前必须加热滤过，并于 150℃干热灭菌 1 h，必要时可酌加适宜抑菌剂和抗氧剂等。基质与药物的混合方法基本同软膏剂、乳膏剂或凝胶剂。

鼻用制剂可根据主要原料药物的性质和剂型要求选用适宜的辅料。通常含有调节黏度、控制 pH、增加原料物溶解、提高制剂稳定性或能够赋形的辅料。除另有规定外，多剂量水性介质鼻用制剂应当添加适宜浓度的抑菌剂，制剂确定处方时，该处方的抑菌效力应符合《中国药典》（2020 年版）四部（通则 1121）抑菌效力检查法的规定，制剂本身如有足够的抑菌性能，可加抑菌剂。

（三）质量检查

鼻用半固体制剂实例：复方木芙蓉涂鼻膏

除另有规定外，鼻用半固体制剂还应符合相应制剂通则项下有关规定，如鼻用凝胶还应符合凝胶剂的规定。

1. 装量差异　除另有规定外，单剂量包装的鼻用半固体制剂照下述方法检查，应符合规定。

检查法：取供试品 20 个，分别称定内容物重量，计算平均装量，每个装量与平均装量相比较（有标示装量的应与标示装量比较），超过平均装量±10%者，不得超过 2 个，并不得有超过平均装量±20%者。

凡规定检查含量均匀度的鼻用半固体制剂，一般不再进行装量差异检查。

2. 无菌　除另有规定外，用于手术、创伤或临床的必须是无菌的鼻用半固体制剂，照《中国药典》（2020 年版）四部（通则 1101）无菌检查法检查，应符合规定。

3. 微生物限度　除另有规定外，照《中国药典》（2020 年版）四部（通则 1105）非无菌产品微生物限度检查：微生物计数法和《中国药典》（2020 年版）四部（通则 1106）非无菌产品微生物限度检查：控制菌检查法及《中国药典》（2020 年版）四部（通则 1107）非无菌药品微生物限度标准检查，应符合规定。

—•笔记栏•—

【小结】

- 外用膏剂
  - 概述
    - 外用膏剂的含义与特点：外用膏剂的优点、外用膏剂的不足
    - 外用膏剂的分类：软膏剂与乳膏剂、贴膏剂、膏药、贴剂
    - 药物经皮吸收机制与影响因素
  - 软膏剂与乳膏剂
    - 概述：含义与特点、分类与质量要求
    - 软膏剂与乳膏剂的基质：油脂性基质、水溶性基质
    - 软膏剂与乳膏剂的制备：基质的处理、药物的处理、成型
    - 软膏剂与乳膏剂的质量检查：外观、粒度、装量、无菌、微生物限度
    - 软膏剂与乳膏剂的包装与贮存
  - 凝胶剂
    - 概述：含义与特点、分类与质量要求
    - 凝胶剂的基质：卡波姆、纤维素衍生物、其他
    - 凝胶剂的制备：加热溶解、混匀
    - 凝胶剂的质量检查：外观、pH、粒度、装量、无菌、微生物限度
  - 贴膏剂
    - 橡胶贴膏：概述、组成（膏料层、背衬材料、膏面覆盖物）、制备（溶剂法、热压法）、实例
    - 凝胶贴膏：概述、组成（背衬层、防黏层、膏体层）、制备（基质原料和药物的前处理、基质成型和制剂成型）、实例、质量检查（外观、含膏量、耐热性、赋形性、黏附力、含量均匀度、微生物限度）
  - 贴剂
    - 概述：含义、特点、分类与质量要求
    - 组成：压敏胶、系统组件材料
    - 制备：黏胶控释型贴剂的制备工艺、微贮库控释型贴剂的制备工艺
    - 质量检查：外观、黏附力、含量均匀度、重量差异、释放度、微生物限度
  - 膏药
    - 概述
    - 黑膏药：辅料（植物油、红丹）、制备（提取药料、炼油、下丹成膏、去“火毒”、摊涂）、实例
    - 白膏药
    - 膏药的质量检查：外观、软化点、重量差异
  - 其他半固体制剂
    - 糊剂：含义、特点
    - 涂膜剂：含义、特点、实例、质量检查（装量、无菌、微生物限度）
    - 眼用半固体制剂：概述、制备、实例、质量检查（粒度、金属性异物、装量差异、无菌）
    - 鼻用半固体制剂：概述、制备、质量检查（装量差异、无菌、微生物限度）

第十章 栓　　剂

第一节 概　　述

—•笔记栏•—

第十章授课视频

一、栓剂的含义

栓剂(suppository)指药物与适宜的基质制成的具有一定形状的供人体腔道给药的固体剂型。栓剂在常温下为固体,纳入人体腔道后,在体温下能迅速软化熔融或溶解于分泌液中,释放药物而发挥局部或全身作用。

栓剂为古老的剂型之一,在公元前150年埃及的《伊佰氏纸草本》(*Papyrus Ebers*)中曾有记载。其也是我国传统剂型之一,古代称坐药或塞药,最早收载于《史记·扁鹊仓公列传》。早期人们认为栓剂只起润滑、抗菌、杀虫等局部作用,后来又发现栓剂可以通过直肠吸收发挥全身作用。近年来,双层栓、中空栓、凝胶栓、骨架控释栓、渗透泵栓、泡腾栓、微囊栓、海绵栓等多种新型栓剂不断涌现,拓展了栓剂的应用范围。目前,《中国药典》(2020年版)一部收载的中药成方制剂中共有栓剂11种。

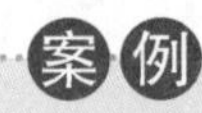

双黄连栓是双黄连系列制剂(口服液、颗粒、片剂、胶囊、栓剂等)中的一种,收载于《中国药典》(2020年版)一部,具有疏风解表、清热解毒之功效。用于外感风热所致的感冒,症见发热、咳嗽、咽痛及上呼吸道感染、肺炎等。

问题:

1. 相比于双黄连颗粒等口服剂型,双黄连栓在临床应用上具有哪些特点?
2. 与传统的起局部治疗作用的栓剂相比,双黄连栓通过直肠给药发挥全身治疗作用,请从中认识"医者仁心,药者匠心"的深刻内涵与创新意识。

二、栓剂的特点

栓剂具有以下特点:① 可避免药物受胃肠道pH的影响或酶的破坏而失去活性;② 可避免药物对胃肠道的刺激性;③ 可避免或减少药物受肝脏首过效应的影响;④ 可减少药物对肝脏的毒副作用;⑤ 适宜不能或不愿吞服药物的患者使用,尤其是婴儿和儿童可采用此剂型;⑥ 适宜于不宜口服的药物;⑦ 栓剂最大的不足是使用不够方便,患者顺应性较差。

三、栓剂的分类

(一) 按给药途径分类

栓剂按给药途径可分为直肠栓、阴道栓、尿道栓等,其中最常用的是直肠栓和阴道栓(图10-1)。

1. 直肠栓　　直肠栓的形状有圆锥形、圆柱形、鱼雷形等,塞入肛门后,由括约肌的收缩引入直肠,通常成人用直肠栓每颗重约2 g,婴幼儿直肠栓每颗重约1 g,长3~4 cm,以鱼雷形较为常用,如化痔栓、双黄连栓等。

—•笔记栏•—

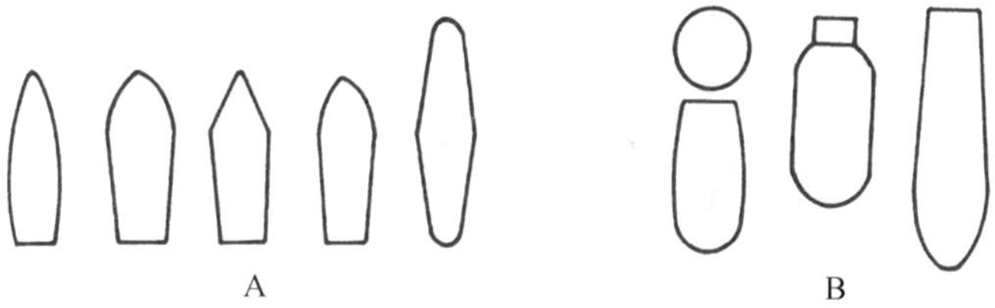

图 10－1　常用栓剂的形状

A. 直肠栓外形；B. 阴道栓外形

2. 阴道栓　阴道栓的形状有球形、卵形、圆锥形、鸭嘴形等，每颗栓重 2～5 g，直径 1.5～2.5 cm，以鸭嘴形较为常用，如治糜康栓、妇宁栓等。

3. 尿道栓　尿道栓一般为棒状或圆柱形，直径 3～6 mm，长度随性别略有差异，临床使用较少，如前列地尔男性尿道栓。

（二）按制备工艺和释药特点分类

栓剂按制备工艺和释药特点不同，分为传统工艺制备的普通栓剂和特殊工艺制备的普通栓、双层栓、中空栓、泡腾栓等（图 10－2）。

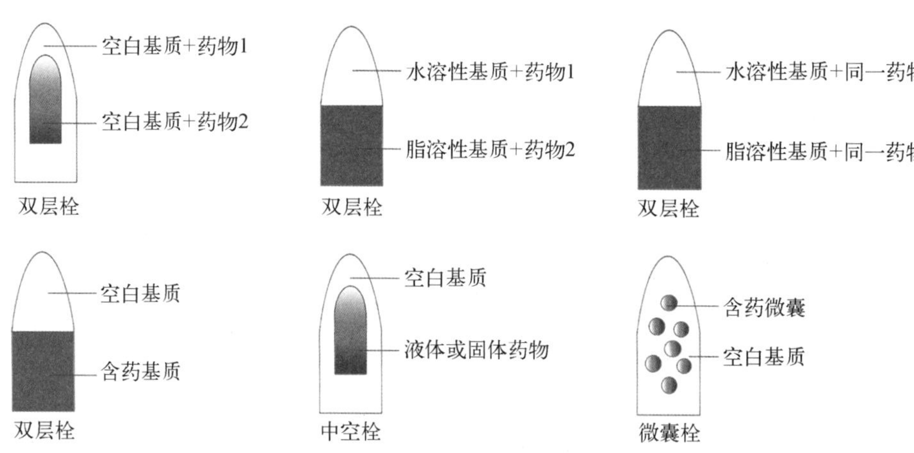

图 10－2　部分特殊栓剂示意图

1. 普通栓　将药物与适宜的基质混合均匀制备而成的栓剂。其制备方法较为简单，作用相对单一，适用范围较广。

2. 双层栓　由两层组成，可分为内外双层栓剂和上下双层栓剂。内外双层栓剂由内、外两层组成，内外两层含有不同药物，可实现不同释药速度。上下双层栓剂通常有 3 种形式，第一种是将两种理化性质不同的药物分别分散于水溶性基质和脂溶性基质中，制成上、下两层，有利于药物的吸收或避免药物的配伍禁忌；第二种是将同一种药物分别分散于水溶性基质和脂溶性基质中，制成上、下两层，同时发挥速释和缓释作用；第三种是用空白基质和含药基质制成上下两层，当空白基质熔化后，形成的液态基质屏障层可有效阻止下层药物向上扩散，减少药物从直肠上静脉吸收，可提高药物的生物利用度，减少药物的不良反应。

3. 中空栓　外层仅为基质，中心部位填充药物。当外层基质融化或溶解后，内部的药物可快速释放出来。较普通栓剂而言，中空栓具有制剂稳定性好、释药速度快、生物利用度高等优点。

新型缓释、控释栓

4. 泡腾栓　泡腾栓的基质中需要加入发泡剂，发泡剂由碳酸氢钠或碳酸钠与有机酸组成，常用的有机酸有枸橼酸、酒石酸等。泡腾栓在遇到体液后可产生泡腾作用，有利于栓剂熔融和药物的释放。此类栓剂适合黏膜皱襞较多的腔道内给药，尤其适用于阴道给药。

四、栓剂中药物的吸收途径与影响因素

（一）全身作用栓剂的药物吸收途径

直肠栓剂发挥全身作用，其药物吸收主要通过以下3条途径。

（1）药物经直肠上静脉、门静脉进入肝脏，肝脏代谢后进入体循环。

（2）药物经直肠中、下静脉和肛门静脉，进入髂内静脉，绕过肝脏进入下腔大静脉，再进入体循环起全身作用（图10－3）。通常，栓剂放入直肠距肛门约2 cm处时，可使50%～75%的药物经直肠中、下静脉吸收直接进入体循环，绕过肝脏避免肝脏首过效应，有利于提高生物利用度。

（3）药物经直肠淋巴系统吸收，是大分子药物栓剂吸收的途径之一。

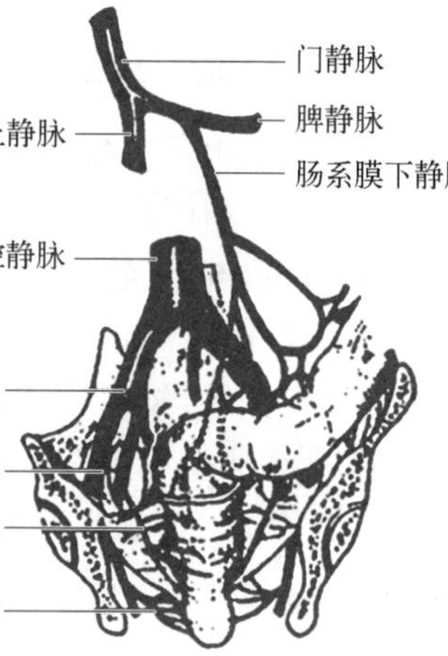

图10－3　直肠给药吸收途径

（二）药物吸收的影响因素

1. 生理因素

（1）直肠液的pH对药物的吸收具有重要的影响。一般直肠液pH为7.4，栓剂中药物的吸收程度与速度取决于药物从栓剂基质中释放后在直肠pH微环境中的溶解度及溶解后的解离程度。

（2）直肠黏液层含有的蛋白水解酶在一定程度上可能促进药物的水解，阻碍药物的吸收，但直肠中的酶活性远低于小肠。

（3）直肠内如果存有粪便，会影响药物的扩散，阻碍药物与直肠黏膜接触从而影响药物吸收。因此，给药前排便或灌肠可增加药物的吸收。

2. 药物因素

（1）溶解度：药物水溶性较大时，易溶解于分泌液，有利于吸收；溶解度小的药物则吸收较少。难溶性药物可制成溶解度大的盐类或衍生物，以利于吸收。

（2）粒度：以混悬、分散状态存在于栓剂中的药物，其粒度越小，分散度越大，药物释放越快，越有利于吸收。

（3）脂溶性与解离度：脂溶性药物较易吸收，非解离型药物比解离型药物容易吸收；pH大于4.3的弱酸性药物或pH小于8.5的弱碱性药物，在直肠部位呈非解离型可被直肠黏膜迅速吸收。

3. 基质因素　对于发挥全身作用的栓剂，药物要被吸收，须先从基质中释放出来。由于基质种类和性质的不同，药物释放的速度也不同。一般应根据药物性质选择与药物溶解性相反的基质，有利于药物释放，增加吸收。水溶性药物分散于油脂性基质中，药物能较快释放或分散至分泌液中，故吸收较快。如果药物是脂溶性的，则通常选择水溶性基质。

4. 附加剂因素　表面活性剂可增加药物的亲水性，加速药物向分泌液中转移，有助于药物的释放吸收，但表面活性剂浓度不宜过高，以免形成胶束后阻碍药物从基质中释放，反而不利于吸收。

（三）局部作用栓剂的药物吸收途径

局部作用的栓剂只在用药腔道局部起作用，故应选择释放速度慢的栓剂基质。水溶性基质制成的栓剂因腔道中的液体量较少，使其溶解速度受限，释放药物缓慢，相比于脂溶性基质更有利于发挥局部疗效。局部作用通常在半小时内开始，持续约4 h，但液化时间不宜过长，否则患者不适感增加，且可能在药物全部释放前，就被排出体外。

—•笔记栏•—

第二节 栓剂的基质与附加剂

一、栓剂的基质

栓剂主要由药物与基质组成。药物可溶于基质,也可混悬于基质。基质不仅有助于药物成型,且对药物的释放和吸收有重要影响。

优良的栓剂基质应具备以下特点:① 室温时具有适宜的硬度,塞入腔道时不变形、不碎裂。在体温下易软化、熔化或溶解,能与体液混合。② 对黏膜和腔道组织无刺激性、无毒性、无过敏性。③ 与主药混合后不发生相互作用,不影响主药的作用和含量测定。④ 释药速度应符合治疗要求,需要产生局部作用的栓剂,一般要求释药缓慢而持久。⑤ 具有润湿或乳化的能力,能混入较多的水分。⑥ 油脂性基质的酸价应在 0.2 以下,皂化价应在 200~245,碘价应低于 7,熔点与凝固点之差要小。⑦ 性质稳定,在贮存过程中理化性质不发生改变,也不易霉变。

栓剂的基质主要有油脂性基质和水溶性基质两大类。

(一) 油脂性基质

1. 天然油脂　由某些天然植物的种仁提取精制而得。

(1) 可可豆脂(cocoa butter):从梧桐科植物可可树的种仁中提取,经烘烤、压榨而得到的固体脂肪。常温下为黄白色固体,可塑性好,无刺激性,能与多种药物配伍使用。熔点为 31~34℃,加热至 25℃开始软化,遇体温即能迅速熔化,是最早应用的栓剂基质。

本品具有 α、β 及 γ 三种晶型。其中 α、γ 晶型不稳定,β 晶型较稳定,当油脂加热超过其熔点时,β 稳定型部分转变为不稳定的异构晶体,而使熔点下降,导致制备困难。因此,通常应缓缓加热升温,待基质熔化至 2/3 时停止加热,使其逐步熔化,以避免晶体转型而影响栓剂成型。有些药物如樟脑、薄荷脑、冰片能使本品熔点降低,可加入适量的蜂蜡、鲸蜡等以提高其熔点。

可可豆脂产量较少,价格较贵,其代用品有香果脂、乌桕脂等。

(2) 香果脂(oleum linderae):由樟科植物香果树的成熟种仁脂肪油精制而成。为白色结晶性粉末或淡黄色固体块状物,气微,味淡。熔点 30~34℃,25℃以上时开始软化。香果脂与乌桕脂配合使用可克服前者易于软化的缺点。

(3) 乌桕脂(oleum sapii):由乌桕科植物乌桕树种子外层固体脂肪精制而成。为白色或黄白色固体,味特臭而无刺激性。熔点 38~42℃,软化点 31.5~34℃,释药速度较可可豆脂缓慢。

2. 半合成与全合成脂肪酸甘油酯　半合成脂肪酸甘油酯化学性质稳定,不易酸败,熔点适中,成型性良好,已逐渐代替天然的油脂性基质,是目前较理想的栓剂基质。半合成椰油酯、半合成山苍子油酯、半合成棕榈油酯等,现已广泛应用。全合成脂肪酸甘油酯有硬脂酸丙二醇酯等。

(1) 半合成椰油酯(coconut ester):由椰油、硬脂酸与甘油酯化而成。为乳白色或黄白色蜡状固体。制品分为 4 种规格,即 34 型(熔点 33~35℃)、36 型(熔点 35~37℃)、38 型(熔点 37~39℃)、40 型(熔点 39~41℃)。最常用的为 36 型,无毒性,无刺激性。

(2) 半合成山苍子油酯(litsea cubeba oil ester):由山苍子油水解、分离得月桂酸,加硬脂酸与甘油经酯化而成。为黄色或乳白色块状物,具油脂光泽。3 种单酯混合比例不同,成品的熔点也不同,有 34 型(33~35℃)、36 型(35~37℃)、38 型(37~39℃)、40 型(39~41℃)等不同规格。其中 38 型最为常用。

(3) 半合成棕榈油酯(palmitate):由棕榈油经碱化、酸化加入硬脂酸与甘油经酯化而得。为乳白色固体,熔点为 33.2~39.8℃。该种油脂特点为刺激性小,抗热能力强,化学性质稳定。

(4) 硬脂酸丙二醇酯(glycol stearate):由硬脂酸与 1,2-丙二醇经酯化而得,是硬脂酸丙二醇单酯与双酯的混合物,为乳白色或微黄色蜡状固体,略有脂肪臭。遇热水可膨胀,熔点 36~38℃,对腔道黏膜无明显刺激性。

3. 氢化植物油(hydrogenated vegetable oil) 由植物油部分或全部氢化而得的白色固体脂肪,如氢化棉籽油(熔点 40.5~41℃)、氢化花生油等。该类物质性质稳定,无毒,无刺激性,不易酸败,价廉,但释药能力较差,可加入适量表面活性剂进行改善。

(二) 水溶性基质

1. 甘油明胶(glycerol-gelatin) 由明胶、甘油与水以适当比例加热融合,滤过,放冷,凝固而成。甘油明胶具有良好的弹性,不易折断,体温下不融化,塞入腔道后能软化并缓慢溶于分泌液中,故释药缓慢、药效持久。以本品为基质的栓剂易滋长霉菌等微生物,制备时需要加入适量的抑菌剂,如对羟基苯甲酸酯等。贮存时应注意在干燥环境中的失水性。

2. 聚乙二醇类(polyethylene glycols,PEG) 为乙二醇高分子聚合物的总称,因聚合度不同而有不同的分子量和物理性状。常用的如 PEG 1000、PEG 1540、PEG 4000、PEG 6000 的熔点分别为 38~40℃、42~46℃、53~56℃、55~63℃。通常将不同分子量的聚乙二醇以一定比例融合混合,制成理想稠度和适当硬度的栓剂基质。本品遇体温不熔化,能缓缓溶于体液而释放药物。聚乙二醇吸湿性较强,其制品受潮易变形,以本品为基质制得的栓剂应采用防潮包装并贮存于干燥处。

3. 泊洛沙姆(Poloxamer) 系聚氧乙烯和聚氧丙烯的嵌段聚合物,随聚合度增大,物态从液体、半固体至蜡状固体,均易溶于水。产品具有多种型号,其中最常用的型号为 Poloxamer 188,为微黄色蜡状固体,微有异臭,易溶于水和乙醇,熔点为 46~52℃。本品能促进药物的吸收并起到缓释与延效作用。

4. 聚氧乙烯(40)硬脂酸酯类(polyoxyl 40 stearate) 系聚乙二醇的单硬脂酸酯和二硬脂酸酯的混合物,含游离乙二醇。国产商品代号为 S-40,国外商品名为 Myrj 52。本品为白色或淡黄色蜡状固体,在水、乙醇、乙醚中溶解,熔点 39~45℃。S-40 为非离子型的表面活性剂,与聚乙二醇混合使用,可制备释药性能较好,性质稳定的栓剂。

二、栓剂的附加剂

有些栓剂的基质不能完全满足临床应用和贮存的要求,常需要添加一些适宜的附加剂,以改变栓剂的物理性状,改善药物的吸收,增加制剂的稳定性。栓剂中常加入的附加剂,如吸收促进剂、乳化剂、增塑剂、抗氧剂、防腐剂等。

1. 吸收促进剂 指促进药物被直肠黏膜吸收的物质。发挥全身作用的栓剂,为了增加全身吸收,可加入吸收促进剂,常用的吸收促进剂有以下几种。

(1) 表面活性剂:在基质中加入适量的表面活性剂可增加药物的亲水性,改善生物膜的通透性,促进药物的吸收,其中非离子型表面活性剂促进吸收的效果最好。例如,聚山梨酯-80 等非离子表面活性剂,能促进药物细粉与基质的混合,改善药物的吸收。

(2) 氮酮类:氮酮为一种高效无毒的透皮吸收促进剂,氮酮能与直肠黏膜发生作用,提高黏膜通透性,促进药物的直肠吸收。

(3) 泡腾剂:如用碳酸氢钠和己二酸制备成泡腾栓,可加快栓剂中药物的分散速度,增大药物与黏膜的接触面积,利于药物渗入黏膜皱襞。

(4) 其他:脂肪酸、脂肪醇、脂肪酸酯类、羧甲基纤维素钠、环糊精衍生物等也可作为吸收促进剂。

2. 吸收阻滞剂 对于需要在腔道局部起作用的栓剂来说,药物应该缓慢释放,以延长药物在作用部位的作用时间,维持疗效。在基质中加入可抑制药物吸收的材料,起到缓释作用,如硬脂酸、蜂蜡、海藻酸、羟丙基甲基纤维素等。

3. 增塑剂 栓剂处方中加入适量增塑剂可使油脂性基质弹性增加,脆性降低,防止栓剂破裂,如聚山梨酯-80、脂肪酸甘油酯、蓖麻油、甘油或丙二醇等。

4. 硬度调节剂

(1) 硬化剂:为防止栓剂在运输、贮存和使用过程中软化,可加入适宜的硬化剂,如白蜡、鲸

—·笔记栏·—

蜡醇、硬脂酸、巴西棕榈蜡等。

(2) 增稠剂：为改善栓剂基质的稠度，可加入适宜的增稠剂，如氢化蓖麻油、单硬脂酸甘油酯等。

5. 抗氧剂　　栓剂处方中若含有一些易氧化的药物，可加入抗氧剂，以提高栓剂的稳定性。如叔丁基羟基茴香醚(BHA)、没食子酸、鞣酸、抗坏血酸等。

6. 乳化剂　　当栓剂处方中含有与基质不相混溶的液相，且液相的相对含量较高(大于5%)时，可加入适量的乳化剂，如聚山梨酯-80等。

7. 防腐剂　　为防止水溶性基质的栓剂滋长霉菌等微生物，可加入适量的防腐剂，如苯甲酸钠、三氯叔丁醇等。

三、栓剂基质与附加剂的选用原则

栓剂基质和附加剂的选用需要从以下几个方面考虑：① 临床用药目的，临床用药需要起全身作用还是起局部治疗作用；② 用药部位，是直肠给药还是阴道给药；③ 药物的理化性质特点，药物的溶解性、脂溶性、解离度等。

(一) 基质的选用

1. 根据临床治疗目的选用基质　　临床上发挥局部作用的栓剂要求释药缓慢持久，可选用融化或溶解速度慢的基质，但基质液化时间也不宜过长，否则不利于药物释放完全，且患者会感到不适；用于全身作用的栓剂要求释药迅速，可选用融化或溶解速度快的基质。

常用基质进入人体腔道后的液化时间具体见表10-1。

表10-1　常用基质进入人体腔道后的液化时间

基　质	可可豆脂	半合成椰油酯	一般脂肪性基质	甘油明胶	聚乙二醇
液化时间(min)	4~5	4~5	10	30~50	30~50

2. 根据药物的理化性质选用基质　　栓剂中的药物首先要从基质中释放出来才能被人体吸收后发挥作用，药物在基质中的溶解度越大，越不利于药物的释放。因此，要使得栓剂中药物迅速释放与吸收，应选择与药物溶解性相反的基质，即一般水溶性药物选择脂溶性基质，脂溶性药物选择水溶性基质。

(二) 附加剂的选用

在确定基质种类和用量的同时，以栓剂的外观、色泽、光洁度、硬度、稳定性及体外释放度等为评价指标，选择适宜的附加剂，筛选出适宜的栓剂处方。

(三) 置换价

置换价(displacement value，DV)指药物的重量与同体积基质的重量之比值。通常栓剂模型的容积是固定的，但由于药物与基质相对密度不同，同样大小的栓模可容纳不同重量的栓剂。通常1 g或2 g栓剂指纯基质(常为可可豆脂)栓的重量，加入药物所占体积不一定是等重量基质体积，为使栓剂含药量准确，必须测定置换价，从而准确计算基质用量。测定方法如下：制备纯基质栓，称其平均重量为G，另制备药物含量为$X\%$的含药栓，得平均重量为M，每粒平均含药量为$W=M\times X\%$，则可计算某药物对某基质的置换价(f)。置换价在栓剂生产中对保证投料的准确性有重要意义。

置换价(f)的计算公式为

$$f=\frac{W}{G-(M-W)} \tag{10-1}$$

式中，G 为纯基质栓每粒平均重量，M 为含药栓每粒平均重量，$M-W$ 为含药栓中基质的重量，$G-(M-W)$ 为两种栓中基质的重量之差，W 为含药栓中每粒平均含药量，即与药物同容积的基质的重量。

例：某制药企业生产的鞣酸栓，每粒含鞣酸 0.2 g，以可可豆脂为基质，栓剂膜孔重量为 2.0 g，经文献查得，鞣酸对可可豆脂的置换价为 1.6，求每粒鞣酸栓的实际重量是多少克？制备 100 粒鞣酸栓，需要基质多少克？

解：已知，$G=2.0$ g，$W=0.2$ g，$f=1.6$ g。

（1）求含药栓每粒的实际重量

因为，$f=\dfrac{W}{G-(M-W)}$

所以，$M=(G+W)-W/f=(2+0.2)-0.2/1.6=2.075$(g)

即，每粒栓的实际重量为 2.075 g。

（2）求 100 粒鞣酸栓所需基质重量

$$2.075\times 100-0.2\times 100=187.5(\text{g})$$

实际生产中还应考虑到操作过程中的损失。

第三节 栓剂的制备

一、普通栓剂的制备

栓剂常用的制备方法有两种，即冷压法和热熔法，可根据基质与药物的性质选择制法，其中热熔法最为常用。油脂性基质制备栓剂时上述两种方法均可采用，但水溶性基质多采用热熔法制备。另外还有一种搓捏法，只用于临时搓制小量栓剂。

（一）热熔法的制备过程

1. 热熔法工艺流程　热熔法制备栓剂的一般工艺流程见图 10－4。

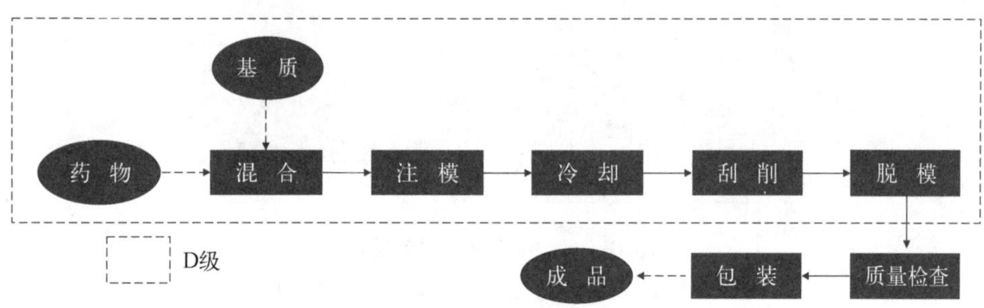

图 10－4　热熔法制备栓剂的一般工艺流程

2. 栓模的准备

（1）栓模的选用：根据栓剂用药途径和制备工艺特点选择合适的栓模，清洗、干燥，备用。制备栓剂的常用栓模如图 10－5 所示。

（2）润滑剂的选用：为便于栓剂冷却成型后脱模，制备时常需要在模孔内涂布适量润滑剂。常用的润滑剂有两类：① 用于油脂性基质的润滑剂，软肥皂、甘油各 1 份与 90%乙醇 5 份混合制成的醇溶液；② 用于水溶性基质的润滑剂，如液状石蜡或植物油等油类物质。

3. 药物的处理与混合

（1）脂溶性药物：如樟脑、中药醇提物等可直接混入已熔化的油脂性基质中，使之溶解。若加入的药物量过大而降低了基质的熔点或使栓剂过软时，可加适量石蜡或蜂蜡调节硬度。

—•笔记栏•—

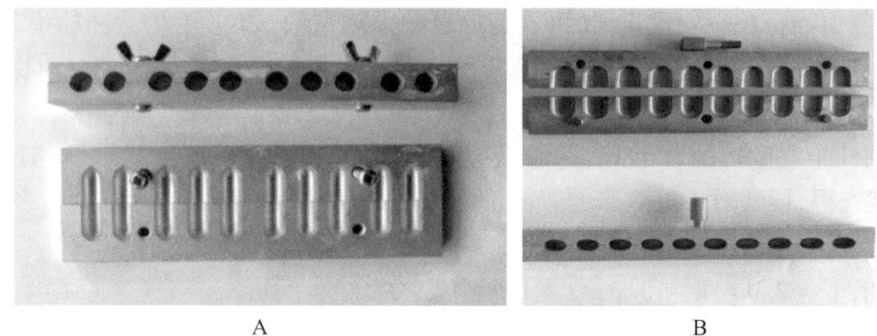

图 10-5 制备栓剂的常用栓模

A. 肛门栓模;B. 阴道栓模

(2) 水溶性药物:如水溶性稠浸膏、生物碱盐等可直接加入已熔化的水溶性基质中,或用少量水制成浓溶液,再用适量羊毛脂吸收后与油脂性基质混合。

(3) 难溶性药物:如中药细粉、某些浸膏粉、矿物药等,应制成最细粉,以等量递增法与基质混匀。

(4) 含挥发油的中药:挥发油量大时可加入适宜的乳化剂与水溶性基质混合,制成乳剂型栓剂。

4. 栓剂的成型 制备小量栓剂一般采用手工注模的方法。将计算好处方量的熔融的含药基质,倾入已涂有润滑剂的栓模中,以稍微溢出模口为度,静置冷却,待完全凝固后,削去溢出部分,开模取出,即得栓剂。工业生产采用自动化制栓机,灌注、冷却、排出、润滑模具等操作均可自动化完成。操作时,将熔融的含药基质注入加料斗中,斗中保持恒温并持续搅拌,采用刷涂或喷雾的方式对模具涂以润滑剂,按剂量自动灌注,通过冷却系统使之冷却凝固后,削去多余部分,当凝固的栓剂转至抛出位置时,栓模打开,栓剂被推杆推出后模型又闭合,再转至喷雾装置处进行栓模润滑,开始新的生产周期。自动旋转式制栓机如图 10-6 所示,产量为 3 500~6 000 粒/h。

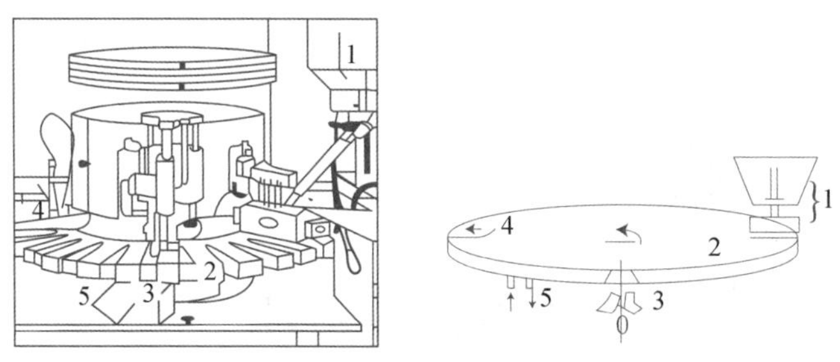

图 10-6 自动旋转式制栓机

1. 饲料装置及加料斗;2. 旋转式冷却台;3. 栓剂抛出台;4. 刮削设备;5. 冷冻剂入口及出口

(二) 注意事项

(1) 熔融基质温度不宜过高,加热时间不宜过长,最好采用水浴或蒸汽浴加热基质熔融至2/3 时即可停止,适当搅拌至全熔,以减少基质物理性状的改变。

(2) 注模时温度不宜过高,防止不溶性药物或其他与基质相对密度不同的组分沉降在模孔内。注模时操作应迅速并一次完成,以免发生液流或液层凝固。

(3) 冷却温度不宜过低,时间不宜过长,以免栓剂严重收缩、碎裂。

(三) 冷压法的制备过程

此法一般采用制栓机制备。先将药物与基质粉末置于容器内,混合均匀,然后装于制栓机的圆筒中,通过模型挤压成一定的形状。制备时为保证压出足够数量的栓剂,常需要按计划多加 10%~20%的处方量,且挤压压力一直保持一致。

—•笔记栏•—

二、特殊栓剂的制备

（一）双层栓

双层栓的双层结构可适应临床治疗疾病的不同需求或满足不同性质药物的需要。双层栓一般有两种：一种是内外双层栓，另一种是上下双层栓。实验室小量制备的内外双层栓，栓模由圆锥形内模和外套组成（图 10－7）。先将内模插入模型外套中固定好，将外层的基质和药物熔融混合，注入内模与外套之间，待凝固后，取出内模，再将已熔融的基质和药物注入内层，熔封而成。

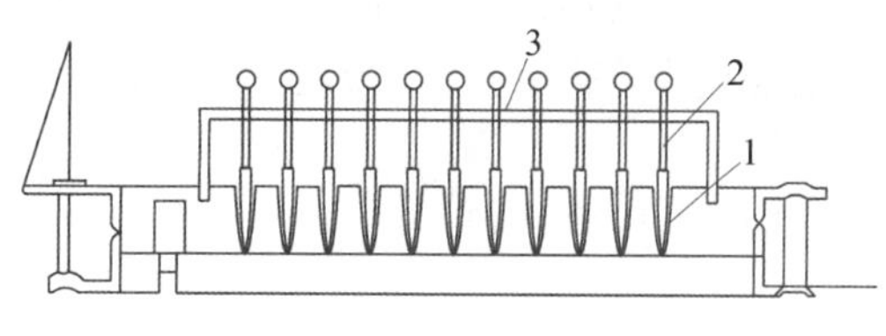

图 10－7　双层栓模型

1. 外套；2. 内模；3. 升降杆

（二）中空栓

中空栓的外层为基质制成的壳，空心部分可填充固体、液体、混悬剂等各种状态的药物，当外层栓壳融化或溶解后，内部的药物可快速释放出来。实验室小量制备时，可在普通栓模上方插入一个不锈钢管，固定，沿边缘注入熔融的基质，待基质凝固后，拔出钢管，在栓壳的中空部分注入药物，最后用相应的基质封好尾部即得。

栓剂实例：银翘双解栓

（三）泡腾栓

泡腾栓的处方中，加入了发泡剂，遇到体液后可产生泡腾作用，形成大量泡沫，以增加药物与阴道、宫颈黏膜的接触，并使药物能渗入黏膜皱褶深部，充分发挥治疗作用。

三、栓剂的包装与贮藏

栓剂所用包装材料或容器应无毒性，并不得与药物或基质发生理化作用。小量包装可将栓剂分别用蜡纸或锡纸包裹后，置于小硬纸盒或塑料盒内，避免互相粘连和受压。采用栓剂自动化机械包装设备包装时，可直接将栓剂密封于塑料壳中。

栓剂实例：保妇康栓

除另有规定外，栓剂应置于干燥阴凉处 30℃ 以下密闭贮存，防止因受热、受潮而变形、发霉、变质。甘油明胶栓及聚乙二醇栓应置于密闭容器中于室温阴凉处贮存，以免吸湿。

第四节　栓剂的质量检查

一、外观检查

栓剂中的原料药物与基质应混合均匀，其外形应完整光滑，色泽均匀，无气泡或裂缝，无变形、霉变现象。放入腔道后应无刺激性，应能融化、软化或溶化，并与分泌液混合，逐渐释放出药物，产生局部或全身作用；并应有适宜的硬度，以免在包装或贮存时变形。

二、重量差异检查

取供试品 10 粒，精密称定总重量，求得平均粒重后，再分别称定每粒的重量，每粒重量与平均粒重相比较（有标示粒重的中药栓剂，每粒重量应与标示粒重比较），超出重量差异限度的栓剂不得多于 1 粒，并不得超出限度 1 倍。

凡规定检查含量均匀度的栓剂，一般不再进行重量差异检查。

三、融变时限检查

除另有规定外，按照《中国药典》（2020 年版）四部（通则 0922）融变时限检查法检查，应符合规定。除另有规定外，油脂性基质的栓剂 3 粒均应在 30 min 内全部融化、软化或触压时无硬

—•笔记栏•—

心。水溶性基质的栓剂3粒均应在60 min内全部溶解,如有1粒不符合规定,另取3粒复试,均应符合规定。缓释栓剂应进行释放度的检查,不再进行融变时限的检查。

四、微生物限度检查

除另有规定外,照《中国药典》(2020年版)四部(通则1105、通则1106)非无菌产品微生物限度检查法检查,应符合规定。

【小结】

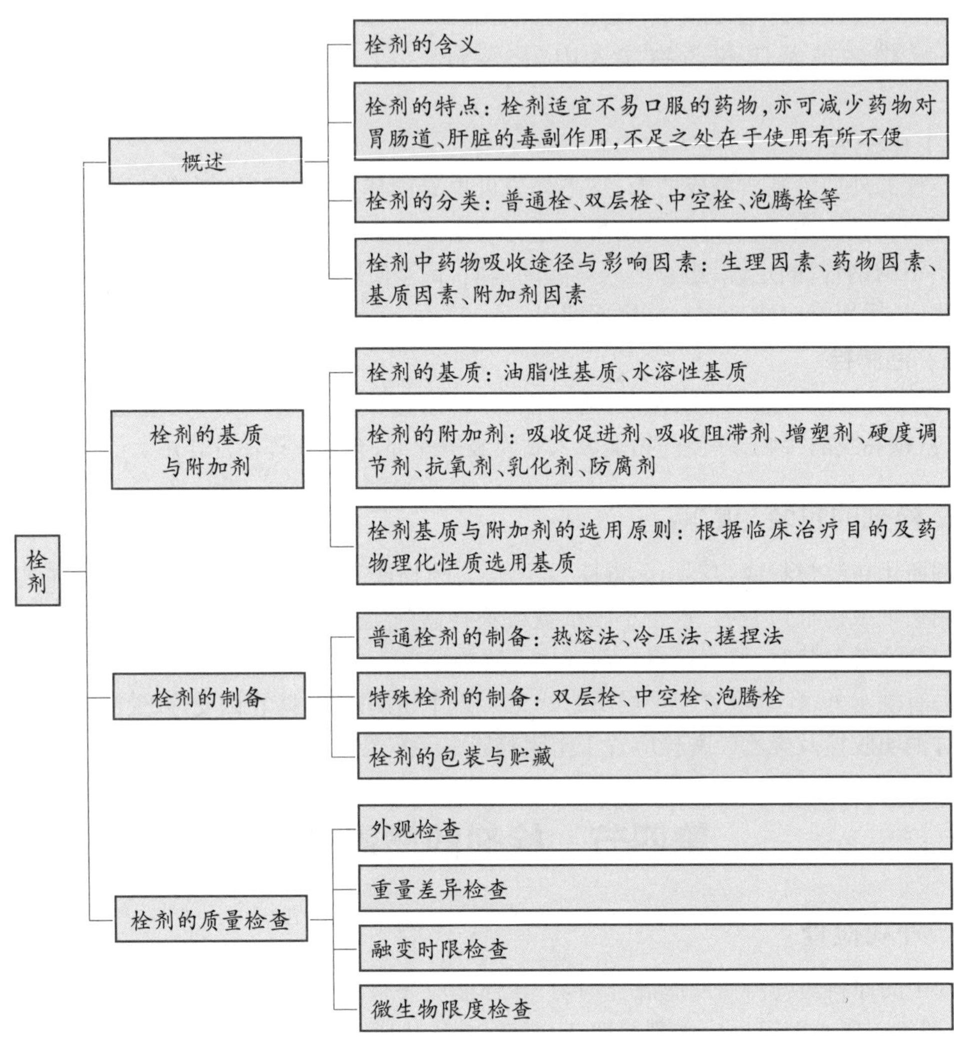

第十一章 散 剂

第一节 概 述

一、散剂的含义、特点与沿革

—•笔记栏•—

第十一章授课视频

1. 含义　散剂指原料药物或与适宜的辅料经粉碎、均匀混合制成的干燥粉末状制剂，如九一散、七厘散等。

2. 特点　散剂的优点：① 比表面积较大，容易分散，药物溶出速率快，起效快，可用于急性病的治疗；② 制法简便，剂量易于控制，运输、携带、服用方便，尤其适合于婴幼儿和老人服用；③ 对外伤可起到保护、吸收分泌物、促进凝血和愈合的作用。当然，散剂也有不足之处：① 因比表面积大，散剂的异味、刺激性、吸湿性等相应增强，挥发性成分易散失；② 部分散剂的口感较差，患者顺应性不强。

3. 沿革　散剂是最古老的剂型之一，《五十二病方》是目前我国发现的最早的一部方书，散剂是该书中数量最多的剂型，但无散剂之名，如“一方：屑芎药，以半杯，以三指大撮饮之”。《黄帝内经》中亦记载有散剂，如“以泽泻、术各十分、麋衔五分，合以三指撮，为后饭”。《名医别录》书中有散剂制备方法的论述：“先切细曝燥乃捣者，有各捣者，有合捣者……”金元时代李东垣有“散者散也，去急病用之”。散剂应用较为广泛，《中国药典》（2020 年版）一部收载 56 种中药散剂。

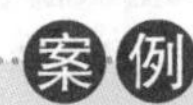

《伤寒论》第 74 条：“中风发热，六七日不解而烦，有表里证，渴欲饮水，水入则吐者，名曰水逆，五苓散主之。”

问题：

1. 五苓散可以改汤剂，请问上述病症用五苓散汤剂是否合适？

2. 将药物制成粗末的散剂，加水煮汤，去渣服用，谓“煮散”。请问煮散与散剂的主要区别是什么？

二、散剂的分类

散剂可按照剂量、医疗用途、药物组成、药物性质等进行分类。

1. 按剂量分类　可分为单剂量散剂和非剂量散剂。单剂量散剂按一次剂量分装，多为口服散剂，如婴儿健脾散；非剂量散剂以总剂量形式发出，由患者按医嘱自己分取剂量，多为局部用散剂，如痱子粉。

2. 按医疗用途分类　可分为口服散剂和局部用散剂。口服散剂一般溶于或分散于水、稀释液或其他液体中服用，也可直接用水送服，如参苓白术散；或水煎服，如三味蒺藜散；局部用散剂可供皮肤、口腔、咽喉、腔道等处应用，如九一散、口腔溃疡散；专供治疗、预防和润滑皮肤的散剂可称为撒布剂或撒粉，如痱子粉；临用时用酒、醋或植物油等调和敷于患处的散剂称调敷散剂，如九圣散、如意金黄散；有的散剂既可口服又可局部用，如云南白药等。

—•笔记栏•—

3. 按药物组成分类　可分为单味药散剂和复方散剂。单味药散剂由一种药物组成，如小儿敷脐止泻散等；复方散剂是两种或两种以上的药物组成，如八味檀香散等。

4. 按药物性质分类　可分为普通散剂和特殊散剂。其中，特殊散剂又分为含毒性药散剂，如九分散等；含低共熔成分散剂，如避瘟散、痱子粉等；含液体成分散剂，如蛇胆川贝散等。

三、散剂的质量要求

散剂在生产与贮藏期间应符合下列有关规定。

（1）供制散剂的原料药物均应粉碎。除另有规定外，口服用散剂为细粉，儿科用和局部用散剂应为最细粉。

（2）散剂中可添加或不添加辅料。口服散剂需要时亦可加入矫味剂、芳香剂、着色剂等。

（3）为防止胃酸对散剂活性成分的破坏，散剂稀释剂中可调配中和胃酸的成分。

（4）散剂应干燥、疏松、混合均匀、色泽一致。制备含有毒性药、贵重药或药物剂量小的散剂时，应采用配研法混匀并过筛。

（5）多剂量包装应附分剂量的用具。含有毒性药的口服散剂应单剂量包装。

（6）用于治疗烧伤的散剂如为非无菌制剂，应在标签上标明“非无菌制剂”；产品说明书中应注明“本品为非无菌制剂”，同时在适应证下应明确“用于程度较轻的烧伤”（Ⅰ°或浅Ⅱ°）；注意事项下规定“应遵医嘱使用”。

第二节　散剂的制备

散剂制备的一般工艺流程见图 11-1。

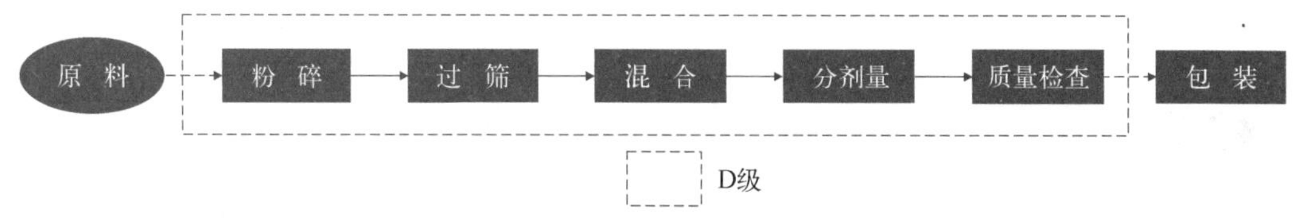

图 11-1　散剂制备的一般工艺流程图

一、一般散剂的制备

（一）粉碎与过筛

粉碎（crushing）与过筛（screening）的目的和方法详见第四章。散剂中粉末的粒度及粒度分布不仅关系到散剂的均匀度，也与药物的溶解、溶出及体内吸收等方面密切相关。任何散剂的药料细度应适宜，同时要考虑药物本身的性质、组成及给药方法和途径。

（二）混合

混合（mixing）是制备散剂的关键工序，也是制备颗粒剂、胶囊剂、片剂、丸剂等固体剂型的重要步骤。散剂制备中混合的目的是使散剂特别是复方散剂各组分分散均匀，以保证色泽均一、剂量准确、用药安全。当散剂中药物比例相差悬殊或色泽相差悬殊时，为使其混合均匀，常采用打底套色法或等量递增法等特殊的混合方法。

1. 等量递增法　当处方中各组分比例相差悬殊的复方散剂进行混合时，宜先取量小的组分及等量的量大组分混合均匀得到混合物，再加入与混合物等量的量大组分混匀，如此倍量增加直到全部量大的组分加完为止，这种混合方法称为“等量递增法”，亦称“配研法”。此法强调粉体等比例容易混合均匀的原则，混合效率高。

2. 打底套色法　当对处方中色泽相差悬殊的复方散剂进行混合时，宜先将量少、色深、质重的药粉放入研钵中作为基础，即是“打底”；然后将量多、色浅、质轻的药粉分次加入研钵中，轻研混匀，即是“套色”；这种混合方法称为“打底套色法”。需要注意的是，在放入量少、色深的药粉之前，应先用其他量多、色浅的药粉饱和研钵内表面。打底套色法的不足之处为重色泽，而忽略了粉体等比例容易混合均匀的原则，且耗时较长。

另外，若各组分密度相差悬殊时，为避免密度小的组分浮于上部或飞扬，密度大的组分沉于底部而导致混合不均匀，常先将密度小的药粉放于混合容器内，再加入密度大的药粉进行混合。

（三）分剂量

分剂量指将混合均匀的药粉，按需要的剂量分成等重份数的过程。常用的方法有重量法和容量法。

1. 重量法　指用衡器（一般用戥秤或天平）逐份称量的分剂量方法。此法分剂量准确，但效率低。含贵重细料药或毒性药的散剂常用此法。

2. 容量法　指用固定容量的容器进行分剂量的方法。此法效率较高，但准确性较重量法差。目前，药房大量调配散剂时采用的分量器，以及工业化生产的散剂定量分包机等均利用容量法原理。药粉的流动性、松紧度及分剂量时用力轻重、快慢、方向、深浅、角度等因素均会影响分剂量的准确性，因此整个分剂量过程要注意条件一致。采用散剂定量分包机时，应考察药粉的流动性、吸湿性、密度等理化性质对分剂量准确性的影响。

此外，药房临时调配少量散剂时亦有采用目测法（估分法）进行分剂量，即先称取总量的散剂，再目测分成所需的若干等份。此法操作简便，但误差较大，一般可达10%左右，含毒性药物的散剂不能用此法。

（四）包装与贮存

散剂比表面积较大，吸湿性或风化性均较显著。散剂吸湿后会发生很多物理化学变化，如水分含量增高、流动性降低、结块、变色、分解或效价降低等，因此宜选用适宜的包装材料、包装方法及贮藏条件以保证散剂的质量。

1. 包装材料的选择　散剂常用的包装材料有包装纸、玻璃瓶、聚乙烯塑料薄膜袋和复合膜袋等。

（1）包装纸：用于散剂的包装纸包括玻璃纸、有光纸和蜡纸等。玻璃纸适用于含挥发性成分或油脂类的散剂，不宜于包装易引湿、易风化及易被二氧化碳等气体分解的散剂；有光纸适用于性质较为稳定的药物，不宜于包装易吸湿的散剂；蜡纸适用于包装易引湿、易风化及二氧化碳作用下易变质的散剂，不宜于包装含冰片、樟脑等挥发性成分的散剂。

（2）玻璃瓶（管）：化学惰性，密闭性好，价格低廉，适于包装各种类型散剂，但易碎且重量较大。

（3）聚乙烯塑料薄膜袋：质软透明，相比玻璃瓶重量轻，运输方便，但低温久贮会脆裂，且透湿、透气问题也难以完全克服。

（4）复合膜袋：系聚酯/铝/聚乙烯药品包装用复合膜，目前较为常用，防气、防湿性能较好。

2. 包装方法　非剂量散剂用玻璃瓶（管）、塑料袋或纸盒包装，应注意封口严密，尤其是含挥发性或吸湿性成分的散剂。玻璃瓶（管）包装时应加盖软木塞，并用蜡封固，或加盖塑料内塞。

分剂量散剂一般采用包装纸、塑料袋或纸袋进行包装，现多采用复合膜袋。

3. 贮存　散剂应密闭贮藏。贮存场所应干燥避光、空气流通，并应重视环境温度、湿度、微生物及光照等外界因素对散剂质量的影响。

二、特殊散剂的制备

1. 含毒性药物的散剂　毒性药物用药剂量小、药效作用强，剂量误差可导致无效或中毒，为避免剂量误差，常在毒性药物中添加一定比例的辅料制成稀释散（亦称倍散）。常用的有10

—•笔记栏•—

倍散、100 倍散及 1 000 倍散。10 倍散即 1∶9 的倍散,是由 1 份药物加 9 份辅料均匀混合而制成;100 倍散是由 1 份药物加 99 份辅料均匀混合而制成;1 000 倍散是由 1 份药物加 999 份辅料均匀混合而制成。倍散的稀释比例一般根据药物的剂量而定,剂量在 0.01~0.1 g 者可配制成 10 倍散,剂量在 0.01 g 以下者应配成 100 倍或 1 000 倍散。配制倍散时应采用等量递增法将药物与辅料混匀。

辅料应为惰性物质,自身无显著药理作用,不与主药发生反应,且不影响主药含量测定。常用于制备倍散的辅料有乳糖、淀粉、糊精、葡萄糖、蔗糖及无机物硫酸钙、碳酸钙、氧化镁等。制备倍散时常添加着色剂,便于通过观察散剂色泽均匀度以辅助判断混合是否均匀,也可区别未加稀释剂的药粉。常用的着色剂有苋菜红、胭脂红、靛蓝等食用染料。

某些含毒性成分的中药,因产地、采收季节及炮制加工方法等不同常导致成分含量差异悬殊。为保证用药安全、有效,常需要先测定毒性中药粉末的主要成分含量,然后用辅料调整含量至规定标准制成调制粉后使用,如马钱子散。

此外,倍散的制备原则还适用于剂量很小的麻醉药品、精神药品等药物。

2. 含低共熔混合物的散剂　两种或两种以上药物按一定比例混合时,在室温条件下有时出现润湿或液化现象,此种现象称为低共熔现象。此类药物在混合时是否发生低共熔主要取决于两点: ① 混合物的比例,越接近最低共熔点的比例,越容易发生低共熔;② 混合时的室温,室温高于低共熔点时容易发生低共熔。

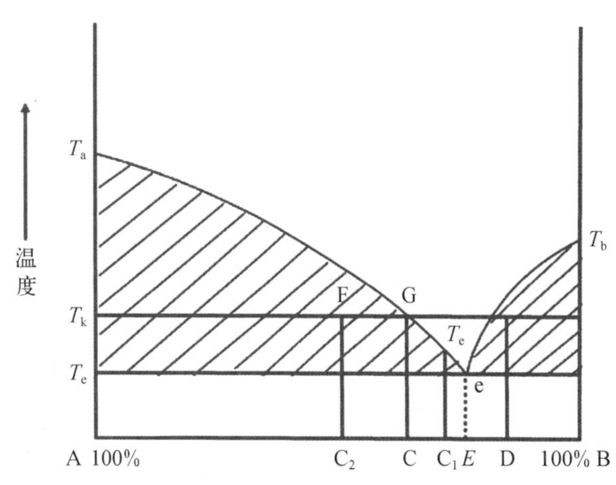

图 11-2　双组分重量组成与其液化状态的关系

当能够产生低共熔的药物相互研磨混合时,根据其重量组成和温度条件,可能表现出液化、润湿等不同的变化(图 11-2)。此图适用于两种药物在液态时能完全互溶的情况。图中 T_a、T_b 分别表示纯组分 A、B 的熔点;T_{ae} 表示由于加入 B 引起 A 熔点下降的曲线,T_{be} 表示由于加入 A 引起 B 熔点下降的曲线;E 表示低共熔混合物的重量百分含量,T_e 表示低共熔点;曲线 T_{ae} 和曲线 T_{be} 以上是完全液化区,斜线部分是液相与固相同时存在区。当共熔点低于室温 T_k 时,即混合物的重量组成在 CD 间时,共研可发生液化现象。当混合物组成在 CD 区域外时,共研时仅部分液化而呈现润湿状态;当混合物的组成比例距离 CD 范围越远,共研时出现液化的现象越不明显。

对于处方中含有能够形成低共熔混合物的散剂,是否对该混合物采用低共熔法制备,应根据低共熔后对药物药理作用的影响及处方中所含其他固体成分的量而定。一般有以下几种情况。

(1) 药物形成低共熔物后,若药理作用发生改变,应根据相关原则处理: ① 若药理作用增强,宜采用低共熔法;② 若药理作用减弱,则应避免采用低共熔法,可用其他组分稀释低共熔组分后再混合进行散剂的制备,以免影响疗效。

(2) 药物形成低共熔物后,若药理作用不发生变化,可采用两种方法制备散剂: ① 先将两种药物共研至液化,再与其他固体组分混匀;② 分别用固体组分稀释低共熔组分,再轻研混匀。

(3) 如处方中含有挥发油或其他足以溶解低共熔组分的液体时,可先将低共熔组分溶解,再采用喷雾法等与其他固体组分混匀。

配制时常见的可发生低共熔现象的药物有薄荷脑与樟脑、薄荷脑与冰片等。

3. 含液体药物的散剂　当复方散剂中含有液体组分,如药物煎汁、挥发油、酊剂、流浸膏

—•笔记栏•—

及稠浸膏等时,可根据液体组分的性质、用量及处方中其他固体组分的用量来处理。一般可用处方中其他固体组分吸收液体组分后混匀;若液体组分量较大且处方中其他固体组分难以完全吸收时,可适当加入辅料(如磷酸钙、淀粉等)吸收至不呈潮湿为度;如果液体组分量过大且不挥发时,可浓缩除去大部分水分使其呈稠膏状,然后加入固体药物或辅料混匀,低温干燥,再将干膏研细制备散剂。

4. 眼用散剂 一般应通过九号筛,为减少机械性刺激,一般配制眼用散剂的药物多经水飞法或直接粉碎成极细粉。此外,眼用散剂要求无菌,因此配制眼用散剂的用具应灭菌,配制操作应在避菌环境下进行,成品经灭菌后,密封保存。

三、实例

1. 含低共熔混合物散剂的实例

普通散剂实例:如意金黄散

避 瘟 散

【处方】 檀香 156 g,零陵香 18 g,白芷 42 g,香排草 180 g,玫瑰花 42 g,姜黄 18 g,丁香 42 g,甘松 18 g,木香 36 g,人工麝香 1.4 g,冰片 138 g,朱砂 662 g,薄荷脑 138 g。

特殊散剂实例:九分散

【制法】 以上十三味,除人工麝香、冰片、薄荷脑外,朱砂水飞成极细粉;檀香等其余九味均粉碎成细粉,过筛,混匀;将冰片、薄荷脑共研至液化,另加入甘油 276 g 搅匀。将人工麝香研细,与上述粉末配研,过筛混匀,与冰片和薄荷脑的低共熔液研匀,即得。

【功能与主治】 祛暑避秽,开窍止痛。用于夏季暑邪引起的头晕目眩、头痛鼻塞、恶心呕吐、晕车晕船。

【用法与用量】 口服。一次 0.6 g。外用吸入鼻孔,适量。

特殊散剂实例:蛇胆川贝散

【注解】

(1) 麝香贵重量少、色深,与冰片、薄荷脑之外的药物混合时宜采用配研法。

(2) 处方中冰片、薄荷脑共研时可发生低共熔现象,可先混合共研,然后用处方中其他固体药物吸收液化后的低共熔物。

(3) 加入甘油的目的是保持散剂适当润湿,防止吸入鼻腔时过度刺激鼻黏膜,也可防止涂敷时黏附在皮肤上。

2. 眼用散剂实例

八 宝 眼 药

【处方】 珍珠 9 g,麝香 9 g,熊胆 9 g,海螵蛸(去壳)60 g,硼砂(炒)60 g,冰片 20 g,朱砂 10 g,炉甘石(三黄汤飞)300 g,地栗粉 200 g。

【制法】 以上九味,珍珠、朱砂分别水飞成极细粉;海螵蛸、硼砂粉碎成极细粉;将麝香、冰片、熊胆研细,与上述粉末及地栗粉和炉甘石粉末配研,过九号筛,混匀,即得。

【功能与主治】 明目退翳,消肿止痛。用于目赤肿痛、眼缘溃烂、畏光怕风、眼角涩痒。

【用法与用量】 每用少许,点于眼角。一日 2~3 次。

【注解】

(1) 珍珠、朱砂质地坚硬,粉碎较为困难,因其不溶于水,可采用水飞法粉碎;炉甘石质地坚硬,采用三黄汤水飞,在粉碎的同时还可增加清热效果。

(2) 熊胆、麝香为贵重动物药,色深而量少,与冰片混合时容易聚集成团,且冰片用量也较少,为使这三味药物能与其他药物细粉混合均匀,先将此三味药物研细,再与其他药粉采用等量递增法混合均匀。

—•笔记栏•—

第三节 散剂的质量检查

散剂的质量检查是保证散剂质量的重要环节,《中国药典》(2020年版)四部(通则0115)散剂规定,中药散剂应进行粒度、外观均匀度、水分、装量差异、装量、无菌及微生物限度等检查。

一、粒度

除另有规定外,用于烧伤或严重创伤的中药局部用散剂及儿科用散剂,照下述方法检查,应符合规定。

检查法:除另有规定外,取供试品10 g,精密称定,照《中国药典》(2020年版)四部(通则0982)粒度和粒度分布测定法第二法测定。中药散剂通过六号筛(化学药散剂通过七号筛)的粉末重量,不得少于95%。

二、外观均匀度

取供试品适量,置光滑纸上,平铺约5 cm^2,将其表面压平,在明亮处观察,应色泽均匀,无花纹与色斑。

三、水分

中药散剂照《中国药典》(2020年版)四部(通则0832)水分测定法测定,除另有规定外,不得超过9.0%。

化学药和生物制品散剂,除另有规定外,取供试品,照《中国药典》(2020年版)四部(通则0831)干燥失重测定法测定,在105℃干燥至恒重,减失重量不得超过2.0%。

四、装量差异

装量差异限度表

单剂量包装的散剂,照下述方法检查,应符合规定。

检查法:除另有规定外,取供试品10袋(瓶),分别精密称定每袋(瓶)内容物的重量,求出内容物的装量与平均装量。每袋(瓶)装量与平均装量相比较[凡有标示装量的散剂,每袋(瓶)装量应与标示装量相比较],按装量差异限度规定,超出装量差异限度的不得多于2袋(瓶),并不得有1袋(瓶)超出装量差异限度的1倍。

凡规定检查含量均匀度的化学药和生物制品散剂,一般不再进行装量差异的检查。

五、装量

除另有规定外,多剂量包装的散剂,照《中国药典》(2020年版)四部(通则0942)最低装量检查法检查,应符合规定。

六、无菌

除另有规定外,用于烧伤[除程度较轻的烧伤(Ⅰ°或浅Ⅱ°)外]、严重创伤或临床必须无菌的局部用散剂,照《中国药典》(2020年版)四部(通则1101)无菌检查法检查,应符合规定。

七、微生物限度

除另有规定外,照《中国药典》(2020年版)四部(通则1105)非无菌产品微生物限度检查:微生物计数法和《中国药典》(2020年版)四部(通则1106)非无菌产品微生物限度检查:控制菌检查法及《中国药典》(2020年版)四部(通则1107)非无菌药品微生物限度标准检查,应符合规定。凡规定进行杂菌检查的生物制品散剂,可不进行微生物限度检查。

—• 笔记栏 •—

【小结】

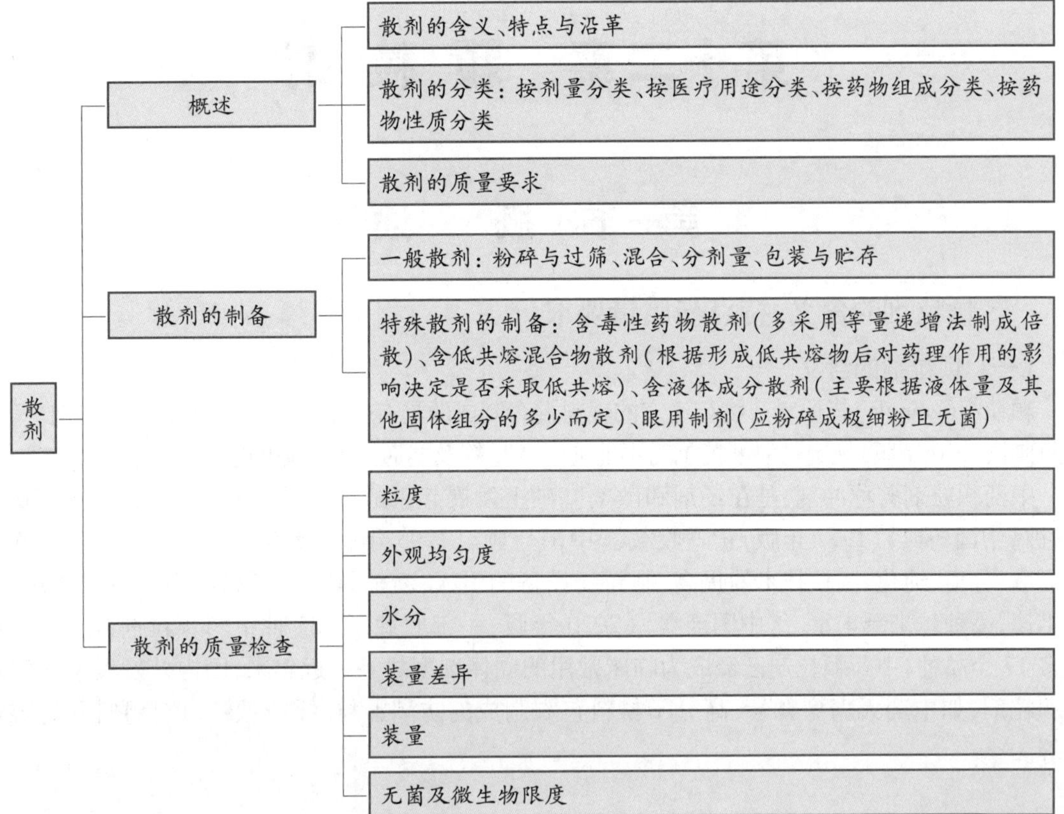
散剂
概述
散剂的含义、特点与沿革
散剂的分类：按剂量分类、按医疗用途分类、按药物组成分类、按药物性质分类
散剂的质量要求
散剂的制备
一般散剂：粉碎与过筛、混合、分剂量、包装与贮存
特殊散剂的制备：含毒性药物散剂（多采用等量递增法制成倍散）、含低共熔混合物散剂（根据形成低共熔物后对药理作用的影响决定是否采取低共熔）、含液体成分散剂（主要根据液体量及其他固体组分的多少而定）、眼用制剂（应粉碎成极细粉且无菌）
散剂的质量检查
粒度
外观均匀度
水分
装量差异
装量
无菌及微生物限度

第十二章　颗 粒 剂

—·笔记栏·—

第十二章授课视频

第一节　概　　述

一、颗粒剂的含义、特点与质量要求

(一) 颗粒剂的含义

颗粒剂(granule)指原料药物与适宜的辅料混合制成的具有一定粒度的干燥颗粒状制剂。《中国药典》(2020年版)规定的粒度范围为不能通过一号筛及能通过五号筛的总和不得超过15%。

中药颗粒剂曾称冲剂，是在汤剂和散剂基础上发展起来的剂型，其应用始于20世纪70年代，被《中国药典》(1977年版)正式收载，《中国药典》(1995年版)将其更名为颗粒剂。随着中药提取、分离、纯化、制粒技术的提高，制粒新设备的引入，新辅料的开发和应用，中药颗粒剂发展迅速，品种越来越丰富。《中国药典》(2020年版)一部收载了225种中药颗粒剂，比2015年版多17个品种，中药颗粒剂已经成为临床常用的固体剂型之一。近年来，国内外发展了一些新型颗粒剂，如中药无糖型颗粒，高分子材料包衣制成的防潮颗粒、缓释颗粒、控释颗粒、肠溶颗粒等。

案例

2021年，国家药品监督管理局批准的11个中药新药中，有4个是颗粒剂。其中包括通过特别审批程序应急批准用于"疫病"的清肺排毒颗粒、化湿败毒颗粒与宣肺败毒颗粒。颗粒剂通常是古代经典名方中药复方制剂的首选剂型，也是新型饮片配方颗粒的载体。

问题：

1. 颗粒剂作为古代经典名方制剂、新型饮片的重要载体之一，具有什么优势与特点？以此为例谈谈在抗击重大流行性疫病中我们应当如何传承与创新，更好地发挥中医药的优势与特色。

2. 中药颗粒剂等同于中药配方颗粒吗？谈谈你的看法。

(二) 颗粒剂的特点

颗粒剂的优点：① 与散剂相比，飞散性、团聚性、附着性、吸湿性等均较小，流动性大，便于分剂量；② 与散剂相比，处方中组分使用润湿剂、黏合剂或药材提取液制成颗粒，避免各种成分的离析现象；③ 与汤剂相比，服用、携带、运输和贮存方便。颗粒剂克服了汤剂临时煎煮不便、服用量大、味苦、易发霉变质等缺点；④ 与汤剂相比，剂量小、口感好，可添加适宜的辅料调节色、香、味，尤其适合儿童用药；⑤ 与片剂和胶囊剂相比，药物溶出和吸收快，生物利用度较高；⑥ 可通过包衣技术使颗粒剂具有防潮、缓释、控释、肠溶等功能。

但颗粒剂亦存在不足之处：① 以糖为主要赋形剂或含有中药浸膏时易发生粘连、结块、潮解、滋生微生物等现象，导致颗粒剂外观、药物的物理化学性质及药效成分等发生改变；② 由于分散程度相对较高，包装或贮藏不当容易吸潮，影响稳定性及疗效。

(三) 颗粒剂的质量检查

(1) 颗粒剂应干燥，色泽一致，粒度均匀，无粘连、吸潮、软化、结块等现象。

—•笔记栏•—

（2）除另有规定外，中药饮片应按各品种项下规定的方法进行提取、纯化、浓缩成规定的清膏，采用适宜的方法干燥并制成细粉，加适量辅料或饮片细粉，混匀并制成颗粒；也可将清膏加适量辅料或饮片细粉，混匀并制成颗粒。

（3）原料药物与辅料应均匀混合。含药量小或含毒、剧药物的颗粒剂，应根据原料药物的性质采用适宜方法使其分散均匀。

（4）凡属挥发性原料药物或遇热不稳定的药物在制备过程应注意控制适宜的温度条件，凡遇光不稳定的原料药物应遮光操作。

（5）可根据实际需要选用适宜的稀释剂、黏合剂、矫味剂、着色剂等，改善颗粒剂的性能或满足某种生理需求，也可对颗粒剂进行包衣以实现防潮、缓释等功能，必要时，包衣颗粒应检查残留溶剂。

（6）除另有规定外，挥发油应均匀喷入干燥颗粒中，密闭至规定时间或用包合等技术处理后加入。

（7）根据原料药物和制剂的特性，除来源于动、植物多组分且难以建立测定方法的颗粒剂外，溶出度、释放度、含量均匀度、微生物限度等应符合药典规定。

（8）除另有规定外，颗粒剂应置于干燥处密封保存，防止受潮。

二、颗粒剂的分类

颗粒剂可分为可溶颗粒、混悬颗粒、泡腾颗粒、肠溶颗粒，根据释放性能不同还有缓释颗粒等。

1. 可溶颗粒　分为水溶颗粒与酒溶颗粒，绝大多数为水溶颗粒，临用前用水冲服，如板蓝根颗粒、小柴胡颗粒。酒溶颗粒系颗粒剂临用前加一定量的饮用酒溶解成澄清的药酒，可代替药酒服用，如木瓜酒颗粒、养血愈风酒颗粒。

2. 混悬颗粒　指难溶性原料药物与适宜辅料混合制成的颗粒剂。临用前加水或其他适宜的液体振摇即可分散成混悬液，如橘红颗粒、小儿肝炎颗粒。

3. 泡腾颗粒　指含有碳酸氢钠与有机酸，遇水可放出大量气体而呈泡腾状的颗粒剂。泡腾颗粒剂中的原料药物应是易溶性的，加水产生气泡后应能溶解，待不发泡后服用，一般不得直接吞服，如小儿咳喘宁泡腾颗粒、山楂泡腾颗粒。泡腾颗粒中有机酸一般采用枸橼酸、酒石酸等。

4. 肠溶颗粒　指采用肠溶材料包裹颗粒或其他适宜方法制成的颗粒剂。肠溶颗粒耐胃酸而且在肠液中释放活性成分或控制药物在肠道内定位释放，可防止药物在胃内分解失效，避免对胃的刺激。肠溶颗粒不得咀嚼。

细粒剂

5. 缓释颗粒　指在规定的释放介质中缓慢、非恒速地释放药物的颗粒剂。缓释颗粒剂不得咀嚼。

第二节　颗粒剂的制粒方法

制粒是将粉末经过加工，聚结成为一定形状与大小的颗粒状物的操作。制粒不仅可改善物料的飞散性、附着性、团聚性，含量均匀性，物料的流动性、填充性及压缩成型性，还可保证颗粒形状、大小及分剂量的准确性，广泛用于固体制剂如颗粒剂、胶囊剂、片剂的生产。

一、制粒目的

1. 增加流动性　制成颗粒后，减少了粉粒间的附着性与聚集性，增加了物料流动性，可满足制剂生产的需要。

2. 防止各成分的离析　物料成分混合后，由于粒度、密度等存在差异，各成分间容易产生分层离析现象。制成颗粒后，可防止各成分的离析，保证药物含量均匀一致。

—•笔记栏•—

3. 减少粉尘飞扬　粉末飞散性大,制成颗粒后可防止粉尘暴露,减少环境污染及物料损失,利于生产与管理。

4. 改善片剂生产中压力的均匀传递　粉末制成颗粒后,流动性及压缩成型性增加,在片剂生产中,可改善压力的均匀传递,提高片剂的质量。

此外,通过制粒还能调整物料的堆密度,改善其溶解性能,便于服用、携带,提高商品价值等。

二、制粒方法与设备

制粒方法通常分为湿法制粒与干法制粒两类。

(一) 湿法制粒

湿法制粒是粉末中加入适宜的润湿剂或黏合剂,使粉末聚结制成颗粒的方法。湿法制成的颗粒经过表面润湿,具有颗粒质量好、外形美观、耐磨性较强、压缩成型性好等优点,在医药工业中应用最为广泛。湿法制粒包括挤出制粒法、高速搅拌制粒法、流化床制粒法、喷雾干燥制粒法、离心转动制粒法、复合型制粒法等。

1. 挤出制粒法　也称软材过筛制粒法,系药物粉末与适宜的黏合剂制成软材后,采用强制挤压的方式使物料通过一定孔径的筛网或孔板而制粒的方法。

制软材是挤出制粒中的关键工序,软材质量直接影响颗粒质量。软材干湿程度应适宜,若软材太松则颗粒不能成型;若软材太黏则不能制粒或制得的颗粒太硬,影响药物的生产和溶出。软材的质量与选用黏合剂或润湿剂的种类及用量有关。实际生产中多凭经验掌握,以"手握成团,轻压即散"作为传统的参考标准。现今,也可通过仪表测出混合机中颗粒的动量扭矩,自动控制软材的干湿程度,从而保证颗粒的质量。

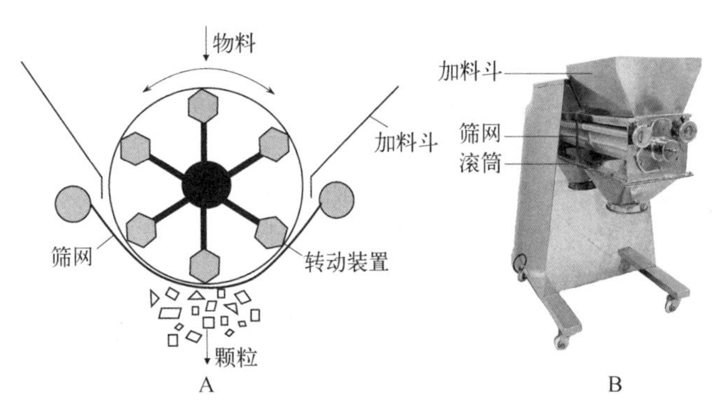

图 12-1　摇摆式挤压制粒机

A. 摇摆式挤压制粒机工作原理示意图;
B. 摇摆式挤压制粒机设备图

挤出制粒方式有摇摆挤压式、螺旋挤压式、旋转挤压式等,常用设备为摇摆式挤压制粒机(图 12-1),由滚筒、转动装置、筛网、加料斗等组成。制粒时将软材装于加料斗中,其下部装有钝六角形棱柱状滚轮,可绕轴往复转动。紧贴滚轮下部装有筛网,当滚轮连续往复运动时,将软材挤压通过筛网制成湿颗粒。根据药物的性质及质量要求,选择合适的筛网,即可生产各种规格的颗粒。筛网一般为不锈钢网或尼龙网,也可采用镀锌铁丝网。需要注意的是,摇摆式挤压制粒机运行时,加料量和筛网的位置会直接影响颗粒的质量。如果加料量多且筛网夹得比较松时,滚筒旋转时能增加软材的黏性,则制得的颗粒相对较粗且紧密,反之,制得的颗粒较细且松软。此外,增加黏合剂浓度或用量或增加软材通过筛网的次数,均会使制得的颗粒变硬。

挤出制粒法的特点:① 制得的颗粒粒度可由筛网的孔径大小调节,粒径分布相对较窄,范围通常在 16~18 目;② 颗粒的松紧程度可由不同黏合剂种类及用量调节;③ 制备小粒径颗粒时,筛网使用寿命较短;④ 制粒过程经过混合、制软材、制粒等多道工序,劳动强度大,生产效率有限。

2. 高速搅拌制粒法　又称高效混合制粒法、快速搅拌制粒法。常用设备为高速搅拌制粒机(图 12-2),由混合筒、搅拌桨、切割刀等组成。其工作原理为制粒时将物料加于混合容器中,通过搅拌桨将物料混合均匀,由上方加入黏合剂,在搅拌桨作用下,使物料混合、翻动制成软材,再通过切割刀将软材切割成一定粒度的颗粒。控制搅拌桨和切割刀的转速,可制成 20~80 目粒度的颗粒。

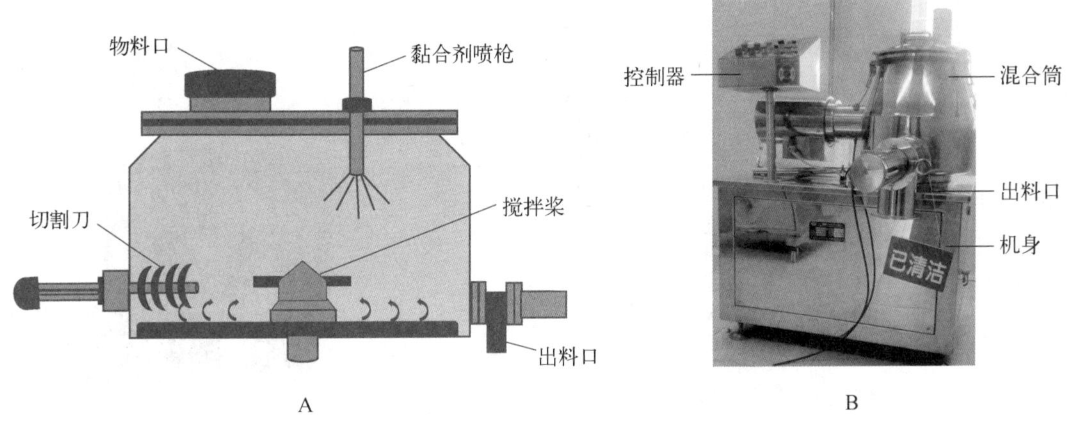

图 12-2　高速搅拌制粒机

A. 高速搅拌制粒机工作原理示意图；B. 高速搅拌制粒机设备图

高速搅拌制粒法的特点：① 操作简单、快速，工序少，在同一个容器内进行混合、捏合与制粒过程，缩减制粒时间；② 可避免粉尘飞扬，防止交叉污染；③ 与传统制粒工艺相比，黏合剂用量少；④ 制粒过程中机器高速旋转可导致物料发热，不适宜热敏性药物的制粒；⑤ 制得的颗粒粒度分布较宽；⑥ 制粒过程中不能同时干燥。

3. 流化床制粒法　物料混合、制粒、干燥在同一台设备上一步完成，故又称一步制粒法或沸腾制粒法。使用设备为流化床制粒机（图 12-3），由流化室、喷雾系统（喷嘴）、空气入口、出料口、排气系统等组成。其工作原理为将物料置于流化室内，通入滤过的热空气，使物料中的粉末呈悬浮的沸腾状态，通过蠕动泵输送黏合剂，在压缩空气作用下雾化成液滴，再通过喷枪将黏合剂喷入沸腾的物料上，使粉末凝结成颗粒，在热风作用下干燥湿颗粒，得到干颗粒。

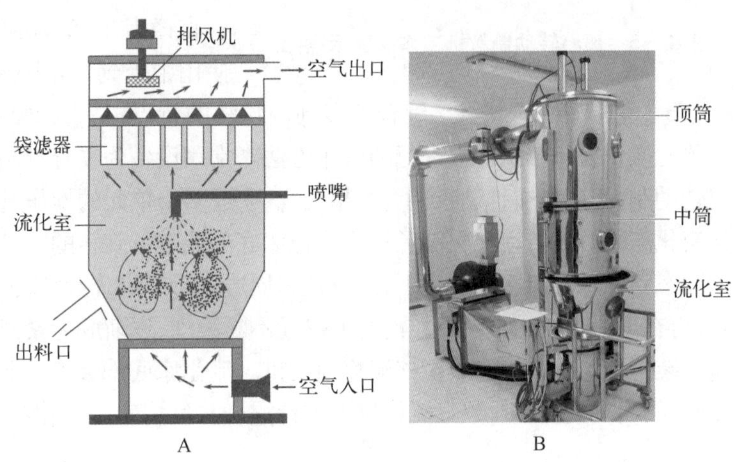

图 12-3　流化床制粒机

A. 流化床制粒机工作原理示意图；B. 流化床制粒机设备图

流化床制粒法的特点：① 混合、制粒、干燥甚至包衣等操作一步完成，简化工艺、节省时间、劳动强度低；② 制得的颗粒为 40~60 目，粒度均匀、流动性、压缩成型性好，适合灌装胶囊或压片。

需要注意的是，如果原料与辅料密度相差较大，流化制粒中物料易分层，造成成分含量不均匀。

4. 喷雾干燥制粒法　是将原料药物溶液或混悬液喷雾于干燥室内，在热空气作用下雾滴中水分迅速蒸发，从而直接获得干燥的球状细颗粒的方法。使用设备为喷雾干燥制粒机，该设备集干燥与制粒于一体（图 12-4），由干燥室、雾化器、加热器、旋风分离器等组成。其工作原理为原料药液由料液槽（料液贮存器）进入雾化器中，由雾化器喷嘴喷出，与压缩空气混合形成雾滴喷入热气流中，在热空气作用下，雾滴中水分迅速蒸发，雾滴经干燥后形成细小固体颗粒，落入容器底部出料。未成颗粒的固体粉末进入旋风分离器，然后经袋滤器收集。

喷雾干燥制粒法的特点：① 由液体料液直接得到固体细小颗粒；② 干燥速度快，料液受热时间短，雾滴数秒内即可干燥，尤其适合热敏性药物；③ 制得的颗粒流动性好、分散性好、溶解性好；④ 适合中药全浸膏片浓缩液直接制粒；⑤ 设备成本高，能耗大；⑥ 料液黏性较大易黏壁。

—•笔记栏•—

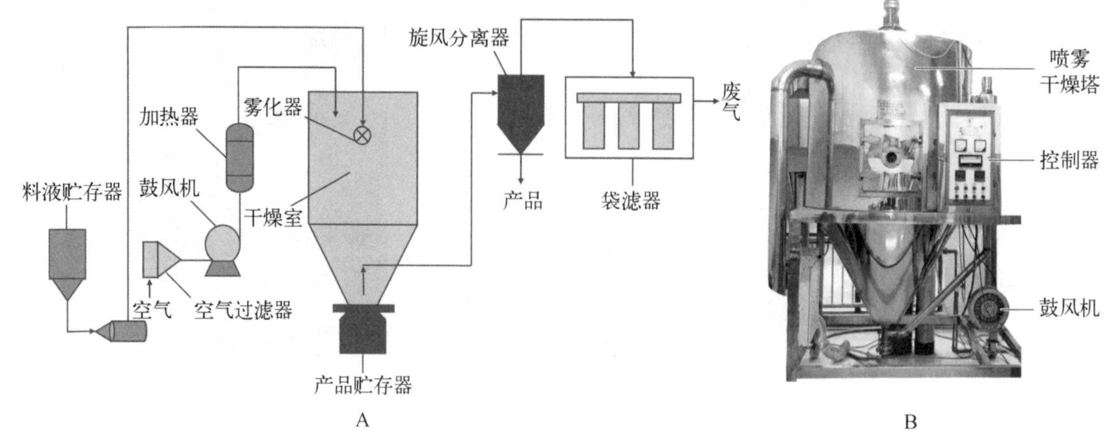

图 12-4　喷雾干燥制粒机

A. 喷雾干燥制粒机工作原理示意图；B. 喷雾干燥制粒机设备图

5. 离心转动制粒法　　又称离心滚圆制粒法。将混合物料置于容器中，在高速旋转的圆盘作用下，物料受到离心力作用向器壁聚拢并随之旋转，并随圆盘周边吹出的空气流上下运动，又在重力作用下落入圆盘，落下的粒子重新受到离心旋转作用，如此往复过程使粒子逐渐聚集成颗粒。向物料层斜面喷入定量黏合剂，通过颗粒的运动将其表面润湿，散布的药粉或辅料均匀地黏附在颗粒表面并层层包裹，可获得所需大小的球形颗粒（图 12-5）。离心转动制粒法多用于药丸的生产，可制备直径为 2~3 mm 的药丸。由于粒度分布较宽，在使用中受到一定限制。

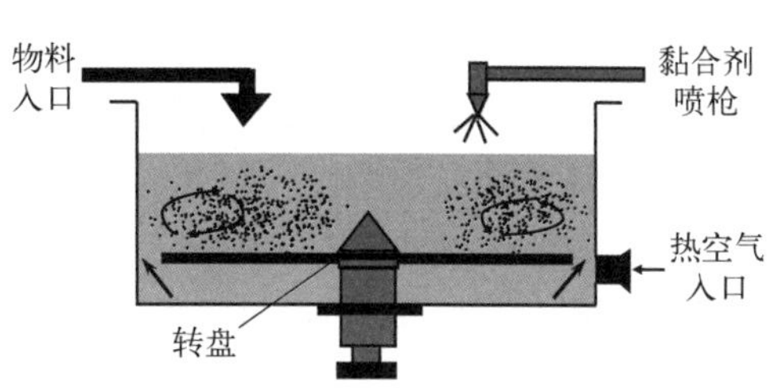

图 12-5　离心转动制粒机工作原理示意图

6. 复合型制粒法　　综合了多种制粒法的特点，是将物料混合、制粒、干燥、包衣、冷却等多个单元操作在一个机器内进行的操作方法。常用设备为复合型制粒机，以流化床制粒装置为母体，与转动制粒装置、搅拌制粒装置等相结合，完成多个单元的操作过程。如图 12-6A 所示，转动装置与流化床组合成转动流化制粒机。流化床底部装有可旋转的圆盘，在热空气作用下，处于流化状态的固态粉末在圆盘旋转作用下，沿流化床周边进行螺旋式旋转，将黏合剂喷洒于物料使其聚结成颗粒，再在离心力作用下使颗粒沿光滑壁面不断滚动，逐渐成为紧密的球形颗粒。如图 12-6B 所示，搅拌装置与流化床组合成搅拌流化制粒机。流化床底部装有搅拌桨，上部装有喷雾装置。机器工作时，物料在搅拌桨及热气流作用下进行混合并呈均匀的流化状态，喷入适量黏合剂可进行制粒，

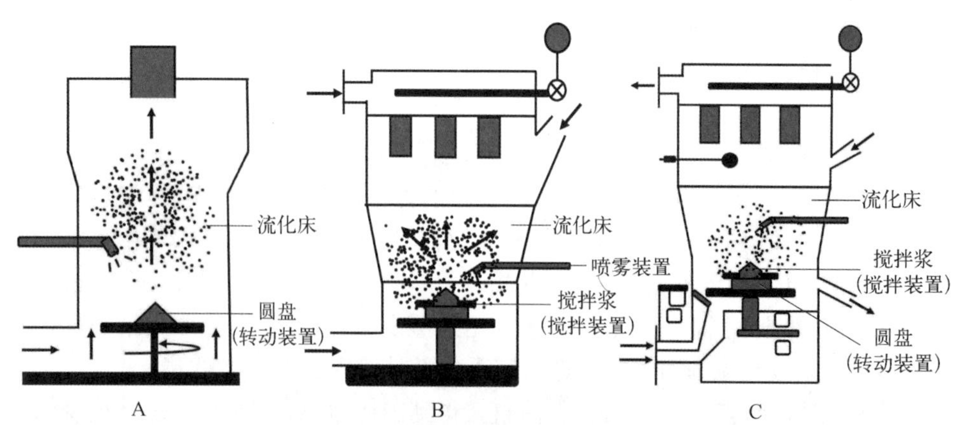

图 12-6　复合型制粒机工作原理示意图

A. 转动流化制粒机；B. 搅拌流化制粒机；C. 搅拌转动流化制粒机

—•笔记栏•—

并可继续进行包衣、干燥等过程。如图 12－6C 所示，搅拌装置、转动装置与流化床组合成为搅拌转动流化制粒机。该机器综合了搅拌、转动、流化制粒的特征，具有搅拌旋转、离心转动、悬浮、整粒 4 种不同的功能，可用于颗粒的制备、包衣等，具有制粒速度快、喷雾效率高、不易出现结块等优点。

（二）干法制粒

将药物粉末与辅料粉末混合后，用适宜的设备压成大片或板状薄片，再粉碎成颗粒的方法。该法省时省工，当药物对湿热敏感不能选用湿法制粒时，可采用此法。干法制粒方法包括滚压制粒法和重压制粒法。

1. 滚压制粒法　是将药物与辅料混匀后，通过转速相同的两个滚动圆筒（压轮）之间的缝隙，压成硬度适宜的薄片，然后由粉碎机破碎，再过筛整粒成一定粒度的干颗粒的方法（图 12－7）。目前，国内已有滚压、碾碎、整粒的机器设备，可直接挤压成适宜粒度的颗粒，既简化了工序又提高了颗粒的质量。

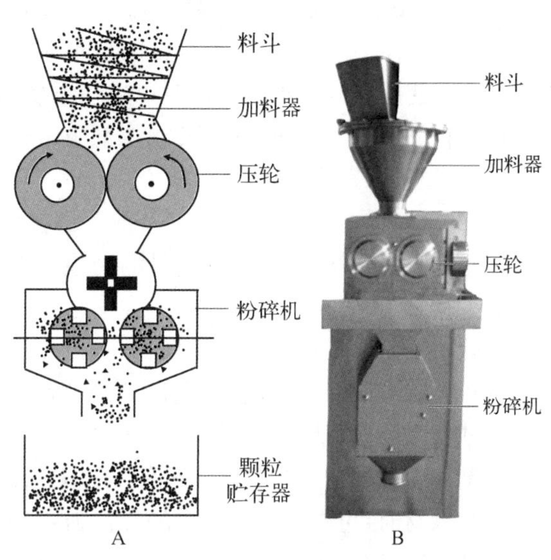

图 12－7　滚压制粒机

A. 滚压制粒机工作原理示意图；B. 滚压制粒机设备图

2. 重压制粒法　又称压大片制粒法，将药物与辅料混匀后，通过较大压力的压片机先压成大片，然后破碎成所需粒度颗粒的方法。

干法制粒所需辅料少，有利于提高颗粒的稳定性、崩解性和溶散性。但干法制粒极易产生较多的细粉，实际生产中只有少部分产品使用此法，而且很多药物及辅料本身流动性及可压性差，故应用该法的关键是寻找适宜的辅料，要求辅料既要有一定的干黏合性、流动性、压缩成型性，又不易吸潮，如乳糖、预胶化淀粉、微晶纤维素、甘露醇及纤维素衍生物等。

其他制粒方法

第三节　颗粒剂的制备

一、可溶颗粒的制备

（一）水溶颗粒的制备

1. 制备工艺流程与制法　水溶颗粒制备工艺流程见图 12－8。

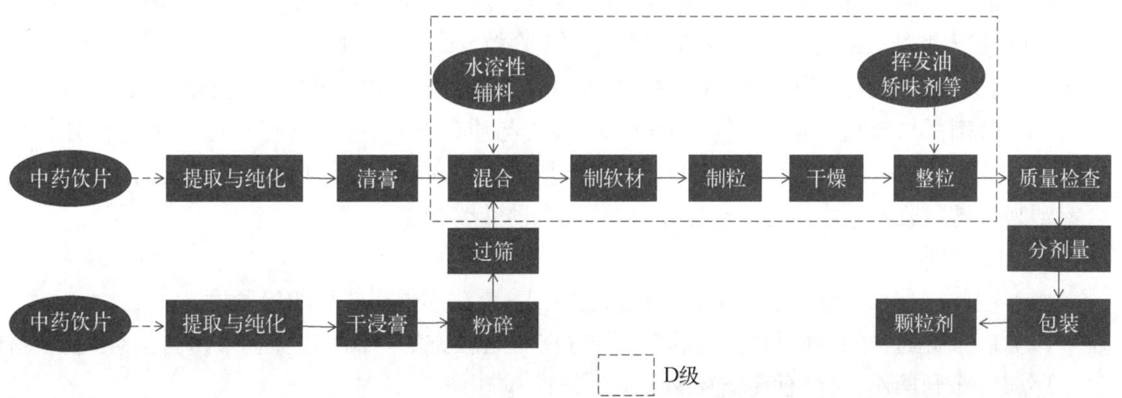

图 12－8　水溶颗粒制备工艺流程示意图

（1）药物的提取与纯化：中药制剂处方中的饮片，除另有规定外，应按各品种项下规定的方法进行浸提、纯化、浓缩至规定相对密度的清膏或干燥成干浸膏备用。

—•笔记栏•—

(2) 辅料的选择与处理：水溶颗粒的辅料主要包括稀释剂、润湿剂、黏合剂、矫味剂等。糖粉和糊精是常用的稀释剂。糖粉除了作为水溶颗粒的优良稀释剂，还兼有黏合与矫味作用，使用前应低温干燥，粉碎后过 80~100 目筛密封备用。应选用可溶性糊精，使用前低温干燥，粉碎后过 80~100 目筛备用。润湿剂与黏合剂应根据药物的性质进行合理选择，一般选用不同浓度的乙醇或水作为润湿剂，适当浓度的单糖浆或淀粉浆作为黏合剂，中药提取液或清膏自身也可作黏合剂使用。制备水溶颗粒时可适当添加一定量的芳香剂或甜味剂作为矫味剂。此外，为了掩盖药物的不良气味或防潮等，颗粒剂也可选用适宜的材料进行包衣，并在可包衣液中加入适量色素，便于识别或美观。

(3) 制软材：是水溶颗粒制备的关键操作。即将药物清膏(干浸膏粉或部分药物细粉)与适宜的辅料混合均匀后，加入适量的润湿剂或黏合剂，制成松紧适宜的“手握成团、轻压即散”软材的过程。

软材质量直接影响颗粒的质量，润湿剂或黏合剂的种类与用量及混合条件等对软材的软硬度有较大影响。一般来说，若选用的黏合剂黏性强、润湿剂或黏合剂用量多或混合强度大，则制得的软材太黏、不能制粒或颗粒太硬，影响药物生产与溶出。若选用的黏合剂黏性弱，润湿剂或黏合剂用量少，混合强度小，制得的软材太松则颗粒不能成型或颗粒松散，细粉多。

制软材时，可根据中药清膏的黏性强弱、相对密度大小对辅料的用量进行调整。通常清膏、糖粉、糊精的比例为 1：3：1。如采用干浸膏粉制粒，辅料的用量一般不超过其重量的 2 倍。如以单用糖粉作为辅料，则应不超过清膏量的 5 倍。

(4) 制粒：可采用干法与湿法制粒，实际生产中，通常采用湿法制粒，而湿法制粒中多采用挤出制粒法，如摇摆挤压式制粒、螺旋挤压式制粒、旋转挤压式制粒(详见本章第二节)。实验室或小量生产时，可采用适当规格的药筛进行手工挤压制粒。

(5) 干燥：湿颗粒制备后应及时干燥去除水分，防止颗粒变形或结块。干燥的方法可选用箱式干燥、流化沸腾干燥、喷雾干燥、红外干燥、微波干燥等。颗粒剂干燥时，应逐渐升温，如果升高温度过快，颗粒剂的表面会结成一层硬膜而影响内部水分的蒸发，并且其中所含的糖粉遇高温而熔化，使颗粒变得坚硬，从而影响崩解。干燥温度以 60~80℃ 为宜。对热稳定的药物可调整到 80~100℃，热敏性或挥发性药物保持在 60℃ 或 40℃ 以下。颗粒的干燥程度应适宜，一般控制含水量在 2%以内。干燥时颗粒堆放厚度要适宜，应及时翻动，以免颗粒受压结块。

(6) 整粒与分级：湿颗粒干燥过程中，颗粒间可能会发生粘连甚至结块，故必须对干燥的颗粒进行整粒，一方面使粘连、结块的颗粒分散开，另一方面获得一定粒度范围的均匀颗粒。工业生产中可选用整粒机进行整粒，实验室制备一般采用 14~20 目的不锈钢网进行整粒。

(7) 混匀：将制得的颗粒置于混合筒中进行混匀以保证颗粒的均匀性。如制剂中含有挥发油，可直接加入整粒分级后的细粉中，然后与全部干颗粒混匀。如药物为挥发性的固体，一般将挥发性药物溶于适量乙醇中，再均匀喷入干颗粒中，混匀后密闭数小时，使挥发性成分逐渐渗入颗粒中。

(8) 分剂量与包装：制得的颗粒进行粒度检查与质量检查，检查合格后按剂量进行分装与包装。工业生产中一般采用全自动颗粒包装机进行分装，选用包装材料为不透气的铝箔袋、复合铝塑袋或塑料瓶。包装后置于干燥条件下贮藏，防止受潮。

2. 注意事项

(1) 制软材是水溶颗粒制备工艺中的关键工序，要注意把握软材的松紧度。

(2) 应根据药物的性质与实际需要选用适宜的制粒方法。制粒过程中，物料混合、制软材等工序属于敞开操作，应注意环境及操作卫生条件，防止污染。

(3) 为保持颗粒剂的稳定性和产品的色、香、味特性，应选择适宜的辅料。

(4) 若颗粒剂需要进行包衣以改善性能，则应注意包衣颗粒中溶剂残留。

(二) 酒溶颗粒的制备

酒溶颗粒是在传统的酒剂基础上发展而来的剂型，颗粒加入白酒后溶解成澄清的药酒，可代替药酒服用，一般每包颗粒剂的量应能冲泡成0.25~0.5 kg药酒，患者根据规定量服用。酒溶颗粒处方中药材的有效成分及所加的赋形剂应能溶于白酒。药材通常采用相当于60%浓度乙醇的白酒提取，提取方法常选用渗漉法，也可选用回流提取法或浸渍法。提取液回收乙醇后，浓缩成稠膏状备用。制粒、干燥、整粒、包装等工序等同水溶颗粒。

二、混悬颗粒的制备

（一）制备工艺流程与制法

混悬颗粒制备工艺流程见图12-9。

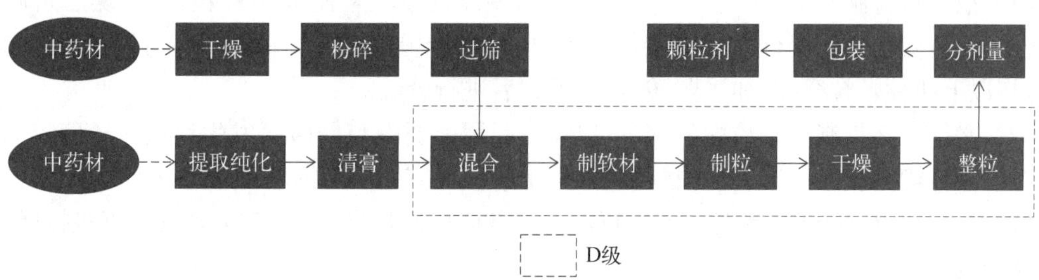

图12-9　混悬颗粒制备工艺流程示意图

混悬颗粒用水冲后不能全部溶解，而为混悬状态，此类颗粒剂目前应用较少。制备方法如下：处方中部分药材如属于一般性药材，常以水为溶剂进行煎煮提取，提取液浓缩至稠膏，然后将稠膏与药材细粉及适量辅料混匀后制软材，再制粒、干燥、整粒，分装即得。如处方中含挥发性、热敏性、贵重物料，而且药材量较少且是主要药物，便将这部分药材粉碎成极细粉加入，药物既是赋形剂，又起治疗作用，可节省其他赋形剂，降低成本。

（二）注意事项

（1）中药制剂多为复方制剂，当处方中药物有效成分难溶于水不能制成可溶颗粒时可考虑制成混悬颗粒。

（2）如处方中原料药物含矿物药、贵重药等，药材应根据要求粉碎成细粉或极细粉。

三、泡腾颗粒的制备

（一）制备工艺流程与制法

泡腾颗粒制备工艺流程见图12-10。

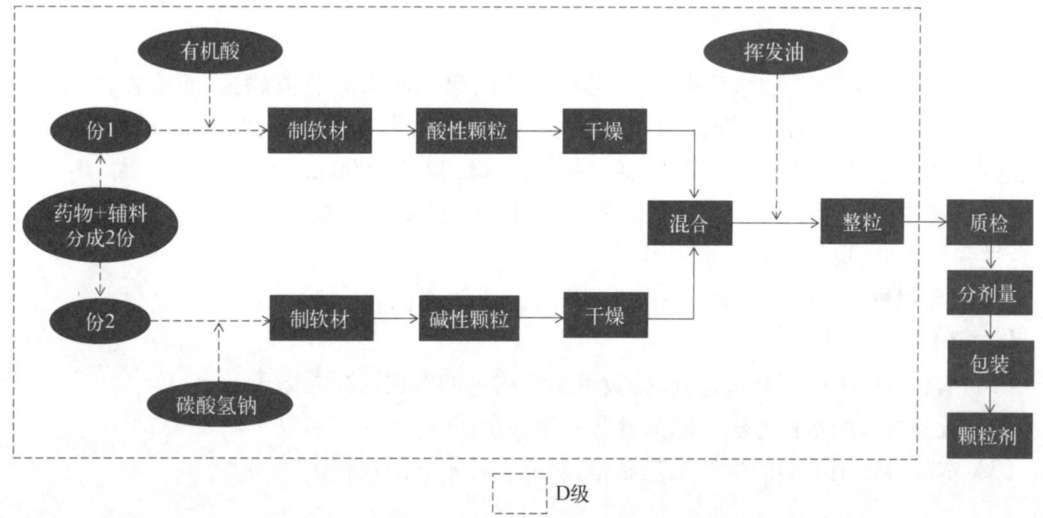

图12-10　泡腾颗粒制备工艺流程示意图

—·笔记栏·—

泡腾颗粒是利用有机酸与弱碱遇水发生中和反应，产生大量二氧化碳气体，使药液呈泡腾状态的一种颗粒剂。在二氧化碳气体作用下，颗粒快速崩散，药物溶出快。同时，二氧化碳溶于水后呈酸性，能刺激味蕾，可起到矫味的作用，如果搭配甜味剂或芳香剂，可以得到类似碳酸饮料的风味。常用的有机酸为枸橼酸、酒石酸等，常用的弱碱为碳酸氢钠、碳酸钠等。泡腾颗粒的制法为将处方药料按水溶颗粒提取和纯化，制成稠浸膏或干浸膏粉，分成 2 份，一份加入有机酸或其他辅料（如糖粉）制成酸性颗粒，干燥后备用；另一份加入弱碱或其他辅料制成碱性颗粒，干燥后备用；最后将酸性与碱性颗粒混匀，整粒，包装，即得。

（二）注意事项

（1）泡腾颗粒制备中，弱酸或弱碱可分别与稠浸膏及辅料制成两种颗粒，干燥后将两种颗粒混合均匀，整粒，进行分装。也可将部分辅料与弱碱混匀后制粒，剩余辅料与稠浸膏混匀后制粒，再将以上两种颗粒合并，加入弱酸混匀，整粒后进行分装。

（2）必须严格控制干颗粒中的水分，以免在服用前弱酸与弱碱已发生反应。还应控制包装环境与贮存环境的相对湿度，防止颗粒吸潮发生酸碱反应达不到泡腾颗粒的质量要求。

（3）可采用 PEG 6000 等对弱碱进行混合分散或表面包裹，能有效隔离酸碱直接接触，提高泡腾颗粒的稳定性。

四、块状颗粒剂的制备

块状颗粒剂也称块状冲剂，是将单剂量颗粒压制成块状物，如南板蓝根块状颗粒。压制方法有两种，一种采用模压法，将事先制备好的颗粒通过一定形状的模具压制成块，干燥后即得。另一种采用机压法，在制好的干颗粒中加入适量的润滑剂，在较大压力下使用压片机压制成块。与等量的原颗粒相比，块状颗粒分散程度降低，表面积减小，因此稳定性与防潮性增加，但应控制单颗粒的含水量，单颗粒的含水量与块状颗粒的成型质量及药品在贮藏期间质量变化密切相关。含水量过高，制备时颗粒易黏冲，块状颗粒经烘干后药物变得坚实，密度增加，导致崩解延缓，贮藏期间也易变质；含水量过少，则不宜压制成块。此外，制备中需要注意避菌，一旦菌检不合格，则需要重新粉碎重压，费时费工。

五、实例

（一）可溶颗粒实例

板蓝根颗粒

【处方】　板蓝根 1 400 g。

【制法】　取板蓝根，加水煎煮 2 次，第一次 2 h，第二次 1 h，煎液滤过，滤液合并，浓缩至相对密度约为 1.20（50℃）的清膏，加乙醇使含醇量达 60%，静置使沉淀，取上清液，回收乙醇并浓缩至适量，加入适量的蔗糖粉和糊精，制成颗粒，干燥，制成 1 000 g。

【功能与主治】　清热解毒，凉血利咽。用于肺胃热盛所致的咽喉肿痛、口咽干燥、腮部肿胀，急性扁桃体炎、腮腺炎见上述证候者。

【用法与用量】　开水冲服。一次 5～10 g，一日 3～4 次。

【注解】

（1）本品为单味中药制剂，为浅棕黄色至棕褐色的颗粒；味甜、微苦。

（2）板蓝根采用水提醇法去除部分醇不溶性杂质。

（3）本品可采用不同的生产工艺制备，对应 7 种不同的规格。

—•笔记栏•—

小柴胡颗粒

【处方】 柴胡150 g，黄芩56 g，姜半夏56 g，党参56 g，生姜56 g，甘草56 g，大枣56 g。

【制法】 以上七味，柴胡、黄芩、党参、甘草及大枣加水煎煮2次，每次1.5 h，合并煎液，滤过，滤液浓缩至适量。姜半夏、生姜用70%乙醇作为溶剂，浸渍24 h后进行渗漉，收集渗漉液约600 mL，回收乙醇，与上述浓缩液合并，浓缩至适量，加入适量的蔗糖，制成颗粒，干燥，制成1 000 g；或与适量的糊精、甘露醇等辅料制成颗粒400 g；或与适量的乳糖制成颗粒250 g，即得。

【功能与主治】 解表散热，疏肝和胃。用于外感病、邪犯少阳证，症见寒热往来、胸胁苦满、食欲不振、心烦喜呕、口苦咽干。

【用法与用量】 开水冲服。一次1~2袋，一日3次。

【注解】

(1) 本品为中药复方制剂，为黄色至棕褐色的颗粒，味甜。或为棕黄色的颗粒，味淡、微辛。薄层色谱法用于鉴别柴胡、黄芩、甘草，高效液相色谱法可对其进行含量测定。本品每袋含黄芩以黄芩苷($C_{21}H_{18}O_{11}$)计，不得少于20.0 mg。

(2) 本品分别以蔗糖、糊精与甘露醇或乳糖作为稀释剂，对应3种规格。

(3) 因姜半夏与生姜的活性成分在乙醇中的溶解度比在水中高，故两药味采用70%乙醇提取，其他药味则采用传统水提工艺。

混悬颗粒实例：小儿肝炎颗粒

(二) 泡腾颗粒实例

小儿咳喘灵泡腾颗粒

【处方】 麻黄、金银花、苦杏仁、板蓝根、石膏、甘草、瓜蒌、蔗糖、糊精、枸橼酸和碳酸氢钠。

【制法】 处方中石膏粉碎成粗粉，加水煎煮2次，滤过，合并滤液，加入麻黄、金银花、苦杏仁、板蓝根、甘草、瓜蒌继续煎煮2次，滤过，合并滤液，浓缩至稠浸膏，分成2份。蔗糖与糊精粉碎过筛，分成2份。一份稠浸膏、蔗糖粉、糊精加入枸橼酸混匀，制成酸性颗粒，干燥，整粒。另一份稠浸膏、蔗糖粉、糊精加入碳酸氢钠，制成碱性颗粒，干燥，整粒。将酸性与碱性干颗粒混匀，喷入香精，密封一定时间后分装即得。

【功能与主治】 宣肺，止咳，平喘。用于发热或不发热、咳喘有痰、气促。

【用法与用量】 开水冲服。2岁以内一次1 g，3~4岁一次1.5 g，5~7岁一次2 g，一日3~4次。

【注解】

(1) 本品为黄棕色的颗粒，味甜、微苦、辛。小儿用药对色香味要求较高，制成泡腾颗粒可以矫味，改善口感。

(2) 本品以清宣肺热、止咳平喘为主，适于小儿发热初起，咳嗽不重的情况。

阿胶泡腾颗粒

【处方】 阿胶、蔗糖、枸橼酸和碳酸氢钠。

【制法】 处方中阿胶、蔗糖粉碎过筛，分成2份。一份加入枸橼酸混匀，制成酸性颗粒，干燥，整粒。另一份加入碳酸氢钠，制成碱性颗粒，干燥，整粒。将两种干颗粒混匀，喷入香精，密封一定时间后分装即得。

【功能与主治】 补血滋阴，润燥，止血。用于血虚萎黄、眩晕心悸、心烦不眠、肺燥咳嗽。

【用法与用量】 开水冲服。一次1袋，一日3次。

—•笔记栏•—

【注解】

(1) 本品为黄棕色泡腾颗粒,味酸甜。

(2) 阿胶为驴皮熬制而成的胶块,具有特殊气味,制成泡腾颗粒后可改善口感,便于服用。

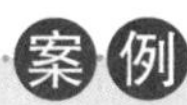

小青龙汤是中医经典著作《伤寒论》中的名方,由麻黄、芍药、细辛、炙甘草、干姜、桂枝、五味子、半夏八味中药组成,具有解表化饮、止咳平喘的功效,用于外感风寒所致的恶寒发热、无汗、喘咳痰稀。传统汤剂存在口感不好、携带不便、质量不稳定等缺点。在此基础上,将处方中八味中药经提取、过滤、浓缩、制粒等操作制成小青龙颗粒,既确保了药物的疗效,又提高了质量,便于贮存、保管、携带及方便服用,充分体现了现代科学技术与传统医药的高度结合。

问题:

1. 与传统汤剂相比,中药颗粒剂具有哪些优势和不足?
2. 除颗粒剂外,汤剂还适于制成哪些剂型?

六、颗粒剂的包装与贮藏

颗粒剂的包装与贮藏同散剂要求基本相同,重点在于防潮。由于颗粒剂的比表面积较大,吸湿性与风化性都较强,若包装与贮藏不当极易出现潮解、变色、结块、分解、霉变等不稳定现象,严重影响制剂的质量及用药的安全性。通常将不透气的铝箔袋、复合铝塑袋或塑料瓶作为包装材料。包装后置于干燥条件下贮藏,防止受潮变质。

第四节 颗粒剂的质量检查

一、性状

颗粒剂应干燥,颗粒均匀,色泽一致,无吸潮、软化、结块、潮解等现象。

二、粒度

除另有规定外,照《中国药典》(2020年版)四部(通则0982)粒度和粒度分布测定法第二法测定,不能通过一号筛与能通过五号筛的总和不得超过15%。

三、溶化性

除另有规定外,颗粒剂照下述方法检查,溶化性应符合规定。含中药原粉的颗粒剂不进行溶化性检查。

1. 可溶颗粒检查法 取供试品10 g(中药单剂量包装取1袋),加热水200 mL,搅拌5 min,立即观察,可溶颗粒应全部溶化或轻微混浊。

2. 泡腾颗粒检查法 取供试品3袋,将内容物分别转移至盛有200 mL水的烧杯中,水温为15~25℃,应迅速产生气体而呈泡腾状,5 min内颗粒均应完全分散或溶解在水中。

颗粒剂按上述方法检查,均不得有异物,中药颗粒还不得有焦屑。

混悬颗粒及已规定检查溶出度或释放度的颗粒剂可不进行溶化性检查。

四、水分

中药颗粒剂照《中国药典》(2020年版)四部(通则0832)水分测定法测定,除另有规定外,水分不得超过8.0%。

—•笔记栏•—

五、装量差异

单剂量包装的颗粒剂按下述方法检查，应符合规定。

检查法　取供试品 10 袋（瓶），除去包装分别精密称定每袋（瓶）内容物的重量，求出每袋（瓶）内容物的装量与平均装量。每袋（瓶）装量与平均装量相比较［凡无含量测定的颗粒剂或有标示装量的颗粒剂，每袋（瓶）装量应与标示装量比较］，超出装量差异限度的颗粒剂不得多于 2 袋（瓶），并不得有 1 袋（瓶）超出装量差异限度 1 倍。

颗粒剂装量差异限度表

凡规定检查含量均匀度的颗粒剂，一般不再进行装量差异检查。

六、装量

多剂量包装的颗粒剂，照《中国药典》（2020 年版）四部（通则 0942）最低装量检查法检查，应符合规定。

七、微生物限度

以动物、植物、矿物质来源的非单体成分制成的颗粒剂，生物制品颗粒剂，照《中国药典》（2020 年版）四部（通则 1105）非无菌产品微生物限度检查：微生物计数法和《中国药典》（2020 年版）四部（通则 1106）非无菌产品微生物限度检查：控制菌检查法及《中国药典》（2020 年版）四部（通则 1107）非无菌药品微生物限度标准检查，应符合规定。规定检查杂菌的生物制品颗粒剂，可不进行微生物限度检查。

【小结】

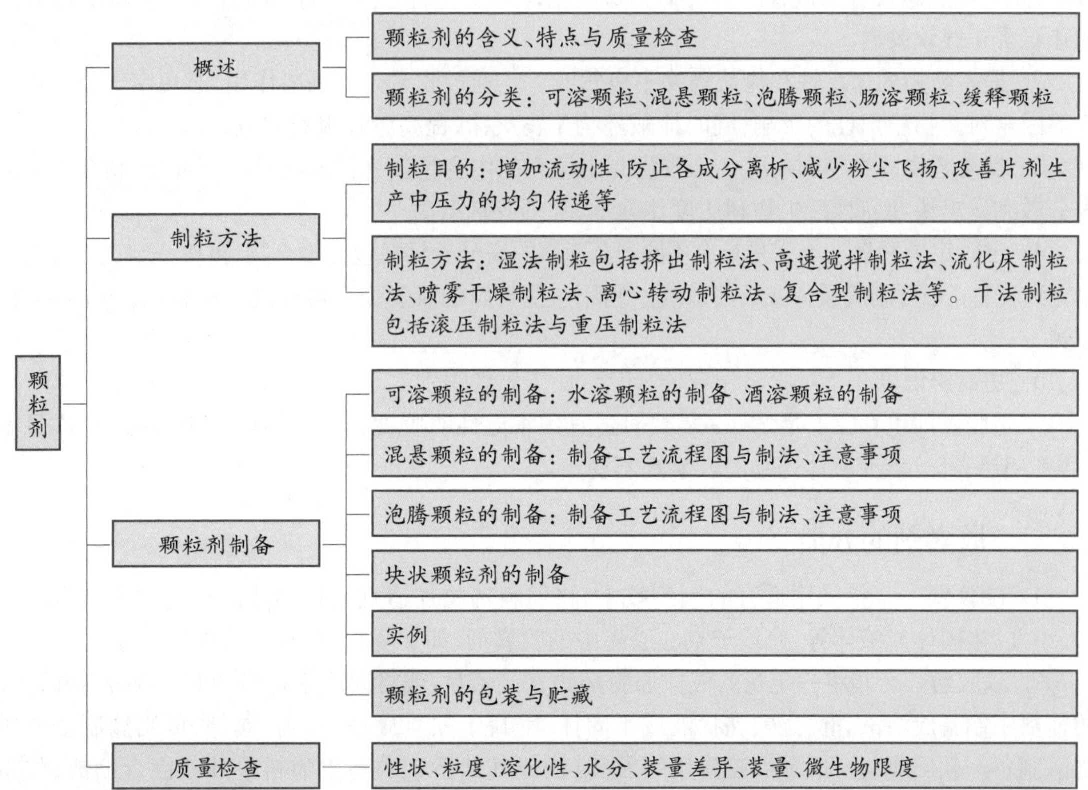

第十三章　胶囊剂

—·笔记栏·—

第十三章授课视频

第一节　概　　述

一、胶囊剂的含义

胶囊剂(capsule)指原料药物与适宜辅料充填于空心胶囊或密封于软质囊材中制成的固体制剂。胶囊剂可分为硬胶囊和软胶囊。根据释放特性不同还有缓释胶囊、控释胶囊、肠溶胶囊等。

胶囊剂的英文出自拉丁文“capsula”,是“small box”的意思。公元前 1500 年,第一粒胶囊在埃及诞生,1730 年维也纳开始使用淀粉胶囊,1846 年由明胶制成的两节式硬胶囊在法国获得专利,1872 年,在法国诞生了第一台胶囊制造充填机,1874 年美国底特律开启了硬胶囊剂的工业化生产,同时推出多种型号胶囊。经历了长期的发展,胶囊剂已是应用最广泛的口服剂型之一。目前,《中国药典》(2020 年版)一部收载的中药成方制剂中共有胶囊剂 299 种,其中硬胶囊 277 种,软胶囊 21 种,肠溶胶囊 1 种。

二、胶囊剂的特点

1. 弥补其他固体剂型不足之处　胶囊剂填充的内容物可以是固体、液体或半固体等多种形态,尤其是液态或含油量较高的药物不易制成丸剂或片剂等固体剂型时,可以制成胶囊剂,如加味藿香正气软胶囊。

2. 提高药物的稳定性和掩盖药物不良气味　通过胶囊壳的隔离作用,避免空气、水分、光线等因素对药物稳定性的影响;同时掩蔽药物不良气味,提高患者服药顺应性。

3. 提高药物的生物利用度　胶囊壳中填充的内容物多为粉末或颗粒,所以药物在胃肠道内分散和溶出快,吸收好,生物利用度比丸剂、片剂等剂型高。

4. 定时定位释药　采用具有不同释药速率的高分子材料包裹填充物,再按一定比例混合后填充到胶囊壳中可制成缓释或肠溶胶囊。利用一些特殊的胶囊壳也可实现定位释药,如结肠肠溶胶囊。

5. 提高辨识度　对胶囊壳着色、印字,便于患者识别。

但是胶囊剂也存在不足之处:需要对适宜用水溶性明胶囊壳填充的药物进行筛选(详见本章第二节);部分填充液体药物的胶囊剂不稳定。

三、胶囊剂的分类

1. 硬胶囊　指采用适宜的制剂技术,将原料药物加适宜辅料制成的均匀粉末、颗粒、小片、小丸、半固体或液体等,充填于空心胶囊中的胶囊剂,如安金胶囊、八珍益母胶囊等。

2. 软胶囊　指将一定量的液体原料药物直接密封,或将固体原料药物溶解或分散在适宜的辅料中制备成溶液、混悬液、乳状液或半固体,密封于软质囊材中的胶囊剂,可用滴制法或压制法制备。软质囊材一般是由胶囊用明胶、甘油或其他适宜的药用辅料单独或混合制成,如牛黄解毒软胶囊、银丹心脑通软胶囊、康莱特软胶囊等。

植物性胶囊

3. 肠溶胶囊　指将肠溶材料包衣的颗粒或小丸充填于胶囊而制成的硬胶囊,或用适宜的肠溶材料制备而得的硬胶囊或软胶囊。肠溶胶囊不溶于胃液,但能在肠液中崩解而释放活性成分,如消栓肠溶胶囊。

—•笔记栏•—

4. 缓释胶囊　指在规定的释放介质中缓慢、非恒速地释放药物的胶囊剂，如布洛芬缓释胶囊、格列吡嗪缓释胶囊等。

5. 控释胶囊　指在规定的释放介质中缓慢、恒速地释放药物的胶囊剂，如硫酸沙丁胺醇控释胶囊、盐酸地尔硫䓬控释胶囊等。

第二节　胶囊剂的制备

一、硬胶囊的制备

（一）工艺流程图

硬胶囊制备工艺流程见图 13－1。

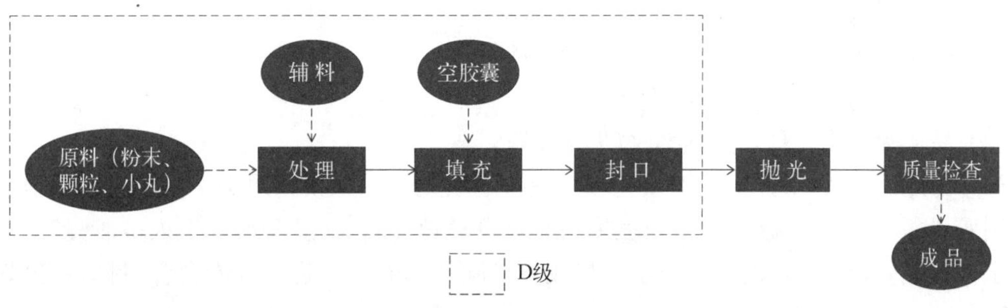

图 13－1　硬胶囊制备工艺流程

（二）制法

1. 空胶囊的组成、规格与选择

（1）组成：空胶囊由囊体和囊帽组成，其成囊材料主要是药用明胶。明胶为半透明、无臭、淡黄色或黄色带光泽的粉粒或薄片，平均分子量为 17 500～450 000 Da，是动物皮、骨、腱或韧带中的胶原蛋白不完全酸水解、碱水解或酶降解纯化后的产物，或为上述 3 种不同明胶制品的混合物。药用明胶的质量受凝冻强度、黏度、pH、灰分、铁含量、还原剂、氯化物、色泽、颗粒大小、澄明度、气味、溶解度和水分等因素影响。空胶囊中除了主要囊材药用明胶之外，还可以根据需要其中添加增塑剂、着色剂、遮光剂、防腐剂等。

明胶的类型及制备

案例

2012 年 4 月 15 日，中央电视台《每周质量报告》曝光，部分明胶生产企业用生石灰对皮革进行脱色、漂白及清洗后制成工业明胶。这些工业明胶经非法渠道被制成药用胶囊壳，经检测发现其中重金属铬超标，危及人民群众用药安全，给药品生产企业带来严重不良影响。这就是入选 2012 年十大健康新闻之首的“毒胶囊”事件。

问题：

1. “毒胶囊”为什么毒？
2. 即将成为医药工作者的同学们，从该事件中有哪些关于职业道德的思考？
3. 为了杜绝该类“毒胶囊”再次出现，胶囊剂的成囊材料可以采取什么改进方法？

（2）规格：根据 2020 年 6 月发布的《空心胶囊规格尺寸及外观质量》，空胶囊共有 7 种规格，体积由大到小分别为 00、0、1、2、3、4、5 号，其中常用 0～3 号空胶囊。

（3）选择：一般凭经验和试填装进行选择。可先测定填充内容物的堆密度，根据填装剂量计算得出所需容积，再选定胶囊号数。

—•笔记栏•—

2. 药物的处理 硬胶囊填充物一般为细粉、颗粒、小丸等,也可以为半固体或液体。有些药物原料性质符合填充胶囊的粒度与流动性等要求,可直接填充。如因药物的流动性、润滑性等因素不能满足制备需要时,可以加入稀释剂、黏合剂、润滑剂等辅料,制备成均匀粉末或颗粒、小丸再填充于胶囊壳。常用辅料有乳糖、微晶纤维素、预胶化淀粉、蔗糖等稀释剂与黏合剂,以及滑石粉、硬脂酸镁等润滑剂。

中药原料处理要求:① 剂量较大的品种,可将处方中部分粉性大者、含挥发性成分者、易于粉碎者粉碎为细粉,与其余药味提取得到的稠膏混合均匀(兼做浸膏吸收剂),干燥、粉碎、混匀后填充。② 提取所有药味的稠膏加入适量辅料混匀、制粒,干燥后填充。③ 剂量小的或贵重细料中药,直接粉碎成细粉与适宜辅料混合均匀后填充。

以下药物不宜制成胶囊:

(1) 剂量小、刺激性强及易溶(氯化物、溴化物等)的药物,以免因胶囊溶化后局部浓度过高对胃黏膜产生刺激性。

(2) 药物的水溶液或醇溶液,避免胶囊壳溶解。

(3) 易风化药物,可能导致胶囊壁软化。

(4) 易吸潮药物,可能导致胶囊壁失水变脆。

3. 药物的填充 分为手工填充和机械自动填充。手工填充用于小量胶囊剂的制备,也可采用胶囊板填充。工业大生产中多采用胶囊自动填充机,主要流程:送入空胶囊壳→空胶囊壳定向排列→囊体、囊帽分离→不合格胶囊剔除→填充内容物→胶囊套合、封口→出囊(图 13-2)。

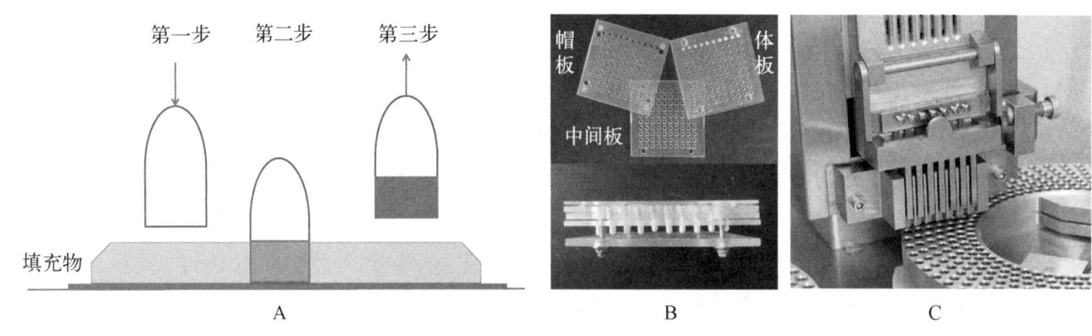

图 13-2 硬胶囊填充方法

A/B. 手工填充;C. 机械自动填充

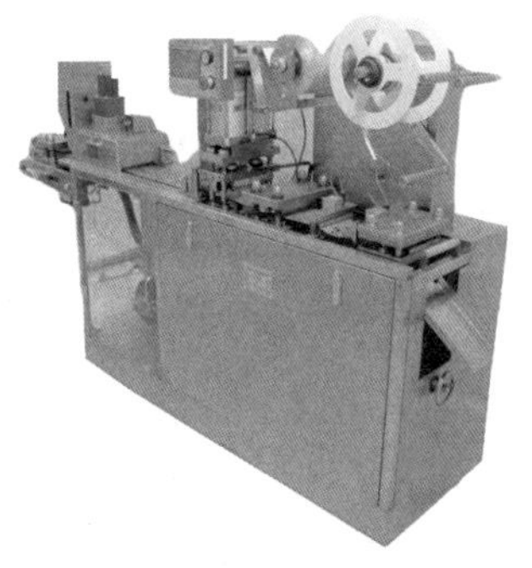

图 13-3 胶囊剂的铝塑泡罩包装机

4. 胶囊剂的封口 封口是为了避免填充内容物后发生泄漏问题,目前多使用锁口型胶囊,密闭性好,不必进行封口。

5. 胶囊剂的清洁 整理填充后的胶囊壳上黏附有少量填充物,需要进行除粉打光处理,可以使用胶囊抛光机进行清洁,提高胶囊剂的光洁度。

6. 胶囊剂的包装 温度和湿度容易影响胶囊剂的质量,所以选择包装材料时应优选密封性能良好的材料。常选用塑料瓶、铝塑泡罩式包装(图 13-3)等。用塑料瓶包装时,待胶囊填满后,应塞入干燥的软纸、脱脂棉或塑料瓶盖内带弹性丝,缓冲运输过程中震动对胶囊剂的影响。此外,可以在塑料瓶内放入干燥剂减少环境湿度对胶囊剂质量的影响。

7. 胶囊剂的贮存 胶囊剂应贮存于环境温度低于 30℃、相对湿度不超过 45%的阴凉干燥处。高湿、高温环境易导致胶囊剂出现吸潮、软化、黏结、膨胀、内容物结块、微生物滋生、成分水解甚至熔化等问题。

（三）注意事项

（1）易引湿或混合后发生共熔的药物填充胶囊时，应根据实际情况添加适量稀释剂，混匀后再填充，以改善药物的流动性和填充性。

（2）填充小剂量的药物，特别是麻醉类、毒性药物，应按散剂倍散的制备操作，按等量递增法加入适量稀释剂，稀释一定倍数后再混匀填充。

（3）胶囊剂装量差异超限，产生的原因有药物因素、胶囊壳因素及填充设备因素等。解决的方法包括加入适宜的辅料改善药物的流动性和填充性；及时保养维修填充设备，确保其运行正常。

（4）填充少量疏松性药物时，可适当加入乙醇或液状石蜡，混匀后再填充。

（5）胶囊剂的吸潮问题可以通过改进制备工艺（如制粒、包衣等），选择玻璃瓶、双铝箔包装等方法解决。

（四）实例

冠心苏合胶囊

【处方】　苏合香 25 g，冰片 52.5 g，醋乳香 52.5 g，檀香 105 g，土木香 105 g。

【制法】　以上五味，醋乳香、冰片、檀香、土木香分别粉碎成细粉；苏合香与上述粉末配研，与适量的淀粉混匀，装入胶囊，制成 1 000 粒。或以上五味，醋乳香、檀香、土木香粉碎成细粉，混匀；苏合香用适量乙醇调匀，加入上述细粉中，加入适量淀粉浆，制颗粒，干燥；将冰片加入适量淀粉中，粉碎成细粉，与上述颗粒混匀，装入胶囊，制成 1 000 粒，即得。

胶囊剂临床使用注意事项

【功能与主治】　理气，宽胸，止痛。用于寒凝气滞、心脉不通所致的胸痹，症见胸闷、心前区疼痛；冠心病、心绞痛见上述证候者。

【用法与用量】　含服或吞服，临睡前或发病时服用。一次 2 粒，一日 1~3 次。

【注解】

（1）本品为硬胶囊，内容物为浅棕色的粉末；或为棕黄色至棕褐色的颗粒或粉末；气香，味苦、凉。采用显微镜法鉴别檀香，薄层色谱法鉴别苏合香和乳香，高效液相色谱法测定土木香含量。

（2）本品孕妇禁用。

（3）本品多为芳香药物，受热易挥发损失，所以没有经过浸提，直接用药材细粉入药。本品可以掩蔽药物的气味，降低药物成分的挥散。处方中以淀粉作为稀释剂，可以改善药材细粉的黏附性，而淀粉浆则是湿法制颗粒的黏合剂。

二、软胶囊的制备

（一）工艺流程图

软胶囊的制备流程见图 13－4。

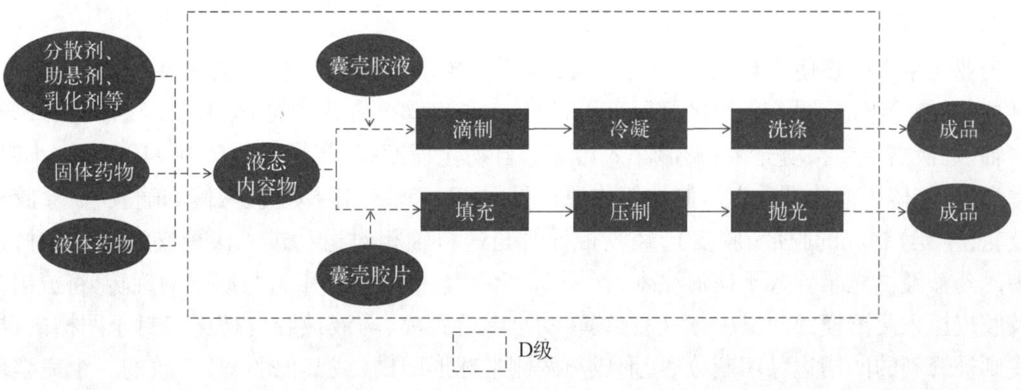

图 13－4　软胶囊的制备流程图

—•笔记栏•—

（二）制法

1. 成囊材料（囊壳、囊皮、囊壁） 软胶囊的囊材主要由胶料（明胶或者阿拉伯胶）、增塑剂（甘油、山梨醇或两者的混合物）、防腐剂、遮光剂、色素和水组成。软胶囊的特点和形成的基础是囊材具有适宜的可塑性和弹性，其中弹性与胶料、增塑剂与水三者的比例有关，重量比例一般为干明胶：增塑剂：水＝1：（0.4~0.6）：1。

2. 软胶囊大小的选择 软胶囊形状多样，有球形（亦称为胶丸）、卵形、异形等。在保证填充药物达到治疗剂量的同时，软胶囊应尽量小。包裹液体药物时按剂量和比重计算囊核体积。混悬液制备成软胶囊时，通过基质吸附率决定所需软胶囊大小。基质吸附率是 1 g 固体药物制成填充软胶囊的混悬液所需液体基质的重量。固体颗粒的性状、大小、密度、含水量、亲水性和亲油性等因素会影响固体药物的基质吸附率。

3. 药物的处理与内容物介质选择 软胶囊可以填充对明胶性质无影响、无溶解作用的液体药物、溶液、混悬液、乳状液，甚至可填充固体粉末或颗粒药物等。填充的药物应该性质稳定、体积适宜、与囊材相容性好、具有良好的流变学性质，并且适合在 35℃ 条件下生产的非挥发性物质。填充混悬液时，混悬液应具有良好的流动性和物理稳定性，混悬微粒的粒度应控制在 80 目以下。

填充药物时需要进行适当的筛选与处理以保证软胶囊的质量。对药物与介质（基质）的选择需要注意：

（1）对油性或脂溶性药物，常用的溶剂或混悬介质是油性介质，如植物油或方中的挥发油组分，可加 10%~30%的蜂蜡、氢化植物油等助悬剂，制成油蜡混合物，以增大介质黏度防止混悬颗粒沉降。

（2）对于亲水性药物，要求药物的含水量控制在 3%~5%。可混悬于油性介质，也可采用非油性介质，如 PEG 400，可加入丙二醇、甘油、聚山梨酯－80 等改善 PEG 400 对囊壳的硬化（脱水）作用，加入 1%~15%的 PEG 4000 或 PEG 6000 作为助悬剂增加稠度。应注意吸湿性药物或与水互溶的液体对囊壳的影响。

（3）不得填充含水量超过 5%，或含有低分子量水溶性或挥发性有机物（乙醇、丙酮、胺类、羧酸或酯类等）的药物，否则易导致囊材软化或溶解。

（4）液体药物一般用磷酸盐、乳酸盐等缓冲液将其 pH 控制在 4.5~7.5，强酸会使明胶水解而导致药物渗漏；而醛类、强碱性物质，会引起明胶变性而影响崩解与溶出。

（5）适宜填充 W/O 型乳浊液，且应尽量降低水相的比例，防止贮存时水分对囊壳的影响，可在水相中加入食用纤维素克服水分影响。

4. 软胶囊的填充与成型 软胶囊成型方法有压制法和滴制法。

（1）压制法：该方法制备的软胶囊为有缝软胶囊。制备主要包括囊材胶液的配制、胶片的制备和软胶囊压制 3 个过程。具体操作是将胶液制成厚薄一致的胶片，将填充液体放置于两片胶片中间，用钢板模或旋转模压制成型。软胶囊的形状由模具的形状决定，常见球状或椭球形。

工业化生产中多使用自动旋转轧囊机，主要由传动系统、胶皮轮、油滚系统、下丸器、展布箱、供料系统等组成，图 13－5 仅显示部分部件，包括滚轮、涂胶机箱、输胶管、胶带、胶带导管、送料轴、贮液槽、导管、填充泵、楔形注入器等。自动化程度高，产量高达 7 万~10 万粒/小时，成品率高，填充体积控制准确。压制法工作原理见图 13－5。经滚模主机两侧的输胶管、涂胶机箱与鼓轮（干燥）制成的胶带（胶皮），经胶带导管与送料轴相对运动进入滚模夹缝处；同时，贮液槽中的药液经填充泵导入于楔形注入器（图 13－6）内，借助供料压力与滚模的旋转，将流出的药液及胶皮压入两滚模的凹槽中，滚模连续转动至最近距离，药液被胶皮挤压包封于凹槽内，周边胶皮则被锋利的凹槽边缘切断分离，形成与两侧半球形凹槽（或其他形态）一致的一个完整球形囊状物。软胶囊的形状、装量与大小，随滚模的凹槽形态变化而变化，常见圆形、橄榄形、近圆柱

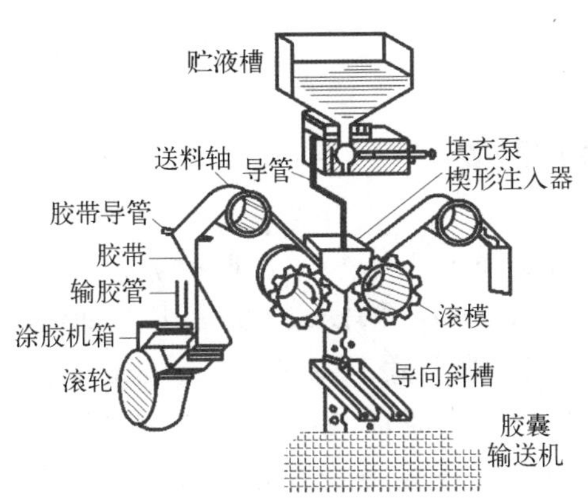

图 13-5　软胶囊压制法的工作原理示意图

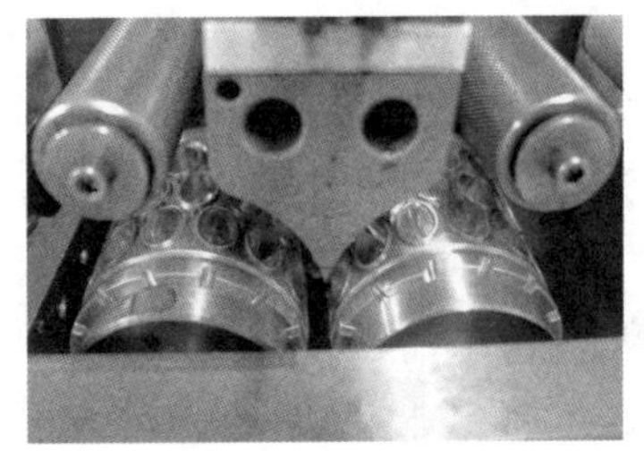

图 13-6　软胶囊压制机

形等。其装量以量滴为单位，一滴约 0.6 mL。

（2）滴制法：该方法制备的软胶囊称为无缝软胶囊。滴制法利用明胶液与油状药液为两相，分别恒温贮存于储液槽内，通过双层滴头（内层通药液、外层通明胶液）按照不同速度滴出，一定量的明胶液将药液包裹后，滴入另一种与明胶液不相混溶的冷却液中，在表面张力的作用下使滴入物冷凝收缩成球形的软胶囊。滴制法的工作原理见图 13-7。

滴制法生产软胶囊时影响其质量的因素：① 明胶液的处方组成比例；② 明胶液的黏度；③ 明胶液、药液和冷却液的温度；④ 明胶液、药液和冷却液的相对密度；⑤ 软胶囊的干燥温度。根据不同品种，必须经过试验优化条件，才能确定最佳的生产工艺条件和参数。

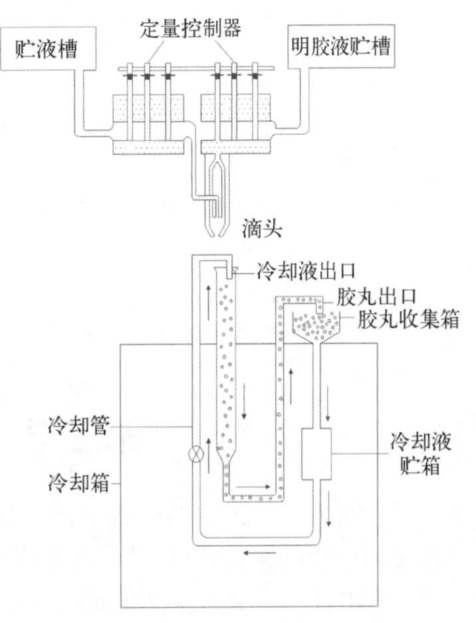

图 13-7　软胶囊滴制法的工作原理示意图

三、肠溶胶囊的制备

软胶囊实例：
十滴水软胶囊

肠溶胶囊分为小肠肠溶胶囊（普通肠溶胶囊）和结肠肠溶胶囊。肠溶胶囊可以避免或降低某些药物对胃壁的副作用；防止酸敏感药物在胃中降解，提高药物有效浓度；实现定位释药，提高药物局部浓度，充分发挥局部治疗作用；部分特殊成分药物（蛋白质或肽类）可实施口服给药。

制备方法主要有包衣法和甲醛浸渍法。

1. 包衣法　　系在胶囊壳表面或对填充内容物进行肠溶衣包衣处理。该制法制得的胶囊肠溶性稳定，因此是目前肠溶胶囊常用的制备方法。操作如下：

（1）胶囊壳包衣法：指在胶囊壳表面涂一层肠溶材料，使整个胶囊具有肠溶效果。通常先将聚维酮作为囊壳的底衣层，以增加其黏附性，再用蜂蜡或纤维醋法酯等肠溶材料包外层肠溶衣。常用的肠溶衣材料有肠溶型聚丙烯酸树脂类、纤维醋法酯等。目前，市场上有提供不同肠道部位溶解的肠溶胶囊壳。

（2）胶囊内容物包衣法：系将颗粒或小丸等内容物包肠溶衣后再填充到普通胶囊壳中，胶囊壳虽然在胃中溶解，但内容物需到达肠道才发生崩解、溶解和溶出，发挥治疗作用。必要时，内容物包衣的胶囊剂应检查残留溶剂。

2. 甲醛浸渍法　　利用明胶和甲醛作用生成甲醛明胶，甲醛明胶不含游离氨基，失去了与酸的结合能力，所以只能在肠道环境中溶解。本法受浸渍时间、甲醛浓度、胶囊贮存条件等因素影响，而且肠溶稳定性不易控制，因此很少用于肠溶胶囊的制备。

—•笔记栏•—

3. 实例

消栓肠溶胶囊

【处方】 黄芪 900 g,当归 90 g,赤芍 90 g,地龙 45 g,川芎 45 g,桃仁 45 g,红花 45 g。

【制法】 以上七味,黄芪、当归与川芎加 3 倍量 70%乙醇浸渍 1 h 后,加热回流 2 次,每次 2 h,滤过,合并滤液,备用;药渣与赤芍、桃仁、红花加水煎煮 3 次,每次 2 h,滤过,合并滤液,加入上述醇提液,浓缩成相对密度为 1.15~1.25(83℃)的清膏,加乙醇使含醇量达 65%,静置,取上清液,浓缩至适量,加入辅料适量,干燥,粉碎成细粉。地龙用水洗净,匀浆,加水静置提取 2 次,合并上清液,浓缩,干燥,粉碎成细粉。合并上述细粉,混匀,装入胶囊,制成 1 000 粒,即得。

【功能与主治】 补气,活血,通络。用于缺血性中风气虚血瘀证,症见眩晕、肢麻、瘫软、昏厥、半身不遂、口眼㖞斜、语言謇涩、面色㿠白、气短乏力。

【用法与用量】 口服。一次 2 粒,一日 3 次。饭前半小时服用。或遵医嘱。

【注解】

(1) 本品为肠溶胶囊,内容物为淡棕黄色粉末,气微香,味微甜。

(2) 本品的制备方法是采用肠溶胶囊壳。因本品通过肠溶胶囊壳达到肠溶效果,所以不能打开胶囊壳直接服用内容物。

(3) 本品孕妇忌服,阴虚阳亢证及出血性倾向者慎服。

第三节 胶囊剂的质量检查

1. 性状 胶囊剂应整洁,不得有黏结或囊壳破裂现象,并应无异臭。内容物应干燥、疏松、均匀;小剂量药物应选择适宜稀释剂稀释分散均匀。

2. 水分 中药硬胶囊剂应进行水分检查。取供试品内容物,照《中国药典》(2020 年版)四部(通则 0832)水分测定法测定。除另有规定外,不得超过 9.0%。硬胶囊内容物为液体或半固体者不检查水分。

3. 装量差异 胶囊剂的装量差异限度应符合要求。凡规定检查含量均匀度的胶囊剂,一般不再进行装量差异的检查。

4. 崩解时限 除另有规定外,照《中国药典》(2020 年版)四部(通则 0921)崩解时限检查法检查,均应符合规定。

硬胶囊应在 30 min 内全部崩解;软胶囊应在 1 h 全部崩解,以明胶为基质的软胶囊可在人工胃液中进行检查。

肠溶胶囊先在盐酸溶液(9→1 000)中不加挡板检查 2 h,每粒的囊壳均不得有裂缝或崩解现象(胶囊内容物包衣法除外),在人工肠液中进行检查,1 h 内应全部崩解。

结肠肠溶胶囊先在盐酸溶液(9→1 000)中不加挡板检查 2 h,每粒的囊壳均不得有裂缝或崩解现象(胶囊内容物包衣法除外),再在磷酸盐缓冲液(pH 6.8)中不加挡板检查 3 h,每粒的囊壳均不得有裂缝或崩解现象,最后在磷酸盐缓冲液(pH 7.8)中检查,1 h 内应全部崩解。

凡规定检查溶出度或释放度的胶囊剂,一般不再进行崩解时限的检查。

5. 微生物限度 以动物、植物、矿物质来源的非单体成分制成的胶囊剂,生物制品胶囊剂,照《中国药典》(2020 年版)四部(通则 1105)非无菌产品微生物限度检查:微生物计数法和《中国药典》(2020 年版)四部(通则 1106)非无菌产品微生物限度检查:控制菌检查法及《中国药典》(2020 年版)四部(通则 1107)非无菌药品微生物限度标准检查,应符合规定。规定检查杂菌的生物制品胶囊剂,可不进行微生物限度检查。

—•笔记栏•—

【小结】

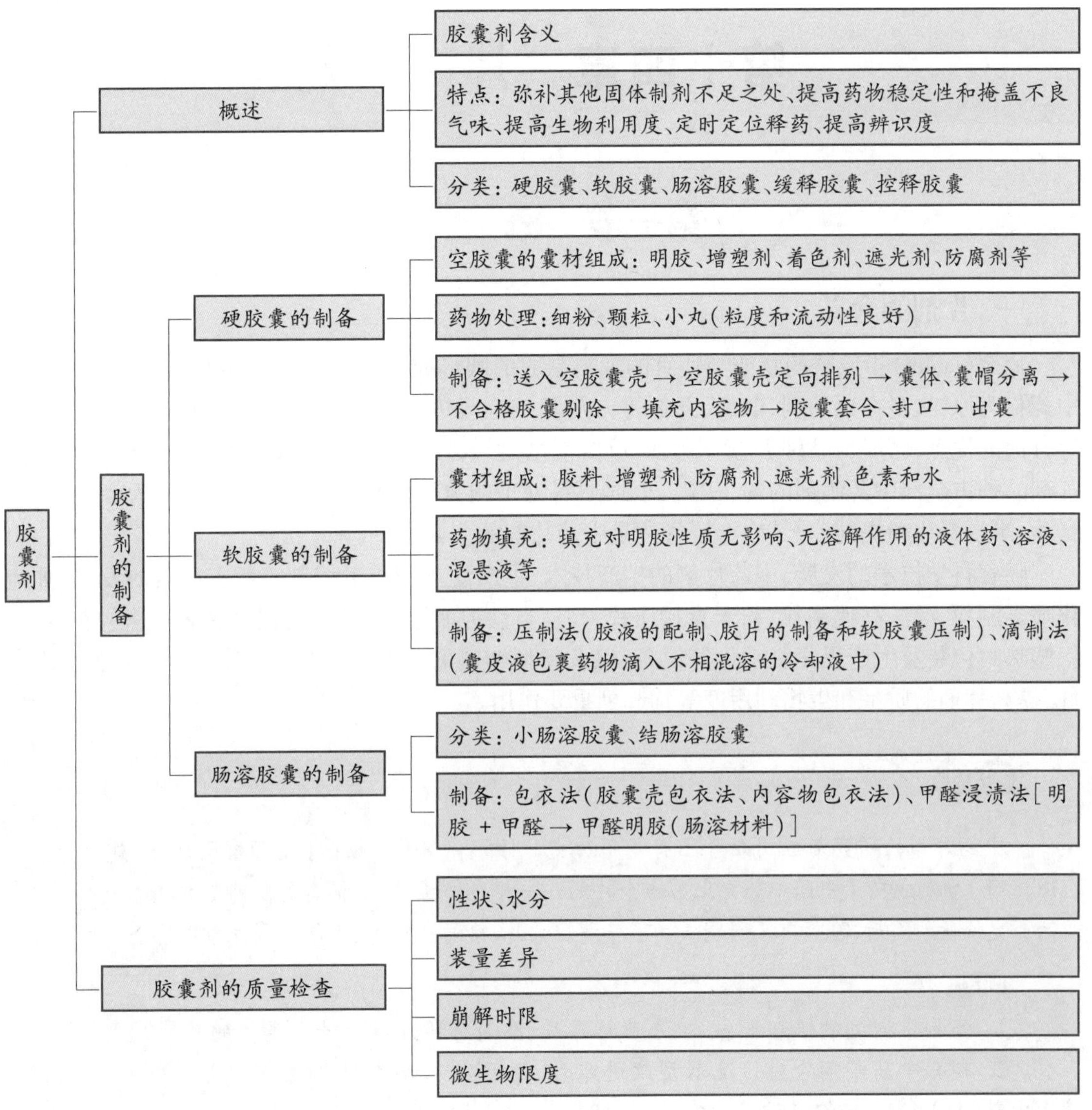
胶囊剂
概述
胶囊剂含义
特点：弥补其他固体制剂不足之处、提高药物稳定性和掩盖不良气味、提高生物利用度、定时定位释药、提高辨识度
分类：硬胶囊、软胶囊、肠溶胶囊、缓释胶囊、控释胶囊
胶囊剂的制备
硬胶囊的制备
空胶囊的囊材组成：明胶、增塑剂、着色剂、遮光剂、防腐剂等
药物处理：细粉、颗粒、小丸（粒度和流动性良好）
制备：送入空胶囊壳→空胶囊壳定向排列→囊体、囊帽分离→不合格胶囊剔除→填充内容物→胶囊套合、封口→出囊
软胶囊的制备
囊材组成：胶料、增塑剂、防腐剂、遮光剂、色素和水
药物填充：填充对明胶性质无影响、无溶解作用的液体药、溶液、混悬液等
制备：压制法（胶液的配制、胶片的制备和软胶囊压制）、滴制法（囊皮液包裹药物滴入不相混溶的冷却液中）
肠溶胶囊的制备
分类：小肠溶胶囊、结肠溶胶囊
制备：包衣法（胶囊壳包衣法、内容物包衣法）、甲醛浸渍法[明胶＋甲醛→甲醛明胶（肠溶材料）]
胶囊剂的质量检查
性状、水分
装量差异
崩解时限
微生物限度

第十四章 片 剂

—•笔记栏•—

第十四章授课视频

第一节 概 述

一、片剂的含义

片剂(tablet)指原料药物或与适宜的辅料制成的圆形或异形的片状固体制剂。中药片剂以中药材为原料,多在原汤剂、散剂、丸剂等方剂基础上改进而来。由于片剂在生产、剂型与使用等方面的优点,已成为品种多、产量大的重要剂型之一,《中国药典》(2020年版)一部收载中药片剂品种占全部中药制剂的约19%。根据原料处理的方法不同,中药片剂可以分为全粉片、浸膏片、半浸膏片和提纯片,其中半浸膏片是中药片剂的主要类型。

随着科学技术的发展,中药片剂的生产技术、生产设备和质量控制等都有显著的发展,如流化喷雾制粒、湿法高速制粒、粉末直接压片、高速自动控制压片机、自动程序喷雾快速包衣设备、铝塑热封包装及生产程序联动化等设备,以及新型辅料的开发与利用等,对改善片剂的生产条件、提高片剂的质量和生物利用度等均起到重要作用。

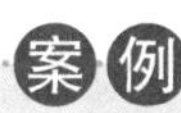

中药片剂的研究与应用距今已有多年历史。1953年底,隆顺榕(隆顺榕药庄,始建于公元1833年)研制成功了中国中药史上第一个片剂——银翘解毒片,这标志着中药制剂技术进入了新的历史阶段。随后,隆顺榕又研制成功了牛黄解毒片、桑菊感冒片、羚羊感冒片等几十个产品。

问题:

1. 案例中提到的银翘解毒片、牛黄解毒片、桑菊感冒片属于什么类型的片剂?
2. 现代中药制剂除对传统剂型改进以外,还开发了如片剂、颗粒剂、滴丸等新剂型,对于中药剂型改良,我们应该注意哪些问题?

二、片剂的特点

片剂具有以下优点:① 剂量准确,药物含量差异小。② 物理、化学稳定性好。为干燥固体,对于易氧化变质及易潮解的药物可通过包衣技术加以保护。③ 体积小,便于携带、运输和贮存。④ 满足多种医疗需要,可通过制剂技术(如包衣、缓释、控释、多层、口崩等)制作出不同释药速率与释药方式的片剂。⑤ 便于识别或增加美观度,可压多种形状(如圆形、三角形,方形、卡通外形等)的异形片,表面可以压药名和含量等,也可用不同颜色包衣。⑥ 生产机械化、自动化程度高,产量大,成本较低。

微片——儿童用药新剂型

但片剂也存在不足之处:① 不适合婴幼儿和昏迷患者吞服。② 处方与制备工艺较其他固体制剂复杂,需要周密的处方设计。制备或贮存不当会影响崩解、吸收,生物利用度等问题较多。③ 含挥发性成分的片剂不宜长期保存。

三、片剂的分类

按给药途径结合制备与作用,将片剂进行以下分类:

（一）内服片剂

内服片剂是应用最广泛的一类，其主要在胃肠道内溶解吸收从而发挥疗效。

1. 根据制备工艺分类

（1）普遍压制片（compressed tablet）：指药物与辅料混合经压制而成的片剂，又称为素片。其应用广泛，一般不包衣的片剂多属此类，如川芎茶调片、芩连片等。

（2）包衣片（coated tablet）：指在普遍压制片（片芯）表面包上衣膜的片剂。根据包衣材料或作用不同，可分为以下几种。

1）糖衣片：常用包衣材料为蔗糖，主要对药物起保护作用或掩盖不良气味，如小儿清热片、小儿解感片等。

2）薄膜衣片：包衣材料为高分子成膜材料，如羟丙基甲基纤维素等，其作用与糖衣片类同，如小建中片、牛黄降压片等。

3）肠溶衣片：包衣材料为肠溶性高分子材料，此片剂在胃液中不溶，肠液中溶，如肠痢宁片等。

（3）多层片（multilayer tablet）：指由两层或多层药物或辅料组成的片剂。各层可含不同的药物或辅料。这类片剂有两种，一种是将组分不同的颗粒压成两层或多层药片；另一种是采用包心压制技术制备的双层包心片，先将一种药物压成片芯，再将另一种药物压包在片芯之外，形成片中有片的结构。多层片可以避免复方制剂中不同药物之间的配伍变化，或者制成缓释和速释组合的双层片。

2. 根据崩解性质分类

（1）咀嚼片（chewable tablet）：指于口腔中咀嚼后吞服的片剂。其具有无崩解过程、药物溶出迅速、吸收快、生物利用度高及服用方便等特点，适合老人、儿童及吞服困难的患者服用。可选择甘露醇、山梨醇、蔗糖等水溶性辅料作为填充剂，不需要加入崩解剂，如健胃消食片、感冒清热咀嚼片等。

（2）泡腾片（effervescent tablet）：指含有碳酸氢钠和有机酸，遇水可产生气体而呈泡腾状的片剂。泡腾片的原料药物应是水溶性的，加水产生气泡后应能溶解。泡腾片不得直接吞服，服用前在水中崩解迅速，适用于不能吞服的患者、儿童及老人，有机酸可选用枸橼酸、酒石酸等，如小柴胡泡腾片、茵栀黄泡腾片等。

（3）分散片（dispersible tablet）：指遇水可迅速崩解并均匀分散的片剂。分散片中的药物应为难溶性的。分散片具有服用方便、崩解迅速、吸收快和生物利用度高等特点，可吞服、咀嚼、含吮，也可用少量水制成混悬液后服下，尤其适用老、幼和吞服药片及胶囊困难的患者。分散片应进行溶出度[《中国药典》（2020 年版）四部（通则 0931）]和分散均匀性检查，如苓暴红止咳分散片、益心酮分散片等。

（4）口崩片（orally disintergrating tablets）：指在口腔内不需要用水即能迅速崩解或溶解的片剂。一般适合小剂量药物，常用于吞咽困难或不配合服药的患者，可用直接压片法和冷冻干燥法制备。除冷冻干燥法制备的口崩片外，口崩片应进行崩解时限检查[《中国药典》（2020 年版）四部（通则 0921）]。对于难溶性原料药物制成的口崩片，还应进行溶出度检查[《中国药典》（2020 年版）四部（通则 0931）]。对于经肠溶材料包衣的颗粒制成的口崩片，还应进行释放度检查[《中国药典》（2020 年版）四部（通则 0931）]，如伪麻黄碱口腔速崩片。

3. 根据释药性质分类

（1）缓释片（sustained release tablet）：指在规定的释放介质中缓慢、非恒速地释放药物的片剂，具有服药次数少、治疗作用时间长、毒副作用小等特点。

（2）控释片（controlled release tablet）：指在规定的释放介质中缓慢、恒速或接近恒速地释放药物的片剂，具有血药浓度平稳、毒副作用小、药物作用时间长及服药次数少等特点。

—•笔记栏•—

(二) 口腔用片剂

1. 含片(buccal tablet) 指含在口腔内缓慢溶化产生局部或全身作用的片剂。含片中的原料药物一般是易溶性的,主要起局部消炎、杀菌、收敛、止痛或局部麻醉等作用,多用于口腔及咽喉疾患,药效发挥迅速,可产生持久的治疗作用。这类片剂硬度一般较大,不应在口腔中快速崩解,如金果含片、复方草珊瑚含片、玄麦甘桔含片等。

2. 舌下片(sublingual tablet) 指置于舌下能迅速溶化,药物经舌下黏膜吸收发挥全身作用的片剂。舌下片中药物和辅料应是易溶性的,舌下片中的药物直接进入血液循环,且起效快、不受肝肠首过效应的影响,生物利用度高。舌下片主要适用于急症的治疗,如硝酸甘油舌下片。

3. 口腔贴片(buccal patch) 指粘贴于口腔内,经黏膜吸收后起局部或全身作用的片剂。这类片剂含有羟丙基甲基纤维素、羟丙基纤维素、羧甲基纤维素等具有较强黏着力的赋形剂,可与黏膜表面产生界面分子黏合力,延长制剂在生物黏膜表面上的停留时间,以达到缓慢释放药物的作用,用于治疗口腔或咽喉部位疾患。药物也能通过口腔黏膜下毛细血管吸收,进入体循环,从而避免肝肠首过效应,如冰硼贴片、硝酸甘油贴片等。

(三) 外用片

1. 阴道片与阴道泡腾片(vaginal tablet and vaginal effervescent tablet) 指置于阴道内使用的片剂。其多呈卵圆形或梨形,也可借助器具将其送入阴道。阴道片在阴道内应易溶化、溶散或融化、崩解并释放药物,主要起局部消炎杀菌作用,也可给予性激素类药物。具有局部刺激性的药物,不得制成阴道片。

2. 可溶片(solution tablet) 指临用前能溶解于水的非包衣片或薄膜包衣片剂。可溶片应溶解于水中,溶液可呈轻微乳光。所用药物和辅料都应是易溶的,一般供漱口消毒、洗涤伤口等,如复方硼砂漱口片。为避免口服中毒,外用可溶片常加鲜明标记或制成异形片,如供消毒用的升汞片等。

(四) 其他片剂

微囊片(microcapsule tablet)指固体或液体药物利用微囊化工艺制成干燥的粉粒,经压制而成的片剂,如牡荆油微囊片、羚羊感冒微囊片等。

四、中药片剂分类

根据原料处理的方法,将中药片剂分为以下 4 种类型。

1. 全浸膏片 指将药材用适宜的溶剂和方法提取制得浸膏,以全量浸膏制成的片剂,如华山参片、益母草片等。

2. 半浸膏片 指将部分药材细粉与稠浸膏混合制成的片剂。半浸膏片在中药片剂中应用得最多,如藿香正气片、银翘解毒片等。

3. 全粉片 指将处方中全部药材粉碎成细粉,加适宜的辅料制成的片剂,如三七片、银黄片等。

4. 提纯片 指将处方中药材经过提取,得到有效成分或有效部位,以此提纯物细粉为原料,加适宜的辅料制成的片剂,如黄连素片、正清风痛宁缓释片等。

五、片剂的质量要求

① 含量准确,重量差异合格。② 具有适宜的硬度。③ 符合崩解度或溶出度的要求。④ 良好的稳定性。⑤ 符合卫生学要求。⑥ 色泽均匀,外观完整光洁。

第二节 片剂的辅料

片剂中除主药外的所有附加剂称为辅料,亦称为赋形剂。压片所用的药物一般应具有良好的流动性和可压性，润滑性好，不黏冲头和模圈，有一定的黏着性，遇体液能迅速崩解、溶解（溶出）、吸收。但是，很少有药物完全具备这些性能，因此处方中需要通过添加辅料使之达到上述要求。片剂辅料除具备本身的功能外，还应具备较高化学稳定性，不与处方中原料药发生物理化学反应；且对人体无毒、无害、无不良反应。

根据辅料的作用，将片剂辅料分为稀释剂与吸收剂、润湿剂与黏合剂、崩解剂、润滑剂。此外，可以根据需要加入着色剂、矫味剂等其他片剂辅料，以提高患者的依从性。

一、稀释剂与吸收剂

稀释剂与吸收剂（diluent and absorbent）统称为填充剂（filler）。其主要用途是保证制剂一定的体积，而且可减少主药成分的剂量偏差，改善药物的压缩成型性。为了方便应用和生产，通常片剂的直径一般不小于 6 mm，片重多在 100 mg 以上。稀释剂可增加片剂的重量或体积，改善药物的压缩成型性，提高含量均匀度，特别是小剂量药物的片剂。

1. 淀粉（starch）　指由 D-吡喃葡萄糖通过 α-1,4-糖苷键形成的聚合物，呈白色细腻粉末，淀粉由玉米、小麦、马铃薯、木薯等制成，由于不同植物来源的淀粉所含直链淀粉与支链淀粉的比例不同，所以物理性质也不同，在制剂过程中不宜相互替换，常用的是玉米淀粉。淀粉具有吸湿性，pH 对其溶胀几乎没有影响。

淀粉是口服固体制剂的常用辅料，除作为稀释剂外，还作为黏合剂和崩解剂。淀粉的可压性差，作为稀释剂用量不宜过多，必要时可与蔗糖粉、糊精、乳糖等混合使用，以改善其可压性。此外，含淀粉较多的中药如山药、葛根等可以生药原粉入药，起到药辅合一的作用。

2. 蔗糖粉（powdered sugar）　为无色结晶或白色结晶性松散粉末，无臭、味甜。本品极易溶于水，在无水乙醇中几乎不溶。蔗糖粉作为片剂填充剂，用量百分比常为 10%~50%，常与糊精、淀粉等配合使用。本品具有强黏合力，可增加片剂的硬度，但具有较强吸湿性，用量过多会使中药浸膏制粒、压片困难。长期贮存会使片剂的硬度过大，影响片剂崩解或溶出。本品遇稀酸易水解转化成葡萄糖和果糖，遇碱土金属的氢氧化物会发生反应生成络合物，使用时应注意上述问题。

3. 糊精（dextrin）　指由淀粉在少量酸和干燥状态下经加热改性而制得的聚合物，为白色或类白色的无定形粉末，在沸水中易溶，在乙醇或乙醚中不溶。当小剂量药物以糊精或糊精与淀粉、糖粉等的混合物作稀释剂时，应严格控制糊精和润湿剂的用量，否则会出现麻点、水印等现象，并影响片剂的崩解。

4. 乳糖（lactose）　D-葡萄糖与 D-半乳糖以 β-1,4 糖苷键结合而成的二糖，包括 α-乳糖一水合物、α-乳糖无水物和 β-乳糖，常用 α-乳糖一水合物，为白色至类白色的结晶性颗粒或粉末。本品能溶于水，在乙醇、三氯甲烷或乙醚中不溶，性质稳定，可与大多数药物配伍。乳糖无吸湿性，有良好的可压性，制成的片剂光洁美观，释药迅速，是优良的片剂稀释剂。但价格昂贵，国内多用淀粉、糊精及糖粉的混合物代替乳糖，三者的比例为 7∶1∶1。喷雾干燥法制得的乳糖粒子接近球形，吸湿性较小，具有良好的流动性，可供粉末直接压片，压制的片剂光洁美观。但其可压性较差，应加入微晶纤维素配合使用。无水乳糖分子中无结合水，流动性好，用于粉末直接压片。压制的片剂，如需要粉碎返工重压，并不影响其可压性。本品多用于对水敏感药物的稀释剂，亦可用于压制咀嚼片，以增加粉末的流动性和片剂的稳定性。

5. 微晶纤维素（microcrystalline cellulose，MCC）　指含纤维素植物的纤维浆制得的 α-纤维素，在无机酸的作用下部分解聚，纯化而得到的白色或类白色粉末或颗粒状粉末，无臭、无味，在水、乙醇、乙醚、稀硫酸或 5%氢氧化钠溶液中几乎不溶。微晶纤维素具有较强的结合力与良好的可压性，亦有“干黏合剂”之称，可用作粉末直接压片。一般微晶纤维素用量百分比在 20%以上时崩解性能较好。因此，微晶纤维素是一种集稀释、黏合、崩解于一体的多功能辅料。

6. 预胶化淀粉（pregelatinized starch）　指改性淀粉，是由淀粉经部分或全部胶化而成，

—•笔记栏•—

目前上市的品种是部分预胶化淀粉。本品为白色或类白色粉末，无臭，微有特殊口感。与淀粉比较，预胶化淀粉具有良好的流动性、可压性及润滑性，多用于粉末直接压片。除用作稀释剂外，还可用作黏合剂和崩解剂。

7. 糖醇类　甘露醇、山梨醇为白色结晶性粉末或颗粒，在口中溶解时吸热，有凉爽感，适合用于咀嚼片、口崩片等。近年开发的赤藓糖醇，口服后不产生热量，有较强的凉爽感，口腔内 pH 不下降（有利于牙齿保护），是制备口腔崩解片的优良辅料。

8. 无机盐类　常用作片剂的稀释剂和吸收剂，如硫酸钙、磷酸氢钙、磷酸钙、碳酸钙、二水硫酸钙等。磷酸氢钙与磷酸钙可降低药物的引湿性，为中药浸出物、油类及含油浸膏类的良好吸收剂。二水硫酸钙性质稳定，可与多种药物配伍，对药物也无吸附作用。

二、润湿剂与黏合剂

润湿剂与黏合剂（wetting agent and adhesive）在片剂中具有黏结固体粉末的作用，是在制粒时添加的辅料。润湿剂是本身无黏性，但可使物料润湿以产生足够强度的黏性而利于制成颗粒的液体，适用于具有黏性的物料制粒压片。制粒中常用的润湿剂为蒸馏水和乙醇。黏合剂是依靠本身所具有的黏性赋予无黏性或黏性不足的物料以适宜黏性的辅料，适用于没有黏性或黏性差的中药提取物或原药粉制粒压片。

（一）润湿剂

1. 蒸馏水　水本身无黏性，但当物料中含有遇水能产生黏性的成分时，即可诱发其黏性而制成适宜的颗粒。用水制粒时，所需干燥温度高、时间长，故不适用于耐热性差、遇水易变质或易溶于水的药物。当处方中水溶性成分较多时，易出现结块、润湿不均匀、干燥后颗粒发硬等现象。

2. 乙醇　不同浓度的乙醇是中药浸膏制粒的常用润湿剂，可用于遇水易分解、在水中溶解度大或遇水黏性太大的药物。随着乙醇浓度的增大，润湿后所产生的黏性降低，常用的浓度为 30%~70%。用乙醇作为润湿剂时应迅速搅拌、制粒及干燥，以免乙醇挥发造成软材或颗粒结团。

（二）黏合剂

1. 淀粉浆　系淀粉在水中受热糊化而得，是制粒中常用的黏合剂，适用于对湿热较稳定且自身不太松散的药物，不适用于遇水不稳定的药物。淀粉浆的常用浓度为 8%~15%，可根据药物的黏性、可溶性及颗粒松紧等适当调节淀粉浆的浓度。淀粉浆的制法主要有冲浆法和煮浆法。冲浆法是先将淀粉混悬于少量（1~1.5 倍）水中，然后根据浓度要求冲入适量的沸水，不断搅拌糊化而成；煮浆法是将淀粉混悬于全量的水中，加热并不断搅拌，直至糊化。

2. 聚乙烯吡咯烷酮（povidone，PVP）　又称聚维酮，为白色至乳白色粉末，具有引湿性，易溶于水和乙醇等有机溶剂。根据分子量大小可将其分为多种规格，如 K30、K60、K90 等，K30（分子量 38 000 Da）是最常用的型号。对湿热敏感的药物，常采用 3%~15%的乙醇溶液制粒，其可以降低干燥温度。本品也适于疏水性物料并可改善药物的润湿性，常用于泡腾片及咀嚼片的制粒，也可用作粉末直接压片的干黏合剂，但是本品吸湿性强。

3. 纤维素衍生物　系将天然的纤维素经处理后制得的纤维素的各种衍生物。

（1）羟丙基甲基纤维素（hydroxy propyl methyl cellulose，HPMC）：为白色或类白色纤维状或颗粒状粉末，为 2-羟丙基醚甲基纤维素。在无水乙醇、乙醚或丙酮中几乎不溶，在冷水中溶胀成澄清或微混浊的胶体溶液。本品根据分子量和黏度不同分为多种型号，如 E5、K4MP、K15MP、K100MP 等。制备羟丙基甲基纤维素水溶液时，先将羟丙基甲基纤维素加入热水（80~90℃）中分散、水化，然后降温，搅拌使其溶解。

（2）甲基纤维素（methylcellulose，MC）：系甲基醚纤维素。本品为无臭、无味、白色或类白色的纤维状或颗粒状粉末，不溶于无水乙醇、三氯甲烷或乙醚，在冷水中溶胀成澄清或微混浊的胶状溶液。使用时，先将甲基纤维素分散于热水中，然后冷却、溶解。

（3）羟丙基纤维素（hydroxypropyl cellulose，HPC）：为白色或类白色的粉末或颗粒，分子量范围为 50 000~1 250 000 Da。在低于 38℃的水中,可形成润滑透明的胶体溶液。羟丙基纤维素在热水中几乎不溶,在 40~45℃条件下可形成高度溶胀的絮状沉淀。本品可溶于甲醇、乙醇、丙二醇等。2%~6%的羟丙基纤维素溶液可用于湿法制粒,干品用作粉末直接压片的干黏合剂。

(4) 羧甲基纤维素钠(carboxymethyl cellulose sodium,CMC-Na):为纤维素在碱性条件与一氯乙酸钠作用生成的羧甲基纤维素钠盐,为白色至微黄色纤维状或颗粒状粉末。在水中先溶胀再溶解,在乙醇、乙醚或三氯甲烷中则不溶。本品具有吸湿性,在贮存过程中会影响片剂的硬度及崩解性。常用于可压性较差的药物压片。

4. 糖浆、炼蜜、饴糖、液状葡萄糖　这 4 种黏合剂性质相似,黏性很强,适用于纤维性强、质地疏松或弹性较大的动物组织类药物。

(1) 糖浆:常用浓度为 50%~70%,黏性强,不宜用于酸性或碱性较强的处方中,以免糖浆生成转化糖,增加颗粒的引湿性。

(2) 炼蜜:指经过加热熬炼的蜂蜜,常根据处方中物料黏性特点配制成不同浓度的炼蜜进行制粒,多用于含有生药原粉的中药片剂。

(3) 饴糖:俗称麦芽糖,常用浓度为 25%或 75%,呈浅棕色稠厚液体,不宜用于白色片剂,制成的颗粒不易干燥,压成的药片易吸潮。

(4) 液状葡萄糖:系淀粉不完全水解产物,含糊精、麦芽糖等。常用浓度为 25%或 50%。本品对易氧化的药物有一定的稳定作用。本品有引湿性,易吸潮。

5. 阿拉伯胶浆、明胶浆　两者的黏合力均大,压成的片剂硬度大,适用于在水中不需要崩解或延长作用时间的口含片等。

6. 其他　海藻酸钠、硅酸铝镁及聚乙二醇等。

此外,中药稠膏具有一定的黏性,在处方中可起到药辅合一的作用。

三、崩解剂

崩解剂(disintegrant)是加入处方中促使制剂迅速崩解成小颗粒的辅料。其主要作用是消除因黏合剂或高度压缩而产生的结合力,从而使片剂在水中崩解。当崩解剂接触水分、胃液或肠液时,其吸收液体膨胀或形成凝胶引起片剂结构的改变,使片剂从完整的片状物崩解成细小颗粒,增大了比表面积,从而促进药物的溶出,有利于主药吸收。除了缓(控)释片、口含片、咀嚼片、舌下片外,一般均需要加入崩解剂。

(一) 常用崩解剂

1. 干淀粉(dry starch)　是一种经典的崩解剂。干淀粉的吸水性较强,其吸水膨胀率为 186%左右。用前将其在 100~105℃下干燥 1 h,使含水量在 8%以下。干淀粉适用于水不溶性或微溶性药物的片剂,而对易溶性药物的崩解作用较差。淀粉的可压性、流动性不好,用量过多会使颗粒的流动性降低并且影响片剂的硬度。

2. 羧甲基淀粉钠(sodium starch glycolate,CMS-Na)　为白色或类白色粉末,不溶于乙醇,吸水膨胀作用显著,其吸水后膨胀率约为原体积的 300 倍,是一种“超级崩解剂”。常用作不溶性药物和可溶性药物的崩解剂,既可用于粉末直接压片,又可用于湿法制颗粒压片,用量百分比常为 2%~6%。

3. 低取代羟丙基纤维素(low-substituted hydroxypropyl cellulose,L-HPC)　L-HPC 为白色或类白色粉末,在乙醇、丙酮或乙醚中不溶。根据粒径的大小和取代的不同可将其分为多种型号。L-HPC-11 中等取代,粒径最大,常用于粉末直接压片的崩解剂。L-HPC-21 主要用于湿法制粒片剂的黏合剂和崩解剂。由于表面积和孔隙率很大,具有快速吸水溶胀的性能,吸水后体积膨胀,吸水膨胀率为 500%~700%,也是一种“超级崩解剂”。

4. 交联聚维酮(crospovidone,PVPP)　为白色或类白色粉末,具有吸湿性。不溶于水和常用有机溶剂,但在水中迅速表现出毛细管活性和优异的水化能力,无凝胶倾向。交联聚维

—•笔记栏•—

酮的崩解性能优越，具有“超级崩解剂”之称。粉末直接压片和干法或湿法制粒压片工艺中使用浓度为2%~5%。

5. 交联羧甲基纤维素钠(croscarmellose sodium，CCNa)　为白色或类白色粉末，具吸湿性。本品在水中溶胀并形成混悬液，膨胀为原体积的4~8倍，在无水乙醇、乙醚、丙酮或甲苯中不溶。与吸湿性辅料合用时(如山梨醇)，可使本品的崩解作用稍微降低。本品可用于粉末直接压片和湿制粒法压片，也是一种“超级崩解剂”。

6. 泡腾崩解剂(effervescent disintegrants)　是专用于泡腾片的崩解剂，主要为有机酸(如枸橼酸、酒石酸等)和碱式碳酸(氢)盐(如碳酸钠、碳酸氢钠等)组成的混合物。遇水时可生成并释放大量的二氧化碳气体，使片剂崩解。

7. 表面活性剂(surfactant)　能增加片剂的润湿性，使水分借毛细管作用迅速渗透到片芯起崩解作用，为崩解辅助剂。本品可用于疏水性或不溶性药物。常用的表面活性剂有聚山梨酯-80、十二烷基硫酸钠等，用量百分比一般为0.2%。

（二）片剂的崩解机制

1. 毛细管作用　崩解剂在片剂中形成易被水润湿的毛细管孔道，接触水后，水随毛细管迅速进入片剂内部，促使崩解，如淀粉及其衍生物、纤维素类衍生物。

2. 膨胀作用　崩解剂自身具有吸水膨胀性，可促使片剂崩解，如羧甲基淀粉钠、低取代羟丙基纤维素。

3. 产气作用　由于化学反应产生气体而崩解。

4. 酶解作用　由于某些酶对某些辅料有酶解作用，当它们在同一处方中时，遇水即能迅速崩解。常用的黏合剂及其相应作用的酶有淀粉与淀粉酶、纤维素类与纤维素酶、蔗糖与转化酶等。

5. 润湿热　物料在水中产生溶解热时，片剂内部残存的空气膨胀，促使片剂崩解。

（三）影响片剂崩解的因素

1. 颗粒的硬度　颗粒的硬度小，易在压片过程中被压碎，从而减小片剂孔隙率和孔隙径，透入水量少，崩解较慢。

2. 压片力　压力越大，片剂孔隙率及孔隙径越小，透入水量和孔道长度均变小，致片剂崩解较慢。

固体表面上液滴的润湿与接触角图示

3. 表面活性剂　当接触角θ大于90°时，$\cos\theta$为负值，水分不能透入片剂的孔隙中，即片剂不能被水所润湿，难以崩解。加入表面活性剂，改善其润湿性，降低其接触角θ，使$\cos\theta$值增大，加快片剂的崩解。但易被水润湿的药(θ较小)，加入表面活性剂，降低了液体的表面张力，不利于水分的透入，因此，不是任何片剂加入表面活性剂都能加速其崩解。

4. 润滑剂　疏水性润滑剂使接触角θ增大，水分难以透入，造成崩解迟缓。

5. 黏合剂　黏合剂的用量越大，黏合力越大，片剂的结合力越强，崩解时间越长。不同类型黏合剂的黏度强弱顺序：动物胶(如明胶)>树胶(如阿拉伯胶)>糖浆>淀粉浆。

6. 崩解剂及其加入方法　不同的崩解剂也会影响片剂的崩解速率，如低取代羟丙基纤维素和羧甲基淀粉钠崩解效果较好。

崩解剂的加入方法分为内加法、外加法和内外加法。不同的加入方法会影响片剂的崩解速度，一般崩解速度：外加法>内外加法>内加法，可根据具体实验来确定采用何种方法。

(1) 内加法：在制粒之前加入，片剂的崩解将发生在颗粒内部。

(2) 外加法：在制粒之后加入，片剂的崩解将发生在颗粒之间。崩解速度较快，但崩解后往往呈颗粒状态，药物的溶出速率较慢，且外加的辅料不宜过多，否则有可能影响分散片的硬度和脆碎度。

(3) 内外加法：将内加和外加两种方法结合，使片剂的崩解发生在颗粒之间和颗粒内部，更利于提高分散片崩解速度和分散均匀性。对于黏性较大、遇水不易分散的中药提取物，常采用内外加法效果较理想。

7. 贮存条件　贮存环境的温度、湿度会影响片剂崩解。如果环境湿度过高，崩解剂因片剂吸湿，则无法发挥其崩解作用，片剂的崩解因此变得比较迟缓。

四、润滑剂

广义的润滑剂(lubricant)包括助流剂、抗黏剂和润滑剂。其中，助流剂为降低颗粒之间摩擦力，从而改善粉体流动性的物质；抗黏剂为防止原辅料黏于冲头表面的物质；润滑剂是降低药片与冲模孔壁之间摩擦力的物质。

润滑剂可分为以下 3 类。

(一) 疏水性及水不溶性润滑剂

1. 硬脂酸镁(magnesium stearate)　为白色细粉，触摸有细腻感，堆密度低，比表面积大，易附于颗粒表面，可减小颗粒与冲模之间的摩擦力，为优良的润滑剂。用量百分比常为 0.1%~1%，硬脂酸镁呈疏水性，能阻滞药物从片剂中溶出，因此，处方中尽可能使用最低浓度。此外，随着硬脂酸镁与片剂颗粒混合时间的延长，药物的溶出速度及片剂的破碎强度会降低，故应谨慎控制混合时间。

2. 滑石粉(talc)　是经过纯化的含水硅酸镁，为白色或类白色结晶性粉末，是优良的助流剂和抗黏剂。用量百分比常为 0.1%~3%，最多不要超过 5%，过量时流动性反而差。

3. 氢化植物油(hydrogenated vegetable oil)　由精制植物油经催化氢化制得。本品为白色或黄白色细粉，用量百分比为 1%~6%。一般将其溶于轻质液状石蜡，然后喷于干颗粒上，以利于均匀分布，常与滑石粉合用。

(二) 亲水性及水溶性润滑剂

1. 聚乙二醇　具有良好的润滑效果，常用 PEG 4000、PEG 6000。本品为水溶性润滑剂，与疏水性润滑剂相比较，并不增强片剂表面的疏水性，因此不会影响片剂的崩解和溶出。

2. 十二烷基硫酸钠(sodium lauryl sulfate)　为白色至淡黄色结晶或粉末。在粉末处理中具有抗静电和良好的润滑作用，且由于其为阴离子型表面活性剂，能够促进片剂的崩解和药物的溶出。

(三) 助流剂

助流剂可黏附在颗粒或粉末的表面，改善颗粒表面的粗糙程度，降低颗粒间的摩擦力，从而改善流动性。

1. 微粉硅胶(colloidal silicon dioxide)　白色，无臭无味，比表面积大，触摸有细腻感，是良好的助流剂。本品几乎不溶于有机溶剂和水，在水中呈胶态，也可用作片剂的崩解剂。本品可用于粉末直接压片，用量百分比为 0.1%~0.3%。

2. 氢氧化铝凝胶　为极轻的凝胶粉末，呈极细小的球状，表面积大，有良好的可压性，可作为粉末直接压片的助流剂和干黏合剂。

五、其他片剂辅料

(一) 着色剂

着色剂又称色素或染料，是在制剂中加入的着色物质，目的为美化制剂外观、使制剂成品的色泽一致、作为区别药品的标志。使用的色素包括天然色素和人工合成色素，均应无毒、稳定，色素的最大用量百分比一般不超过 0.05%，应注意在干燥的过程中，某些染料有向颗粒表面迁移的倾向，如苋菜红、柠檬黄等。

(二) 矫味剂

矫味剂用于掩盖药物的不良味道或改进制剂的气味。在药物制剂中添加矫味剂，可以提高病患对药物的顺应性，保证治疗的正常进行和达到药物的正常疗效，如枸橼酸等。

新型预混辅料

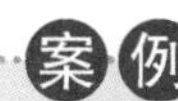

虽然辅料自身不产生药效作用，其在制剂中“只作为配角”，但实际上，在片剂处方优化设计中，辅料发挥着至关重要的作用，其不仅可以改善片剂中主药的粉体学性质，还会影响片剂的安全性。例如，1968 年澳大利亚生产的苯妥英钠片剂在患者服用后效果非常好。后来有人将处方中的辅料硫酸钙改为乳糖，其他保持不变，临床应用相同剂量，结果连续发生中毒事件。后经研究发现，由于硫酸钙对主药苯妥英钠有一定吸附作用，更改处方后制得的片剂，增加了苯妥英钠在胃肠道中的溶出度，使吸收增多，由于苯妥英钠的治疗窗较窄，血药浓度超过最低中毒浓度，导致发生中毒事件。

问题：

1. 即将成为医药工作者的同学们，从该事件中有哪些启发与经验教训？
2. 在片剂处方设计中，我们应注意什么？

第三节 片剂的制备

片剂的制备通常包括直接压片法和颗粒压片法两种，后者根据制颗粒方法的不同，又可分为湿法制粒压片和干法制粒压片，其中应用较广泛的是湿法制粒压片。

一、原辅料的处理

1. 中药原料的处理　中药材种类繁多，性质各异，有效成分复杂，因此需要经适当处理后投入生产。中药原料预处理的目的：① 去粗取精，缩小体积，减少服用量。② 方便操作，便于生产。③ 有选择地保留少量非有效物质和成分，起到赋形剂的作用。中药原料处理的一般原则有如下几点。

（1）按处方选用合格的药材，将其经过适当清洗、浸润、切制、选制、炒制、干燥等，加工成具有一定质量规格的中药材中间品或半成品。

（2）生药原粉入药：① 根据饮片质地，以生药粉末原形直接入药，如含淀粉较多的药物（山药、桔梗等）可粉碎作崩解剂或稀释剂。② 贵重药（如牛黄、麝香等）、剧毒药（如雄黄等）、含挥发性和受热易分解的成分的药物（如木香等）及矿物类药物（如石膏等）。一般粉碎成 100 目左右的细粉。

（3）中药饮片须经过浸提、分离、精制处理，尽量除去无效物质，保留有效成分，以缩小体积，减少服用量。

根据处方中药粉量，中药片剂中的稠膏一般浓缩至相对密度为 1.2～1.3 或相对密度为 1.1 左右的稠膏，可将药粉喷雾干燥或减压干燥成干浸膏。

2. 化学药品原、辅料的处理　某些结晶性或颗粒状的原辅料，若大小合适并易溶于水，可直接过筛使成均匀颗粒或经干燥加适量润滑剂即可压片；若大小不适，应粉碎，细度一般为通过五至六号筛，以便混匀。剧毒药、贵重药及有色的原、辅料宜粉碎得更细。对热不稳定的药物宜低温干燥。

二、片剂制备方法分类

（一）片剂制备工艺流程图

通常，片剂的制备包括有直接压片法和颗粒压片法两大类，目前以颗粒压片法应用最多。颗粒压片法又可分为湿法制粒压片法和干法制粒压片法。直接压片法分为粉末直接压片法和半干式颗粒压片法。其中应用较广泛的是湿法制粒压片。制备片剂的各种工艺流程如图 14－1 所示。

—•笔记栏•—

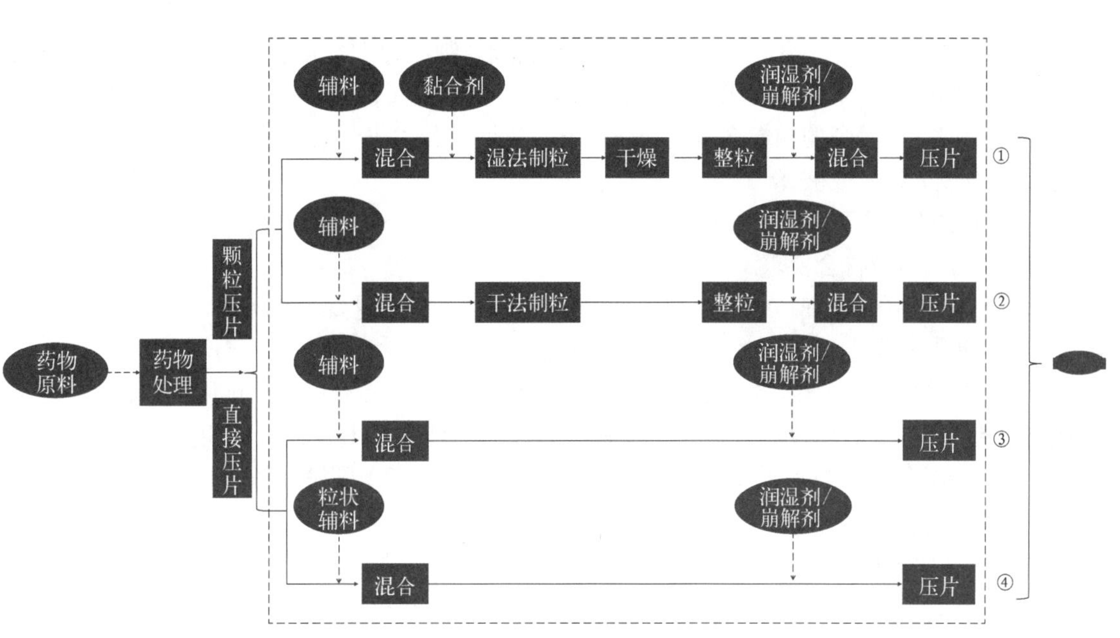

图 14-1　片剂的制备工艺流程图

① 湿法制粒压片法；② 干法制粒压片法；③ 粉末直接压片法；④ 半干式颗粒压片法

(二) 湿法制粒压片法

湿法制粒压片法是在原辅料经湿法制粒后进行压片的方法。经湿法制粒得到的颗粒粒度均匀、流动性好、可压性好。因此，湿法制粒压片是应用最广泛的一种制粒压片法。但其不适用于热敏性、湿敏性、极易溶性物料的制粒。

1. 制湿颗粒　大多数片剂都采用先制成颗粒后再进行压片。制颗粒可增加物料的流动性，改善可压性，避免粉末分层及黏冲等现象。

制颗粒的方法，根据对中药原料处理方法的不同，可分以下 4 类。

(1) 药材全粉制粒法：系将处方中全部药材细粉混匀，加适量的黏合剂或润湿剂制粒的方法。黏合剂的用量与原料的理化性质及黏合剂本身的黏度皆有关，若原料为质地疏松、干燥及黏性较差的细粉末，应酌量增加黏合剂的用量。一般黏合剂用量多、混合时的强度大、混合时间长，所制得的颗粒密度大或硬度大。本法适用于剂量小的贵重细料药、毒性药及几乎不具有纤维性的药材细粉制片。本法须注意药材饮片的净化与灭菌，使之符合卫生标准。

(2) 部分药材细粉与稠浸膏混合制粒法：系将处方中一部分药材提取制成稠浸膏，另一部分药材粉碎成细粉，两者混合后直接制粒的方法。本法可根据药材粉末及稠浸膏的物料性质确定细粉与稠浸膏用量，同时还应考虑制成片剂后的崩解速度。本法中稠浸膏与药材细粉既是治疗药物，又分别起到稀释剂、崩解剂和黏合剂的作用，节省辅料，药辅合一。因此，本法在中药片剂制备中应用较多。

(3) 全浸膏制粒法：系将处方中所有药材提取制成浸膏再制粒的方法。制备干浸膏的方法常用减压干燥和喷雾干燥。采用全浸膏制粒法有以下 3 种情况：① 干浸膏直接粉碎成颗粒，本法适用于黏性适中、吸湿性不强的干浸膏，制成的颗粒应可通过二至三号筛，避免压片时产生花斑、麻点。② 干浸膏粉制粒，本法是将干浸膏粉碎成细粉，过五至六号筛，加适量辅料，制颗粒，适用于黏性较大的干浸膏。③ 稠浸膏制粒，将药物提取物浓缩至一定相对密度，加入辅料后制颗粒。全浸膏片因不含中药细粉，服用量少，易达到卫生标准，尤其适用于有效成分含量较低的药物，但所制得的片剂有易吸湿、黏性大等缺点。

(4) 提纯物制粒法：将提纯物细粉(有效成分或有效部位)与适量辅料制成颗粒的方法。

—•笔记栏•—

2. 湿颗粒的干燥　为避免颗粒结块或受压变形，制成湿颗粒后，应立即干燥。干燥温度由原料性质而定，通常干燥温度以60~80℃为宜。干燥温度过高可使含有淀粉的颗粒糊化，片剂崩解时间延长，含浸膏的颗粒会软化结块。含挥发性及苷类成分的颗粒一般应控制在60℃以下，避免有效成分挥发或破坏。

3. 干颗粒的质量要求　颗粒除必须具有适宜的流动性和可压性外，要符合以下要求。

（1）主药含量应符合要求。

（2）含水量均匀、适宜。中药片剂品种不同，干颗粒的含水量要求也不同，一般为3%~5%，含水量太高颗粒易发生黏冲，太低则不利于压片。

（3）颗粒的大小、松紧及粒度适当。颗粒大小应根据片重及药片直径选用。中药片一般选用通过二号筛或更细的颗粒。干颗粒的松紧影响片剂的外观。干颗粒应由粗细不同的颗粒组成，小颗粒填充于大颗粒间，片重差异小，一般干颗粒中20~30目粉粒的占比以20%~40%为宜，且无通过六号筛的细粉。

4. 干颗粒压片前的处理

（1）整粒：是制粒之后的一道工序。干燥过程中，部分颗粒可能彼此粘连结块，因此要对干燥后的颗粒进行整粒，以得到大小均匀一致的颗粒。若干颗粒较疏松，则宜用较粗的筛网，以免破坏颗粒和增加细粉；若干颗粒较粗硬，则可用较细的筛网。整粒常用12~20目的筛网，与制粒筛相同或小2目。

（2）配粒：又称总混，将处方中挥发性物质、液体组分、崩解剂及润滑剂等加入颗粒中混匀的操作。

1）挥发油或挥发性物质：挥发油可加在润滑剂与颗粒混合后筛出的部分细粒中，或加入从干颗粒中筛出的部分细粉中，再与全部干颗粒混匀。若挥发性组分为固体（如薄荷脑）或量较少时，可用适量乙醇溶解，再喷入干颗粒中，混匀后，密闭数小时，使挥发性药物均匀渗入颗粒。挥发油含量超过0.6%时，常需要加适量吸收剂将挥发油吸收后，再混合压片；亦可将挥发油微囊化或制成环糊精包合物后加入干颗粒中，此法既便于压片又可以减少挥发性成分的损失。

2）加润滑剂与崩解剂：润滑剂常在整粒后用六号筛筛入干颗粒中混匀。崩解剂外加时应先干燥过筛，再加入干颗粒中充分混匀，也可将崩解剂及润滑剂与干颗粒一起加入混合器中进行总混合。然后抽样检查，测定主药含量，计算片重。

（三）干法制粒压片法

干法制粒压片法指不用润湿剂或液态黏合剂而制成颗粒进行压片的方法，可用于热敏性物料、遇水不稳定的药物及压缩易成型的药物。其特点是方法简单、省工省时。常用的干法制粒方法主要有滚压法制粒和重压法制粒（详见第十二章第二节的内容）。

（四）粉末直接压片法

粉末直接压片法指药物粉末与适宜的辅料混合后，不经制粒而直接压片的方法。该法不需要制粒，节能省时，有利于片剂生产的连续化和自动化。适于对湿热不稳定的药物。由于绝大多数药物粉末或辅料不具有良好的流动性和可压性，故在一定程度上限制了粉末直接压片法的应用。可从以下两个方面考虑改进。

1. 改善压片物料的性能　粉末直接压片法要求药物粉末具有良好的可压性和流动性。当主药含量较高时，一般可通过重结晶法、喷雾干燥法等改变药物粒子大小及其分布，或改变粒子形态等以改变药物流动性和可压性。若主药含量较低（在25 mg以下），可选用流动性和可压性良好的辅料，以弥补药物粉体特性的不足。常用于粉末直接压片的辅料有微晶纤维素、预胶化淀粉、喷雾干燥乳糖、微粉硅胶等。

2. 压片机械设备的改进　为适应粉末直接压片的需要，对压片机可从3个方面加以改进：① 改善饲粉装置；② 增加预压机件，改进设备增加预压过程（即改为二次压制），并有利于排出粉末中的空气，减少裂片、增加片剂的硬度；③ 改进除尘机构，可安装自动密闭加料设备，以克服药粉加入料斗时的飞扬。

（五）半干式颗粒压片法

半干式颗粒压片法指将药物粉末和预先制好的辅料颗粒（空白颗粒）混合进行压片的方法。该法实际上是上述 3 种压片法的综合应用，适用于对湿热敏感、不宜制粒、压缩成型性差的药物。

三、压片与压片设备

（一）片重计算

干颗粒经整粒和质量检查之后，如符合要求，即可计算片重后进行压片。

（1）投料规定了每批药料应制的片数及每片重量时，则干颗粒总重量（主药加辅料）应等于片数乘片重，片重可按式（14－1）计算：

$$片重=\frac{干颗粒重+压片前加入的辅料重}{理论片数} \qquad (14-1)$$

（2）中药片剂试制过程中，处方药料的片数与片重未定时，可按式（14－2）计算片重：

$$单服颗粒重=\frac{干颗粒总重量(g)}{单服次数}=片重\times单服片数 \qquad (14-2)$$

（3）已知每片主药含量时，可通过每片含主药量除以颗粒中主药含量确定片重。

（二）压片机

压片机包括单冲压片机和旋转式压片机。

1. 单冲压片机　图 14－2A 为单冲压片机的主要结构示意图，基本结构有加料斗、饲料器、上冲、下冲、模圈、片重调节器、出片调节器、压力调节器等结构。片重调节器连接在下冲，位置越低模孔中容纳的颗粒越多，片重越大。出片调节器调节下冲抬起的高度，使之恰好与模圈的上缘相平，从而把压成的片剂顺利地顶出模孔；压力调节器负责调节上冲下降的高度，上、下冲头在冲模中的距离越近，颗粒受压越大。反之，则受压越小。单冲压片机的设备图和压片过程分别见图 14－2B 和图 14－3。

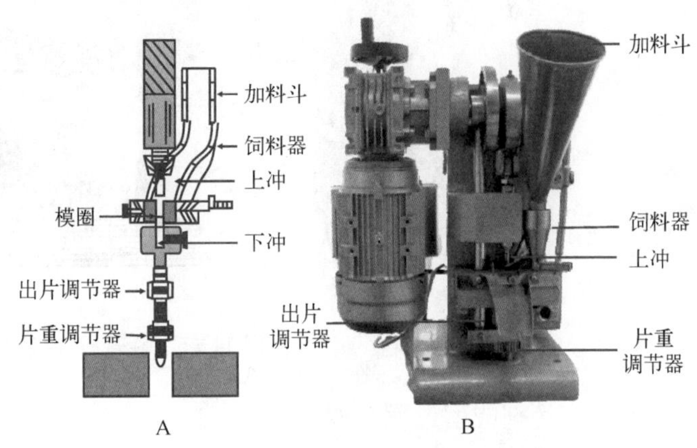

图 14－2　单冲压片机的主要结构

A. 示意图；B. 设备图

单冲压片机的产量为每分钟 80～100 片，仅适用于很小批量的生产和实验室试制，可以压制圆形片、异形片和环形片等。

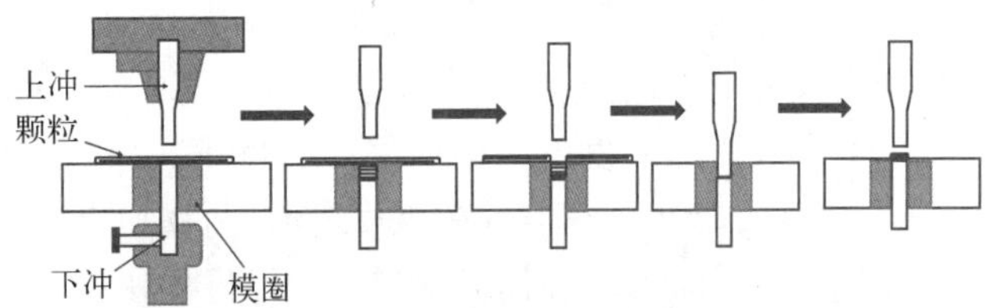

图 14－3　单冲压片机的压缩过程

2. 旋转式压片机　是目前生产中应用较广的一种压片机，结构示意图如图 14－4 所示。

旋转式压片机主要工作部分包括机台、压轮、片重调节器、压力调节器、加料斗、刮粉器、吸尘器和保护装置等组成。旋转式压片机有多种型号，按冲头数有 16 冲、19 冲、27 冲、33 冲、55

—•笔记栏•—

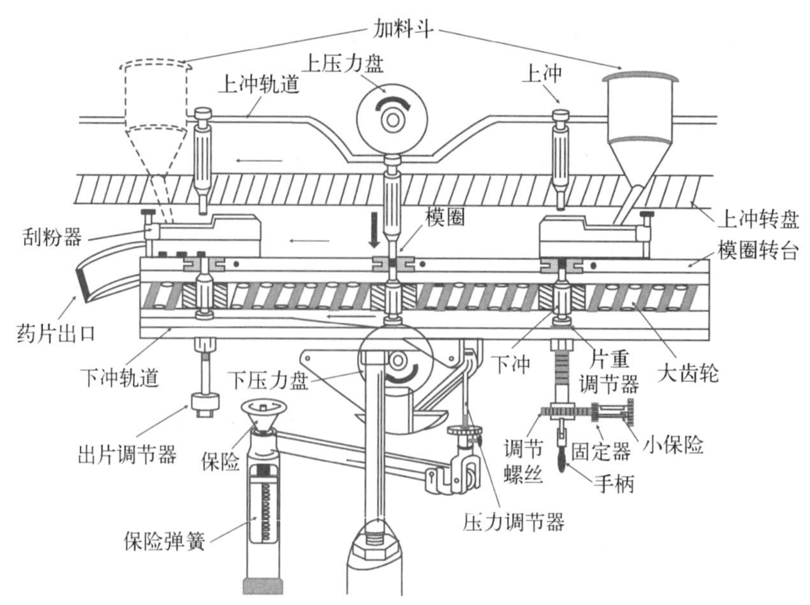

图 14－4 旋转式压片机压片过程示意图

冲、75 冲等型号。按流程分为单流程和双流程，单流程仅有一套上、下压轮，旋转一周每个模孔仅压出一个药片；双流程有两套上、下压轮，中盘转动一周，每副冲压制两个药片。目前，压片机的最大产量可达 80 万片/h。图 14－5 为旋转压片机设备图。

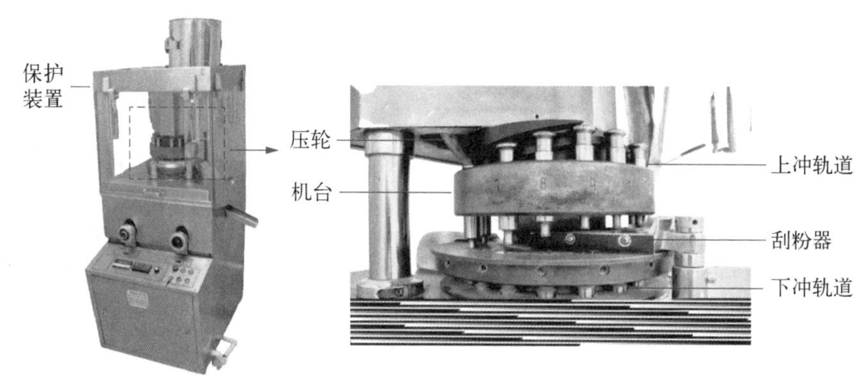

图 14－5 旋转压片机设备图

（三）片剂成型过程与原理

1. 片剂成型过程

（1）在压力下颗粒首先发生相对移动或滑动，从而排列得更加合理，然后颗粒被迫发生塑性或弹性形变，使体积进一步变化。

（2）部分颗粒破碎生成大量新的细小颗粒，具有巨大的表面积与表面能，因此表现出较强的结合力及静电作用力，促使颗粒结合成具有一定孔隙率的片剂。

（3）颗粒受压后发生熔融现象，压力解除后形成固体桥。

2. 片剂的成型原理 在压片之前，药物粉末或颗粒呈疏松状态，颗粒间存在许多间隙，间隙内充满空气，压片时，在压片力作用下，药物颗粒（粉末）发生一系列的移动、破碎、变形等变化，最后结合成较坚实的片剂。这一过程归纳起来主要有以下几种机制。

（1）粒间力：当药物颗粒被压缩时，出于受压变形或破碎，同时相互被挤压而使粒间距离缩短，接触面积增大，粒子间范德瓦尔斯力增大而发挥作用。

（2）水分的作用：亲水性药物可与水结合形成一层厚度约为 3 nm 水膜，在颗粒接触面上有润滑作用，使颗粒活动性增强，填装更紧密。另外，水膜还可以增强颗粒在压片下的可塑性。

—•笔记栏•—

(3) 毛细管作用：颗粒间隙中，毛细管在挤压后力图复原而产生很强的吮吸力，使管壁收缩，增强片剂的黏合性。

(4) 固体桥的形成：原料由于受压产热，使局部温度升高，产生熔融或可溶性成分的重结晶，压力解除后在粒子间形成固体桥，将相邻粒子连接而成型。

(5) 氢键作用：部分原料或辅料由于氢键作用而相互结合，如微晶纤维素。

(四) 片剂成型的影响因素

1. 物料可压性　即比较物料的塑性与弹性。塑性比较大时物料可压性好，弹性大时可压性差。弹性大小用弹性复原率来表示，即：

$$弹性复原率 = (H_t - H_0)/H_0 \times 100\% \tag{14-3}$$

式中，H_0 为加压状态下的片剂的高度，H_t 为压力解除后片剂的高度。

2. 药物的熔点及结晶形态　药物的熔点低有利于固体桥的形成，即有利于片剂成型。立方晶系对称性好，表面积大，易压缩成型。

3. 黏合剂与润滑剂　黏合剂用量大则片剂容易成型，但用量过大可造成片剂硬度大，使其崩解、溶出困难；疏水性润滑剂用量过多可使粒子间的结合力减弱，造成片剂的硬度降低。

4. 水分　颗粒中含有适量的水分或结晶水有利于片剂的成型，但含水量过多会造成黏冲现象。

5. 压力　一般情况下，片剂的硬度会随压力增加而增大，但当压力超出一定范围后，压力对片剂硬度的影响减小。另外，加压时间延长有利于片剂的成型。

四、压片过程中常见问题与解决办法

(一) 松片

松片指片剂硬度不够，对片剂稍加触动即散碎的现象。产生松片的主要原因是黏合力差、压力不足等，具体原因和解决办法如下：

1. 物料质地　① 原料中含纤维类、动物角质类或矿物类药成分较多时，易导致物料缺乏黏性且发生弹性形变，致使颗粒松散不易压片；② 若原料中含挥发油、脂肪油较多时，易引起松片，可加适当吸收剂(如碳酸钙、磷酸氢钙和氢氧化铝凝胶粉等)吸油，也可制成微囊或包合物等；③ 润湿剂、黏合剂选择不当或用量不足，致使压片物料细粉过多；④ 质地疏松，流动性差，致填充量不足而产生松片。以上情况建议将原料粉碎成细粉，过六号筛，选用适量润湿剂或黏性较强的黏合剂重新制粒。

2. 含水量　压片的颗粒应有适宜含水量，含水量适宜，颗粒可塑性大，片剂硬度较好。如颗粒过干，颗粒受压时弹性形变较大，片子硬度较差；但颗粒含水量过多，压片时易黏冲。

3. 制剂工艺　由于制剂工艺导致松片的原因有：① 制粒时乙醇浓度过高，润滑剂、黏合剂选择不当；② 浓缩温度过高，浸膏炭化导致黏性降低；③ 浸膏粉碎粒度较大导致黏性小；④ 片剂露置过久吸水膨胀等。可根据上述产生松片的具体原因针对性解决。

4. 压片机　冲头不平整导致颗粒所受压力不同，或下冲下降不灵活导致模孔中颗粒填充不足也会产生松片。压力过小或受压时间过短，常引起松片。

(二) 黏冲

片剂表面被冲头黏去，造成片剂表面有缺损的现象称为黏冲。产生黏冲的原因有：① 颗粒湿度大或易吸湿；② 润滑剂用量不足或选用不当；③ 冲模表面粗糙、锈蚀或刻字等。可根据上述产生黏冲的具体原因针对性解决。

(三) 裂片

片剂在压制过程中受到震动或经放置一段时间后，片剂发生开裂的现象，称为裂片。若从腰间裂开称为腰裂；若从顶部裂开称为顶裂。其产生的主要原因是物料压缩成型性差或压片工

—•笔记栏•—

艺参数不当。其可导致片剂内部压力分布不均,引发在应力集中处裂片,其产生原因及解决方法如下:

1. 处方因素

(1) 若黏合剂、润湿剂使用不当或用量不足导致黏合力不够、细粉过多、颗粒过粗或过细等,可选择适宜的塑性药用辅料,如低取代羟丙基纤维素、乳糖、微晶纤维素、预胶化淀粉等。

(2) 原料中油类成分较多或药物含纤维成分较多时,可压性差,可分别加吸收剂或糖粉予以克服;另外,提纯片原料的可压性与其晶型有关,凡属立方形的晶体一般可直接压片,而鳞片状、针状及球形晶体不易直接压片,应粉碎成细粉后经湿法制粒后压片。

(3) 颗粒太干、含结晶水药物失去过多水分造成裂片。颗粒中含有适量水分能增加脆碎粒子的塑性形变,减少弹性形变,增加片剂硬度,此为片剂压缩成型的基本条件;如果水分含量太低,压片时物料间黏性降低,易引起裂片。

(4) 润滑剂(硬脂酸镁)使用过量,减弱了颗粒间的黏合力,也可引起裂片。

2. 工艺因素

(1) 单冲式压片机因压力分布不均匀,比旋转式压片机易出现裂片。

(2) 压片速度过快(空气来不及逸出或塑性形变不充分)易造成裂片,可通过调节压片速度或进行二次压缩压片克服。

(3) 凸面片剂应力集中,一般比平面片剂易出现裂片。

3. 压片机因素

(1) 冲模不合要求,如模圈使用时间久因摩擦而造成中间孔径大于口部直径,片剂顶出时易裂片。

(2) 冲头磨损向内卷边,上冲与模圈不吻合,压力不均匀,使片剂部分受压过大而造成顶裂,可更换冲模予以解决。

(四) 片重差异超限

片重差异超限指片剂重量差异超过《中国药典》规定的限度,其产生的原因有颗粒粗细相差悬殊或流动性差致使压片时颗粒填充不均、刮粉器与模孔的吻合性差等。可通过适量增加润滑剂,制备粒度均匀的颗粒等方式解决。

(五) 崩解超限

崩解超限指片剂崩解时间超过《中国药典》规定的时限,其产生的主要原因有: ① 压力过大,片剂内部空隙小,影响水分渗入;② 黏合剂用量过多或疏水性润滑剂用量太多;③ 崩解剂选用不当或用量不足导致的吸水膨胀能力差或对结合力的瓦解能力差;④ 含胶质、糖或浸膏的药片由于高温或吸湿导致的崩解超限。可通过减小压片力,筛选黏合剂、崩解剂的种类和用量,选择合适的贮存条件等方式解决。

(六) 变色或表面斑点

变色或表面斑点指片剂表面出现花斑或色差。其产生的主要原因为中药浸膏制成的颗粒过硬,有色颗粒松紧不匀,润滑剂未经过筛混匀及上冲涂抹的润滑油过多落入颗粒产生油点等。可通过将颗粒重新粉碎与适宜润湿剂充分混匀后重新制粒的方法解决。

(七) 引湿受潮

中药片剂由于含有易引湿成分(如蛋白质、黏液质、鞣质、树胶及无机盐等),易吸湿受潮、黏结甚至霉变。解决方法如下: ① 干浸膏中加入适量辅料(磷酸氢钙、氢氧化铝凝胶粉、淀粉、糊精、活性炭等)或加入部分中药细粉;② 优化提取、分离、纯化工艺,除去部分水溶性杂质;③ 将5%~15%的玉米朊乙醇液或聚乙烯醇溶液喷雾或混匀于浸膏颗粒中,干燥后压片;④ 将片剂包衣;⑤ 加强包装材料的防潮性。

五、实例

牛黄解毒片

【处方】 人工牛黄5 g,雄黄50 g,石膏200 g,大黄200 g,黄芩150 g,桔梗100 g,冰片25 g,甘草50 g。

【制法】 以上八味,雄黄水飞成极细粉;大黄粉碎成细粉;人工牛黄、冰片研细;其余黄芩等四味加水煎煮2次,每次2 h,合并煎液,滤过,滤液浓缩成稠膏,加入大黄、雄黄粉末,制成颗粒,干燥,再加入人工牛黄、冰片粉末,混匀,压制成1 000片(大片)或1 500片(小片),或包糖衣或薄膜衣,即得。

【功能与主治】 清热解毒。用于火热内盛、咽喉肿痛、牙龈肿痛、口舌生疮、目赤肿痛。

【用法与用量】 口服。小片一次3片,大片一次2片,一日2~3次。

【注解】

(1) 本方是清热解毒的名方,传统剂型为牛黄解毒丸,源于《咽喉脉证通论》。方中牛黄甘凉,清心泻火解毒,为君药。臣以石膏、大黄、黄芩,清中上焦热毒,其中石膏清胃泻火、除烦止渴;黄芩清热泻火解毒;大黄苦寒沉降,清热解毒、泻下通便,导火热之邪从大便而出;雄黄、冰片清热解毒、消肿止痛;佐以桔梗清利咽喉;使以甘草清热解毒,调和诸药。诸药相配,清热解毒,消肿止痛,通便泄热。

(2) 本品孕妇禁用,不宜与四环素、磷酸盐及硫酸盐类药物同用。

(3) 本品属半浸膏片,工艺为湿法制粒压片。处方中雄黄采用水飞粉碎,以降低As_2O_3的含量,使雄黄毒性降低;大黄直接粉碎成细粉于制粒前加入,可起到填充剂和崩解剂的作用;人工牛黄为贵重药,冰片具有挥发性,故研细后直接加入干颗粒中,混匀压片,以保证二味药在片剂中的含量,利于药效发挥;其他中药材采用水提工艺制备得到稠膏,以减少服用剂量,同时药辅合一,可起到黏合剂的作用。

(4) 采用稠膏与生药粉混匀制粒工艺,需要根据药材性质及出膏率决定需要粉碎的药味及其用量,目的是两者混匀后恰可以制成适宜软材。稠膏的相对密度与黏稠度、生药粉的吸水能力及吸水后的内聚性均会影响颗粒的制备、药物的混匀等。

穿心莲片

【处方】 穿心莲1 000 g。

【制法】 取穿心莲,85%乙醇热浸提取2次,每次2 h,合并提取液,滤过,滤液回收乙醇,浓缩至适量,干燥,加辅料适量,制颗粒,干燥,压制成1 000片(小片)或500片(大片),包糖衣或薄膜衣,既得。

【功能与主治】 清热解毒,凉血消肿。用于邪毒内盛、感冒发热、咽喉肿痛、口舌生疮、顿咳劳嗽、泄泻痢疾、痈肿疮疡、毒蛇咬伤。

【用法与用量】 口服。小片一次2~3片,大片一次1~2片,一日3次。

【注解】

(1) 穿心莲为爵床科植物穿心莲的干燥地上部分,二萜内酯类化合物(如穿心莲甲素、穿心莲内酯等)是其主要药效成分。

(2) 本品属全浸膏片。全浸膏片因不含药材细粉,服用量少,易达到卫生标准,尤其适用于有效成分含量较低的中药材制片。

(3) 本品制备工艺为湿法制粒压片。穿心莲采用热浸回流法得到浸膏,再浓缩、干燥得到干浸膏。

—•笔记栏•—

【思考】 中药全浸膏片在制备过程中易吸潮，造成制粒、压片、包衣困难，可以采取哪些方法解决中药全浸膏片的吸潮问题？

正清风痛宁片

【处方】 盐酸青藤碱 20 g。

【制法】 取盐酸青藤碱，粉碎成细粉，加淀粉或预胶化淀粉等辅料适量，混合均匀，制粒，干燥，压制成 1 000 片，包肠溶薄膜衣，即得。

【功能与主治】 祛风除湿，活血通络，消肿止痛。用于风寒湿痹病，症见肌肉酸痛、关节肿胀、疼痛、屈伸不利、僵硬、肢体麻木者及类风湿性关节炎和风湿性关节炎见上述证候者。

【用法与用量】 口服，一次 1~4 片，一日 3 次，2 个月为 1 个疗程。

【注解】

(1) 本品为盐酸青藤碱提纯物(含量不低于 97%)制备的提纯片，盐酸青藤碱为防己科植物青藤或毛青藤的藤茎中提取得到的单体生物碱。

(2) 本品用药剂量偏大，可引起皮疹，对胃有一定刺激性，制成肠溶片可减少其副作用。

【思考】 常用肠溶薄膜衣的衣膜材料有哪些？包肠溶薄膜衣的操作要点有哪些？

第四节 片剂的包衣

片剂包衣是在压制片(片芯或素片)表面包裹适宜材料的衣层或衣料的一种单元操作。被包的压制片称为片芯，包成的片剂称为包衣片。

一、片剂包衣的目的

包衣的主要目的：① 掩盖不良气味或苦味，提高患者依从性；② 避光、防潮，隔离空气，提高药物稳定性；③ 肠溶释放，降低药物对胃的刺激，避免被胃液或胃酶破坏；④ 缓释或控释，如通过对片剂包不同类型衣料，形成胃肠不同部位多元释放；⑤ 增强片剂美观度，便于识别。

二、片剂包衣的种类

根据包衣材料，包衣主要分为糖衣和薄膜衣，其中薄膜衣又包括胃溶型、肠溶型和水不溶型。

三、片剂包衣的质量要求

1. 片芯要求 除符合一般片剂质量要求外，片芯应为呈弧形而棱角小的双凸片或拱形片，以保证衣料能够全部覆盖于片芯表面；此外，硬度比一般片剂要大些，以免多次滚转时破碎而导致废片。同时，在包衣前应筛去碎片及粉。

2. 衣膜要求 衣层应均匀牢固，与片芯无化学反应，崩解度应符合相关规定，在较长的贮藏时间内保持光亮美观、色泽一致、无裂纹等。

四、片剂包衣的工艺与物料

(一) 糖衣

糖衣指以蔗糖为主要包衣材料的衣层。包糖衣技术是由糖果工艺中发展起来的，糖衣具有一定防潮、隔绝空气的作用，可掩盖不良气味、改善外观并易于吞服，但包衣时间长、包衣物料用量多，片剂增重多，影响药物释放，且防潮性能差，目前已逐渐被薄膜衣取代。

1. 包衣材料 常用的有糖浆、胶浆、滑石粉、白蜡等。

(1) 糖浆：主要用于黏合粉衣层与包糖衣层。通常用干燥粒状蔗糖新鲜制成浓度为 65%~

75%(g/g)的糖浆,保温使用。因其浓度高,衣层能很快析出蔗糖结晶,致密黏附在片剂表面。对于包有色糖衣,则需要在糖浆中加入可溶性食用色素(如柠檬黄、日落黄、胭脂红、苋菜红、姜黄、亮蓝和靛蓝等)配成有色糖浆。食用色素的用量百分比约为0.03%。

(2) 胶浆：主要用于包隔离层,保护含有酸性、易溶或吸潮成分的片芯。常用胶浆有15%明胶浆、35%阿拉伯胶浆、1%西黄蓍胶浆、4%白及胶浆及纤维醋法酯乙醇溶液等。

(3) 滑石粉：主要用于包粉衣层,使用前应过六号筛。

(4) 白蜡：多用作打光剂,以增加片衣亮度,提高防潮性能。常用四川产的白色米心蜡,又名虫蜡,也可用巴西棕榈蜡、蜂蜡等。使用前粉碎,过五号筛,备用。

2. 包衣工序　　糖衣包衣需要经历多个工序,各包衣工序目的不同,采用的材料也不同。其过程一般为隔离层→粉衣层→糖衣层→有色糖衣层→打光。根据具体需要,有的工序可以省略或合并。

(1) 包隔离层：指在片芯外层包防水隔离层,以防止糖包衣过程中水分侵入片芯。其目的在于：① 防止药物吸潮;② 防止因酸性药物促进蔗糖转化而造成糖衣破坏;③ 增加片剂硬度。主要材料通常为水不溶性成膜材料,如玉米朊、虫胶、纤维醋法酯乙醇溶液等,一般需要包3~5层,低温干燥30~50℃等,另加少量滑石粉。

(2) 包粉衣层：目的是消除片芯原有棱角,片面包平。主要材料是浓度为65%~75%(g/g)的糖浆和过100目筛的滑石粉。操作时糖浆和滑石粉间隔喷洒、40℃干燥,重复操作15~18次,直到片剂棱角消失。

(3) 包糖衣层：目的是利用糖浆在片剂表面缓缓干燥,蔗糖晶体相互连接形成坚实、细腻的薄膜,增加衣层的牢固性和美观度。除包衣物料仅用糖浆而不用滑石粉之外,包糖衣层与包粉衣层方法基本相同,操作时每次加入糖浆后先停止吹风,待片剂表面略干后再加热吹风,通常干燥温度约为40℃,包10~15层。

(4) 包有色糖衣层：目的是美观和便于识别。具体操作方法与上述包糖衣层类似,一般为8~15层。先用浅色糖浆,逐渐用深色糖浆。在此过程中,温度应逐渐下降至室温,含挥发油类或片芯本身颜色较深的片剂,均应包深色衣。

(5) 打光：指在片衣表面擦上极薄的一层虫蜡,其目的是使片衣表面光亮美观,同时有防潮作用。操作时将白蜡细粉加入包裹有色糖衣的片剂中,由于片剂间及片剂与锅壁之间摩擦作用,使糖衣表面光泽。

3. 包糖衣过程中可能出现的问题

(1) 糖浆粘锅：由糖浆量过多,黏性过大,搅拌不均匀所致。应保持糖浆含糖量恒定,用量适宜,锅温不宜过低。

(2) 糖浆不粘锅：锅壁表面的蜡未除尽时,可出现糖浆不粘锅的现象,应洗净锅壁或再涂一层热糖浆,撒一层滑石粉。

(3) 脱壳或掉皮：片芯未能及时干燥而产生掉皮现象。在包衣时应注意层层干燥。

(4) 片面裂纹：是糖衣片最常见的缺陷,残留过多的水分是导致裂片的主要原因。具体有如下几方面：① 糖浆与滑石粉用量不当,干燥温度过高,速率过快,粗糖晶析出而产生片面裂纹;② 衣层过脆,缺乏韧性,可通过加入塑性较强的材料或增塑剂改善;③ 在北方严寒地区可能由于片芯和衣层的膨胀系数差异较大,低温时衣层脆性过强所致,应注意贮藏温度。

(5) 花斑或色泽不均：产生的原因有以下几个。① 打光前片面不平整,粉衣层和糖衣层未包均匀,或粉衣层过薄,片面着色不均,可通过适当增加粉衣层厚度改善;② 有色糖浆用量过少,未搅拌均匀,则选用浅色糖浆,分散均匀;③ 衣层未打光,则应洗去蜡料,重新包衣;④ 中药片受潮稳定性下降,则调整处方或改善工艺。

(二) 薄膜衣

薄膜衣指在片芯上包一层较稳定的高分子聚合物衣膜。片剂包薄膜衣的目的在于防止空

—•笔记栏•—

气中湿气、氧气等侵入片剂,增加稳定性,并可掩盖不良气味。与糖衣相比,薄膜衣具有如下优点:① 操作简单,节省物料,工时短而成本低;② 衣层薄而牢固光滑,片衣仅增加 2%~44%,而糖衣片增重 50%~100%;③ 对片剂的崩解和溶出影响小;④ 片面可以印字,美观;⑤ 包衣操作自动化等。但进行薄膜衣包衣操作时有机溶剂不能回收,有害环境卫生和劳动保护。为此,可采用水分散体包衣法替代有机溶剂包衣法。另外,由于衣层薄,片剂原来的颜色不易完全掩盖,不如糖衣美观。在包薄膜衣前可以先在片芯上包几层粉衣层,消除片剂棱角和色泽差异,然后包薄膜衣,此法为糖衣和薄膜衣两种工艺的结合,生产上称半薄膜衣。

1. 薄膜衣材料　通常由成膜材料、增塑剂、释放速度调节剂、着色剂和掩蔽剂、溶剂及其他辅助材料等组成。薄膜材料必须具备的性能:① 能充分溶解或均匀分散于适宜的介质中,易于包衣操作;② 在规定的 pH 条件下溶解或崩裂;③ 能形成坚韧连续的薄膜,且美观光洁,对光线、热、湿度均稳定;④ 无毒,无不良气味;⑤ 能与色素及其他材料混合使用等。常用的薄膜衣材料有以下几种。

(1) 成膜材料:按衣层作用性质可分为普通型、肠溶型及缓释型。通常先将成膜材料溶解在适宜溶剂中,然后包于固体制剂上。目前水分散体系得到广泛使用,其优点是难溶性高分子材料不需要用有机溶剂溶解,在水性环境中包衣。水分散体包衣后需要进一步加热硫化,使其形成连续包衣膜。

1) 普通型薄膜衣材料:主要用于改善吸潮和防止粉尘等,如羟丙基甲基纤维素、羟丙基纤维素、聚维酮等。

A. 羟丙基甲基纤维素:为常用的水溶性薄膜包衣材料,具有良好的成膜性,形成的衣膜透明、坚韧,生产时不易粘连。羟丙基甲基纤维素溶解于任何 pH 的胃肠液内,以及 70%以下的乙醇、丙酮、异丙醇或异丙醇和二氯甲烷的混合溶剂(1∶1)中,不溶于热水及 60%以上的糖浆;尤其适用于易吸潮、不稳定的药物,利用羟丙基甲基纤维素作为隔离层可大大提高药物的稳定性、防止片剂变色,提高包衣质量,其用量百分比常为 2%~20%。

B. 羟丙基纤维素:其溶解性能与羟丙基甲基纤维素相似,常用 2%水溶液包薄膜衣,但在干燥过程中易产生较大的黏性,不易控制,且具有一定吸湿性,为此,可加入少量滑石粉改善或与其他薄膜衣材料混合使用。

C. 聚维酮:易溶于水及多种溶剂,形成的衣膜坚固,但具有一定的吸湿性。

2) 肠溶型薄膜衣材料:指具有耐酸性,在胃液中不溶解,但在肠液中或 pH 较高的水溶液中可以溶解的成膜材料。包肠溶衣的主要目的是:① 防止药物受到胃内酶类或胃酸的破坏;② 避免药物对胃黏膜产生强烈刺激,引起恶心、呕吐等不良反应;③ 将药物递送至肠道特定部位发挥作用;④ 提供延迟释放作用,或将主要由小肠吸收的药物递送至最佳吸收部位。因此,片剂是否包肠溶衣取决于药物性质和使用目的。凡遇胃液性质不稳定的药物,如胰酶片;对胃刺激性强的药物,如口服锑剂;作用于肠道的驱药、肠道消毒药,或需要其在肠道保持较久的时间以延长作用的药物,如痢速宁片等,均需要包肠溶衣。

A. 聚丙烯酸树脂类聚合物:肠溶型聚丙烯酸树脂为甲基丙烯酸和甲基丙烯酸酯的共聚物。由于共聚单体的组成比例不同,聚丙烯酸树脂类聚合物有两种规格,国内产品有聚丙烯酸树脂Ⅱ号、聚丙烯酸树脂Ⅲ号,国外产品称 Eudragit L 型、Eudragit S 型。本品形成的衣膜渗透性较小,在胃液中不溶,可溶于不同 pH 的肠液中溶解,如 Eudragit L 30D－55 在 pH 5.5 以上的溶液中可溶解。国产聚丙烯酸树脂Ⅱ号、聚丙烯酸树脂Ⅲ号可溶于乙醇、甲醇或异丙醇与二氯甲烷(1∶1)或异丙醇与丙酮(1∶1)的混合溶剂,成膜性良好,通常将聚丙烯酸树脂Ⅱ号、聚丙烯酸树脂Ⅲ号按一定比例混合后使用,以获得较好的包衣效果。

聚丙烯酸树脂水分散体包衣液与以有机溶媒为溶剂的包衣相比,具有高固体含量、低黏度的优点,可缩短包衣时间,不易发生药片粘连及粘锅,包衣均匀,衣层光滑。

B. 纤维醋法酯:本品为白色、自由流动的粉末,有轻微的乙酸臭味,不溶于水和乙醇,但能溶于丙酮或乙醇与丙酮的混合溶剂。包衣时一般用 8%～12% 的乙醇和丙酮混合液，包衣后的片剂不溶于酸性溶液中，但能溶于 pH 5.8～6.0 的缓冲液中，且胰酶可促进纤维醋法酯消化，因此小肠上段（微酸性及消化酶的环境下）能使纤维醋法酯包衣溶解。但纤维醋法酯具有吸湿性，若发生水解则产生游离酸和乙酸纤维素，导致其在肠液中不溶解。因此，本品常与增塑剂或疏水性辅料配合应用，增加衣膜韧性及增强包衣层的抗透湿性。

C. 其他：羟丙基甲基纤维素酞酸酯、醋酸羟丙基甲基纤维素琥珀酸酯等也可以作为肠溶型薄膜衣材料。

3）缓释型薄膜衣材料：主要作为缓释制剂的薄膜衣材料，用于调节药物释放速度以达到缓释作用。此类包衣材料在整个生理 pH 范围内不溶或具有溶胀性，对水及水溶性物质具有渗透性，有时为改善衣膜渗透性，控制衣膜释放速率，可适当加入致孔剂调节释放速率。常用甲基丙烯酸酯共聚物（Eudragit RS、Eudragit RL 等）和乙基纤维素等。

（2）增塑剂：指能增加成膜材料可塑性的辅料，通过改变高分子薄膜的物理机械性能，使其更柔顺而利于包衣。常用的增塑剂多为无定形聚合物，其分子量较大，且与成膜材料的亲和力较强。水溶性增塑剂有甘油、聚乙二醇、丙二醇、甘油三乙酸酯等；非水溶性增塑剂有蓖麻油、乙酰化甘油一酸酯等。非水溶性增塑剂可降低水蒸气的透过性，增加制剂的稳定性，其用量根据试制确定。

（3）致孔剂：一般为水溶性好的小分子糖、盐或高分子化合物，如蔗糖、氯化钠、表面活性剂及聚乙二醇等。

（4）溶剂：用于溶解、分散成膜材料和增塑剂。包衣材料的溶剂或分散介质可分为有机溶剂和水两类，其中常用的有机溶剂有乙醇、丙酮等，有机溶剂溶液黏度低、展性好且易挥发除去，但存在使用量大、有一定毒性和易燃等缺点。为克服有机溶剂的不足，近年来已成功研制出水分散体，如 Eudragit L 30D 55、乙基纤维素水分散体等。

（5）着色剂和掩蔽剂：目的是识别片剂类型及改善产品外观，掩盖有色斑的片芯和不同批号的片芯色调差异。目前常用的色素有水溶性、脂溶性和色淀等 3 类。色淀是用氢氧化铝、滑石粉或硫酸钙等惰性物质使水溶性色素吸着沉淀而成。为了提高掩盖作用，还可添加适量二氧化钛。

2. 薄膜衣的包衣工艺　　薄膜包衣可使用包衣锅、高效包衣锅或流化床包衣设备，生产工艺流程如图 14-6 所示：

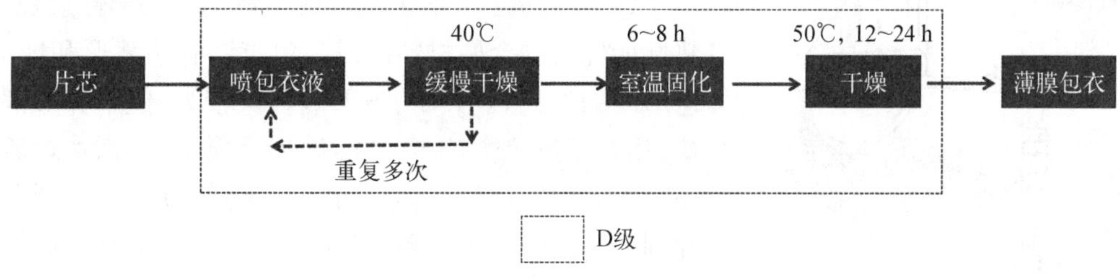

图 14-6　薄膜包衣工艺流程图

操作过程如下：① 包衣材料溶于有机溶剂或使用其水分散体。② 将筛除细粉的片芯置入预热的包衣锅内，喷入适量包衣液，使片芯表面均匀润湿。③ 吹入温和热风使溶剂（或分散介质）缓慢蒸发，根据需要重复操作数次至符合要求；为防止皱皮和起泡现象，热风温度最好不超过 40℃，以免干燥太快；同时为防止粘连、剥落现象，也不宜干燥太慢。④ 多数薄膜衣需要在室温或略高于室温下放置 6～8 h，使薄膜衣固化。⑤ 若使用有机溶剂，应在 50℃ 下继续缓慢干燥 12～24 h，以除尽残余有机溶剂。

3. 片剂包薄膜衣过程时可能出现的问题

（1）碎片粘连和剥落：由于包衣液加入的速度过快，未能及时干燥，可能导致片剂相互粘连，重新分离时从一个片面上剥下衣膜碎片粘在另一片面上。小片称碎片粘连，大片称剥落。出现该情况时，应适当降低包衣液的加入速率，提高干燥速率。

—·笔记栏·—

（2）起皱和形成“橘皮”膜：主要由干燥速度快、薄膜衣尚未在片剂表面铺展均匀已被干燥所引起。出现这些现象或先兆时应立即控制蒸发速率，并且在前一层衣层完全干燥前继续添加适量的包衣液。若由成膜材料的性质引起，则应改换材料。

（3）起泡和桥接：薄膜衣下表面有气泡或刻字片衣膜使标记模糊，表明膜材料与片芯表面之间附着力不足，前者称为起泡，后者称为桥接。可通过改进包衣液组成、增加片芯表面粗糙度，或在片芯内添加能与衣膜内某些成分形成氢键的物质，如微晶纤维素等，以提高衣膜与片芯表面的附着力。另外，在包衣材料中使用增塑剂可提高衣膜的塑性。操作时降低干燥温度，延长干燥时间，也有利于克服上述现象。

（4）色斑和起霜：色斑指可溶性着色剂在干燥过程中迁移至表面而不均匀分布所产生的斑纹。起霜指有些增塑剂或有色物料在干燥过程中迁移到包衣表面，呈灰暗色且不均匀分布的现象。有色物料在包衣分散液内分布不匀，也会出现色斑现象。在配制包衣液时，必须注意着色剂或增塑剂与成膜材料间的亲和性及与溶剂的相溶性，充分搅拌，并延长包衣时间，缓慢干燥。

（5）出汗：衣膜表面有液滴或呈油状薄膜。原因主要是包衣溶液的配方组成不当，组成间有配伍禁忌。必须调整配方予以克服。

（6）崩边：由包衣液喷量少、包衣锅转速过快而导致片芯边缘附着包衣液量少造成。出现该情况时，应适当提高包衣液的加入速率，降低包衣锅的转速，提高衣膜强度和附着力。

五、片剂包衣的方法与设备

（一）包衣方法

常用的包衣方法有滚转包衣法、流化床包衣法及压制包衣法等。

（二）包衣的设备与应用

1. 滚转包衣法　又称锅包衣法，是常用的包衣方法，可以包糖衣和薄膜衣。运用滚转包衣法包衣的设备有普通包衣机、埋管包衣机、高效包衣机等。

（1）普通包衣机：主要由包衣锅、加热装置（电热丝）、动力部分及鼓风系统组成，荸荠形普通包衣机的构造如图 14－7 所示。

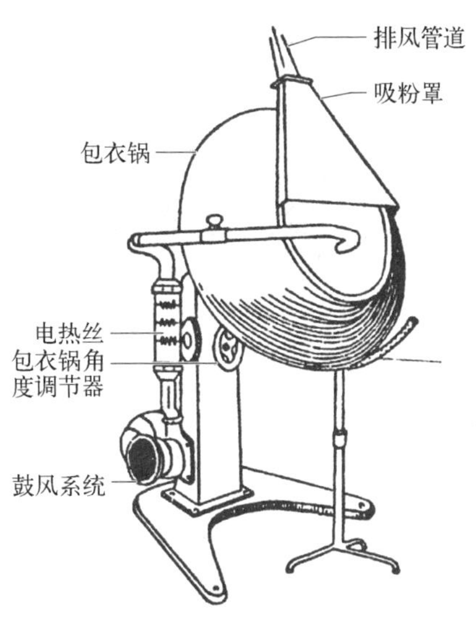

图 14－7　荸荠形普通包衣机

1）包衣锅：一般由紫铜或不锈钢等化学性质稳定、导热性能优良的金属材料制成。包衣锅有荸荠形和球形（莲蓬形）两种形状。其中，球形锅容量较大，但荸荠形锅滚动快，相互摩擦机会较多，且容易用手搅拌，片剂加蜡后也容易打光。包衣锅的转轴一般与水平成 30°～45°，利于锅内片剂在转动时既能随锅的转动方向滚动又能沿轴方向滚动，包衣锅的转速应根据锅的大小与包衣物的性质适当调整。调节转速的目的在于使片剂在锅内能随锅转动带至高处，成弧线运动而落下，均匀而有效地进行翻转。

2）加热装置：是在包衣锅下面装一电炉，可调节温度高低，起到加速挥散包衣溶剂的作用。

3）鼓风系统：鼓风机向锅内吹入热风或冷风，调节温度和吹去多余细粉。冷热吹风可加速衣层的干燥。温度与风量可调节。

4）除尘装置：由吸粉罩及排风管道组成，排除包衣时的粉尘及湿热空气。

普通包衣机存在许多不足，如锅内空气交换效率低、干燥速率低、气路无密闭等。近年来，包衣锅设备有很多改进。例如，在普通包衣锅基础上，开发了埋管包衣锅、高效包衣锅及其他改进式包衣锅。

（2）埋管包衣机：埋管装置是在普通包衣锅的基础上，克服普通包衣机气路不密封、有机溶剂污染环境等缺点进行的改良，其改良方式是在普通包衣锅内底部装有可输送包衣材料溶液、压缩空气和热空气的埋管装置。埋管内配有气流式喷头，插入包衣锅中翻动的片床内；包衣液受压缩空气作用由喷头直接喷洒在药片上，同时热空气从埋管吹出穿透整个片床，提高干燥速率。具体如图 14－8 所示。

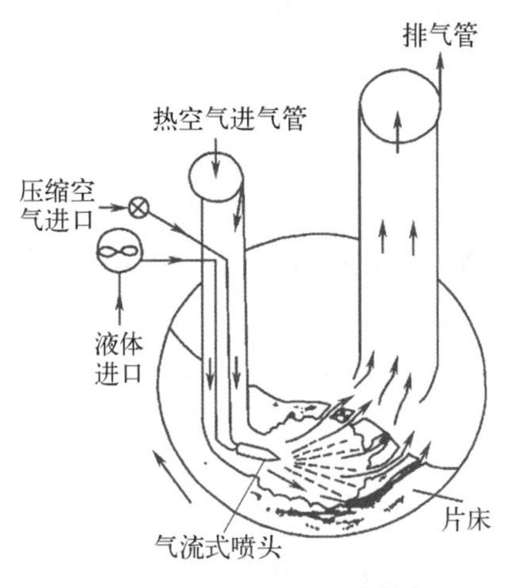

图 14－8　埋管包衣机

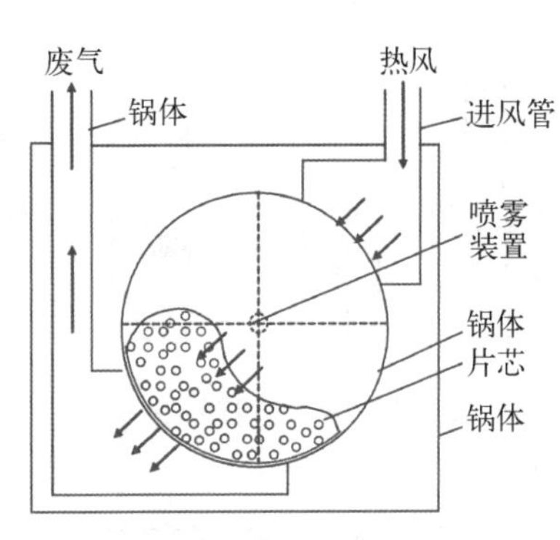

图 14－9　高效包衣机

（3）高效包衣机：为改善普通包衣机干燥能力差而开发的新型包衣机（图 14－9），是目前常用的包衣设备。根据锅形结构，高效包衣机可分为网孔式、间歇网孔式和无孔式 3 种类型。以网孔式高效包衣机为例，其工作原理如下：包衣时，片芯在有网孔的滚筒内随滚筒旋转而做连续复杂的轨迹运动，蠕动泵将包衣液输送至喷雾装置，然后喷洒在片芯表面，排风系统在负压条件下经滚筒上部供给热风，热风穿过片芯，从滚筒底部排出，从而加快包衣液干燥速率。

高效包衣机的优点：① 密闭性能好，符合 GMP 要求；② 自动化程度高，产品质量重现性好；③ 生产效率高，一批只需要 2~3 h 即可完成；④ 对喷洒有机溶剂的溶液可采取防爆措施，适用于有机薄膜、水溶性薄膜、糖衣、缓释薄膜衣的包衣。

2. 流化床包衣法　　也称沸腾包衣法或悬浮包衣法（图 14－10）。其原理与流化喷雾制粒相似，利用急速上升的空气气流使片剂处于悬浮或沸腾状态，上下翻动，同时将包衣液输入流化床并雾化，使片芯的表面黏附一层包衣材料，通入热空气使包衣材料干燥，如此包若干层衣料，至达到规定质量要求。

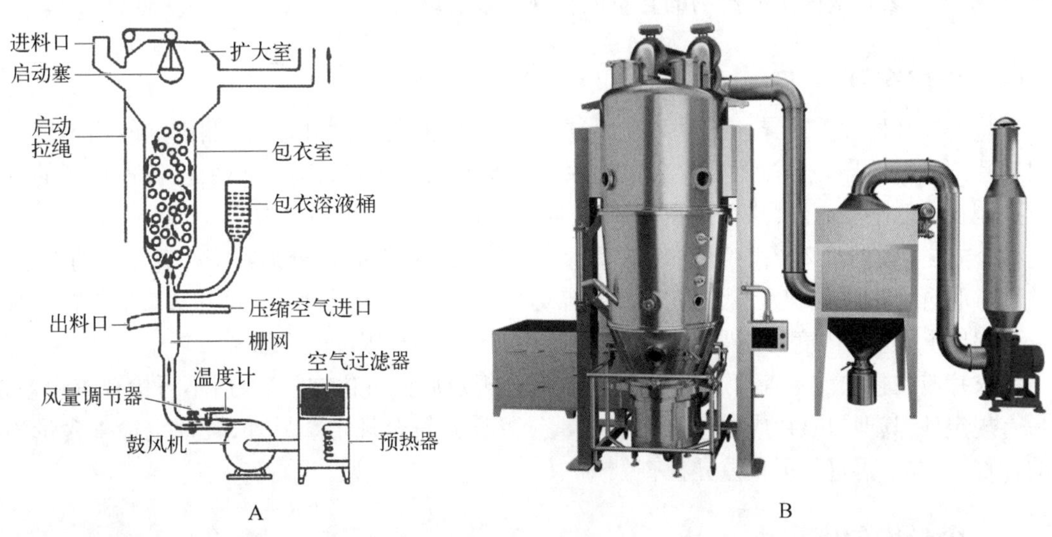

图 14－10　流化床包衣机

A. 示意图；B. 设备图

—•笔记栏•—

流化床包衣法的特点：物料在洁净热气流作用下悬浮形成流化状态，其表面与热空气完全接触，受热均匀，具有热交换速率高、速度快、包衣时间短、自动化程度高、包衣容器密闭、无粉尘、用料少等优点；其缺点是制得的包衣片通常包衣层太薄，在包衣过程中药片悬浮运动易相互碰撞造成破损。

3. 压制包衣法 又称干法包衣或干压包衣法，指将包衣材料制成干颗粒，利用特殊的干压包衣机，把包衣材料的干颗粒压在片芯的外面，形成一层干燥衣，适用于包糖衣、肠溶衣或含有药物的衣。包衣的材料和厚度可按需要选用调整。

包衣设备有两种类型：一种是压片与包衣在不同机器中进行；另一种是两者在同一机器上进行（联合式干压包衣机），由一台压片机与一台包衣机联合组成，压片机压出的片芯自模孔抛出时立即送至包衣机包衣。压制包衣过程见图 14－11。

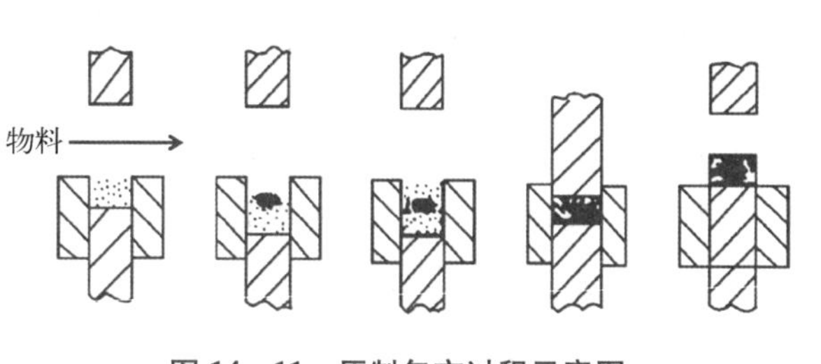

图 14－11 压制包衣过程示意图

该法可以避免水分和高温对药物的影响，生产流程短、自动化程度高、劳动条件好，但对设备精密度要求较高。

第五节 片剂的质量检查

片剂须按《中国药典》（2020 年版）四部（通则 0101）片剂相关质量标准规定进行检查，经检查合格后方可供临床使用。

一、外观性状

片剂外观应完整光洁，色泽均匀。

二、鉴别

抽取一定数量的片剂，按照处方原则首选君药与臣药进行鉴别，贵重药、毒性药也须鉴别，以确定其处方中各药物存在。

三、含量测定

抽取 10~20 片样品合并研细，选择处方中的君药（主药）、贵重药、毒性药依法测定每片的平均含量，即代表片剂内主要药物的含量应在规定限度以内。

四、重量差异

重量差异又称片重差异。在片剂生产过程中，颗粒的均匀度和流速、润滑剂的均匀度等都会引起片剂重量差异。重量差异大会影响片内主要药物的含量，因此，必须将各种片剂的重量差异控制在最低限度内。《中国药典》（2020 年版）规定片剂重量差异限度。

检查方法：取药片 20 片，精密称定总重量，求得平均片重后，再分别精密称定每片的重量，每片重量与平均片重比较（凡无含量测定的片剂或有标示片重的中药片剂，每片重量应与标示片重比较），超出重量差异限度的不得多于 2 片，并不得有 1 片超出限度的 1 倍。

糖衣片应在包衣前检查片芯的重量差异，符合规定后方可包衣；包衣后不再检查重量差异。除另有规定外，其他包衣片应在包衣后检查重量差异并符合规定。另外，凡规定检查含量均匀度的片剂，一般不再进行重量差异检查。

五、含量均匀度

含量均匀度用于检查单剂量的固体、半固体和非均相液体制剂含量符合标示量的程度。每一个单剂标示量小于 25 mg 或主药含量小于每一个单剂重量 25%者均应检查含量均匀度。

—·笔记栏·—

六、硬度(或脆碎度)

片剂应有适宜的硬度和耐磨性,以免在包装、运输等过程中破碎或被磨损,以保证剂量准确。除另有规定外,废包衣片应符合《中国药典》(2020 年版)四部(通则 0923)片剂脆碎度检查法,一般而言,脆碎度≤1%。普通片剂的硬度在 50N 以上,抗张强度在 1.5~3.0 MPa 为好。

片剂硬度和脆碎度测定方法和具体要求

七、崩解时限

片剂崩解指口服固体制剂在规定条件下全部崩解溶散或成碎粒,除不溶性包衣材料或破碎的胶囊壳外,应全部通过筛网。除另有规定外,照《中国药典》(2020 年版)四部(通则 0921)崩解时限检查法检查,应符合规定。凡《中国药典》(2020 年版)规定检查溶出度、释放度、融变时限或分散均匀性的片剂,口含片、咀嚼片等不再进行崩解时限检查。一般限度要求如下:普通片剂 15 min,薄膜衣片 30 min,中药薄膜衣片 1 h,糖衣片 1 h。

片剂崩解时限测定要求

八、溶出度

溶出度指药物在规定条件下从片剂、胶囊剂或颗粒剂等固体制剂里溶出的速度和程度。溶出度检查是测定固体制剂中有效成分溶出的一种理想的体外测定方法。一般片剂需要测定崩解时限,但崩解时限合格并不保证药物可以快速且完全从崩解形成的细粒中溶出,可能影响疗效。因此,对于有下列情况的片剂,《中国药典》(2020 年版)规定检查其溶出度以控制或评定质量:① 含有在消化液中难溶的药物;② 与其他成分容易相互作用的药物;③ 在久贮后溶解度降低的药物;④ 剂量小、药效强、副作用大的药物。凡检查溶出度的片剂,不再进行崩解时限的检查。

《中国药典》(2020 年版)四部(通则 0931)溶出度与释放度测定法有篮法(第一法)、桨法(第二法)、小杯法(第三法)、桨碟法(第四法)、转筒法(第五法)、流池法(第六法)和往复筒法(第七法)。

九、微生物限度

微生物限度检查法系检查非无菌制剂及其原料、辅料受微生物污染程度的方法。微生物限度按照《中国药典》(2020 年版)四部(通则 1105)非无菌产品微生物限度检查:微生物计数法和《中国药典》(2020 年版)四部(通则 1106)非无菌产品微生物限度检查:控制菌检查法及《中国药典》(2020 年版)四部(通则 1107)非无菌药品微生物限度标准检查,应符合规定。

十、其他

阴道片应进行融变时限检查[《中国药典》(2020 年版)四部(通则 0922)]。阴道泡腾片还应进行发泡量检查。缓释片及控释片应符合缓释、控释的有关要求[《中国药典》(2020 年版)四部(通则 0913)]并进行释放度检查[《中国药典》(2020 年版)四部(通则 0931)]。除冷冻干燥法制备的口崩片外,口崩片应进行崩解时限检查[《中国药典》(2020 年版)四部(通则 0921)]。对于难溶性原料药物制成的口崩片,还应进行溶出度检查[《中国药典》(2020 年版)四部(通则 0931)]。对于经肠溶材料包衣的颗粒制成的口崩片,还应进行释放度检查[《中国药典》(2020 年版)四部(通则 0931)]。

第六节　片剂的包装与贮藏

一、片剂的包装

片剂的包装应做到密封、防潮及使用方便等,以保证药物的稳定性与有效性。包装材料、容器的选择应根据药物的性质,给药剂量、途径和方法来确定。一般有多剂量和单剂量两种形式。

—•笔记栏•—

1. 多剂量包装　指几十、几百片合装在一个容器中。常用的容器有玻璃瓶(管)、塑料瓶(盒)及由软性薄膜、纸塑复合膜、金属箔复合膜等制成的药袋。其中,塑料瓶是广泛应用的多剂量包装容器,主要原料为聚乙烯、聚氯乙烯和聚苯乙烯等,质地轻巧,不易破碎,易制成各种形状,但对环境隔离效果较差,非完全化学惰性,且其塑料成分对片剂的某些成分有吸附作用。另外,塑料容器还会因高温、水汽及药物的作用等变形或硬化。

2. 单剂量包装　单剂量包装指片剂每片独立包装,提高了对产品的保护作用,使用方便,外形美观。主要有泡罩式和窄条式。

二、片剂的贮藏

除另有规定外,一般应将包装好的片剂放在阴凉(20℃)、通风、干燥处贮藏。对光敏感片剂,应避光保存;受潮后易分解变质的片剂,应在包装容器内放入干燥剂,如干燥硅胶等。

【小结】

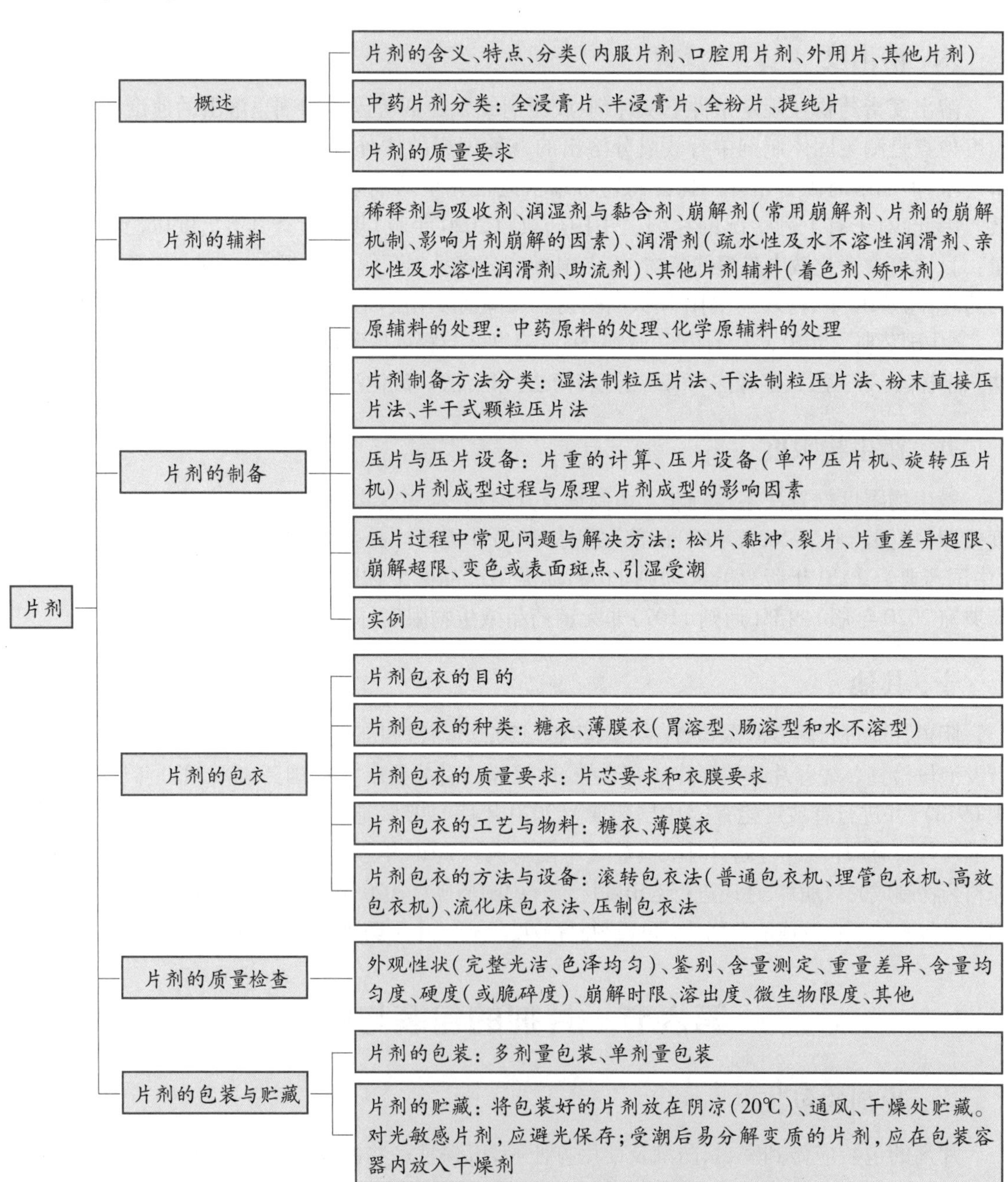

第十五章　丸　　剂

第一节　概　　述

—•笔记栏•—

第十五章授课视频

一、丸剂的含义

丸剂(pill)指原料药物与适宜的辅料制成的球形或类球形固体制剂。丸剂是中药传统剂型之一,具有悠久的发展历史,关于丸剂的记载最早可以追溯到马王堆汉墓出土的《五十二病方》,书中已出现了丸剂的名称,但未涉及其具体制备方法,同时书中的丸是为了便于计量,因此不能称为剂型。丸剂以剂型的形式最早收载于《黄帝内经》中,有关丸剂的药性理论最早可见于《神农本草经》。至汉代,丸剂已发展成为一种独立的传统中药剂型。至此,丸剂因其制作方法和赋形剂的不同而呈现出多元化的发展趋势,汉代张仲景在《伤寒杂病论》记载有蜜丸和糊丸,晋代葛洪的《肘后备急方》记载有蜜蜡丸和浓缩丸,唐代出现了蜡丸、包衣丸、蜡壳丸和煎丸,宋代出现了水丸、糊丸和化学丸剂,明代开始出现朱砂包衣,清代开始用川蜡包衣以起到缓释作用,且一直沿用至今。随着现代制剂技术的发展,出现了滴丸、微丸等新型丸剂,新型丸剂更符合中药现代化的发展要求,使传统中药丸剂的内涵更加丰富。

案例

金元时期,名医李东垣在《汤液本草·用药法象》中提出:"丸者,缓也,不能速去之,其用药之舒缓而治之意也。"这一观点属于对传统中药丸剂理论的经典论述。

问题:

1. 谈谈你对"丸者,缓也"的理解及对传统中医药理论传承与创新的认识。
2. 如何利用现代制剂技术设计具有不同释药特性的丸剂,以满足临床的不同用药需求。

二、丸剂的特点

1. 传统丸剂作用迟缓　　水丸、蜜丸、糊丸、蜡丸等传统中药丸剂服用后在胃肠道中溶散缓慢,药效缓和,作用持久,主要用于治疗慢性疾病或久病体弱、病后调和气血者。

2. 可缓和药物的毒副作用　　"大毒者需用丸",含有刺激性、毒性药物,某些峻猛的药物方剂制备成糊丸、蜡丸,可延缓吸收,降低毒性和不良反应。

3. 可减缓药物成分挥发和掩盖药物不良气味　　有些芳香性药物或有不良气味的药物,制备时放在丸剂中层可以减缓挥发性成分的挥散或掩盖异味。

4. 某些新型丸剂可用于急救　　苏冰滴丸、复方丹参滴丸等新型丸剂,由于中药有效成分或有效部位高度分散在水溶性基质中,给药后可迅速释放药物,起到速效的作用。

丸剂也存在一些不足之处,如某些传统丸剂服用剂量大,小儿服用困难;由于赋形剂的特殊性,生产过程中容易造成崩解度不合格;丸剂多以原粉入药,微生物易超标;传统中药丸剂不适合急症用药。

三、丸剂的分类

1. 根据赋形剂分类　　丸剂的赋形剂常根据中医临床的需要及方剂中药物的性质选用,常

—•笔记栏•—

用的赋形剂包括水、酒、醋、药汁、糖液、蜂蜜、蜜水、米粉、面糊及蜂蜡等。因此，丸剂可分为水丸、蜜丸、糖丸、水蜜丸、浓缩丸、糊丸、蜡丸等。

2. 根据制法分类　按照制备方法不同，丸剂可分为泛制丸、塑制丸和滴制丸。

四、丸剂的制备方法

传统中药丸剂常采用泛制法和塑制法制备，而滴丸则采用滴制法制备。

1. 泛制法　指药物细粉与润湿剂或黏合剂，在适宜翻滚的设备内，通过交替撒粉与润湿，使药丸逐层增大的一种制丸方法。泛制法主要用于水丸、水蜜丸、糊丸、浓缩丸的制备。

2. 塑制法　指将药物细粉与适宜辅料，如润湿剂、黏合剂、吸收剂或稀释剂，混合制成具有可塑性的丸块、丸条后，再分剂量制成丸剂的方法。塑制法主要用于中药的蜜丸、糊丸、蜡丸、水蜜丸的制备。

3. 滴制法　指中药有效成分或化学物质与水溶性或脂溶性基质加热熔融后制成溶液或混悬液，再滴入一种不相混溶的液体冷凝液中，收缩冷凝成丸的方法。该法主要用于滴丸的制备。

五、丸剂的质量要求

除另有规定外，供制丸剂用的药粉应为细粉或最细粉。丸剂的外观应圆整，大小、色泽应均匀，无粘连现象。蜜丸应细腻滋润，软硬适中；蜡丸表面应光滑无裂纹，丸内不得有蜡点和颗粒；滴丸表面应无冷凝介质黏附。丸剂的水分、溶散时限、重量差异、装量差异、微生物限度等应符合《中国药典》要求。丸剂应密封贮存，防止受潮、发霉、虫蛀和变质等。

第二节　水　丸

一、水丸的含义

水丸（watered pill）又称为水泛丸，指饮片细粉以水（或根据具体制法用黄酒、醋、稀药汁、糖液、含5%以下炼蜜的水溶液等）为润湿剂制成的丸剂，主要用于解表、清热及消导方剂的制丸。水丸的规格历代均以实物比拟，如芥子大、梧桐子大、赤小豆大；现代统一以重量为标准，如安神补心丸每15丸重2 g，麝香保心丸每丸重22.5 mg。

二、水丸的特点

水丸以水或水性液体为赋形剂，一般不另加其他固体赋形剂，实际含药量高，服用后药物在体内易溶散、吸收，显效比蜜丸、糊丸、蜡丸快。水丸丸粒较小，表面致密光滑，既便于吞服又不易吸潮，利于贮存。泛制法制备时，可根据药物性质、气味等分层泛入。易挥发、有刺激气味、性质不稳定的药物泛入中层，可掩盖药物的不良气味，防止芳香性成分挥发，提高药物稳定性；也可将速释药物泛于外层，缓释药物泛于内层；还可将含药水丸分别包衣，以达到控制药物释放速度和部位的目的；塑制法生产效率高、生产过程易于控制，丸型圆整、溶散快，在工业化生产中应用广泛。

三、水丸的赋形剂

水丸的制备是用水等极性液体作为赋形剂，其作用主要包括：① 润湿药材细粉，诱导药粉的黏性，使之黏结并滚圆成型；② 可增加某些有效成分的溶解度；③ 有些赋形剂本身具有一定疗效；④ 酒、醋、药汁等赋形剂具有协同和改变药物性能的作用。水丸常用的赋形剂有如下几种。

1. 水　本身无黏性，但可诱导中药的某些成分，如黏液质、多糖、淀粉、胶质等，使之产生黏性泛制成丸。制丸时，应选用纯化水或新鲜的冷开水。凡临床上对赋形剂无特殊要求、药物遇水不变质者,皆可用水制丸,成丸后应立即干燥。

2. 酒 酒润湿药粉、产生黏性的能力较水弱,当以水制丸黏性太强时,可用酒代替。酒性大热,味甘、辛。借"酒力"发挥引药上行、活血通络、祛风散寒、矫腥除臭等作用,故活血通络类方药,常以酒作赋形剂制丸。常用黄酒(含醇量12%~15%)及白酒(含醇量50%~70%)。由于酒中含有一定浓度的乙醇,能溶解药材中的树脂、油脂等成分,使药材细粉产生黏性,但高浓度的乙醇不能溶解蛋白质、多糖等成分,故其诱导药材细粉黏性较水小,应根据药粉中的成分酌情选用。酒有助于药粉中生物碱、挥发油等成分的溶出,提高疗效;酒还具有防腐作用,使药物在制备过程中不易霉变,且易挥发使制品容易干燥。

3. 醋 醋性温,味酸苦,具有引药入肝、理气止痛、行水消肿、解毒杀虫、矫味等作用。另外,醋能使药材中生物碱转变成盐,增加其溶解度,利于吸收,增强疗效。散瘀止痛的处方制丸常以醋作为赋形剂。常用米醋,含乙酸3%~5%。

4. 药汁 当处方中某些药材不易制粉或体积过大时,可根据其性质提取或压榨制成液体药汁,既可起赋形剂作用,又可减少服用量,保存药性,提高疗效。例如,富含纤维的药材、质地坚硬的药材、黏性大难以制粉的药材等可煎汁;树脂类、浸膏类、胶质类、可溶性盐类及液体药物可加水溶化后泛丸;新鲜药材可捣碎压榨取汁泛丸。

其他还有用糖汁、低浓度蜂蜜水溶液为赋形剂泛丸,如牛黄上清丸、牛黄清心丸(局方)和舒肝丸的泛制主要使用4%以下的炼蜜水溶液。

四、水丸的制备

水丸传统采用泛制法,现代工业化生产中多采用塑制法。

(一) 泛制法

1. 工艺流程 泛制法制丸的工艺流程见图15-1。

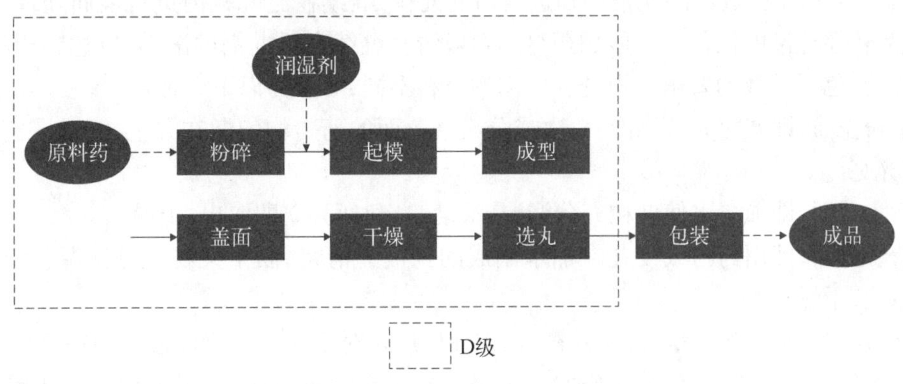

图15-1 泛制法制丸的工艺流程图

2. 制法

(1) 原料的准备:药材饮片应进行洗涤、干燥、灭菌。除另有规定外,将饮片粉碎成细粉或最细粉。不同水丸工序所用的药粉粒度不同。起模、盖面、包衣工序用的药粉应过六号或七号筛,或根据处方规定选用方中特定药材的细粉;泛丸(成型工序)用的药粉应过五号或六号筛。需要煎取药汁的药材应按规定提取、浓缩。

(2) 起模:指将药粉制成直径约为1 mm的丸粒的操作,也称起母。起模是制备丸粒基本母核的操作,是泛制法操作的关键。模子的形状直接影响丸剂的圆整度,模子的粒径和数目影响丸剂成型过程中筛选的次数、丸粒的规格及药物含量均匀度。起模成功的关键在于选用黏性适中的药物细粉,若黏性过大,加水后易黏成团块;黏性过小或无黏性,药粉松散不易黏结成丸模。用粉量应根据处方中药物的性质、药粉的总量及成品丸粒的大小来决定,一般为总药粉量的2%~6%。起模的方法主要有以下两种。

—·笔记栏·—

1）粉末直接起模：在泛丸锅中喷少量水，在其上撒布少量药粉使之润湿，转动泛丸锅，刷下锅壁附着的药粉，再喷水、撒粉，如此反复循环多次，使药粉逐渐增多，至泛成直径约为1 mm的球形颗粒时，筛取一号筛与二号筛之间的颗粒，即成丸模。该法制得的丸模较紧密，但较费工时。

2）湿法制粒起模：将药粉用润湿剂润湿、混匀，制软材，过二号筛，取颗粒置泛丸锅中，经旋转、滚撞、摩擦，即成球形，取出筛分，即得丸模。该法制备的模子成型率高，大小较均匀，但较松散，适用于批量生产。

起模的用粉量应适宜，制得丸模大小数量符合要求，以保证各批次丸剂的生产数量及规格。生产中起模的用粉量 X 可用下式计算：

$$X = \frac{0.625 \times D}{C} \tag{15-1}$$

式中，C 为成品水丸100粒干重(g)；D 为药粉总量(kg)；X 为一般起模用粉量(kg)；0.625为标准模子100粒重量(g，湿重)。

（3）成型：指将已经筛选均匀的丸模，逐渐加大至成品规格的操作，即在丸模上反复加水润湿、撒粉、黏附滚圆及筛选。操作中应注意：

1）每次加水加粉量应适宜，分布要均匀，泛制水蜜丸、糊丸、浓缩丸时，赋形剂的浓度应随着丸粒的增大而提高。

2）在增大成型的过程中，注意适当保持丸粒的硬度和圆整度，滚动时间应适宜，以使丸粒坚实致密而不影响溶散。

3）成型过程中产生的废粒、粉块、过大粒、过小粒应随时用水调成糊状(浆头)，过60目筛，泛在丸上。

4）处方中若含有芳香性、特殊气味及刺激性较大的药物时，应分别粉碎，泛于丸粒中层。

（4）盖面：指将已近成品规格并筛选均匀的丸粒，继续在泛丸锅内进行表面处理使其达到规定的成品粒径标准的操作。一般用药材细粉或清水继续在泛丸锅内滚动，以达到成品丸粒表面致密、光滑、色泽一致的要求。根据盖面用的材料不同，可分为以下3种。

1）干粉盖面，即丸粒充分润湿，一次或分次将盖面的药粉均匀撒在丸上，滚动一定时间，至丸粒湿润光亮。

2）清水盖面，即加清水使丸粒充分润湿，滚动一定时间，立即取出，干燥。

3）清浆盖面，即用药粉或废丸粒加水制成的药液为清浆，洒于丸粒充分润湿，滚动一定时间，立即取出，干燥。

（5）干燥：泛制丸含水量大，易发霉，在盖面后应及时干燥。干燥温度一般在80℃以下，含挥发性成分的药丸，应控制在50~60℃。干燥的技术包括热风循环干燥、流化床干燥、喷雾干燥、红外线干燥、微波干燥等。微波干燥具有穿透力强、加热效率高、物料受热均匀、干燥速度快、灭菌好等优点。目前生产企业多用微波干燥，有单层或多层微波干燥机，可以联机连续操作，也有箱式真空微波干燥间歇操作。水丸的含水量不得超过9%。

（6）选丸：丸粒干燥后，用筛选设备分离出不合格丸粒，以保证丸粒圆整、大小均一、剂量准确。大生产时采用的设备为滚筒筛和检丸器(立式检丸器)。

1）滚筒筛：设备由三级不同孔径的筛网构成滚筒，进料端至出料端孔径由小到大，可用于筛选干丸和湿丸。丸粒在筛筒内螺旋滚动，通过不同孔径的筛孔，落入料斗而大小分档，即自动完成对药丸直径大小的分选(图15-2)。

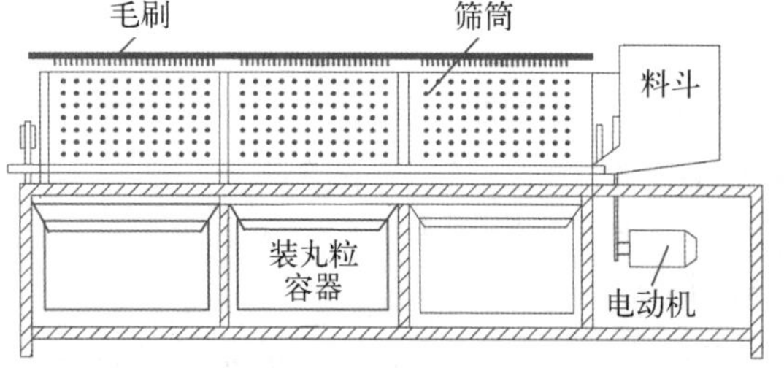

图15-2 丸粒滚筒筛示意图

—•笔记栏•—

2）立式检丸器：丸粒靠自身重量顺螺旋轨道向下自然滚动，利用滚动时产生的离心力不同，将圆整与畸形的丸粒分开，外侧出料口收集合格丸粒，内侧出料口收集畸形丸粒（图 15－3）。

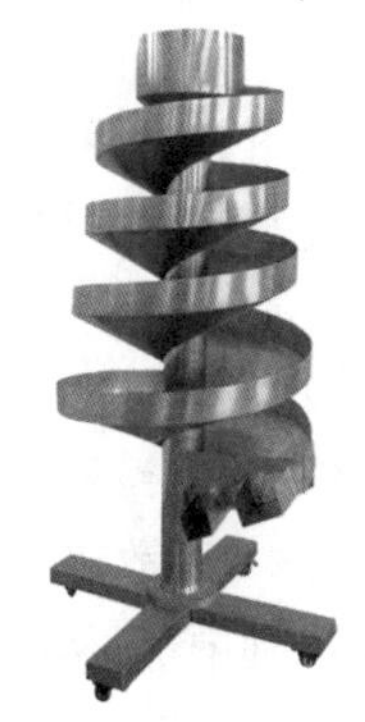

图 15－3 立式检丸器示意图

对于需要包衣的丸剂可进行包衣和打光。包衣在水丸整个操作工艺程序中也是一个比较重要的工序。包衣不但可提高药物稳定性、减少药物的刺激性，而且可以改善丸剂外观，利于识别和吞服。但包衣过程中可能会出现掉壳、花斑等问题。

筛选好的丸粒质量检查合格后即可包装。

（二）塑制法

1. 工艺流程　塑制法制水丸的工艺流程如图 15－4 所示。

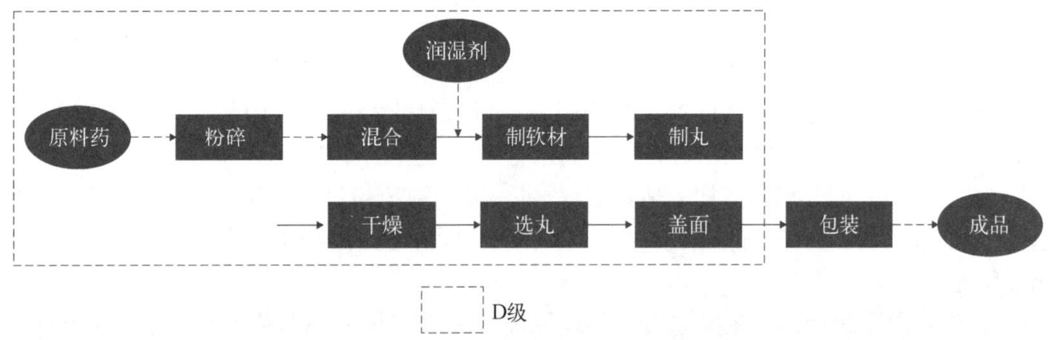

图 15－4 塑制法制水丸的工艺流程图

2. 制法

（1）原料的准备：药材饮片应进行洗涤、干燥、灭菌，并制成能通过五号筛的细粉，混合均匀。

（2）制软材：称取药粉置搅拌机内，按照一定比例加入纯化水，搅拌混合均匀，制成软材。

（3）制丸：将软材均匀投入制丸机料斗内，调整推料与切丸速度，制丸。将制得的药丸通过传送带送至滚筒筛内，进行筛选。中药水丸机的构造和工作原理参见蜜丸项下中药自动制丸机内容。操作中应喷洒适量 95%乙醇防止丸粒粘连，并要定时称量丸重，及时调整推料与切丸速度，保证丸重差异合格。

（4）干燥：将筛选后的合格湿丸送入干燥机中，控制适当的温度干燥。

（5）选丸：将干燥后的药丸送入选丸机中，筛选除去畸形丸、烂丸及丸重偏小的不合格药丸。

水丸实例：防风通圣丸

（6）盖面：将检验合格的药丸置糖衣锅内，转动糖衣锅，加入适量的乙醇水溶液（纯化水与等量的 95%乙醇混合液），撒入预留的药粉盖面，取出，干燥，即得。乙醇水溶液用量为药丸重的 6%左右。

五、水丸制备易出现的质量问题与解决办法

1. 丸粒不圆整、均匀度差，使药品重量差异超限　主要原因有：① 丸模不合格。② 药粉过粗，粒度不均匀，泛制过程中粗粒成为丸核，黏附药粉，不断产生新的丸模。③ 加水加粉量不当，分布不均匀，水加入量过多会造成丸粒粘连或并粒，太少则无法在丸面分布均匀，使吸附药粉不均匀，导致丸型不圆整，药粉过多每次吸附不完，会产生粉饼或新丸模，因此应控制适当的加水加粉量。

2. 表面色泽不匀、粗糙　主要原因有：① 药粉过粗，致丸粒表面粗糙，有花斑或纤维毛。② 盖面时药粉用量不够或未搅拌均匀。③ 静态干燥时未及时翻动，导致水分不能均匀蒸发，形

—•笔记栏•—

成朝上丸面色浅，朝下丸面色深的“阴阳面”。

可针对性采取措施解决，如适当提高饮片粉碎粒度、成型后用细粉盖面、湿丸干燥时及时翻动使水分蒸发均匀等。

3. 皱缩　主要原因是湿丸滚圆时间太短，丸粒未被压实，内部存在多余水分，干燥后水分蒸发，导致丸面塌陷。因此，应控制好泛丸速度，每次加粉后丸粒应有适当的滚动时间，使丸粒圆整、坚实致密。

4. 溶散超时限　丸剂泛丸时会形成很多空隙和毛细管，溶散时水分会通过空隙和毛细管渗透到内部，从而瓦解药粉间的结合力使其溶散。导致溶散超限的原因主要有：① 处方中含有黏性较强的药材，在水的诱导下，黏性会逐渐增大，使药物结合过于紧密，孔隙率降低，水分渗透减慢，从而影响溶散。② 处方中药材的疏水性较强，水的润湿性能会大大降低，阻碍水分渗透进入丸内。③ 药材粉碎过细，会增加药丸的致密程度，降低丸剂孔隙率，影响水分渗透效率。④ 选用的赋形剂黏性过大、用量过多，丸粒难以溶散。⑤ 泛丸时间过长，粉粒间滚压黏结过于致密，影响溶散。⑥ 丸剂中的含水量及干燥条件也会影响丸剂的溶散，一般丸剂的含水量与溶散时间成反比关系，即含水量越低溶散时间越长；干燥温度过高，湿丸中的淀粉类成分易糊化，黏性成分易形成不易透水的胶壳样屏障，阻碍水分进入，延长溶散时限。

针对上述问题，可分别通过加入适量崩解剂；一般控制药粉过五号筛或六号筛；用低浓度乙醇起模；增加每次的加粉量，缩短滚动时间；选择合适的制丸方法和干燥条件，来改善丸剂的溶散超限问题。

5. 微生物限度超标　主要原因有：① 原辅料灭菌不彻底。② 生产过程中卫生条件控制不严，导致辅料、设备、人员及车间环境再污染。③ 包装材料清洗灭菌不完全，或包装不严。

可采取措施在保证中药材有效成分不被破坏的前提下，对其采取淋洗、流通蒸汽灭菌、高温迅速干燥等综合措施，亦可采用干热灭菌或热压灭菌；含热敏性成分的药材可采用乙醇喷洒灭菌或环氧乙烷灭菌；包装材料及成品可用环氧乙烷灭菌或辐射灭菌；按 GMP 要求，严格控制生产环境、人员、设备的卫生条件。

6. 掉壳　产生的原因及解决方法：① 粉衣层太厚，包衣粉多为滑石粉、炭粉，本身无黏性，包得太厚容易脱落，因此在丸芯外包上薄薄一层粉衣，以刚好盖住原药色为宜。② 包衣粉粒度太粗，不能与丸芯较好地黏合，因此将包衣粉过 100 目筛以达到包衣要求。③ 黏合剂的黏度太小，不能将包衣粉与丸芯黏合，可适当增加黏合剂的浓度（糖浆以 73%为宜）或更换其他黏合剂。④ 包粉衣之前丸芯太干，湿润不均匀，容易在丸芯和包衣层之间形成空隙，导致掉壳，可将黏合剂加入丸芯后，让其充分转动，使丸芯润湿均匀，再上粉衣层。

7. 花斑　指打光好的水丸表面残留的白色蜡斑。这主要与加入虫白蜡时水丸温度过高有关。完成包衣工序后，水丸及锅内温度较高，这时加入虫白蜡，会使虫白蜡融化而黏附在水丸表面，等丸粒冷却时就会出现白色蜡斑。解决的方法是完成包衣工序后，停止锅加热和热风，待药丸冷却后再撒入蜡粉，就不会出现花斑，且水丸光泽度较好。

第三节　蜜丸与水蜜丸

一、蜜丸

（一）蜜丸的含义与特点

蜜丸（honeyed pill）指饮片细粉以蜂蜜为黏合剂制成的丸剂。每丸重 0.5 g 及以上的称为大蜜丸，每丸重量在 0.5 g 以下的称为小蜜丸。蜜丸溶散慢，作用持久，多用于镇咳祛痰、补中益气的方药。蜜丸在北方用得多，南方天气潮湿蜜丸不易保存，常以蜜水为黏合剂制成水蜜丸。

（二）蜜丸的赋形剂

蜂蜜是蜜丸的主要赋形剂，蜂蜜营养丰富，除含有果糖、葡萄糖外，还含有少量蔗糖、有机酸、挥发油、多种无机盐(钙、磷、铁、镁、硫、钾、钠、碘)、维生素(B_1、B_2、B_6、A、D、E、K、H)、微量元素及酶类(淀粉酶、转化酶、过氧化物酶、酯酶等)等营养成分,能益气补中、缓急止痛、润肺止咳、润肠通便,另外,还有解毒、缓和药性、矫味等作用。蜂蜜对药材细粉的黏合力强,与药粉混合后丸剂不易硬化,有较大的可塑性。

(三) 蜜丸的制备

蜜丸制备多采用塑制法。

1. 工艺流程　蜜丸的制备工艺流程如图 15-5 所示。

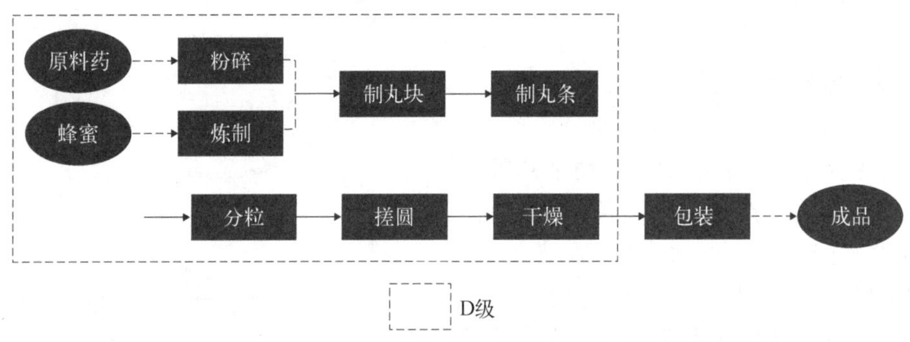

图 15-5　蜜丸的制备工艺流程图

2. 制法

(1) 蜂蜜的选择：为保证蜜丸的质量,使制成的蜜丸柔软、滋润,贮存期内不变质,蜂蜜的质量很重要。合格的蜂蜜应达到以下要求：① 半透明、有光泽、浓稠的液体,白色至淡黄色或橘黄色至黄褐色,久放或遇冷渐有白色颗粒状结晶析出,气芳香,味极甜;② 25℃时相对密度不得低于 1.349;③ 水分不得超过 24.0%;④ 酸度、寡糖检查应符合要求;⑤ 碘试液检查,应不含淀粉和糊精;⑥ 5-羟甲基糠醛不得超过 0.004%,蔗糖和麦芽糖分别不得超过 5.0%;⑦ 果糖和葡萄糖的总量不得少于 60.0%,果糖和葡萄糖含量的比值不得小于 1.0。但需要特别注意,以曼陀罗花、雪上一枝蒿等有毒花为蜜源所酿制的蜜味苦、有毒,不得药用及食用。

(2) 蜂蜜的炼制：指将蜂蜜加水稀释溶化,滤过,加热熬炼至适宜稠度的操作。蜂蜜炼制的目的是除去杂质,杀灭微生物,破坏酶类,除去部分水分以增加黏性。常用夹层锅以蒸汽为热源进行炼制,既可以常压炼制,又可以减压炼制。

炼蜜的规格可分为 3 种：嫩蜜、中蜜和老蜜,应根据中药处方中药粉的性质选用。① 嫩蜜：炼蜜温度在 105~115℃,含水量为 17%~20%,相对密度为 1.35 左右,色泽无明显变化,略有黏性。嫩蜜适用于含油脂、黏液质、淀粉、胶质及糖类较多、黏性强的药粉。② 中蜜：炼蜜温度在 116~118℃,含水量为 14%~16%,相对密度为 1.37 左右,出现浅黄色有光泽、翻腾的均匀细气泡,用手捻有黏性,两手指分开时无白丝出现。中蜜适用于黏性中等的药粉。③ 老蜜：炼蜜温度在 119~122℃,含水量为 10%以下,相对密度为 1.40 左右,出现红棕色大气泡,用手指捻之能拉出白丝,滴入水中呈珠状。老蜜适用于黏性差的矿物药或富含纤维的药粉。

(3) 物料准备：药材经炮制后,粉碎成细粉或最细粉(贵重细料药)。蜂蜜按处方中药材的性质,炼制成适宜程度的炼蜜。

(4) 制丸块：也称和药,系将混匀的药粉与适宜的炼蜜混合成软硬适宜、可塑性较大的丸块的操作。一般操作是将混匀的中药细粉加入适宜的炼蜜用混合机充分混合,和药后放置适当时间,使丸块滋润,便于制丸。制丸时,为避免丸块黏附器具,操作时可加适量的润滑剂,一般机制蜜丸用乙醇作润滑剂,传统制丸用麻油与蜂蜡的融合物作润滑剂。

制丸块是塑制法制丸的关键工序,影响丸块质量的因素有：① 炼蜜程度,应根据药粉的性质、粒度和含水量等选择不同程度的炼蜜。蜜过嫩,粉末黏合不好,丸粒搓不光滑;蜜过老则丸

—•笔记栏•—

块发硬，难以搓丸。② 和药蜜温，应根据药粉的性质而定，一般处方为热蜜和药。含多量树脂、胶质、糖、油脂类的药材，以60~80℃的蜜温和药。处方中含有冰片、麝香等芳香挥发性药物等，也宜以温蜜和药。处方中含大量的叶、茎、全草或矿物类等黏性差的药粉时使用老蜜趁热和药。③ 用蜜量，药粉与蜜的比例一般为1：(1~1.5)。一般含糖类、胶类及油脂类等黏性大的药粉，用蜜量宜少。含纤维质多、质地疏松而黏性差的药粉，用蜜量宜多，有的可高达1：2以上。

(5) 制丸条、分粒和搓圆：丸块应制成一定粗细的丸条以便于分粒，丸条要求粗细均匀一致，表面光滑，内部充实而无空隙。大量生产采用机器制丸，自动化程度高，常用的制丸设备包括三轧辊大蜜丸机和中药自动制丸机。三轧辊大蜜丸机具有生产能力大、适应性强、剂量准确等特点，是大蜜丸生产的主要成型设备。中药自动制丸机是目前国内外中药丸剂生产的主要设备(特别是中药小丸)，可生产蜜丸、水丸、水蜜丸、浓缩丸、糊丸等，其结构如图15-6所示，将混合均匀的药料投于设备的锥形料斗中，在螺旋推进器的挤压下，推出一条或多条相同直径的药条，在自控轮的控制下同步进入切药刀后，连续制成大小均匀的蜜丸。

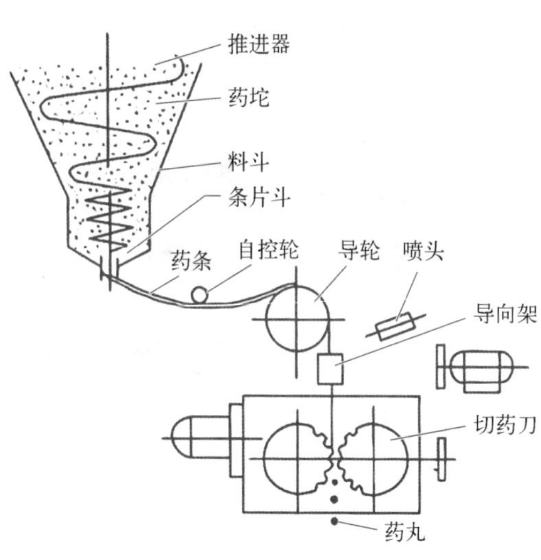

图15-6 中药自动制丸机示意图

蜜丸实例：牛黄解毒丸

(6) 干燥：蜜丸制成后一般应立即分装，以保证药丸的滋润状态。使用嫩蜜或偏嫩的中蜜制成的蜜丸，需要在60~80℃条件下干燥，也可采用微波干燥或远红外线干燥，干燥的同时还能达到灭菌的目的。

(四) 蜜丸制备易出现的质量问题及解决方法

1. 蜜丸变硬　蜜丸在制备和存放过程中变得坚硬，其原因有：① 用蜜量不足，相同药粉蜂蜜用量越少则蜜丸所含水分越少，蜜丸硬度越大。② 炼蜜温度较高，蜜炼制得过老，含水量较少，蜜丸硬度变大。③ 药粉过细，药粉间空隙较小，密度大，蜜丸硬。④ 合坨时温度过高，温度主要影响药粉与蜂蜜的扩散和渗透速度，温度高时扩散速度快，蜂蜜流动性好，使药物充分吸收水分，当恢复到室温时，由于温差大，硬度变大。⑤ 含胶类药材比例较高，和药时蜜温过高使其烊化，则蜜丸的硬度会增加。

针对以上原因，将蜜量用足并使蜜温适宜，选择合适的药材及粉碎程度，炼蜜程度掌握适当即可解决。

2. 皱皮　蜜丸贮存一定时间后，其表面呈现的皱褶，称为皱皮或脱皮。常见原因有：① 炼蜜较嫩，含水分过多，当水分蒸发后蜜丸萎缩。② 包装不严，蜜丸在湿热季节吸潮，而在干燥季节水分蒸发，使蜜丸反复产生胀缩现象而造成。③ 润滑剂使用不当。

解决办法是将蜜炼制到一定程度，控制适当含水量；加强包装使之严密，最好用蜡壳包装；所用润滑剂适宜且均匀。

3. 表面粗糙　蜜丸表面粗糙，常见原因有：① 药料中含纤维多。② 药料中含矿物药或贝壳类药过多。③ 药粉过粗。④ 加蜜量少且混合不均。⑤ 润滑剂用量不足。

解决方法一般是将药料粉碎得更细，加大用蜜量，用较老的炼蜜，增加润滑剂等；亦可将含纤维多的、矿物药等药味加以提取，浓缩成稠膏兑入炼蜜中。

4. 发霉或生虫　蜜丸在存放过程中易出现发霉、生虫、生螨等问题。其原因有：① 药材本身带菌，如未经处理或处理不彻底，微生物便会被带入成品中。② 生产过程中卫生条件控制不严，导致辅料、设备、人员及车间环境再污染。③ 蜜丸多含糖类、蛋白质等营养成分，贮存时易滋生微生物而被污染。要防止蜜丸染菌，需要针对蜜丸染菌的可能途径，从原料、半成品到成品

—•笔记栏•—

的各个药品生产环节加以控制，并采用合理的灭菌方法。

5. 返砂　贮藏一定时间后，蜜丸中有糖等结晶析出的现象称为返砂。其原因主要有：① 蜜质量欠佳，油性小，含果糖少。② 合坨不均匀。③ 蜂蜜炼制程度不够。

针对以上原因，可改善蜂蜜质量，选用油性较大的好蜜；或对蜂蜜加强炼制，控制炼蜜程度。

6. 空心　当将蜜丸掰开时，在其中心有一个小空隙，常见饴糖状物质析出，其原因主要是制丸时揉搓不够，对此解决的方法是加强合坨和搓丸；也有因药材油性过大，蜂蜜难以黏合所致，可用嫩蜜和药以避免空心。

二、水蜜丸

（一）含义

水蜜丸（water-honeyed pill）指药材细粉以蜂蜜和水为黏合剂制成的丸剂。水蜜丸具有丸粒小、易吞服、易贮存的特点。

（二）制备

水蜜丸可采用塑制法或泛制法制备。以塑制法制备时，需要注意蜜和水的比例，应根据药粉性质来定。一般黏性中等的药粉每 100 g 用炼蜜 40 g，加水量为炼蜜：水＝1：（2.5~3.0），将炼蜜加水搅匀，煮沸，滤过即可。黏性强的药粉，炼蜜用量少，药粉每 100 g 加炼蜜 10~15 g，加适量水。黏性差的药粉，每 100 g 加炼蜜 50 g 左右，加适量水。以泛制法制备时，应注意起模时要用冷开水，以免黏结。加大成型时为使水蜜丸的丸粒光滑圆整，蜜水加入的方式应按低浓度、高浓度、低浓度的顺序。先用浓度低的蜜水加大丸粒，待逐步成型时，用浓度稍高的蜜水，已成型后，再改用浓度低的蜜水撞光。否则，蜜水浓度过高会造成丸粒黏结。由于水蜜丸中含水量高，成丸后应及时干燥，防止发霉变质。

水蜜丸实例：六味地黄丸

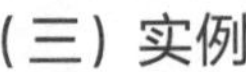

（三）实例

固肾定喘丸

【处方】 熟地黄 72 g，黑附片 78 g，牡丹皮 52 g，牛膝 104 g，盐补骨脂 156 g，砂仁 42 g，车前子 104 g，茯苓 104 g，盐益智仁 52 g，肉桂 52 g，山药 104 g，泽泻 78 g，金樱子肉 52 g。

【制法】 以上十三味，除砂仁、肉桂外，其余熟地黄等十一味，粉碎成粗粉，再加入砂仁、肉桂，粉碎成细粉，过筛，每 100 g 粉末加炼蜜 50~60 g 与适量水，采用塑制法制丸，黑氧化铁包衣，干燥，即得。

【功能与主治】 温肾纳气，健脾化痰。用于肺脾气虚、肾不纳气所致的咳嗽、气喘；慢性支气管炎、肺气肿、先天性哮喘、支气管哮喘见上述症状者。

【用法与用量】 口服。成人每次 1.5~2 g，一日 2~3 次，可在出现发病预兆时服用，也可预防旧病复发。一般服 15 日为 1 个疗程。

【注解】 本品粉碎采用串油法。黑氧化铁包衣为保护衣，有调色、防潮、避光作用，保持水蜜丸的稳定。

第四节　糊丸与蜡丸

一、糊丸

（一）糊丸的含义与特点

糊丸（flour and water paste pill）指饮片细粉以米粉、米糊或面糊等为黏合剂制成的丸剂。糊丸历史悠久，最早可追溯到汉代《伤寒杂病论》。糊丸干燥后丸粒坚硬，在胃内崩解迟缓，可使药

—•笔记栏•—

物缓慢释放，延长药效，还可减少药物对胃肠道的刺激，因此糊丸主要适用于含有毒性或刺激性较强的药物，与古人所说"稠面糊为丸，取其迟化"相吻合。

（二）糊丸的制备

1. 原料的准备

（1）药材处理：将药材饮片依次淋洗、干燥、灭菌后，粉碎成细粉。

（2）制糊方法：糯米粉、黍米粉、面粉和神曲粉皆可用来制糊。其中，以糯米粉黏合力最强，面粉糊使用较广泛，黏合力也较好。制糊方法包括冲糊法、煮糊法和蒸糊法3种，其中冲糊法应用较多。冲糊法是将糊粉加少量温水调匀，冲入沸水，不断搅拌成半透明糊状，糊粉占药粉量30%以下时常用冲糊法。煮糊法是将糊粉加适量水混合均匀制成块状，置沸水中煮熟，呈半透明状，糊粉占药粉量40%时常用煮糊法。蒸糊法是将糊粉加适量水混合均匀制成块状，置蒸笼中蒸熟后使用，糊粉占药粉量50%以上时常用蒸糊法，此法制得的糊黏性最强。

2. 制法　糊丸可用泛制法或塑制法制备，一般泛制法制备的糊丸溶散较快。

糊丸实例：小金丸

（1）泛制法：以稀糊为黏合剂进行泛丸。起模时应用水作为润湿剂，因为面糊、米糊黏性较大。在泛制成型时，逐渐将稀糊泛入，稀糊中若有块状物应滤过除去，以免影响丸剂成型；同时要控制好糊粉的用量与稠度，一般糊粉占药粉总量的5%~10%；糊粉用量过少，则达不到迟缓溶化的目的；反之，丸粒过于坚实，难以溶散。

（2）塑制法：制备时先将糊制好，稍凉后与饮片细粉混合，充分搅拌，揉搓成丸块，再制成丸条，分粒，搓圆即成。制丸时要保持丸块润湿状态，糊丸的丸块极易变硬，致使丸粒表面粗糙甚至出现裂缝，制备时可用湿布覆盖丸块，或补充适量水搓揉，同时尽量缩短制丸时间；糊粉的用量一般以药粉总量的30%~35%较适宜；糊丸干燥温度应控制在60℃以下，切忌高温烘烤，否则会出现丸粒外干内湿，或出现裂隙、崩碎现象。

二、蜡丸

（一）蜡丸的含义与特点

蜡丸（wax pill）指饮片细粉以蜂蜡为黏合剂制成的丸剂。蜡丸在体内外均不溶散，药物主要通过微孔或蜂蜡溶蚀等方式缓慢、持久地释放出来，因此蜡丸可延长药效，并能降低毒副作用，与古人所说"蜡丸取其难化而旋，旋取效或毒药不伤脾胃"相吻合。目前，蜡丸品种不多，主要原因是无法控制其释放药物的速率。

（二）蜡丸的制备

1. 蜂蜡的纯化处理　蜂蜡又称黄蜡，极性小，不溶于水，是现代骨架型缓释制剂中的缓控释材料之一。其主要成分包括酯类、游离脂肪酸、游离脂肪醇和碳水化合物等，另含死蜂、木屑等杂质，因此使用前需要进行纯化处理，其纯化方法有如下两种。

（1）漂蜡：先将蜂蜡加热熔化，呈细流状迅速倒入正在快速搅动的大量冷水中，蜂蜡立即凝固成疏松黄白色的蜡花，捞起风干。如此反复多次，直至漂成白色、松脆、纯净的蜡花，熔化后凝块备用。此法制得的成品色泽好、质量高，但费工时、产量低。

（2）煮蜡：取蜂蜡与少量清水加热熔化，静置，使杂质下沉，待冷凝后，取出蜡块，刮去蜡块底部杂质，如此数次即可。此法产量高，但质量较漂蜡差。

2. 制法　蜡丸常采用塑制法制备。将精制的蜂蜡加热熔化，冷却至60℃左右，蜡液表面有结膜时，加入药粉，迅速搅拌至混匀，趁热制丸条，分粒，搓圆。蜡丸无须干燥。

蜡丸实例：妇科通经丸

3. 注意事项

（1）制备蜡丸使用的蜂蜡需要进行精制，详见上文蜂蜡的纯化处理。

（2）控制好蜡丸的制备温度。蜂蜡本身黏性偏小，熔化后可与药粉均匀混合，当接近凝固时具有较好的可塑性，有利于制丸。如果温度过高或过低，药粉容易与蜂蜡分层，从而无法保证体系的混合均匀性。蜂蜡的熔点是62~67℃，整个制丸操作须保温在60℃。

(3) 控制好蜂蜡的用量。一般药粉与蜂蜡比例控制在1∶(0.5~1)。如果处方中植物性药材多,药粉黏性小,用蜡量适当增加;当含结晶水的矿物药多(如白矾、硼砂等)时,用蜡量应适当减少。

第五节 浓 缩 丸

一、浓缩丸的含义与特点

浓缩丸指处方中全部或部分饮片提取浓缩物与适宜的辅料或其余饮片制成的细粉,以水、炼蜜或两者混合液等为黏合剂制成的丸剂。晋代葛洪所著的《肘后备急方》中最早记载了该剂型。浓缩丸又称药膏丸或浸膏丸。根据所用黏合剂的不同,分为浓缩水丸、浓缩蜜丸和浓缩水蜜丸。

浓缩丸的特点: ① 处方中全部或部分药材经整体提取处理,符合中医用药特点,体积较蜜丸小,易于服用和吸收。② 适合工业化生产,携带和运输方便。③ 易于贮存,不易霉变。④ 药材在提取浓缩过程中受热时间较长,不稳定成分易被破坏,从而影响药效。

二、浓缩丸的制备

浓缩丸在制备前应根据处方饮片的质地和所含有效成分的性质,确定需要粉碎和提取制膏的饮片品种。淀粉多、体积小、黏性一般的药料和贵重细料药宜粉碎成细粉;质地坚硬、富含纤维、黏性大的药料,宜提取制膏。浓缩丸的制备方法主要有塑制法和泛制法,其中塑制法应用较为广泛。

(一) 塑制法

蜜丸型浓缩丸采用塑制法制备(图15-7)。将处方中部分药材饮片提取后浓缩成膏作为黏合剂,其余药材粉碎成细粉,可酌情加入适量炼蜜,混合均匀,制成可塑性软材,制丸条,分粒,搓圆,即得。

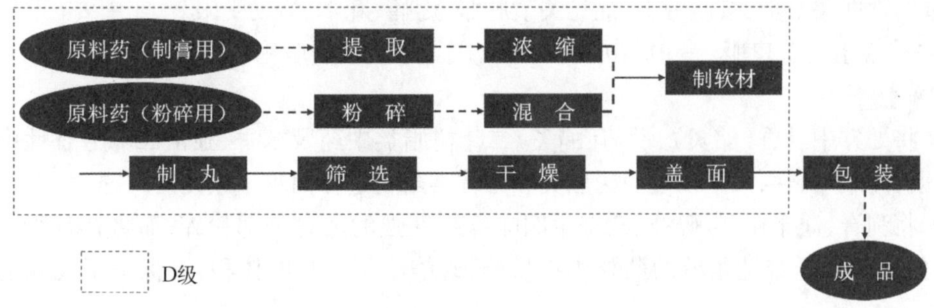

图15-7 塑制法制备浓缩丸工艺流程示意图

(二) 泛制法

水丸型浓缩丸采用泛制法制备。处方中膏少粉多时,可取部分药材饮片提取浓缩液作为黏合剂,其余药材粉碎成细粉,用浓缩液泛丸。处方中膏多粉少时,可将部分药材饮片提取浓缩成稠膏,将处方中其他药材粉碎成细粉,稠膏与细粉混匀、干燥后再粉碎,以水、蜜水或不同浓度的乙醇为润湿剂泛制成丸。

应按照处方中药材饮片提取物的黏度特性酌情选择制丸方式。

三、实例

六味地黄丸(浓缩丸)

【处方】 熟地黄120 g,牡丹皮45 g,茯苓45 g,酒萸肉60 g,山药60 g,泽泻45 g。

—·笔记栏·—

【制法】 以上六味，牡丹皮用水蒸气蒸馏法提取挥发性成分；药渣与部分酒萸肉、熟地黄、茯苓、泽泻加水煎煮2次，每次2 h，煎液滤过，滤液合并，浓缩成稠膏；山药与剩余酒萸肉粉碎成细粉，过筛，混匀，与上述稠膏和牡丹皮挥发性成分混匀，采用塑制法制丸，干燥，打光，即得。

【功能与主治】 滋阴补肾。用于肾阴亏损、头晕耳鸣、腰膝酸软、骨蒸潮热、盗汗遗精、消渴。

【用法与用量】 口服。一次8丸，一日3次。

【注解】

(1) 本品为浓缩丸，取牡丹皮、酒萸肉、熟地黄、茯苓、泽泻煎煮浓缩成稠膏发挥黏合剂的作用，与山药和酒萸肉细粉混合制成丸剂，减少了服药剂量。

(2) 牡丹皮中挥发性活性成分丹皮酚水溶性差、熔点低且易挥发，因此煎煮前应首先提取挥发性组分，提取物最后掺入混合均匀。

壮骨关节丸

【处方】 狗脊384.5 g，淫羊藿230.7 g，独活230.7 g，骨碎补308 g，续断384.5 g，补骨脂230.7 g，桑寄生384.5 g，鸡血藤230.7 g，熟地黄922.8 g，木香230.7 g，乳香(醋炙)230.7 g，没药(醋炙)230.7 g。

【制法】 以上十二味，乳香(醋炙)、没药(醋炙)、木香、独活均半量，补骨脂、续断、熟地黄、鸡血藤均1/4量，粉碎成细粉，过筛；剩余的药材与其余狗脊等四味加水煎煮，滤过，滤液减压浓缩成相对密度为1.25~1.28(60℃)的清膏，与上述细粉混匀，干燥，粉碎成细粉，用水泛丸，打光，制成浓缩水丸1 000 g，即得。

【功能与主治】 补益肝肾，养血活血，舒筋活络，理气止痛。用于肝肾不足、血瘀气滞、脉络痹阻所致的骨性关节炎、腰肌劳损，症见关节肿胀、疼痛、麻木、活动受限。

【用法与用量】 口服。一次10丸，一日2次。早晚饭后服用。

【注解】

(1) 将处方中乳香(醋炙)、没药(醋炙)二味树脂类中药及木香、独活二味芳香性中药取一半粉碎，既保存了药性，又可以避免树脂类和芳香类药物过多而难于成丸的问题。

(2) 将狗脊、淫羊藿、骨碎补、桑寄生四味纤维性强的药材全部粉碎，而将补骨脂、续断、熟地黄、鸡血藤四味纤维性稍差的药材1/4粉碎，既缩小了成品的体积，又保证了成丸工艺的可行性。

(3) 本品可能引起肝损伤、肝功能不全，孕妇及哺乳期妇女禁用。在治疗期间应注意监测肝功能，如发现肝功能异常，应立即停药，并采取相应的处理措施。

第六节 滴 丸

一、滴丸的含义与特点

滴丸指原料药物与适宜的基质加热熔融混匀，滴入不相混溶、互不作用的冷凝介质中制成的球形或类球形制剂。其主要供口服，也有耳用、眼用等少数外用滴丸。

滴制法制丸在20世纪初被提出并加以应用，开始多以水溶性聚乙二醇为基质，使用液状石蜡或植物油作为冷却剂。《中国药典》(1977年版)最早收录滴丸剂型，目前国内已上市中药滴丸制剂20余种，如复方丹参滴丸、香连滴丸、鱼腥草滴丸、牡荆油滴丸等。中药滴丸原料主要分为两类，一类是水溶性差、溶出速率慢的中药单体成分或有效部位；另一类是中药挥发油或其他油性成分。

滴丸的特点：① 制备工艺简单，生产周期短，车间无粉尘。② 药物与基质熔合后使药物与空气接触面积减小，可增加易氧化及挥发性药物的稳定性。③ 滴丸可使液态药物固体化，并可以在滴制成丸后包薄膜衣或肠溶衣，实现不同的释药目的。④ 药物与基质充分混合后迅速冷却，使药物以分子、胶体或微晶等状态高度分散在基质中，采用不同性质基质可改善药物的溶出性能，提高生物利用度，达到高效和速效的目的。⑤ 滴丸用药部位多，可用于口服，也可在耳、鼻、口腔等部位局部外用给药并有长效作用，同时，也可用于腔道给药。⑥ 便于携带贮存。⑦ 一般情况下滴丸载药量较小，服用剂量较大。

二、滴丸的基质及冷凝剂

（一）滴丸基质的要求与分类

滴丸中的赋形剂称为基质。对基质有以下要求：① 具备良好的稳定性，不与主药发生任何化学反应，不影响主药的疗效和检测。② 对人体无毒、无害、无生理作用。③ 熔点较低，受热能熔化成液体，遇骤冷能凝成固体，在室温下保持固体状态，且与主药混合后室温下仍为固体。

滴丸的基质分为水溶性基质和脂溶性基质两大类。常用的水溶性基质有聚乙二醇类（如PEG 6000、PEG 4000等）、泊洛沙姆、硬脂酸聚烃氧(40)酯、甘油明胶等；脂溶性基质有硬脂酸、单硬脂酸甘油酯、蜂蜡、氢化植物油等。

（二）滴丸冷凝剂的要求与分类

滴丸制备中用于冷却滴出的液滴，使之凝为固体药丸的介质称为冷凝剂。冷凝剂应符合以下要求：① 安全无害，不溶解药物和基质，且相互无化学反应。② 液体冷凝剂的密度应与药液密度相近，以利于液滴在冷凝剂中缓慢下沉或上浮而充分凝固成型，形成圆整丸形。

常用的液体冷凝剂可分两类：① 水溶性基质一般选用脂溶性冷凝剂，如液状石蜡、二甲硅油、植物油、煤油等。② 脂溶性基质一般选用水溶性冷凝剂，如水、乙醇、无机盐溶液等。

—•笔记栏•—

复方丹参滴丸的现代制备工艺

三、滴丸的制备

滴丸的制备工艺流程如图15－8所示。

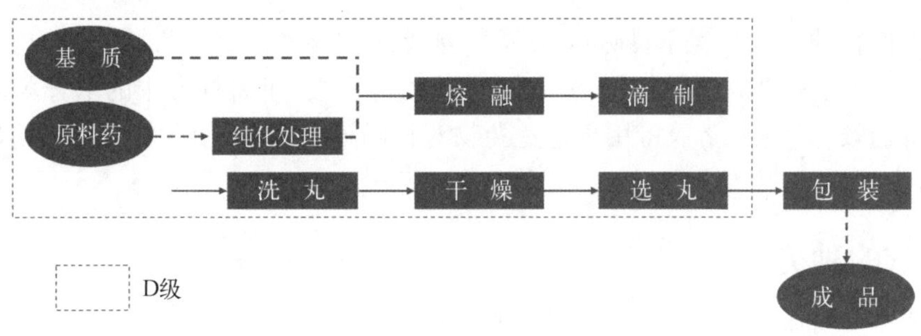

图15－8 滴丸的制备工艺流程示意图

（一）原料药的处理

由于滴丸载药量较小，应根据处方中药物所含有效成分的性质进行提取、纯化，制成原料药物备用。

（二）基质及冷凝剂的准备

根据药物的物理化学性质及临床需要，选择适宜的基质，将药物与基质加热熔融，混匀。选择适当的冷凝剂并调节冷却温度。

（三）滴制

将混匀的药物与基质溶液在保温（80~100℃）条件下，经过一定大小管径的滴头，匀速滴入冷凝剂中，凝固形成丸粒，收集丸粒，除去冷凝剂，干燥即得滴丸。根据药物的性质、临床使用及

—•笔记栏•—

贮藏要求，可对滴丸进行包衣，以达到不同的目的。

（四）制备中的常见问题

滴丸的制备工艺多采用自然滴制法，将熔融物料滴入与之不相混溶的冷却介质中来获得。由于主要靠下落重力、药液表面张力及内应力的作用成型，圆度不够、丸重及滴丸大小差异较大均会导致滴丸的质量问题。滴丸成品质量受多种因素影响，原辅料与基质的物理化学性质、投料比例、料液黏度、料液与冷凝剂的相对密度与温度、滴制速度、冷凝柱高度等均会影响滴丸的成型，需要在制备过程中严格控制制备工艺参数。在滴丸成型过程中应注意以下情况。

滴丸实例：芪参益气滴丸

1. 液滴的滴出与移动速度　液滴在冷凝剂中移动越快，受重力（或浮力）的影响越剧烈，越难形成理想形状；液滴与冷凝剂的密度差大或冷凝剂的黏度小都会增加液滴的移动速度，影响滴丸的圆整度。

2. 冷凝剂的温度　一定范围内降低冷凝剂的温度，有利于丸粒迅速散热凝固。温度降低，冷凝剂的比重增加，黏度提高，液滴运动速度减缓，利于提高滴丸的圆整度。另外，冷凝剂最好呈梯度降温冷却，以便液滴有足够时间收缩和释放气泡。

3. 物料温度　物料温度过低，滴丸易出现拖尾，圆整度差；物料温度过高，挥发性药物难以贮存在丸内，还可能发生局部焦煳现象，使滴丸表面皱褶严重，圆整度降低。

4. 液滴的体积　滴制液滴体积大小不同，丸粒的表面积及凝固速度也会不同，液滴体积越小、丸重越小，圆整度相对越好。

5. 滴制距离　滴头与冷凝剂液面距离过大，液滴可能溅落导致圆形液滴破碎变形；而滴头与冷凝剂液面距离过小，液滴会来不及收缩进入冷凝液，滴丸不能很好地成型。因此，应注意调节滴距以保证液滴进入冷凝剂时的圆整度。

第七节　丸剂的包衣

在丸剂的表面包裹一层物质，使之与外界隔绝的操作称为包衣。包衣后的丸剂称为包衣丸。

一、包衣的目的

丸剂包衣的目的：① 掩盖不良味道，使丸面光滑，便于吞服；② 防潮，避光，防止主药氧化、变质或挥发；③ 防止药物的配伍变化；④ 根据药物设计需要，可将处方中的部分药物作为包衣材料先行发挥药效；⑤ 包肠溶衣可用于避免药物对胃肠道的刺激，使丸粒在肠内溶散；⑥ 改善丸剂外观，并发挥缓释、控释功能。

二、包衣的种类

丸剂包衣主要有3种，即药物衣、保护衣和肠溶衣。

1. 药物衣　包衣材料是丸剂处方的组成部分，包衣既可以先行发挥药效，又可以保护丸粒、增加美观度。常见的包衣种类有：① 朱砂衣，如七味广枣丸、周氏回生丸等；② 甘草衣，如羊胆丸等；③ 黄柏衣，如四妙丸等；④ 雄黄衣，如化虫丸等；⑤ 青黛衣，如复方青黛丸等；⑥ 百草霜衣，如仲景胃灵丸等；⑦ 滑石衣，如分清五淋丸、调胃消滞丸等；⑧ 其他还有礞石衣，如竹沥达痰丸；活性炭衣，如金嗓开音丸；地榆炭衣，如狼疮丸等。

2. 保护衣　选用处方以外不具备明显药理作用、物理化学性质稳定的物质作为包衣材料，使主药与外部环境隔绝而起保护作用。常用包衣材料有：① 糖衣，如黄氏响声丸、安神补心丸、木瓜丸等；② 薄膜衣，如胃肠安丸等。

3. 肠溶衣　选用肠溶性包衣材料将丸剂包衣后使其在胃液中不溶散，而在肠中溶散吸收。肠溶衣材料有纤维醋法酯、羟丙基甲基纤维素酞酸酯、聚乙烯醇酞酸酯、聚丙烯酸树脂Ⅰ号、聚丙烯酸树脂Ⅱ号、聚丙烯酸树脂Ⅲ号等。

三、包衣的方法

（一）包衣前准备

1. 包衣材料的要求　为使包衣后丸面光滑，包衣材料应粉碎成极细粉。

2. 素丸的要求　除蜜丸外，需要包衣的素丸应充分干燥，使之有一定的硬度，以免在包衣过程中因往复旋转滚动而碎裂变形，或在包衣干燥时发生包衣层皱缩、脱壳。由于蜜丸表面黏度较高，包衣材料细粉经丸粒旋转滚动即能黏着于其表面，所以蜜丸无须干燥。

3. 黏合剂　丸剂包衣需要用合适的黏合剂。常用的黏合剂主要有10%阿拉伯胶浆、桃胶浆、10%~20%的糯米粉糊、单糖浆及胶糖混合浆等。

（二）包衣方法

1. 药物衣　蜜丸因表面有一定的黏性，撒布包衣粉即可附着于丸粒表层，故无须使用黏合剂。以朱砂衣为例，将蜜丸放入适宜的容器中，将丸粒往复滚转摇动，逐步加入适量朱砂极细粉，借助炼蜜自身黏性，朱砂黏于丸粒表面而成衣，如此反复操作，至将规定量的朱砂全部包匀丸粒为止。朱砂用量为干丸重的5%~17%。小蜜丸比表面积较大，包衣材料用量会适当增加。

水丸（水蜜丸、糊丸、浓缩丸）多用滚转包衣法进行包衣。将干燥的水丸置于包衣锅中，加黏合剂均匀润湿并转动，缓缓撒入药物极细粉。重复操作数次，至将规定量的药粉包严丸粒为止。取出，低温干燥。再将包衣锅内加入适量的虫蜡粉，转动包衣锅，使丸粒在锅内旋转摩擦，打光丸粒。

2. 糖衣、薄膜衣、肠溶衣　包衣方法与片剂相同，详见第十四章第四节片剂的包衣。

第八节　丸剂的质量检查

一、外观性状

丸剂外观应圆整，大小、色泽应均匀，无粘连现象。蜜丸应细腻滋润，软硬适中。蜡丸表面应光滑、无裂纹，丸内不得有蜡点和颗粒。滴丸表面应无冷凝介质黏附。

二、水分

按照《中国药典》（2020 年版）四部（通则 0832）水分测定法测定。除另有规定外，蜜丸和浓缩蜜丸中所含水分不得过 15.0%；水蜜丸和浓缩水蜜丸不得过 12.0%；水丸、糊丸、浓缩水丸不得过 9.0%。蜡丸不检查水分。

三、重量差异

水丸、蜜丸、水蜜丸、浓缩丸、糊丸和蜡丸，按照《中国药典》（2020 年版）四部（通则 0108）丸剂的规定方法检查，应符合规定。检查法以 10 丸为 1 份（丸重 1.5 g 及 1.5 g 以上的 1 丸为 1 份），取 10 份供试品，分别称定重量，再与每份标示重量（每丸标示量×称取丸数）比较（无标示重量的丸剂，与平均重量比较），超出重量差异限度的不得多于 2 份，并不得有 1 份超出限度 1 倍。

包糖衣丸剂应检查丸芯的重量差异并符合规定，包糖衣后不再检查重量差异，其他包衣丸剂应在包衣后检查重量差异并符合规定；凡进行装量差异检查的单剂量包装丸剂及进行含量均匀度检查的丸剂，一般不再进行重量差异检查。

滴丸按照《中国药典》（2020 年版）四部（通则 0108）丸剂的规定方法检查，应符合规定。检查法取供试品 20 丸，精密称定总重量，求得平均丸重后，再分别精密称定每丸的重量。每丸重量与标示丸重相比较（无标示丸重的，与平均丸重比较），超出重量差异限度的不得多于 2 丸，并不得有 1 丸超出限度 1 倍。

—•笔记栏•—

四、装量差异

单剂量包装的丸剂，按照《中国药典》（2020年版）四部（通则0108）丸剂的规定方法检查，应符合规定。取供试品10袋（瓶），分别称定每袋（瓶）内容物的重量，每袋（瓶）装量与标示装量相比较，超出装量差异限度的不得多于2袋（瓶），并不得有1袋（瓶）超出限度1倍。

五、装量

装量以重量标示的多剂量包装丸剂，照《中国药典》（2020年版）四部（通则0942）最低装量检查法检查，应符合规定。以丸数标示的多剂量包装丸剂，不检查装量。

六、溶散时限

除另有规定外，取供试品6丸，选择适当孔径筛网的吊篮（丸剂直径在25 mm以下的用孔径约0.42 mm的筛网；丸剂直径在2.5~3.5 mm的用孔径约1.0 mm的筛网；丸剂直径在3.5 mm以上的用孔径约2.0 mm的筛网），照《中国药典》（2020年版）四部（通则0921）崩解时限检查法片剂项下的方法加挡板进行检查。除另有规定外，小蜜丸、水蜜丸和水丸应在1 h内全部溶散；浓缩水丸、浓缩蜜丸、浓缩水蜜丸和糊丸应在2 h内全部溶散。滴丸不加挡板检查，应在30 min内全部溶散，包衣滴丸应在1 h内全部溶散。操作过程中如供试品黏附挡板妨碍检查时，应另取供试品6丸，以不加挡板进行检查。上述检查，应在规定时间内全部通过筛网。如有细小颗粒状物未通过筛网，但已软化且无硬心者可按符合规定论。

蜡丸照《中国药典》（2020年版）四部（通则0921）崩解时限检查法片剂项下的肠溶衣片检查法检查，应符合规定。

除另有规定外，大蜜丸及研碎、嚼碎后或用开水、黄酒等分散后服用的丸剂不检查溶散时限。

七、微生物限度

以动物、植物、矿物质来源的非单体成分制成的丸剂，生物制品丸剂，照《中国药典》（2020年版）四部（通则1105）非无菌产品微生物限度检查：微生物计数法和《中国药典》（2020年版）四部（通则1106）非无菌产品微生物限度检查：控制菌检查法及《中国药典》（2020年版）四部（通则1107）非无菌药品微生物限度标准检查，应符合规定。生物制品规定检查杂菌的，可不进行微生物限度检查。

第九节 丸剂的包装与贮藏

根据丸剂的性质不同，包装材料和包装形式也有所差异。目前，中药丸剂常见的包装形式分为单粒包装丸剂、瓶装丸剂和袋装丸剂3种。蜜丸、水蜜丸多采用单粒包装，水丸、浓缩丸等多采用瓶装、袋装等。

单粒单独包装多使用铝塑板泡罩压封包装。蜜丸封装前可先用蜡纸包裹，装在蜡浸润过的纸盒内，封盖后再浸蜡，以便密封防潮。也可将药丸装于半圆形螺口塑料盒内，旋拧相互嵌合半圆螺口塑料盒后，浸一层蜡衣，使接口密封严密。

瓶装丸剂常用玻璃瓶、塑料瓶、瓷瓶等包装，为了防止运输中的磕碰，常用棉花、纸等充填物塞满瓶内空隙处，并用铝塑膜封口或以软木塞浸蜡、塑料内衬浸蜡为内盖再加外盖密封。袋装丸剂主要用添加增塑剂的聚氯乙烯膜或复合膜包装，适用于小丸剂，按重量将规定丸粒分装于铝塑包装袋中，类似于颗粒剂的包装，通常以一袋为单次服用剂量。

水丸应密封贮存，防止受潮；蜡丸应密封并置于阴凉干燥处贮存；滴丸应密封贮存。

【小结】

—•笔记栏•—

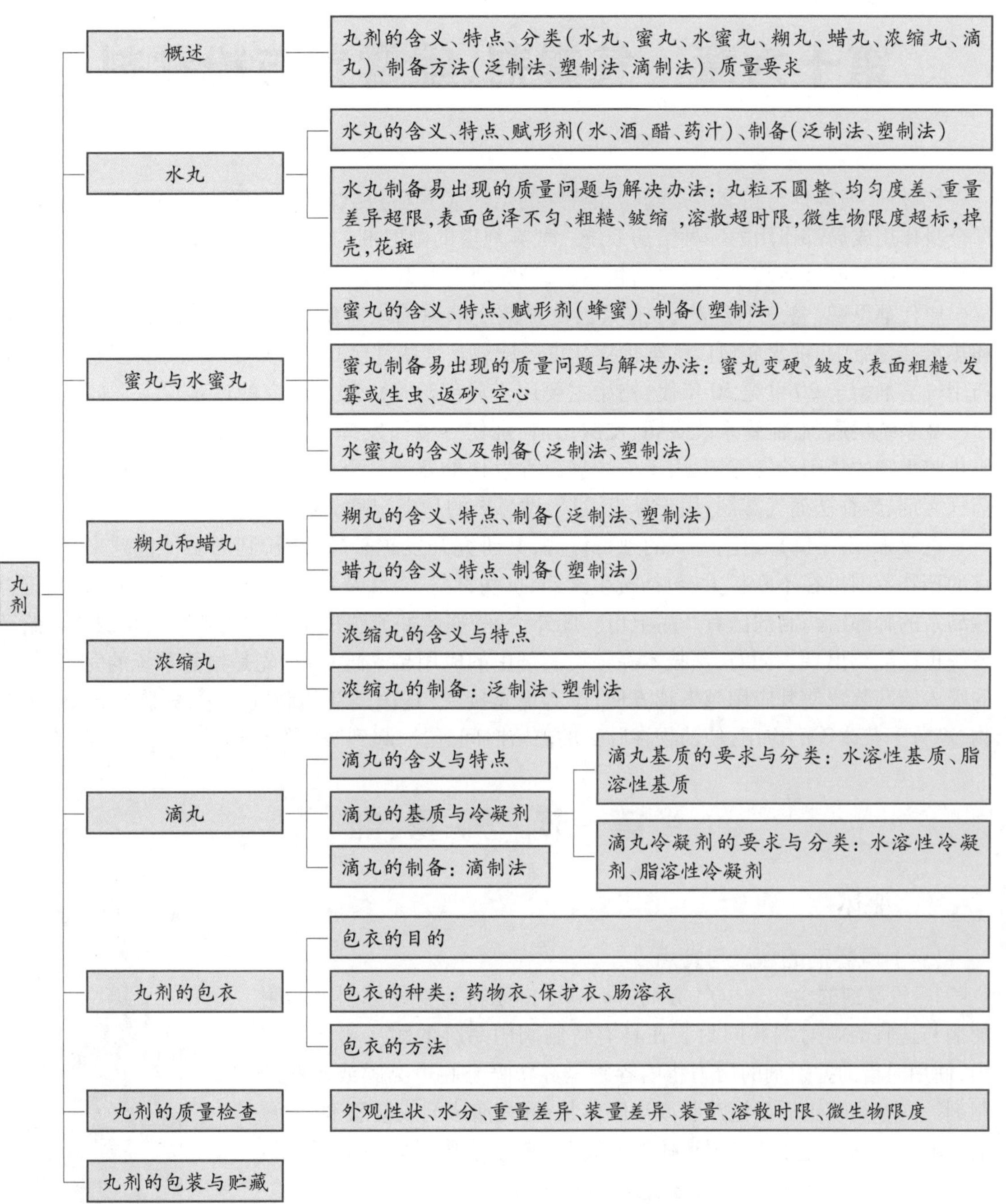
丸剂
概述
丸剂的含义、特点、分类(水丸、蜜丸、水蜜丸、糊丸、蜡丸、浓缩丸、滴丸)、制备方法(泛制法、塑制法、滴制法)、质量要求
水丸
水丸的含义、特点、赋形剂(水、酒、醋、药汁)、制备(泛制法、塑制法)
水丸制备易出现的质量问题与解决办法：丸粒不圆整、均匀度差、重量差异超限,表面色泽不匀、粗糙、皱缩,溶散超时限,微生物限度超标,掉壳,花斑
蜜丸与水蜜丸
蜜丸的含义、特点、赋形剂(蜂蜜)、制备(塑制法)
蜜丸制备易出现的质量问题与解决办法：蜜丸变硬、皱皮、表面粗糙、发霉或生虫、返砂、空心
水蜜丸的含义及制备(泛制法、塑制法)
糊丸和蜡丸
糊丸的含义、特点、制备(泛制法、塑制法)
蜡丸的含义、特点、制备(塑制法)
浓缩丸
浓缩丸的含义与特点
浓缩丸的制备：泛制法、塑制法
滴丸
滴丸的含义与特点
滴丸的基质与冷凝剂
滴丸的制备：滴制法
滴丸基质的要求与分类：水溶性基质、脂溶性基质
滴丸冷凝剂的要求与分类：水溶性冷凝剂、脂溶性冷凝剂
丸剂的包衣
包衣的目的
包衣的种类：药物衣、保护衣、肠溶衣
包衣的方法
丸剂的质量检查
外观性状、水分、重量差异、装量差异、装量、溶散时限、微生物限度
丸剂的包装与贮藏

第十六章 气雾剂、喷雾剂与粉雾剂

—•笔记栏•—

第十六章授课视频

气雾剂、喷雾剂与粉雾剂是药物经特殊的给药装置后进入呼吸道深部、腔道黏膜或皮肤发挥全身作用或局部作用的一种给药系统。气雾剂借助抛射剂的压力使药物喷出，喷雾剂借助于手动泵的压力或其他装置方法将药物喷出，粉雾剂则由患者主动吸入。

唐代孙思邈《备急千金要方》有太乙流金散烧烟熏治以避瘟气的方法；《普济方》中有莨菪和热水共置瓶中，嘴含瓶口以气雾治疗牙虫等记载。这些都已具有气（喷）雾剂的性质。现代的药用气雾剂始于20世纪50年代，初始主要用于局部治疗。随着研究的逐步深入，气雾剂在治疗呼吸系统疾病、心血管系统疾病、皮肤出血、烧伤等方面发挥了越来越重要的作用。例如，用于止咳平喘的华山参气雾剂，用于心绞痛急性发作的宽胸气雾剂，用于外科跌打损伤的云南白药气雾剂、麝香祛痛气雾剂，用于鼻炎、过敏性鼻炎的鼻炎宁喷雾剂等。

近年来，由于肺部给药方式的独特优势，其研究开发越来越活跃，制剂品种也越来越多，适宜的药物范围也在不断扩大，包括抗生素药、抗病毒药、多肽及蛋白质类大分子药物。目前国外胰岛素的肺部给药制剂已有产品上市。此外，一些疫苗如流感疫苗及其他生物制品的喷雾给药系统也已陆续出现。同时，新技术在该类制剂中的应用越来越多，首先是给药系统的完善，如新的吸入给药装置使其应用越来越方便，患者更易接受；其次是新的制剂技术，如脂质体、前体药物、高分子载体等的应用，使药物在肺部的停留时间延长，起到缓释的作用。

第一节 气雾剂

一、概述

（一）气雾剂的含义与特点

1. 气雾剂的含义　气雾剂（aerosol）指原料药物或原料药与附加剂与适宜的抛射剂共同封装在具有特制阀门系统的耐压密闭容器中，使用时借助抛射剂的压力将内容物呈雾状喷至腔道黏膜或皮肤的制剂。内容物喷出后呈泡沫状或半固体状，称为泡沫剂或凝胶剂/乳膏剂（图16-1）。气雾剂可用于呼吸道吸入、皮肤、黏膜或腔道给药等。

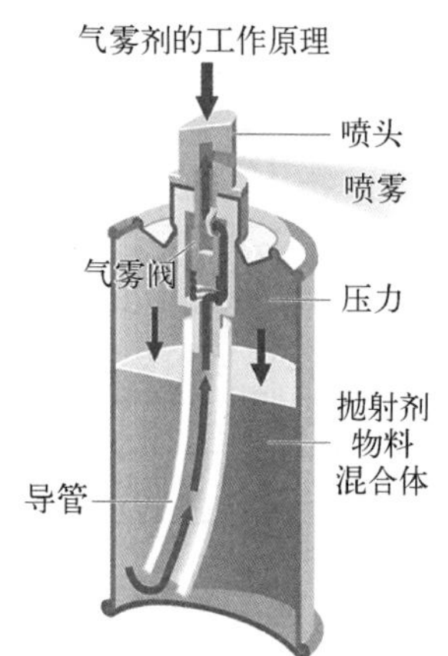

图16-1　气雾剂工作原理图

2. 气雾剂的特点　气雾剂具有以下优点：

（1）具有速效和定位的作用：气雾剂喷出的药物可直达作用部位或吸收部位，具有明显的速效与定位作用，在呼吸道给药方面具有独特的优势。

（2）能够提高药物的稳定性：气雾剂中药物封装于密闭容器中，可免受外界因素影响，保持清洁和无菌状态，有利于提高药物的稳定性。

（3）剂量准确，使用方便：气雾剂喷出的剂量由阀门系统控制，可定量喷出，患者用药顺应性高。

（4）副作用小：喷雾给药可避免胃肠道给药的刺激性，避免肝脏首过效应，减少局部涂药疼痛与感染。

气雾剂也有其不足：

（1）生产成本较高：需要耐压容器、阀门系统和特殊的灌装设备，生产成本比一般制剂高。

（2）气雾剂有一定内压：遇热或受撞击等容易爆炸。

（3）抛射剂挥发性较高，同时还有制冷效应，受伤皮肤多次使用会引起不适感。

（二）气雾剂的分类

1. 按分散系统　气雾剂按分散系统可分为溶液型、乳状液型和混悬型。

（1）溶液型气雾剂：药物能溶解在抛射剂中，或在潜溶剂作用下形成均匀的溶液分散体系。喷射后抛射剂立即挥发，药物以固体或液体微粒状态达到作用部位，是应用最多的类型。

（2）乳状液型气雾剂：药物、抛射剂在乳化剂作用下，经乳化制成的乳状液型气雾剂。有O/W型和W/O型。O/W型喷出时是泡沫状，称为泡沫型气雾剂。W/O型喷出时是液流。

（3）混悬型气雾剂：固体药物以微粒状态分散在抛射剂中形成的混悬液。喷出后抛射剂挥发，药物以固体微粒状态到达作用部位。此类气雾剂喷射出的是极细粉末的烟雾状，又称粉末型气雾剂。

2. 按给药途径　可分为吸入气雾剂、非吸入气雾剂（包括皮肤黏膜用气雾剂和空间消毒用气雾剂等）。

3. 按处方组成

（1）二相气雾剂：由抛射剂的气相和药物与抛射剂混溶形成的均匀液相组成。

（2）三相气雾剂：① 气-液-固三相，由汽化的抛射剂、液化的抛射剂及混悬于液体中的药物微粒组成；② 气-液-液三相，由汽化的抛射剂、液化的抛射剂油相与药物水溶液形成的O/W乳剂组成；③ 气-液-液三相，由汽化的抛射剂、液化的抛射剂油相与药物水溶液形成的W/O型乳剂组成。

4. 按给药定量与否　可分为定量气雾剂和非定量气雾剂。

（三）气雾剂的质量要求

（1）对皮肤、呼吸道与腔道黏膜和纤毛无刺激性、无毒性。

（2）抛射剂为低沸点的液化气体，常温下蒸汽压大于大气压。

（3）容器不与内容物发生反应，应耐高压，喷出的雾滴应细腻而均匀，且剂量准确。

（4）泄漏与压力检查应符合《中国药典》（2020年版）四部（通则0100）制剂通则规定。

（5）用于烧伤、创伤、溃疡的气雾剂一定要保证无菌。

（四）气雾剂的肺部吸收

人的呼吸系统由口腔、鼻腔、咽喉、气管、支气管、细支气管、肺泡管及肺泡囊、肺泡膜（吸收部位）组成。肺泡数量达3亿~4亿个，总面积可达200 m^2。肺泡由单层上皮细胞组成，肺泡表面至毛细血管间距离仅0.5~1 μm，与肺泡紧靠着的毛细血管面积达100 m^2，肺部血流量大，血液循环速度快。故到达肺泡内的药物极易吸收入血，吸收速度仅次于静脉注射。

（五）影响吸收的因素

1. 药物的性质　吸入的药物最好能溶于呼吸道的分泌液中，否则易成为异物，对呼吸道产生刺激。呼吸道上皮细胞的细胞膜为类脂膜，药物从呼吸道吸收主要为被动扩散过程，所以一般脂溶性、油水分配系数大的药物、分子量小的药物容易吸收。

2. 微粒的大小　是影响药物能否到达肺泡的主要因素。大于10 μm的粒子沉积于气管中，不能到达肺部。对肺起局部作用的气雾剂喷射粒子雾滴以3~10 μm大小为宜；但要迅速吸收发挥全身作用，粒径宜细，以0.5~1 μm为最好，雾滴过细进入肺泡后仍可随呼气排出。《中国药典》（2020年版）四部（通则0100）制剂通则规定，吸入用气雾剂的药粉粒径应控制在10 μm以下，其中大多数应为5 μm以下，一般不使用饮片细粉（图16-2）。

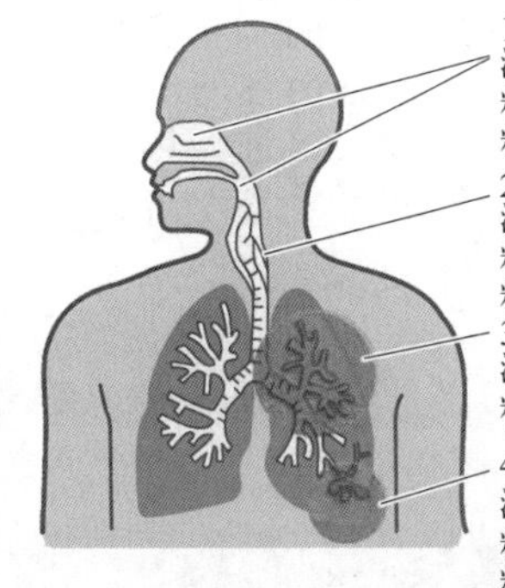

图16-2　肺途径示意图

—•笔记栏•—

3. 呼吸的状态　粒子的沉积量与呼吸量成正比，与呼吸频率成反比。

二、气雾剂的组成

气雾剂由药物和附加剂、抛射剂、耐压容器和阀门系统组成。

(一) 药物与附加剂

1. 药物　制备气雾剂的饮片，一般应按规定的方法进行提取、纯化、浓缩制成药液，如提取挥发油、提取有效成分或有效部位等。

2. 附加剂　根据药物的性质确定气雾剂的类型，如配制成溶液、乳浊液或混悬液。拟定制剂处方，选择溶剂和附加剂。常用附加剂有潜溶剂、润湿剂、助悬剂、乳化剂、抗氧剂、防腐剂、矫味剂等。

(二) 抛射剂

抛射剂指一些低沸点的液化气体，为气雾剂喷射药物的动力，也是药物的溶剂和稀释剂。抛射剂的沸点应在室温以下，常温下蒸汽压大于大气压。打开阀门时容器内压力骤然降低，抛射剂急剧汽化，将容器内药物通过阀门系统喷出。抛射剂的沸点、蒸汽压、用量大小对气雾剂的喷射能力、雾滴大小、干湿及泡沫状态等有决定性的影响。对抛射剂的要求：① 沸点低，常温下蒸汽压大于大气压；② 对机体无毒，无致敏性和刺激性；③ 性质稳定、不燃和不易爆炸；④ 来源广、无味，价廉易得。

1. 分类　过去常用的抛射剂为氟氯烷烃类(CFC_s，氟利昂类)，因其可分解大气层的臭氧，破坏环境而被淘汰。我国已在 2010 年全面禁止氟利昂作为抛射剂用于药用吸入气雾剂。

目前常用的抛射剂有以下几类。

(1) 氢氟烷烃类(HFA)：与氟氯烷烃在结构上均为饱和烷烃，一般条件下化学性质稳定，几乎不与任何物质产生化学反应。HFA 饱和蒸汽压较高，对容器的耐压要求更高，在人体内残留少，毒性小，结构中不含氯原子，不破坏大气臭氧层，温室效应远低于氟氯烷烃。目前为氟利昂类的主要替代品，但由于氢氟烷烃类与氟氯烷烃类的理化性质不同，在作为抛射剂替代时需要对其进行广泛考察。

用于气雾剂抛射剂的主要有四氟乙烷(HFA－134a)、七氟丙烷(HFA－227ea)，世界上至今已有 14 家公司的数十个 HFA 的气雾剂获准上市。HFA－134a 和 HFA－227ea 全球增温潜能值较高。二氟乙烷(HFA－152a)的全球增温潜能值低，为易燃气体，在美国已用作局部用药气雾剂的抛射剂。这 3 种氢氟烷烃类抛射剂的物理化学性质见表 16－1。

表 16－1　3 种氢氟烷烃类抛射剂的物理化学性质

	HFA－134a	HFA－152a	HFA－227ea
分子式	$CF_3—CFH_2$	$CH_3—CHF_2$	C_3HF_7
分子量(Da)	102.03	66.05	170.03
沸点(1 个大气压，℃)	−26.5	−25.0	−16.5
临界温度(℃)	101.1	113.5	101.7
蒸汽压(MPa)	0.44(21.1℃)	0.49(21.1℃)	0.390 2(20℃)
液体密度(g/cm^3)	1.21(21.1℃)	0.91(21.1℃)	1.415 0(20℃)
消耗臭氧潜能值(ODP)	$<1.5\times10^{-5}$	0	0
全球增温潜能值(GWP)	1 300.00	140.00	2 900.00

（2）二甲醚：沸点-24.9℃，蒸汽压约为0.5 MPa，常温常压下为无色、有轻微醚香味的气体，在压力下为液体。常温下二甲醚为惰性，不易自动氧化，无腐蚀性。作为抛射剂二甲醚的优点为：① 压力适宜、毒性低；② 对极性和非极性药物均有高度溶解性，可与水混溶；③ 对臭氧无破坏作用。可作为气雾剂的抛射剂和溶剂。我国已生产出以二甲醚为抛射剂的表面麻醉药利多卡因气雾剂。

（3）碳氢化合物：主要有丙烷、正丁烷、异丁烷等。此类抛射剂化学性质稳定，价格低廉，毒性低，密度低，沸点较低，但易燃易爆，不宜单独使用。目前，异丁烷在国外已被广泛应用于外用气雾剂的抛射剂，已载入《美国药典》。

2. 抛射剂的用量　气雾剂喷射能力的强弱取决于抛射剂的用量及自身的蒸汽压，一般抛射剂用量大，蒸汽压高，喷射能力强，反之则弱。为了达到合适的蒸汽压，常采用多种抛射剂混合。并通过调整用量和蒸汽压来达到调整喷射能力的目的。

抛射剂用量与气雾剂种类、用途有关。

（1）溶液型气雾剂：抛射剂的种类及用量比会直接影响雾滴大小。抛射剂在处方中用量占比一般为20%~70%，占比大者，雾滴粒径小。可根据所需粒径调节用量，如发挥全身治疗作用的吸入气雾剂，雾滴要求较细，以1~5 μm为宜，抛射剂用量较多；皮肤用气雾剂的雾滴可粗些，直径为50~200 μm，抛射剂用量较少，用量百分比为6%~10%。

（2）混悬型气雾剂：除主药必须微粉化（<2 μm）外，抛射剂的用量较高，用于腔道给药，抛射剂用量百分比为30%~45%，用于吸入给药时，抛射剂用量百分比高达99%，以确保喷雾时药物微粉能均匀地分散。此外，抛射剂与混悬的固体药物间的密度应尽量相近，常以混合抛射剂调节密度，如$F_{12}/F_{11}=35/65$时密度为1.435 g/mL，适合一般固体药物。

（3）乳状液型气雾剂：其抛射剂的用量百分比一般为8%~10%，有的高达25%以上，产生泡沫的性状取决于抛射剂的性质和用量，抛射剂蒸汽压高且用量大时，产生有黏稠性和弹性的干泡沫；若抛射剂的蒸汽压低而用量少时，则产生柔软的湿泡沫。

（三）耐压容器

气雾剂的容器应能耐压，不与药物和抛射剂起作用，轻便，价廉。目前，耐压容器主要有金属容器、玻璃容器和塑料容器。

1. 金属容器　容量大，耐压力强，质地较轻，携带、运输均方便，但化学稳定性较差。常用铝、不锈钢或马口铁制品，需要在容器内壁涂环氧树脂或聚乙烯树脂，增强其耐腐蚀性能。

2. 玻璃容器　化学性质稳定，但耐压、耐撞击性能差。为改善此缺点，常在玻璃瓶外壁搪塑，以减轻玻璃瓶爆破产生的危险。目前多用于压力和容积不大的气雾剂。

3. 塑料容器　质地较轻，牢固耐压，抗撞击、耐腐蚀，但塑料容器有一定的渗透性及物质迁移现象，可影响药液的稳定性。一般选用化学性质稳定的塑料材料，如热塑性聚丁烯对苯二甲酸树脂和缩乙醛共聚物树脂等。

（四）阀门系统

阀门系统是控制气雾剂内容物喷出的主要部件，具有调节药物和抛射剂从容器中喷出的功能，其精密度及耐用性直接影响气雾剂的质量。

1. 一般阀门系统　由封帽、橡胶封圈、阀门杆、弹簧、浸入管、推动钮等部件组成。其中，阀门杆是重要部件，上端有膨胀室和内孔，下端有一段细槽供引液用。膨胀室在内孔之上，内孔是阀门沟通容器内外的极细小孔，关闭时被出液橡胶封圈封住，使容器内外不通，当揿下推动钮时，容器中内容物通过内孔进入膨胀室，抛射剂骤然膨胀，将药液雾化、喷出（图16-3）。

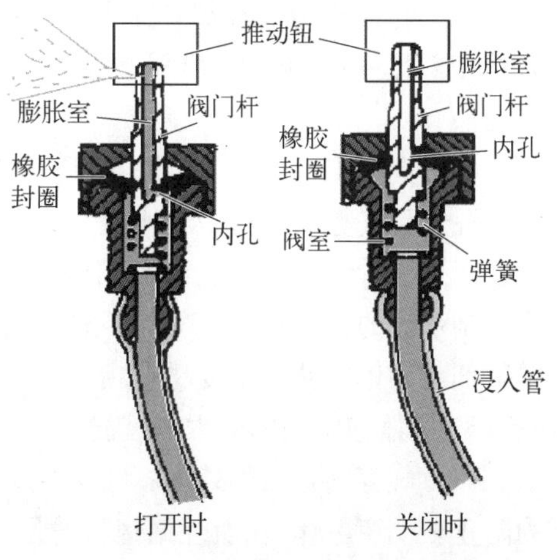

图16-3　气雾剂的一般阀门示意图

—•笔记栏•—

混合抛射剂蒸汽压计算

2. 定量阀门 除具有一般阀门的各部件外，还有一个金属或塑料制成的定量室或称定量小杯，其容量为每揿一次的剂量，一般为 0.05~0.2 mL，适用于剂量小、作用强或有毒性作用的吸入气雾剂。定量室下部有两个小孔，用进液橡胶封圈封住，灌装抛射剂时因压力大，抛射剂可通过小孔进入容器内。抛射剂灌装后小孔仍被橡胶封圈封住(图 16-4)。

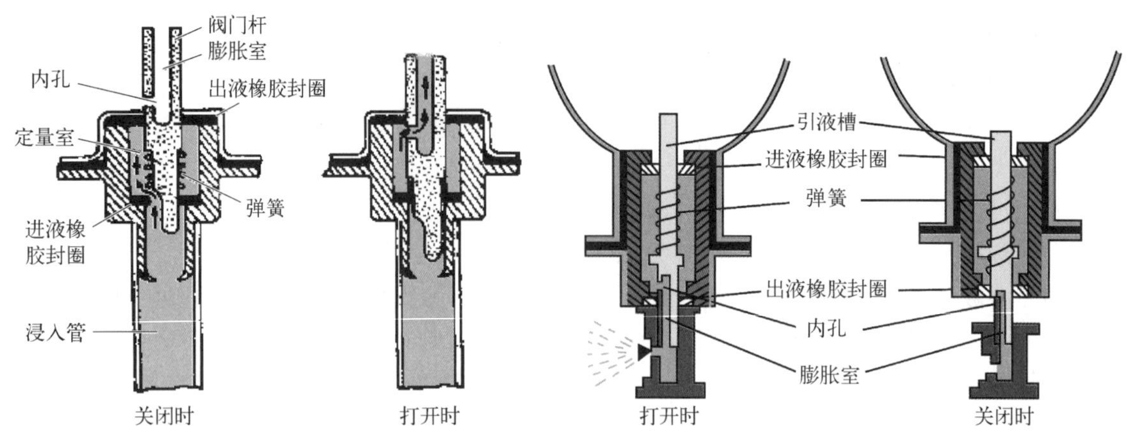

图 16-4 有浸入管的定量阀门示意图

图 16-5 无浸入管的定量阀门示意图

国内常用的是不用浸入管而将容器倒置使用的定量吸入气雾剂(图 16-5)。药液通过阀杆上的引液槽进入阀门系统的定量室，喷射时按下推动钮，阀门杆弹簧受压，内孔进入出液橡胶封圈内，定量室内的药液由内孔进入膨胀室，部分汽化后从喷嘴喷出。此时引液槽全部进入瓶内，橡胶封圈封住药液进入定量室的通道。推动钮压力解除后，在弹簧作用下，阀杆复位，药液再次进入定量室，如此往复，每按一次推动钮喷出定量室容积的药液。

三、气雾剂的制备

1. 制备工艺流程 容器、阀门系统的处理与装配→中药的提取、配制与分装→填充抛射剂→质检→成品。

气雾剂应在洁净避菌条件下配制，及时灌封于灭菌的洁净干燥容器中，防止微生物污染。

2. 中药原料的处理及附加剂的选用 中药饮片应选用适当的溶剂和方法提取中药有效成分或有效部位，按照溶液型、乳状液型、混悬型气雾剂的不同要求，拟定处方，选择适宜附加剂进行配制。

(1) 溶液型气雾剂：药物可溶于抛射剂或潜溶剂者常制成溶液型气雾剂。将中药提取物溶于抛射剂中，必要时可加适量的潜溶剂如乙醇、丙二醇等制成澄清的溶液，备用。

(2) 乳状液型气雾剂：目前，应用较多的乳状液型气雾剂为 O/W 型，抛射剂为内相，药液为外相。按一般制备乳状液的方法制成稳定的乳状液，分散相液滴应在液体介质中分散均匀。

(3) 混悬型气雾剂：药物不溶于抛射剂或潜溶剂者可制成混悬型气雾剂。将药物粉碎，吸入用混悬型气雾剂药粉微粒应控制在 5 μm 左右。药粉加入附加剂在胶体磨中充分研细混匀，制成混悬液。为使混悬液稳定，常需要加入润湿剂、分散剂、助悬剂等。在制备中应注意：① 严格控制水分的含量在 0.03%以下；② 加入适量的混合表面活性剂以增加体系的稳定性；③ 调节抛射剂与固体微粒的密度尽量相等，减小微粒的沉降。

3. 容器与阀门的处理与装配

(1) 气雾剂容器的处理：将容器按一定操作规程处理、洗净、干燥。玻璃瓶容器用前洗涤，为防止玻璃瓶爆炸，在瓶外搪塑料薄层。将洗净干燥的玻璃瓶预热至 120~140℃，浸入搪塑液中，使瓶颈以下黏附一层搪塑液，倒置，于 150~170℃烘干，备用。

(2) 阀门系统的处理与装配：阀门各部件应分别处理。① 橡胶制品以水洗净，在75%乙醇中浸泡24 h，除去色素并消毒，干燥，无菌保存，备用；② 塑料、尼龙零件洗净，浸泡在乙醇中备用；③ 不锈钢弹簧于1%～3%碱液中煮沸10～30 min，热水洗至无油腻，蒸馏水冲洗，浸泡在乙醇中备用。最后将上述处理好的零件，按照阀门的结构装配。

4. 药物的分装与抛射剂的充填

(1) 压灌法：取已分装药物扎紧封帽铝盖的气雾剂容器，抽去内部空气，用压力灌装机压入定量抛射剂。本法的特点是设备简单，不需要低温操作，抛射剂损耗少。但充填速度较慢，空气无法排出，使用中压力变化较大，是目前国内主要采用的方法。

国外气雾剂生产主要采用高速旋转压装抛射剂的工艺，该方法是将容器输入、分装药液、驱赶空气、加轧阀门、压装抛射剂、产品包装输出融于一体，生产设备采用真空抽除容器内空气，可定量压入抛射剂，产品质量稳定，生产效率高。

(2) 冷灌法：将药液(包括抛射剂和药物)借助冷灌装置中热交换器冷却至-50～-30℃，使罐中的药物、抛射剂保持液体状态，一次定量加入敞开的耐压容器中，立即将容器装阀门并密封。其主要优点是简单，适用于任何容器及阀门系统，使生产流程的变化最小。但能耗高、抛射剂蒸发可造成装量差异及湿气冷凝会形成污染，含水产品不宜采用冷灌法。气雾剂联动压装机设备见图16-6。

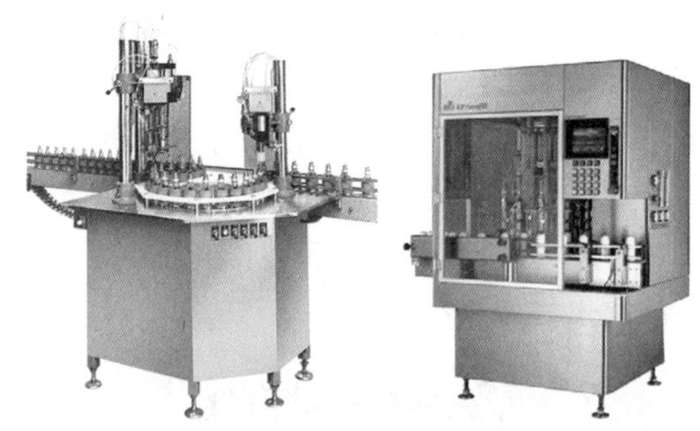

图16-6　气雾剂联动压装机

四、实例

麝香祛痛气雾剂

【处方】 人工麝香0.33 g，红花1 g，樟脑30 g，独活1 g，冰片20 g，龙血竭0.33 g，薄荷脑10 g，地黄20 g，三七0.33 g。

【制法】 以上九味，取人工麝香、三七、红花，分别用50%乙醇10 mL分3次浸渍，每次7日，合并浸渍液，滤过，滤液备用；地黄用50%乙醇100 mL分3次浸渍，每次7日，合并浸渍液，滤过，滤液备用；龙血竭、独活分别用乙醇10 mL分3次浸渍，每次7日，合并浸渍液，滤过，滤液备用；冰片、樟脑加乙醇100 mL，搅拌使溶解，再加入50%乙醇700 mL，混匀；加入上述各浸渍液，混匀；将薄荷脑用适量50%乙醇溶解，加入上述药液中，加50%乙醇至总量为1 000 mL，混匀，静置，滤过，灌装，封口，充入抛射剂适量，即得。

【性状】 本品为非定量气雾剂，在耐压容器中的溶液为橙红色澄清液体，气芳香。

【功能与主治】 活血祛瘀，疏经活络，消肿止痛。用于各种跌打损伤、瘀血肿痛、风湿瘀阻、关节疼痛。

【用法与用量】 外用。喷涂患处，按摩5～10 min至患处发热，一日2～3次。软组织扭伤严重或有出血者，将药液喷湿的棉垫敷于患处。

【注解】

(1) 本品为溶液型气雾剂，除龙血竭、独活外，原料药均用50%乙醇浸渍或溶解，可提取出有效成分，工艺简单易行。

(2) 龙血竭活血化瘀的有效成分为龙血素B等，脂溶性较强，独活的主要成分是香豆素、挥发油等，故用95%乙醇浸渍提取。

(3) 本品的含量测定仅对麝香酮进行质量控制，质量标准有待提高。

—•笔记栏•—

气雾剂实例：妇得康泡沫气雾剂

咽速康气雾剂

【处方】 人工牛黄 30 g，珍珠（制）30 g，雄黄（制）20 g，蟾酥（制）20 g，麝香 20 g，冰片 20 g，乙醇适量，抛射剂适量，制成 1 000 瓶。

【制法】 以上六味饮片，人工牛黄、珍珠和雄黄干燥后粉碎成极细粉。蟾酥和麝香以无水乙醇回流提取 3 次，回流时间分别为 3.2 h、1.5 h，滤过，合并滤液，将冰片溶于滤液，再加入人工牛黄、珍珠和雄黄极细粉，以无水乙醇定容至 300 mL，再加入 15%非离子表面活性剂无水乙醇溶液 100 mL，混溶后在不断搅拌条件下，定量分装于气雾剂耐压容器内，压盖后在 800～1 000 kPa 压力下向瓶内压入经微孔滤膜滤过的抛射剂，即得。

【功能与主治】 解毒，消炎，止痛。用于时疫白喉、咽喉肿痛、单双乳蛾、喉风喉痛、烂喉丹痧。

【用法与用量】 喷雾吸入。每次喷 3 下，一日 3 次。或遵医嘱。

【注解】

（1）本品为混悬型气雾剂。贵重药人工牛黄、珍珠及毒性药雄黄粉碎成细粉入药。

（2）蟾酥、麝香有效成分脂溶性强，故以无水乙醇提取。

（3）非离子表面活性剂在混悬液中起润湿剂作用，可使不溶性药物细粉在分散相中均匀分散，防止药物细粉凝聚。

五、气雾剂的质量检查

1. 容器和阀门检查 气雾剂的容器应能耐受所需的压力，阀门各部件的精度和溶胀性应符合要求，不与内容物发生理化反应。

2. 破损与漏气检查

（1）破损检查：将气雾剂放入有盖的铁丝篓内，浸没于（40±1）℃的水浴中 1 h（或 55℃，30 min），取出，放冷至室温，拣除爆裂及塑料涂层不紧贴瓶的废品。

（2）漏气检查：将 12 瓶气雾剂分别精密称重，于室温直立 72 h，再分别精密称重，计算每瓶漏气的重量及平均年泄漏率。

3. 喷射试验和装量检查

（1）非定量气雾剂

1）喷射速率：取供试品 4 瓶，按《中国药典》（2020 年版）四部（通则 0100）制剂通则喷射速率项下方法检查，计算每瓶的平均喷射速率（g/s），均应符合规定。

2）喷出总量：取供试品 4 瓶，按《中国药典》（2020 年版）四部（通则 0100）制剂通则喷射总量项下方法检查，每瓶喷出量均不得少于标示量的 85%。

（2）定量气雾剂

1）每罐总揿次：取供试品 4 瓶，按《中国药典》（2020 年版）四部（通则 0100）制剂通则每瓶总揿次项下方法检查，分别计算喷射次数，每瓶总揿次均不得少于其标示总揿次。

2）每瓶喷量：取供试品 4 瓶，按《中国药典》（2020 年版）四部（通则 0100）制剂通则每瓶喷量项下方法检查，计算每瓶 10 个喷量的平均值，除另有规定外，应为标示喷量的 80%～120%。

凡进行每瓶主药含量检查的气雾剂，不再进行每揿喷量检查。

3）每瓶主药含量：按《中国药典》（2020 年版）四部（通则 0100）制剂通则每瓶主药含量项下方法检查，计算平均每揿主药含量，每揿主药含量应为每揿主药标示量的 80%～120%。

4. 粒度 吸入用混悬型气雾剂应做粒度检查。按《中国药典》（2020 年版）四部（通则 0100）制剂通则粒度项下方法检查，检查 25 个视野，药物粒径应在 5 μm 以下，粒径大于 10 μm 的粒子不得超过 10 粒。

5. 无菌检查 用于烧伤或严重创伤的气雾剂，按《中国药典》（2020 年版）四部（通则

—•笔记栏•—

0100)制剂通则无菌检查法检查,应符合规定。

6. 微生物限度　　按《中国药典》(2020 年版)四部(通则 0100)制剂通则无菌检查法检查,应符合规定。

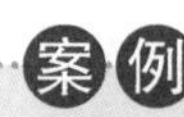

云南白药气雾剂由三七、重楼等组成,为淡黄色至黄棕色的液体,喷射时有特异香气。用于跌打损伤、瘀血肿、肌肉酸痛及风湿性关节疼痛等。外用,喷于伤患处。症状较重时,与云南白药气雾剂保险液配合使用。

问题:

1. 为何云南白药是国家保密方? 试谈谈其历史沿革与剂型发展。
2. 即将成为医药工作者的同学们,你们觉得该如何抓住机遇发展传统医药品牌?

第二节　喷雾剂

一、概述

(一) 喷雾剂的含义与特点

喷雾剂(spray)指不含抛射剂,借助手动泵的压力或其他方法将内容物以雾状等形态喷出的制剂。喷雾剂喷射药液的动力是借助手动泵的压力或压缩在容器内的气体。

喷雾剂与气雾剂都有雾化给药的特点,不同的是:

(1) 喷雾剂不含抛射剂,对大气无污染,减少抛射剂对机体的副作用与刺激性。

(2) 处方及生产设备简单,产品成本低。

近年,随着氟利昂的禁用,喷雾剂的优势得到重视,喷雾剂发展很快。2007 年以来,已有 43 个中药喷雾剂获得国家药品监督管理局的注册批文。国外加拿大一公司研制的胰岛素喷雾剂已在多个国家上市,该产品胰岛素可通过口腔黏膜快速吸收。

由于一般喷雾剂喷出的雾滴粒径大,不适于肺部吸入,且压缩气体在使用过程中逐渐减少,压力随之降低,使喷射的雾滴大小及喷射量不能恒定,使用中会受到限制。目前喷雾剂主要用于皮肤、黏膜或腔道等部位给药。近年出现的超临界 CO_2 辅助喷雾剂及超声波喷雾剂可将雾滴粒径雾化很细,可用于呼吸道吸入。

(二) 喷雾剂的分类

1. 按分散系统　　可分为溶液型喷雾剂、乳状液型喷雾剂和混悬型喷雾剂。

2. 按给药途径　　可分为呼吸道吸入给药喷雾剂、鼻腔给药喷雾剂、皮肤给药喷雾剂。

3. 按定量与否　　可分为定量喷雾剂和非定量喷雾剂。

4. 按雾化原理　　可分为喷射喷雾剂、超临界 CO_2 辅助喷雾剂和超声波喷雾剂。喷射喷雾剂按动力源又可分为手动泵喷雾剂和压缩气体喷雾剂两种。

二、喷雾剂的装置

以压缩气体为动力的喷雾剂装置由容器和阀门系统组成,常用金属容器如不锈钢、铝制品或马口铁制品。阀门系统与气雾剂相同,不同之处是阀杆一般有 3 个较大的内孔,以便于物质流动。常用的压缩气体为 N_2、CO_2 和 N_2O。由于 CO_2 能改变溶液的 pH,应用上受到限制。由于喷雾剂要求有较高的内压,以保证内容物全部用完,因此要求容器牢固。

目前,常用的是以手动泵为能源的喷雾剂,喷雾装置由容器和手动泵组成。手动泵是采用

—•笔记栏•—

手压触动器产生的压力使喷雾器内药液以雾滴、乳滴或凝胶等状态喷出。手动泵因能提供准确的剂量，且仅需很小的触动力，应用范围越来越广，喷雾剂内容构造见图 16－7。

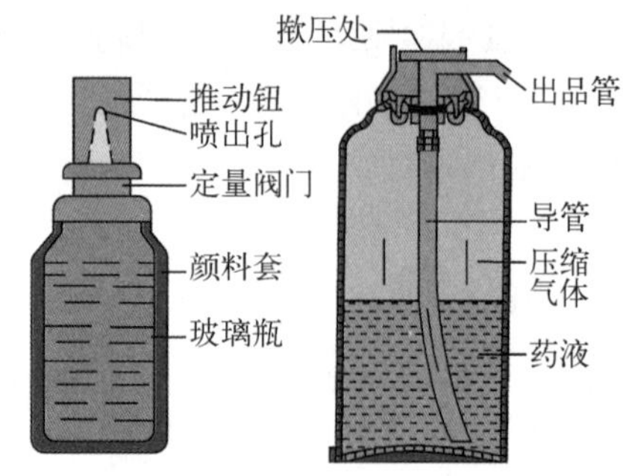

图 16－7　喷雾剂内容构造图

三、喷雾剂的制备

1. 中药饮片的处理　根据处方中药物性质，采用适宜的方法进行提取、纯化、浓缩，制成药液。对于提取纯化的难溶性药物，应将药物粉碎成符合要求的细粉。供配制喷雾剂用的药物，一般不采用饮片细粉。

2. 药液的配制与灌封　喷雾剂应在符合要求的洁净环境下配制，及时灌封于灭菌的洁净干燥容器中。

（1）药液的配制：根据药物的性质及临床需要，加入适宜的附加剂配成溶液、乳状液或混悬液。所加附加剂应符合药用规格，对呼吸道、皮肤和黏膜等应无刺激性。

喷雾剂实例：鼻宁喷雾剂

（2）药液的灌封：药液配制后，经过质量检查，定量灌封于洁净干燥容器中，装上阀门系统（雾化装置）和帽盖即可。使用压缩气体的喷雾剂，在容器上安装阀门，轧紧封帽，压入压缩气体即得。在工业生产中有全自动灌装生产设备，在生产过程中使送瓶、灌液、加阀、封口、充气工序全部联动生产，具有在线液位检测及重量检测，提高了生产效率。

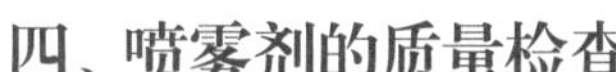
四、喷雾剂的质量检查

1. 内容物检查　溶液型喷雾剂应澄清，乳状液型喷雾剂液滴在液体介质中应分散均匀，混悬型喷雾剂药物细粉和附加剂应充分混匀形成稳定的混悬液。

2. 喷射试验　取供试品 4 瓶，按《中国药典》(2020 年版)四部(通则 0100)制剂通则喷射试验项下方法检查，计算每揿的平均喷射量，均应符合规定。

3. 装量　按《中国药典》(2020 年版)四部(通则 0100)制剂通则最低装量检查法检查，应符合规定。

4. 粒度　吸入用混悬型气雾剂应进行粒度检查，检查方法同气雾剂。

5. 无菌和微生物检查　检查方法同气雾剂。

第三节　粉 雾 剂

一、概述

粉雾剂(inhalation powder)按用途可分为吸入粉雾剂、非吸入粉雾剂和外用粉雾剂。

吸入粉雾剂指微粉化药物与载体(或无)以胶囊、泡囊或多剂量贮库形式，采用特制的干粉吸入装置，由患者主动吸入雾化药物的制剂。

非吸入粉雾剂指药物与载体以胶囊、泡囊形式，采用特制的干粉吸入装置，将雾化药物喷至腔道黏膜的制剂。

外用粉雾剂指药物或与适宜的附加剂灌装于特制的干粉给药器具中，使用时借助外力将药物喷至皮肤或黏膜的制剂。

粉雾剂除有与气雾剂相同的优点外，还具以下特点：

（1）不含抛射剂，没有环保问题及毒副作用。

（2）用药时不需要吸气与揿压阀门系统同步，患者顺应性更好。

（3）可应用于高剂量的药物。

基于上述特点，粉雾剂日益受到人们的重视。目前上市的产品主要是吸入型粉雾剂，如用于治疗哮喘的抗过敏药、支气管解痉剂和甾体激素类药物的粉雾剂。

二、粉雾剂的装置

粉雾剂的装置(粉末雾化器)具体见图 16－8。

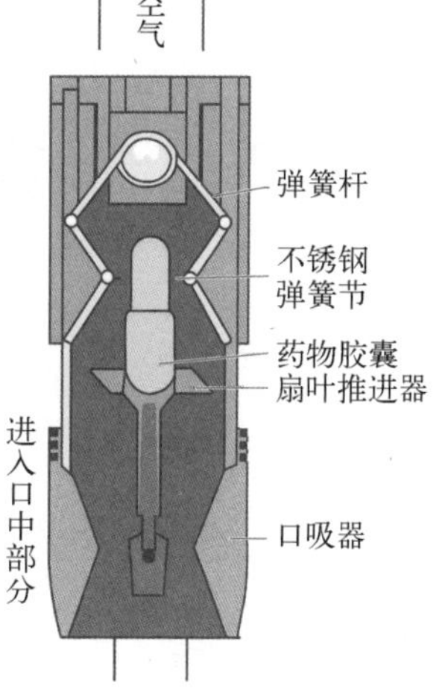

图 16－8　粉末雾化器

三、粉雾剂的制备

粉雾剂的制备流程：原料药物→微粉化→与载体等附加剂混合→装入胶囊、泡囊或特殊装置→质量检查→包装→成品。

吸入粉雾剂要求药物粉碎至粒度 10 μm 以下，大多数应在 5 μm 以下。

药物微粉化的方法常采用微粉化法和喷雾干燥法。

粉雾剂中的药物载体起阻止药物聚集、稀释剂的作用，常用的载体为乳糖、甘露醇等。其他附加剂包括润滑剂如硬脂酸镁、胶体二氧化硅等。

四、粉雾剂的质量检查

粉雾剂的质量检查包括含量均匀度、装量差异、排空率、每瓶总吸次、每吸主药含量、雾滴(粒)分布、微生物限度等，按《中国药典》(2020 年版)四部(通则 0100)制剂通则相关项下的检查法检查，应符合规定。

【小结】

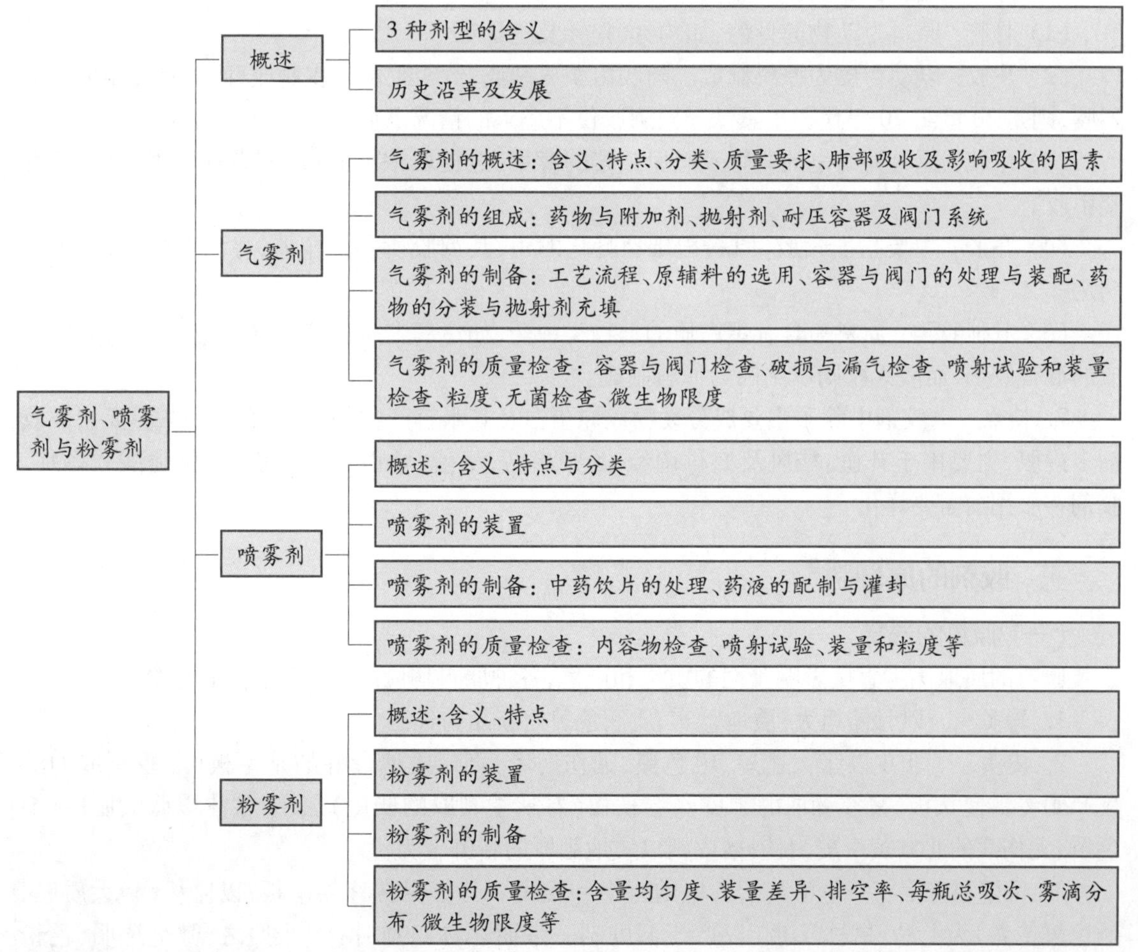

第十七章 其他剂型

—•笔记栏•—

第十七章授课视频

第一节 胶 剂

一、胶剂的含义

胶剂指将动物皮、骨、甲或角用水煎取胶质，浓缩成稠胶状，经干燥后制成的固体块状内服制剂。

胶剂在我国治疗疾病的历史悠久，马王堆汉墓出土的医方著作《五十二病方》中就有以葵种汁煮胶治疗癃病的记载。先秦《周礼·冬官考工记·弓人》中载有“鹿胶青白、马胶赤白、牛胶火赤、鼠胶黑、鱼胶饵、犀胶黄”之说，表明古代药用胶就已呈现多样化。在汉代《神农本草经》中也载有“白胶”（即鹿角胶）和“阿胶”（即傅致胶）之说。

随着科学技术的飞速发展，胶剂成分分析及现代药理学研究得到长足发展。此外，为提高阿胶质量，阿胶原料驴皮产地初加工及炮制规范细则逐步建立，并开发出如速溶阿胶颗粒剂等现代制剂应用于临床，提高疗效。

二、胶剂的分类及特点

1. 分类　胶剂按原料不同可分为以下几类。

（1）骨胶：原料为动物的骨骼，如豹骨、狗骨及鱼骨等。

（2）皮胶：以动物皮为原料制成。阿胶由驴皮制成；黄明胶由牛皮制成；而由猪皮制成的新阿胶，则是20世纪70年代驴皮紧缺导致阿胶供不应求的情况下研制的胶剂新品种。

（3）甲胶：原料为乌龟的背甲及腹甲或鳖的背甲，经提取浓缩制成，前者称龟甲胶，后者称鳖甲胶。

（4）角胶：主要指鹿角胶，原料为雄鹿骨化的角，其熬胶所剩的角渣，称为鹿角霜，也可供药用。

（5）其他胶类：原料为含有蛋白质的动物类中药，如龟鹿二仙胶则以龟甲和鹿角为原料制成的混合胶剂，而霞天胶则以牛肉为原料制成。

2. 特点　胶剂中除了主要成分动物胶原蛋白及其水解产物外，也含有多种微量元素。胶剂多内服，主要用于补血、祛风及妇科调经，治疗虚劳、羸瘦、吐血、细血、崩漏、腰腿酸软等症。胶剂在服用前需要烊化。

三、胶剂的原辅料

（一）原料的选择

原料的质地优劣直接影响胶剂的质量和产率，各种原料均应来自健康强壮的动物。

1. 骨类　以骨骼粗大、质地坚实、质润色黄之新品为佳。

2. 皮类　驴皮以张大肥厚、毛色黑、无伤病者为佳，质地最好的是冬板（冬季剥取的驴皮），最差的是伏板（夏季剥取的驴皮），春秋板（春秋季剥取的驴皮）居中；牛皮以张大肥厚、毛色黄、无伤病的北方黄牛皮为佳；猪皮则以质地肥厚的新鲜者为优。

3. 龟甲和鳖甲　龟甲包括乌龟的背甲和腹甲。其腹甲常称为龟板，以血板（板大质厚、颜色鲜艳者）为上品，俗称汉板（以产于洞庭湖一带而著称），血片（对光照之，微呈透明、色粉红)；鳖甲也以个大、质厚、未经水煮者为佳。

4. 角类 鹿角以鹿猎获后砍取的“砍角”质量最优，而在野外自然脱落，经风霜侵蚀，质白有裂纹的“霜脱角”质量最差，春季鹿自行脱落的“脱角”质量居中。

(二) 辅料的选择

在胶剂的制备过程中，常加入油、糖、酒、明矾等辅料以矫味矫臭、去除杂质及辅助成型。

1. 油类 主要用以降低胶的黏度便于切胶，且有助于浓缩收胶时气泡的散逸。常用的油包括花生油、豆油、麻油等，以新制品最佳。

2. 糖类 主要目的是增加胶剂的透明度和硬度，兼以矫味。以色白洁净无杂质的冰糖为佳，白糖次之。

3. 酒类 主要目的是矫味矫臭，常用黄酒，尤其以绍兴酒为最佳。往往在出胶前喷入，有利于锅内胶液中气泡的逸散。

4. 明矾 主要目的是使胶液中的杂质絮凝以利于去除从而提高胶液透明度。

5. 阿胶 某些胶剂在熬制过程中常常混入少量阿胶，以增加胶液的黏度并促进凝固成型，也可在药理上发挥协同作用。

6. 水 常用低硬度的淡水或纯化水。

四、胶剂的制备

(一) 工艺流程

胶剂的一般制备工艺流程见图 17-1。

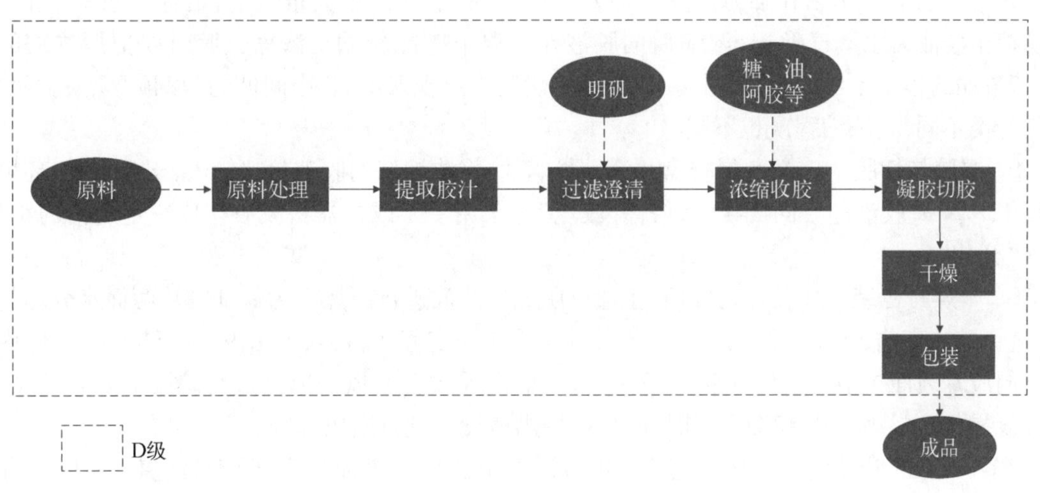

图 17-1 胶剂的一般制备工艺流程图

(二) 制法

1. 原料处理 制备胶剂的原料先用水漂洗或浸漂，去除附着的毛、脂肪、筋、膜、血等不洁成分，然后切或锯成小块或小段，漂净备用。动物的骨角类用水浸洗后，除去腐肉和筋膜，取出后也可用皂角水或碱水洗除油脂，再反复用水漂洗干净。动物的皮类应加水浸泡(3~6 日，夏短冬长，每日换水 1 次)至皮质柔软后，刮去腐肉、脂肪、筋膜及毛。为满足工业大批量生产，也可采用蛋白分解酶除毛，然后用皂角水或碱水采用机械洗皮机清除脂肪及腐肉，再用水冲洗至中性。

清洗时要特别注意除尽腐烂之物。由于动物蛋白极易在细菌和酶的作用下腐败分解，产生游离的氨及胺类等碱性含氮物质(挥发性盐基氮)，这些物质大多具有特殊臭味和毒性，其中芳香胺类的毒性更大，临床应用此类胶剂时易出现恶心、呕吐、头痛及血压不稳等症状。

2. 提取胶汁 将处理好的原料加水煎煮数次至煎煮液清淡为止，合并煎煮液，静置。提

—•笔记栏•—

取胶汁的方法包括直火煎煮法和蒸球加压煎煮法。由于直火煎煮虽然设备简单,但劳动强度大,生产周期长,卫生条件差,现已很少应用;蒸球加压煎煮法则是将处理好的原料置于蒸球内,密封,加水,进行加压提取,可显著提高工效、提取率,并降低能耗。

蒸球加压煎煮法提取工艺操作主要是控制适宜的压力、温度、时间和水量。当压力过大、温度过高时,胶原蛋白的水解产物氨基酸可部分发生进一步分解反应,使挥发性盐基氮含量增高;当温度过低、水解时间过短时,胶原蛋白水解程度受到影响,由于水解程度低,胶液中会存在较多大分子量物质,其网状结构易失衡,导致干燥后易破裂成不规则的小胶块;并且,由于其平均分子量偏高、黏度大,容易发生黏刀现象。煎煮时间和加水量视胶剂原料的种类而定,一般加水量应浸没原料,煎提 8~48 h,反复 3~7 次,至煎煮液清淡为度。此外,还应定时减压排气,以降低胶液中挥发性盐基氮等挥发性杂质的含量。

3. 滤过澄清　煎取的胶液应用 100 目筛趁热滤过。为易于过滤,常常在胶液中加入的明矾溶液(明矾含量 0.05%~0.1%)以沉淀杂质,搅拌后静置数小时,滤过。滤过澄清时,若明矾用量过大易使胶汁变涩、变苦,故目前有些厂家已将明胶助沉法改为自然沉降法,或采用中、高速离心滤过法或采用交替离心-沉降法,既能改善胶液口感,又能克服胶液黏度大难滤过的缺点,提高生产效率。

4. 浓缩收胶　浓缩的目的是使胶原蛋白继续水解,进一步除去杂质及水分。取澄清胶汁,加热浓缩,不断搅拌并及时去除浮沫(多为胶原蛋白在浓缩过程中水解产生的水不溶性成分),俗称“打沫”,以增加胶片的透明度。浓缩至胶液不透纸(将胶液滴于滤纸上,四周不见水迹),此时含水量为 26%~30%,相对密度在 1.25 左右,加入豆油,搅匀后加入糖,搅拌至全溶,继续浓缩至“挂旗”。最后在强力搅拌下加入黄酒,此时锅底产生大量气泡,俗称“发锅”,继续加热搅拌至胶液无水蒸气逸出,浓缩后的胶液在常温下应能凝固。浓缩收胶时要把握浓缩的程度,若浓缩的程度不够,含水量过多,成品在干燥后常出现四周高、中间低的“塌顶”现象。而且,胶剂种类不同,其浓缩程度也不同。

5. 凝胶与切胶　准备凝胶盘并涂少量麻油,将浓缩好的胶液趁热倾入,于 8~12℃环境下静置 12~24 h,胶液即凝固成凝胶,俗称“胶坨”。采用手工或机器将凝胶切成一定规格的小片,俗称“开片”。

胶剂实例:
阿胶

6. 干燥与包装　胶片切成后,于通风阴凉处摊放进行干燥。为保证胶片两面水分均匀散发,避免胶片弯曲,应定期翻动胶片。待胶片干燥至一定程度,封入木箱内,进行“闷胶”,使内部水分向胶片表面扩散,也称“伏胶”。2~3 日后取出摊放在通风阴凉处进行晾胶。如此闷胶、晾胶反复操作 2~3 次。为缩短干燥时间,也可用烘房设备进行通风晾胶。

充分干燥的胶片应在洁净室包装。用微湿毛巾擦拭至表面光亮,晾干后包装,密闭贮存于阴凉干燥处。

胶剂实例:
鹿胶

五、胶剂的质量检查

1. 性状　应为色泽均匀,无异常臭味的半透明固体。溶于热水后应无异物。

2. 水分　取供试品 1 g,置扁形称量瓶中,精密称定,加水 2 mL,置水浴上加热使溶解后再干燥,使厚度不超过 2 mm,照《中国药典》(2020 年版)四部(通则 0832)水分测定法第二法测定,不得超过 15.0%。

胶剂实例:
龟胶

3. 总灰分　照《中国药典》(2020 年版)四部(通则 2302)灰分测定法测定,应符合各胶剂项下规定。

4. 重金属　照《中国药典》(2020 年版)四部(通则 0821)重金属检查法第二法检查,应符合各胶剂项下规定。

5. 砷盐　照《中国药典》(2020 年版)四部(通则 0822)砷盐检查法检查,应符合各胶剂项下规定。

6. 微生物限度 照《中国药典》(2020年版)四部(通则1105)非无菌产品微生物限度检查：微生物计数法和《中国药典》(2020年版)四部(通则1106)非无菌产品微生物限度检查：控制菌检查法及《中国药典》(2020年版)四部(通则1107)非无菌药品微生物限度标准检查,应符合规定。

第二节 膜 剂

一、膜剂的含义

膜剂(film)指原料药物与适宜的成膜材料经加工制成的膜状制剂,供口服或黏膜用。

膜剂为一种新剂型,国内于20世纪70年代以研发避孕药膜为开端,在以后的十多年间,各类膜剂应运而生,普遍应用于临床。《中国药典》自1985年版收录膜剂品种,并于1990年版收载膜剂通则。近年来,国内已有一些中药膜剂产品,如复方青黛散膜、复方丹参膜、丹皮酚口腔药膜等。

二、膜剂的分类与特点

1. 膜剂的分类 膜剂按给药途径分为内服膜剂、口腔用膜剂、眼用膜剂、皮肤及黏膜用膜剂等。按结构特征分为单层膜剂、多层膜剂(复合膜剂)和夹心膜剂(缓释或控释膜剂)等。

2. 膜剂的特点 主要包括：① 工艺简单,使用方便;② 含量均匀、准确,质量稳定;③ 质轻量小,便于携带、运输和贮存;④ 种类繁多,也可根据释药速度的要求选择适宜的成膜材料,也可制备多层膜剂避免药物的配伍禁忌;⑤ 膜剂的载药量小,仅适用于剂量小、作用强的药物。

三、成膜材料与附加剂

膜剂一般由主药、成膜材料和附加剂组成。

(一) 常用成膜材料

膜剂的成膜材料应性质稳定、无毒、无刺激性。外用应不妨碍组织的愈合过程,不过敏;内服应能被机体代谢或排泄,长期应用无致畸、致癌等有害作用。应与原料药有较好的兼容性,不影响药物活性成分的疗效及含量测定。有良好的成膜、脱膜性能,制成的膜具有一定的抗拉强度和柔韧性。

根据来源不同可以分为天然高分子材料和合成高分子材料。天然高分子材料包括明胶、阿拉伯胶、糊精、淀粉、琼脂、海藻酸、玉米朊、纤维素类衍生物等。此类膜材多数可降解或溶解,但成膜、脱膜性能较差,常与其他成膜材料合用。合成的高分子材料包括聚乙烯醇类化合物、丙烯酸共聚物、纤维素衍生物类、聚维酮、硅橡胶、聚乳酸等。

聚乙烯醇缩乙醛(polyvinyl acetal,PVA)是膜剂最常用的成膜材料,为白色或淡黄色粉末,溶于水及乙醇。其性质主要取决于聚合度(即分子量)和醇解度,聚合度较大时柔韧性较好,但随着聚合度增大,其水溶性越差,醇解度为88%时水溶性最好。目前,国内最常用的是PVA05－88和PVA17－88,其中05、17代表聚合度为500~600、1 700~1 800,88代表醇解度为88%,在实际应用时常常是两者按一定比例混合使用。

乙烯-乙酸乙烯共聚物(ethylene-vinylacetate copolymer,EVA)不溶于水,易溶于有机溶剂,其成膜性好、有较好的柔韧性。

(二) 附加剂

膜剂的附加剂主要包括以下几类。

1. 增塑剂 如甘油、山梨醇、丙二醇等,提高膜的柔韧性。

—•笔记栏•—

2. 表面活性剂 如聚山梨酯-80、十二烷基硫酸钠、豆磷脂等,增加药物与膜的亲和力,也可作为膜剂的增塑剂。

3. 填充剂 如碳酸钙、淀粉等,用来调节浆料的稠度。

4. 着色剂 如色素、TiO_2 等。

5. 脱模剂 常用液状石蜡作为脱模剂。

此外,也可加入矫味剂,如蔗糖、甜叶菊糖苷等。

四、膜剂的制备

(一) 处方组成

在膜剂处方组成及各组分质量分数为主药为0~70%(*w/w*);增塑剂为0~20%(*w/w*);填充剂为0~20%(*w/w*);脱模剂为适量;成膜材料为30%~100%(*w/w*);表面活性剂为1%~2%(*w/w*);着色剂为0~2%(*w/w*)。

(二) 膜剂的制法

膜剂的制备方法包括匀浆制膜法、热塑制膜法和复合制膜法。

1. 匀浆制膜法 是常用的制膜方法,又涂膜法(图17-2)。选择适宜溶剂溶解成膜材料,溶液过滤,与药物及附加剂充分混合制成药浆,静置,除去气泡,然后用涂膜机(图17-3)涂抹成一定厚度的膜片,烘干后根据主药含量计算单位剂量膜的面积,剪切成单剂量的小格,包装即得。

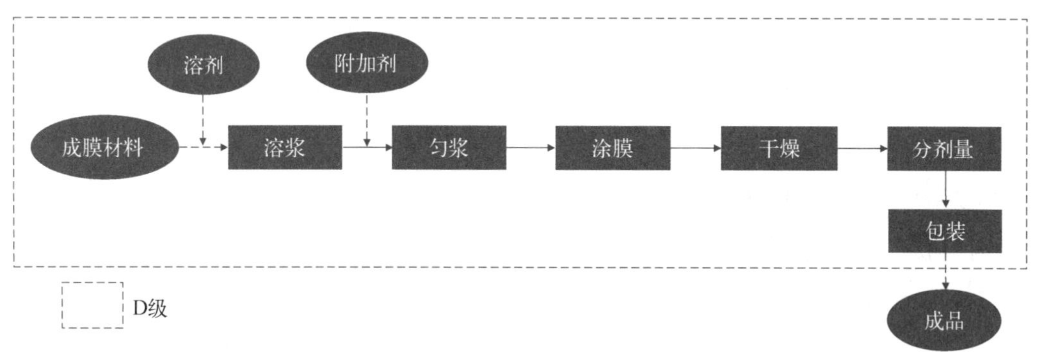

图17-2 匀浆制膜法制备膜剂的工艺流程图

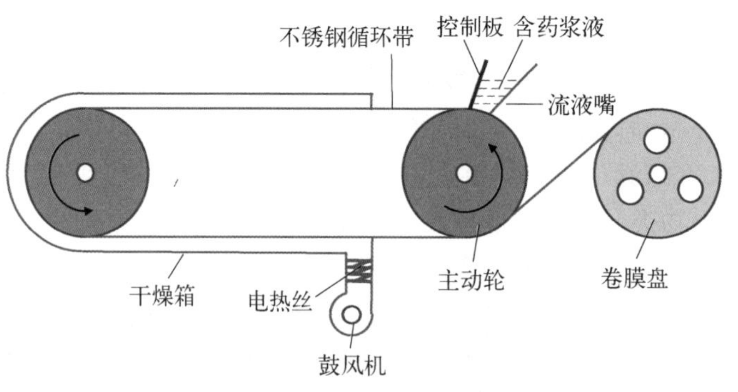

图17-3 涂膜机结构示意图

制备少量药膜时,可将药浆倾倒于洁净的平板玻璃上涂成厚度一致的涂层,干燥即得。

膜剂实例:复方丹参膜

2. 热塑制膜法 将药物细粉和成膜材料颗粒混合,用橡皮滚筒(生产中使用压延机)混碾,热压成膜,再冷却脱膜,或者将成膜材料加热熔融,在热熔状态下加入药物细粉,混合均匀,冷却成膜。该法的特点是可以不用或少用溶剂,机械生产效率高。

3. 复合制膜法 以不溶性的热塑性成膜材料如乙烯-乙酸乙烯共聚物为外膜,分别制成具有凹穴的两层膜带，另将水溶性的成膜材料如聚乙烯醇缩乙醛用匀浆制膜法制成含药内膜，剪切成单位剂量大小的小块，置于乙烯-乙酸乙烯共聚物的两层膜带中，热封即得。

五、膜剂的质量检查

1. 外观　膜剂外观应完整光洁，厚度一致，色泽均匀，无明显气泡。多剂量的膜剂，分格压痕应均匀清晰，并能按压痕撕开。

2. 重量差异　除另有规定外，取供试品 20 片，精密称定总重量，求得平均重量，再分别精密称定各片的重量。每片重量与平均重量相比较，超出重量差异限度的不得多于 2 片，并不得有 1 片超出限度的 1 倍（凡检查含量均匀度的膜剂，一般不再进行重量差异检查）。

3. 微生物限度　除另有规定外，照《中国药典》（2020 年版）四部（通则 1105）非无菌产品微生物限度检查：微生物计数法和《中国药典》（2020 年版）四部（通则 1106）非无菌产品微生物限度检查：控制菌检查法及《中国药典》（2020 年版）四部（通则 1107）非无菌药品微生物限度标准检查，应符合规定。

第三节　丹　　药

一、丹药的含义与特点

1. 丹药的含义　丹药（medicinal sublimation）指汞及某些矿物药，在高温条件下经烧炼制成的不同结晶的无机化合物，也称丹剂。本节丹药专指无机汞化合物类，多为外科与皮肤科用药。

丹药是中医传统外科常用制剂之一，用于治疗疮疖、痈疽、疔、瘘等症。丹药是我国劳动人民长期与疾病斗争中及以冶炼技术为基础发展起来的，应用历史已达 2 000 多年。《周礼》中载“疡医疗疡，以五毒攻之”，五毒即当时粗制的丹药。丹药在魏晋南北朝时期有了突破性进展，晋代名医葛洪继承前人理论，通过实验，总结炼丹经验，著有《抱朴子内篇》，专论丹药，记载了许多炼丹、炼汞的方法，对炼丹术及后代化学、冶金等有着重要贡献。

2. 丹药的特点　丹药的用药剂量少、药效确切、用法多样化等优势往往为世人津津乐道。但其临床应用具有很强的局限性，主要是由于其毒性较大（主要成分为汞盐），使用不当时易致重金属中毒，且炼制过程产生大量有毒或刺激性气体可导致环境污染。故品种越来越少且许多制法与经验也已失传。

3. 丹药的分类　丹药按其色泽可分为红丹和白丹，按其制法不同分为升丹和降丹。红丹主要成分为汞的氧化物，如常用品种红升丹的主要成分为氧化汞（HgO）。白丹主要成分为汞的氯化物，如白降丹的主要成分为氯化汞（$HgCl_2$），而白升丹的主要成分为氯化亚汞（Hg_2Cl_2），又称轻粉。

二、丹药的制备与生产防护措施

1. 丹药的制法　丹药传统的制法包括升法、降法和半升半降法，现也可采用研磨法或化学合成法制备。其制备工艺流程见图 17－4。

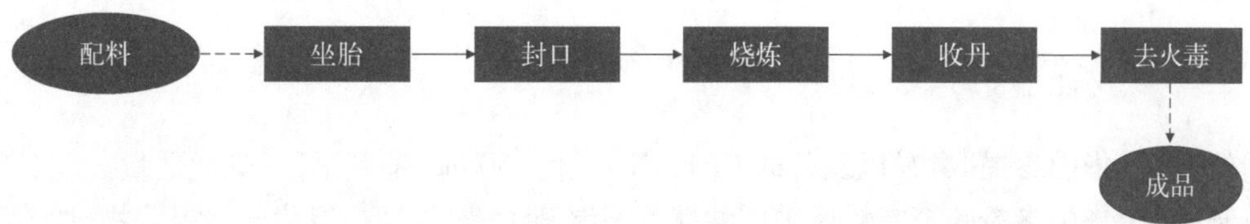

图 17－4　丹药制备工艺流程图

—·笔记栏·—

丹药实例：红升丹

丹药实例：白降丹

锭剂实例：万应锭

升法指药料经高温发生化学反应后的生成物凝附在上方覆盖物的内侧面，刮取后得到结晶状化合物的炼制方法。降法指药料经高温反应后的生成物降至下方的接收器中，冷却、析出结晶状化合物的炼制方法。药料经高温反应后的生成物，既有上升凝结在上方覆盖物内侧的，也有散落在加热容器内的，该炼制方法即为半升半降法。

2. 丹药生产安全防护措施　丹药在生产过程中反应温度高，反应时间长，且反应过程有二氧化硫、二氧化氮等有毒气体产生，应注意安全防护。

第四节　锭剂与糕剂

一、锭剂

锭剂（lozenge）指饮片细粉与适宜黏合剂（或利用饮片细粉本身的黏性）制成不同形状的固体制剂。锭剂有长方形、纺锤形、圆柱形、圆锥形、圆片形等多种形状。目前已知最早的锭剂记载于东晋《肘后备急方》，谓之“挺”。

锭剂在制备时，应按各品种制法项下规定的黏合剂或利用饮片细粉本身的黏合性合坨，以模制法或捏搓法等适宜方法成形，整修，阴干。锭剂也可以包衣或打光。一般应密闭，置阴凉干燥处贮存。

二、糕剂

糕剂（cake）指原料药物的细粉与炒米粉、糖粉蒸制而成的块状制剂。糕剂始载于明朝的《外科正宗》，味甜香，小儿易于服用，常用于小儿脾胃虚弱、形瘦色萎等消化不良性疾病及病后调理。例如，由阿胶、黑芝麻、核桃仁、冰糖、黄酒等制成的阿胶糕，具有补血养气、美容养颜、润肠通便、提高免疫力等作用。八珍糕则由党参、茯苓、粳米粉、白糖等蒸制而成，具有养胃健脾、益气和中的作用。

第五节　烟剂、烟熏剂及香囊（袋）剂

烟剂、烟熏剂及香囊（袋）剂均属传统的气体剂型。

一、烟剂

1. 概述　烟剂（smoke form）也称药物香烟，指将原料药物与烟丝混合，卷制成香烟形状，供点燃吸入用的制剂，主要用于治疗呼吸道疾病。在明朝《外科十三方考》中载有治疗哮喘的烟剂，《中国药典》（2020年版）载有洋金花亦可作卷烟分次燃吸。

烟剂分含中药药烟和全中药药烟。含中药药烟是将中药采用适宜方法提取活性成分后按一定比例均匀喷洒在基质烟丝上，或用烟丝进行吸附，低温干燥后按卷烟工艺制成卷烟，分剂量包装即得，如华山参药烟；全中药药烟是将中药切成细丝状、干燥后加入适量助燃物质如硝酸钾（钠）等辅料混匀，采用卷烟的方法制备，点燃后吸入使用，如洋金花药烟等。

2. 实例

华山参药烟

【处方】　华山参提取物（以莨菪碱 $C_{17}H_{23}NO_3$ 计）150 mg，甜料适量，烟丝适量。

【制法】　华山参粉碎至粗粉后采用酸性乙醇渗漉法进行提取，得华山参提取物，加入甜料，均匀喷入烟丝中，混匀，入卷烟机制成药烟。

【功能与主治】 定喘。用于喘息型气管炎。

【用法与用量】 哮喘发作时,抽吸 1 支,每日吸量不超过 10 支。

【注解】 可根据需要掺入一定量助燃物质。

二、烟熏剂

烟熏剂(smoke fumigant),指借助某些易燃物质经燃烧产生的烟雾而达到杀虫、灭菌及防治疾病的目的,或利用穴位灸燃产生的温热来治疗疾病的制剂,如艾条、艾炷等。

生活中人们常用烟熏苍术、艾叶的方法以"避秽驱邪、祛病防虫"。烟熏剂最早见于东汉时期张仲景的《伤寒杂病论》。烟熏剂主要由药物、燃料、助燃物质等组成,民间多用于家庭熏香,现也被广泛用于大棚、温室等蔬果防虫。烟熏剂分为杀虫型、灭菌型和熏香型。

—•笔记栏•—

烟熏剂介绍

三、香囊(袋)剂

香囊(袋)剂(aromatic bag/form)指将含挥发成分的中药,装入布制囊(袋)中,敷于患处或接触机体,其挥发性成分被机体吸入或渗入皮肤、黏膜或刺激穴位而起外用内治作用的制剂。

最早的香囊(袋)剂出现在东晋葛洪的《肘后备急方》。香囊(袋)剂种类繁多,根据使用部位分为药枕、保健床褥、护肩、护腰、护背、护膝香囊(袋)剂及荷包样香袋等。现代研究认为,中药香囊里的中草药香味散发浓郁,其挥发性成分在人体周围形成高浓度的微环境,其活性成分进入机体,能使精神振奋或情绪舒缓;也可刺激鼻黏膜,使其抗体-分泌型免疫球蛋白含量提高,促进抗体的生成,提高身体的抗病能力;并且,许多中药的挥发性成分均有抑菌作用,如用于预防流感的避瘟香囊等。

第六节　其他传统与现代剂型

一、传统剂型

除了上述介绍的传统的内服、气体剂型外,传统剂型还包括黏膜或腔道用的制剂,如钉剂、线剂、条剂、灸剂、熨剂、棒剂等。

7 种传统剂型简介

二、现代剂型

1. 纸型片剂　指将药物均匀地吸附于可溶性滤纸中的一种内服剂型。保持了片剂的优点,但比片剂制作简单,辅料用量少,仅适合剂量小的药物,不适于易氧化变质或肠道定位释放的药物。

2. 海绵剂(spongin)　指亲水胶体溶液经发泡、固化、冷冻、干燥制成的海绵状固体灭菌制剂,多用于外科辅助止血、消炎及止痛。

海绵剂质地松软、柔韧且具有极强的吸水性,常为块状,也有粉状、颗粒状或纸片状。主要通过海绵剂吸水后体积膨胀造成机械压迫、蛋白质胶原类海绵中蛋白质的胶原性加速血小板的凝聚促血栓形成及海绵剂中药物成分的促凝等作用而呈现快速止血。

通常以是否含有药物分为含药海绵(含止血或消炎药物)及吸收性海绵(不含药物);按海绵原料属性又分为蛋白质胶原类海绵如明胶海绵及多糖类海绵如淀粉海绵、海藻酸海绵等类型。

离子导入剂简介

—•笔记栏•—

【小结】

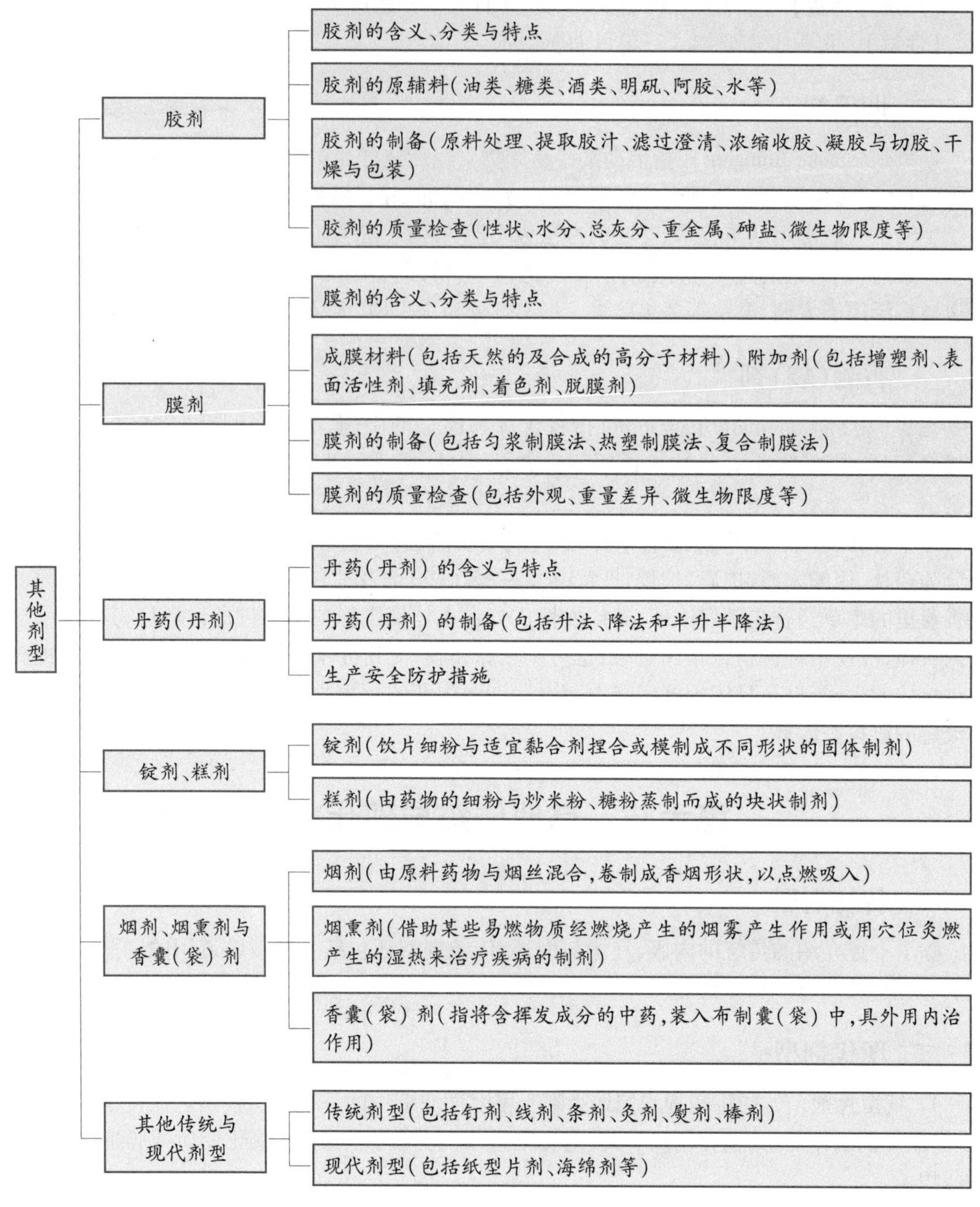
其他剂型
胶剂
胶剂的含义、分类与特点
胶剂的原辅料（油类、糖类、酒类、明矾、阿胶、水等）
胶剂的制备（原料处理、提取胶汁、滤过澄清、浓缩收胶、凝胶与切胶、干燥与包装）
胶剂的质量检查（性状、水分、总灰分、重金属、砷盐、微生物限度等）
膜剂
膜剂的含义、分类与特点
成膜材料（包括天然的及合成的高分子材料）、附加剂（包括增塑剂、表面活性剂、填充剂、着色剂、脱膜剂）
膜剂的制备（包括匀浆制膜法、热塑制膜法、复合制膜法）
膜剂的质量检查（包括外观、重量差异、微生物限度等）
丹药（丹剂）
丹药（丹剂）的含义与特点
丹药（丹剂）的制备（包括升法、降法和半升半降法）
生产安全防护措施
锭剂、糕剂
锭剂（饮片细粉与适宜黏合剂捏合或模制成不同形状的固体制剂）
糕剂（由药物的细粉与炒米粉、糖粉蒸制而成的块状制剂）
烟剂、烟熏剂与香囊（袋）剂
烟剂（由原料药物与烟丝混合，卷制成香烟形状，以点燃吸入）
烟熏剂（借助某些易燃物质经燃烧产生的烟雾产生作用或用穴位灸燃产生的温热来治疗疾病的制剂）
香囊（袋）剂（指将含挥发成分的中药，装入布制囊（袋）中，具外用内治作用）
其他传统与现代剂型
传统剂型（包括钉剂、线剂、条剂、灸剂、熨剂、棒剂）
现代剂型（包括纸型片剂、海绵剂等）

第三篇

制剂新技术与新剂型

第十八章　药物制剂新技术
第十九章　中药新型给药系统

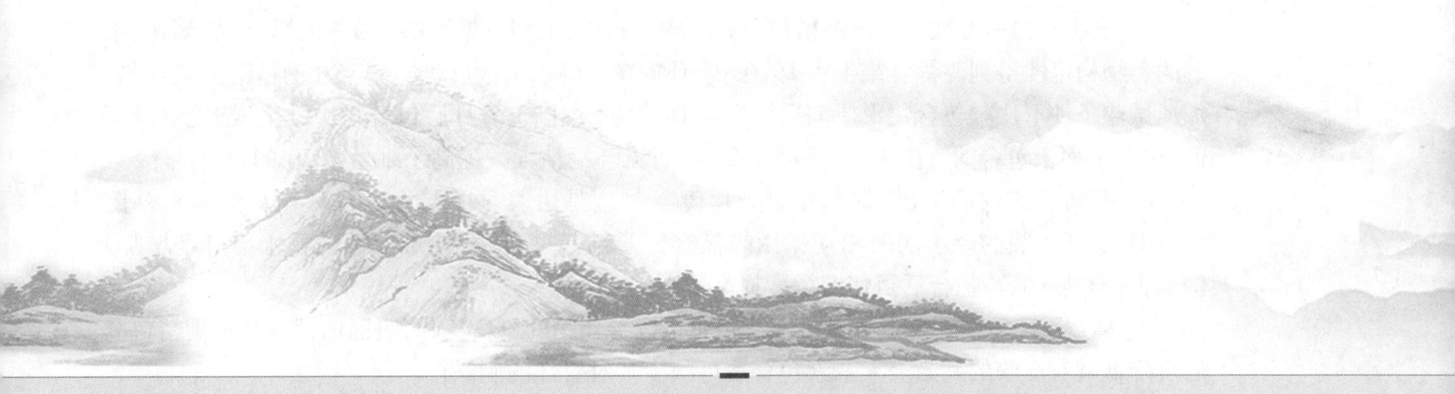

第十八章　药物制剂新技术

—•笔记栏•—

第十八章授课视频

第一节　环糊精包合技术

一、概述

（一）包合技术的含义

包合技术指一种药物分子（客分子）被包合或嵌入另一种具有空穴结构的辅料分子（主分子）内形成包合物（inclusion compound）的技术。客分子整体或部分结构进入主分子的空穴内，形成分子囊。

（二）环糊精包合物的特点

客分子主要是小分子物质，包合物形成后对客分子起到增溶、保护或延缓释放的作用。虽然客分子性质千差万别，但分子量小的分子更容易包合。环糊精（cyclodextrin，CD）是一类常用的由葡萄糖环合而成的主分子，包括水溶性与难溶性等多个品种。环糊精包合物属于一种分子水平的胶囊结构，包合药物后作用是多方面的，既可促进药物溶出与释放，又可使药物缓慢释放；一些常温下是气态的小分子经环糊精包合后变成固态物质，便于存贮与使用。

（三）包合技术在中药药剂中的应用

1. 改善药物稳定性　环糊精包合后药物不易受光、氧、热及某些因素的影响，易氧化、水解的药物稳定性得到改善。维生素 D_2 在 β-环糊精乙醇水溶液（60%）中与环糊精形成包合物，加速试验条件下比较包合物形成前后维生素 D_2 含量变化，3 个月后包合物中维生素 D_2 含量不低于 85%，而未包合的维生素 D_2 不高于 22%，可见环糊精大大提高了维生素 D_2 的稳定性。

2. 有利于药物的溶出，提高生物利用度　这是由客分子与主分子环糊精的亲水基团（—OH）分子内腔的疏水基团相互作用降低客分子结晶度所致，使难溶性药物水溶解度增加。例如，薄荷脑环糊精包合后可使溶解度提高数十倍。

3. 掩盖不良气味和降低刺激性　包合可改善药物的不良气味，表面活性剂经环糊精包合后可降低其对皮肤的刺激。大蒜素包合后可减少其对胃部的刺激性。

4. 有利于制剂成型与调节释药速率　如使液体药物粉末化或降低挥发性。挥发性药物分子进入环糊精空穴形成包合物后，既可以降低药物挥发速率，又可稳定药物含量起到缓释作用。例如，环糊精包合薄荷油，既可以使薄荷油粉末化，有利于进一步制剂操作，又可提高其稳定性。例如，用 β-环糊精包合细辛挥发油后，释放缓慢。

环糊精包合物制备前的准备

二、常用包合材料

（一）环糊精

环糊精是直链淀粉经环糊精葡萄糖基转移酶催化生成的、由 6~12 个葡萄糖分子以 1,4-糖苷键连接而成的一类环状低聚糖化合物的总称。环糊精为白色结晶性粉末，具有非还原性特性，水溶性好，味微甜，无臭，具有中空圆筒形空穴结构。空穴的开口处因—OH 而呈亲水性，内部因 C—H 结构呈疏水性。常用的环糊精由 6~8 个葡萄糖分子连接环合而成，即为 α 型（α-环糊精）、β 型（β-环糊精）和 γ 型（γ-环糊精），可借助溶解度的差异加以分离。其立体结构系上宽下窄，两端开口的环状中空圆筒形（图 18-1）。其中 β-环糊精最常用，为白色结晶性粉末；它由 7 个椅式构象的葡萄糖基连接而成，熔点为 300~305℃；相比而言，β-环糊精水中溶解度最小,易结晶析出,升温可提高其溶解能力;作为碳水化合物可被机体消化吸收,毒性低,3 种环糊精理化性质比较见表 18－1。

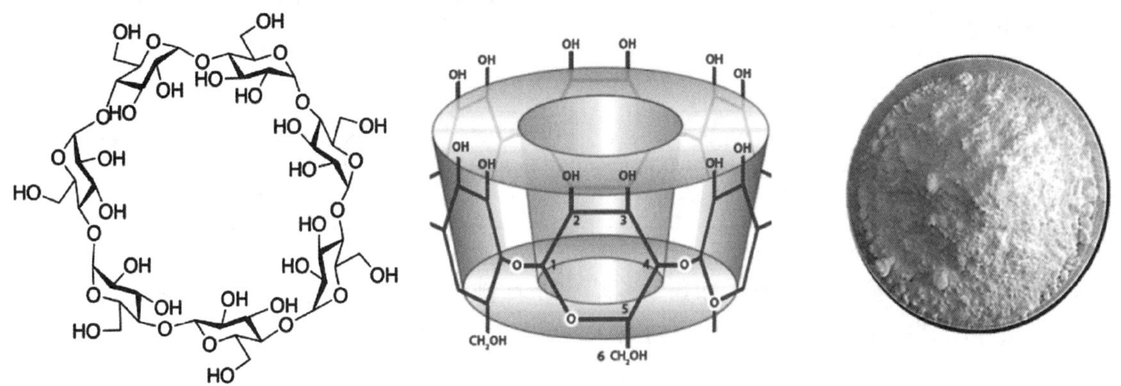

图 18－1　环糊精的结构式、立体结构和 β-环糊精实物图

表 18－1　3 种环糊精理化性质比较

参数 类型	α-环糊精	β-环糊精	γ-环糊精
葡萄糖单体数(个)	6	7	8
分子空穴外径(nm)	1.46	1.54	1.75
空穴深度(nm)	0.79	0.79	0.79
空穴内径(nm)	0.47~0.53	0.47~0.53	0.47~0.53
旋光度$[\alpha]_D^{25}(H_2O)^{\#}$	+150.5°	+162.5°	+177.4°
溶解度(g/L,25℃)	145	18.5	232
结晶形状(水中获得)	针状	棱柱状	棱柱状

#能使偏振光的偏振面向右旋的物质,称作右旋物质;反之则为左旋物质。通常用"*D*"(拉丁文 dextro 的缩写,"右"的意思)或"+"表示右旋;用"*L*"(拉丁文 laevo 的缩写,"左"的意思)或"-"表示左旋。偏振光的偏振面被旋光物质所旋转的角度为旋光度,用"*α*"表示。物质旋光性的大小可用比旋光度表示。

(二)环糊精衍生物

为进一步提高 β-环糊精溶解度,可通过结构修饰来改善。β-环糊精上的 C_2、C_3 和 C_6 三个—OH 的 H 原子可被羟丙基取代;通过调控反应条件可生成取代度不同的 2－HP－β－CD、2,3－HP－β－CD 或 3－HP－β－CD 的混合物,统称为羟丙基-β-环糊精(HP－β－CD)。这类衍生物呈无定形态,极易溶于水;是药物增溶和提高稳定性效果较理想的 CD 衍生物,目前研究得最多。甲基-β－CD(M－β－CD)主要为两亲性的 2,6－M－β－CD 和 2,3,6－M－β－CD,溶解度均大于 β-环糊精,形成的包合物水溶性较强,有利于提高药物的溶出速度。β-环糊精因甲基化,分子内羟基被封闭,可抑制其与药物的不稳定反应。常见的环糊精及其衍生物见表 18－2。

表 18－2　常见的环糊精及其衍生物

环　糊　精	简　称	葡萄糖数(个)	溶解度(g/L)
α-环糊精	α－CD	6	145
β-环糊精	β－CD	7	18.5

—•笔记栏•—

续 表

环 糊 精	简 称	葡萄糖数(个)	溶解度(g/L)
葡萄糖基-β-环糊精	Glu-β-CD	8	970
2,3,6-三甲基-β-环糊精	TM-β-CD	7	310
2,6-二甲基-β-环糊精	DM-β-CD	7	570
羟丙基-β-环糊精	HP-β-CD	7	>180

此外,还有羟乙基-β-环糊精和葡萄糖基-β-环糊精、二葡萄糖基-β-环糊精、麦芽糖基-β-环糊精等,水中溶解度均比β-环糊精大。

三、包合物的制备

(一)包合过程与释放原理

因主客分子大小、结构不同,主客分子比例可能会发生变化。一般主客分子按1∶1比例形成包合物。包合过程属于物理过程,依靠范德瓦耳斯力维持包合的稳定性,不发生化学反应,不形成离子键、共价键或配位键。

包合物释药受多种因素影响,当包合物遇到某些血液与组织成分的竞争性置换可致药物从中快速释放出来。若药物与环糊精以1∶1形式包合,药物溶解度与环糊精浓度呈线性正相关,释放出的药物不会结晶析出;若药物与环糊精以1∶2形式包合,药物溶解度与环糊精浓度呈非线性相关,则释放的药物可能会再结晶析出。

(二)影响包合作用的因素

1. 主客分子的结构与性质

(1)客分子的结构和性质:① 大小、分子结构,与环糊精的空洞越接近越好;② 极性,疏水性药物更容易被包合;③ 分子状态,非解离分子大于解离分子。

(2)主分子的结构和性质:① 客分子的选择性;② 衍生物的包合作用。

2. 主客分子的比例　理论上,环糊精与药物以1∶1的比例形成分子囊。但在实际上有时主分子的空穴并不能完全容纳客分子或被客分子全部利用,则主客分子的比例为非化学剂量关系。一般环糊精过量时,包合率高,但客分子药物含量低。成分单一的客体分子与环糊精形成包合物时,最佳主客体摩尔比多为1∶1或2∶1。

3. 包合条件　不同的包合方法、温度、搅拌速度、时间、干燥过程的工艺参数等均可影响包合效率。包合工艺优化,常选用药物利用率(或药物包合率),即包合物中含药量/(投药量×空白回收率)×100%;包合物收得率,即包合物重量/(投药量+环糊精投料量)×100%;含药率,即包合物中含药量/包合物重量×100%为评价指标,以正交试验等设计优选最佳工艺条件。

(三)常用的包合物制备方法

1. 饱和水溶液法　又称共沉淀法(co-precipitation method)。先制备β-环糊精饱和水溶液,水溶性药物直接加入该饱和水溶液中;而水不溶性药物则可以少量有机溶剂溶解后,再将其加入上述饱和水溶液中,搅拌混合30 min以上,使充分包合,再经低温放置、加热浓缩、加沉淀剂等方法析出包合物,最后将所得沉淀析出物过滤、洗涤、干燥则得包合物(图18-2)。

2. 研磨法　用2~5倍的水与β-环糊精混合成均匀糊状物后,加入水溶性药物;若其难溶于水,则应先用有机溶剂溶解后再加入,充分研磨成糊状物,经低温干燥后,再用适宜溶剂洗去未包合的药物,再次干燥即得。此方法研磨程度不易控制,药物包合率重复性较差。

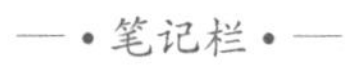

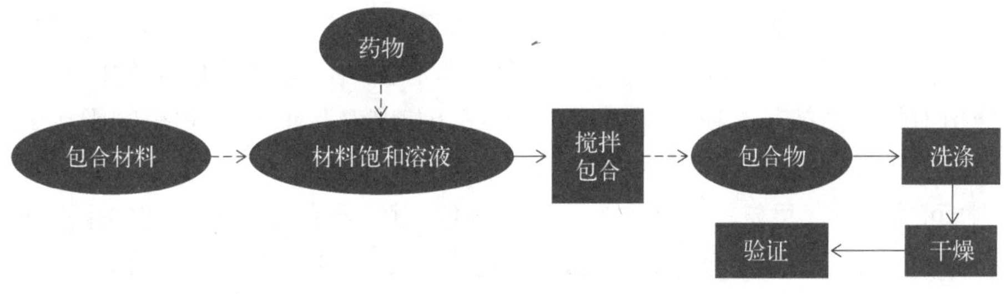

图 18-2　饱和水溶液法工艺简图

3. 其他方法

（1）超声波法(ultrasonic method)：制备 β-环糊精饱和水溶液，加入客分子药物，混合后立即超声，调整适宜超声强度和超声时间，以此代替搅拌操作，将析出的沉淀按共沉淀法处理，得到包合物。

（2）冷冻干燥法：环糊精与药物加入处理方式同饱和水溶液法，采用冷冻干燥法除去溶剂。此方法制备的包合物外形疏松，易溶于水，适用于加热容易分解变色的药物或溶于水不易析出结晶沉淀的包合物，可制成注射用无菌粉末。

（3）喷雾干燥法：环糊精与药物加入处理方式同饱和水溶液法，在药物包合后采用喷雾干燥法除去溶剂。该法所得包合物易溶于水，难溶性、疏水性药物适用此法。干燥温度虽高，但受热时间短，不会破坏药物结构；该法效率较高，适合大工业生产。

包合物实例：薄荷油 β-环糊精包合物

四、包合物的质量评价

1. 显微镜法　比较药物与包合材料形成的包合物与物理机械混合物的电镜扫描图，观察晶格排列与相态变化。物理混合物一般分别显示药物与包合材料的结晶形状特征，而采用喷雾干燥法、饱和水溶液法等制得的包合物，可能显示出非结晶性和系统均匀性，因此判断包合是否成功。例如，采用电镜扫描图对川芎挥发油 HP-β-CD 包合物与物理机械混合物进行表征，结果显示物理混合物可观察到附着在外的圆形挥发油，而含油包合物为不规则的粉末，表明挥发油与进入 HP-β-CD 分子内形成包合物。

2. 薄层色谱法　是最常用简便的包合验证方法。药物及其包合物在同样的条件下，用不能提取溶出包合物内药物的溶剂制成供试液（如石油醚），在同样的条件下点于薄层板上展开，包合物色谱的相应位置不出现药物斑点。

3. 溶解度法　难溶性药物经 β-环糊精等包合后溶解度增大。通过测定药物在不同浓度的 β-环糊精溶液中的溶解度，以药物浓度为纵坐标，β-环糊精浓度为横坐标绘制相溶解度曲线图，可获得包合物的溶解度。从曲线斜率计算其稳定常数 K。K 值的大小反映不同包合材料与药物分子形成包合物时结合力的强弱。

4. 热分析法　采用差示扫描量热分析(differential scanning calorimetry, DSC)与差热分析(differential thermal analysis, DTA)进行测定，其中差示扫描量热分析最为常用。差热分析又称差示热分析，系试样与参比物在相同的程序升降温过程中，测量两者的温度差与温度（或时间）之间的变化关系，即通过曲线变化判断是否存在药物结晶熔融或汽化吸收峰，进而判断是否形成固体分散体。差示扫描量热分析又称差动分析，与差热分析的区别是，在程序升温过程中，为保持目标样品与参比样品相同的温度，测量为补偿样品温度差异所吸收或释放的热量，具有反应灵敏、重现性好、分辨率高且准确的特点。两者的基本原理均是药物单体结晶或溶液（挥发油）均有特定熔点（熔融）或沸点（汽化）温度，药物与环糊精的物理混合物可能分别保持了两者因物相变化产生的吸热或放热特征峰，但两者的包合物可能出现特征峰消失或出现了新物相的特征峰，因此可判断是否成包合成功。

5. X 射线衍射法　是一种检测晶体化合物的常用技术。X 射线通过互相干扰、叠加，某

—·笔记栏·—

一方向的散射光因此得到加强而形成衍射现象，通过衍射图的特征性指纹区变化来鉴别包合前后药物晶格的变化，进而分辨包合是否成功。例如，救心油-β-环糊精包合物中，可见物理混合物的X射线衍射峰与糊精基本相似，在12.46°和20.64°出现特征峰；而包合物则在23.78°出现新的衍射峰，说明包合物是以新的物相存在。

6. 紫外-可见分光光度法　药物被包合材料包合后，和包合材料之间发生形成氢键等的相互作用，从而包合前后的紫外光谱吸收曲线发生变化。例如，通过分光光度法在紫外-可见光区扫描发现，草果挥发油及其与β-环糊精的物理混合物在相同位置上有类似的吸收峰，而制成包合物后，草果挥发油的特征峰消失，表明挥发油已经被包封在β-环糊精的空穴内，两者发生相互作用形成了一种新的物相。

7. 红外光谱法　主要用于含羰基药物包合物检测。通过比较药物包合前后红外图谱在指纹区波数变化情况，观察特征峰的降低、位移或消失，证明药物与环糊精产生了相互作用，并分析相互作用的结构与基团。例如，川芎挥发油及其物理混合物的红外图谱均于1 761 cm^{-1}出现内酯类成分羰基特征峰，而其HP-β-CD包合物的该特征峰消失，在3 412 cm^{-1}产生新的特征峰，与川芎挥发油成分进入HP-β-CD内部影响分子内氢键有关。

8. 核磁共振谱法　从核磁共振谱上碳原子的化学位移大小推断包合物的形成。药物进入在包合材料空腔中，影响空腔内分子内氢键，位移值因此发生变化。一般对含有芳香环的药物采用^1H-NMR技术，不含有芳香环的药物采用^{13}C-NMR技术。

9. 荧光光谱法　比较药物与包合物的荧光光谱吸收峰的位置和高度，来判断是否形成包合物。

其他方法还有，如圆二色谱法，对有光学活性的药物，分别作药物与包合物的Cotton效应曲线，从曲线形状判断包合与否；拉曼光谱法，主要由对称振动、非极性基团及同原子键产生的非弹性光散射的分子振动光谱，如以N═N、C═C、C≡C和O_2等为来源，分析原理类似于红外光谱，但来源不同，将两者结果合并分析可更全面地分析包合物中的分子间相互作用。

第二节　固体分散体技术

一、概述

（一）含义

固体分散体指一种药物高度分散于固体载体材料中的分散系统；其中，药物以分子、亚稳定晶体、无定形粉末、胶体颗粒、微晶或微粉等形态存在于分散体系中。载体材料包括水溶性、肠溶性与难溶性等不同释放性质的材料。

（二）特点

1. 优点　以性质不同的辅料作为载体来高度分散药物，其中水溶性高分子辅料有助于难溶性、疏水性药物的溶解与溶出，提高药物的生物利用度；而疏水性高分子辅料可以减缓药物的释放；肠溶性辅料可实现药物肠内释放；载体也可有效屏蔽破坏性环境因素、发挥保护药物的作用，实现延缓药物的氧化水解、提高稳定性的目的；同时，辅料也可掩盖不良气味、减小刺激性；还可分散、吸收液体药物，实现液体药物固体化。

2. 缺点

（1）载药量小：固体分散体内载体重量通常为药物的5~20倍，液态药物所占比例一般不宜超过10%，因此固体分散体内药物载药量小。

（2）老化现象：在贮存过程中，固体分散体随时间延长可能出现硬度增加、晶体析出或结晶粗化等问题，导致药物溶出、生物利用度降低，该现象称为老化。处方中药物占比、辅料类型、制备方法及贮存条件都是可能导致老化的因素。

—•笔记栏•—

固体分散体的研究进展

（三）固体分散体在中药药剂中的应用

固体分散技术可以加速药物的溶解与溶出，提高生物利用度，如将姜黄提取物制成共聚维酮-泊洛沙姆固体分散体，穿心莲内酯、黄芩苷分别制成亲水性聚维酮固体分散体，均可提高其溶解度与溶出速率，提高生物利用度；盐酸小檗碱与缓释材料 Eudragit S100 制成固体分散体，则达到缓释效果。还可应用于化学性质不稳定的中药成分防止氧化、水解，或将液体药物固体化。中药滴丸利用固体分散技术，成功将多种中药复方制剂改造成速效制剂，如复方丹参滴丸，并将液体药物固体化，如芸香油滴丸。

二、常用载体辅料

1. 水溶性材料　常用于增溶作用，包括水溶性合成聚合物，最常用的有聚维酮、聚乙二醇等；水溶性小分子化合物，如糖类物质蔗糖、葡萄糖等；有机酸类物质，如枸橼酸、琥珀酸等；其他亲水性天然辅料，如改性淀粉、微晶纤维素等。

2. 难溶性材料　发挥缓控释作用，包括乙基纤维素；聚丙烯酸树脂类，如尤特奇类辅料（Eudragit E、Eudragit RL 和 Eudragit RS）；脂类物质，如 β-谷甾醇、棕榈酸甘油酯、胆固醇、胆固醇硬脂酸酯、蓖麻油蜡及巴西棕榈蜡等。在难溶性材料中加入少量水溶性材料可调控药物的释放。

3. 肠溶性材料　包括纤维素类和聚丙烯酸树脂类，如纤维醋法酯、羧甲乙纤维素及 Eudragit L 和 Eudragit S 等，常用乙醇为溶剂，以溶剂蒸发法进行制备。

三、制备

（一）固体分散体的释药原理

1. 固体分散体速释机制

（1）增加药物的分散状态：药物以分子状态、胶体状态、亚稳定态、微晶态及无定型态高度分散于载体辅料中，后者阻止已分散的药物再聚集，分散程度显著增加；分散体中药物多以无定型态和亚稳定态存在，为亚稳态，分子扩散能量高；药物颗粒比表面积大，因此溶出更快；其中分子状态药物的溶出速度最快，利于药物的吸收。

（2）载体辅料的抑晶性：载体辅料又可有效延缓或阻止药物分子结晶的析出，使其溶出时维持溶液的过饱和状态。因此，有利于药物的释放和吸收。

（3）载体辅料可改善药物的可湿性：在形成固体分散体时，亲水性辅料将药物紧密包围，使药物不发生聚集，增加与水接触的概率，提高药物可湿性。

2. 固体分散体的缓释机制　疏水性、肠溶性、黏性或具有特殊网状骨架结构的载体辅料可降低药物与溶出介质的接触机会，增加药物扩散难度，延长药物溶出时间，从而达到缓释作用。根据材料种类和用量可使释药行为符合零级、一级或 Higuchi 方程。

（二）固体分散体中药物的分散状态

1. 低共熔混合物　适当比例的药物与载体混合后加热熔融，两者同时生成晶核，在晶核形成的过程中相互抑制不易长大，而均以微晶析出，形成微晶分散体系。

2. 固体溶液　药物以分子状态分散于熔融的固体载体中，形成均相系统。与真溶液的分散状态相似，即所谓的固体溶液。按药物在载体辅料中相互溶解的情况，固体溶液可分为完全互溶、部分互溶两类；按晶体结构，固体溶液可分为置换型和填充型两类。

3. 玻璃溶液或玻璃混悬液　玻璃溶液为一种质脆透明状态的固体溶液表现形式。药物溶于熔融的透明状无定型载体辅料中，骤然冷却而得。

4. 共沉淀物　是固体药物与载体以恰当比例混合而形成的非结晶性无定型物，也称共蒸发物（co-evaporations）。

—•笔记栏•—

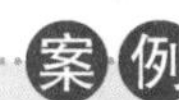

复方丹参滴丸收载于《中国药典》(2020 年版)一部,由丹参、三七、冰片组成,具有活血化瘀、理气止痛之功效。制备时将冰片研细,丹参、三七以水提醇沉法制备得浸膏,再取聚乙二醇适量,加热熔融,加入上述冰片细粉与浸膏,滴入冷却的石蜡液中制成滴丸。该药在国内治疗缺血性心脏病的成药中名列前茅。

问题:

1. 将该方以聚乙二醇为载体制备成中药滴丸,药物的分散状态如何?与固体分散体哪些特点相关?

2. 该制剂成功将新技术应用于复方中药制剂,如何从中认识中药剂型现代化的意义与前景。

(三)固体分散体的制备

1. 熔融法　取适当比例的药物与辅料,将两者混合均匀,加热升温至熔融;或将熔融的辅料作为溶剂溶解或分散药物细粉,剧烈搅拌,迅速冷却固化;也可将熔融物转移到低温预冷的金属板上形成薄膜,快速降温固化,在适当温度下干燥。本法适用于熔点较低或对热稳定、不溶于有机溶剂的药物和辅料,常用辅料为糖类、聚乙二醇类和枸橼酸等。本法关键在于必须迅速冷却,使微晶核迅速被冷凝的辅料分割得到高度分散的药物而非粗晶。此法可以制备滴丸剂。

2. 溶剂法　也称为共蒸发法或共沉淀法。将药物、辅料同时溶解于有机溶剂;或各自溶解后混匀,蒸除溶剂后,使药物和载体辅料同时析出,干燥,得到固体分散体。除去有机溶剂时,可先从较高温度蒸除溶液至黏稠状,然后迅速冷却固化,也可以采用喷雾干燥法除去有机溶剂。载体辅料多为既可溶于有机溶剂又可溶于水的材料,如半乳糖、甘露醇、甲基纤维素及聚维酮等。常用的有机溶剂有乙醇、丙酮及氯仿等。本法避免了高温,适用于对热敏感或易挥发的药物;选择适宜的有机溶剂是能否获得固体分散体的关键因素。

3. 溶剂-熔融法　将药物溶解到少量的有机溶剂中后,将溶液加到熔融的辅料中,搅拌均匀,蒸除溶剂,快速降温固化则得。对于毒性很小的有机溶剂,也可不蒸去。本法适用于如鱼肝油、维生素 A、维生素 E 等液态药物或热稳定性较差的药物,要求药物的剂量应较小,一般在 50 mg 以下,否则形成的固体分散体脆而易碎。本法优点是使用的有机溶剂量少,除去溶剂的受热时间短、残留溶剂少(5%~10%)、对固体分散体的性质影响小、产品稳定、质量好。

4. 其他方法　如机械分散法:将药物与载体辅料混合后,研磨降低药物的粒度,改善药物的分散度,得到固体分散体。此法不需要溶剂,但需要较大量的载体辅料,适用于小剂量药物;药物不同研磨时间也不同,常用材料有聚维酮、乳糖和微晶纤维素等。

四、固体分散体的质量评价

常用的固体分散体制法类别与方法

(一)溶出速率

用溶出度和溶出速率来检查固体分散体的性质是最为常见的方法,对药物、药物固体分散体等不同样品进行溶出度测定比较,利用溶出度或溶出速率来表明固体分散体的优点。《中国药典》(2020 年版)四部(通则 0931)溶出度与释放度测定方法中记载的溶出度方法有转篮法、桨法和小杯法,可通过绘制溶出百分率-时间图、韦布尔(Weibull)分布图进行数据处理。

(二)固体分散体的表征

固体分散体形成状态表征常用方法同包合物,包括显微法、热分析法、红外光谱法、拉曼光谱、X 射线衍射法等,见本章第一节包合物的质量评价相关内容。

—•笔记栏•—

第三节　微囊与微球制备技术

一、概述

（一）微囊与微球的含义

微囊（microcapsule）是由合成的或天然的高分子辅料囊壳包裹液态或固态药物而制得的贮库型制剂。制备微囊与微球的过程统称为微型包囊技术（microencapsulation），简称微囊化。微球（microsphere）是将药物溶解或分散于高分子辅料中形成的微小的球状实体。微囊与微球统称为微粒，粒径范围为1～250 μm。

（二）微囊与微球的特点

药物制备成微囊或微球后主要有如下几个优点。

1. 微囊化可提高药物的稳定性　膜壳与高分子骨架可起到隔绝空气和固定药物的作用，对于易氧化的β-胡萝卜素、易挥发的薄荷脑等起到稳定作用。

2. 掩盖药物的难闻气味及口味　如生物碱、鱼肝油等。

3. 可避免药物在胃内失活或降低对胃的刺激性　微囊化的红霉素、胰岛素等可缓解两者在胃内的失活；减轻吲哚美辛、氯化钾等对胃的刺激，保护胃黏膜。

4. 可防止复方药物的配伍变化　氯苯那敏配伍阿司匹林可使其水解加速，分别包囊物理隔离后则可改善。

5. 可使液态药物固态化　便于携带与贮存。

6. 可使药物达到缓释或控释目的　可采用惰性物质、半透膜、生物降解材料、亲水性凝胶等材料将药物包裹或分散，延缓药物释放。

7. 可将大分子生物技术药物或活细胞包于微囊中　如血红蛋白、胰岛素等。

8. 使药物浓集于靶区　微囊和微球或经特殊材料改造后的微囊或微球，可通过被动或主动靶向作用浓集于肝或肺等靶区，提高抗肿瘤药物疗效，降低毒副作用。或通过磁靶向和动脉栓塞等物理化学方式实现靶向。栓塞微囊和微球通过直接导入动脉管，栓塞阻断肿瘤动脉的血液与组织养分供给，同时在病变部位集中释药，起到抗肿瘤双重作用。磁靶向通过在微囊或微球中加入磁性物质，经外加磁场的调控使其蓄积于病变组织，实现靶向递送药物的目的。

中药微囊化制剂研究介绍

（三）微囊与微球在中药药剂中的应用

中药药剂经微囊与微球化升级改造，或使其具有缓释能力或使其具有靶向性，提高中药活性物质的生物利用度，降低给药剂量及对健康组织的毒性，从而大大改善了传统中药的有效性和安全性。

微囊与微球技术在生物药物制剂中的应用

二、常用载体辅料

（一）囊心物与微球中的附加剂

囊心物与微球中（core materials）除主药外，为改善质量还加入一些附加剂，如稀释剂、稳定剂；为调控药物释放速率可加入促进剂、阻滞剂；为增强囊膜可塑性加入增塑剂等。这些附加剂有的是固体，有的是液体；若是液体，还有溶液、乳状液或混悬液之分。制备时常先将主药与附加剂混合均匀后再微囊化或微球化，也可先将主药单独微囊化，再与附加剂混合。如果含多种药物，可将药物混匀后再微囊或微球化，或分别微囊或微球化后再混合。此外，囊心物与囊材的比例应适当，如囊心物过少，将生成空囊。囊心物也可由单核或多核的微囊构成。

（二）其他常用的载体辅料

1. 天然高分子材料　包括明胶、阿拉伯胶、海藻酸钠、透明质酸、壳聚糖、淀粉、白蛋白等，

—·笔记栏·—

其中明胶的生物降解性、生物相容性好，且其具有活性基团可修饰配体，适用于多种微囊化制备工艺，所得微囊或微球包封率和载药量大，常与阿拉伯胶等量配合使用。

2. 半合成高分子材料　多为纤维素的衍生物，如羧甲基纤维素盐、纤维醋法酯、乙基纤维素、甲基纤维素和羟丙基甲基纤维素等。

3. 合成高分子材料　分为生物降解材料和不能生物降解的材料两大类。生物降解材料包括聚酯类和聚酐类，生物不降解的材料主要为水凝胶材料。迄今，研究最多、应用最广的合成生物降解材料为聚酯类高分子材料，基本上由羧酸或其内酯聚合而成。合成高分子材料的优势为毒性低、易于成膜、化学稳定，可用于注射剂。

三、微囊与微球的制备

(一) 微囊的制备

1. 物理化学法　是在液相中发生，药物与材料在一定条件下可形成新相而析出，故又称相分离法，微囊化过程可如图 18-3 所示。图中材料沉积后微囊已经形成，但不稳定，加入甲醛等固化剂固化后即可得到稳定的微囊。

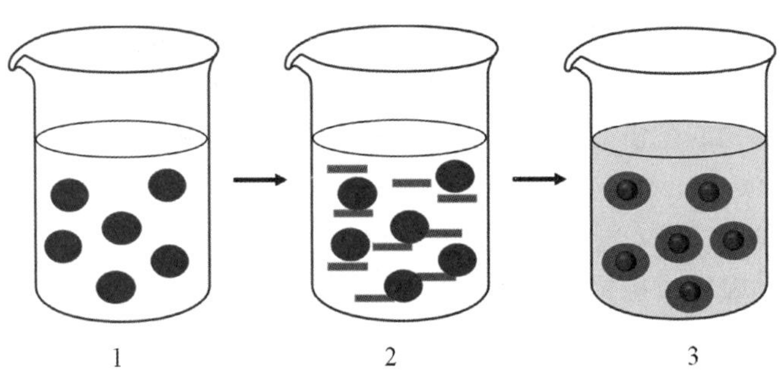

图 18-3　相分离微囊化示意图

1. 药物分散；2. 加囊材；3. 材料

(1) 单凝聚法(simple coacervation)：指在高分子囊材溶液中加入凝聚剂，囊材因在水中溶解度降低而析出、凝聚成囊的方法，遵循相分离的基本原理。以明胶囊材为例，加入凝聚剂(如硫酸钠或乙醇)的明胶水溶液的强亲水性破坏了明胶分子表面的水化膜，降低了明胶的溶解度，迫使明胶从溶液中析出而凝聚成囊。凝聚成囊过程具有可逆性，若凝聚成囊条件变化则发生解凝聚，这为反复凝聚成囊优化工艺参数创造了条件，直至获得形状满意的凝聚囊。为获得不凝结、不可逆的球形微囊，可用适当方法交联固定囊材。

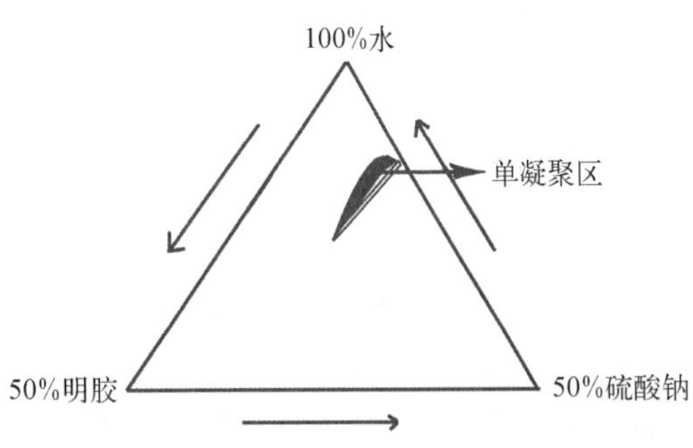

图 18-4　明胶-水-硫酸钠系统的单凝聚三元相图

阴影区为单凝聚区

1) 成囊条件

A. 凝聚系统的组成：利用三元相图确定溶液中产生凝聚各组分的比例关系，如明胶-水-硫酸钠系统的单凝聚三元相图(图 18-4)。

B. 料液浓度与温度条件：明胶浓度与胶凝速度呈正相关，过低的明胶浓度则不能发生胶凝；在相同明胶浓度情况下，温度越低，越易胶凝，这是由其溶解度降低所致；通常，明胶应在 37℃ 以上凝聚成囊，而在过低温度条件下黏度增大会导致胶凝。

C. 药物及凝聚相的性质：单凝聚法仅适合难溶于水的药物在水中成囊，但过强的疏水性会形成空微囊，无法包裹药物；微囊化的载药程度受明胶与药物的亲和力影响，亲和力强则易被微囊化，此由界面张力因素所致。平衡时微囊药物界面上几种界面张力 r 的关系如图 18－5 所示，并由式(18－1)表明：

$$\gamma_{BL} = \gamma_{BN} + \gamma_{LN}\cos\theta \qquad (18-1)$$

式中，L 为溶液，B 为囊心药物，N 为凝聚相。当接触角 $\theta = 0°$ 时，$\cos\theta = 1$，$\gamma_{BL} \geqslant \gamma_{BN} + \gamma_{LN}$，凝聚相完全铺展在药物界面上；实际上，只要药物与凝聚相亲和力较强，即使 $0°<\theta<90°$，凝聚相也会润湿、铺展于药物表面。当药物表面粗糙并升高温度时，凝聚相的界面能增加，黏度下降，凝聚相与药物界面的接触角(θ)会减小，有利于凝聚成囊。若药物亲水性太强，则药物被水包裹，不能被凝聚相包裹成囊，若药物疏水性太强，由于凝聚相中含有大量的水，则药物既不溶于水中，又不能混悬于凝聚相中。

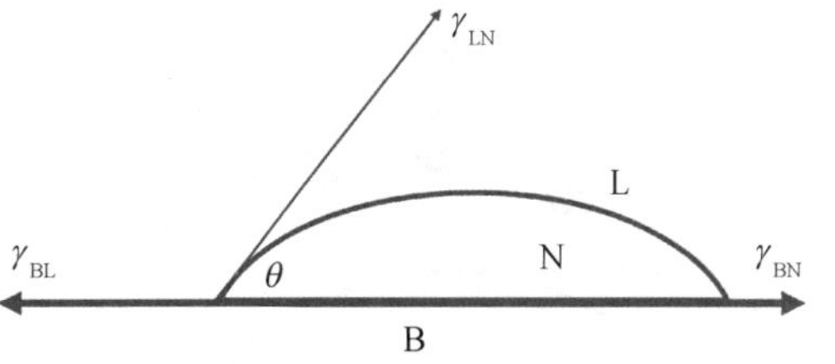

图 18－5　药物界面上的接触角与界面张力的关系图

凝聚囊的流动性及其与水相间的界面张力：若想获得良好的球形微囊，凝聚囊应具有一定的流动性，可使凝聚囊易于分散呈小球形。例如，A 型明胶制备微囊时，可通过调节使 pH 为 3.2~3.8，以降低凝聚囊-水间的界面张力，使流动性变好。B 型明胶不调节 pH 也能成囊。若想使制备的微囊不变形，必须加入交联剂固化，同时减少微囊间的粘连。甲醛作为明胶的交联剂，其交联反应式为 $R—NH_2+HCHO+NH_2—R→R—NH—CH_2—NH—R+H_2O$；若交联剂为戊二醛，其希夫反应式为 $R—NH_2+OHC—(CH_2)_3—CHO+NH_2—R→R—N═CH—(CH_2)_3—CH═N—R+H_2O$。

单凝聚法制备工艺见图 18－6。

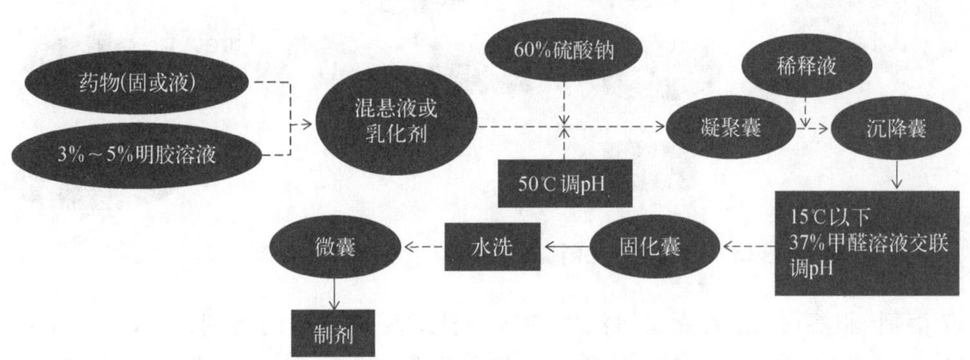

图 18－6　单凝聚法制备工艺(以明胶为例)

2）成囊的影响因素

A. 凝聚剂的种类与 pH：常用的凝聚剂有电解质和醇类，其中电解质阴离子起主要作用，其凝聚能力由弱到强的次序为碘化物<溴化物<硝酸<氯化物<乙酸<硫酸<酒石酸<枸橼酸；阳离子电荷数越大胶凝作用越强。

B. 药物的性质：药物与囊材应有适度的亲和力，吸附量要达到一定程度才能包裹成囊。

C. 增塑剂的影响：增塑剂的加入可使制得的微囊具有良好的可塑性、分散性。

(2) 复凝聚法：选用两种在特定条件下带有相反电荷的囊材，络合、析出凝聚成囊，将药物包裹其中的方法。此法简便易操作，为经典的难溶性药物微囊化的方法。常用的带有相反电荷的材料有明胶与阿拉伯胶、阿拉伯胶与白蛋白、海藻酸与白蛋白等。

以明胶和阿拉伯胶为例，解析其原理。调节溶液的 pH 使其低于明胶等电点，使明胶分子带正电(pH 4.0~4.5 时所带正电荷最多)、阿拉伯胶带负电；正、负离子互相吸引组装成不溶性复合物，囊材溶解度降低而析出，并凝聚成囊，加入水溶液稀释，降低界面张力得到沉降囊，甲醛交联固化，洗去过量甲醛，即得。

— • 笔记栏 • —

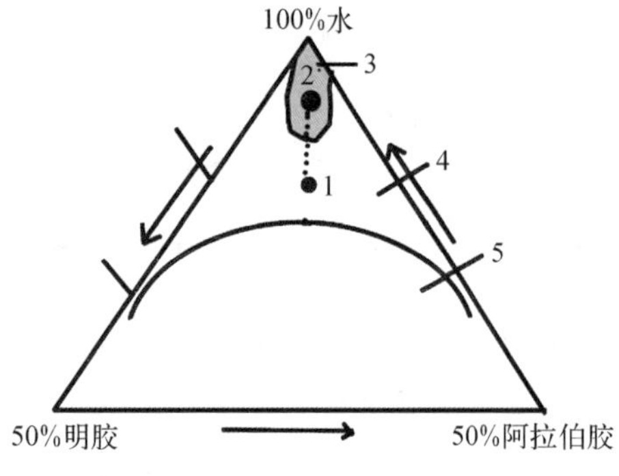

图 18－7　明胶-阿拉伯胶在 pH4.5 用水稀释的三相图

材料和水的组成与凝聚现象的关系可用三相图表示。

图 18－7 中,3 为复凝聚区,为形成微囊的低浓度囊材区,5 在曲线下为两相分离区,两胶溶液不能混溶,不能凝聚成囊,4 为曲线上两种胶溶液可互相混溶的均相溶液区,1 为 10%明胶、10%阿拉伯胶和 80%水的混合液,加水稀释后,沿 1 到达 2 的虚线进入凝聚区 3 才能发生凝聚。复凝聚时,浓度与 pH 是重要条件。

单凝聚法和复凝聚法均可使固态或液态的难溶性药物得到满意微囊或微球,条件是药物应该能够被材料的凝聚相润湿,从而混悬或乳化于该凝聚相中。疏水性过强的药物可加入润湿剂,还应通过控制温度或加水稀释等方法使凝聚相保持一定流动性。复凝聚法制备工艺见图 18－8。

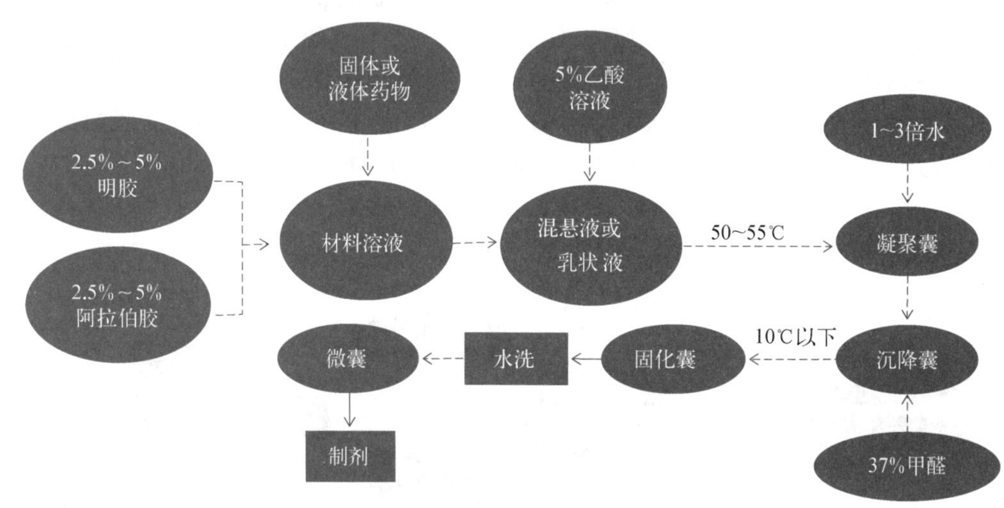

图 18－8　复凝聚法制备工艺简图(以明胶、阿拉伯胶为例)

(3) 溶剂-非溶剂法：在囊材溶液中加入一种对材料不溶的溶剂,形成两相分离,进而将药物包裹成囊的方法。药物溶解、混溶或乳化在囊材溶液中,加入非溶剂后,使材料溶解度降低而从溶液中析出,再除去有机溶剂即得微囊。常见材料及其溶剂和非溶剂组合见表 18－3。

(4) 改变温度法：控制温度微囊化方法的原理是改变温度以减小材料溶解度,使之凝聚成囊。

表 18－3　常用材料及其溶剂和非溶剂组合

材　料	溶　剂	非　溶　剂
乙基纤维素	四氯化碳(或苯)	石油醚
聚氯乙烯	四氢呋喃(或环己烷)	水(或乙二醇)
苄基纤维素	三氯乙烯	丙醇
聚乙烯	二甲苯	正己烷
乙酸纤维素丁酯	丁酮	异丙醚

—•笔记栏•—

续 表

材　料	溶　剂	非 溶 剂
苯乙烯马来酸共聚物	乙醇	乙酸乙酯
纤维醋法酯	丙酮/乙醇	氯仿

（5）液中干燥法（in-liquid drying）：也称为乳化-溶剂挥发法，即从乳剂中去除分散体系中能够挥发的有机溶剂以制备微囊的方法。相分离过程包括溶剂萃取过程和溶剂蒸发过程两步。制备工艺按操作可分为连续干燥法（图 18－9）、间歇干燥法和复乳法（图 18－10）。

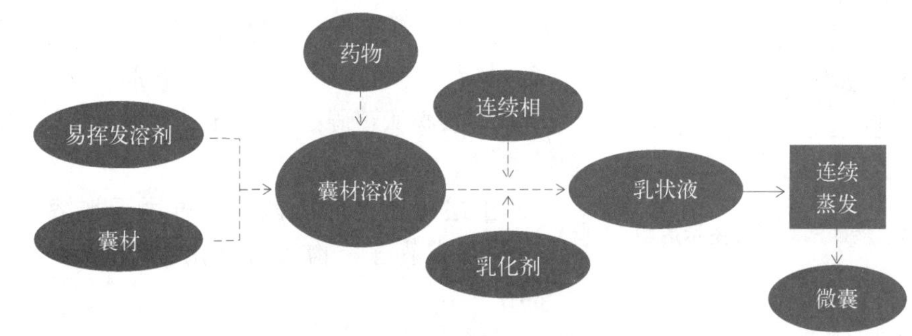

图 18－9　连续干燥法制备微囊工艺流程

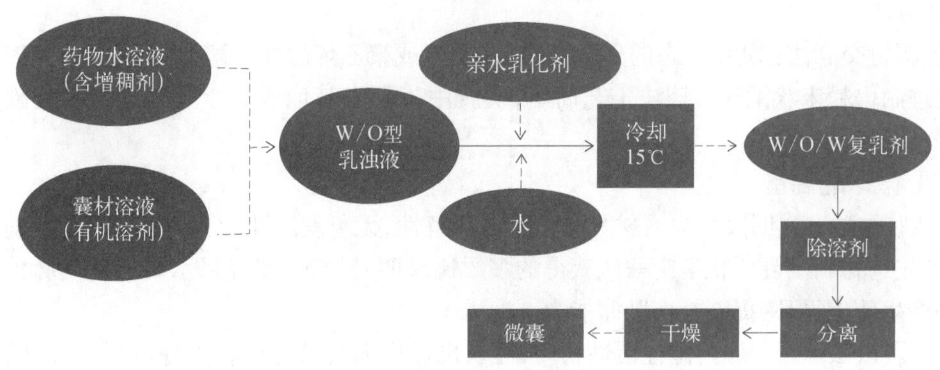

图 18－10　复乳法制备微囊工艺流程

2. 物理机械法　　可以用来制备微囊、微球，其中常用的方法有喷雾干燥法、喷雾凝结法、流化床包衣法、多孔离心法及超临界流体法等，而应用最多的为喷雾干燥法。

（1）喷雾干燥法（spray drying）：可用于固态或液态药物的微囊化，粒度为 5～6 μm；具体制法为先将药物等囊心物分散在高分子材料溶液中，再以喷雾法将此混合溶液喷入惰性热气流中，使液滴收缩成球，干燥固化，即得；若药物溶解于囊材溶液则得到微球，药物不溶于囊材溶液则得到微囊。喷雾干燥法的工艺影响因素包括混合液的黏度、均匀性、喷雾方式、药物与囊材的比例、雾化速度及干燥速率等。

（2）喷雾凝结法（spray congealing）：指将囊心物分散在熔融的高分子囊材中，雾化喷入冷气流中而凝聚成囊的方法。常用材料为脂肪酸、脂肪醇和蜡类等。

（3）流化床包衣法（fluidized bed coating）：也称空气悬浮法，指将药物经垂直强气流悬浮在包衣腔室，再经喷嘴将囊材溶液雾化喷洒于药物颗粒表面，热气流使药物悬浮并使溶剂挥发，干燥固化而得微囊的方法。

（4）多孔离心法（multiorfice-centrifugal process）：指借助离心力使药物高速穿过囊材液态膜，进入固化液固化而成微囊的方法，它利用导流坝均匀溢出囊材溶液形成液态膜，药物在转筒

—•笔记栏•—

的离心力作用下，高速穿过液态膜形成微囊，再结合适当方法加以固化，即得微囊。

(5) 超临界流体法(supercritical fluids)：超临界流体是介于气液之间的一种状态，在接近超临界条件时，可以通过调节温度、压力来调节介质的密度，进而调节其溶解药物的能力。用带有超临界流体装置的喷头将药物分散于超临界流体中，药物的有机溶剂被超临界流体萃取而去除，药物则形成微球。二氧化碳无毒、价廉、不燃烧且液态时对药物溶解能力强，是常用的介质。

(6) 转碟法(spinning disk atomization)：转碟装置的主要部件为水平旋转的圆形碟片，碟片上方为供料管。碟片高速旋转，物料由供料管进入碟片上方，完成均匀混合，在高速剪切力的作用下，产物由碟片的边缘甩出，在装置底部可收集到(图 18－11)。装置工作的温度范围可达－20～+170℃，利用温差有利于微球的制备。如在碟片部位通入热空气(大于 100℃)而在装置中下部通入液氮降温至－10℃，液滴从转碟边缘离开后在底部受冷固化，形成微球。

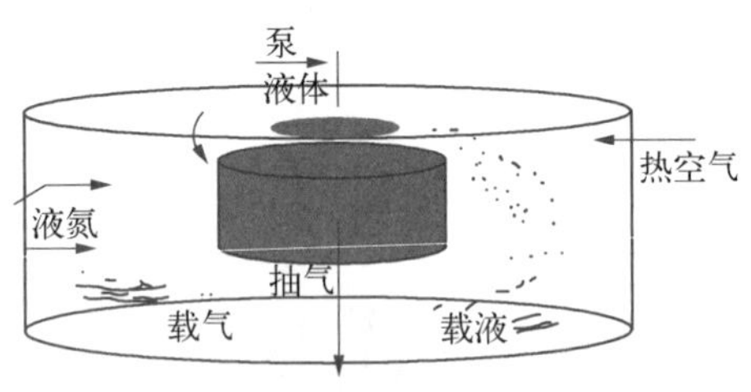

图 18－11 转碟法制备微囊示意图

上述几种物理机械法均可用于水溶性和脂溶性的、固态或液态药物的微囊化，其中以喷雾干燥法最常用。

3. 化学法

(1) 界面缩聚法：指在分散相(水相)与连续相(有机相)的界面上发生单体的缩聚反应制备微囊的方法。

(2) 辐射交联法：乳化状态的聚合物材料(明胶或聚乙烯醇缩乙醛)，经 γ 射线照射发生交联，经处理制得粉末状微囊。该法工艺简单，明胶中不引入其他成分。所制得的明胶微囊粒径可达 30 μm 以下。

辐射交联法工艺简图(以门冬酰胺酶明胶溶液为例)

(二) 微球的制备

1. 明胶微球　明胶作为囊材具有生物可降解性，无免疫原性，无不良反应，是目前动脉栓塞制剂的主选材料。乳化化学交联法获得的多柔比星明胶微球，研究显示其末梢动脉栓塞作用强，不易产生侧支循环，提高杀伤肿瘤能力。

2. 白蛋白微球　属内源性活性物质，注入机体后因其具有生物可降解性，在酶的作用下逐渐降解、清除，性能稳定、无毒、无抗原性。

(1) 热变性法：将药物与清蛋白溶液(清蛋白/水＝1/4)混合，加入含一定量乳化剂的棉籽油制成 W/O 型的初乳。另取适量油加热至 100～130℃或者 160～180℃(根据药品性质与释放速度而定)，控制搅拌速度将初乳加入热油中，约 20 min，使清蛋白乳滴固化成球，洗去黏附在微囊壁表面的油，干燥制得。

(2) 化学交联法：利用交联剂与白蛋白发生交联反应使之变性。常用的交联剂有甲醛、戊二醛及 2,3－丁二酮对苯酰氯等。

3. 淀粉微球　乳化交联法可用于淀粉微球的融备。以药物材料溶液为内水相，含乳化剂的油为油相，搅拌乳化，获得稳定的 W/O 型乳剂，加入交联剂，交联后即得载药微球。微球的粒径通常在 1～100 μm，采用此法制备微球的关键是控制乳剂体系中乳滴的大小、外形、稳定性，它们直接决定最终所得微球粒径大小和分布及微球形态。

4. 聚酯类微球　如聚乳酸-羟基乙酸醇共聚物(PLGA)微球，常用液中干燥法制备。将药物和 PLGA 一起溶于低沸点的溶剂，如二氯甲烷中，再将该二氯甲烷溶液加至含乳化剂的水相中并搅拌乳化，形成稳定的 O/W 型乳剂，含有 PLGA 和药物的乳滴随着二氯甲烷的挥发逐渐固化，最终形成微球。已报道的采用液中干燥法制备的聚酯类微球还有乙酸地塞米松聚丙交酯微球、氟尿嘧啶聚乳酸微球、左炔诺孕酮聚乳酸-聚乙二醇(PLA－PEG)微球等。需要注意的是，用O/W型乳剂的连续干燥法，所得微球表面常含有药物的微晶体。但如果控制干燥速率，使溶剂缓慢挥发，亦可得到满意的微球。

5. 磁性微球　制备方法分两步，第一步用 $FeCl_3$、$FeCl_2$ 与 NaOH 溶液制备磁流体，第二步用明胶和磁流体加入乳化剂和液状石蜡制备微球，浸吸药物制备含药微球。

第一步　$Fe^{2+} + 2Fe^{3+} + 8OH^- \longrightarrow Fe_3O_4 + 4H_2O$

第二步如图18－12所示。

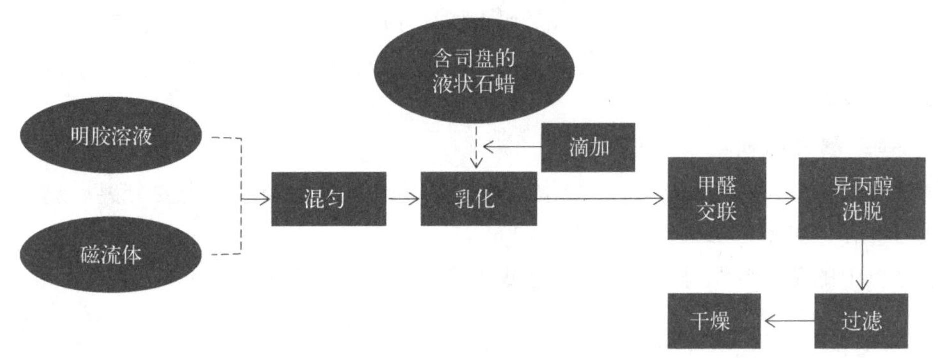

图18－12　磁性微球制法

—•笔记栏•—

微球实例：单凝聚法制备姜黄素微囊

四、优化微囊与微球质量的原则

（一）粒度优化原则

粒径是微囊与微球制剂十分重要的质量指标，对微囊与微球释药速度、释药模式、囊材的降解时限、载药量等指标都有很显著影响。因此，了解影响微球粒径因素，并在制备过程中对这些因素加以控制，才能制备出合格的微囊与微球制剂。

1. 药物粒径　采用固体药物粉末制备微囊与微球时，药物粉末的粒径是影响微囊与微球微粒径的重要因素。通常，药物粒径越大，制得的微囊与微球的粒径也越大。例如，药物粒径1～2 μm时，可制得10 μm左右的微囊与微球，而药物粒径在小于5 μm时，微囊与微球粒径或控制在50 μm以内。

2. 制备温度　是另一个影响微囊（粒）粒径大小的因素，当采用不同的制备工艺时，温度的具体影响可能会有所不同。

3. 搅拌速度　一般来说在一定条件下，高速搅拌粒径小，低速搅拌粒径大，高速度搅拌也可能打碎微囊或增加碰撞机会而合并成较大微囊与微球。

4. 高分子材料的黏度　大多制备微囊与微球的工艺都会涉及分散高分子材料溶液的步骤，因此高分子溶液的黏度增大会加大分散的难度，进而形成粒径较大的微囊与微球。反之，降低黏度（减小高分子浓度或加入少量滑石粉等）可以降低平均粒径。

5. 制备方法　流化床包衣法制备的微囊与微球粒径在100 μm以上，相分离法制备的微囊与微球粒径在2 μm以上，多孔离心法制备的微囊与微球粒径在1 μm以上。

（二）药物释放优化原则

微囊与微球中的药物给药后在体内需要定时定量地从微囊与微球中释放出来，才能发挥药物的治疗作用。目前普遍认为控制微囊与微球中药物释放的机制包括扩散、囊膜或骨架的溶解及囊膜或骨架的消化与降解。药物从微球中释放可通过若干途径，包括表面溶蚀、酶解、整体崩解、药物扩散等，释放机制复杂，受药物在微球中的位置、载体辅料类型和数量、微球大小和密度等诸多因素的影响，改变工艺和材料、几何形状、药物与材料的比例、微囊膜的性质等都能改变药物的释放。

—·笔记栏·—

五、微囊与微球的质量检查

（一）形态、粒径与粒径的分布

提供粒径分布和平均值的数据或图形。采用光学显微镜法、电感应法、光感应法或激光衍射法等检测。

粒径分布常用某粒径范围的数目和百分率表示，此外跨距也可表示粒径范围，跨距越小分布越窄，大小越均匀；跨距 = $(D_{90} - D_{10})/D_{50}$

在粒径累积分布图中，D_{10}、D_{50} 和 D_{90} 分别为该样品的累计粒度分布数达到 10%、50%和90%时所对应的粒径。可以粒径大小为横坐标，以每一粒径范围粒子数所占总数的百分率为纵坐标绘制粒径分布直方图。

（二）载药量与包封率

仅测量载药量(drug-loading amount)混悬类型的粉末状微囊与微球需要分离后进行测定，并计算其载药量和包封率(entrapped efficiency)。

液态介质中的微囊与微球可用离心、过滤等方式分离，分别测定载体包裹的药量和介质中的药量，计算包封率。

$$\text{载药量} = [\text{包裹的药量} / \text{含药载体总重量}] \times 100\% \qquad (18-2)$$

$$\text{包封率} = (\text{包裹的药量} / \text{包裹的药量} + \text{介质中的药量}) \times 100\% \qquad (18-3)$$

要求包封率不得低于 80%。

（三）药物的释放

微球或微囊释放速率可用桨法测量或放入透析袋中用转篮法测量。依据《中国药典》(2020年版)四部(通则 0931)溶出度与释放度测定法进行，开始 0.5 h 的释放量要求低于 40%。若微囊或微球以液体制剂形式贮藏，则应检查渗漏率，用下式表示：

$$\text{渗漏率} = (\text{贮藏一段时间后介质中产品渗漏量} / \text{贮藏前产品载药量}) \times 100\% \qquad (18-4)$$

（四）有机溶剂残留

凡是工艺中涉及有机溶剂者，需依据《中国药典》(2020 年版)四部(通则 0861)残留溶剂测定法测定，并不得超过其限度，无规定限度的可参照国际人用药品注册技术协调会(ICH)标准，否则应制定相应的测定方法与限度。

第四节　脂质体制备技术

一、概述

（一）脂质体的含义与特点

脂质体(liposome)指将药物包封于由类脂质双分子层形成的封闭囊泡。脂质体具有同心脂质双层膜和亲水性内核，尺寸从 20 nm 到数微米(图 18－13)。

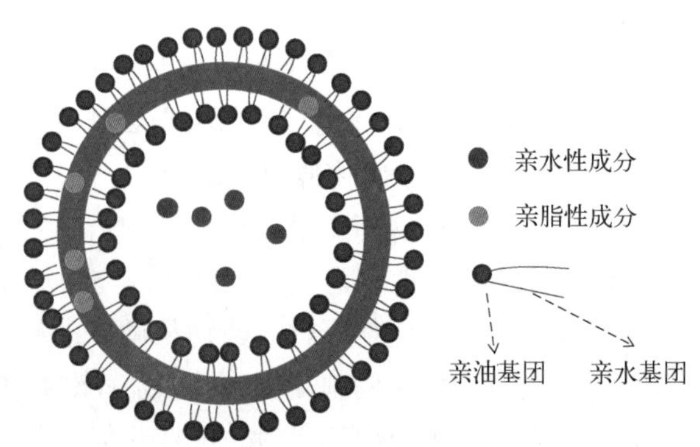

图 18－13　脂质体结构示意图

由于脂质具有两亲性，可依据药物的亲水、亲脂性将药物包封于脂质体的水相、类脂双分子层中。脂质体载药后具有以下特点：

1. 靶向性　脂质体在静脉注射进入体内后会被富含网状内皮系统的肝脏、脾脏、淋巴等部位所摄取，产生被动靶向性。此外，脂质体也可以与各种配体和功能分子进行修饰,用于主动靶向递送药物。

2. 长效作用　与游离药物相比,脂质体在血液循环中保留的时间更长,药物从脂质体中缓慢地释放,达到长效作用。

3. 低毒性　脂质体主要被肝与脾的网状内皮细胞吞噬,减少了在其他器官如心脏、肾脏的分布,减少了药物的毒性。同时,脂质体包封毒性药物后也降低了其对普通细胞的毒性作用。

4. 保护性　脂质体包载药物后能够保护药物不易被降解,提高药物的稳定性。

5. 生物相容性和生物可降解性　脂质体又称为人工生物膜,与生物膜的结构类似,生物安全性良好、细胞亲和性与组织相融性良好,可以直接透过组织或者融合进入细胞。

（二）脂质体的组成

脂质体主要由磷脂和胆固醇组成,磷脂和胆固醇均为具有疏水尾部基团和亲水性头部基团的两亲性分子。磷脂的尾部基团多是酰基链,具有疏水性。磷脂头部基团具有亲水性,呈弯曲形,可与呈直线形的胆固醇分子中亲水基团结合,组成类似“U”形的结构。多个“U”形结构依次排列组成了类脂质双分子层结构的薄膜。薄膜形成后,在振荡或搅拌作用下使薄膜水化,形成同心弯曲脂质双层膜,得到球形双分子层结构的脂质体。

（三）脂质体的分类

1. 按脂质体的性能分类

(1) 一般脂质体：一般脂质组成的脂质体,一般不具有特殊性能。

(2) 热敏脂质体：为相变温度稍高于体温的脂质体。该类脂质体药物的释放对热有敏感性。在正常体温下脂质体膜为致密排列的胶晶态,而遇到局部高温时脂质体膜的结构将变为疏松混乱的液晶态,脂质体膜的通透性改变,药物大量扩散,在靶细胞形成较高的药物浓度。

(3) pH 敏感脂质体：对 pH(尤其是低 pH)敏感的脂质体,可以在一定程度上避免溶酶体的降解并增加包封物的摄取量与稳定性。

(4) 免疫脂质体：为类脂膜表面被抗体修饰的具有免疫活性的脂质体,主要用于体内主动靶向药物。

(5) 重组脂质体：脂双层中掺入不同的成分,如蛋白质、病毒膜蛋白、糖脂质等形成蛋白脂质体、病毒脂质体、糖脂质体等。

2. 按脂质体的结构分类

(1) 单室脂质体：由一层类脂质双分子层构成的脂质体,其中水溶性药物被包封于脂质体的水相核心里,脂溶性药物被包封于脂质体的类脂双分子层中。根据脂质体粒径的大小又可以分为小单室脂质体(0.02~0.08 μm)和大单室脂质体(0.1~1 μm)。

(2) 多室脂质体：由多层类脂质双分子层构成的脂质体,其中水溶性药物被包封于脂质体的水相核心及两个双分子层的间隙里,脂溶性药物被包封于多个类脂双分子层中。

3. 按脂质体的表面电荷分类

(1) 中性脂质体：表面不带电荷脂质形成的脂质体。

(2) 负电荷脂质体：表面带负电荷脂质形成的脂质体。

(3) 正电荷脂质体：表面带正电荷脂质形成的脂质体。

4. 按脂质体的制备方法分类　可分为反相蒸发脂质体、干燥重组脂质体、手摇振荡形成的多层脂质体等。

（四）脂质体的理化性质

1. 粒径　平均粒径及粒径分布是脂质体评价重要参数,可采用显微镜观察、静态或动态光散射等技术考察。

2. 表面电荷性　脂质体表面可以是中性的、带正电的或带负电的,决定了脂质体的包封率和稳定性。当脂质体和带电药物之间存在静电吸引力时,药物包封率增加。

—•笔记栏•—

3. 相变温度　脂质体在一定温度下会发生双分子层流动性增强,向液相转变的情况,此温度称为相变温度。这种现象是由于达到此温度后,脂质体双分子层中的"U"形结构从有序排列变为无序排列,进而由胶晶态变为液晶态,出现膜厚度减少、流动性增加等现象。

(五) 脂质体的作用机制

脂质体的类脂质双分子层与细胞膜的组成相似,具有较强的细胞亲和性,其作用机制有吸附、交换、融合、内吞、渗漏和扩散等。

二、脂质体常用的材料

脂质体常用的材料包括膜材和附加剂两部分。

(一) 脂质体常用膜材

制备脂质体的膜材主要为磷脂,目前常用的磷脂有天然磷脂和合成磷脂两类。天然磷脂常用的有卵磷脂(磷脂酰胆碱,phosphatidylcholine,PC),来源于蛋黄、大豆中,为中性。合成磷脂主要有二棕榈酰磷脂酰胆碱(dipalmitoyl-phosphatidylcholine, DPPC)、二榈酰磷脂酰乙醇胺(dipalmitoyl-phosphatidylethanolamine,DPPE)等。磷脂也可以按照电荷进行以下分类。

1. 中性磷脂

(1) 磷脂酰胆碱:有天然与合成两种,常从蛋黄、大豆中提取。磷脂酰胆碱是许多细胞膜与脂质体的主要成分,具有价格低、电荷中性与化学惰性等性质。

(2) 其他中性磷脂:包括鞘磷脂、烷基醚磷脂酰胆碱类似物、磷脂酰乙醇胺等。

2. 负电荷磷脂　常用的有磷脂酸、磷脂酰甘油、磷脂酰肌醇、磷脂酰丝氨酸等。

3. 正电荷磷质　制备脂质体所用的正电荷磷质均为人工合成产品,有硬脂酰胺、胆固醇衍生物等。

4. 胆固醇　是质膜中的另一类重要的类脂,是一种中性脂质,在各种动物细胞的质膜中含量较高。胆固醇可以调节脂质膜的流动性与通透性。

(二) 脂质体常用的附加剂

脂质体常用的附加剂有胆固醇、十八胺、磷脂酸、聚乙二醇等。胆固醇可以调节膜的流动性与通透性;十八胺、磷脂酸可以改变脂质体表面荷电性质;聚乙二醇可以增加脂质体体循环时间,保护药物免于代谢失活与降解,增加脂质体囊泡的细胞内摄取。

三、脂质体的制备方法

脂质体制备方法分为两类:被动载药法与主动载药法。被动载药指先将药物溶于脂质体制备时的水相或有机相,再选用合适的方法制备脂质体,在制备的同时包载药物。主动载药指先制备得到空白脂质体,再选用合适的方法对药物装载,制成载药脂质体。主动载药制备的脂质体包封率较高,但是对药物性质有更高的要求。

1. 被动载药法

(1) 薄膜分散法:是较常采用的一种脂质体制备方法,将磷脂、胆固醇等类脂及脂溶性药物溶于有机溶剂如氯仿,然后将这些溶液装入圆底烧瓶中,减压旋转蒸发去除溶剂,使磷脂在瓶壁上形成一层薄膜,再加入含有水溶性药物的缓冲溶液,充分振荡使脂质膜水化脱落,即可得到脂质体(图 18-14)。

这种方法可包封多种物质,如化合物、生物活性物质、蛋白质等,但是包封率较低、粒径较大(0.2~5 μm)。

(2) 超声分散法:将磷脂、胆固醇、药物溶于有机溶剂中,混合均匀后旋转蒸发除去有机溶剂,剩下的溶液超声处理,分离即可得到脂质体。本法制备出的脂质体粒径往往较小,但是需要注意超声引起的药物降解。

(3) 冷冻干燥法:冷冻干燥是将磷脂等膜材分散于缓冲液中,再分散到含药物的水性介质

—•笔记栏•—

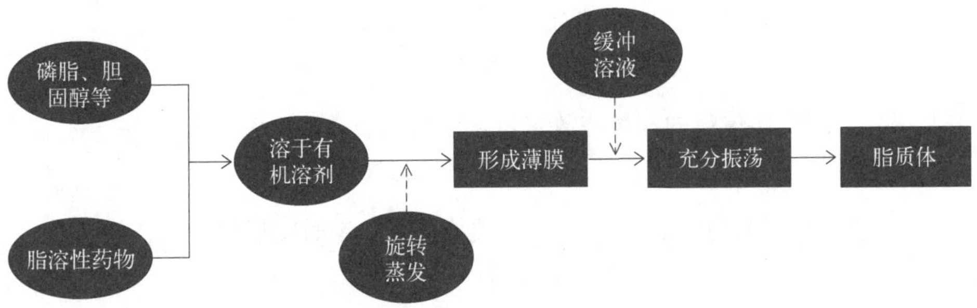

图 18-14　薄膜分散法制备脂质体工艺流程

中，经冷冻干燥即得，是一种较为稳定的制备方法，适于对温度敏感的药物进行脂质体制备。

（4）复乳法：是将磷脂、胆固醇等溶于有机溶剂，加入药物的溶液，乳化得到 W/O 型初乳剂；再将初乳加入 10 倍体积的水中形成 W/O/W 型复乳剂。减压蒸发除去有机溶剂，即得到脂质体。

（5）反相蒸发法：将脂质溶于有机溶剂，加入水相，超声处理至形成稳定的 W/O 型乳剂后再加入有机溶剂，减压蒸发，形成反相蒸发脂质体。

另外，还有冻融法、注入法、气泡法、中和法等。

2. 主动载药法　基本步骤是：① 制备空白脂质体；② 产生特定梯度；③ 共同孵育装载药物。被动载药法在包封两亲性药物如弱酸或弱碱脂质体时，受其油水分配系数、介质 pH 和离子强度等的影响，往往包封率较低，这种情况下可采用主动载药法制备脂质体。

（1）pH 梯度法：是通过调节脂质体内外水相的 pH 形成 pH 差，常用的方法是替换脂质体外水相。弱酸或弱碱药物在脂质体外为分子形式，可以跨膜进入脂质体。在脂质体内 pH 改变，药物变为离子形式被包封在脂质体中。影响 pH 梯度法包封率的主要因素是跨膜 pH 梯度，通常 pH 梯度越大，包封率越高。

（2）硫酸铵梯度法：是利用硫酸铵来间接形成 pH 梯度的载药方法。在制备空白脂质体时以硫酸铵溶液作为内水相，除去脂质体外水相的硫酸铵后，内水相中氨分子对脂质双分子层的渗透系数较高，可以扩散到外水相，而 H^+ 渗透系数低，无法扩散到外水相，因此形成了外高内低的 pH 梯度。此方法适用于包封弱碱类的药物。

（3）乙酸钙梯度法：是利用乙酸钙来间接形成 pH 梯度的载药方法。此方法适用于包封弱酸类药物。

四、脂质体的质量评价

脂质体实例：姜黄素脂质体

1. 形态与粒径　形态可以直接用光学显微镜进行观察，对于粒径小于 2 μm 的脂质体则需要用扫描或透射电镜进行观察。粒径有以下测量方法：显微镜法、电子显微镜法、激光散射法、凝胶过滤法、光散射测定、Coulter 计数器测定法。

2. 包封率　有 2 种表示方法：重量包封率（Q_w）、药物包封比率（E_w）。

重量包封率指包入脂质体内的药物量与投药量的重量百分比，用式（18-5）计算：

$$Q_w = \frac{\text{脂质体中包封的药量}}{\text{脂质体系统中包封与未包封的总药量}} \times 100\% \quad (18-5)$$

药物包封比率是包封的药物量与处方所用的类脂量的百分比，用式（18-6）计算：

$$E_w = \frac{\text{包封于脂质体中的药物量}}{\text{处方类脂总量}} \times 100\% \quad (18-6)$$

3. 载药量　指脂质体中所含药物的质量百分率（g/g），用式（18-7）计算：

—•笔记栏•—

$$载药量 = \frac{脂质体中包封的药物量}{脂质量 + 脂质体中包封的药物量} \times 100\% \quad (18-7)$$

4. 泄漏率 脂质体包封的药物在放置过程中从脂质体中泄漏变为游离药物，泄漏的药物量与放置前脂质体的包封量之比为脂质体的泄漏率，用式(18－8)计算：

$$泄漏率 = \frac{脂质体放置前包封的药物量 - 脂质体放置一定时间后包封的药物量}{脂质体放置前包封的药物量} \times 100\% \quad (18-8)$$

式中，脂质体放置一定时间后泄漏的药物量＝脂质体放置前包封的药物量－放置后包封的药物量

5. 磷脂的氧化程度 磷脂脂肪酸的氧化主要是游离基的作用。在电磁波辐射或微量游离金属离子的催化下，脂肪酸碳链上首先脱去一个氢原子形成游离基，进而与空气中的氧发生连锁反应。含有双键的碳链更易受到影响，因此不饱和磷脂更容易氧化。目前，较多采用的评价方法是以氧化指数为指标。

6. 有机溶剂残留量 应检测有机溶剂残留量，并不得超过相关法规规定的限量。

第五节 纳米乳与亚微乳制备技术

一、概述

（一）纳米乳与亚微乳的含义与特点

1. 纳米乳与亚微乳的含义 纳米乳(nanoemulsion)指两种互不相溶的液体，混合后一种液体以纳米乳滴的形式分散在另一液体中。纳米乳是通过表面活性剂分子界面膜形成的热力学稳定、透明的胶体分散系统，乳滴的粒径为10～100 nm，且大多为球形，大小比较均一，透明或半透明。近年，还出现了自乳化药物传递系统(self-emulsifing drug delivery system，SEDDS)与长循环纳米乳。SEDDS经口服后，在37℃体液和胃肠蠕动的条件下，能自发分散成O/W型纳米乳。长循环纳米乳经聚乙二醇修饰，增加了表面的亲水性，减少了被巨噬细胞的吞噬，从而明显延长在血液循环系统中滞留的时间。

亚微乳(submicron emulsion)乳滴的粒径为100～1 000 nm，其稳定性不如纳米乳，属于热力学不稳定体系，外观不透明，常见的亚微乳指将脂肪油或植物油经磷脂等乳化分散于水相中形成的O/W型体系，由油相、水相、乳化剂和稳定剂组成，可热压灭菌。主要作为脂肪乳剂用于高能量的胃肠外营养，也有将药物溶解于油相或药物油相作为制备的亚微乳产品上市，如鸦胆子油乳注射液，具有被动靶向性。

2. 纳米乳与亚微乳的特点 纳米乳与亚微乳作为新型给药系统，具有以下优点：① 提高难溶药物溶解度，保护内相的药物避免酶解和水解；② 具有良好的渗透性与较大的表面积，有利于药物吸收，提高生物利用度；③ 具有较好的稳定性，乳滴小，其布朗运动足以克服系统的重力，同时，乳滴表面的弹性膜可防止纳米乳合并；④ 可经口服、注射或皮肤用药等多种途径给药，具有靶向性、缓释性，分散度大，可降低毒副作用和刺激性。静脉注射具有被动靶向性；W/O型口服或肌内注射可延长水溶性药物释放时间，具有缓释作用。O/W型黏度低，注射时不易引起疼痛、变态反应等。

纳米乳与普通乳的区别

（二）纳米乳的结构类型

纳米乳均有3种基本结构类型，所形成的结构类型由处方中各成分的性质和各相的比例决定，包括O/W型、W/O型和双连续相型。在双连续相中，任意一部分油相所形成的液滴在被水相包围的同时，又可以与其他油滴相连成为连续相，将水相包围住。纳米乳与普通乳在组成、粒

径、分散性质与稳定性等方面区别显著。

亚微乳通常可以分为 O/W 型和 W/O 型。

二、纳米乳与亚微乳常用辅料

乳化剂的作用便是降低界面张力，进而降低纳米乳制备所需的作用力。助乳化剂的作用是插入乳剂界面膜中，形成复合凝聚膜，提高膜的牢固性和柔顺性，促进纳米液滴曲率半径很小的膜的形成；增大乳化剂的溶解度，提高乳化剂黏度，降低界面张力，甚至降至负值，并增加界面的流动性与强度，防止乳滴合并。常用的乳化剂见第七章液体制剂中常用乳化剂与选用部分相关内容，常用的乳化剂有阿拉伯胶、西黄蓍胶、聚山梨酯、卖泽、脂肪酸山梨坦等。常用的助乳化剂包括中链、短链醇及胺类物质，如甘油、异丙醇、丙二醇、乙醇等。此外，单双烷基甘油酯类、脱水山梨醇酯类及聚乙二醇类，因具有良好的生物相容性，也可用作助乳化剂，如 PEG 400、PEG 600 等。

亚微乳中因加入脂溶性药物常改变界面膜，需要加入半亲油、半亲水、表面活性不高，能定位在界面膜内的稳定剂。其作用是增大膜强度与药物溶解度，使 ζ-电位升高增加稳定性。常用的稳定剂有油酸、油酸钠、胆酸、脱氧胆酸及其钠盐等。

三、纳米乳与亚微乳的制备

（一）纳米乳与亚微乳的形成理论

1. 纳米乳形成理论

（1）混合膜理论：油水界面吸附了大量的乳化剂与助乳剂，形成暂时性的超低或具有负界面张力的混合膜，助乳化剂使膜具有高度柔韧性且稳定，油相和水相分别在膜两侧形成了油膜和水膜两层，称作双层膜。

（2）增溶理论：Shinoda 等认为，纳米乳与亚微乳是油相与水相分别增溶于胶束或反胶束中，并溶胀至一定粒径范围形成的，所以增溶理论是纳米乳与亚微乳自发形成的原因之一。

（3）热力学理论：从热力学角度探究纳米乳与亚微乳的形成条件，当纳米乳分散时的熵变大于其分散体表面积增加所需的能量时，自乳化便可发生。

2. 亚微乳形成理论　与普通乳基本一致，具体参见第七章第六节乳化剂的形成理论相关内容。有学者认为，亚微乳界面形成了单层膜、混合凝聚膜或液晶膜，其形成比普通乳需要做更大的功。

（二）纳米乳与亚微乳的制备

1. 纳米乳的制备　纳米乳形成需要以下 3 个基本条件：油水界面上存在短暂的负表面张力；有高流动的界面膜；油相与界面膜上乳化剂分子之间能相互渗透。

（1）处方筛选：处方组成及其配比是制备纳米乳的关键环节。因此，筛选适当的油相、乳化剂及助乳化剂种类及其最佳比例至关重要。可采用相变温度法、亲水亲油平衡值法和盐度扫描法等。常用亲水亲油平衡值法，体系 *HLB* 值为 4~7 时易形成 O/W 型纳米乳、*HLB* 值为 8~18 时易形成 W/O 型纳米乳。

纳米乳的乳化剂和助乳化剂的选用见本节上文纳米乳与亚微乳常用辅料部分。对于油相的选择，如果分子链过长则不易形成纳米乳。所以，应选用对药物溶解度较高且无毒、无刺激的短链油相，以增加主药在油相中的溶解度及增大纳米乳与亚微乳的形成区域。常用的油相有中链甘油三酯类、豆油、棕榈酸异丙酯等。

一般可通过实验结合相图绘制来确定纳米乳处方组成与比例。处方组成及比例如果不恰当，就不能形成纳米乳或形成的纳米乳区域小。通常是将水相、油相及乳化剂/助乳化剂分别作为三角形的三个顶点，用滴定法作伪三元相图。滴定方法一般有两种。一种是将油相、水相、乳化剂混合均匀，然后滴加助乳化剂，在某一时刻体系突然变为透明而形成纳米乳；另一种是把油

—•笔记栏•—

三元相图绘制筛选纳米乳配方

制备纳米乳的3种高能量法的简介

纳米乳实例：丹皮酚纳米乳

—•笔记栏•—

相、助乳化剂、乳化剂混合，以水滴定，体系也瞬间变为透明而形成纳米乳。只要纳米乳处方选择适当，各成分的加入顺序与纳米乳形成关系不大。

（2）制备方法　纳米乳的制备方法可以分为低能量法、高能量法和两者联合的方法。高能量法包括高压均质法、微射流法、高速剪切搅拌法、超声乳化法及膜乳化法。低能量法包括相变温度法、溶剂置换法及纳米自乳化法（滴定法）。

亚微乳的制备方法一般采用两步高压乳匀法，该方法是将药物和其他油溶性成分溶于油相，水溶性成分溶于水，油相和水相都分别加热到一定温度，用高剪切乳化分散机或组织捣碎机，在一定温度下制备成初乳，初乳迅速冷却，再使用高压乳匀机乳匀 2 次，将粗乳捣碎，并滤去粗乳滴与碎片，调节 pH，高压灭菌，即得。亚微乳用高压乳匀法可大量生产。

四、纳米乳与亚微乳的质量评价

1. 黏度　是纳米乳与亚微乳的基本特性也是重要特性之一，与水、油、乳化剂及其浓度有关，可以通过黏度计进行测量。O/W 型纳米乳含油脂量小于 W/O 型，因此黏度也低于 W/O 型纳米乳。

2. 乳滴粒径与多分散系数　是纳米乳最重要的特征之一。常用电镜法、原子力显微技术、激光衍射测定法、光子相关光谱法等测定。多分散系数数值越小，乳滴粒径的差异越小。

3. 界面张力　对纳米乳形成具有重要意义，乳化剂和助乳化剂的作用之一就是使乳化剂的界面张力变低。可以通过旋转液滴界面张力仪测量。

4. Zeta 电位　是液滴表面总电荷的量度，是保证纳米乳稳定性的重要因素之一，同时也影响纳米乳与亚微乳在体内的行为表现。常用 Zeta 电位仪，也可用光子相关光谱法进行测定。

第六节　纳米粒制备技术

一、概述

（一）纳米粒的含义

纳米粒（nanoparticle）泛指粒度为 1～100 nm 的粒子，是大小处于纳米尺度的一种物质状态，包括药物纳米晶和载药纳米粒两类。药物纳米晶指不依赖载体的作用，直接将药物制备成纳米粒度的药物晶体。载药纳米粒是将药物分散、溶解或吸附于适宜的载体中形成的纳米粒。本节主要介绍载药纳米粒的相关知识，主要由聚乳酸、聚丙交酯乙交酯等高分子材料制备而成。

（二）纳米粒的特点

1. 生物利用度高　纳米粒的粒径小，比表面积大，可以增加其在药用部位的接触时间和接触面积，增加药物的吸收，提高其生物利用度。

2. 生物相容性好，能够经生物膜转运　纳米粒可以增加药物对生物膜的透过性，使药物能够通过各种生物膜屏障从而发挥药效。

3. 可控制药物的释放，使其具有缓释、控释和定位释放的作用　对于载药的纳米粒，可以通过调节载体材料的种类或配比来调整药物的释放速率，制备出缓控释的载药纳米粒。

4. 具有靶向性　可以通过被巨噬细胞吞噬，靶向于肝脏、脾脏和骨髓，起到被动靶向的作用；还可以通过在其表面进行修饰，主动靶向于特定的器官和组织。

5. 可制备成各种剂型　不同粒径的纳米粒可以制成各种不同的剂型，如注射给药的紫杉醇白蛋白纳米粒、口服给药的聚合物纳米粒、眼部给药的聚己基-氰基丙烯酸酯纳米粒等。

6. 增加药物的稳定性　纳米粒作为口服制剂来讲，可防止一些不稳定成分多肽、疫苗等在胃内的降解，提高药物的稳定性。

二、纳米粒制备的常用载体材料

（一）天然高分子材料

天然高分子材料由于其无毒、稳定等优点，成为目前合成纳米粒常用的载体材料，但是这类材料的缺点是容易产生抗原反应。目前，较常用的天然高分子材料主要包括明胶、桃胶、脂类、蛋白类、壳聚糖、海藻酸盐、丝素蛋白、淀粉衍生物等。

（二）合成的高分子材料

1. 生物降解型合成高分子材料　如聚氰基丙烯酸的甲酯、乙酯、丁酯、异丁酯、己酯及异己酯等，在体内的降解速率与酯链的长度成反比，细胞毒性与降解速率有关，并有随链增长而减小的倾向。聚酯类化合物的主链中均具有酯链结构，包括聚乳酸、聚羟基乙酸、聚乳酸-羟基乙酸醇共聚物、聚己内酯（PCL）、聚β-羟基丁酸酯（PHB）等。

2. 非生物降解型合成高分子材料　主要有聚丙烯酰胺类和聚甲基丙烯酸烷酯类等。后者包括甲基丙烯酸甲酯（MMA）、甲基丙烯酸羟丙酯（HPMA）、甲基丙烯酸（MAA）及二甲基丙烯酸乙二醇（EGDM）等。由于此类材料本身毒性大，且在体内不降解，对人体正常生理功能有一定影响，目前已不多用。

三、纳米粒（含固体脂质纳米粒）的制备与纳米粒的修饰

（一）纳米粒的制备

1. 聚合法

（1）乳化聚合法：将单体分散于含乳化剂的胶束或乳滴中，遇 OH^- 或其他引发剂分子发生聚合，胶束或乳滴作为提供单体的仓库，乳化剂对相分离的纳米粒也起防止聚集的稳定作用。

（2）聚氰基丙烯酸烷酯纳米球（囊）：是氰基丙烯酸烷酯单体在室温下聚合，经相分离形成的固态纳米粒，水中 OH^- 作引发剂，故 pH 对聚合反应速率影响较大，在碱性溶液中反应快。通常制得的聚合物平均分子量低，其亚微囊、亚微球软而易于粘连，故稳定剂的选择也十分重要。

（3）聚甲基丙烯酸甲酯纳米球（囊）：聚甲基丙烯酸甲酯（polymethyl methacrylate，PMMA）纳米粒是由 γ 辐射乳化聚合法或化学引发聚合法制备。该法在水介质中进行聚合，可避免用有机溶剂，有时可加入甲基丙烯酸羟丙酯，以提高甲基丙烯酸甲酯单体的水溶性。

（4）胶束聚合法：水溶性的载体及药物溶解于水中，在表面活性剂的作用下，经搅拌分散至大量疏水介质中，然后加入引发剂或者在 γ 射线、紫外线或可见光的照射下发生聚合反应。

（5）界面缩聚法：指将药物与聚合物单体溶于有机相，然后将其缓慢滴入含有表面活性剂的水溶液中从而制得纳米粒的方法。有机相滴入水中，形成乳滴，在油水界面上单体进行阴离子聚合反应形成纳米粒。在减压条件下对形成的带有油核及聚合物外壳的纳米囊胶体溶液进行浓缩纯化而得到纳米粒，该法适用于脂溶性纳米粒的制备。其特点是包封率和载药量较高。

2. 凝聚法

（1）乳化凝聚法：如白蛋白纳米粒的制备，水相（清蛋白和药物或同时含有磁性粒子制成的磁性纳米球）+油相⟶乳化形成 W/O 型乳剂⟶将其滴加到热油中（100～180℃）⟶清蛋白变性形成纳米球⟶乙醚分离、洗涤。常用油相有液状石蜡或棉籽油。

（2）盐析凝聚法：利用溶胀状态的高分子材料在水溶液中脱水凝聚成纳米粒。盐析剂通常为乙醇、硫酸钠，高分子材料多为白蛋白、乙基纤维素、明胶等。为了使药物更加稳定，有时需要加入聚山梨酯-20 或聚山梨酯-80 等表面活性剂。

3. 溶剂挥发法　是将载体材料和药物制成 O/W 型乳剂，再挥发除去有机溶剂而得到的载药纳米粒。纳米粒的粒径取决于溶剂蒸发之前形成乳滴的粒径。

—•笔记栏•—

4. 超临界流体技术制备法

（1）超临界流体膨胀法：将聚合物溶于一种超临界流体中，然后含有药物的超临界流体快速通过喷嘴，超临界流体快速膨胀引起的制冷作用，使聚合物以纳米粒的形式迅速沉降。所制备粒子的晶型取决于药物的分子结构和工艺条件。适合用于小分子聚合物（<10 000 Da）纳米粒的制备，药物可以均匀分散于聚合物基质中。

纳米粒的纯化、灭菌与干燥

（2）超临界反溶剂法：当药物溶液完全注入高压釜后，要清洗排出有机溶剂，防止降压时有机溶剂冷凝，一般通过导管快速引入一种超临界流体中，由于超临界流体可以完全提取溶解聚合物的溶剂而使聚合物沉降，形成极细微粒，该技术也称作气体反溶剂技术，已成功用于微球及纳米粒的制备。纳米粒制备完成后，最关键的一步是将载药纳米粒与溶剂分离，如果将其真正应用于临床，还需要对其进行纯化、灭菌等操作。

（二）固体脂质纳米粒的制备

固体脂质纳米粒是以固态的、生物相容的天然类脂或合成类脂为骨架材料制成的纳米粒，将药物包裹于其中，制成粒径为 50~1 000 nm 的固体脂质给药系统。这些高熔点的脂质材料主要包括以下几种：硬脂酸、棕榈酸以及各种饱和脂肪酸（硬脂酸、月桂酸、肉豆蔻酸）的甘油酯（单酯、双酯、三酯及其混合酯）等。固体脂质纳米粒性能稳定，制备方法简单，具有靶向控释、增强药物稳定性、载药量高、毒性小等优点。制备方法包括以下几种。

1. 高压乳匀法　利用高压和高速技术所产生的剪切力和空穴作用使粒子分裂成粒径处于纳米级的小粒子，根据乳匀时的温度不同，又可分为热乳匀法和冷乳匀法。

纳米粒实例：延胡索乙素聚乳酸纳米粒

2. 乳化沉淀法　将药物或药物与脂质材料的混合物，溶于适当的水和有机溶剂中，加入乳化剂，然后蒸去有机溶剂即可得到固体脂质纳米粒分散体系。

3. 纳米乳法　指在熔融的高熔点脂质材料中加入磷脂、助乳化剂溶解后加入水中搅拌自发制成纳米乳，再加入冰水中冷却即得到纳米粒。与以上两种方法相比，本法不需要机械耗能，本法的关键点在于选用恰当的助乳化剂，选择的助乳化剂的分子长度通常约为乳化剂分子长度的一半。

（三）纳米粒的修饰

通过对纳米粒表面的修饰可以赋予纳米粒不同的特性。根据修饰目的的不同，纳米粒的修饰可以分为长循环纳米粒、靶向修饰纳米粒与穿透生物屏障纳米粒。

纳米粒修饰类别简介

四、纳米粒的质量评价

1. 形态与粒径　粒径小是纳米粒的决定性因素，因此，描述纳米粒性质最首要的任务就是测定其粒径，通常通过动态光散射、激光散射粒度分析仪或者电镜照片软件分析，来确定其粒径分布情况。

形态通常采用电镜观察，在不同的倍数下拍摄其形态，形状应为球形或类球形，无粘连。

2. 包封率与载药量　包封率指被包裹物质（如某药物）在混悬液中占药物总量的百分量。通常将溶剂与制成的纳米粒经过离心分离后，分别测定系统中的总药量和游离的药量，计算包封率。

载药量指单位重量或单位体积纳米粒所负载的药量，其中能释放的药量为有效载药量。其测定一般采用溶剂提取法，分别测定液体介质和纳米粒总的含药量后，计算载药量。

3. 再分散性　纳米粒的分散性指纳米粒在干态或湿态下相互分隔，均匀散开的性能。纳米粒干燥品的外观应为细腻疏松块状物，色泽均匀；加入一定量的液体，振摇后立即分散成几乎澄清的均匀胶体溶液。

4. 药物的释放速度　根据《中国药典》（2020 年版）四部（通则 0931）溶出度与释放度测定法进行测定，开始 0.5 h 的释放量须小于 40%，认为突释合格。

5. 有机溶剂残留　如果制备工艺中涉及使用有机溶剂，须按《中国药典》（2020 年版）四

—•笔记栏•—

部(通则0800)限量检查法中的残留溶剂测定法测定残留量,应符合规定的限度。未规定者应根据生产工艺的特点制定相应的限度。

6. Zeta电位　对纳米粒的稳定性有较大的影响。一般Zeta电位高,粒子则不易沉降、凝结或聚集,体系稳定;Zeta电位小,粒子则容易聚集,体系不稳定。

第七节　聚合物胶束

一、概述

(一) 聚合物胶束的含义与特点

1. 聚合物胶束的含义　聚合物胶束(polymeric micelles)是由两亲性嵌段共聚物或接枝共聚物在水中达到临界胶束浓度(*CMC*)后自组装而成的热稳定胶束,粒径为10~200 nm。

2. 聚合物胶束的特点　聚合物胶束是内核疏水、外壳亲水的实心结构,疏水内核可包载疏水性药物,亲水外壳有利于胶束的稳定。与低分子的表面活性剂相比,两亲性聚合物的*CMC*值低,胶束容易形成,能有效抵抗稀释避免解体,从而保护内核药物,稳定递药。胶束作为药物载体有以下几个优点。

(1) 能增大难溶性药物溶解度:胶束内核具有较高载药量,包载难溶性药物后能增大难溶性药物溶解度。

(2) 提高生物利用度:胶束亲水外壳能稳定胶束结构,有效抑制药物的水解或酶解,能避免人体网状内皮系统的识别和捕获,延长体内循环胶束为纳米微粒分散体系,渗透性好,能促进药物吸收。

(3) 被动靶向性:具有EPR效应,胶束的粒径通常在200 nm以内,且粒径分布较窄,较小的粒径有助于实现肿瘤部位的高通透性和滞留效应(enhanced permeability and retention effect, EPR效应)。

(4) 主动靶向性:聚合物胶束本身的微粒分散体系,易被网状肉皮系统吞噬,具有被动靶向性,在功能性基团修饰后,能进行主动靶向递药。

(5) 制备方法简单,可实现大生产:聚合物在水中自组装形成胶束,通过冷冻干燥形成粉末状态,再次分散到水中,其粒径大小、载药量几乎不变,制备简单,易于保存。

(二) 聚合物胶束的分类

(1) 根据形成胶束的聚合物种类不同,可将聚合物胶束分为两亲性嵌段共聚物胶束、接枝共聚物胶束、聚电解质胶束等。

1) 两亲性嵌段聚合物胶束:一般由亲水链和疏水链构成,根据分子中疏水链和亲水链数目不同将其分为二嵌段聚合物胶束和三嵌段聚合物胶束。二嵌段聚合物为A-B型,即具有一个亲水链和一个疏水链;三嵌段聚合物为A-B-A型,即两端为亲水链,中间为疏水链。当两亲性嵌段聚合物置于水溶液中时,疏水嵌段发生缔合,自组装形成纳米尺度核壳结构的聚合物胶束。

2) 接枝共聚物胶束:通常由疏水骨架链和亲水支链构成的两亲性接枝聚合物,分散于水中会自组装成具有核-壳结构的纳米粒子,疏水骨架形成胶束内核,外壳由亲水支链组成。

3) 聚电解质胶束:带电的嵌段或接枝聚合物可以与带有相反电荷的聚合物、DNA、聚电解质、酶等通过静电作用或氢键作用形成纳米胶束。

(2) 根据刺激响应类型的不同,可将聚合物胶束分为温度响应型、pH响应型、还原响应型、光响应型聚合物胶束等。

(三) 聚合物胶束的形成原理

胶束属于胶体分散体系,在水溶液中当聚合物浓度大于其临界胶束浓度时,疏水段受到水分子的排斥而聚集,亲水段则伸向水溶液,形成内核疏水、外层亲水的实心壳-核结构。胶束形

—•笔记栏•—

状以球形最为常见，此外还有棒状、囊状、片状、管状等。空白胶束的粒径通常为 10～50 nm，可通过调节聚合物结构和浓度等来调控胶束的粒径和形貌。胶束形成过程中体系自由能减少，因此胶束体系是热稳定体系。但是，当胶束体系被稀释到聚合物浓度低于其 *CMC* 值时，胶束会发生解体；当聚合物浓度过高时胶束会聚集甚至发生形貌的变化。

二、聚合物胶束的常用材料

常用于形成亲水外壳的材料主要有聚乙二醇、聚氧乙烯（PEO）或聚维酮，此外，普遍认为可作为亲水段的载体还有壳聚糖、仿细胞膜磷酸胆碱等；大多数用于形成疏水内核的材料为聚酯、精胺、短链磷脂或聚氨基酸的衍生物，如聚乳酸、聚己内酯及聚羟基乙酸，生物相容性好，可生物降解。聚-*L*-氨基酸（PAA）也通常用作疏水材料，包括聚-天冬氨酸（PAsp）、聚-谷氨酸（PGlu）、聚-赖氨酸（PLys）、聚-组氨酸（PHis）等。这两类材料可以构成各种二嵌段或三嵌段两亲性共聚物。

三、聚合物胶束的制备

聚合物载药胶束的制备方法主要有直接法、透析法、溶剂挥发法、化学结合法和静电作用法等。选择制备方法时主要考虑聚合物在水中的溶解性能，水溶性好的聚合物可以采用直接法，当聚合物不易溶于水时通常采用透析法或溶剂挥发法。

1. 直接法　在一定温度下，将两亲性聚合物和药物溶解于水或水溶液中（如磷酸盐缓冲液、硝酸盐水溶液等），当聚合物的浓度需要大于其 *CMC* 值时，聚合物分子自组装形成胶束，在此过程中药物分子逐渐扩散进入胶束中形成载药胶束。该方法制备工艺简单，但对药物的包载效果往往不是很理想，载药量较低。

聚合物胶束实例：白藜芦醇聚合物胶束

2. 透析法　是最常用于制备载药胶束的方法。将水溶性差的聚合物和药物溶于与水互溶的有机溶剂，如 *N*,*N*-二甲基甲酰胺、二甲基亚砜或四氢呋喃等，然后将此溶液装入截留分子量小于大分子材料的透析袋中，用大量水透析除去有机溶剂，制成载药胶束。该方法制备的胶束粒径、Zeta 电位、载药量与聚合物和药物相容性、有机溶剂类型和组成配比等有关。与直接法相比，该法得到的胶束粒径更加均一且重现性好。

3. 溶剂挥发法（薄膜分散法）　是先将聚合物溶于易挥发的有机溶剂如丙酮、二氯甲烷等中，然后将药物加入聚合物溶液中配制成溶液或分散体系，在适当的温度和搅拌条件下加入水相中，通过旋转蒸发等方法使有机溶剂挥发，最后冷冻干燥，得到干燥的载药胶束粉末。

四、聚合物胶束的质量评价

（一）形态与粒径

采用透射电子显微镜和扫描电子显微镜能直接观察到聚合物胶束的大小和形貌。

（二）包封率与载药量

采用滤膜过滤法进行聚合物胶束药物包封率的测定。滤膜过滤法能够将包封和未包封的药物分开，未包封的药物大多以游离微晶形式存在，可被滤膜截留。取适量聚合物胶束溶液，过 0.22 μm 滤膜，用甲醇破坏胶束结构后进行测定，计算胶束中包封药物的含量。

（三）热分析技术

热分析技术包括差热分析、差示扫描量热分析和热重分析，可用于表征物质含量、热失重情况、吸附能力、相转变情况等，常用于确定粒子的多相共存程度和各组分的相互作用程度。

（四）Zeta 电位

测定方法有电泳法、电渗法、流动电位法和超声波法等。应用较多的是电泳法和激光多普勒测速法（又称激光多普勒电泳法）相结合的测定技术。

—•笔记栏•—

（五）聚合物 CMC 的测定

CMC 常用的测定方法包括荧光探针法、表面张力法、电导法、光散射法、染料吸附法等。

（六）有机溶剂残留

凡工艺中采用有机溶剂者，应测定有机溶剂残留量，不得超过相关法规规定的限量。

【小结】

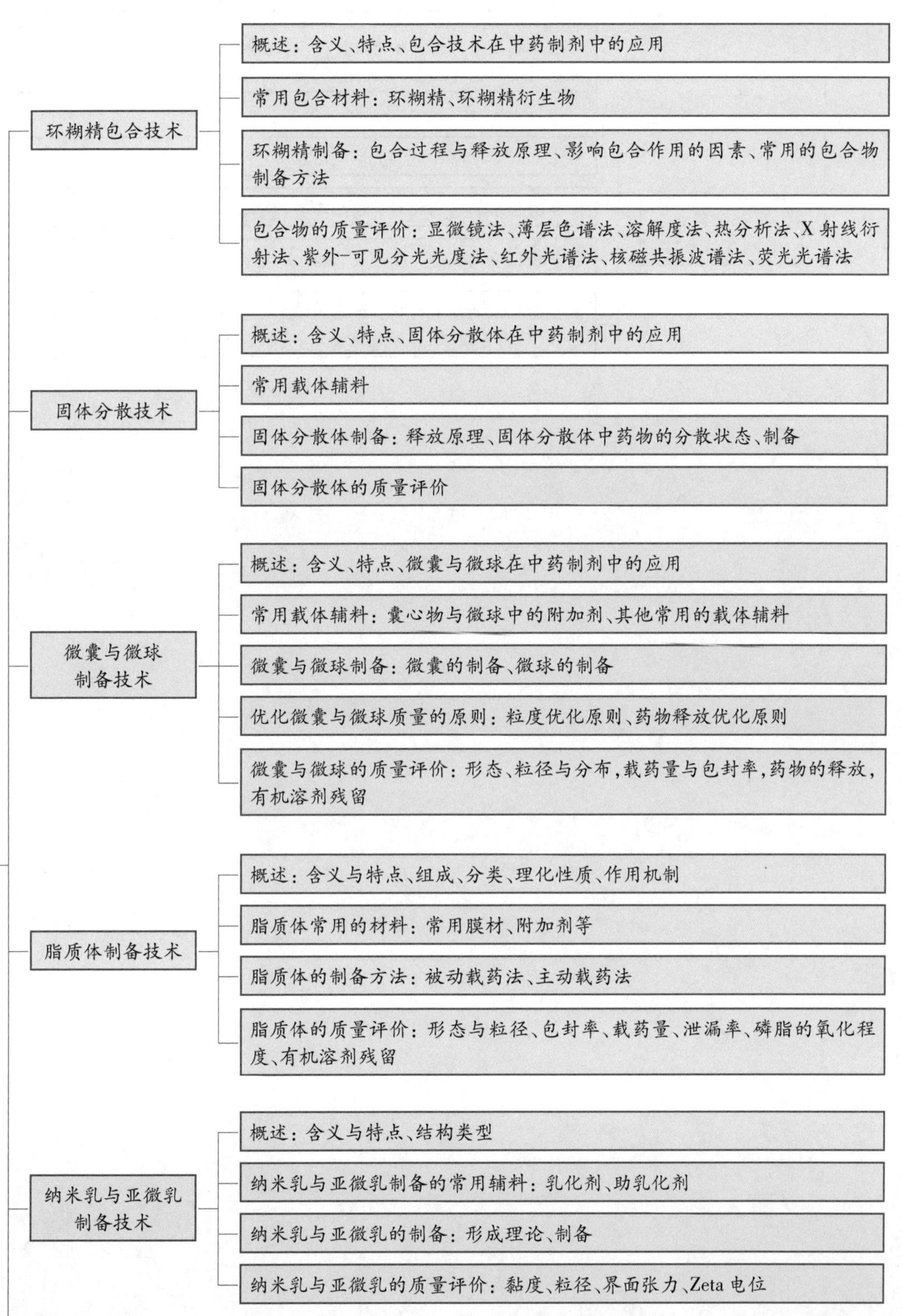

—•笔记栏•—

- 纳米粒制备技术
  - 概述：含义、特点
  - 纳米粒制备的常用载体材料：天然高分子材料、合成高分子材料
  - 纳米粒的制备：聚合法、凝聚法、溶剂挥发法、超临界流体技术；固体脂质纳米粒的制备：高压乳匀法、乳化沉淀法、纳米乳法；纳米粒的修饰：长循环、靶向修饰、穿透生物屏障
  - 纳米粒的质量评价：形态与粒径、包封率与载药量、再分散性、释放速度、有机溶剂残留
- 聚合物胶束制备技术
  - 概述：含义与特点、分类、形成原理
  - 聚合物胶束的常用材料：聚乙二醇、聚氧乙烯、聚维酮等
  - 聚合物胶束的制备：直接法、透析法、溶剂挥发法
  - 聚合物胶束的质量评价：形态与粒径、包封率与载药量、热分析技术、Zeta电位、结构与组成、临界胶束浓度、有机溶剂残留

第十九章　中药新型给药系统

第一节　缓释、控释制剂

—·笔记栏·—

第十九章授课视频

一、概述

缓释、控释制剂与普通制剂比较，药物治疗作用更持久、毒副作用可能降低、用药次数减少，可提高患者用药依从性。两者与迟释制剂等统称为调释制剂，指与普通制剂相比，通过技术手段调节药物的释放速率、释放部位或释放时间的一大类制剂。

缓释、控释制剂是国内外医药工业发展的一个十分重要的方向，一般通过控制活性成分的释放特征，改善药物在体内的代谢动力学性质，发挥避免血药浓度过高、降低药物的毒副作用，延长体内滞留时间，减少给药次数和提高患者依从性的作用。随着制剂技术发展，口服缓释、控释制剂已经成为国内外医药工业发展的一个十分重要的方向，有大量成熟的缓释、控释制剂应用于临床。

（一）缓释、控释制剂的含义与分类

1. 缓释、控释制剂的含义

（1）缓释制剂（sustained-release preparation）：指在规定的释放介质中，按要求缓慢、非恒速地释放药物，与相应的普通制剂比较，给药频率降低一半或有所降低，且能显著增加患者用药依从性的制剂，如复方丹参缓释片。

缓释、控释制剂雏形

（2）控释制剂（controlled-release preparation）：指在规定的释放介质中，按要求缓慢、恒速地释放药物，与相应的普通制剂比较，给药频率降低一半或有所降低，血药浓度比缓释制剂更加平稳，且能显著增加患者用药依从性的制剂，如甘草胃漂浮型控释片等。

2. 缓释、控释制剂的分类

（1）按给药途径分：① 口服制剂；② 经皮吸收制剂；③ 植入制剂；④ 注射用制剂。

（2）按释放方式分：① 定位释放；② 定速释放；③ 择时释放。

（3）按释药机制来分：① 骨架型，亲水凝胶骨架片、不溶性骨架片、蜡质骨架片等；② 膜控型，微孔膜包衣片、肠溶膜控释片等；③ 渗透泵型；④ 溶蚀型；⑤ 离子交换型。

（二）缓释、控释制剂的特点

（1）对半衰期短或需要频繁给药的药物，可以减少给药次数和用药剂量，提高患者服药的依从性。

（2）释药缓慢而维持平稳的血药浓度，可减少或避免出现“峰谷”现象，有利于降低药物的毒副作用，尤其适用于治疗指数窄、消除半衰期短的药物，具体见图 19－1。

（3）可用最小剂量达到最大药效，减少用药的总剂量。

图 19－1　缓释、控释、普通制剂的特征血药浓度-时间曲线图

二、缓释、控释制剂的设计原则

（一）缓释、控释制剂的组成

1. 缓释制剂的组成　一般含有速释与缓释两部分药物，也可以只含有缓释部分。速释部

—·笔记栏·—

分指释放速度快，能迅速建立起治疗所需要的最佳血药浓度的那部分药物；缓释部分指释放速度较慢或恒速，能较长时间维持已建立起的最佳血药水平的那部分药物。缓释制剂的速释部分和缓释部分可同时释药或间隔释药。

应根据药物动力学原理综合考虑以设计缓释制剂。速释与缓释两部分组成的比例及缓释部分的释药速度直接关系到制剂质量、用药疗效及安全。

2. 控释制剂的组成　控释制剂的组成根据释药机制不同可能包含以下 4 个部分：

（1）药库：是贮存药物的部位，药物溶解或混悬分散于聚合物中。药物剂量应符合治疗的要求，满足预期恒速释药的需要，贮库中药量应总是大于释药总量，超过部分作为提供恒速释药的能源。

（2）控释部分：其作用是控制药物以预定的速度恒速释放，如包衣控释片上的微孔膜。

（3）能源部分：提供给药物能量，以使药物分子从贮库中释放出来。

（4）传递孔道：药物分子通过孔道释出，同时具有控释作用，如不溶性骨架片。

（二）缓释、控释制剂设计的影响因素

1. 理化因素

（1）pK_a、解离度和水溶性：只有溶解状态的药物才有可能被吸收。由于大多数药物是弱酸或弱碱，分别测定药物在酸性溶液和碱性溶液中的溶解度可以计算出该药物的解离常数即 pK_a 值。它们在溶液中以解离型和非解离型两种形式存在。非解离型的药物脂溶性大，易通过脂质生物膜，药物的解离特性受吸收环境 pH 的影响。消化道的不同部位 pH 不同，所以进入消化道的药物必然会遇到环境 pH 的变化，胃中呈酸性，小肠则趋向于中性，结肠环境呈微碱性，因此有必要了解 pH 对释放过程的影响。对于溶出型或扩散型缓释、控释制剂，大多数药物以固体形式到达小肠，意味着药物在释放过程中可发生几个数量级的变化。在缓释、控释制剂设计时需要根据临床治疗的需要，同时考虑药物的溶出和吸收。对于在此环境中难溶的药物，应采取一定的技术提高药物的溶解度。对于制备缓释制剂，药物的溶解度不得小于 0.1 mg/mL。

（2）稳定性：口服给药的药物要同时经受酸水解、碱水解及酶降解作用。对固体状态药物，其降解速率较低，因此，稳定性差的药物选用固体制剂较为适宜。对于在胃中不稳定的药物，延长制剂的释药时滞，可保护药物到达小肠后再开始释药。在小肠中不稳定的药物制备成缓释制剂后，其生物利用度可能降低，这是因为较多药物在小肠段释放后，使药物的降解量增加。

（3）油水分配系数：药物口服后进入肠道，必须穿过各种生物膜才有可能在机体的其他部位产生治疗效用，药物的油水分配系数决定其能否有效地透过脂质膜。分配系数过高的药物，其脂溶性太大，药物能与脂质膜产生强结合力而不能进入血液循环中；分配系数过小的药物，其脂溶性太小，较难透过脂质膜，导致其生物利用度较差。而且分配效应也同样适用于扩散通过聚合物膜的情况，聚合物膜的选择，很大程度上取决于药物的分配特性。

2. 生物因素

（1）生物半衰期（$t_{1/2}$）：通常口服缓释制剂的目的是要在较长时间内使血药浓度维持在有效治疗范围内，因此，药物必须以与其消除速度一样的速度进入血液循环中。对半衰期短的药物制成缓释制剂后能够减少用药频率，但对半衰期很短的药物，要维持缓释作用，单次药量必须很大。一般半衰期小于 1 h 的药物不适宜制成缓释制剂。半衰期长的药物（$t_{1/2}$>24 h）不采用缓释制剂，因其本身已经具有较持久的药效。大部分药物在胃肠道的运行时间是 8～12 h，因此药物吸收时间超过 8～12 h 很难，如果吸收部位在结肠，可以使药物释放时间延长至 24 h。

（2）吸收：缓释制剂是通过控制制剂的释药而使药物吸收得到控制，因此，药物的释药速度必须比吸收速度慢。对于本身吸收速度慢的药物则不宜制成缓释制剂。如果药物是通过主动

转运进行吸收，或者吸收局限于小肠的某一特定部位，制成的缓释制剂一般不利于药物的吸收。但当药物在小肠的吸收范围广泛时不适宜制成此种制剂。

而对于吸收差的药物，除了延长其在胃肠道的滞留时间外，还可以使用吸收促进剂来改变膜的性能，从而达到促进吸收的目的。但通常生物膜都具有一定的保护功能，生物膜的性能改变时可能会出现毒性问题，这方面尚待进一步研究。

(3) 代谢：在吸收前有代谢作用的药物，将其制成缓释剂型后，生物利用度会降低。尽管大多数肠壁酶系统对药物的代谢作用具有饱和性，但当药物缓慢释放到这些部位时，由于酶代谢过程没有达到饱和，较多量的药物转换成代谢物。药物被代谢越多，血药浓度越低，但若其代谢物也仍有药效活性则制成口服缓释制剂也较为适宜。

(三) 缓释、控释制剂的药物选择及设计要求

1. 药物选择　缓释、控释制剂一般适用于半衰期短的药物($t_{1/2}$ 为 2~8 h)，若半衰期很短($t_{1/2}$<1 h)，制成缓释、控释系统较为困难，一般也不制成缓释、控释制剂。药效剧烈、剂量很大或需要精密调节，以及溶解吸收很差的药物，在胃肠道中不稳定的药物，剂量需要精密调节的药物，也不宜制成缓释或控释制剂。稳定性差的药物制剂选用固体状态药物较为适宜。抗生素类药物一般不宜制成缓释、控释制剂，因其抗菌效果依赖于峰浓度。

2. 设计要求

(1) 生物利用度(bioavailability)：缓释、控释制剂的相对生物利用度一般应为普通制剂的80%~120%。若药物主要在胃与小肠部位吸收，应设计每 12 h 服一次；若药物在结肠也有一定的吸收，则可设计每 24 h 服一次。为了保证缓释、控释制剂的生物利用度，除了依据药物在胃肠道中的吸收速度控制合适的制剂释放速度外，还要在处方设计时选用合适的材料以达到较好的生物利用度。

(2) 峰浓度与谷浓度之比：缓释、控释制剂稳态时峰浓度与谷浓度之比应等于或小于普通制剂。根据该项要求，一般治疗指数窄、半衰期短的药物，服药间隔时间可设计成 12 h，而治疗指数宽或半衰期长的药物，服药间隔时间则可设计成 24 h。若涉及零级释放的给药系统如渗透泵，因其血药浓度平稳，其峰谷浓度比可以明显低于普通制剂，这是降低峰谷浓度比比较可行的方法。

3. 缓释、控释制剂的剂量计算　关于缓释、控释制剂的剂量，一般根据普通制剂的剂量和用药次数进行换算。例如，某药普通制剂，每日 3 次，每次 10 mg，若改为缓释、控释制剂，可以每日 1 次，每次 30 mg。对于大剂量的药物，有时可采用一次服用多片的方法降低每片含药量。这是根据经验考虑，也可采用药物动力学方法进行计算，对于治疗指数窄的药物必须考虑服用剂量过大时可能引起的安全问题。

三、缓释、控释制剂的释药机制

缓释、控释制剂主要有膜控(贮库)型和骨架型两种，释药原理包括溶出、扩散、溶蚀、渗透压及离子交换作用等。药物以分子或微粒、微晶的形式均匀分散在各种载体材料中，形成骨架型缓释、控释制剂；药物被包裹在高分子聚合物膜内，则形成膜控型缓释、控释制剂。

(一) 溶出原理

因药物的释放受溶出速度的限制，故溶出速率低的药物本身就显示出缓释的性质。根据溶出速度方程(Noyes-Whitney)可得出药物性质与溶出速度关系。通过增大药物粒径、减小药物的溶解度可使药物释放速度缓慢，达到长效作用，利用溶出原理达到缓释的方法有增加难溶性药物颗粒的粒径；制成溶解度较小的盐或衍生物；将药物包裹或包藏于缓释、控释材料中等。

(二) 扩散原理

以扩散为主的缓释、控释制剂释药受扩散速率限制，药物首先需要溶解成溶液后，再从制剂

中缓慢扩散到给药系统外进入体液，其释药速率受扩散速率限制。根据材料形成的膜或骨架的性质不同，分为通过包衣膜扩散（药库型）或通过聚合物骨架扩散（骨架型）两种情况。

1. 通过包衣膜扩散

（1）水不溶性包衣膜：该释药机制是假设聚合物的包衣膜是一连续的不溶于水的均匀相，增塑剂和其他辅料皆均匀地分布在此相中。药物的释放速率随药物在膜内溶液的溶解度、药物分子在膜内的扩散系数、膜水间的分配系数的增大而增大，随膜的厚度、交联程度和孔隙弯曲率的增大而降低。水不溶性膜材包衣的制剂的膜材特点是在水和胃肠液中溶解度低，但水能通过，其渗透性不随胃肠道 pH 的变化而改变。选用不同渗透性能的膜材及其混合物，可调节释药速度达到设计要求。

Fick's 第一定律

（2）含水性孔道的包衣膜：含水性孔道的包衣膜由水不溶性或胃肠液不溶性的成膜材料与水溶性致孔剂混合包衣而成，这种包衣膜是不连续的膜。制剂进入胃肠道后，胃肠液把包衣膜中水溶性致孔剂溶解使包衣膜上形成无数肉眼看不见的弯曲小道或微孔，胃肠液经过这些微孔进入膜内，制剂的药芯被溶解后药物可通过这些水性孔道向外扩散释放。例如，甲基纤维素与乙基纤维素混合组成的膜材，就具有这种性质，其中甲基纤维素起致孔作用。其释放速度可用式（19－1）表示：

$$\frac{\mathrm{d}M}{\mathrm{d}t} = \frac{AD\Delta C}{L} \tag{19-1}$$

式中，$\mathrm{d}M/\mathrm{d}t$ 为药物释放速度，A 为面积，D 为扩散系数，L 为包衣层厚度，ΔC 为膜内外药物的浓度差。仅少了参数 K，这类药物制剂释放接近零级过程。

2. 通过聚合物骨架扩散　释放机制是通过骨架中许多弯曲的孔道扩散进行的。药物的释放与骨架的孔隙率、药物的溶解度、孔径和孔的弯曲程度等相关，同时受到骨架控制和膜控制。此类制剂在胃肠道中不易崩解，药物释放后整体从粪便排出，一般适于水溶性或较易溶于水的药物。骨架型缓释、控释制剂中药物的释放规律可用 Higuchi 方程式（19－2）表示：

$$Q = \left[DS\left(\frac{p}{\lambda}\right)(2A - Sp)t\right]^{\frac{1}{2}} \tag{19-2}$$

式中，Q 为单位面积药物在 t 时间的释放量，D 为扩散系数，p 为骨架中的孔隙率，S 为药物在释放介质中的溶解度，λ 为骨架中的弯曲因素，A 为单位体积骨架中的药物含量。

式（19－2）的建立基于假设：① 药物释放时保持伪稳态（pseudo steady state）；② 理想的漏槽状态（sink condition）（释放介质的量不少于形成饱和溶液量的 3 倍，并脱气）；③ 药物颗粒比骨架小得多；④ $A \gg S$，即骨架中存在大量过量的药物；⑤ 骨架中药物的扩散速率小于药物溶解速率，即扩散是限速步骤；⑥ D 保持恒定，药物与骨架材料没有相互作用。

假设方程右边除 t 外都保持恒定，则式（19－2）可简化为

$$Q = K_{\mathrm{H}}t^{1/2} \tag{19-3}$$

式中，K_{H} 为反应速度常数，即药物的释放量 Q 与 $t^{1/2}$ 成正比。

骨架型结构中药物的释放特点：① 容易制备，可用于释放大分子量的药物；② 不呈零级释放，骨架中药物的溶出速度必须大于药物的扩散速度。

（三）溶蚀与溶出、扩散结合

（1）影响药物释放的因素很多，因此药物的释放机制非常复杂。一般来说，药效的释放主要取决于药物的溶出或释放，所以将药物的释放归纳为溶出控制型和扩散控制型。有些骨架型制剂如生物溶蚀型骨架系统、亲水凝胶骨架系统等，不但药物可从骨架中扩散出来，而且骨架自身处于溶蚀的过程。此类系统具有由于原料的生物溶蚀性能最后不会形成空骨架的优点，但也存在因为影响因素过多，其释药动力学难以控制的缺点。

（2）溶胀型缓释、控释骨架制剂的释药机制也为扩散和溶蚀的结合。在此制剂中，药物与溶胀型聚合物制成溶胀型控释骨架，水进入骨架后药物溶解，从吸水溶胀的骨架中扩散出来，其释药速度很大程度上由聚合物溶胀速率、药物溶解度和骨架中可溶部分的大小来决定。因为药物释放前，聚合物需要先溶胀，这种系统通常可减少突释效应。

（四）渗透压原理

利用渗透压原理制成的控释制剂，以渗透压作为驱动力，能均匀恒速地释放药物，比骨架型缓释制剂更有优势，又称渗透泵（osmotic pump）制剂。渗透泵片在体内释药的特点是均匀恒定，其释药速率不受胃肠道可变因素如蠕动、pH、胃排空时间等的影响，是较为理想的口服控释制剂。

以口服渗透泵片为例：片芯由水溶性药物和水溶性聚合物或其他辅料制成，外面用水不溶性的聚合物包衣，成为半渗透膜壳，水可渗透进入此膜，但药物不能。在一端的壳顶用适当方法开一个细孔。当片剂与水接触后，水即通过半渗透膜进入片芯，使药物溶解成为饱和溶液。由于膜内外存在很大的渗透压差，药物饱和溶液由细孔持续缓慢流出，直至片芯内的药物溶解完全为止。

在药物溶液维持饱和的阶段，其释药速度主要受渗透压差及半透膜的控制，可用式（19－4）来表示：

$$\frac{\mathrm{d}V}{\mathrm{d}t}=\frac{KA}{L}(\Delta\pi-\Delta P) \qquad (19-4)$$

式中，$\mathrm{d}V/\mathrm{d}t$ 为水渗透进入膜内的流速，K、A 和 L 分别为膜的渗透系数、面积和厚度，$\Delta\pi$ 为渗透压差，ΔP 为流体静压差。

若式（19－4）右端保持不变，则可简化为

$$\frac{\mathrm{d}V}{\mathrm{d}t}=K' \qquad (19-5)$$

若 $\mathrm{d}M/\mathrm{d}t$ 为药物通过细孔释放的速度，C_S 为膜内药物饱和溶液浓度，则有

$$\frac{\mathrm{d}M}{\mathrm{d}t}=C_S\frac{\mathrm{d}V}{\mathrm{d}t}=K'C_S \qquad (19-6)$$

渗透泵制剂一般有两种不同类型（图 19－2），第一种（A 型）片芯含有固体药物与电解质，遇水即溶解，电解质可形成高渗透压差；第二种（B 型）系统中，药物以溶液形式存在于不含药的渗透芯的弹性囊内，此囊膜外周围为电解质。两种类型的释药孔都可为单孔或多孔。

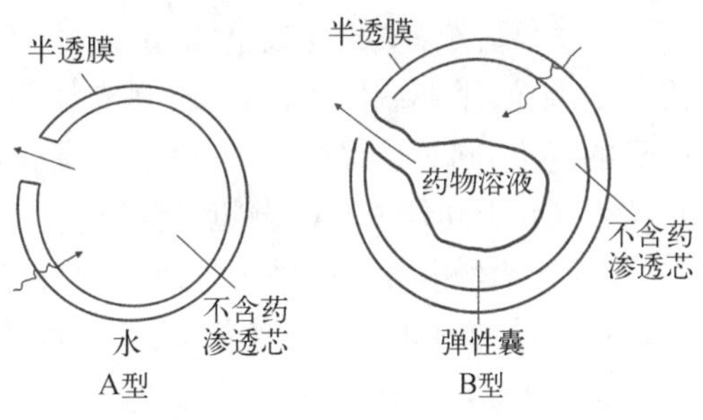

图 19－2　两种类型渗透泵系统示意图

（五）离子交换作用

由水不溶性交联聚合物组成的树脂，其聚合物链的重复单元上含有成盐基团，带电荷的药物可结合于树脂上，当带有适当电荷的离子与离子交换基团接触时，通过交换将药物游离释放出来。

$$\text{树脂}^{+}-\text{药物}^{-}+X^{-}\longrightarrow\text{树脂}^{+}-X^{-}+\text{药物}^{-} \qquad (19-7)$$

$$\text{树脂}^{-}-\text{药物}^{+}+Y^{+}\longrightarrow\text{树脂}^{-}-Y^{+}+\text{药物}^{+} \qquad (19-8)$$

式中，X^- 和 Y^+ 为消化道中的离子，被交换出来的药物从树脂道中扩散出来。

离子交换型缓释、控释制剂的特点：① 易制成较为稳定的具缓释或控释特征的混悬剂型；② 药物的释放速率不受胃肠 pH、酶、温度等生理因素的影响；③ 以多单元颗粒剂型给药，减少了胃排空对制剂的影响。

—·笔记栏·—

四、缓释、控释制剂的常用辅料

（一）天然辅料及其衍生物

常用的有甲壳胺、明胶、巴西棕榈蜡、氢化蓖麻油、海藻酸钠等。

（二）纤维素衍生物

常用的有乙基纤维素、羟丙基甲基纤维素、邻苯二甲酸羟丙基甲基纤维素、羟乙基纤维素、羧甲基纤维素、乙酸纤维素、甲基纤维素等。

（三）丙烯酸树脂类

常用的有 Eudragit RS100、Eudragit L100、Eudragit L30D、Eudragit RL 等。

五、缓释、控释制剂的制备

（一）骨架型缓释、控释制剂

1. 骨架片

（1）亲水性凝胶骨架片：指用遇水膨胀而形成凝胶屏障控制药物溶出的亲水性物质制成的片剂，可采用直接压片或湿法制粒压片。除羟丙基甲基纤维素外，甲基纤维素、羟乙基纤维素、羧甲基纤维素钠、海藻酸钠等也可作为骨架材料。在制备亲水凝胶骨架片时，对于一些水溶性大的药物，为了降低释药速率，除应用亲水性骨架材料外，有时可加入少量不溶性骨架材料，如乙基纤维素和聚丙烯酸树脂等。制备方法有：① 直接压片法；② 湿法制粒压片法；③ 干法制粒压片法。

（2）不溶性骨架片：指不溶于水或水溶性较小的高分子聚合物。主要选用的材料有聚乙烯、聚丙烯、聚硅氧烷、聚氯乙烯、甲基丙烯酸-丙烯酸甲酯共聚物、乙基纤维素等，采用这类材料制备骨架片，难溶性药物自骨架内释放速率很慢，药物以水溶性的为宜。不溶性骨架片不被吸收，药物释放后整体从粪便中排出。制备方法有：① 直接压片法；② 湿法制粒压片法。

（3）生物溶蚀性骨架片：由水不溶但可溶蚀的蜡质材料制成，如单硬脂酸甘油酯、巴西棕榈蜡、氢化蓖麻油等。药物的释放是由于该类骨架材料的溶蚀，通过孔道扩散及蚀解控制药物的释放。制备方法有：① 水分散法；② 凝固法；③ 热混合法；④ 湿法制粒法。

2. 缓释、控释颗粒（或小丸、微囊）压制片　将药物和辅料通过包衣或其他技术制成缓释或控制颗粒、小丸或微囊，然后压制成片剂，这种压制片在胃中崩解后类似于胶囊剂，具有缓释胶囊的优点，同时也保留片剂的优点。制备方法有：① 缓释、控释小丸压制片技术；② 微囊压制片技术；③ 不同释放速率颗粒混合压制片技术。

3. 骨架型小丸　采用骨架型材料与药物混合，或再加入一些其他辅料如乳糖及一些调节释药速度的辅料如表面活性剂、聚乙二醇类等，经适当方法制成光滑圆整、大小均一、硬度适当的小丸，制备方法有：① 离心-流化制丸法；② 旋转滚动制丸法（泛丸法）；③ 挤压-滚圆制丸法。

4. 胃内滞留片　指一类能滞留于胃液中，延长药物在消化道内的释放时间，改善药物吸收，有利于提高药物生物利用度的片剂，如果药物由一种或多种亲水胶体及其他辅料制成，又称胃内漂浮片，其是一种不崩解的亲水性凝胶骨架片。为增强胃内漂浮在胃内的滞留能力，常加入疏水性相对密度小的酯类、脂肪酸类、蜡类、脂肪醇类等，如单硬脂酸甘油酯、硬脂酸、硬脂醇等。该类片剂的制备工艺与一般压制片基本相同，此外，压片机压力的大小、片剂的硬度也会影响对其在胃内的滞留时间。

5. 生物黏附片　指能黏附于生物黏膜，缓慢释放药物并由黏膜吸收以起到治疗作用的片剂。一般将生物黏附性聚合物，如卡波姆、羧甲基纤维素钠、羟丙基纤维素等制备成片剂，通常生物黏附性聚合物与药物混合组成片芯，然后由此聚合物围成外周，再加覆盖层而成。生物黏附片既可安全有效地用于局部治疗，又可用于全身，其中口腔、鼻腔等局部给药可使药物避免肝脏首过效应直接进入体循环。

（二）膜控型缓释、控释制剂

膜控型缓释、控释制剂主要适用于水溶性药物，用合适的包衣液采用适宜的工艺制成连续、均一的包衣膜，达到缓释、控释目的。缓释包衣材料多为高分子聚合物，大多难溶于水或不溶于水，水分子可以通过，有较好的成膜性和机械性能，如乙基纤维素、乙酸纤维素、聚丙烯酸树脂、肠溶性材料等。缓释包衣液由包衣成膜材料、增塑剂、分散介质和溶剂组成，有时还可加入致孔剂、抗黏剂、遮光剂和着色剂等。目前，大多将水不溶性的包衣材料用水制成混悬液、乳化剂或胶液，统称为水分散体，进行包衣，从而消除有机溶剂带来的安全性、毒性和污染问题。水分散体具有固体含量高、黏度低、成膜快、包衣时间短、易操作等特点。

1. 微孔膜包衣片　通常用胃肠道中不溶解的聚合物，如乙基纤维素、乙酸纤维素、乙烯-乙酸乙烯共聚物等作为衣膜材料。在包衣液中加入适量致孔剂如聚维酮、聚乙烯醇缩乙醛等水溶性物质，也可以加入一些水不溶性的粉末如 SiO_2、滑石粉等，甚至将药物加在包衣膜中既作致孔剂又作速释部分，将包衣液包在普通片剂上即成微孔膜包衣片。水溶性药物的片芯应具有较快的溶出速率和一定的硬度，以使药物的释放速率完全由微孔包衣膜所控制。胃肠道中的液体通过微孔渗入膜内，溶解片芯内的药物使膜内外产生渗透压差，促使药物分子通过微孔扩散至膜外并释放，扩散的结果是使片内的渗透压下降，水分又可以进入膜内溶解药物，如此反复，只要膜内药物维持饱和浓度且膜内外存在漏槽状态，就可获得零级或接近零级速率的药物释放。包衣膜在胃肠道内不被破坏，最后排出体外。

2. 膜控释小片　指将药物与辅料按常规方法制粒，压制成直径为 2~3 mm 的小片，用缓释膜包衣后装入硬胶囊使用。每粒胶囊可装入几片至 20 片，胶囊内的小片可进行不同厚度的包衣或缓释作用的包衣。其制备工艺为：① 流化床包衣；② 制小片。

3. 膜控释小丸　由丸芯与控释薄膜衣两部分组成。丸芯含药物和黏合剂、稀释剂等辅料，包衣膜亦有亲水薄膜衣、微孔膜衣、不溶性薄膜衣和肠溶衣。

4. 肠溶膜控释片　指药物片芯外包肠溶衣，再包上含药的糖衣层而得。含药糖衣层在胃液中释放药物，当肠溶衣片芯进入肠道后，衣膜被溶解，片芯中的药物释出，因而延长了释药时间。

（三）渗透泵片

渗透泵片是利用体系与环境渗透压差产生恒速释药原理而设计的一类药物传输系统，是由药物、半透膜材料、渗透剂或渗透压活性物质和推动剂等组成。半透膜材料最常用的有乙基纤维素、乙酸纤维素等。渗透剂是产生渗透压的主要物质，起调节药室内渗透液作用，常用乳糖、果糖、葡萄糖、甘露糖，其用量关系到零级释药时间的长短。推动剂（促渗透聚合物或助渗剂）能吸水膨胀，产生推动力，将药物层的药物推出释药小孔，最常用的推动剂有分子量为 200 000~5 000 000 Da 聚环氧乙烷和分子量为 10 000~360 000 Da 的聚维酮等，此外，渗透泵片中还可加入润滑剂、助悬剂、黏合剂、润湿剂等。口服渗透泵制剂的零级释药过程不受释放环境 pH 和胃肠道内其他因素变化的影响，并能够在较长时间内维持恒速释放，因此增加了药物作用的选择性，减少了血药浓度的波动和用药次数。一般适用于治疗窗窄、半衰期短或刺激性较大的药物，但不适宜对水不稳定的药物。

渗透泵片有单室和双室渗透泵片两种结构（图 19-3）。双室渗透泵片的药室以聚合物膜隔成两室，适于制备难溶于水或水溶性过大的药物的渗透泵片，或两者有配伍禁忌的药物。

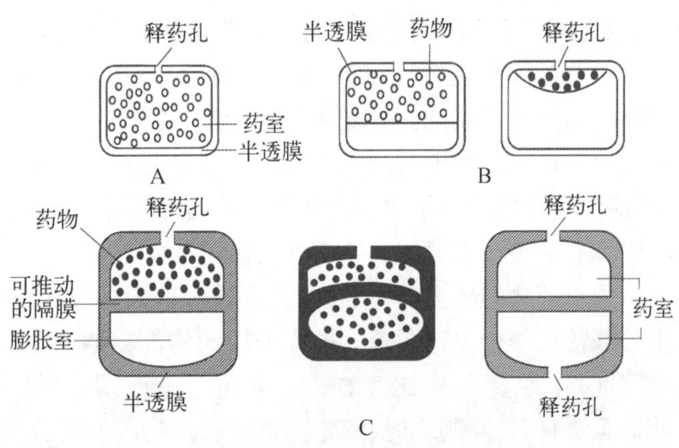

图 19-3　渗透片构造和释药示意图

A. 单室渗透泵片；B. 单室渗透泵片；C. 双室渗透泵片

—·笔记栏·—

（四）植入剂

植入剂指将药物与辅料制成的条状或小块状供植入体内的无菌固体制剂，一般采用特制的注射器植入，也可用手术切开植入。该类制剂的主要特点为生物活性强，药物作用时间延长，药效可达数月甚至两年。植入剂按其释药机制可分为骨架型、膜控型、渗透压驱动释放型。

目前以生物降解聚合物作为材料制得的植入剂，多制成纳米粒或微粒。由于粒子很小，植入时可用普通注射器注入。植入材料会随着药物的释放逐渐降解、溶蚀，当体内药物释放完全时材料也基本降解完全，无须再通过手术取出，所以患者对此类植入剂的顺应性较好，且整个释药过程更接近零级释放。

缓释制剂实例：白头翁（汤）结肠定位缓释片

六、缓释、控释制剂的质量评价

（一）体外评价

体外评价即采用体外释放度试验。释放度指在固定释放介质中，药物从缓释、控释制剂中释放的速度和程度。体外释放度试验是在模拟体内消化道条件下（如温度、介质的 pH、搅拌速率等），测定制剂的药物释放速率，并最后制订出合理的体外药物释放度标准，以监测产品的生产过程及对产品进行质量控制。结合体内-体外相关性研究，释放度可以在一定程度上预测产品的体内行为，是筛选缓释、控释制剂处方和控制其质量的重要指标。

1. 体外释放度试验方法　试验采用溶出度测定仪进行，温度应控制在（37±0.5）℃，以模拟体温，根据药物的理化性质（如溶解性、稳定性、油水分配系数等）、生物药剂学性质及吸收部位的生理环境（如胃、小肠、结肠等），一般推荐选用水性介质，包括水、稀盐酸（0.001~0.1 mol/L）或 pH 3~8 的乙酸盐或磷酸盐缓冲溶液等，对难溶性药物通常不宜采用有机溶剂，可加适量的表面活性剂（如十二烷基硫酸钠等）；必要时可考虑加入酶等添加物。由于不同 pH 条件下药物的溶解度、缓控释辅料的性质（如水化、溶胀、溶蚀速度等）可能不同，建议对不同 pH 条件下的释放行为进行考察。释放介质的体积应符合漏槽条件，一般要求不少于形成药物饱和溶液量的 3 倍。

测定方法详见《中国药典》（2020 年版）四部（通则 0931）溶出度与释放度测定法，有篮法、桨法、转筒法、小杯法、桨碟法等。

2. 取样点设计　能满足统计学处理的需要。释药全过程的时间不应低于给药的间隔时间，且累积释放百分率要求达到 90%以上。除另有规定外，通常将释药全过程的数据作累积释放百分率-时间的释药曲线图，以制订出合理的释放度检查方法和限度。缓释制剂从释药曲线图中至少选出 3 个取样时间点，第一点为开始 0.5~2 h 的取样时间点，用于考察药物是否有突释；第二点为中间的取样时间点，用于确定释药特性；最后的取样时间点，用于考察释药是否基本完全。控释制剂取样点不得少于 5 个。

控释制剂实例：四逆散双层渗透泵控释片

药物释放模型拟合

（二）体内评价

对缓释、控释制剂的安全性和有效性进行评价，应通过体内的药效动力学和药物动力学试验。首先对缓释、控释制剂中药物特性的物理化学性质应有充分了解，包括有关同质多晶、粒子大小及其分布、溶解性、溶出速率、稳定性及制剂可能遇到的其他生理环境极端条件下控制药物释放的变量。制剂中药物因受处方和制备工艺等因素的影响，溶解度等物理化学特性会发生变化，应测定相关条件下的溶解特性。难溶性药物的制剂处方中含有表面活性剂（如十二烷基硫酸钠）时，需要了解其对药物溶解特性的影响。

关于药物的药物动力学性质，应进行单剂量和多剂量人体药代动力学试验，以证实制剂的缓控释特征符合设计要求。推荐采用药物的普通制剂（静脉用或口服溶液，或经批准的其他普通制剂）作为参考，对比其中药物释放、吸收情况，来评价缓释、控释制剂的释放、吸收情况。设计口服缓释、控释制剂时，测定药物在肠道各段的吸收是很有意义的。食物的影响也应考虑。

药物的药效动力学性质应反映出在足够广泛的剂量范围内药物浓度与临床响应值（治疗效果或副作用）之间的关系。此外，应对血药浓度和临床响应值之间的平衡时间特性进行研究。

如果在药物或药物的代谢物与临床响应值之间已经有很确定的关系，缓释、控释制剂的临床表现可以由血药浓度-时间关系的数据进行预测。如无法得到这些数据，则应进行临床试验和药物动力学-药效动力学试验。

缓释、控释和迟释制剂进行的生物利用度与生物等效性试验，详见《中国药典》(2020年版)四部(通则9011)药物制剂人体生物利用度和生物等效性试验指导原则。非口服的缓释、控释和迟释制剂还需要对其作用部位的刺激性和(或)过敏性等进行试验。

(三) 体内-体外相关性

体内-体外相关性的评价方法指的是由制剂产生的生物学性质或由生物学性质衍生的参数(如t_{max}、C_{max}或AUC)，与同一制剂的物理化学性质(如体外释放行为)之间建立合理的定量关系。

缓释、控释和迟释制剂要求进行体内-体外相关性的试验，它应反映整个体外释放曲线与血药浓度-时间曲线之间的关系。只有当体内与体外具有相关性时，才能通过体外释放曲线预测体内情况。

体内-体外相关性可归纳为3种：

(1) 体外释放曲线与体内吸收曲线(即由血药浓度数据去卷积而得到的曲线)上对应的各个时间点分别相关，这种相关简称点对点相关，表明两条曲线可以重合或者通过使用时间标度重合。

(2) 应用统计矩分析原理建立体外释放的平均时间与体内平均滞留时间相关。由于相似的平均滞留时间可有很多不同的体内曲线，因此体内平均滞留时间不能代表体内完整的血药浓度-时间曲线。

(3) 一个释放时间点($t_{0.5}$、$t_{0.9}$等)与一个药物动力学参数(如AUC、C_{max}或t_{max})之间单点相关，它只说明部分相关。

《中国药典》(2020年版)四部通则中缓释、控释和迟释制剂的体内-体外相关性，指体内吸收相的吸收曲线与体外释放曲线之间对应的各个时间点回归，得到直线回归方程的相关系数符合要求，即可认为具有相关性。

第二节　择时与定位释药制剂

择时和定位释药制剂主要属于《中国药典》(2020年版)所定义的迟释制剂的范畴(胃定位释药系统除外)，以口服迟释制剂为重点，可延迟释放药物，从而发挥肠溶、结肠定位或脉冲释放等功能。因此，迟释制剂指在给药后不立即释放药物的制剂，包括肠溶制剂、结肠定位制剂与脉冲制剂等。随着制剂技术的提高和临床治疗的需求变化，近年来对该类制剂的研究也在增多，并逐渐成为药物新剂型研究开发的热点之一。

一、择时制剂

(一) 概述

口服择时释药系统(time-controlled drug delivery system，TCDDS)，又称定时释药系统或智能释药系统(intelligent DDS)，是根据时辰药理学(chronopharmacology)及时辰药动学(chronopharmacokinetics)原理定时释放有效剂量药物的新型给药系统，故又称为脉冲释药(pulsed/pulsaile release)、定时钟(time clock)和时控-突释系统(time controlled explosive system)。人体的生命活动与昼夜交替、四季变更密切相关，具有一定的节律性，许多疾病发作也存在着明显的周期性节律变化，因此中医药学经过长期的医疗实践，总结出“因时施治，择时用药”的治病原则，如“晨服参芪，夕服六味”就是这一原则的体现。该类剂型主要用于制备治疗胃溃疡药、抗哮喘药、治疗关节炎药、治疗心血管疾病药等。

(二) 分类、制备技术

按照制备技术的不同，可将口服脉冲制剂分为栓塞型择时释药胶囊、渗透泵择时释药系统和包衣脉冲系统等。

—•笔记栏•—

1. 栓塞型择时释药胶囊 主要由以下几部分组成：水不溶性胶囊壳体、水溶性胶囊帽、药库、定时塞。栓塞有膨胀型、溶蚀型和酶可降解型等。当择时脉冲胶囊与水性液体接触时，水溶性胶囊帽溶解，定时塞开始膨胀，在设定的时间内从胶囊体脱离，或溶蚀，或在酶的作用下降解，使贮库中药物快速释出（呈脉冲式释出）（图 19－4）。如需加快药物释放，还可在药物处方中加入崩解剂。膨胀型栓塞由亲水性材料组成，可采用羟丙基甲基纤维素与聚氧乙烯。水凝胶栓塞与胃肠液接触的表面积可以通过在胶囊中的位置（深浅）及水凝胶栓塞体积进行调节，并据此设计时滞时间。

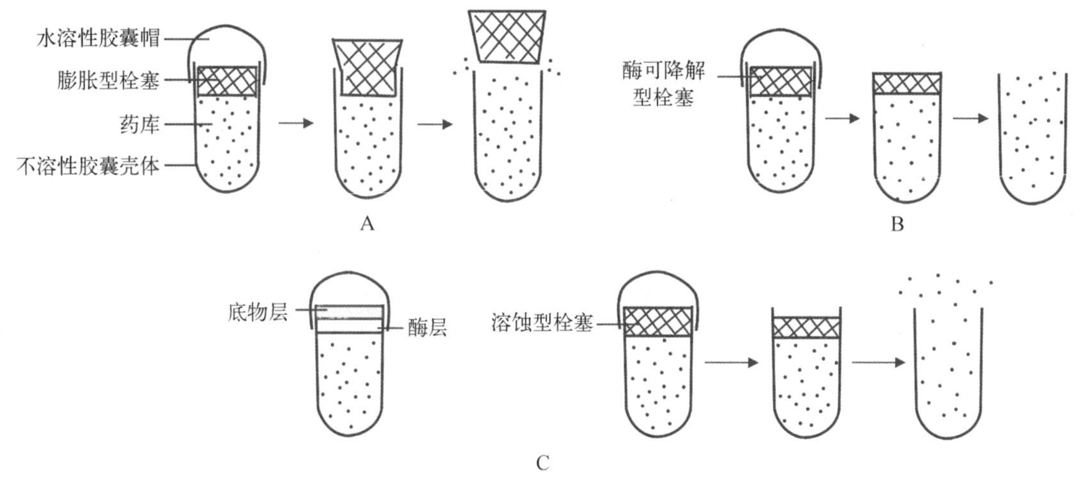

图 19－4 具膨胀型（A）、酶可降解型（B）、溶蚀型（C）栓塞的择时脉冲胶囊

溶蚀型栓塞可用能在消化道中溶蚀的高分子材料如低取代度羟丙基甲基纤维素、聚维酮、聚氧乙烯等制成，也可由聚乙烯甘油酯熔融浇铸而成。释药时滞时间由溶蚀型栓塞的溶蚀速度控制。

酶可降解型栓塞有单层和双层型两种。单层栓塞由底物和酶组成，双层栓塞由底物层和酶层组成。释药时间由栓塞中的酶决定。底物遇水后在酶的作用下进行分解，使药物从贮库中释放出来。

此外，还有使用 Port 系统制备的择时释药制剂，其栓塞用不溶性材料制备，囊身用半渗透型材料制成，内容物含渗透压活性成分，当胶囊与水接触时，水透过半透膜进入胶囊，渗透压活性成分溶解使胶囊内压力增加至一定程度，将栓塞推开，使药物释放。

例如，茶碱脉冲胶囊，在不溶性囊身中依次加入羧甲基淀粉钠、速释片、栓塞片，再盖上水溶性囊帽。溶蚀性栓塞由羟丙基甲基纤维素-乳糖组成，释药时滞随栓塞片中有致孔剂作用的乳糖用量减小和片重增加而增加，通过调节处方中乳糖与羟丙基甲基纤维素的比例可控制释药时滞在 2~8 h，释药时滞对栓塞片的硬度不够敏感。组装脉冲释药胶囊时在不溶性囊身底部加入羧甲基淀粉钠，主要是因为在不溶性囊本身有限的柱形空间里介质量较少，含药片很难完全溶出。羧甲基淀粉钠吸水能膨胀为原来体积的 300 倍，推动含药片从不溶性囊身脱离出来从而加快释放，相当于整个系统的“动力源”。

2. 渗透泵择时释药系统 又称为渗透压型脉冲释药系统，是利用渗透压为释药动力的择时释药制剂，主要有脉冲胶囊和脉冲渗透泵片。

高血压患者最佳服药时间

如美国上市产品维拉帕米昼夜节律脉冲控释片（Covera－HS），其主药为盐酸维拉帕米，片芯药物层选用的促渗剂是聚维酮 K－29－32、聚氧乙烯（分子量 300 000 Da）等；渗透物质层包括氯化钠、羟丙基甲基纤维素 E－5、聚氧乙烯（分子量 7 000 000 Da）等。外层包衣所用材料为羟丙基甲基纤维素、PEG 3350 和乙酸纤维素。在靠近药物层的半透膜上使用激光打释药小孔。Covera－HS 在服药后间隔 4~5 h 释放药物，在夜晚临睡前服用，第二天早晨可释放出一个脉冲剂量的药物，符合高血压病情节律变化的需要。

3. 包衣脉冲系统　通过包衣来实现释药时滞，通过改变包衣材料的种类、用量可以实现不同的时间间隔，有包衣脉冲胶囊、包衣脉冲片等类型。

制备方法主要有 2 种：

(1) 在普通脉冲释放制剂外再包以肠溶衣，经过肠溶包衣后，将脉冲制剂设计为接触肠液后 3~4 h 释放药物，则药物可以准确地向结肠传递。

(2) 以肠溶性材料作为脉冲制剂的外层包衣材料，通过调节肠溶材料的比例、用量可以实现定位释放。

如茶碱双层脉冲控释片由两部分组成，外部是由分别具有疏水性和亲水性的高分子材料混合而成的具有一定时滞的干衣层，内部是由含高效崩解剂和药物的片芯，家兔体内初步试验显示有脉冲式释药峰，体内、外释药具有脉冲释放特点。

二、定位释药制剂

(一) 概述

口服定位释药系统(oral site-specific drug delivery system)指口服后能将药物选择性地输送到胃肠道的某一特定部位，以速释或缓、控释释放药物的剂型。主要包括小肠定位释药系统和结肠定位释药系统。

其目的在于：① 治疗位于胃肠道的局部疾病，可减少剂量，提高药效，降低全身性副作用的发生概率；② 改善缓释、控释制剂因受胃肠运动影响而引起的药物个体差异大、吸收不完全等现象；③ 改善药物在胃肠道的吸收程度，避免其在胃肠生理环境下失去生物活性，如肽类、蛋白质药物制成结肠定位释药系统。

(二) 分类、制备技术与实例

根据药物在胃肠道的释药部位不同可分为胃定位释药系统、口服小肠定位释药系统和口服结肠定位释药系统。

1. 胃定位释药系统　又称口服胃滞留给药系统(oral stomach-retained drug delivery system，OSDDS)，对于在小肠上部吸收率高和主要在胃、十二指肠部位吸收的药物，或易在酸性条件下溶解的药物适宜制成此类制剂，以改善药物的吸收，提高生物利用度。

胃定位释药系统主要包括胃内漂浮型滞留释药系统、胃内黏附型滞留释药系统、胃内膨胀型滞留释药系统、胃内沉降型滞留释药系统及胃内磁性滞留释药系统等。

2. 口服小肠定位释药系统　为了防止药物受到胃中胃酸或酶类的破坏或对胃产生刺激性引起不良反应，可制成口服小肠定位释药系统。口服小肠定位释药系统主要有肠溶片和肠溶胶囊，利用肠溶材料将药物制成微囊、固体分散体或用肠溶材料给片剂、微丸或胶囊包衣，可以制备肠溶制剂。肠溶制剂指在规定的酸性介质(pH 1.0~3.0)中不释放或几乎不释放药物，而在要求的时间内，于 pH 6.8 磷酸盐缓冲液中大部分或全部释放药物的制剂。此类释药系统口服后，在胃内生理环境保持完整，药物基本不释放，进入小肠后，能按设计要求释放药物，达到速释和缓释的目的。为确保释药系统对胃液有阻滞作用，最好选用 pH 5.0 以上溶解的聚合物，如果需要延迟药物吸收或使药物浓度在小肠末端较高时，则应考虑更高 pH 范围溶解的聚合物。也可以采用择时释药系统，通过改变释药系统时滞的长短控制药物释放的时间和位置。在实际应用时，由于胃排空时间的影响，仅应用控制释药系统的时滞不一定能完全达到小肠定位释药的目的，可将控制释药时间的技术和肠包衣技术结合，以增加释药系统对小肠的选择性。

3. 口服结肠定位释药系统(oral colon-specific drug delivery system，OCDDS)　指用适当方法，使药物口服后避免在胃、十二指肠、空肠和回肠前端释放，而是运送到回盲部后释放而发挥局部和全身治疗作用的一种给药系统，是一种定位在结肠释药的制剂。结肠位于消化道末端，药物经口服吸收入血后分布到达结肠的浓度较低，因此口服结肠定位释药系统对于一些结肠局部疾病具有积极的治疗意义。

—•笔记栏•—

新型胰岛素

口服结肠定位释药系统分类

口服结肠定位释药系统的优点为：① 结肠给药可避免首过效应，增加药物到达结肠的浓度；② 提高结肠局部药物浓度，增强药效，有利于治疗结肠局部病变，如结肠癌、溃疡性结肠炎、克罗恩病和便秘等；③ 有利于多肽、蛋白质类大分子药物的吸收，避免其被上消化道酶降解；④ 提高生物利用度及避免某些刺激性药物对胃黏膜的损害，减轻副作用；⑤ 固体制剂在结肠中的转运时间很长，可达 20~30 h，因此口服结肠定位释药系统的研究对缓释、控释制剂，特别是日服一次制剂的开发具有指导意义；⑥ 经研究发现，结肠释药与时间有密切相关性，因此结肠释药制剂对于受时间节律影响的某些疾病，如关节炎、哮喘等有一定的治疗意义。

根据释药原理可将口服结肠定位释药系统分为以下几种类型：pH 敏感型结肠释药系统、生物降解型结肠释药系统、时控型结肠释药系统、压力控制结肠释药系统、复合型结肠释药系统。

三、择时与定位释药制剂的质量评价

同第一节缓释、控释制剂的质量评价。

第三节 靶向制剂

一、概述

（一）靶向制剂的含义

靶向制剂又称靶向给药系统（targeting drug delivery system，TDS），指运用载体将药物有目的地浓集定位于靶部位的给药系统。靶部位可以是组织、器官、细胞或细胞器，也可以是分子（如受体）或侵入人体的生物体（如病毒或细菌等）。药物选择性地到达靶点，既能有效提升药物的治疗效果，又能减轻药物的毒副作用。

砒霜靶向治疗白血病

（二）靶向制剂的特点

（1）可提高药效，降低毒副作用，提高中药的有效性、安全性和患者的依从性。

（2）靶向制剂的引入对于一些治疗窗窄，需要到达身体特定部位（或组织、器官）且药物高浓度浓集于某特定部位（或组织、器官）的药物提供了一种更为有效、安全、方便且经济的给药途径。

（3）可以解决中药在其他制剂给药时可能遇到的下列问题：① 吸收性差或生物稳定性低（酶、pH 等）；② 稳定性低或溶解性差；③ 体内分布广，缺乏特异性；④ 半衰期短，治疗指数低；⑤ 细胞屏障（如亲水性药物不易穿透细胞膜）；⑥ 解剖屏障（如无法穿透血脑屏障）。

（4）靶向制剂还具有非免疫性、无毒、体内外物理化学性质稳定。

（5）载体无毒且可生物降解或易消除。

（6）制备简单、重现性好等。

二、靶向制剂的分类与制备

（一）靶向制剂的分类

1. 按照药物到达的病变部位分类

（1）一级靶向（first-order targeting）：指药物输送至特定的组织或器官。

（2）二级靶向（second-order targeting）：指药物输送至特定组织器官的特殊细胞。

（3）三级靶向（third-order targeting）：指药物输送进入细胞内的一定部位。

2. 按照靶向给药机制分类

（1）被动靶向（passive targeting）：指靶向制剂因其微粒粒径大小或表面性质自然浓集于靶部位的靶向机制。被动靶向的微粒经静脉注射后，在体内的分布首先取决于微粒的粒径大小。一般大于 7 μm 的微粒不能被肺的最小毛细管床滤过而被机械截留，经单核白细胞摄取进入肺组织或肺气泡；2~7 μm 的微粒易被单核巨噬细胞系统的巨噬细胞（尤其是肝的库普弗细胞）摄

— • 笔记栏 • —

取，浓集于肝、脾等器官；小于 50 nm 的微粒可通过毛细血管末梢进入骨髓。另外，微粒的表面性质对分布也起着重要作用。被动靶向制剂主要包括微球、乳剂、脂质体等。

（2）主动靶向（active targeting）：指靶向制剂利用修饰的载体微粒或前体药物，将药物选择性地运送至靶部位。因为毛细血管直径为 4～7 μm，微粒要通过主要靶向到达靶部位而不被毛细管截留，通常粒径应小于 4 μm。前体药物主要是将药物修饰成仅能在特定靶部位被激活成活性药物的惰性药物，在体内经化学反应或酶反应，使活性母体药物再生而发挥其治疗作用。主动靶向制剂主要包括经修饰的脂质体、微球、纳米粒等。

（3）物理化学靶向（physico-chemical targeting）：指应用某些物理化学方法使药物在特定部位发挥药效，如磁性靶向制剂（磁性微囊、磁性微球、磁性片剂、磁性乳化剂等）就是将药物与磁性材料如磁性粉末等制成磁导向制剂，在足够强的体外磁场引导下靶向至特定靶区。此外，还有热敏靶向制剂、温度敏感靶向制剂、pH 敏感制剂、栓塞制剂（栓塞微球、栓塞复乳等）。

（二）靶向制剂的制备

1. 脂质体　指药物被辅料类脂双分子层包封成的微小囊泡，成膜材料及其附加剂为主要材料。其价值在于可以包封脂溶性药物或水溶性药物，进入体内则作为外界异物被巨噬细胞而吞噬摄取，在肝、脾和骨髓等单核巨噬细胞较丰富的器官中浓集。

脂质体是类似于生物膜结构的囊泡，能显著增强细胞亲和性与组织相容性，降低药物毒性和提高药物稳定性，脂质体的制备方法详见十八章药物制剂新技术相关内容。

脂质体一般无毒，可实现生物降解，易制备成具有不同表面性质和各种大小的脂质体，因而可适用于多种给药途径，包括静脉、皮下和肌内注射，经眼部、肺部、鼻腔和皮肤给药或口服等。但主要途径为静脉注射。

脂质体实例：灯盏花素脂质体

2. 乳剂　指以乳剂为载体，传递药物定位于靶部位的微粒分散系统。其包括一级乳剂（O/W 型或 W/O 型）、二级乳剂（复合型乳剂、W/O/W 型或 O/W/O 型）。油状药物或亲脂性药物适于制备成 O/W 型或 O/W/O 型乳剂，静脉滴注后油滴经巨噬细胞吞噬后在肝、脾、肾中高度浓集。水溶性药物则适于制成 W/O 型或 W/O/W 型乳剂，经肌内注射或皮下注射后可浓集于淋巴系统。

复乳的制备方法通常有两种。

（1）一步乳化法：指将处方中油溶性成分配成油溶液，水溶性成分配成水溶液，加入适当的亲水性和亲油性乳化剂后，通过组织捣碎、匀化和超声处理等一次乳化成复合型乳剂。此法工艺简单，但成品的稳定性不易掌握，并且分散相与连续相的药物分布也不易控制。

（2）二步乳化法：以配制 W/O/W 型复乳为例，先将水溶性药物配成水溶液，分成 W_1 和 W_2 两份；脂溶性药物配成油溶液。第一步将 W_1 与油溶液用亲脂性乳化剂（如油酸山梨坦）配成 W_1/O 型乳剂；第二步将 W_1/O 与 W_2 以亲水性乳化剂（如聚山梨酯-80 或聚山梨酯-20）进行二次乳化成 W_1/O/W_2 型复乳。二步乳化法制得的复乳不仅稳定性好，同时 W_1 和 W_2 中药物含量可根据释药要求加以控制。

复乳实例：薏苡仁油 W/O/W 型复乳

3. 微球　是药物溶解或分散在高分子材料中形成的微小球状实体，亦称基质型骨架微粒，多数供注射或口服用。其粒径通常在 1～250 μm，粒径在 0.1～1 μm 的称为亚微球。微球的释药特性与微囊相同，包括扩散、材料的溶解及材料的降解。微球的载体、制备方法详见十八章药物制剂新技术相关内容。

微球实例：三七总皂苷白蛋白微球

4. 纳米粒　一般是由天然或合成的高分子载体材料制成的粒度在 10～1 000 nm 的固态胶体微粒。纳米粒静脉注射后一般被单核巨噬细胞系统摄取，主要分布于肝、脾、肺中，少量进入骨髓。有些纳米粒有在某些肿瘤中聚集的倾向，有利于抗肿瘤药物的研究。微球的辅料、制备方法详见第十八章药物制剂新技术相关内容。

纳米粒实例：丹参酮ⅡA 固体脂质纳米粒

三、靶向制剂的质量评价

靶向性是靶向给药系统的重要评价指标，可由以下 3 个参数衡量。

—•笔记栏•—

（一）相对摄取率 r_e

$$r_e = (AUC_i)_m / (AUC_i)_s \quad (19-9)$$

式中，AUC_i 为由浓度-时间曲线计算的第 i 个器官或组织的药时曲线下面积；脚标 m 和 s 分别表示微粒及溶液。r_e 大于 1 表示微粒在该器官或组织有靶向性，r_e 越大，靶向效果越好；r_e 小于或等于 1 表示无靶向性。

（二）靶向效率 t_e

$$t_e = (AUC)_{靶} / (AUC)_{非靶} \quad (19-10)$$

式中，t_e 表示微粒或溶液对靶器官的选择性。t_e 大于 1 时，表示药物对靶器官比某非靶器官有选择性，t_e 越大，选择性越强；微粒的 t_e 值与溶液的 t_e 值之比为微粒靶向性增强的倍数。

（三）峰浓度比 C_e

$$C_e = (C_p)_m / (C_p)_s \quad (19-11)$$

式中，C_p 为峰浓度，每个组织或器官中的 C_e 值表明微粒改变药物分布的效果，C_e 越大，表明改变药物分布的效果越明显。

【小结】

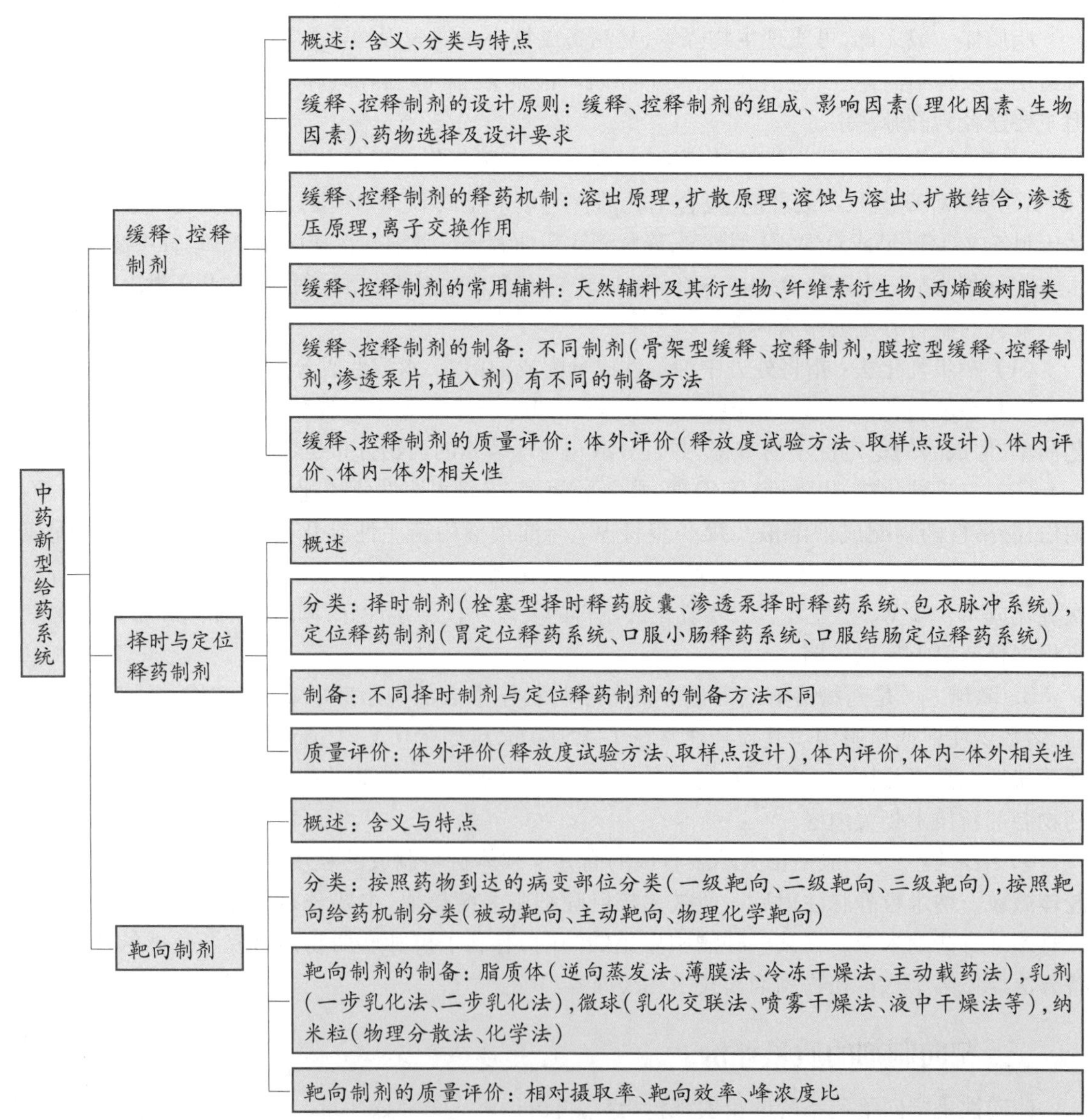

第四篇
中药制剂研制与评价

第二十章　中药制剂的稳定性
第二十一章　生物药剂学与药物动力学
第二十二章　中药制剂的配伍变化
第二十三章　中药新制剂研制

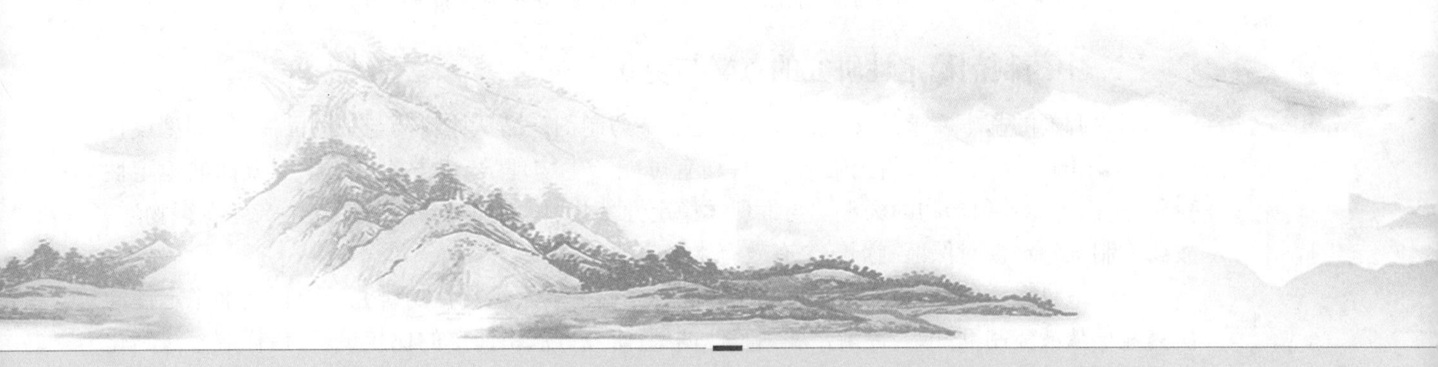

第二十章　中药制剂的稳定性

—•笔记栏•—

第二十章授课视频

第一节　概　　述

一、中药制剂稳定性研究的含义与内容

中药制剂的稳定性指中药制剂从生产到使用的过程中物理、化学及生物学特性发生变化的速度与程度。通过稳定性试验，考察中药制剂在不同环境条件（如温度、湿度、光照、包装材料等）下制剂特性随时间变化的规律，为制剂生产、包装、贮存、运输条件提供科学依据，同时通过实验科学制定制剂的有效期。

中药制剂稳定性的各种变化可单独发生，也可同时发生，一种变化可能引起另一种变化。根据中药制剂稳定性变化的实质，中药制剂稳定性变化通常包括物理变化、化学变化和生物变化 3 个方面。

1. 物理变化　　指中药制剂的物理性质发生变化的状况，如混悬剂中药物颗粒结晶生长、结块、沉淀；乳剂的分层、破裂；胶体制剂的老化等现象。

2. 化学变化　　指中药制剂中某些成分由于氧化、水解等化学反应，使成分含量（或效价）降低、色泽变化。

3. 生物学变化　　指中药制剂由于受微生物污染，导致发生腐败、变质现象。

二、中药制剂稳定性研究的意义与现状

药物制剂的基本要求是安全、有效、稳定。中药制剂产品从原料药与中间品制备、剂型设计到生产、运输、贮藏、销售，直至临床使用，均有可能产生物理学、化学和生物学等方面的稳定性变化，进而可能导致药物的药理学与毒理学稳定性变化，使制剂的药效下降甚至产生有害物质。故药物制剂稳定性对保证制剂安全有效有十分重要的意义。

我国最早报道的是 1981 年威灵仙注射液中原白头翁素稳定性的研究。中药制剂稳定性的研究最早从液体制剂开始，逐渐发展到其他剂型；研究方法由简单的比较试验，留样观察法到化学动力学方法。中药制剂稳定性评价围绕物理、化学和生物学 3 个方面系统开展，采用的试验方法有影响因素试验、加速试验和长期稳定试验，加速试验中除采用了常规试验法和经典恒温加速试验法外，尚有台阶变温法、初均速法、单测点法和其他简化的方法。由于中药制剂有别于化学制剂的多成分特点，选择能够表征制剂效应和全面反映中药制剂稳定性的评价指标成为研究的难点和热点。因此中药制剂的稳定性研究虽有了长足的进步，但研究的深度和广度还有待加强，应该充分尊重中药制剂的特点，吸收先进的方法与技术手段，通过系统的理论探讨和实验研究，不断提高中药制剂稳定性的研究水平。

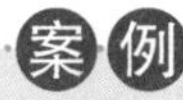

20 世纪 70 年代起，由鱼腥草经水蒸气蒸馏提取挥发性成分制成的鱼腥草注射液开始上市并广泛应用于呼吸道感染的临床治疗。但是自 1988 年后，国家药品不良反应监测中心不断收到使用鱼腥草注射液的临床严重不良反应甚至死亡报告，截止到 2006 年 6 月，有 222 例严重的不良反应的报道，同年 6 月 1 日国家食品药品监督管理局发布《关于暂停使用和审

批鱼腥草注射液等7类注射剂的通告》。鱼腥草注射液引起严重不良反应的原因是药材来源与工艺条件不固定导致挥发性成分差异大，以及成分不稳定产生氧化、聚合反应的产物等造成过敏反应。当时没有引起有关部门的足够重视而导致的严重后果。

问题：

1. 中药制剂稳定性的重要意义体现在哪里？
2. 中药制剂稳定性的影响因素有哪些？中药制剂稳定化的方法有哪些？
3. 即将成为医药工作者的同学们，从该事件中有哪些关于中药产业科技创新能力的思考？

第二节　影响中药制剂稳定性的因素及稳定化方法

中药制剂的稳定性变化首先表现为制剂外观性状改变与化学降解等理化性质的改变。药物发生化学降解的途径，因其化学结构不同，可包括水解、氧化、光化降解、异构化、聚合、脱羧等反应。影响中药制剂稳定性的因素包括处方因素和外界因素。处方因素包括中药成分化学结构、溶液pH、广义的酸碱催化、溶剂、离子强度、药物间相互影响、赋形剂与附加剂等；外界因素包括温度、空气（氧）、湿度、水分、金属离子、光线、制备工艺、包装材料等。

一、影响中药制剂稳定性的因素

（一）处方因素

1. pH的影响　许多酯类、酰胺类、苷类等药物常受H^+或OH^-催化水解，这种催化作用称为专属酸碱催化（specific acid-base catalysis）或特殊酸碱催化，其水解速度主要由pH决定。

液体制剂通常在某一特定的pH范围内较稳定，在酸碱催化反应中，pH通过对反应速度常数K的影响而影响制剂的稳定性。反应速度常数K随着介质pH变化而变化，其数值可通过动力学试验加以测定。通过不同条件下化学反应的$\lg K$值，可以计算药物最稳定的pH。例如，半夏露糖浆分别用枸橼酸调pH为4.60、4.80、5.00、5.20、5.40，放置2个月，结果显示pH 5.20以上时，糖浆出现混浊，提示半夏露糖浆应控制pH在4.60~5.00。

2. 溶剂的影响　易水解的药物，可选择非水溶剂以提高其稳定性。

3. 表面活性剂的影响　部分容易发生水解的中药制剂在加入表面活性剂后，将大大提高制剂的稳定性。而有些表面活性剂也可加快某些药物的分解，可降低其制剂的稳定性。

4. 离子强度的影响　为了避免中药制剂处方中药物发生氧化，通常会加入相应的盐或者电解质调节剂、加入缓冲剂来调节pH，影响其降解速度。

5. 广义酸碱催化的影响　根据酸碱理论（Bronsted-Lowry），广义的酸是给出质子的物质，而广义的碱则是接受质子的物质。一些药物可以在广义的酸碱催化下发生水解，这种催化作用被称为广义酸碱催化。在许多的中药制剂中都会加入乙酸盐、磷酸盐、硼酸盐、枸橼酸盐等缓冲剂，这类缓冲液被称为广义的酸碱。

（二）外界因素

外界因素即环境因素，包括温度、光线、空气、金属离子、湿度与水分、包装材料等，其中温度对各种降解途径均有影响，光线、空气、金属离子主要影响氧化反应，湿度、水分主要影响固体制剂，包装材料是各种产品均应考虑的问题。

1. 温度的影响　① 经验规则：一般说来，温度升高，反应速度加快。根据范托夫定律（van't Hoff law），温度每升高10℃，反应速度增加2~4倍。② 阿伦尼乌斯（Arrhenius）指数定

—·笔记栏·—

律：Arrhenius 指数定律定量地描述了温度与反应速度之间的定量关系，反应速度常数的对数与热力学温度的倒数呈线性关系（斜率为负值），即随着温度升高，反应速度常数增大。Arrhenius 指数定律是药物稳定性预测的主要理论依据。

$$K = Ae^{-E/RT} \tag{20-1}$$

式中，K 为反应速度常数，A 为频率因子，E 为活化能，R 为摩尔气体常数，T 为绝对温度。此式是药物制剂稳定性预测的主要理论依据。

温度越高，药物的降解反应越快，如有研究发现，不同温度下，192 h 内丹参药材中丹参酮ⅡA 保留量的高低分别是 -4℃ > 20℃ > 25℃ > 60℃。-4℃时贮存的含量相对变化比较平稳，在 192 h 内保留量仅降低 13%左右，60℃处理的保留量降低最多，损失量达 40%左右。因此，对易水解或易氧化的药物要注意控制温度，尤其是对注射液，在保证完全灭菌的前提下，适当降低灭菌的温度或缩短时间，避免不必要的长时间高温，以防止药物过快水解或氧化；对热敏感的药物如某些生物制品、抗生素等，要根据药物性质，合理地设计处方，生产中可采取特殊工艺，如无菌操作、冷冻干燥、低温贮存等，以确保制剂质量。

2. 湿度和水分的影响　水是化学反应的媒介，微量的水分可加速许多药物成分的水解、氧化等降解反应。中药制剂的吸湿性取决于其临界相对湿度的大小，临界相对湿度越小，制剂越易吸湿。为防止制剂吸湿，可通过控制生产环境相对湿度，控制原料和制剂水分含量，采取包衣和防湿包装、在干燥环境下贮藏药品等方法保证制剂稳定性。

3. 光线的影响　光是催化各种化学反应的活化因子，可提供产生化学反应所必需的活化能，光线波长越短，能量越大。药物由于受到光的辐射作用，分子活化而产生分解的反应称为光化降解。中药制剂成分的降解反应（氧化、分解、聚合等）均可因光线照射提供反应分子所需的活化能而引发光化反应。光化反应一般伴随着氧化、水解、聚合等反应。另外，很多药物如挥发油的自氧化反应可由光照而引发。例如，光和热均可促使喜树碱破坏变质，含量下降。藁本挥发油中藁本内酯在室温不避光条件下极不稳定，保存 15 日纯度由 99.48%降至 41.97%。因此，含光敏性成分的中药制剂，在生产、贮藏及含量测定过程中要避光操作。

4. 空气（氧）的影响　大气中的氧是引起药物制剂氧化的重要因素，也是最常见的药物降解反应。而空气中的氧也是中药制剂自氧化反应的根本原因，药物的氧化结果不仅使含量降低，而且还会改变颜色或出现沉淀，甚至产生有害物质，严重影响制剂的质量。酚羟基或潜在酚羟基、芳香胺类、含有不饱和碳链的成分易受空气（氧）的影响。

5. 制剂工艺的影响　药物的不同剂型，就具有不同的稳定性。而同种药物制成相同的剂型，也会因为制备工艺的差别引起药物稳定性的变化。中药制剂制备过程由提取、分离、浓缩、干燥和成型等组成。各个阶段的过程中均会导致中药制剂中有效成分的降解和损失。例如，元香止痛丸中延胡索乙素在 60℃烘干时较稳定，但烘干温度升高至 80℃时，其可降解 13%，其中的挥发性成分桂皮醛和茴香醚，在 80℃烘丸时，损失也较多，因此最后确定元香止痛丸的烘干温度为 60℃。

6. 包装材料的影响　中药制剂的稳定性与包装材料的关系也很密切，特别是直接接触药品的包装材料。既要考虑外界环境因素，又要考虑玻璃、塑料、橡胶和金属等包装材料与制剂成分的相互作用对制剂稳定性的影响。

二、中药制剂稳定化的方法

（一）延缓中药制剂水解的方法

1. 调节适宜 pH　一般药物在适宜 pH 时较稳定。对于易氧化分解的药物可通过实验找出药物最稳定的 pH，然后采用酸（碱）或适当的缓冲剂调节，使药液保持在稳定的 pH 范围。

2. 降低温度　降低温度可以减慢水解反应。对于热敏感的药物，在热处理如提取、浓缩、干燥、灭菌等工艺过程中应尽量降低受热温度和减少受热时间。例如，丹参中的丹酚酸B随温度的升高，$\log K$值增大，降解速度加快，在80℃时的降解速度是60℃时的4倍。

3. 改变溶剂　在水中不稳定的药物，可采用乙醇、丙二醇、甘油等溶剂，或在水溶液中加入适量的非水溶剂，可在一定程度上延缓药物的水解。

4. 制成干燥固体　对于极易水解的药物，可将其制成固体制剂以增加稳定性，在固体化工艺过程中尽可能采用低温或快速干燥的方法。

（二）防止中药制剂氧化的方法

1. 降低温度　为了减少药物的氧化，在制备和贮存过程中尽量降低受热温度和减少受热时间。含热敏性成分的制剂，应根据情况选用合适的前处理和灭菌工艺，成品应低温贮存。

2. 避免光线照射　对光敏感的中药制剂，在制备过程中应严格避免日光的照射，也可考虑制成β-环糊精包合物或胶囊，成品用棕色玻璃容器包装或在包装容器内衬垫黑纸，避光贮存。

3. 驱逐氧气　是防止药物氧化的根本措施。排氧的措施主要包括：① 煮沸排氧，将蒸馏水剧烈煮沸5 min，立即使用，或贮存于密闭容器中，可大大减少水中氧气的量；② 通入惰性气体如二氧化碳或氮气以驱除药液中和容器空间的氧；③ 采用真空包装以排除容器空间内留存的氧。

4. 添加抗氧剂和金属离子络合剂　药物的氧化降解通常为自氧化反应，为消除这种自氧化反应和自氧化反应的催化作用，可添加抗氧剂和金属离子络合剂。

— • 笔记栏 • —

其他稳定化方法

第三节　中药制剂的稳定性考核方法

一、稳定性试验的目的、基本要求与考核项目

（一）稳定性试验的目的与基本要求

稳定性试验的目的是考察原料药物或制剂在温度、湿度、光线的影响下随时间变化的规律，为药品的生产、包装、贮存、运输条件提供科学依据，同时通过试验建立药品的有效期。

稳定性试验的基本要求：

（1）稳定性试验包括影响因素试验、加速试验与长期稳定试验。影响因素试验用一个批次的原料药物或一个批次的制剂进行；如果结果不明确，则应加试两个批次的样品。生物制剂应直接使用3个批次。加速试验与长期稳定试验要求用3个批次的供试品进行。

（2）原料药物供试品应是一定规模生产的。供试品量相当于制剂稳定性试验所要求的批量，原料药物合成工艺路线、方法、步骤应与大生产一致。药物制剂供试品应是放大试验的产品，其处方与工艺应与大生产一致。药物制剂如片剂、胶囊剂，每批放大试验的规模，片剂至少应为10 000片，胶囊剂至少应为10 000粒。大体积包装的制剂如静脉输液等，每批放大规模的数量至少应为各项试验所需总量的10倍。特殊品种、特殊剂型所需数量，根据情况另定。

（3）供试品的质量标准应与临床前研究及临床试验和规模生产所使用的供试品质量标准一致。

（4）加速试验与长期稳定试验所用供试品的包装应与上市产品一致。

（5）研究药物稳定性，要采用专属性强、准确、精密、灵敏的药物分析方法与有关物质（含降解产物及其他变化所生成的产物）的检查方法，并对方法进行验证，以保证药物稳定性及试验结果的可靠性。在稳定性试验中，应重视降解产物的检查。

（6）由于放大试验比规模生产的数量要少，故申报者应承诺在获得批准后，从放大试验转

—•笔记栏•—

入规模生产时,对最初通过生产验证的3批规模生产的产品仍需要进行加速试验与长期稳定性试验。

(二)中药制剂稳定性试验考核项目

中药制剂稳定性考察项目因剂型不同而不同,《中国药典》(2020年版)四部通则9001原料药物与制剂稳定性试验指导原则的附表“原料药物及制剂稳定性重点考察项目参考表”列出了常见原料与制剂的考察项目。

二、化学动力学简介

1. 反应级数和反应速度常数　根据质量作用定律,反应速度(reaction rate)与反应物浓度之间有如下关系:

$$-\frac{dC}{dt}=KC^n \tag{20-2}$$

式中,$-dC/dt$ 为反应瞬时速度;K 为反应速度常数;C 为反应物浓度;t 为反应时间;n 为反应级数。

反应速度常数 K 值与温度、溶剂、反应物的性质等有关。K 值越大,其反应速度就越快。反应级数 n 可以用来阐明药物浓度对反应速度的影响。当 n 等于0、1、2时,该化学反应的级数分别为零级、一级、二级。药物分解反应以一级反应多见,反应速度方程式(20-2)的零级、一级、二级反应的积分式分别为

$$C=-Kt+C_0 \quad \text{(零级反应)} \tag{20-3}$$

$$\lg C=-\frac{Kt}{2.303}+\lg C_0 \quad \text{(一级反应)} \tag{20-4}$$

$$\frac{1}{C}=Kt+\frac{1}{C_0} \quad \text{(二级反应)} \tag{20-5}$$

式中,C_0 为 $t=0$ 时反应物初始浓度;C 为 t 时反应物的浓度。将药物在室温下降解10%所需的时间作为有效期($t_{0.9}$),降解50%所需时间为半衰期($t_{1/2}$),其计算公式分别为

$$\text{零级反应:}\ t_{0.9}=\frac{0.1C_0}{K} \tag{20-6}$$

$$t_{1/2}=\frac{C_0}{2K} \tag{20-7}$$

$$\text{一级反应:}\ t_{0.9}=\frac{0.1054}{K} \tag{20-8}$$

$$t_{1/2}=\frac{0.693}{K} \tag{20-9}$$

从式(20-8)、式(20-9)可知,一级反应的有效期和半衰期与药物的初始浓度无关,而与速度常数 K 值成反比,即 K 值越大,$t_{0.9}$ 和 $t_{1/2}$ 越小,制剂越不稳定。

2. 反应级数的确定　预测中药制剂稳定性,首先须确定降解成分发生降解反应的级数,然后求出反应速度常数 K,进而确定反应速度方程,计算出 $t_{0.9}$ 和 $t_{1/2}$。中药制剂稳定性试验中多利用各级反应所特有的线性关系来确定反应级数。以 C 对 t 回归得一直线,则为零级反应;以 $\lg C$ 对 t 回归得一直线,则为一级反应;以 $1/C$ 对 t 回归得一直线,则为二级反应。此法只限于反应物的初浓度相同或只有一种反应物的情况,不适用于复杂反应。

三、中药制剂稳定性试验方法

(一) 影响因素试验

影响因素试验是在剧烈条件下进行的稳定性研究,目的是探讨影响中药制剂稳定性的因素及所含成分的变化情况,为制剂处方设计、工艺筛选、包装材料和贮存条件的确定提供依据,并为制剂的加速试验和长期稳定性试验研究条件提供参考。影响因素试验包括高温、高湿、强光照射试验或根据制剂特性确定的其他特殊条件下的稳定性研究(如探讨 pH、氧、冷冻等条件对药物稳定性的影响)。

(二) 长期稳定性试验

长期稳定性试验是在接近制剂的实际贮存条件下进行的稳定性试验,其目的是为制定制剂的有效期提供依据。根据我国南北方气候差异在两种条件中选择其中一种。将市售包装的 3 批次供试制剂,在温度(25±2)℃、相对湿度 60%±10%的条件下放置 12 个月,或在温度(30±2)℃、相对湿度 65%±5%的条件下放置 12 个月。每 3 个月取样一次,分别于 0 个月、3 个月、6 个月、9 个月、12 个月取样,按稳定性重点考察项目检测。12 个月以后,仍需要继续考察,分别于 18 个月、24 个月、36 个月取样进行检测。将结果与 0 个月比较以确定制剂的有效期。由于试验数据的分散性,一般应按 95%置信区间进行统计分析,得出合理的有效期。如 3 批统计分析结果差别较小,则取其平均值为有效期,若差别较大则取其最短的为有效期。如果数据表明,测定结果变化很小,说明药物是很稳定的,则不作统计分析。

对温度特别敏感的药物,长期稳定试验可在温度(6±2)℃的条件下放置 12 个月,按上述时间要求进行检测,12 个月以后,仍需要按规定继续考察,制订在低温贮存条件下的有效期。

对采用半通透性容器包装的中药制剂,长期稳定试验应在(25±2)℃、相对湿度 40%±5%或(30±2)℃、相对湿度 35%±5%条件下进行。

(三) 加速试验

长期稳定性试验研究条件与实际贮藏条件一致,结果能反映实际情况,但费时较长。为了在较短时间预测产品在常温条件下的质量稳定情况,可考虑采用加速试验。但应注意,加速试验测定的有效期为预测值,应与长期稳定试验的结果对照,才能确定药品的实际有效期。

1. 常规加速试验 取市售包装的制剂 3 批,在温度(40±2)℃、相对湿度 75%±5%的条件放置 6 个月。试验期间分别于 1 个月、2 个月、3 个月、6 个月末分别取样一次,按照稳定性重点考察项目检测。在上述条件下,如 6 个月供试品经检测不符合质量标准相关规定,则应在中间条件[(30±2)℃、相对湿度 65%±5%]下进行加速试验,时间仍为 6 个月。

溶液剂、注射剂等含有水性介质的制剂可不要求相对湿度,其他条件同上。乳化剂、混悬剂、软膏剂、乳膏剂、糊剂、凝胶剂、眼膏剂、栓剂、气雾剂、泡腾片及泡腾颗粒宜直接采用温度(30±2)℃、相对湿度 65%±5%的试验条件,其他要求与上述相同。对于包装在半透明容器中的制剂,如低密度聚乙烯制备的输液袋、塑料安瓿、眼用制剂容器等,则应在温度(40±2)℃、相对湿度 25%±5%的条件下进行试验。

对温度特别敏感的药物制剂,预计只能在冰箱(4~8℃)内保存使用,此类制剂可在温度(25±2)℃、相对湿度 60%±10%的条件下进行,时间为 6 个月。

对拟冷冻贮藏的药物,应对一批样品在不同温度[如(5±3)℃或(25±2)℃]下放置适当的时间进行试验,以了解短期偏离标签贮藏条件(如运输或搬运时)对药物的影响。

2. 经典恒温法试验 本试验理论依据是 Arrhenius 指数规律,其对数式为

$$\lg K = -\frac{E}{2.303R} \times \frac{1}{T} + \lg A \tag{20-10}$$

以反应速度常数的对数($\lg K$)对绝对温度(T)的倒数$\frac{1}{T}$作图成一直线,如图 20-1 所示,其

—·笔记栏·—

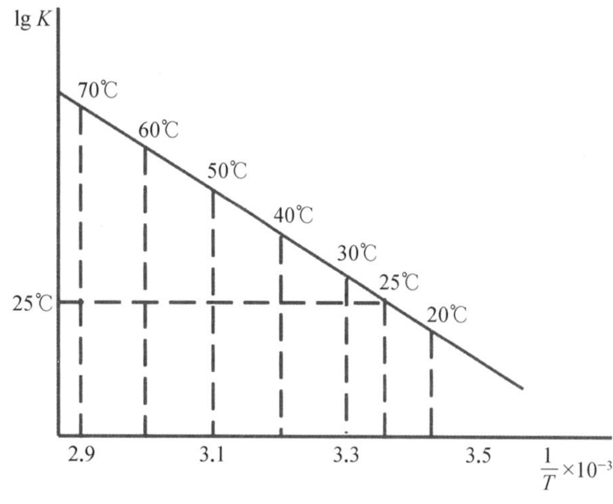

图 20-1 Arrhenius 图

斜率 $b=-\frac{E}{2.303R}$，由此可计算出活化能 E。若将直线外推至室温，就可求出室温时的速度常数（$K_{25℃}$），由 $K_{25℃}$ 可求出分解 10% 所需的时间 $t_{0.9}$，或室温贮存一定时间以后降解的药物的浓度。

试验内容包括以下几点。

（1）预试验确定指标成分和含量或效价测定方法。

（2）选定 4~5 个试验加速温度和间隔取样时间，测定不同加速温度，不同取样时间所取的样品中指标成分的含量，经 $C-t$ 或 $\lg C-t$ 图解确定为反应级数后，进行线性回归，求算各温度条件下反应速度常数 K。

（3）经 $\lg K$ 对 $1/T$ 作图，将直线外推到室温，求出 25℃时的 K 值。

（4）计算 25℃时药物分解 10%所需要的时间。

例：某中药胶囊剂稳定性预测

该胶囊剂是由丹参提取物制成，其主要成分为丹酚酸 B，久置易降解，以丹酚酸 B 为指标，采用经典恒温法预测该胶囊剂的室温有效期。采用高效液相色谱法测定样品中丹酚酸 B 的含量。选定 4 个加速度温度（100℃、90℃、80℃、70℃），每个温度取样 5 次（包括 $t=0$ 时的初始浓度）。胶囊剂中丹酚酸 B 的加速试验测定数据及回归结果见表 20-1、表 20-2。

表 20-1 胶囊剂中丹酚酸 B 加速试验测定数据及回归结果

实验温度（℃）	取样时间 t（h）	原含量的百分数 C（%）	$\lg C$	回归结果
100	0	100.00	2.0000	$K=7.356\times10^{-2}\ h^{-1}$
	3	84.20	1.9253	
	6	70.60	1.8488	
	9	56.80	1.7544	
	12	40.40	1.6064	
90	0	100.00	2.0000	$K=2.782\times10^{-2}\ h^{-1}$
	6	87.40	1.9415	
	12	74.30	1.8710	
	18	62.10	1.7931	
	24	51.50	1.7118	
80	0	100.00	2.0000	$K=7.421\times10^{-3}\ h^{-1}$
	12	90.50	1.9566	
	24	83.21	1.9202	
	36	75.62	1.8785	
	48	70.11	1.8458	

—•笔记栏•—

续　表

实验温度(℃)	取样时间 t(h)	原含量的百分数 C(%)	$\lg C$	回归结果
70	0	100.00	2.0000	$K=2.487\times10^{-3}\ h^{-1}$
	24	93.40	1.9703	
	48	88.62	1.9474	
	72	83.06	1.9191	
	96	78.71	1.8960	

表 20-2　各温度下的反应速度常数 K 值

$T(K)$	$\frac{1}{T}(K^{-1})$	$K(h^{-1})$	$\lg K$
100+273	2.755×10^{-3}	7.356×10^{-2}	-1.1334
90+273	2.833×10^{-3}	2.782×10^{-2}	-1.5556
80+273	2.951×10^{-3}	7.421×10^{-3}	-2.1295
70+273	3.003×10^{-3}	2.487×10^{-3}	-2.6044

以 $\lg K$ 对 $1/T$ 作线性回归,得直线方程:

$$\lg K = -6\,380 \times \frac{1}{T} + 15.98 \qquad (r = 0.998\,7)$$

将室温 25℃ ($T = 298K$) 代入回归方程或由 Arrhenius 图直线外推至 298K,得室温反应速度常数 $K_{25℃} = 3.724\times10^{-6}\ h^{-1}$,代入式(22-11)得

$$t_{0.9} = \frac{0.105\,4}{K_{25℃}} = 3.2\ 年$$

即该胶囊剂以丹酚酸 B 为指标,加速试验研究确定其室温有效期为 3.2 年。

3. 简化法试验　鉴于经典恒温法试验及数据处理工作量大、费时等缺点,出现了一些简化的方法,其理论仍基于化学动力学原理和 Arrhenius 指数定律。例如,降低加速试验温度数的方法(温度系数法、温度指数法),或减少取样次数的方法(初均速法、单测点法),或简化数据处理的方法($t_{0.9}$ 法、活化能估算法)等。尽管简化法试验的准确性可能有不同程度降低,但其预测结果仍有一定的参考价值。

(1) $t_{0.9}$ 法:由于不同温度下的 K 值与 $t_{0.9}$ 成反比关系,根据 Arrhenius 指数定律,若测得各温度下药物分解 10%所需的时间,用 $\lg t_{0.9}$ 代替 $\lg K$,则有

$$\lg t_{0.9} = -\frac{E}{2.303R} \times \frac{1}{T} + \lg A \qquad (20-11)$$

以 $\lg t_{0.9}$ 对 $1/T$ 作图或进行线性回归应为一直线,直线外推至室温,即可以求出室温下的 $\lg t_{0.9}$。

(2) 温度指数法:设在室温 T_0、低温 T_1 和高温 T_2 条件下,药物降解 10%的时间分别为 t_0、t_1、t_2,分别求出温度 T_1 和 T_2 下药物贮存期,进一步计算室温 T_0 时的有效期 $t_{0.9}$。

$t_{0.9}$ 法预测注射液有效期的举例:某中药注射液有效期预测

—·笔记栏·—

$$t_0 = t_1\left(\frac{t_1}{t_2}\right)^{\alpha} \tag{20-12}$$

式中，t_1 和 t_2 分别为温度 T_1 和 T_2 时的贮存期，α 为温度指数，由下式求出：

$$\alpha = \frac{T_2(T_1 - T_0)}{T_0(T_2 - T_1)} \tag{20-13}$$

为使 α 等于整数，可按表 20－3 选择加速温度 T_1 和 T_2。

表 20－3 温度指数法的选用温度表（T=25℃）

T_2(℃)	T_1(℃)	温度指数 α
100	82.1	4
90	71.2	3
80	59.5	2
70	45.9	1
60	41.5	1

（3）初均速法：该法在反应初期药物分解小于 10%，反应既可按一级反应速率过程处理，又可按零级反应速率过程处理，若按零级反应处理则反应初期的初均速与反应速度常数相等，因此初均速与温度的关系也符合 Arrhenius 指数定律。设反应在温度 T 下进行，药物的初始浓度为 C_0，t 时间后药物浓度为 C，则反应的初匀速为 V_0，以反应初速度 V_0 代替反应速度常数 K，按 Arrhenius 定律外推得室温有效期，其表达式为

$$\lg V_{0i} = -\frac{E}{2.303RT_i} + \lg A' \tag{20-14}$$

式中，V_{0i} 为温度 T_i 时的分解初均速度。

$$V_{0i} = \frac{C_0 - C_i}{t_i} \tag{20-15}$$

式中，C_0 为药物初始浓度；C_i 为药物在温度 T_i 时，经历时间 t 后的剩余浓度；$i = 1,2,\cdots,n$。

初均速法预测人参茎叶皂苷的有效期举例

试验选取数个加速温度 T_i，在各温度下加热样品至一定时间 t 后测定药物浓度 C_i，将浓度和时间数据代入式(20－18)，求出各温度下药物分解的初均速度 V_{0i}。然后以 $\lg V_{0i}$ 对 $1/T_i$ 作线性回归，得直线方程，由直线方程可计算出反应活化能和室温下的有效期。用本法进行加速试验时，温度应至少取 7 个，每个温度取样一次，避免造成较大误差。

（4）温度系数法（Q_{10} 法）：根据 van't Hoff 定律，在温度变化不大时，温度系数 r 可看作是常数，r 值可经试验测定，计算公式为

$$\frac{K_2}{K_1} = r^{0.1(T_2-T_1)} \tag{20-16}$$

式中，K_1 和 K_2 分别为温度 T_1 和 T_2 时的速度常数，r 为温度系数。本法中，将温度系数 r 称为 Q_{10}，所以又称为 Q_{10} 法。

无论反应级数如何，不同温度下药物分解同一百分数所需时间 τ 与其速度常数 K 成反比，即

$$\frac{\tau_1}{\tau_2} = \frac{K_1}{K_2} \tag{20-17}$$

—·笔记栏·—

则该式亦可写成：

$$\frac{\tau_1}{\tau_2} = Q_{10}^{0.1(T_2 - T_1)} \qquad (20-18)$$

式中，τ_1 和 τ_2 分别为药物在温度 T_1 和 T_2 时分解同一百分数所需时间。若药物分解率同为10%，则 τ_1 和 τ_2 就分别是该药在温度 T_1 和 T_2 时的贮存期 $\tau_{0.9}$。通过在两个温度（如60℃和70℃）下进行加速试验，求出 K_1 和 K_2 或 τ_1 和 τ_2 后，便可求出 Q_{10}。若已知 Q_{10}，则由某一加速温度下的贮存期，即可求出室温下的有效期，无须知道反应级数。

（5）单测点法：一般药物分解反应大多为一级反应，或为伪一级反应。式20－4一级反应的 C-t 公式还可写作：

$$\ln C_0 - \ln C = Kt \qquad (20-19)$$

式中，药物原始浓度 C_0 已知，所以理论上只需要测定反应进行至某一时刻 t 时的浓度 C，即可确定此直线。由直线斜率即可直接计算得 K。因为每个温度只需要作一个测试点，所以称为单测点法。

单测点法的试点图与初均速法相同。为了排除药物分解反应后期复杂性的干扰，取样分析时间安排在反应初阶段。药物贮存有效期按《中国药典》规定一般均是含量下降10%～15%的时间，有效期内药物的变化基本是反应初期的变化，将测试点安排在反应初期亦较符合实际情况。单测点法每个温度下虽然只有一个测试点，但可增加加速试验的不同温度数，以提高Arrgenius指数规律外推的精确度，这是此法的特点。

四、中药制剂稳定性试验的结果评价与应用

中药制剂稳定性的评价是对加速试验、长期稳定试验的结果进行的系统分析和判断，将其结果应用于中药制剂的生产条件、包装材料、容器选择和贮存条件及有效期的确定等方面。

1. 生产条件的确定　主要是制剂车间温度和湿度对制剂尤其是对固体制剂的影响，一般温度控制在20～30℃，生产过程中控制车间相对湿度低于临界相对湿度，湿度可通过带包装或去包装湿度加速试验，确定制剂临界相对湿度。

2. 包装材料、容器的确定　一般先根据影响因素试验结果，初步确定包装材料或容器，结合稳定性研究结果，进一步验证采用的包装材料和容器的合理性。

3. 贮存条件的确定　新药研究应综合加速试验和长期稳定试验的结果，结合药品在流通过程中可能遇到的情况进行综合分析。已有国家标准药品的贮存条件，应根据所进行的稳定性研究结果，并参考已上市同品种的国家标准确定。

4. 有效期的确定　药品的有效期应根据加速试验和长期稳定试验的结果分析确定，一般情况下，以长期稳定试验的结果为依据，取长期稳定试验中与0个月数据相比无明显改变的最长时间点为有效期。

中药制剂稳定性试验应注意的问题

第四节　中药固体制剂的稳定性

一、中药固体制剂的稳定性特点

与液体制剂相比，固体制剂的稳定性具有一定的特殊性。

（1）固体状态的药物分子不能像液体中的药物分子那样在溶液中自由移动，一些化学变化，如光降解反应常限于固体表面，而固体药物或制剂表里发生化学变化的程度不一致。

（2）化学变化的机制复杂，药物不仅可在固体制剂中产生化学变化，而且还可与辅料产生相互作用，或受辅料的催化作用。

—•笔记栏•—

(3) 固体制剂属多相系统,常包括气相(空气和水汽)、液相(吸附的水分)和固相,这些相的状态和组成可能随稳定性试验条件和制剂贮存环境发生变化,特别是水分的存在严重影响制剂的稳定性。

(4) 固体制剂的不均匀性与多相性,使分析结果重现性差。

(5) 一般固体药物发生化学变化的速率较慢,稳定性试验需要较长的时间,且往往受到分析技术和方法的限制。上述特点给固体药物制剂的稳定性研究带来很大的困难。

二、中药固体制剂的吸湿问题

吸湿问题是直接导致中药固体制剂成型工艺困难、制剂质量和疗效不稳定的主要因素。评价制剂的吸湿性,通常用粉体或颗粒的临界相对湿度和吸湿百分率作为考察指标。临界相对湿度越低,吸湿百分率越高,吸潮性就越强;反之吸潮性越弱。休止角作为评价粉体或颗粒流动的指标,也可间接反映吸潮性的强弱。影响中药固体制剂吸潮的主要因素有以下几个。

1. 药材成分的性质　很多中药含有糖类、淀粉、树脂、树胶、黏液质、鞣质等成分,极易吸潮,而中药中的一些有效成分如皂苷、强心苷等本身也具有很强的吸潮性。因此,提取精制时应最大限度地保留有效成分,去除无效成分。

2. 制备工艺　中药固体制剂的制备一般需要经过提取、分离、浓缩、精制、干燥和成型等环节。不同的提取和精制方法,将直接影响浸膏的成分及其理化性质;而不同的干燥和成型方法也会引起制剂吸潮性的差异。例如,喷雾干燥制粒法和沸腾制粒与普通的湿法制粒比较,前者的辅料用量少,吸潮性就低。

3. 制剂的处方因素　当环境湿度高于药物的临界相对湿度时,药物就特别容易吸潮,不同的制剂处方,其临界相对湿度不同。另外,良好的包装材料能起到屏障作用,阻止水分和空气的进入。

三、固体制剂的降解平衡

固体药物的降解过程可达到平衡。例如,杆菌肽(bacitracin)热分解试验中发现,其在40℃条件下贮存18个月残存效价为64%,之后不再继续下降,即达到平衡。当维生素A胶丸中维生素A含量达到75%时即达到平衡。在这种情况下,温度对反应速率的影响不能用Arrhenius方程描述,可用van't Hoff方程来处理。

$$\ln K = -\frac{\Delta H}{RT} + a \tag{20-20}$$

式中,ΔH 为反应热,a 为常数。

四、中药固体制剂稳定性试验的特殊要求

中药固体制剂稳定性试验有下列特殊要求:① 水分对中药固体制剂稳定性的影响非常大,所以中药固体制剂稳定性试验需要测定中药制剂中的水分。② 为防止中药固体制剂吸潮,样品必须密封。③ 待测含量和水分的样品,需要分别单包装。④ 为避免取样不均,样品要尽量均匀。⑤ 中药固体制剂进行恒温加速试验时,温度不能过高,需要的时间较长。

第五节　包装材料对制剂稳定性的影响

包装材料对中药制剂的保护功能主要包括两个方面。

1. 阻隔作用　包装材料不仅能阻隔外界的空气、光线、水分、热及微生物等进入包装内部,而且也能防止制剂中的成分逸出。

2. 缓冲作用　减少药物制剂在运输、贮存过程中因外界的震动、冲击、挤压而造成的破损。

药品的包装不仅要考虑外界环境因素对制剂稳定性的影响，同时还要注意包装材料与中药制剂相互作用而引起的稳定性变化。直接接触药品的包装材料、容器，一般应具备下列要求：①无毒；②与药品不发生化学变化；③组分不得脱落或迁移到药品中；④对所包装的药品成分不产生吸附作用；⑤保护药品不受外界因素的影响；⑥无臭、无味，不使制剂的气味发生改变。另外，用作药品的包装材料还应具有质量标准，须经有关部门批准并取得注册证。常用的包装材料主要有玻璃、塑料、橡胶及一些金属或上述材料的混合制品。

一、玻璃

玻璃的化学性质比较稳定，不易与药物发生化学反应，不透气，为目前应用最多的一类容器。但玻璃有透光、释放出碱性物质、易碎、质重、冻干炸裂等问题。棕色玻璃能阻挡波长小于470 nm的光线透过，适宜于盛装对光线敏感的制剂，但需要注意其中的氧化铁易于脱落进入制剂的情况。目前，常用的药品包装用玻璃有普通钙玻璃、含锆玻璃、含硼玻璃、含钡玻璃等，其中含锆玻璃、含钡玻璃广泛用于制造安瓿。普通钙玻璃因为含有 Na^+，可与药物水溶液中的 OH^- 作用生成 NaOH，不但可以改变药液的 pH，还可与玻璃表面的 SiO_4 作用，因此只能用来包装性质稳定的口服或外用制剂；含锆的中性玻璃具有很强的化学稳定性和热稳定性，耐酸、耐碱性均好，可作为酸性或碱性注射液的容器，但价格较贵；含硼玻璃具电负性，容易吸引并结合碱离子，耐弱酸弱碱，还能克服粉末剂的瓶壁沾粉问题；含钡玻璃耐碱性能好，可盛装碱性较强的注射液、滴眼液等，但不适宜盛装含硫酸根的药液。

二、塑料

塑料是一大类高分子聚合物，系聚氯乙烯、聚苯乙烯、聚乙烯、聚丙烯等的总称，其中往往含有增塑剂、防老剂等附加剂。塑料具有材质轻、可塑性强、有韧性、不易破碎、便于运输等特点，广泛用于输液、注射液、胶囊剂、丸剂等剂型。但塑料容器由于具有一定的透过性、沥漏性和吸附性，有时还可能与制剂发生理化反应而影响制剂的稳定性，因此，塑料不宜用于需要长期保存的药物，特别是化学性质不稳定的药物，选用前必须对塑料进行物理、化学、生物毒性试验，以保证制剂的安全性。

三、橡胶

橡胶广泛用于制瓶塞、垫圈、滴头等。橡胶有透过性、沥漏性和吸附性。成形时常加入硫化剂、填充剂、防老剂等附加剂。橡胶塞的质量直接影响输液的质量，橡胶会吸附药液中的主药和抑菌剂，橡胶中的成分可溶于水中。橡胶硫化时，如硫黄的用量太多或硫化不完全，未结合的硫黄可进入药液中。若橡胶制备的工艺不当，橡胶中的填充剂如碳酸钙、氧化锌等，也可能进入药液中，这是药液中出现“小白点”的原因。橡胶中的过氧化物溶于水中有特殊臭气。

四、金属

金属作为包装材料或容器能够耐受高温和低温，不易透光线、液体、气体、微生物，从而减少了外界因素对制剂稳定性的影响。但往往需要在其表面涂上一层保护衣以防止内外腐蚀或发生化学作用。锡管、铝管或含锡的铅管可作为软膏剂、眼膏剂的包装材料。为确保制剂的稳定性，采用镀层（或搪层、涂层）金属与产品不产生化学反应，并且要求完全、牢固地覆盖下层金属，不得有微孔和裂隙，不应产生脆裂等现象。由于包装材料与制剂稳定性关系密切，在包装产品试制过程中，应进行“装药试验”，对拟选用的各种不同的包装材料进行试验研究，根据试验结果确定。

笔记栏

【小结】

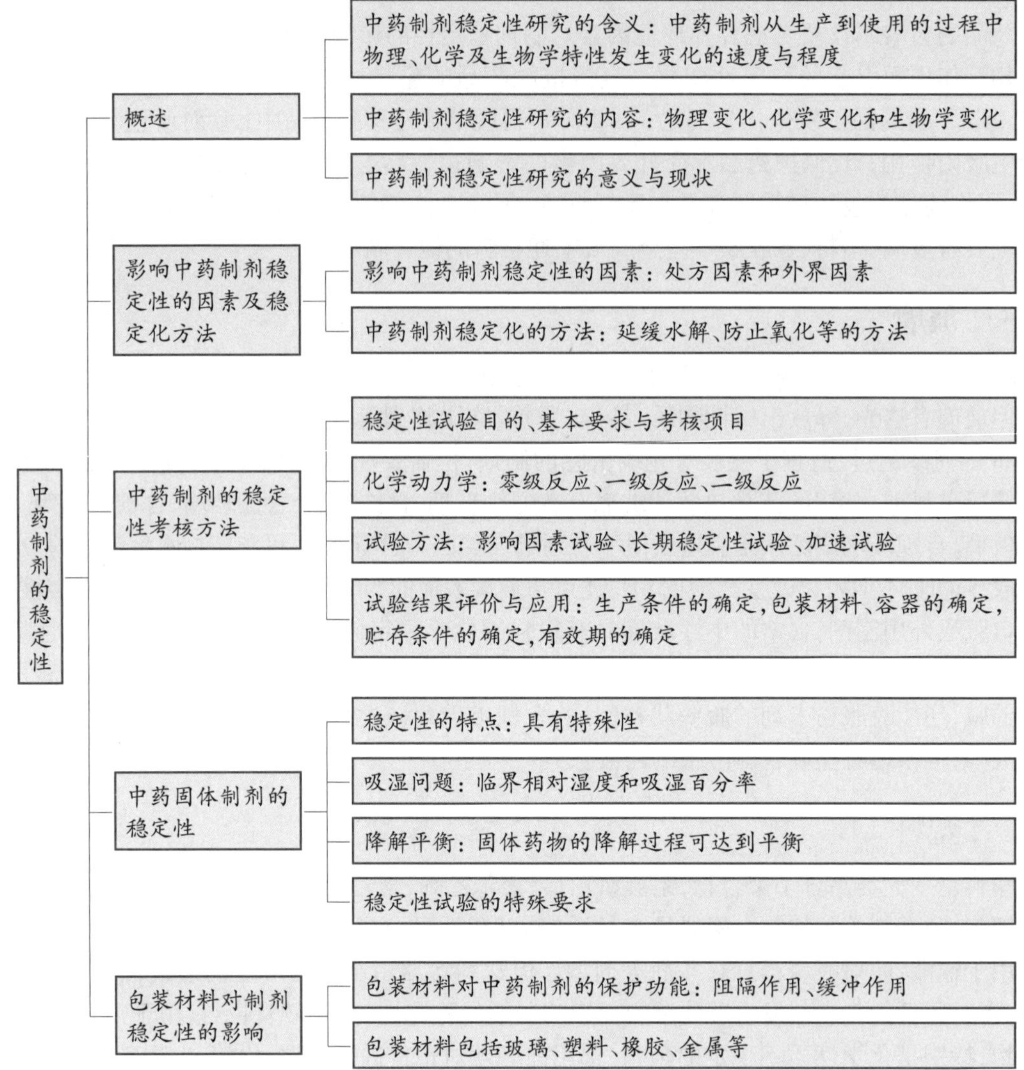
中药制剂的稳定性
概述
中药制剂稳定性研究的含义：中药制剂从生产到使用的过程中物理、化学及生物学特性发生变化的速度与程度
中药制剂稳定性研究的内容：物理变化、化学变化和生物学变化
中药制剂稳定性研究的意义与现状
影响中药制剂稳定性的因素及稳定化方法
影响中药制剂稳定性的因素：处方因素和外界因素
中药制剂稳定化的方法：延缓水解、防止氧化等的方法
中药制剂的稳定性考核方法
稳定性试验目的、基本要求与考核项目
化学动力学：零级反应、一级反应、二级反应
试验方法：影响因素试验、长期稳定性试验、加速试验
试验结果评价与应用：生产条件的确定，包装材料、容器的确定，贮存条件的确定，有效期的确定
中药固体制剂的稳定性
稳定性的特点：具有特殊性
吸湿问题：临界相对湿度和吸湿百分率
降解平衡：固体药物的降解过程可达到平衡
稳定性试验的特殊要求
包装材料对制剂稳定性的影响
包装材料对中药制剂的保护功能：阻隔作用、缓冲作用
包装材料包括玻璃、塑料、橡胶、金属等

第二十一章　生物药剂学与药物动力学

第一节　概　　述

生物药剂学与药物动力学是药剂学的两门分支学科。在20世纪60年代以前，药剂学的研究重点主要集中于制剂的成型工艺、质量控制和提高生产效率等方面。随着科学技术的发展与长期医疗实践的积累，人们对剂型因素与疗效的关系有了深入的认识：药物制成剂型不但赋予其一定的外观和性状，而且与其体内过程和疗效密切相关；除了药物的化学结构外，药物的理化性质、剂型因素和机体生物因素对于药物疗效的发挥均起着重要的作用。只有深入研究影响药物制剂疗效的各种因素，了解药物在体内的各种变化过程，才能为制剂处方和工艺设计、剂型选择和改进及合理安全用药等提供更完整的依据。

一、生物药剂学概述

生物药剂学（biopharmaceutics）是研究药物及其制剂在体内的吸收、分布、代谢与排泄过程，阐明药物剂型因素、机体生物因素与药物效应间相互关系的科学。研究生物药剂学的目的是为正确评价药物制剂质量、设计合理的剂型与制剂工艺、指导临床合理用药提供科学依据，以确保用药的有效与安全。

生物药剂学所研究的剂型因素指广义的剂型因素，包括：① 影响药物体内过程的某些理化性质，如酸、碱、盐、酯、络合物、立体结构、粒径、晶型、溶解度及溶出速率等。② 狭义的剂型因素：剂型和给药方式，制剂处方组成（如所用辅料的性质、用量、配伍、药辅间相互作用等），制剂工艺过程（如制备方法及其工艺条件等）。机体生物因素主要包括种属（如人与各种实验动物）、种族、性别、年龄、生理和病理条件及遗传背景等差异对药效的影响。

生物药剂学的出现和发展，改变了“化学结构决定药效”的观念，药物剂型因素和机体生物因素的影响，对药物疗效的发挥甚至起到决定性的作用。生物药剂学的基本理论、研究方法与结果的发展，推动着药物研发与临床用药水平的不断提高。

二、药物动力学概述

药物动力学（pharmacokinetics）简称药动学，亦称为药物代谢动力学或药代动力学，是应用动力学原理与数学处理方法，研究药物在体内的吸收、分布、代谢和排泄过程（即ADME过程）量变规律的学科，即药物动力学是研究药物体内过程动态变化规律的一门学科。药物动力学致力于研究和建立机体内不同部位药物浓度（数量）与时间之间的函数关系，阐明药物在体内量变的规律，为新药、新剂型、新型递药系统的研发及药物的临床合理应用提供科学依据。

药物动力学主要研究内容如下：

1. 建立药物动力学模型　根据药物体内过程的实际情况及机体生理特点，选用恰当的数学方法，解析处理实验数据，得到药物在体内吸收、分布、代谢、排泄的规律，找出药物量（或浓度）与时间之间的函数关系。

2. 探讨药物动力学参数与药物效应之间的关系　多数药物的血药浓度与药理作用之间呈平行关系，研究血药浓度的变化规律对于了解药物药理作用的情况至关重要。

3. 应用药物动力学方法与药物动力学参数确定临床药物治疗方案　确定给药剂量、给药间隔及个体化给药方案，以期达到最佳治疗效果，开展治疗药物监测工作，为临床药学提供科学依据。

—•笔记栏•—

4. 探讨药物结构与药物动力学规律的关系　指导药物化学结构改造、修饰，定向寻找高效低毒的新药，以满足临床药物治疗的要求。

5. 探讨药物剂型因素与药物动力学规律的关系　参考体内动态变化规律和临床用药要求，指导开发新型给药系统。

6. 指导与评估药物制剂的设计与生产　为选择最佳剂型、处方组成和工艺设计等提供理论依据。

7. 研究制剂的生物利用度　进行制剂生物等效性及制剂质量的评价。

8. 研究药物体外的动力学特征　如溶出度、释放度与体内动力学特征的关系，寻找便捷的体外测定方法，合理地反映药物制剂的体内特征。

三、中药生物药剂学与药物动力学研究进展

近年来，中药的生物药剂学与药物动力学研究日益受到重视，对中药现有制剂的再评价、中药新药的研发及中药合理用药等都起到重要的指导作用。例如，对中药及其制剂进行体内吸收的研究，将有助于中药制剂的合理设计与研制；对中药进行代谢或代谢组学研究，不但有助于了解其疗效和毒性，而且有助于阐明中药多成分、多靶点的作用机制；随着中药制剂不断发展，其生物利用度研究已成为中药新药研发和中药制剂质量评价的重点。

中药及其制剂的化学组成一般较为复杂，其体内过程的研究难度较大。目前常采用的研究方法有以下两种。

1. 化学测定法　适用于有效成分明确且能用定量分析方法测定其体液(如血液、尿液、唾液)或组织器官中药物浓度的中药及其制剂。

2. 生物测定法　适用于活性成分复杂或不明确，或活性成分虽明确但缺乏专属、灵敏的体液药物浓度测定方法的中药及其制剂，主要包括药理效应法、毒理效应法、药物累积法和微生物测定法。

化学测定法源自对化学药物的研究，理论较为成熟，且准确、严谨，测定方法主要有色谱法、放射性同位素示踪法和原子吸收光谱法等。该法适用于中药单体化合物，但用于中药复方及其制剂时，存在有效成分单体的药物动力学参数不一定能反映含有这种成分的中药及其制剂的药物动力学特征的缺点。与之不同，生物测定法研究的是体内药物效应的动力学变化过程，因此能体现中药复方制剂配伍的整体效应。但由于生物效应指标灵敏度一般不如化学指标，生物体间差异也常较大，故生物效应法的测定误差常更大，且测定的参数具有表观性。

中药生物药剂学与药物动力学领域近些年出现的一些新学说与新方法包括中药血清药理学、中药证治药物动力学、中药时辰药物动力学、中药特征图谱药物动力学和中药胃肠药物动力学等，研究进展主要体现在以下几方面。

1. 阐释中医药理论和组方原理　如研究表明，配伍可改变麻黄汤君药麻黄中主要效应成分麻黄碱和伪麻黄碱在主要脏器的分布，一定程度上解释了麻黄汤配伍减毒的机制和临床上麻黄不单独用药的科学内涵。川芎与丹参合用可导致川芎中的川芎嗪吸收减慢，生物利用度下降，一定程度上解释了临床上较少用丹参单独配伍川芎的原因。华佗再造丸中的冰片能促进川芎及当归中的川芎嗪、阿魏酸等效应成分通过血脑屏障，证实了冰片在组方中具有芳香走窜、引药上行的功效。

2. 揭示中药效应物质与作用机制　目前，已有大量中药单体成分进行了药物动力学研究，其结果有助于揭示中药的作用机制及其科学内涵。例如，洋川芎内酯I大鼠灌胃后，快速入血入脑，提示其可能是川芎祛风止痛的重要效应成分。麝香酮小鼠灌胃后，同样快速入血入脑，且蓄积时间长，一定程度上解释了麝香通关利窍、开窍醒脑、治疗神志昏迷及中风的功效与作用机制。

3. 为优选和改进中药剂型和制剂工艺提供依据　通过中药不同剂型制剂的生物药剂学与药物动力学研究，为剂型和制剂工艺的选择提供科学依据。例如，有研究表明，双黄连栓剂的

生物利用度明显优于其微型灌肠剂；此外，在考察的栓剂基质种类中，半合成脂肪酸酯最有利于提高生物利用度。

4. 为确定安全、有效的中药制剂用药方案提供依据　通过对中药药物动力学参数的测定，可了解其在体内过程情况，为确定较为合理的临床给药方案提供依据。例如，毒性较大的小活络丸在体内分布快且消除慢，故容易发生蓄积，提示长期使用时要预防蓄积中毒。又如，为避免砷中毒，牛黄清心丸可用每日 2 次，每次 3 g 的服用方法。

5. 促进中药质量控制科学化　如以镇痛效应为指标，通过药效动力学对市售小活络丸生物利用度的研究结果表明，同一药厂不同批号的该制剂的生物利用度有一定差异，但吸收速度、达峰时间等动力学参数间没有明显差别，说明这种方法可以用来测定中药复方制剂在体内被利用的速度及程度，为控制其内在质量提供客观量化依据。

中药生物药剂学和药物动力学研究在中药制剂的设计、开发、生产、质量评价、合理应用、作用机制阐释等方面发挥着越来越重要的作用。但中药成分的复杂性反映出整体的生物药剂学和药物动力学研究目前尚存的诸多困难，需要随着科技的不断进步，学科间的互相渗透，不断探索、提高和完善。

第二节　药物的体内过程

一、生物膜的组成、结构与特点

药物从给药部位到达作用部位产生疗效，是药物在体内一系列跨膜转运的综合结果。生物膜包括细胞膜及包围各种细胞器的细胞内膜，具有复杂结构与生理功能，主要由水、磷脂、蛋白质和少量的糖蛋白及糖脂组成。其中，磷脂分子排列成液晶态的双分子层结构，组成膜的骨架。蛋白质分子吸附于膜内外表面（外在蛋白）或主体分布在磷脂双分子层内（内在蛋白）。外在蛋白主要起到支撑生物膜，维持其形态及分裂活动的作用；内在蛋白则多为受体、载体或酶，结构中常含有一些微小水性孔道，称为膜孔，直径 0.4～1 nm。生物膜中的糖类分子以糖蛋白和糖脂的形式存在，大多分布在膜的外表面，参与膜的重要功能（图 21－1）。

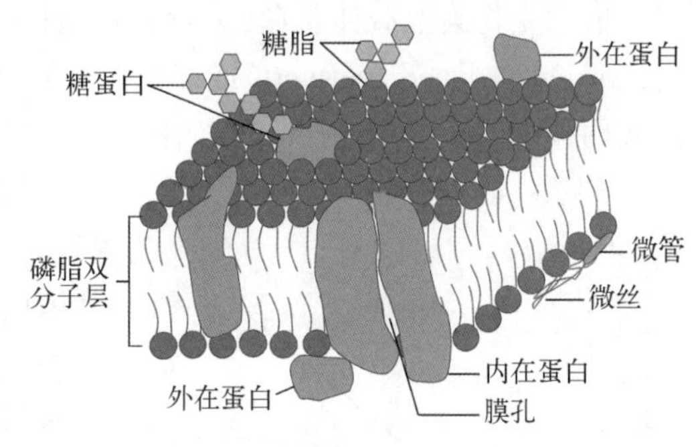

图 21－1　生物膜的组成示意图

生物膜具有不对称性、流动性和半透性。生物膜的不对称性指膜两侧的组成和功能存在明显的不同。生物膜的流动性主要指膜磷脂和膜蛋白的分子运动性，适宜的膜流动性是维持细胞生命活动的必要条件之一。生物膜的半透性指有的物质能顺利通过生物膜，而另一些物质却很难通过。该性质能保障细胞内化学物质的稳定，为生物分子间的相互作用提供适宜的微环境。

二、药物的转运方式与特点

药物通过生物膜的转运机制可分为被动转运、载体媒介转运和膜动转运（表 21－1）。

表 21－1　药物跨膜转运机制与特点

转运机制	转运形式	转运蛋白	机体能量消耗	膜变形
被动转运	简单扩散	无	无	无
	膜孔转运	无	无	无

—•笔记栏•—

续 表

转运机制	转运形式	转运蛋白	机体能量消耗	膜变形
载体媒介转运	促进扩散	有	无	无
	主动转运	有	有	无
膜动转运	胞饮作用	无	有	有
	吞噬作用	无	有	有

（一）被动转运

被动转运（passive transport）指单纯以浓度差为动力，药物从膜浓度高的一侧向浓度低的一侧扩散的过程。根据药物的性质，被动转运分为以下两条途径。

1. 简单扩散　指脂溶性分子通过生物膜磷脂双分子层由高浓度侧向低浓度侧扩散的过程。由于分子脂溶性是扩散的一个决定性因素，对于有机弱酸或弱碱类药物，该过程会受到其解离程度的影响。

2. 膜孔转运　指水溶性小分子物质通过生物膜上的微孔进行转运的过程，主要受到分子流体动力学体积和荷电的限制。

被动转运的特点：① 顺浓度差转运，转运速率与膜两侧的浓度差成正比，为一级速率过程；② 不消耗能量；③ 不需要转运载体；④ 不受共存类似物的影响，无饱和及竞争性抑制现象。

（二）载体媒介转运

借助生物膜上载体蛋白（或称转运蛋白）的作用，使药物透过生物膜的过程称为载体媒介转运（carrier-mediated transport）或载体中介转运，根据是否消耗机体能量，可分为主动转运和促进扩散两种形式。

1. 主动转运（active transport）　指生物膜通过本身的某种耗能过程，将某种物质的分子或离子从生物膜的低浓度一侧向高浓度一侧转运的过程。一些生命必需物质如 Na^+、K^+、I^-、氨基酸、葡萄糖、水溶性维生素等，以及一些有机弱酸或弱碱的解离形式均以此方式转运通过生物膜。

主动转运的特点：① 逆浓度差转运；② 需要消耗生物体的能量，受代谢抑制剂（如氟化物、2－硝基苯酚）的影响；③ 需要载体参与，转运速率与载体的量及活性有关，存在饱和现象（图 21－2）；④ 有结构特异性，结构类似的物质可发生竞争性抑制；⑤ 有部位特异性，如维生素 B_{12} 只在回肠末端经主动转运吸收。

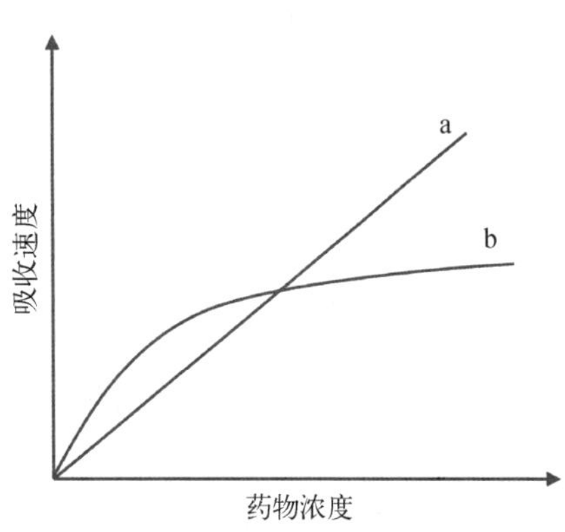

图 21－2　药物被动转运与载体媒介转运速度随药物浓度的变化

a. 被动转运；b. 载体媒介转运（包括主动转运和促进扩散）

2. 促进扩散（facilitated diffusion）　指一些物质在生物膜转运蛋白的帮助下，顺浓度差扩散或转运的方式。促进扩散与主动转运都属于载体媒介的转运，故都存在饱和现象、竞争性抑制现象及部位特异性。不同的是，促进扩散不需要生物体提供能量。

（三）膜动转运

膜动转运（membrane mobile transport）指借助膜主动变形将物质（如大分子物质、颗粒状物质）摄入细胞内或从细胞内释放到细胞外的过程。其中，向内摄入称为入胞作用，向外释放称为出胞作用。入胞作用可分为两种方式：摄取的物质为液体时，称为胞饮；摄取的物质为颗粒状物质时，称为吞噬。膜动转运具有部位特异性，如蛋白质和脂肪微粒在小肠下段吸收较为明显。

内源性物质、部分结构与内源性物质相似的外源性物质，以及人体必需物质常以主动转运、促进扩散或膜动转运等特殊方式通过生物膜。药物多属于外源性物质，它们的膜转运多以被动扩散的方式进行。此外，高度解离的药物（如季铵盐类）能与胃肠道中带相反电荷的物质结合形成电中性的具有一定脂溶性的离子对复合物，可通过被动方式转运。

三、药物的体内过程

药物的体内过程包括吸收、分布、代谢和排泄等。其中，吸收、分布和排泄过程统称为转运（transport），分布、代谢和排泄过程称为处置（disposition），而代谢与排泄过程称为消除（elimination）。药物的体内过程是一个动态过程，某一过程受影响会引起靶点药物浓度的变化，进而影响药物疗效。同一个药物的剂型或给药方法不同，其体内过程常常也不尽相同。

（一）药物的吸收

药物的吸收（absorption）指药物从用药部位进入体循环的过程。除血管内给药外，药物给予后都要经过吸收过程才能入血。

1. 口服给药的吸收　胃肠道包括胃、小肠和大肠三大部分。胃的表面积有限（约 $0.1\ m^2$），一般空腹时胃液 pH 为 1~3。胃中药物的吸收方式为被动转运，且药物在胃中的滞留时间较短，故除一些弱酸性药物外，许多药物在胃中的吸收非常有限。小肠由十二指肠、空肠和回肠组成，表面有环状皱褶、绒毛和微绒毛结构，吸收总面积可高达 $150\sim200\ m^2$。小肠液的 pH 为 5~7.5，是弱碱性药物吸收的最佳环境。此外，食物在小肠内停留的时间较长（3~4 h）。因此，小肠是营养物质和药物的主要吸收部位，也是一些药物通过非被动转运方式特异吸收的部位。大肠由盲肠、结肠和直肠构成，因无绒毛结构，吸收表面积仅 $0.3\ m^2$ 左右，药物在大肠的吸收也以被动转运为主。因此，大肠不是口服药物的主要吸收场所，但对缓控释制剂、结肠定位释药系统、直肠给药剂型及难溶性药物有一定的吸收作用。

2. 非口服给药的吸收

（1）注射部位的吸收：静脉注射分推注和滴注两种方式，药物直接进入血液循环，无吸收过程。肌肉组织内有丰富的血液及淋巴循环，故肌内注射后药物吸收较快且较完全。皮下组织血管较少，血流速度也比肌肉组织慢，故皮下注射药物的吸收比肌内注射慢，甚至比口服吸收还慢。除腹腔注射外，其他部位注射的药物可直接吸收进入体循环而避免肠肝首过效应。

（2）肺部吸收：肺部给药又称吸入给药，除用于肺部疾病的靶向治疗外，药物也可经呼吸道及肺泡吸收起全身治疗作用。呼吸气道由假复层纤毛柱状上皮构成，总表面积 $2\sim3\ m^2$。肺泡由单层扁平上皮细胞构成，总表面积可达约 $100\ m^2$，且毛细血管丰富，转运距离极小（肺泡腔至毛细血管腔间的距离仅约 1 μm），是药物理想的被动转运吸收部位。对于口服给药具有较强肠肝首过效应的药物，肺部给药后可以显著提高其生物利用度，并且吸收迅速，起效快。

（3）黏膜吸收：人体常用黏膜给药的部位包括鼻黏膜、口腔黏膜、眼结膜、直肠黏膜及阴道黏膜，药物可发挥局部作用或全身治疗作用。黏膜吸收可避免肠肝首过效应，特定区域的黏膜吸收还可具有一定的靶向作用等特点。例如，部分药物可通过嗅区黏膜吸收直接入脑，因此适用于靶点在脑但不能有效通过血脑屏障的药物。此外，一些大分子药物被发现可通过黏膜吸收起效。

（4）经皮吸收：皮肤由表皮和真皮构成，其中表皮从药剂学角度又可分为角质层和活性表皮层。角质层是药物透皮吸收的主要屏障，从表皮转运至真皮的药物可在此迅速经毛细血管吸收。角质层的紧密结构限制了大分子药物渗透的可能性，脂溶性药物一般较水溶性或亲水性药物容易通过角质层屏障，但是脂溶性过强的药物则难以透过亲水性的活性表皮和真皮层，主要蓄积于角质层中。

—•笔记栏•—

(二) 药物的分布

药物的分布(distribution)指药物从体循环向各脏器组织转运的过程。由于受到组织器官生理特性(如血流速度、血管通透性等)和药物理化性质(如极性、分子量、血浆蛋白结合率)等因素的影响,药物在体内的分布一般是一个不均匀的动态平衡过程。药物的体内分布不仅决定着药物疗效,同时还与药物的蓄积与毒副作用等安全性问题相关。

1. 影响药物分布的因素

(1) 药物与血浆蛋白的结合:血中的药物可分为血浆蛋白结合型与游离型两种。因为只有非结合的游离型药物才能透过毛细血管壁,故与血浆蛋白高度结合的药物表观分布容积较小;反之亦然。药物的蛋白结合不仅影响药物的体内分布,同时也影响药物的代谢与排泄。人血浆含有 60 多种蛋白质,其中与大多数药物结合有关的是白蛋白、α_1-酸性糖蛋白和脂蛋白。大多数药物与蛋白质的结合靠的是离子键、氢键、疏水作用力和范德瓦耳斯力等物理作用力,因此是可逆的,有饱和现象与竞争现象,并且游离型与结合型药物之间保持着动态平衡关系。

(2) 血液循环与血管通透性:药物由血液分布到各个脏器组织的过程可分为两步。第一步是药物随血流转运到各个脏器组织,第二步是药物透过毛细血管内皮细胞进入组织。对于亲脂性小分子药物,由于其容易透过生物膜,所以第一步是整个分布过程的限速步骤,而对于亲水性药物和大分子药物,情况则正好相反,第二步是限速步骤。因此,药物的分布属于灌注限制型还是透过限制型,取决于药物本身的性质。血液灌注速度较快的脏器组织有肺、肾、甲状腺和肾上腺等;灌注速度中等的有肝、心、脑和脾等;灌注速度较慢的包括皮肤、脂肪组织、肌肉和骨等。大多数药物通过被动转运(脂溶扩散或膜孔转运)透过毛细血管壁,毛细血管的通透性因脏器不同而存在差异。脊髓和脑的血管内壁结构致密,细胞间隙极小,极性药物很难透过。

(3) 组织结合与蓄积:除血流灌注速度和血管透过性外,药物对不同组织的亲和力也是药物在体内选择性分布的重要原因之一。在体内,除血浆蛋白与药物会发生不同程度的结合外,其他组织细胞内存在的蛋白、脂肪、DNA、酶及黏多糖等高分子物质,亦能与药物发生不同程度的非特异性结合。这种结合的原理与药物同血浆蛋白结合的原理一样,也是可逆的,药物在组织与血液间仍保持着动态平衡关系。由于结合物不易或不能透过生物膜,故与组织成分高度结合的药物,其在组织中的浓度将高于血浆中游离药物的浓度。

当药物对某组织有特殊的亲和性时,该组织就可能成为药库。此时,常可以看到药物从组织解脱回血液的速度慢于由血液进入组织的速度,连续用药时组织中的药物浓度有逐渐升高的趋势,这种现象称为蓄积。临床上有时有目的地利用药物的蓄积作用,使药物在体内逐渐达到有效浓度,同时由于药物蓄积部位可作为药库,故可在较长时间内维持有效浓度。

2. 血脑屏障及血胎屏障转运　血脑屏障是血液-组织屏障之一,脑的毛细血管属连续型,其内皮细胞被一层神经胶质细胞包被,细胞间连接紧密,间隙极小,因此脑毛细血管内皮细胞的膜动转运能力很弱。另外,在血液一侧的细胞膜上还存在外排转运系统,这些都进一步增强了脑毛细血管的屏障功能。按中枢神经系统的构造,血脑屏障包括以下 3 种屏障:① 从血液中直接转运至脑组织时的血脑屏障(图 21-3);② 从血液中转运至脑脊液时的血液-脑脊液屏障;③ 通过脑脊液转运至脑内时的脑脊液-脑组织屏障。对药物转运起屏障作用的主要是前两种,并以血脑屏障的表面积最大,约为 20 m^2。药物从血液向中枢神经系统转运的机制包括被动转运和载体媒介转运等方式,但主要通过被动转运方式进行。因此,一般药物亲脂性越强,越容易透过血脑屏障。

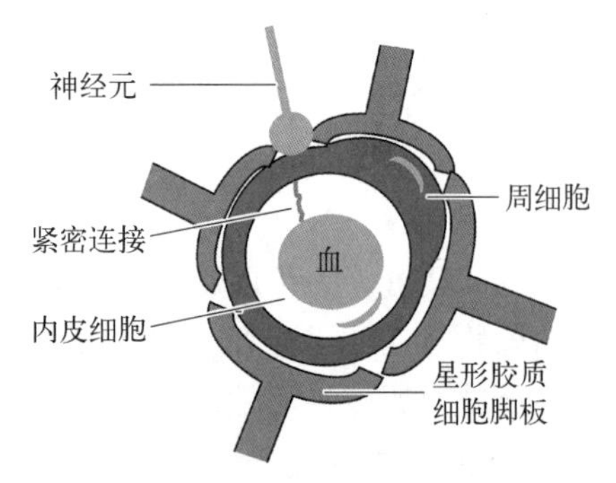

图 21-3　血脑屏障

提高难以通过血脑屏障的药物治疗脑部疾病疗效的方法

在母体循环与胎儿体循环之间隔着一层选择性透过的胎盘膜,又称胎盘屏障或血胎屏障。血胎屏障是生物膜屏障之一,与血脑屏障类似,转运机制主要包括被动转运和载体中介转运，药物一般以被动转运方式通过胎盘。随着妊娠的进行，胎儿生长逐渐达到高峰时期，胎盘活动能力亦相应增强，此时药物的转运作用亦加速。此外，当孕妇患有严重感染、中毒或其他疾病时，也可导致胎盘的屏障作用降低。

（三）药物的代谢

药物的代谢（metabolism）指药物在体内所经历的化学结构的转变，也称为生物转化（biotransformation）。药物代谢是药物的一种重要消除方式，代谢产物的极性通常比原药大，更易于排出体外。药物代谢后多数活性减弱或失去活性，但也有药物的代谢产物比原药生理活性大，还有一些没有生理活性的药物经代谢转变为药理活性物质，如前体药物。

肝脏是最重要的代谢器官。肝脏血流量大，肝细胞中含有丰富的药物代谢酶，因此药物的代谢一般主要在肝脏内进行。除肝脏外，药物的代谢也常发生在血浆、胃肠道、肠黏膜、肺、肾、脑、皮肤等组织内。药物代谢通常分为第一相代谢和第二相代谢。第一相代谢包括氧化、羟基化、开环、还原和水解等反应，结果一般是使药物结构中增加了氨基、羟基、羧基等极性基团。第二相代谢往往是结合反应，指药物中原有的极性基团或由第一相代谢引入的极性基团与机体内源性物质（葡萄糖醛酸、硫酸、甘氨酸等）反应生成亲水性结合物的过程。某些药物经第一相代谢后，其水溶性已足以使之排泄，则不发生第二相代谢，也有一些药物不经代谢以原型排泄。

体内药物代谢多由酶催化进行，药物代谢酶通常可分为微粒体酶系和非微粒体酶系两大类，其中最重要的是微粒体酶系中的细胞色素 P450 依赖的混合功能氧化酶系。体内药量增加至某种程度时，常会出现代谢饱和现象，以致血药浓度异常升高，引起毒副作用。药物的代谢可因剂型、给药途径不同而产生差异。此外，合并用药所致的酶促或酶抑作用及生理因素（如性别、个体、年龄、饮食、疾病等差别）等均会影响药物的代谢过程。了解这些因素影响药物代谢的规律，对提高药物疗效，降低或抑制药物的毒副作用具有重要意义。

（四）药物的排泄

药物的排泄（excretion）指药物及其代谢产物排出体外的过程。机体排泄药物和内源性物质的方式基本相同。肾排泄是药物最重要的排泄途径，其次是胆汁排泄，还可通过汗液、唾液、肺呼气、乳汁等排泄。

1. 肾排泄　是肾小球滤过、肾小管重吸收和肾小管分泌三者综合的结果（图 21－4），前两个过程是将药物排入肾小管，而后一过程是将肾小管内的药物重新吸收回血液中。

（1）肾小球滤过：肾小球是动静脉交汇的毛细血管球，血液以较高的压力由入球小动脉进入肾小球，肾小球毛细血管内皮很薄，且分布有很多直径约 10 nm 的微孔，滤过性极高。流经肾小球的血浆，约有 20%透过毛细血管壁形成滤液，其中除血细胞、血浆蛋白和大分子物质以外，其他溶质可以不经选择地随滤液进入肾小管。与血浆蛋白结合的药物不能被肾小球滤过，故药物与血浆蛋白的结合率、合用药物引起的结合竞争等都会影响药物的肾排泄。

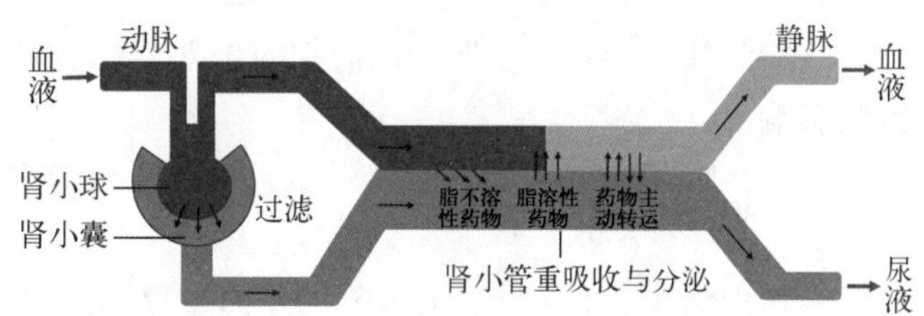

图 21－4　药物经肾排泄示意图

（2）肾小管重吸收：指肾小管上皮细胞将管内水分和某些溶质，部分或全部转运回血液的过程。其中，约 99%的水分被重吸收，机体所需的营养物质也绝大多数被重吸收。机体代谢所产生的废物、尿素、尿酸等则几乎不被重吸收。肾小管重吸收有主动和被动转运两种方式。机体必需的物质，如葡萄糖、氨基酸等主要通过主动重吸收的方式转运。对于外源性物质（如大多数药物），重吸收是被动过程，主要发生于远曲小管，重吸收的程度取决于物质的脂溶性和 pK_a、尿的 pH 和尿量等。多数药物经代谢后，极性增加，重吸收减少，利于经肾排泄。

（3）肾小管分泌：指将药物由血管一侧通过上皮细胞向肾小管内转运的过程，主要发生在

—·笔记栏·—

近曲小管。两种肾小管主动分泌系统已被确认,分别是有机阴离子和有机阳离子分泌系统。这两种机制相互独立,互不干扰,但属于同一分泌机制的物质间可出现竞争性抑制,如丙磺舒可阻断青霉素的肾小管分泌,从而延长其在体内的作用时间。有机弱酸如水杨酸、磺胺类、青霉素类,以及有机碱如多巴胺、胆碱、维生素 B_1 等都在肾小管有分泌,且药物的血浆蛋白结合率一般不影响肾小管分泌速度。

2. 胆汁排泄　是肾以外的其他排泄途径中最主要的途径。经胆汁排泄的药物,若未被肠道重吸收,则随粪便排出体外。胆汁排泄以主动转运机制为主。多数药物的胆汁排泄率很低,但也有一些例外。高胆汁排泄的药物一般具有以下特点:① 能主动分泌;② 具有一定的极性;③ 分子量为 300~5 000 Da。除主动分泌外,小分子或脂溶性药物也可经肝细胞膜的微孔或类脂质结构向胆汁被动扩散,但这种转运在药物胆汁排泄中所占比例一般很小。胆汁排泄是药物代谢产物,特别是极性较强的第二相代谢产物的主要排泄途径。

经胆汁排泄药物或其代谢产物在肠道中被重新吸收回门静脉的现象称为肠肝循环(enterohepatic circulation)。药物第二相代谢物在肠道中可被肠道菌丛所产生的酶水解为原形药物,脂溶性增大而易被重吸收。肠肝循环药物作用时间常有所延长,血药浓度-时间曲线可能会出现第二个血药浓度高峰,称为双峰现象。如果前期或同时服用抗生素使肠道菌群作用受到限制,则可能明显减弱肠肝循环,使药物生物半衰期缩短。

3. 其他排泄　虽然大多数药物的乳汁排泄量少,但由于婴儿的肝、肾功能发育不全,对药物的消除能力低,故可能造成药物经乳汁进入婴儿体内蓄积,产生毒副作用,影响婴儿健康,应予以关注。药物主要以被动扩散的方式由血浆向唾液转运。一般唾液排泄对药物消除没有临床意义,但由于唾液-血浆药物浓度比常相对稳定,有时可利用药物的唾液浓度来研究药物的体内动力学特征。乙醇、吸入麻醉剂和某些代谢废气等可随肺呼气排出,排泄量取决于肺活量和体内药量。经肺排泄物质的共同特点是沸点较低、分子量较小。一些药物和机体正常代谢产物如磺胺类、水杨酸、尿素、乳酸等可以随汗液以被动扩散的方式向外排泄。经肠道粪便排泄的药物来源主要有:① 口服后未被吸收的药物;② 经 P -糖蛋白转运回肠道的药物;③ 从胆汁排泄进入小肠的药物。

第三节　影响药物制剂疗效的因素

药物制剂的疗效不仅取决于药物的化学结构及剂量,同时受药物的剂型因素和机体的生物因素影响。

一、药物因素

药物理化性质的不同会对药物的体内过程(尤其是吸收过程)产生不同的影响,进而影响药物的疗效。

1. 药物的解离度与脂溶性　对于被动转运的药物,其透过生物膜的速度与其脂溶性有关。脂溶性大的药物易透过生物膜。因此,对于弱电解质类药物,其未解离的分子型比离子型更易透过生物膜。即弱电解质药物跨膜转运速度不仅取决于膜两侧的药物浓度差,还受药物的解离常数 pK_a 和环境 pH 的影响。

吸收部位 pH 与药物 pK_a 的关系可用 Henderson-Hasselbalch 方程式来表示:

弱酸性药物:

$$pK_a - pH = \lg \frac{C_u}{C_i} \tag{21-1}$$

弱碱性药物:

$$pK_a - pH = \lg \frac{C_i}{C_u} \tag{21-2}$$

式中，C_u、C_i 分别为未解离型与解离型药物的浓度。从方程可知，无论是弱酸性还是弱碱性药物，当 $pK_a = pH$ 时，未解离型与解离型药物各占一半，当 pH 变动一个单位，未解离型与解离型比例随之变动 10 倍。因此，理论上酸性药物在酸性溶液中、碱性药物在碱性溶液中吸收会更好。例如，乙酰水杨酸的 $pK_a = 3.5$，在 pH 1.5 的胃中，$C_u : C_i = 100 : 1$，即 99%为未解离型，故在胃中吸收良好。而弱碱性药物奎宁的 $pK_a = 8.4$，在胃中几乎全部解离，不被吸收；在 pH 5~7 的小肠液中，分子型比例和药物吸收明显增加。

由于药物在胃肠道的吸收机制极为复杂，pH 分配学说预测的结果有时与实际相差较大。例如，小肠的表面积巨大等原因使在小肠中大量解离的酸性药物（如 pK_a 为 3.5 的水杨酸）的实际吸收往往比该学说所预测的值要高很多。对于两性离子型药物通常在等电点的 pH 时吸收最好。

药物的脂溶性对被动转运吸收至关重要。有些药物即便主要以非解离型存在，仍因脂溶性差而吸收不佳。药物的脂溶性可用油/水分配系数（$K_{o/w}$）表示，$K_{o/w}$ 越大，药物脂溶性越大。药物的 $K_{o/w}$ 与其化学结构密切相关，主要与化合物上基团的极性大小有关。实际工作中常使用的是正丁醇/水或氯仿/水的分配系数。但 $K_{o/w}$ 与药物吸收并非简单的线性关系，药物过于亲脂，也会导致其溶解度过小及与类脂强烈结合而吸收下降。一般认为，口服药物最佳 $\lg K_{o/w}$ 值为 1~3。

2. 药物的溶出速度与溶解度　　多数情况下，药物须溶解成分子或离子的状态才能通过生物膜吸收进入体循环。因此，对固体药剂来说，吸收前需要经历崩解、分散、溶解过程。对于难溶性药物，溶出往往是其吸收的限速过程。此时，药物溶出速度直接影响药物起效时间、药效强度及持续时间。一般认为，药物的溶解度<1 mg/mL 时，吸收易受到溶出速度限制。影响溶出速度的因素可用 Noyes-Whitney 方程描述：

$$\frac{dC}{dt} = \frac{DS}{h}(C_s - C) \tag{21-3}$$

式中，dC/dt 为溶出速度；D 为溶解药物的扩散系数；S 为固体药物的表面积；h 为扩散层厚度；C_s 为药物的溶解度；C 为 t 时间溶出介质中的药物浓度。

对于一个药物在固定的溶出条件下，D 和 h 均为定值，设 $K = \frac{D}{h}$，则式（21－3）可简化为

$$\frac{dC}{dt} = KS(C_s - C) \tag{21-4}$$

式中，K 为该药物的特定溶出速度常数，$(C_s - C)$ 为药物浓度差。在溶出为限速步骤的吸收中，溶出的药物立即被吸收，故 C_s 远大于 C，C 可忽略不计，则式（21－4）可变为

$$\frac{dC}{dt} = KSC_s \tag{21-5}$$

即增加药物的溶解度或表面积可提高药物溶出速度。成盐能显著增加药物的溶解度，故也可增加药物的吸收。弱碱性药物制成弱酸盐，弱酸性药物制成碱金属盐后，溶解度增加，溶出加快。

同一化学结构的药物，可因结晶条件不同而得到晶格排列不同的晶型，这种现象称为同质多晶（polymorphism）现象。另外，药物还可以非晶型的形式存在，称为无定形（amorphism），此时，药物分子的排列是无序的，溶解时不需要克服晶格能，因此比结晶型容易溶解，呈现更强的疗效。同质多晶的药物，其稳定型、亚稳定型和无定型的溶解度和溶解速度依次增大。亚稳定型和无定型的药物可以转变为稳定型，导致溶解度变小，溶出变慢，进而降低药物的生物利用度。能引起晶型转变的外界条件有加热，熔融，粉碎与研磨，结晶条件（如溶剂不同、饱和程度不同都可能产生不同的晶型），混悬液中混悬粒子溶解/结晶的动态变化等。当由于生物利用度原

—•笔记栏•—

因,选择亚稳定型或无定型药物时,在制剂的设计、制备和贮存过程中应特别注意引起晶型转换的因素和可以使亚稳定型或无定型药物稳定化的因素。例如,在混悬液中加入高分子辅料,以增加分散介质的黏度,可以延缓或阻滞晶型的转变。加入表面活性剂吸附于晶核表面也可以干扰新晶核的形成,延缓或阻滞晶型的转变。药物含有溶媒而构成的结晶称为溶剂化物,在水中的溶解度和溶解速度大小顺序是有机溶剂化物>无水物>水合物。

减小药物的粒径可有效增加其表面积,但一般不影响溶解度,仅当粒径减小至纳米级别时,药物溶解度才会出现有意义的增加。对于难溶性药物,粒径大小是影响其溶出和吸收的重要因素。采用微粉化或固体分散技术减小难溶性药物的粒径,可加速药物的吸收,有效改善其生物利用度。但是,对于溶出过程并非吸收限速步骤的药物,盲目地进行微粉化处理,反而可能会带来某些弊端,如可能加速不稳定药物的分解或增加药物的刺激性等。

3. 药物的稳定性　很多药物的稳定性受体液 pH 和各种酶影响。在胃中不稳定的药物,可考虑将其制成肠溶制剂或制成衍生物(如将青霉素衍生为氨苄西林)。也可将药物制成在胃肠液中稳定的前体药物,达到有效吸收后再在体内释放出母体药物而起效。结肠部位的蛋白水解酶活性较低,可将蛋白质和多肽类药物设计成结肠定位释药系统或将其包封于微粒载药系统中以避免酶的水解作用。

二、剂型因素

(一) 药物剂型与给药途径

药物的剂型对药物的吸收和生物利用度可产生显著的影响。制剂中药物的吸收要经过从制剂中溶出和通过生物膜吸收两个过程。前一过程中因剂型不同,制剂释药性能不同,可影响药物的吸收和药效;后一过程中因剂型不同,给药部位不同,同样也可影响药物的吸收和药效。不同剂型制剂中药物的释放、吸收等体内过程如图 21-5 所示。

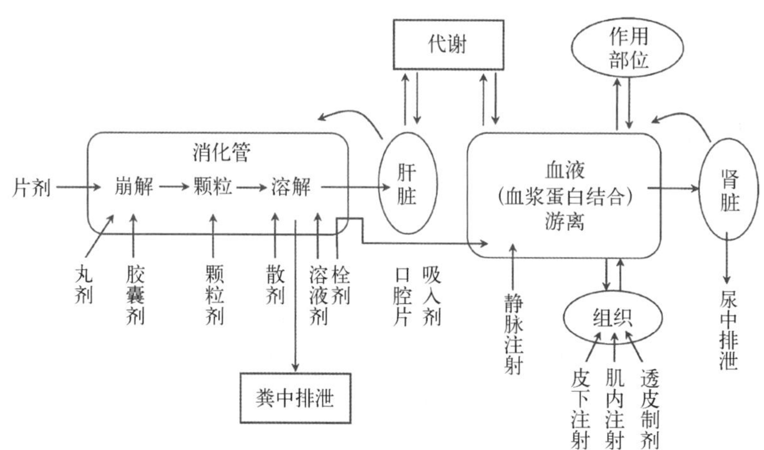

图 21-5　不同剂型制剂中药物的释放吸收等体内过程示意图

1. 注射液体剂型　静脉或动脉注射没有吸收过程,显效最快。皮下和肌内注射有吸收过程,故显效稍慢;注射部位周围一般有丰富的血液和淋巴循环,故通常较口服给药吸收快。注射药物以被动转运方式吸收,亲脂性药物可直接通过毛细血管内皮细胞吸收,极性小分子药物主要通过毛细血管壁上的微孔吸收,而水溶性大分子则主要通过淋巴管吸收。药物通过毛细血管壁的速度快于其他生物膜,药物从制剂中释放的速度是注射给药吸收的限速因素,各种注射剂中药物释放速度一般为水溶液>水混悬液>油溶液>O/W 型乳剂>W/O 型乳剂>油混悬液。注射液中加入增加黏度的高分子物质,可延缓药物的吸收,使其具长效作用。

(1) 溶液型注射液:多数这类注射液是药物的水溶液,可经各种途径注射,能与体液混合,迅速被吸收。一些难溶性药物采用乙醇、聚乙二醇等非水溶剂或混合溶剂制成的溶液型注射液，注入体内后，有可能因溶剂被体液稀释而析出药物沉淀，致使药物吸收不规则或不完全。

油溶剂的注射液，由于溶剂与组织液不相溶，可在注射部位形成贮库，起长效作用。药物从油相向水性组织液的分配过程是影响油溶液型注射液中药物吸收的主要因素，它与药物的溶解度和油/水分配系数有关。

（2）混悬型注射液：该类注射液组织注射后，药物粒子分布于注射部位，药物溶出是吸收的限速过程，故具有长效的特点。例如，油混悬液肌内注射后，药物的吸收可长达数周至数月。

静脉注射纳米药物混悬液，药物纳米微粒易被网状内皮系统的单核巨噬细胞吞噬，主要分布在肝、脾等器官，实现这些器官的被动靶向。

（3）乳状液型注射液：O/W 型乳剂注射液静脉注射后，乳滴易被网状内皮系统的单核巨噬细胞吞噬，药物被动靶向富集于肝、脾、肺等部位。乳状液型注射液肌内注射后，药物多通过淋巴系统转运，适用于淋巴病灶（如转移的恶性肿瘤）治疗和淋巴造影等。乳剂中的药物在吸收过程中若需要从油相向水相的转运，则释放延缓，产生长效作用。

2. 口服液体剂型

（1）溶液剂：水溶液中的药物一般口服后没有溶出过程，吸收快而完全。当使用混合溶剂、加入增溶剂或助溶剂时，由于胃肠液的稀释或胃酸的影响，可能会有药物析出。若析出的粒子较细，可较快溶解，不会影响吸收；但若析出粒子较大时，则可能降低其吸收。

与水混溶的非水溶液中的药物的吸收一般比固体制剂快。适量的乙醇可增加血流量，促进药物在胃内的吸收；高浓度的甘油则会降低胃排空速率而延缓吸收。油溶液口服后，药物需要以油相分配到胃肠液，再经黏膜吸收，该分配过程常为吸收的限速过程。

（2）乳剂：常可增加难溶性药物口服生物利用度。原因：① 药物分散度高，溶出面积大；② 含有乳化剂，可增溶药物和改善肠黏膜透过性；③ 含油脂，可促进胆汁分泌且其消化产物（如亚油酸）可以抑制胃肠道的蠕动，高脂溶性药物可溶于油脂消化吸收过程形成的乳糜微粒中，随其一起通过淋巴系统转运吸收。

（3）混悬剂：一般混悬剂的口服生物利用度比固体制剂好。混悬液中的药物粒子溶解后才能吸收。影响混悬液生物利用度的因素有药物粒子大小及晶型、附加剂种类及用量、分散介质种类及黏度及组分间的相互作用等。当混悬药物粒子水溶性太低时，吸收速度将受到溶出速度的限制，可采用微粉化原料来加快药物溶出。

3. 口服固体剂型　固体剂型口服后，在胃肠液中须经崩解、溶出，才能被快速有效吸收。这一过程常决定着药物在胃肠道内吸收的速度和程度。

（1）散剂：比表面积大，口服后无崩解过程，故较其他固体制剂吸收快，生物利用度高。影响散剂吸收的因素有药物颗粒大小、晶型、润湿性、分散状态、辅料、药物与辅料间的相互作用及贮存中的变化等。

（2）胶囊剂：硬胶囊剂的吸收比片剂稍佳或相同。胶囊中的药物一般未受冲压，因此胶囊壳破裂后药物可迅速分散于胃肠液中，故药物的释放和溶出较片剂快。影响胶囊剂吸收的剂型因素与散剂大体相同。贮存胶囊的相对湿度和温度对其崩解性有较大的影响。在高温高湿条件下久置，胶囊剂的崩解时间常明显延长，而过分干燥的贮存条件下胶囊剂易脆裂。胶囊剂的贮存温度一般≤25℃，相对湿度以 45%左右较为适宜。

（3）片剂：因经过压片减小了药物的表面积，片剂是口服吸收问题较多的剂型之一。口服后由片剂表面直接溶出的药物有限，故快速崩解分散是片剂中药物良好吸收的重要条件。对于某些难溶性药物的片剂，即便崩解时限符合《中国药典》规定，生物利用度仍可能很差，需要通过测定溶出度来控制质量。

（4）丸剂：是中药传统剂型之一，中药丸剂主要靠赋形剂的润湿和黏合作用经塑制或泛制成型，其口服后的溶散和释药过程较复杂，影响的剂型因素主要有药料的组成、赋形剂的种类和制备工艺等。

水丸和水蜜丸使用的赋形剂常为水性液体黏合剂,影响其释药的主要因素为药物粉末的粗细、黏合剂的黏度、泛制时丸剂滚转的时间等。药粉过细、黏合剂黏性过强和泛制时间过长均可导致丸剂过于致密,不利于丸剂溶散、崩解。药物粉末过粗,则可能导致有效成分溶出过慢。蜜丸含有较多的蜂蜜,故药物的释放较为缓慢。糊丸和蜡丸是传统的缓释剂型。糊丸的释药过程类似于现代的亲水性骨架缓释剂型,释药速率同时受药物的扩散和骨架的溶蚀速率影响。蜡丸则类似于生物溶蚀型骨架缓释制剂,靠在消化液中逐渐溶蚀而释药。滴丸属于固体分散体,药物溶出与基质性质和药物分散状态有关。水溶性基质的滴丸可作为速释制剂,而难溶性或肠溶性基质的滴丸则可作为缓释或肠溶制剂。

其他给药途径的药物剂型,如直肠给药、经皮给药、肺部给药剂型,影响药物疗效的因素与上面类似,并已在各有关章节详细介绍,不再赘述。

不同给药途径的药物吸收显效的快慢顺序通常为静脉注射>吸入>肌内注射>皮下注射>舌下或直肠>口服>透皮。但有些药物舌下或直肠给药吸收速度仅次于静脉注射和吸入给药;有的直肠给药比口服吸收差。除个别例外情况外,口服剂型吸收的顺序通常为溶液剂>混悬剂>乳剂>散剂>胶囊剂>片剂>丸剂。同种药物制成的不同剂型及同种药物不同成型工艺血药浓度-时间曲线如图 21－6 所示。

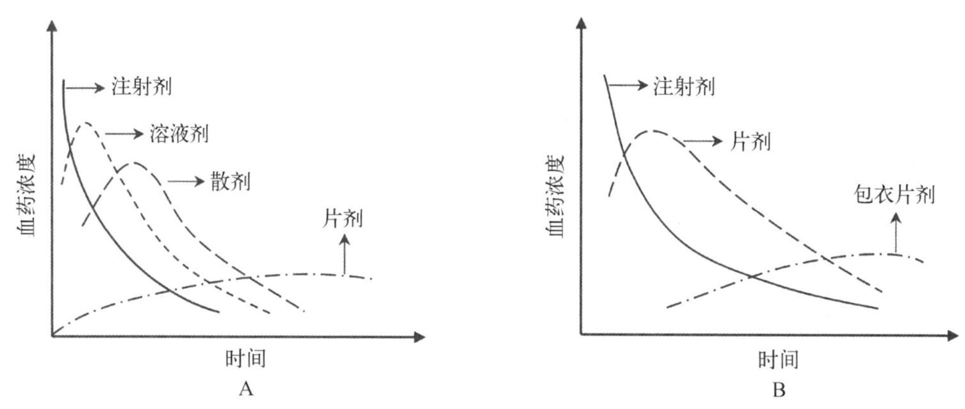

图 21－6 同种药物不同剂型及同种药物不同成型工艺血药浓度-时间曲线示意图

A. 同种药物不同剂型;B. 同种药物不同成型工艺

(二)药用辅料

药用辅料在制剂中应用广泛。以往把辅料看作无活性的物质,而忽视了它有可能影响制剂的有效性。其实,辅料不但可以改变药物及其制剂的理化性质,而且可直接影响药物释放和吸收的速度及程度。所以,在制剂处方设计时除了要考虑辅料对制剂成型与稳定的影响,更要考虑如何选择恰当的辅料使药物制剂更好地发挥其疗效。近年来各种新型辅料用于药剂,其功能与对药物疗效的影响更为人们所关注。

药物与辅料间、辅料与辅料间及辅料与机体间都可能产生相互作用而影响药物的体内过程。例如,曾经的苯妥英钠胶囊剂中毒事件就是因为将赋形剂由原来难溶的 $CaSO_4 \cdot 2H_2O$ 改为水溶性良好的乳糖,导致药物溶出加快,吸收增加。辅料在制剂中可能与药物发生多种相互作用,如形成络合物、增溶药物、产生吸附、改变药物表面性质、改变药物质构特性、改变体系黏度等。这些作用常会引起药物溶出行为的改变,从而影响药物的吸收和疗效。例如,亲水性辅料能够增加药物的润湿性,通常可以增加药物的溶解速度和吸收;许多液体药剂常加入一些高分子辅料以增加分散介质的黏度,延缓药物的吸收。低浓度的表面活性剂可增加药物的润湿性,加快其溶出和吸收。但在临界胶束浓度以上时,药物进入胶团,虽表观溶解度增加,但实际吸收却可能受阻。表面活性剂也能溶解生物膜的类脂物质改变其通透性或降低药物与生物膜间的表面张力,增加药物吸收。但长期反复使用大剂量的表面活性剂(如微乳制剂),可导致黏膜细胞结构的损害。

众多制剂新技术和药物新剂型，如固体分散技术、环糊精包合技术、微囊化技术、纳米化技术及缓/控释、靶向制剂等，也与药用辅料的应用密切相关。

（三）制剂工艺

制剂工艺如粉碎、制粒、压片和包衣等也会对药物制剂的疗效产生影响。

从 Noyes-Whitney 方程可知药物粉碎程度越高，溶出有效表面积越大，溶出越快。难溶性药物利用超微粉碎技术微粉化，可以有效加快药物的溶出。对植物类中药材进行超微粉碎，破坏细胞壁的完整结构，可显著提高植物细胞内有效成分的溶出速度和溶出量。对于全生药粉丸剂来说，粉末粒度对丸剂溶散时间和药物溶出的影响恰好相反，粉末粗使丸剂溶散快，但成分溶出慢。

制粒所用黏合剂的种类及用量、颗粒的大小及致密度都会影响片剂的崩解和药物的溶出。同一处方，制粒方法不同，所得颗粒压制片剂的崩解性和溶解性也可能有较大差异。

压片力影响着片剂的孔隙率，进而影响片剂的崩解和药物的溶出。但压力并非对所有药物的片剂都会产生明显影响。例如，有研究报道在450~910 kg 的压力范围内压制的水杨酸片的溶出基本不变。

包衣材料组成与性质、包衣方法与包衣层厚度等均可影响包衣制剂的溶出行为。中药片剂中素片的溶出度一般优于糖衣片，提示不包糖衣或改包薄膜衣可加快产品的溶出速度和提高生物利用度。

将难溶性药物制成亲水材料为载体的固体分散体，再制成适宜的剂型，是加快其溶出速度和提高生物利用度的常用方法。许多中药有效成分，如葛根素、8-甲氧基补骨脂素、黄芩苷、青蒿素、棉酚等制成固体分散体后，其溶出速率均显著提高。采用环糊精包合技术将难溶性、挥发性药物制成包合物也是提高其生物利用度的常用方法。

适当的制剂工艺技术除可以有效提高药物的疗效外，还能降低药物的毒副作用。例如，汉防己甲素可用于预防和治疗各期矽肺，但长期使用可引起肝大、肝功能异常等副作用，而汉防己甲素脂质体可有效减轻该化合物的细胞毒性。

三、机体生物因素

（一）首过效应

给药途径不同，所产生的疗效往往不同。肠肝首过效应是影响口服药物体内过程，导致其疗效降低的一个重要原因。口服药物在胃肠道被吸收后，首先要经过门静脉到肝脏，再进入体循环。一些药物在胃肠道内和通过肠黏膜及肝脏时极易被代谢，这种现象称为首过效应（first-pass effect）。腹腔注射给药会受到肝脏首过效应的影响。药物的首过效应越大，其血药浓度就越低，药效受到的影响也就更显著。

为避免肠肝首过效应，可采用非口服的方式给药，如注射、舌下、直肠下部或经皮给药。经这些给药途径吸收的药物，全部或大部分可不经过肝脏，直接进入体循环，从而消除肠肝首过效应的影响。硝酸甘油经皮给药或舌下给药即为典型的例子。

（二）用药部位的生理状态

口服给药在临床上最为常见，口服药物的吸收过程也最复杂。除首过效应外，胃肠道的生理状态如胃肠液体积及 pH、胃排空时间及速率、肠内运动情况等均会对药物的吸收产生影响。

1. 胃肠液体积及 pH　　胃内液体量受食物和服药用水量等影响，一般认为服药前胃内液体的基准量约 50 mL。成人每日分泌小肠液的量为 1~3 L。消化道各段的 pH 不同，胃液 pH 1~5，十二指肠 pH 4~5，空肠 pH 6~7，回肠 pH 6.5~7.5，大肠 pH 6.4~8.0。生理状态不同，胃肠道 pH 也会有所不同。例如，空腹时胃内 pH 0.9~1.8，饮水或进食后可增至 3~5。因此，弱酸性药物在胃中易吸收，而弱碱性药物在小肠和大肠中易吸收。此外，胃肠道 pH 对弱电解质药物的被动转运吸收影响较大，而主动转运一般不受 pH 影响。中和胃酸及影响胃液分泌的药物均

—•笔记栏•—

可引起胃内 pH 变化而影响药物的吸收。

2. 胃排空时间及速率　胃内容物从胃，经幽门向十二指肠排出的过程称为胃排空。胃内容物排空所需的时间称胃排空时间，胃排空速率则反映胃排空的快慢。

空腹时，胃处于一种周期性运动状态［移行性复合运动（migrating motor complex，MMC）周期，≤2 h］，在 MMC 周期的强烈突发性收缩阶段，胃内容物会快速被排空。饭后，混合食物的排空时间 4~6 h。胃的排空一般为一级速度过程，即胃排空速率与胃内容物体积成正比。此外，还受到胃内容物的物态、温度、黏度、渗透压及药物和人体健康状况的影响。小肠是大多数药物的主要吸收部位。药物制剂的显效时间、药效强度及维持时间均与胃排空时间和速率密切相关。需要立即起效的药物（如止痛药）、在胃中不稳定的药物及肠溶制剂，胃排空应快；而特定肠部吸收的药物（即有吸收窗的药物，如维生素 B_2 仅在十二指肠有效吸收）和缓控释制剂，则胃排空应慢。因此，改变胃排空时间及速率的药物可对其他药物的吸收产生影响。

生物药剂学分类系统

3. 肠内运动　小肠运动主要有 3 种形式：紧张性收缩、节律性分节运动和蠕动。其中，蠕动决定着小肠内容物的行进速度，从而影响药物在小肠中的滞留时间和制剂中药物溶出与吸收的时间。小肠的蠕动性对肠溶制剂和缓释制剂尤为重要。结肠同样具有将内容物向下推进与混合的运动，其中推进运动一天仅发生几次，以早餐后第一个小时内的为最大。一般药物在结肠内的滞留时间比在小肠的长很多，但由于结肠吸收面积小、吸收机制为被动扩散，且结肠内水分比小肠少，因此结肠对药物吸收的贡献一般不如小肠。

其他途径（如经皮、直肠、肺部）的药物吸收也均受给药部位生理状态的影响，这些在有关章节中已有介绍，不再赘述。此外，年龄、性别、种族差异及病理状态等均能引起药物吸收、分布、代谢和排泄等体内过程的不同，进而导致药物效应的不同。例如，新生儿、老年人及肝肾功能障碍患者等对药物药效和副作用的敏感度比正常成人高；一般雌性动物对药物的敏感性比雄性动物高；实验动物与人或不同人种间的药物敏感性均不相同。

四、药物相互作用

药物相互作用指同时或先后服用两种以上药物时，其中一种药物使另一种药物的体内过程和（或）药理效应发生改变的现象。其结果包括疗效的性质、强度、持续时间及毒副作用的改变等，可能是一种药物的效应得到了加强或减弱，也可能是两种或多种药物的效应同时得到加强或减弱。使药效加强的相互作用称为药物的协同作用，如利尿剂和其他降压药合用可增强多种降压药的疗效。使药物效应减弱的相互作用称为药物的拮抗作用，如甲氧氯普胺具有止吐作用，而阿托品是解痉药，这两种药物作用相互拮抗，同时服用会减弱药效。

药物相互作用的机制错综复杂，许多已知的具有临床意义的相互作用机制仍尚不明确，需要进一步研究。药物相互作用大体可分为两类：一类是药代动力学的相互作用，指一种药物改变了另一种药物的吸收、分布、代谢和（或）排泄；另一类是药效动力学的相互作用，指一种药物改变了另一种药物的药理效应，但并不会对其血药浓度造成明显的影响，而是主要影响药物与受体作用的各种因素。

生物药剂学研究中关注更多的是药代动力学方面的药物相互作用（表 21－2）。例如，在吸收环节，甲氧氯普胺能促进胃肠蠕动，通过加快胃排空可使对乙酰氨基酚、阿司匹林等药物的吸收加快，但会导致吸收窗在十二指肠的核黄素和地高辛的吸收减少。当四环素类与含高价金属离子 Al^{3+}、Mg^{2+}、Fe^{2+}、Ca^{2+}等药物合用时，形成难溶性络合物，从而吸收显著变差。在分布环节，冰片可改变血脑屏障的通透性，因此可促进许多物质（如磺胺嘧啶和伊文思蓝）在脑内的分布；当保泰松与抗凝血药华法林合用时，因竞争与血浆蛋白的结合，而使血中游离的华法林浓度增高，可能导致出血现象。在代谢环节，苯巴比妥具酶促作用，可促进华法林的代谢，导致其抗凝作用减弱；而双香豆素的酶抑作用则使甲苯磺丁脲在肝中代谢减慢，导致其血药浓度升高，血糖水平显著降低。在排泄环节，丙磺舒可以竞争性抑制青霉素的肾小管主动排泄，从而提高其血浆药物浓度-时间曲线下面积，增强药效的同时延长作用时间。

目前，药物相互作用方面的专著和临床报道有很多，可供医药工作者参考，以确保临床合理用药。

表 21-2 药代动力学方面的药物相互作用

体内过程	相互作用类型	疗效的变化
吸收	促进或抑制胃排空	加快或延缓吸收，增强或减弱疗效
	形成难溶或难吸收的结合物	阻碍吸收，减弱疗效
分布	竞争与血浆蛋白的结合	增加游离药物量，促进分布，增强疗效
代谢	酶抑或酶促作用	抑制或促进药物代谢，增强或减弱疗效
排泄	抑制或促进排泄	延长或缩短药物作用时间，增强或减弱疗效

第四节 药物动力学

一、药物动力学基本模型与速度过程

（一）药物动力学基本模型

用数学方法模拟药物体内过程而建立的数学模型，称为药物动力学模型。目前已建立的模型包括隔室模型、基于统计矩原理的非隔室模型、非线性药物动力学模型、生理药物动力学模型、药物动力学和药效动力学结合模型等。这里主要介绍隔室模型。

药物进入体内后，各部位的药物浓度始终在不断变化，这种变化虽然复杂，但仍服从一定的规律。药物动力学研究时，将整个机体（人或其他动物）按药物转运速率特征划分为若干独立隔室（compartment），这些隔室连接起来构成一个完整的系统，反应药物在机体的动力学特征，称为隔室模型（compartment model）。隔室模型也称房室模型，是最经典的药物动力学模型。根据药物在体内的动力学特征，隔室模型可分为单室模型、双室模型和多室模型。

1. 单室模型（single compartment model） 将整个机体视为一个隔室，假设药物进入体内后，能迅速向血液与各组织脏器之间分布并达到动态平衡，血药浓度的变化可以定量反映体液及组织器官中药物浓度的变化，即为单室模型。单室模型并不意味着机体各组织中药物浓度在任何时刻都相同，而是机体各组织中的药物浓度能随血药浓度变化平行发生变化，即药物在机体各组织中的转运速度相同。

2. 双室模型（two-compartment model） 药物进入体内后，能迅速分布于机体的某些部位并达到动态平衡，但另一些部位则需要一段时间才能完成分布，按药物转运速度的不同将机体划分成两个独立的系统称为双室模型，也称二室模型。双室模型中，一般将血液及心、肝、脾、肺、肾等血流丰富、药物能够瞬时分布的组织、器官划分为一个隔室，称为中央室；将骨骼、脂肪、肌肉等血液供应较少、药物分布缓慢的组织器官划分为一个隔室，称为外周室、周边室或外室。

药物在中央室与血液能够迅速达到分布平衡，在中央室与外周室之间能够可逆转运，药物只从中央室消除，外周室中的药物与血液中的药物需经过一段时间才能达到动态平衡。

3. 多室模型（multiple compartment model） 指双室以上的模型，多室模型把机体看成由于药物转运速度不同而划分的多个单元组成的体系。药物以很快的速度分布到中央室，以较慢的速度进入浅外室，以更慢的速度进入深外室，隔室的划分具有客观性、相对性，并不具有解剖学意义。

单室模型和双室模型的数学处理比较简单，多室模型相对复杂，故不如单室模型和双室模型应用广泛。

—·笔记栏·—

（二）药物转运的速度过程

药物进入体内后，机体各组织器官中的药量或血药浓度随时间不断发生变化，研究这种变化规律涉及速度过程。在药物动力学研究中，一般将药物体内转运的速度过程分为以下 3 种类型。

1. 一级速度过程（first order processes） 指药物在体内某部位的转运速度与该部位的药量或浓度的一次方成正比的速度过程，也称一级动力学过程、线性动力学过程。大多数药物在常用剂量时，其体内的吸收、分布、代谢、排泄等动态变化过程呈现一级速度过程或近似一级速度过程的特点。

一级速度过程具有以下特点：① 半衰期与剂量无关；② 单剂量给药的血药浓度-时间曲线下面积与剂量成正比；③ 一次给药情况下，尿药排泄量与剂量成正比。

2. 零级速度过程（zero order processes） 指药物的转运速度在任何时间都恒定、与浓度无关的速度过程，也称零级动力学过程。通常恒速静脉滴注的给药速度、控释制剂中药物的释放速度为零级速度过程。以零级速度过程消除的药物，其生物半衰期随剂量的增加而延长，药物从体内消除的时间取决于剂量的大小。

3. 非线性速度过程（nonlinear order processes） 指药物在体内的动态变化过程不具有上述特征，其半衰期与剂量有关、血药浓度-时间曲线下面积与剂量不成正比时的速度过程。药物在体内非线性速度过程可用米氏方程（Michaelis-Menten equation）描述，因此也称 Michaelis-Menten 型速度过程或米氏动力学过程。

非线性速度过程的产生通常与给药剂量有关，由于药物的体内过程有酶和载体参与，药物浓度较高时代谢酶或参与药物跨膜转运的载体被饱和，因此符合这种速度过程的药物常在高浓度时表现为零级速度过程，在低浓度时表现为一级速度过程。

二、药物动力学参数与含义

（一）速度常数

速度常数（rate constant）是描述药物转运（消除）速度过程变化快慢的重要参数，速度常数越大，药物转运（消除）越快。一级速度常数以“时间$^{-1}$”为单位，如 min^{-1} 或 h^{-1}。零级速度常数以“浓度/时间”为单位。

速度常数用于描述不同的药物转运过程，常见的速度常数有以下几个。

K_a：一级吸收速度常数。

K：一级总消除速度常数。

K_0：零级滴注（或输注）的速度常数。

K_{12}：双室模型中，药物从中央室向外周室转运的一级速度常数。

K_{21}：双室模型中，药物从外周室向中央室转运的一级速度常数。

K_{10}：双室模型中，药物从中央室消除的一级消除速度常数。

K_e：肾排泄（尿药排泄）速度常数。

K_b：生物转化速度常数。

此外，α、β 分别表示分布相和消除相的混杂参数，亦是表示速度过程的重要参数。

药物在体内的消除途径包括肾排泄、胆汁排泄、肺排泄、生物转化及一切其他可能的途径。药物在体内的总消除速度常数 K 具有加和性，K 为各个消除速度常数之和：

$$K = K_e + K_b + K_{bi} + K_{lu} + \cdots \tag{21-6}$$

式中，K_e、K_b 意义如上所述，K_{bi} 为胆汁排泄速度常数；K_{lu} 为肺消除速度常数。

（二）生物半衰期

生物半衰期（biological half life）指体内药量或血药浓度消除一半所需要的时间，又称消除半衰期，以 $t_{1/2}$ 表示。生物半衰期是衡量药物从体内消除快慢的指标。为了与放射性同位素的半衰期区别，故称为生物半衰期，简称半衰期。

一般来说，代谢快、排泄快的药物，$t_{1/2}$ 短；代谢慢、排泄慢的药物，$t_{1/2}$ 长。对具有一级速度过程特征的药物而言，$t_{1/2}$ 是药物的特征参数，不因药物剂型或给药方法（剂量、途径）的变化而改变。而同一药物用于不同患者时，由于生理、病理情况不同，$t_{1/2}$ 可能发生变化，因此对于安全范围小的药物应根据患者病理生理情况制订个体化给药方案。在联合用药的情况下，药物的相互作用可能使 $t_{1/2}$ 改变，为保证临床用药的安全有效，此时也应调整给药方案。

（三）表观分布容积

表观分布容积（apparent volume of distribution）是体内药量与血药浓度之间的比例常数，用“V”表示。表观分布容积可以定义为体内药物按血浆药物浓度分布时，所需要体液的体积。即：

$$V = \frac{X}{C} \tag{21-7}$$

式中，X 为体内药量；C 为血药浓度；V 为表观分布容积。表观分布容积的单位通常以“L”或“L/kg”表示。

表观分布容积 V 是药物的特征参数，是一个确定值，不因个体差异的变化而变化。通常不具备生理意义，不涉及真实容积，其数值的大小反映该药物的分布特性。一般水溶性或极性大的药物，不易进入细胞或脂肪组织中，血药浓度高，表观分布容积较小；亲脂性或极性较大的药物在血液中浓度较低，表观分布容积较大，往往超过体液总体积。因此，表观分布容积只能粗略反映药物在体内的分布情况。

（四）清除率

清除率（clearanc，Cl）指单位时间内机体能完全清除相当于多少体积血液中的药物，即单位时间内从体内消除的药物的表观分布容积，常用“Cl”表示。清除率的计算公式如下：

$$Cl = \frac{-\mathrm{d}X/\mathrm{d}t}{C} = \frac{KX}{C} = KV \tag{21-8}$$

式中，$-\mathrm{d}X/\mathrm{d}t$ 为机体或消除器官中单位时间内消除的药物量，除以血药浓度 C 后，换算为体积数，单位用“体积/时间”表示。清除率为药物从血液或血浆中清除的速度或效率。

整个机体的清除率称为体内总清除率。清除率具有加和性，体内总清除率等于药物经各个途径的清除率总和。多数药物主要以肝的生物转化和肾排泄两种途径从体内消除，因此药物在体内的总清除率等于肝清除率（Cl_h）与肾清除率（Cl_r）之和。在临床药物动力学中，总清除率是制订或调整肝肾功能不全患者给药方案的主要依据。

（五）血药浓度-时间曲线下面积

药物进入体内后，血药浓度随时间发生变化，以时间为横坐标、血药浓度为纵坐标绘制的曲线称为血药浓度-时间曲线，简称药-时曲线。血药浓度-时间曲线下面积（area under curve，AUC）指血药浓度-时间曲线和横轴围成的面积，表示一段时间内药物在血浆中的相对累积量。血药浓度-时间曲线下面积是评价制剂生物利用度和生物等效性的重要参数。

以时间为横坐标，血药浓度的对数为纵坐标绘制的曲线称为半对数血药浓度-时间曲线。该曲线在实际应用中非常重要，主要用于药物隔室模型的分析及药物动力学参数的估算。

三、单室模型单剂量给药

单室模型中，药物无论以何种途径给药，均能迅速向全身各组织器官分布并达到动态平衡，单室模型单剂量给药是隔室模型中最基本、最简单的一种。

（一）静脉注射给药

1. 静脉注射给药的血药数据

（1）模型的建立：单室模型静脉注射给药后，能迅速随血液分布至机体各组织器官中，药物

—•笔记栏•—

在体内只有消除过程。此时,药物在体内的消除为一级速度过程,如图 21-7 所示。

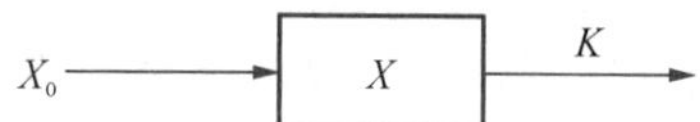

图 21-7　单室模型静脉注射给药示意图

X_0 为给药剂量;X 为体内药量;K 为一级消除速度常数

(2) 血药浓度与时间的关系:单室模型静脉注射给药后,药物的消除速度与体内该时刻的药量成正比,用微分方程表示为

$$\frac{\mathrm{d}X}{\mathrm{d}t} = -KX \tag{21-9}$$

式中,$\mathrm{d}X/\mathrm{d}t$ 为体内药物的消除速度,K 为一级消除速度常数,X 为体内药量;负号表示体内药量 X 随时间延长不断减少。

在初始条件 $t=0$、$X=X_0$ 时,微分方程式(21-9)经拉氏变换,得

$$X = X_0 \mathrm{e}^{-Kt} \tag{21-10}$$

式中,X_0 为给药剂量。

实际工作中,体内药量 X 往往不能直接测定,但可测得血药浓度 C,上式两端除以表观分布容积 V,得

$$C = C_0 \mathrm{e}^{-Kt} \tag{21-11}$$

式中,C_0 为 $t=0$ 时的血药浓度,即初始血药浓度。

将式(21-11)两边取对数,得

$$\lg C = -\frac{K}{2.303}t + \lg C_0 \tag{21-12}$$

式(21-11)和式(21-12)为单室模型静脉注射给药后血药浓度经时过程的基本公式。

单室模型静脉注射给药后,血药浓度-时间曲线如图 21-8 所示。

(3) 基本参数的求算:由式(21-11)可知,单室模型静脉注射给药后,药物浓度在体内的变化规律完全取决于消除速度常数 K 和初始血药浓度 C_0。因此,求算参数时,应首先求出 K 和 C_0。

静脉注射给药后,测得不同时间 t_i 的血药浓度 $C_i(i=1,2,3,4,\cdots,n)$,根据式(21-12),以 $\lg C$ 对 t 作图(图 21-9),可得一条直线。根据直线斜率($-K/2.303$)和截距($\lg C_0$)求出 K 和 C_0。由于作图法误差较大,实际工作中多采用线性回归法。

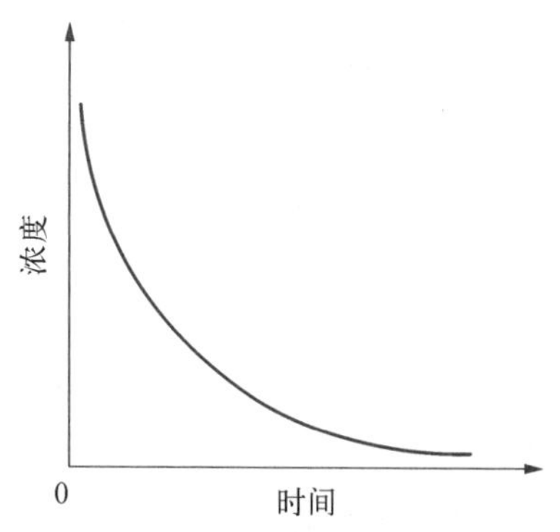

图 21-8　单室模型静脉注射给药血药浓度-时间曲线示意图

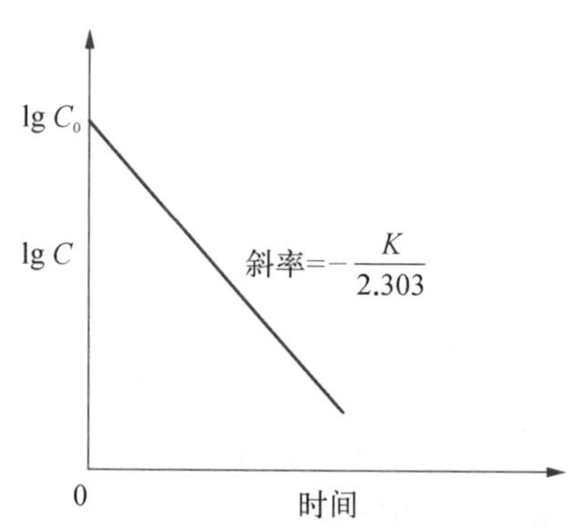

图 21-9　单室模型静脉注射给药血药浓度-时间半对数示意图

（4）其他参数的求算

1）半衰期（$t_{1/2}$）：当 $t=t_{1/2}$ 时，$C=C_0/2$，代入式（21－11），可求得

$$t_{1/2}=\frac{0.693}{K} \tag{21-13}$$

从上式可看出，按一级速度过程消除的药物半衰期与消除速度常数成反比，且与给药剂量和给药途径无关。

药物从体内消除若干百分数所需时间（亦可描述为所需半衰期的个数）可按照以下方法计算：

$$t=\frac{\ln C_0-\ln C}{K}=\frac{\ln C_0-\ln C}{\ln 2/t_{1/2}}=\frac{\ln(C_0/C)}{\ln 2}t_{1/2} \tag{21-14}$$

由此可知，药物在体内驻留时间的长短主要取决于其半衰期的长短。由式（21－14）可求得，体内药物浓度消除90%所需的时间为3.32个半衰期；体内药物浓度消除99%所需的时间为6.64个半衰期。

2）表观分布容积（V）：表观分布容积计算公式（21－7）同样适应于静脉注射给药后的初始状态，即：

$$V=\frac{X_0}{C_0} \tag{21-15}$$

3）血药浓度-时间曲线下面积（AUC）：由式（21－11）积分，得

$$AUC=\int_0^\infty C\mathrm{d}t=\int_0^\infty C_0\mathrm{e}^{-Kt}\mathrm{d}t=C_0\int_0^\infty \mathrm{e}^{-Kt}\mathrm{d}t$$

$$AUC=\frac{C_0}{K} \tag{21-16}$$

将式（21－15）代入上式，得

$$AUC=\frac{X_0}{KV} \tag{21-17}$$

4）清除率（Cl）：体内总清除率等于药物的消除速度与血药浓度的比值，即：

$$Cl=\frac{-\mathrm{d}X/\mathrm{d}t}{C} \tag{21-18}$$

将式（21－9）代入上式，得

$$Cl=\frac{KX}{C} \tag{21-19}$$

将式（21－7）代入上式，得

$$Cl=KV \tag{21-20}$$

由上式可知，药物体内总清除率等于消除速度常数与表观分布容积的乘积。根据式（21－17），得 $KV=X_0/AUC$，代入式（21－20），得

$$Cl=\frac{X_0}{AUC} \tag{21-21}$$

因此，利用式（21－20）或式（21－21），均可求出药物清除率 Cl。

例：某患者体重为60 kg，静脉注射某药250 mg，测得不同时间血药浓度数据如表21－3所示，试求该药的 K、$t_{1/2}$、V、Cl 及 AUC。

—•笔记栏•—

表 21-3　不同时间血药浓度数值表

t(h)	0.5	1.0	2.0	4.0	8.0	12.0	24.0
C(μg/mL)	9.2	8.5	7.1	5.5	3.1	1.9	0.38

解：将表 21-3 中的血药浓度 C 取对数得 $\lg C$，以 $\lg C$ 对 t 作图，可得一条直线，说明该药的体内过程符合单室模型。以 $\lg C$ 对 t 作线性回归，得：$\lg C = -0.0585t + 0.9783$，$r = 0.9997$

可知：斜率 $= -0.0585$，截距 $= 0.9783$

（1）由于斜率 $= -K/2.303$，因此 $K = -2.303 \times (-0.0585) = 0.1347(\text{h}^{-1})$

（2）由于截距 $= \lg C_0$，因此 $C_0 = \lg^{-1}0.9783 = 10^{0.9783} = 9.5126$（μg/mL）

（3）$t_{1/2} = \dfrac{0.693}{K} = \dfrac{0.693}{0.1347} = 5.145(\text{h})$

（4）$V = \dfrac{X_0}{C_0} = \dfrac{250 \times 1000}{9.5126} = 26280.93(\text{mL}) \approx 26.281(\text{L})$ 或 $V = \dfrac{26.281}{60} = 0.438(\text{L/kg})$

（5）$Cl = KV = 0.1347 \times 26.281 = 3.54(\text{L/h})$

（6）$AUC = \dfrac{C_0}{K} = \dfrac{9.5126}{0.1347} = 70.621$（μg/mL）

2. 静脉注射给药的尿药数据　利用血药浓度数据求算药物动力学参数是一种较理想的方法，但某些情况下，血药浓度测定困难，如：① 药物本身缺乏精密度较高的含量测定方法；② 某些毒性药物用量太小或表观分布容积太大，造成血药浓度过低，难以准确测定；③ 血液中某些物质对血药浓度的测定干扰严重；④ 患者缺乏多次采血的条件等。此时，可采用尿药数据求算药物动力学参数。

采用尿药数据求算药物动力学参数必须符合两个条件，一是有较多的药物从尿中排泄，二是药物经肾排泄符合一级速度过程，即尿中原型药物出现的速度与体内药量成正比。尿药排泄数据处理方法包括速度法（rate method）和亏量法（sigma-minus method）。

（1）速度法：根据上述条件，若静脉注射某一单室模型药物，则药物经肾排泄的速度过程可表示为

$$\frac{dX_u}{dt} = K_e X \qquad (21-22)$$

式中，dX_u/dt 为原型药物的肾排泄速度，X_u 为 t 时尿中原型药物累积量；X 为 t 时体内药量；K_e 为肾排泄速度常数。

将式（21-10）代入上式，得

$$\frac{dX_u}{dt} = K_e X_0 e^{-Kt} \qquad (21-23)$$

上式两端取对数，得

$$\lg\frac{dX_u}{dt} = -\frac{K}{2.303}t + \lg K_e X_0 \qquad (21-24)$$

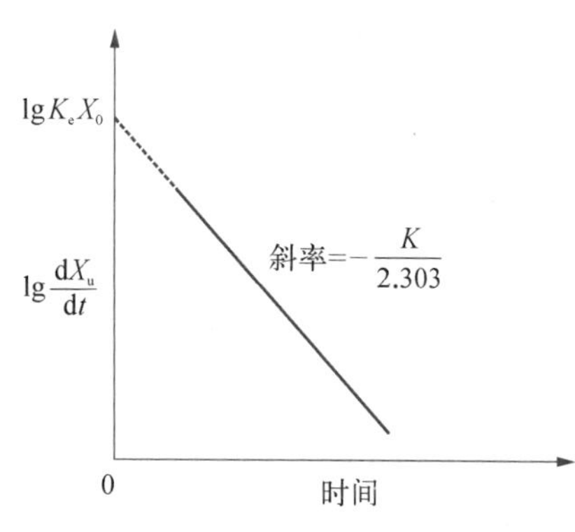

图 21-10　单室模型药物静脉注射给药尿药排泄速度-时间半对数示意图

由上式可知，以 $\lg(dX_u/dt)$ 对 t 作图，可得一条直线，如图 21-10 所示。该直线的斜率与血药浓度法（$\lg C$ 对 t 作图）所得斜率相同（图 21-9）。通过直线斜率可求出药物的消除速度常数 K。

直线在纵轴的截距等于 $\lg K_e X_0$，若设该截距为 $\lg I_0$，得

$$I_0 = K_e X_0 \tag{21-25}$$

$$K_e = \frac{I_0}{X_0} \tag{21-26}$$

因此，通过该直线截距即可求得尿排泄速度常数 K_e 。

采用尿药排泄速度法需要注意几个问题：

1）以 $\lg(dX_u/dt)$ 对 t 作图时，实验数据测定的误差容易引起数据偏离直线散乱波动，即速度法对实验测定误差敏感。

2）在实际工作中，通常只能在某段时间间隔内集尿，测定该段时间内排出的尿药量 ΔX_u，除以该段时间 Δt，得到一个平均尿药速度 $\Delta X_u/\Delta t$，该平均尿药速度可近似看作该集尿期中点时间 t_e 的瞬时尿药速度，以代替 t 时刻的瞬时尿药排泄速度 dX_u/dt 。因此可按实验数据以 $\lg(\Delta X_u/\Delta t)$ 对 t_e 作图，代替理论上的 $\lg(dX_u/dt)$ 对 t 作图。

3）采用上述近似方法时，集尿间隔时间 Δt 对药物动力学参数的准确性影响较大，当 Δt 为 1 个 $t_{1/2}$、2 个 $t_{1/2}$、3 个 $t_{1/2}$ 时，误差分别为 2%、8%、19%，故集尿间隔时间应小于 1 个 $t_{1/2}$，且以 Δt 显著小于 $t_{1/2}$ 最好。

（2）亏量法：尿药排泄速度法中，有时因数据波动散乱而难以测算药物动力学参数，为克服这一缺点可采用亏量法。亏量法又称总和减量法，指用尿药排泄总量减去各时间的累积排泄量，最后得到待排泄尿药量，或称作亏量。

对式(21－23)作不定积分，代入初始条件 $t = 0$, $X_u = 0$，得

$$X_u = \frac{K_e K_0}{K}(1 - e^{-Kt}) \tag{21-27}$$

上式中，令 $t \to \infty$ ，得

$$X_u^{\infty} = \frac{K_e K_0}{K} \tag{21-28}$$

将式(21－28)减式(21－26)得

$$X_u^{\infty} - X_u = X_u^{\infty} \cdot e^{-Kt} \tag{21-29}$$

上式两边取对数，得

$$\lg(X_u^{\infty} - X_u) = -\frac{K}{2.303}t + \lg X_u^{\infty} \tag{21-30}$$

式中，$X_u^{\infty} - X_u$ 为各时间待排泄的尿药量，即亏量。以 $\lg(X_u^{\infty} - X_u)$ 对 t 作图可得一条直线，该直线的斜率为$-K/2.303$，可求得 K 值；根据直线的截距为 $\lg(K_e X_0/K)$、静脉注射给药剂量 X_0 及 K，则可求出 K_e 值。

亏量法与速度法相比，有以下两个特点。

1）亏量法作图时，对药物消除速度的波动和试验数据测定的误差因素不敏感，求得的总消除速度常数 K 值较准确。

2）亏量法测定 X_u^{∞} 需要达药物排泄总量 99%以上，要求收集尿样的时间足够长，一般要求集尿 7 个半衰期，且集尿期间，不得丢失任何一份尿样数据。对于 $t_{1/2}$ 长的药物，实际工作中采用该法比较困难。而速度法集尿时间只需要 3~4 个 $t_{1/2}$，并且在速度图上确定一个点只需要连续收集两份尿样，不需要收集全过程的尿样，操作较为简便。

（二）静脉滴注给药

1. 模型的建立　　静脉滴注是药物以恒定的速度（零级速度 K_0）向静脉血管内持续给药，并以一级速度过程消除，又称静脉输注。单室模型静脉滴注给药模型如图 21－11 所示。

—•笔记栏•—

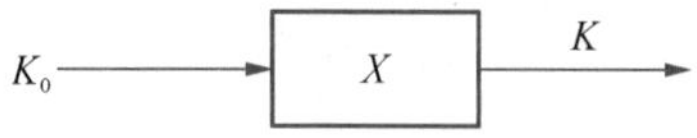

图 21-11 单室模型静脉滴注给药模型示意图

K_0 为滴注速度;X 为 t 时体内药量;K 为消除速度常数

2. 血药浓度与时间的关系 恒速静脉滴注期间同时存在药量增加和药物消除的过程,体内药量的变化速度可用微分方程表示为

$$\frac{\mathrm{d}X}{\mathrm{d}t} = K_0 - KX \tag{21-31}$$

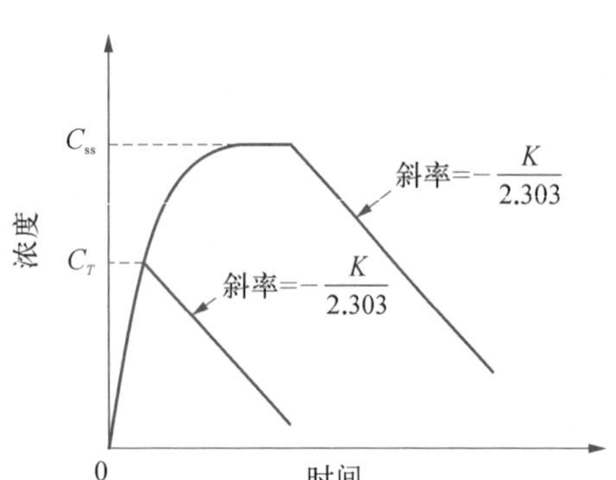

图 21-12 单室模型静脉滴注和滴注停止后血药浓度-时间曲线示意图

C_{ss} 为坪浓度;C_T 为停止滴注时的血药浓度

当 $t=0$, $X_0=0$ 时,经拉氏变换可得

$$X = \frac{K_0}{K}(1-e^{-Kt}) \tag{21-32}$$

式(21-32)为单室模型静脉滴注给药,体内药量 X 与时间 t 的函数关系式。

式(21-32)两端除以 V,得

$$C = \frac{K_0}{KV}(1-e^{-Kt}) \tag{21-33}$$

式(21-33)为单室模型静脉滴注给药,体内血药浓度 C 与时间 t 的函数关系式。单室模型静脉滴注和滴注停止后血药浓度-时间曲线如图 21-12 所示。

3. 稳态血药浓度(steady state concentration) 指静脉滴注初期,血药浓度上升,继而随着时间延长逐渐减慢,然后趋近于一个恒定水平的血药浓度,也称坪浓度(plateau concentration),用 C_{ss} 表示。

根据式(21-33),当 $t\to\infty$,$e^{-Kt}\to 0$, $1-e^{-Kt}\to 1$ 时,则 $C\to C_{ss}$,即:

$$C_{ss} = \frac{K_0}{KV} \tag{21-34}$$

上式为单室模型静脉滴注给药稳态血药浓度公式。由此看出,稳态血药浓度 C_{ss} 与药物静脉滴注速度 K_0 成正比。因此,临床上可以通过控制滴注速度来获得理想的稳态血药浓度。且达到稳态血药浓度时,体内药物的消除速度 K 等于药物的静脉滴注速度 K_0。

单室模型静脉滴注给药时,达到坪浓度之前的 C 值与坪浓度 C_{ss} 比值的百分数,即达坪分数 f_{ss}。

$$f_{ss} = \frac{C}{C_{ss}} = \frac{\frac{K_0}{KV}(1-e^{-Kt})}{\frac{K_0}{KV}} = 1-e^{-Kt} \tag{21-35}$$

由上式可知,K 值越大,达到坪浓度越快,又因 K 与 $t_{1/2}$ 成反比,则药物的 $t_{1/2}$ 越短,达到坪浓度越快。

当 t 以 n 个 $t_{1/2}$ 表示时,因 $t_{1/2}=\frac{0.693}{K}$,则:

$$f_{ss} = 1-e^{-0.693n} \tag{21-36}$$

上式整理，两边取对数，可得

$$n = -3.32\lg(1 - f_{ss}) \tag{21-37}$$

由式(21-37)可知，无论药物的 $t_{1/2}$ 长短如何，达到某一达坪分数所需要的半衰期的个数都是一样的。计算可得，达到 C_{ss} 的90%需要3.32个 $t_{1/2}$，达到 C_{ss} 的99%需要6.64个 $t_{1/2}$。任何药物达到 C_{ss} 某一百分数所需要的 $t_{1/2}$ 个数见表21-4。

表21-4　静脉滴注所需半衰期个数与达坪分数的关系

半衰期个数(n)	1	2	3	3.32	4	5	6	6.64	7	8
达坪分数(f_{ss})	50	75	87.5	90	93.75	96.88	98.44	99	99.22	99.61

4. 药物动力学参数的计算　静脉滴注停止后，体内药量的变化只存在消除过程。若滴注持续时间为 T，滴注停止后的时间为 t'。则停滴后体内血药浓度随时间变化用指数函数式表示为 $C = C_T e^{-Kt}$。C_T 为停止滴注时的血药浓度，C_T 值因停止滴注的时间不同而不同。

(1) 稳态后停滴：达到稳态血药浓度时停止滴注，$C_T = C_{ss}$，血药浓度可用下式表示

$$C = \frac{K_0}{KV} e^{-Kt'} \tag{21-38}$$

上式两边取对数得

$$\lg C = -\frac{K}{2.303} t' + \lg \frac{K_0}{KV} \tag{21-39}$$

式中，t'为滴注停止后的时间。

根据式(21-39)计算药物动力学参数 K 和 V。在停滴后的不同时间测定血药浓度，以 $\lg C$ 对 t'作图，得一条直线，其斜率为$-K/2.303$，可求得 K 值。由直线截距 $\lg(K_0/KV)$，可求出 V 值(图21-12)。

(2) 稳态前停滴：在未到达稳态血药浓度时停止滴注，停滴后的血药浓度可表示为

$$C = \frac{K_0}{KV}(1 - e^{-Kt}) e^{-Kt'} \tag{21-40}$$

上式两边取对数得

$$\lg C = -\frac{K}{2.303} t' + \lg \frac{K_0}{KV}(1 - e^{-Kt}) \tag{21-41}$$

根据式(21-41)，停滴后测定血药浓度。以 $\lg C$ 对 t' 作图，得到一条直线，由直线斜率可求出 K 值，由截距可求出 V 值。

5. 负荷剂量　从静脉滴注开始至达到稳态血药浓度，需要近7个半衰期的时间。因此，可先静脉注射1个负荷剂量(loading dose)，使血药浓度达到或接近稳态水平，继而以静脉滴注来维持该水平。

负荷剂量 X_0^* 又称为首剂量，可表示为

$$X_0^* = C_{ss} V \tag{21-42}$$

继而进行恒速静脉滴注，此时体内药物的经时变化过程应以静脉注射和静脉滴注过程之和表示，即式(21-10)与式(21-32)之和表示。

$$X = X_0^* e^{-Kt} + \frac{K_0}{K}(1 - e^{-Kt}) = \frac{K_0}{K} \tag{21-43}$$

—•笔记栏•—

或

$$C=\frac{X_0^*}{V}e^{-Kt}+\frac{K_0}{KV}(1-e^{-Kt})=\frac{K_0}{KV} \tag{21-44}$$

由此可见,在上述静脉滴注开始的同时静脉注射 1 个负荷剂量,能使体内药量 X 恒定不变即 $X=X_0^*=C_{ss}V$,体内血药浓度始终恒定在稳态血药浓度。

例:某患者体重 60 kg,某单室模型药物半衰期为 7 h,表观分布容积为 0.55 L/kg,以 50 mg/h 的速度静脉滴注该药物,稳态血药浓度和滴注 12 h 的血药浓度各是多少?

解:已知 $K_0=50$ mg/h,$V=0.55\times60=33$ L,$t_{1/2}=7$ h,可得

$$K=0.693/t_{1/2}=0.693/7=0.099$$

(1)稳态血药浓度为

$$C_{ss}=\frac{K_0}{KV}=\frac{50}{0.099\times33}=15.305(\mu g/mL)$$

(2)静滴 12 h(不足 2 个 $t_{1/2}$)停止滴注,未达到稳态,采用稳态前停滴计算公式,得

$$C=\frac{K_0}{KV}(1-e^{-Kt})=C_{ss}(1-e^{-Kt})=15.305\times(1-e^{-0.099\times12})=10.64(\mu g/mL)$$

(三)血管外给药

1. 模型的建立　血管外给药途径包括口服、肌内注射或皮下注射等。血管外给药后,药物逐渐被吸收,随后进入血液循环,建立模型如图 21-13 所示。

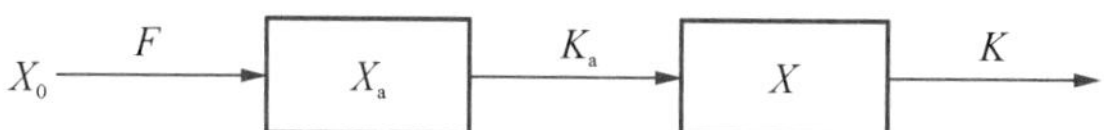

图 21-13　单室模型血管外给药模型示意图

X_0 为给药剂量;X_a 为 t 时间吸收部位的药量;X 为体内药量;F 为吸收率;K_a 为一级吸收速度常数;K 为一级消除速度常数

2. 血药浓度与时间的关系　大多数药物的吸收及体内的消除按一级速度过程进行,可用微分方程分别表示为

$$\frac{dX_a}{dt}=-K_aX_a \tag{21-45}$$

$$\frac{dX}{dt}=K_aX_a-KX \tag{21-46}$$

$t=0$ 时,$X_a=X_0$,$X=0$,经拉氏变换得

$$X=\frac{K_aX_0}{K_a-K}(e^{-Kt}-e^{-K_at}) \tag{21-47}$$

由于血管外给药不一定完全吸收,故给药剂量 X_0 应乘以吸收率 F,F 也称生物利用度。则上式变为

$$X=\frac{K_aFX_0}{K_a-K}(e^{-Kt}-e^{-K_at}) \tag{21-48}$$

两边除以表观分布容积 V,得

—•笔记栏•—

$$C=\frac{K_aFX_0}{(K_a-K)V}(e^{-Kt}-e^{-K_at}) \quad (21-49)$$

上式为单室模型血管外给药，体内血药浓度 C 与时间 t 的关系式。其血药浓度-时间曲线如图 21－14 所示。

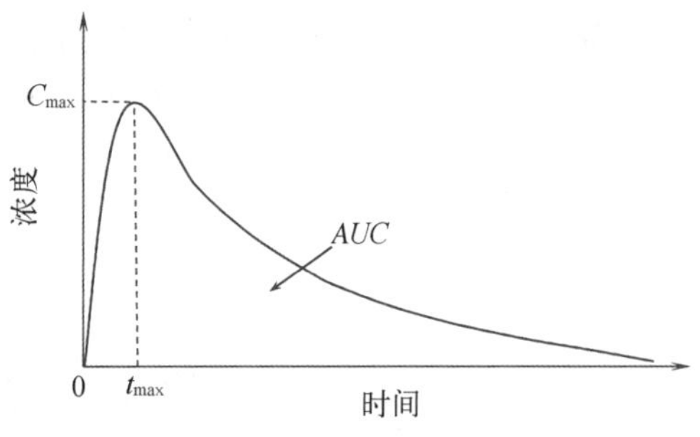

图 21－14　单室模型血管外给药血药浓度-时间曲线示意图

血管外（口服）给药血药浓度求算举例

3. 药物动力学参数的计算

（1）达峰时间和血药浓度峰值：如图 21－14 所示，单室模型血管外给药，血药浓度-时间曲线有两个重要参数，即达峰时间 t_{max} 和血药浓度峰值（峰浓度）C_{max}。

式（21－49）对时间微分，得

$$\frac{dC}{dt}=\frac{K_aFX_0}{V(K_a-K)}(Ke^{-K_at}-Ke^{-Kt}) \quad (21-50)$$

在 t_{max} 时，血药浓度达到峰值 C_{max}，$\frac{dC}{dt}=0$，可得

$$K_ae^{-K_at_{max}}-Ke^{-Kt_{max}}=0 \quad (21-51)$$

简化，得

$$\frac{K_a}{K}=\frac{e^{-Kt_{max}}}{e^{-K_at_{max}}} \quad (21-52)$$

上式两边取对数，求出达峰时间 t_{max}，得

$$t_{max}=\frac{2.303}{K_a-K}\lg\frac{K_a}{K} \quad (21-53)$$

将达峰时间 t_{max} 替代式（21－49）中的 t，可求出峰浓度 C_{max}，但较烦琐。将式（21－52）整理为

$$e^{-K_at_{max}}=\frac{K}{K_a}e^{-Kt_{max}} \quad (21-54)$$

将 t_{max} 代入式（21－49），再将上式代入，得

$$C_{max}=\frac{K_aFX_0}{V(K_a-K)}\left(\frac{K_a-K}{K_a}\right)e^{-Kt_{max}} \quad (21-55)$$

$$C_{max}=\frac{FX_0}{V}e^{-Kt_{max}} \quad (21-56)$$

由式（21－53）及式（21－55）可知，药物的达峰时间 t_{max} 由 K、K_a 决定，与剂量 X_0 大小无关；而峰浓度 C_{max} 则与 X_0 成正比。

（2）血药浓度-时间曲线下面积：可由式（21－49）时间从 $0\to\infty$ 内作定积分，得

$$AUC=\int_0^\infty C\,dt=\int_0^\infty\frac{K_aFX_0}{V(K_a-K)}(e^{-Kt}-e^{-K_at})\,dt \quad (21-57)$$

求得

$$AUC=\frac{FX_0}{KV} \quad (21-58)$$

—•笔记栏•—

AUC 也可根据 $0\to t$ 内的实测数据点 $(t_i, C_i)(i=0,1,2,\cdots,n)$ 用梯形法求得 $AUC_{0\sim t_n}$，再加上实测最后一点 (t_n, C_n) 以后的面积 $AUC_{t_n\sim\infty}$，即：

$$AUC_{0\sim\infty} = AUC_{0\sim t_n} + AUC_{t_n\sim\infty}$$

梯形法求 $0\to t$ 内的 AUC：

$$AUC_{0\sim t_n} = \sum_{i=1}^{n} \frac{(C_{i-1}+C_i)}{2}(t_i - t_{i-1}) \quad (21-59)$$

剩余面积：

$$AUC_{t_n\sim\infty} = \frac{C_n}{K} \quad (21-60)$$

则：

$$AUC_{0\sim\infty} = \sum_{i=1}^{n} \frac{(C_{i-1}+C_i)}{2}(t_i - t_{i-1}) + \frac{C_n}{K} \quad (21-61)$$

（3）残数法求 K 和 K_a：残数法是药物动力学研究中将一条多项指数曲线分解成各个指数函数的一种常用方法。凡是血药浓度-时间曲线由多项指数式表示时，均可用残数法求出各指数项的参数。残数法在单室模型和双室模型中应用普遍。

设

$$A = \frac{K_a F X_0}{V(K_a - K)} \quad (21-62)$$

代入式(21－49)，得

$$C = Ae^{-Kt} - Ae^{-K_a t} \quad (21-63)$$

若 $K_a \geqslant K$，t 充分大时，$e^{-K_a t}$ 趋于零，上式简化为

$$C = Ae^{-Kt} \quad (21-64)$$

上式两边取对数，得

$$\lg C = -\frac{K}{2.303}t + \lg A \quad (21-65)$$

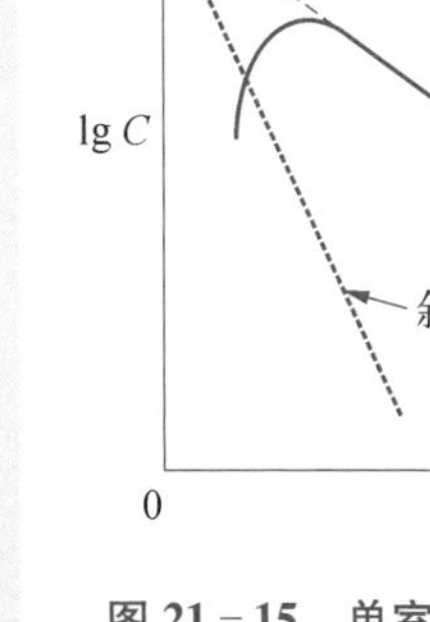

图 21－15 单室模型口服后血药浓度、残数浓度-时间半对数曲线示意图

以 $\lg C$ 对 t 作图得二项指数曲线（图 21－15），其尾端为一条直线，直线的斜率为 $-K/2.303$，可求出消除速度常数 K 值。直线的截距为 $\lg A$。随后可应用残数法求出吸收速度常数 K_a。

将式(21－63)移项，得

$$Ae^{-Kt} - C = Ae^{-K_a t} \quad (21-66)$$

设 $Ae^{-Kt} - C = C_r$，则上式可写为

$$C_r = Ae^{-K_a t} \quad (21-67)$$

两端取对数，得

$$\lg C_r = -\frac{K_a}{2.303}t + \lg A \quad (21-68)$$

式中，C_r 为残数浓度，以 $\lg C_r$ 对 t 作图，得到第二条直线，称为残数线。该直线的斜率为 $-K_a/2.303$，截距为 $\lg A$。

残数法求算药物动力学参数举例

由此可知,残数值 C_r 为图 21－15 中曲线中根据消除相后段直线外推至吸收相中的血药浓度值 Ae^{-Kt} 与 t 时刻血药浓度的实测值 C 的差值,残数法的名称也由此而来。

四、多室模型单剂量给药

符合单室模型的药物进入体循环后,在较短时间内完成体内分布动态平衡。而实际上,由于体内各组织器官的血流灌注速度不同,使得药物在体液及各组织器官中达到分布平衡所需的时间也不同。因此,对于由血浆向体内各部位分布速度差异比较显著的药物,需要用多室模型来描述其体内过程。理论上,建立的隔室数越多,越符合药物在体内的实际分布情况。但是隔室数越多,数学处理越复杂,参数的药理学意义越不明确,多数药物动力学参数用单室或双室模型就可以较好地描述。因此,为了简化数学处理,隔室模型理论把机体中药物分布速度相差不大的组织、器官及体液合并成一个隔室,使机体内的隔室数减少到最低限度。

应用多室模型进行药物动力学分析,一般假设药物在隔室间的分布与消除过程都是一级速度过程,多室模型的血药浓度-时间曲线方程可以用几个指数项之和来描述,每个指数项代表一个一级速度过程。这里主要介绍各给药途径的二室模型。

(一) 二室模型静脉注射给药

1. 模型的建立　　二室模型静脉注射给药后,药物首先进入中央室,并在中央室很快达到分布平衡,然后在中央室与周边室之间进行可逆转运。由于药物的消除主要发生在肝、肾等血流丰富的器官,故一般二室模型假定药物按一级速度过程从中央室消除,在中央室与周边室之间按一级速度过程可逆转运,建立动力学模型如图 21－16 所示。

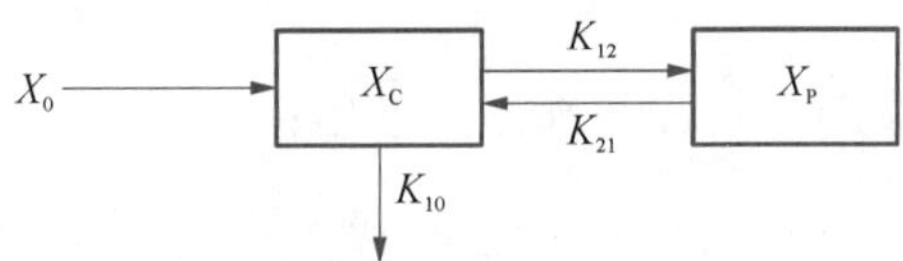

图 21－16　二室模型静脉注射给药动力学模型示意图

X_0 为给药剂量;X_C 为中央室的药量;X_P 为周边室的药量;K_{12} 为药物从中央室向周边室转运的一级速度常数;K_{21} 为药物从周边室向中央室转运的一级速度常数;K_{10} 为药物从中央室消除的一级速度常数

2. 血药浓度与时间的关系　　按上述动力学模型确立各隔室内药量变化速度的微分方程,可推导出二室模型静脉注射给药后血药浓度与时间的关系:

$$C=\frac{X_0(\alpha-K_{21})}{V_C(\alpha-\beta)}e^{-\alpha t}+\frac{X_0(K_{21}-\beta)}{V_C(\alpha-\beta)}e^{-\beta t} \tag{21-69}$$

式中,C 为中央室的血药浓度;V_C 为中央室的表观分布容积;α 和 β 分别为分布相和消除相的混合一级速度常数或快速配制速度常数。α 和 β 又称混杂参数,分别代表两个指数项分布相和消除相的特征,由模型参数 K_{12}、K_{21}、K_{10} 构成。

α 和 β 与模型参数之间符合以下关系:

$$\alpha+\beta=K_{12}+K_{21}+K_{10} \tag{21-70}$$

$$\alpha\cdot\beta=K_{21}\cdot K_{10} \tag{21-71}$$

3. 基本参数的求算　　式(21－69)中,令

$$A=\frac{X_0(\alpha-K_{21})}{V_C(\alpha-\beta)},\ B=\frac{X_0(K_{21}-\beta)}{V_C(\alpha-\beta)} \tag{21-72}$$

则式(21－69)可表示为

—·笔记栏·—

$$C = Ae^{-\alpha t} + Be^{-\beta t} \tag{21-73}$$

（1）β 和 B 值：一般来说，分布相血药浓度的下降较消除相快得多，当 $\alpha \gg \beta$，t 充分大时，$Ae^{-\alpha t}$ 趋向于零，则式（21－73）可简化为

$$C' = Be^{-\beta t} \tag{21-74}$$

上式两边取对数，得

$$\lg C' = -\frac{\beta}{2.303}t + \lg B \tag{21-75}$$

以 $\lg C'$ 对 t（即消除相末端浓度的对数-时间）作图为一条直线，直线的斜率为 $-\beta/2.303$。从斜率可求出 β 值。直线的截距为 $\lg B$，取反对数即可求出 B。

（2）α 和 A 值：将分布相各对应时间 t 代入式（21－75）中，可求出各对应时间点的外推浓度 C'，以对应时间点的实测浓度 C 减去外推浓度值 C'，即以式（23－65）减去式（23－6）得残数浓度 C_r：

$$C_r = C - C' = Ae^{-\alpha t} \tag{21-76}$$

上式两边取对数，得

$$\lg C_r = -\frac{\alpha}{2.303}t + \lg A \tag{21-77}$$

以 $\lg C_r$ 对 t 作图，得到残数直线。根据残数直线斜率 $-\alpha/2.303$ 和截距 $\lg A$，可求出 α 和 A。

4. 其他参数的求算

（1）半衰期：分布相半衰期 $t_{1/2(\alpha)}$，可按下式求出：

$$t_{1/2(\alpha)} = \frac{0.693}{\alpha} \tag{21-78}$$

消除相半衰期 $t_{1/2(\beta)}$，可按式下式求出：

$$t_{1/2(\beta)} = \frac{0.693}{\beta} \tag{21-79}$$

（2）表观分布容积

$$V_C = \frac{X_0}{C_0} \tag{21-80}$$

式中，C_0 为中央室初始血药浓度。

（3）参数 K_{12}、K_{21} 和 K_{10}：当 $t = 0$ 时，$C = C_0$，根据式（21－73），得

$$C_0 = A + B \tag{21-81}$$

$t = 0$ 时，体内所有药物都在中央室，所以 $t = 0$ 的血药浓度 C_0 为

$$C_0 = \frac{X_0}{V_C} \tag{21-82}$$

则：

$$V_C = \frac{X_0}{A + B} \tag{21-83}$$

上式也可以写成 $\frac{X_0}{V_C} = A + B$，代入式（21－72）B 的表达式中，得

—•笔记栏•—

$$B=\frac{(A+B)(K_{21}-\beta)}{(\alpha-\beta)} \tag{21-84}$$

由上式可导出：

$$K_{21}=\frac{A\beta+B\alpha}{\alpha-\beta} \tag{21-85}$$

将求出的 K_{21} 值代入式(21-71)，可以求出 K_{10}，即：

$$K_{10}=\frac{\alpha\beta}{K_{21}} \tag{21-86}$$

将 K_{21}、K_{10} 值代入式(21-70)，可求出 K_{12}，即：

$$K_{12}=\alpha+\beta-K_{21}-K_{10} \tag{21-87}$$

（4）血药浓度-时间曲线下面积：由式(21-73)积分，得

$$AUC=\int_0^{\infty}C\mathrm{d}t=\int_0^{\infty}(A\mathrm{e}^{-\alpha t}+B\mathrm{e}^{-\beta t})\mathrm{d}t \tag{21-88}$$

$$AUC=\frac{A}{\alpha}+\frac{B}{\beta} \tag{21-89}$$

（5）清除率：体内总消除速度常数为 β，单位时间消除的药量为 βX，可得总清除率为

$$Cl=\frac{\beta X}{C}=\frac{\beta X}{\frac{X}{V_\beta}}=\beta V_\beta \tag{21-90}$$

式中，V_β 为总表观分布容积，V_β 等于中央室表观分布容积 V_C 与周边室表观分布容积 V_P 之和。

式(21-90)表明，单位时间内从整个机体清除的药量为 βV_β，对于二室模型，假设药物仅从中央室消除，则可用单室模型的计算方法，即：

$$Cl=\beta V_\beta=K_{10}V_C=\frac{X_0}{AUC} \tag{21-91}$$

（二）血管外给药

1. 模型的建立　　二室模型血管外给药动力学模型如图 21-17 所示。

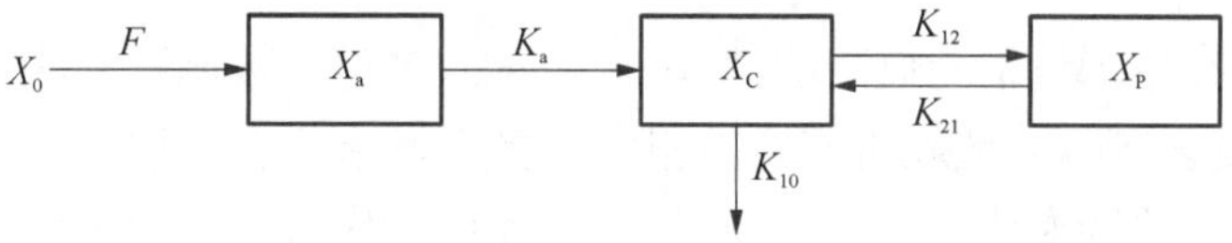

图 21-17　二室模型血管外给药动力学模型示意图

F 为吸收率；X_a 为吸收部位的药量；K_a 为一级吸收速度常数；其他常数意义如前所述

2. 血药浓度与时间的关系　　按上述动力学模型确立各隔室药量变化速度的微分方程，可推导出二室模型血管外给药后，血药浓度与时间的关系为

$$C=\frac{K_aFX_0(K_{21}-K_a)}{(\alpha-K_a)(\beta-K_a)}\cdot\mathrm{e}^{-K_at}+\frac{K_aFX_0(K_{21}-\alpha)}{(K_a-\alpha)(\beta-\alpha)}\cdot\mathrm{e}^{-\alpha t}+\frac{K_aFX_0(K_{21}-\beta)}{(K_a-\beta)(\alpha-\beta)}\cdot\mathrm{e}^{-\beta t} \tag{21-92}$$

对上式用残数法进行分析，即可求出有关参数。

—•笔记栏•—

五、单室模型多剂量给药

临床上,多数疾病的治疗需要多剂量(multiple dosing)给药才能达到和维持有效血药浓度。多剂量给药指药物按一定的剂量、一定的间隔时间,经多次给药后使血药浓度达到并保持在治疗窗内的给药方法。研究多剂量给药的动力学过程对合理用药及剂型设计都具有重要意义。

对于多剂量给药,如果给药间隔时间大于药物消除半衰期的7倍,在下一次给药前体内药物已完全消除,药物在体内的经时过程与单剂量给药相同。如果给药间隔时间较短,下一次给药前体内药物尚未完全消除,多次给药后体内药量逐渐蓄积,达到一定给药次数后,体内药量不再增加,达到稳态。这里讨论的为给药间隔时间较短的情况。

(一)静脉注射给药

对于符合单室模型且按一级速度过程处置的药物,连续多次静脉注射给药后,其血药浓度-时间曲线如图21-18所示。

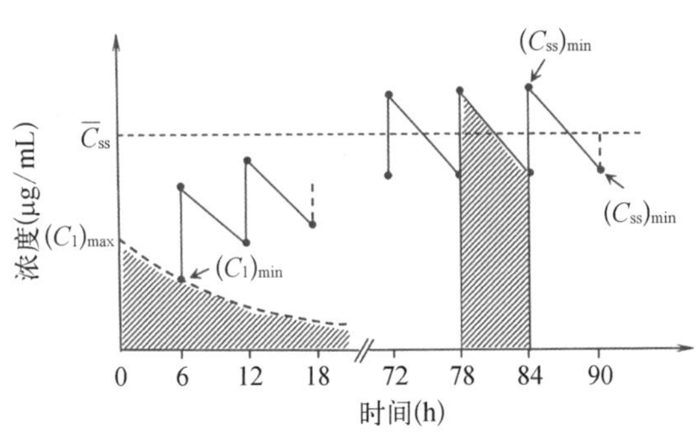

图21-18　单室模型 *n* 次静脉注射给药血药浓度-时间曲线

1. 血药浓度与时间的关系　一级速度过程中单剂量给药的血药浓度 C 与时间 t 的关系可用单项或多项指数函数表示。符合如下通式:

$$C=\sum_{i=1}^{m}A_i e^{K_i t} \qquad (21-93)$$

式中,A_i 为各指数项的系数;K_i 为各速度常数;m 在静脉注射时等于隔室数,具有吸收过程的给药方式 m=于隔室数+1。

若以一定的时间间隔 τ,一定的剂量和固定的给药方式给药,n 次给药后,$t(0\leqslant t\leqslant\tau)$ 时的血药浓度经时过程的通式则为

$$C=\sum_{i=1}^{m}A_i\frac{1-e^{nK_i\tau}}{1-e^{-K_i\tau}}e^{-K_i t} \qquad (21-94)$$

令

$$r=\frac{1-e^{nK_i\tau}}{1-e^{-K_i\tau}} \qquad (21-95)$$

式中,r 为多剂量函数。

由此可见,只要在单剂量给药血药浓度-时间关系的多项指数函数式中,每一项含 t 的指数项都乘以各自相应的多剂量函数就可转换为相应的多剂量给药血药浓度公式。因此,多剂量静脉注射给药时,第 n 次给药血药浓度 C_n 与时间 t 的函数关系,等于单室模型单剂量静脉注射给药时,血药浓度 C 与时间 t 的函数式与多剂量函数 r 的乘积,即:

$$C_n=C_0\cdot\frac{1-e^{-nK\tau}}{1-e^{-K\tau}}\cdot e^{-Kt}=\frac{X_0}{V}\cdot\frac{1-e^{-nK\tau}}{1-e^{-K\tau}}\cdot e^{-Kt} \qquad (21-96)$$

例:给一体重70 kg的男性患者静脉注射某一符合单室模型特征的药物,每8 h静脉注射5 mg,已知该药物的消除半衰期为2 h,表观分布容积为0.2 L/kg,试求注射3次后第2 h的血药浓度。

解:已知 $t_{1/2}=2\text{ h}, V=0.2\times70=1.4\text{ L}, \tau=8\text{ h}, X_0=5\text{ mg}$

根据式(21-96),且 $t_{1/2}=\dfrac{0.693}{K}$,可得

—•笔记栏•—

$$C_n = \frac{X_0}{V} \cdot \frac{1 - e^{-nK\tau}}{1 - e^{-K\tau}} \cdot e^{-Kt} = \frac{5}{1.4} \times \left(\frac{1 - e^{-3\times\frac{0.693}{2}\times 8}}{1 - e^{-\frac{0.693}{2}\times 8}} \right) \times e^{-\frac{0.693}{2}\times 2} = 1.9046(\mu g/mL)$$

因此,该药物注射 3 次后第 2 h 的血药浓度为 1.904 6 μg/mL。

2. 稳态血药浓度　以一定的给药剂量、一定的给药间隔时间多次给药时,随着给药次数 n 的增加,血药浓度不断增加,但增加的速度逐渐减慢,当 n 充分大时,达到稳态,血药浓度不再持续升高,而是在稳态水平上下波动,血药浓度随每次给药呈周期性波动,此时药物进入体内的速度等于从体内消除的速度,此时的血药浓度称为稳态血药浓度,如图 21-18 所示。

$$\lim_{n\to\infty} C_n = \lim_{n\to\infty} \left(C_0 \frac{1 - e^{-nK\tau}}{1 - e^{-K\tau}} e^{-Kt} \right) \tag{21-97}$$

根据式(21-97),当 $n \to \infty$ 时, $e^{-nK\tau} \to 0$; C_n 即为 C_{ss}, 即:

$$C_{ss} = C_0 \frac{1}{(1 - e^{-K\tau})} e^{-Kt} \tag{21-98}$$

或

$$C_{ss} = \frac{X_0}{V(1 - e^{-K\tau})} e^{-Kt} \tag{21-99}$$

(1) 稳态最大血药浓度: 由图 21-18 可知,稳态时,在一个给药间隔时间(τ)内,血药浓度稳定地在一个恒定的水平范围内波动。在开始给药的瞬间 ($t = 0$), $e^{-nK\tau} \to 1$, 此时的血药浓度最大,称为稳态最大血药浓度,以 C_{max}^{ss} 表示。

$$C_{max}^{ss} = \frac{X_0}{V(1 - e^{-K\tau})} \tag{21-100}$$

(2) 稳态最小血药浓度: 稳态时,经过一个给药间隔时间 ($t = \tau$) 时的血药浓度最小,称为稳态最小血药浓度,以 C_{min}^{ss} 表示。

$$C_{min}^{ss} = \frac{X_0}{V(1 - e^{-K\tau})} e^{-K\tau} \tag{21-101}$$

3. 平均稳态血药浓度(average steady state plasma concentration)　指血药浓度达稳态后,在一个剂量间隔时间内 $t(0 \leqslant t \leqslant \tau)$ 血药浓度-时间曲线下面积与间隔时间的比值,以 $\overline{C_{ss}}$ 表示。

静脉注射稳态血药浓度求算举例

多剂量给药达稳态后,稳态血药浓度 C_{ss} 不是单一常数,而是一个在每个给药间隔内随时间 $t(0 \leqslant t \leqslant \tau)$ 变化的函数,且在每个时间间隔内,这种波动维持在一个恒定的水平范围。为了反映多剂量给药后的血药浓度水平,故提出平均稳态血药浓度的概念。用公式表示为

$$\overline{C_{ss}} = \frac{\int_0^{\tau} C_{ss}(t)\,dt}{\tau} \tag{21-102}$$

单室模型静脉注射给药,其 $AUC_{0\sim\tau}$ 为

$$\int_0^{\tau} C_{ss}\,dt = \int_0^{\tau} C_0 \frac{1}{1 - e^{-K\tau}}\,dt = \frac{C_0}{K} = \frac{X_0}{KV} \tag{21-103}$$

因此,平均稳态血药浓度为

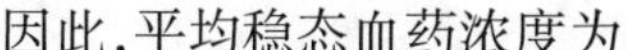

—•笔记栏•—

$$\overline{C_{ss}} = \frac{X_0}{KV\tau} \tag{21-104}$$

由此可见，由于 V 和 K 均为常数，欲获得理想的平均稳态血药浓度可调节给药剂量 X_0 和给药间隔 τ。

比较式（21－103）和式（21－17），可知单剂量给药后，血药浓度-时间曲线下总面积等于多剂量给药达稳态在 1 个剂量间隔时间内的血药浓度曲线下面积，如图 21－18 所示。根据平均稳态血药浓度的概念，血管外给药的平均稳态血药浓度计算公式为

$$\overline{C_{ss}} = \frac{FX_0}{KV\tau} \tag{21-105}$$

4. 达坪分数　n 次给药后的血药浓度相当于坪浓度的分数称为达坪分数，以 $f_{ss(n)}$ 表示。在临床工作中，常常要知道经过多少个给药周期才能接近稳态血药浓度（坪浓度），或经过一定时间后达到坪浓度的程度如何。

$$f_{ss(n)} = \frac{C_n}{C_{ss}} \tag{21-106}$$

将式（21－96）和（21－98）代入上式，得

$$f_{ss(n)} = 1 - e^{-nK\tau} \tag{21-107}$$

将 $K = \dfrac{0.693}{t_{1/2}}$ 代入上式，得

$$f_{ss(n)} = 1 - e^{-0.693n\tau/t_{1/2}} \tag{21-108}$$

实际工作中，还可以通过达坪分数计算所需要的半衰期。

将式（21－107）移项，取对数，整理，得

$$n\tau = -\frac{2.303}{K}\lg[1 - f_{ss(n)}] \tag{21-109}$$

或

$$n\tau = -3.32t_{1/2}\lg[1 - f_{ss(n)}] \tag{21-110}$$

5. 负荷剂量　临床治疗采用多剂量给药时，一般希望尽快建立并达到一个安全有效的稳态血药浓度。但要达到稳态血药浓度的 99%，需要 6.64 个 $t_{1/2}$，为了缩短药物的起效时间，通常先给予一个较大的负荷剂量 X_0^* 使血药浓度尽快达到有效治疗浓度，之后再按给药周期给予维持剂量 X_0，使血药浓度维持在一定的有效治疗浓度范围内。

第 1 次静脉注射负荷剂量 X_0^*，经过一个给药周期（$t = \tau$）的血药浓度 C_1^* 等于稳态最小血药浓度 C_{min}^{ss}，即：

$$C_1^* = C_{min}^{ss} \tag{21-111}$$

将 $C_1^* = \dfrac{X_0^*}{V}e^{-K\tau}$ 及式（21－101）代入上式，得

$$X_0^* = \frac{X_0}{1 - e^{-K\tau}} \tag{21-112}$$

静脉注射负荷剂量求算举例

当 $\tau = t_{1/2}$ 时，将 $t_{1/2} = \dfrac{0.693}{K}$ 代入上式，得

$$X_0^* = 2X_0 \tag{21-113}$$

由此可知，当给药周期 τ 等于该药物的 $t_{1/2}$ 时，负荷剂量应是维持剂量的 2 倍。

（二）间歇静脉滴注给药

间歇静脉滴注给药每次滴注固定时间 T，停止滴注后过一段时间再给药，给药间隔时间为 τ，如此重复进行。每次滴注时血药浓度逐渐升高，停止滴注后血药浓度逐渐下降，由于下一次滴注时，体内药量未完全消除，因此体内药量不断蓄积，血药浓度不断升高直至达到稳态，才维持在一个相应时间上相等的血药浓度水平（图 21－19）。

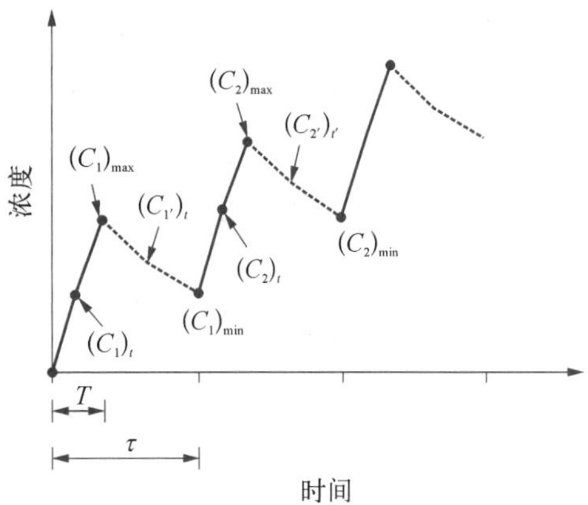

图 21－19　间歇静脉滴注给药血药浓度-时间曲线示意图

1. 稳态前滴注和停止滴注过程的血药浓度

具有单室模型特征的药物，间歇静脉滴注给药第一次滴注过程中血药浓度 C_1 与时间的关系式为

$$C_1 = \frac{K_0}{KV}(1-e^{-Kt}) \quad (0 \leqslant t \leqslant T) \tag{21-114}$$

静脉滴注停止时（$t = T$），血药浓度最大，最大血药浓度 $(C_1)_{max}$ 为

$$(C_1)_{max} = \frac{K_0}{KV}(1-e^{-KT}) \tag{21-115}$$

第一次滴注停止期间血药浓度 C_1' 与时间 $t'(0 \leqslant t' \leqslant \tau - T)$ 的关系为

$$C_1' = \frac{K_0}{KV}(1-e^{-KT}) \cdot e^{-Kt'} \tag{21-116}$$

第二次滴注开始时，即距离第一次滴注停止经过 $(\tau - T)$ 时间，此时血药浓度最小，最小血药浓度 $(C_1)_{min}$ 为

$$(C_1)_{min} = \frac{K_0}{KV}(1-e^{-KT}) \cdot e^{-K(\tau-T)} \tag{21-117}$$

同理，第二次滴注过程中的血药浓度 C_2、最大血药浓度 $(C_2)_{max}$、滴注停止期间的血药浓度 C_2'、最小血药浓度 $(C_2)_{min}$ 分别为

$$C_2 = (C_1)_{min} \cdot e^{-Kt} + \frac{K_0}{KV}(1-e^{-Kt}) = \frac{K_0}{KV}(e^{KT}-1) \cdot e^{-K(\tau+t)} + \frac{K_0}{KV}(1-e^{-Kt}) \tag{21-118}$$

$$(C_2)_{max} = \frac{K_0}{KV}(1-e^{-KT})(e^{-Kt}+1) \tag{21-119}$$

$$C_2' = \frac{K_0}{KV}(1-e^{-KT})(e^{-Kt}+1)e^{-Kt'} \tag{21-120}$$

$$(C_2)_{min} = (C_2)_{max} \cdot e^{-K(t-T)} = \frac{K_0}{KV}(e^{KT}-1)(e^{-2K\tau}+e^{-K\tau}) \tag{21-121}$$

依次类推，则第 n 次滴注过程中的血药浓度 C_n 为

—•笔记栏•—

$$C_n = \frac{K_0}{KV}(e^{KT}-1)\left[e^{-(n-1)K\tau}+e^{-(n-2)K\tau}+\cdots+e^{-2K\tau}+e^{-K\tau}\right]\cdot e^{-Kt}+\frac{K_0}{KV}(1-e^{Kt})$$

(21－122)

可求得第 n 次滴注过程中的血药浓度 C_n、最大血药浓度 $(C_n)_{max}$、滴注停止期间的血药浓度 C'_n、最小血药浓度 $(C_n)_{min}$ 分别为

$$C_n = \frac{K_0}{KV}(e^{KT}-1)\left(\frac{1-e^{-(n-1)K\tau}}{1-e^{-K\tau}}\right)e^{-K(\tau+t)}+\frac{K_0}{KV}(1-e^{-Kt}) \quad (21-123)$$

$$(C_n)_{max} = \frac{K_0}{KV}(1-e^{-KT})\left(\frac{1-e^{-nK\tau}}{1-e^{-K\tau}}\right) \quad (21-124)$$

$$C'_n = \frac{K_0}{KV}(1-e^{-KT})\left(\frac{1-e^{-nK\tau}}{1-e^{-K\tau}}\right)\cdot e^{-Kt'} \quad (21-125)$$

$$(C_n)_{min} = \frac{K_0}{KV}(e^{KT}-1)\left(\frac{1-e^{-nK\tau}}{1-e^{-K\tau}}\right)\cdot e^{-K\tau} \quad (21-126)$$

2. 稳态时滴注和停止滴注过程的血药浓度　当间歇静脉滴注给药次数 n 充分大，达到稳态时的血药浓度-时间曲线如图 21－20 所示。

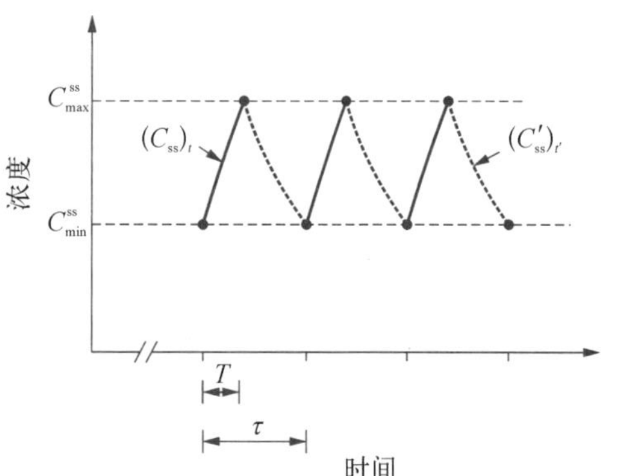

图 21－20　间歇静脉滴注达稳态后的血药浓度-时间曲线示意图

对式(21－123)和(21－125)，令 $n\to\infty$ 时，可得稳态时血药浓度与时间的关系如下：

滴注过程中，稳态血药浓度 C_{ss} 为

$$C_{ss} = \frac{K_0}{KV}(e^{KT}-1)\left(\frac{e^{-K\tau}}{1-e^{-K\tau}}\right)e^{-Kt}+\frac{K_0}{KV}(1-e^{-Kt})$$

$$(0\leqslant t\leqslant T) \quad (21-127)$$

滴注停止期间，稳态血药浓度 C'_{ss} 为

$$C'_{ss} = \frac{K_0}{KV}(1-e^{-KT})\left(\frac{1}{1-e^{-K\tau}}\right)\cdot e^{-Kt'}$$

$$(0\leqslant t'\leqslant \tau-T) \quad (21-128)$$

3. 稳态最大血药浓度和稳态最小血药浓度　稳态时，当 $t=T$（即 $t'=0$）时，血药浓度最大，稳态最大血药浓度 C^{ss}_{max} 为

$$C^{ss}_{max} = \frac{K_0}{KV}(1-e^{-KT})\left(\frac{1}{1-e^{-K\tau}}\right) \quad (21-129)$$

当 $t'=\tau-T$ 时，血药浓度最小，稳态最小血药浓度 C^{ss}_{min} 为

$$C^{ss}_{min} = \frac{K_0}{KV}(e^{KT}-1)\left(\frac{1}{1-e^{-K\tau}}\right)\cdot e^{-K\tau} \quad (21-130)$$

由于

$$C^{ss}_{min} = C^{ss}_{max}e^{-K(\tau-T)}$$

可得

$$\tau = T+\frac{1}{K}\ln\frac{C^{ss}_{max}}{C^{ss}_{min}} \quad (21-131)$$

若 C^{ss}_{max} 和 C^{ss}_{min} 为治疗浓度范围的上、下限，当 T 与 K 恒定时，对于治疗浓度范围窄的药物，给药时间间隔 τ 的取值应小。

间歇静脉滴注稳态血药浓度求算举例

(三)血管外给药

在临床用药中,多剂量口服或肌内注射等血管外途径给药,较单剂量血管外途径给药更为普遍。

1. 血药浓度与时间的关系　具有单室模型特征、一级吸收的药物,多剂量血管外给药的血药浓度-时间曲线如图 21-21 所示。

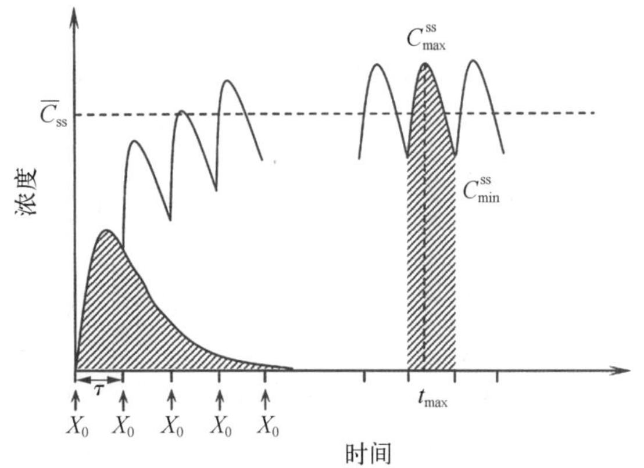

图 21-21　多剂量血管外给药血药浓度-时间曲线示意图

给药剂量为 X_0,给药周期为 τ,n 次给药后的血药浓度 C_n 与时间 $t(0 \leqslant t \leqslant \tau)$ 的函数关系,可在单剂量给药后的血药浓度与时间的函数关系式中,将每一个指数项乘以多剂量函数,该函数的速度常数与指数项的速度常数相同,得

$$C_n = \frac{K_a F X_0}{V(K_a - K)}\left(\frac{1-e^{-nK\tau}}{1-e^{-K\tau}}e^{-Kt} - \frac{1-e^{-nK_a\tau}}{1-e^{-K_a\tau}}e^{-K_at}\right) \tag{21-132}$$

2. 稳态血药浓度　多剂量血管外给药与静脉注射给药一样,若按一定的剂量、一定的给药间隔多次重复给药,随着给药次数不断增加,体内药物不断蓄积,当 n 充分大时,血药浓度逐渐趋向并达到稳定状态。

根据式(21-132)可得

$$\lim_{n\to\infty} C_n = \lim_{n\to\infty}\frac{K_a F X_0}{V(K_a - K)}\left(\frac{1-e^{-nK\tau}}{1-e^{-K\tau}}e^{-Kt} - \frac{1-e^{-nK_a\tau}}{1-e^{-K_a\tau}}e^{-K_at}\right)$$

当 $n\to\infty$ 时,得

$$C_{ss} = \frac{K_a F X_0}{V(K_a - K)}\left(\frac{1}{1-e^{-K\tau}}e^{-Kt} - \frac{1}{1-e^{-K_a\tau}}e^{-K_at}\right) \tag{21-133}$$

(1) 稳态最大血药浓度: n 次周期性血管外给药后,体内血药浓度-时间曲线与 n 次周期性静注给药后的曲线不同。静注给药时,药物达到稳态最大血药浓度是在每次给药的开始,而血管外给药由于有一个吸收过程,每一给药周期内,峰浓度出现在两次给药之间的某一时刻。可通过求函数极大值先求得稳态达峰时间,再求得稳态最大血药浓度。

根据式(21-122)求一阶导数,令一阶导数等于零,则函数取得极大值,可求得稳态达峰时间 t_{max} 为

$$t_{max} = \frac{1}{K_a - K}\cdot \ln\left[\frac{K_a(1-e^{-nK\tau})}{K(1-e^{-K_a\tau})}\right] \tag{21-134}$$

由于 $K_a > K$,则 $t_{max(稳态)} < t_{max(单剂量)}$,分析上式可知,多剂量血管外给药稳态达峰时间小于单次给药达峰时间。

稳态最大血药浓度 C_{max}^{ss} 为

$$C_{max}^{ss} = \frac{K_a F X_0}{V(K_a - K)}\left(\frac{1}{1-e^{-K\tau}}e^{-Kt_{max}} - \frac{1}{1-e^{-K_a\tau}}e^{-K_at_{max}}\right) \tag{21-135}$$

由于 $K_a \gg K$,上式简化得

$$C_{max}^{ss} = \frac{FX_0}{V}\left(\frac{e^{-Kt_{max}}}{1-e^{-K\tau}}\right) \tag{21-136}$$

—·笔记栏·—

(2) 稳态最小血药浓度：达稳态后，$t=\tau$ 时的血药浓度即为稳态最小血药浓度 $C_{\min}^{ss}$。根据式(21-132)，$t=\tau$ 时的稳态最小血药浓度 $C_{\min}^{ss}$ 为

$$C_{\min}^{ss}=\frac{K_aFX_0}{V(K_a-K)}\left(\frac{1}{1-e^{-K\tau}}e^{-Kt}-\frac{1}{1-e^{-K_a\tau}}e^{-K_at}\right)$$

$$C_{\min}^{ss}=\frac{K_aFX_0}{V(K_a-K)}\left(\frac{e^{-K\tau}}{1-e^{-K\tau}}-\frac{e^{-K_a\tau}}{1-e^{-K_a\tau}}\right) \quad (21-137)$$

由于 $K_a\gg K$，$t=\tau$ 时基本吸收完成，故 $e^{-K_at}\to 0$，上式简化得

$$C_{\min}^{ss}=\frac{FX_0}{V}\left(\frac{e^{-K\tau}}{1-e^{-K\tau}}\right) \quad (21-138)$$

(3) 达坪分数：多剂量血管外给药，以第 n 次给药的平均血药浓度与平均稳态血药浓度的比值计算达坪分数 $f_{ss(n)}$，经推导得

$$f_{ss(n)}=1-\frac{K_ae^{-nK\tau}-Ke^{-nK_a\tau}}{K_a-K} \quad (21-139)$$

由于 $K_a\gg K$，$t=\tau$ 时基本吸收完成，故 $e^{-nK_at}\to 0$，上式简化得

$$f_{ss(n)}=1-e^{-nK\tau} \quad (21-140)$$

(4) 负荷剂量：血管外给药由于存在一个吸收过程(一级吸收)，负荷剂量求算与静脉注射给药不同，但亦可推导出负荷剂量求算公式，为

$$X_0^*=\frac{1}{(1-e^{-K\tau})(1-e^{-K_a\tau})}\cdot X_0 \quad (21-141)$$

若 $K_a\gg K$，且 τ 值较大，$e^{-K_a\tau}\to 0$，上式简化为

$$X_0^*=\frac{1}{1-e^{-K\tau}}\cdot X_0 \quad (21-142)$$

若 $\tau=t_{1/2}$，同样 $X_0^*=2X_0$。

六、中药制剂体内过程研究探索

与西药相比，任何一种中药的化学成分都十分复杂，包括各类型的有机和无机化合物。例如，人参所含化学性质相似的人参皂苷类成分就有几十种之多，所以由几味至几十味药组成的中药制剂所含成分更为复杂，其中有些化学成分还会相互影响，致使有效成分不明确。可以说中药制剂，特别是中药复方制剂的临床疗效是多种有效成分综合作用的结果。因此，在处方及新型给药系统的设计、工艺优化、质量控制与评价、制剂体内过程研究、个体化给药方案制订及新药研发等方面，中药制剂研究的难度都远远高于普通西药制剂。目前，中药复方的生物药剂学与药物动力学研究已成为近年来中药药剂学研究的难点与热点，相关研究成果极大地推动和提高了中药制剂的研究水平。

无论是中药还是西药制剂，要定量描述与研究制剂在体内吸收、分布、代谢、排泄过程(即ADME过程)的“量时”变化的动态规律都需要应用药物动力学的方法。某一化学成分的体内量变规律常常难以准确反映中药制剂在体内的经时变化过程，并且由于制剂中某些有效成分含量太低，采用化学检测的方法难以确定其体内的变化情况。因此，近年来药学工作者应用药效动力学的研究方法，对中药制剂的体内经时过程进行了一些有益的探索。目前中药药效动力学的研究方法主要有3种：

—•笔记栏•—

1. 药理效应法　以药理效应为指标，通过动物实验建立量-效曲线，再根据实验剂量下各不同时间实验动物所呈现的药理效应强弱，转化为各时间实验动物体存的药量，根据此方法得到一组体存药量-时间数据，并用这些数据进行药物动力学参数的估算。

2. 药物累积法　此法主要适用于毒性效应与药理效应为同一组分产生或毒性效应与药理效应间有一定平行关系的制剂。首先要建立不同剂量下实验动物的死亡率与对数剂量间的曲线或回归方程，然后以不同时间间隔分别给予多组实验动物两次相同的剂量，观察第二次给药后各组动物的死亡率，用回归方程转化为相应的剂量，此剂量减去第二次的给药剂量，可得第二次用药前的瞬时体存药量，最终获得第一次给药后不同时间的瞬时体存药量数据，由此进行药物动力学分析。

3. 微生物指示法　这种方法主要适用于具有抗菌活性的中药制剂。利用在含有菌株的琼脂平板中，抗菌药物扩散产生的抑菌圈直径大小与抗菌药物浓度的对数呈线性关系这一原理，选择适宜敏感菌株测定血液中抗菌药物的浓度，然后按药物动力学原理确定房室模型，估算药物动力学参数。

实际上，上述药效动力学研究方法的关键在于建立药物效应与体存药量的定量关系，进一步用实验数据推导出与药效有关的药量-时间的数据，再借助药物动力学的分析方法来建立模型，估算参数。虽然药效动力学存在一定的局限性，且生物个体的差异容易引起较大的误差，但在较长的时期内，该方法仍是中药复方制剂药物动力学研究的重要手段，其研究成果对于临床合理用药等仍有重要的意义。

药动学-药效学结合模型（PK - PD 模型）

第五节　生物利用度与生物等效性

一、生物利用度与生物等效性的含义与研究意义

（一）生物利用度

生物利用度（bioavailability，BA）指活性物质从药物制剂中释放并被吸收后，在作用部位可利用的速度和程度，通常用血药浓度-时间曲线来评估。

1. 生物利用程度（extent of bioavailability，EBA）　即药物吸收进入体循环的多少，可通过血药浓度-时间曲线下面积（AUC）表示，有绝对生物利用度和相对生物利用度之分。

绝对生物利用度是同一种药物血管外给药（受试制剂）与静脉注射给药进行比较，并假定静脉注射给药的生物利用度为100%，通常用血管外给药血药浓度-时间曲线下面积与静脉注射给药血药浓度-时间曲线下面积的比值来表示。绝对生物利用度 F_{abs} 计算公式如下：

$$F_{abs} = \frac{AUC_t \times X_{iv}}{AUC_{iv} \times X_t} \times 100\% \tag{21-143}$$

式中，t 为受试制剂，iv 为静脉注射给药；X 为给药剂量。

相对生物利用度是同一给药途径下，对同种药物不同类型制剂（受试制剂与参比制剂）进行比较。计算公式如下：

$$\text{相对生物利用度 } F_{rel} = \frac{AUC_t \times X_r}{AUC_r \times X_t} \times 100\% \tag{21-144}$$

式中，t 和 r 分别为受试制剂和参比制剂。

2. 生物利用速度（rate of bioavailability，RBA）　即药物吸收进入体循环的快慢，常用达峰时间（t_{max}）和峰浓度（C_{max}）表示。

生物利用度的研究一般以人为研究对象，通过测定药物的血药浓度或尿药排泄总量来估算，对试验条件要求高、费用昂贵、研究时间长、干扰因素多，难以作为药物的常规研究手段和控

—·笔记栏·—

制指标。目前常用体外溶出度试验（*in vitro* dissolution testing）作为人体生物利用度研究的替代方法，只要两个产品的溶出过程和溶出度（dissolution）相等或相似，就可以认为它们具有相同的生物利用度。

近十多年来，中药生物利用度研究取得了很大的进展，对许多临床常用的中成药进行了生物利用度研究。但中药成分复杂或有效成分不明确，因此目前中药生物利用度的研究还有许多问题有待解决。

（二）生物等效性

生物等效性（bioequivalence，BE）指一种药物相同或不同剂型的制剂在相同试验条件下，给予相同剂量，反映其吸收程度和速度的主要药物动力学参数无统计学差异。

生物等效性是国家药品监督管理部门批准新药的重要依据。同一个体服用相同剂量的具有生物等效性的不同制剂，可获得相似的血药浓度-时间曲线，产生基本相同的临床疗效。生物等效性的提出和应用，不仅为药物应用于临床的有效性和安全性提供了较体外质量控制更进一步的保证，也告诫药物开发研究者不仅要注重药物体外的各种指标，更要关注药物的体内过程和临床应用。目前，研究药物制剂的生物等效性已成为国内外仿制药一致性评价的重点工作，也成为药物制剂开发研究中最具有价值的评价指标而广泛应用。

二、生物利用度与生物等效性的试验方法

通常意义生物等效性研究指采用生物利用度的研究方法。生物等效性试验中，一般通过比较受试药品和参比药品的相对生物利用度，根据选定的药物动力学参数和预设的接受限，对两者的生物等效性做出判定。例如，应该用 AUC、C_{max} 及 t_{max} 等主要药物动力学参数进行全面评价。

《中国药典》（2020 年版）四部（通则 9011）药物制剂人体生物利用度和生物等效性试验指导原则提出生物等效性试验的设计、实施和评价的相关要求，并讨论使用体外试验代替体内试验的可能性。该指导原则的应用范围仅限于化学药物。对于比较生物药物和参比药品的推荐方法详见关于生物药物的指导原则。虽然生物等效性的概念可能被用于中药，但该指导原则给出的基本原则不适用于活性组分没有被明确定义的中药。在不能用药物浓度证明生物等效性的情况下，少数例外可能需要参考药效动力学或临床终点试验的方法。

1. 普通剂型生物等效性试验的设计、实施和评价　建立生物等效性的目的是证明仿制药品和参比药品生物等效，以桥接与参比药品相关的临床前试验和临床试验。仿制药品应与参比药品的活性物质组成和含量相同，药剂学形式相同，并且与参比药品的生物等效性被适当的生物利用度试验所证实。

试验的数目和试验设计依赖于药物的物理化学特性、药物动力学性质和组成的比例。常采用两种设计方式：① 标准设计，即如果比较两种制剂，则推荐随机、双周期、双顺序的单剂量交叉试验；② 备选设计，如对于半衰期非常长的药物采用平行试验，以及对药物动力学性质高度变异的药物采用多次给药试验。当由于耐受性不能在健康受试者进行单剂量试验，并且患者不适于进行单剂量试验时，可以接受对患者进行多剂量试验。应选择合适的参比药品和受试药品，足够的受试者数目和合适的群体，试验的实施应该将检查条件标准化，使除受试药品外涉及的其他因素的变异最小。同时采样时间内应该采集数目足够多的样品，以充分描述血浆浓度-时间曲线。

对药物动力学主要参数（如 AUC、C_{max}、t_{max}）进行统计学分析，可做出生物等效性评价。生物等效性评价进行统计分析时，先将数据作对数转换，采用方差分析法考察药物动力学参数，将方差分析模型获得的对数坐标上制剂间差异的置信区间进行转换，从而获得原坐标上期望的置信区间。普通剂型单剂量给药测定的生物等效性试验中，对于参数 $AUC_{(0\sim t)}$ [有时为 $AUC_{(0\sim 72\,h)}$] 和 C_{max}，参比药品和受试药品几何均值比的 90% 置信区间的可接受范围为 80.00%～125.00%。对于治疗指数窄的药品，AUC 的可接受区间应该被缩窄为 90.00%～111.11%。在 C_{max} 对安全

—·笔记栏·—

性、药效或药物浓度监测特别重要的情况，该参数也应适用90.00%~111.11%的接受限。应该根据临床考虑，根据具体情况决定一种活性物质是否为治疗指数窄的药物。如果认为 C_{max} 差异较大对临床的影响不大，基于临床的充分理由，那么可以放宽接受范围为69.84%~143.19%。

2. 调释制剂的生物等效性试验　为了表征调释制剂的体内行为，可通过生物利用度试验考核吸收的速度和程度、药物浓度的波动、药物制剂引起的药物动力学变异、剂量比例关系、影响调释药物制剂的因素及释放特征的意外风险(如剂量突释)。推荐进行调释制剂的生物等效性试验，比较口服药物同一剂型的两种制剂(受试与参比)。如果两种药品在释放控制辅料或机制上不同，但体外溶出曲线相似，使用区分性检验并具有相同的释放行为，则可认为这些产品属于相同类别剂型。若生物等效性成立，即可认为基本相似。如果两种药品在释放控制辅料或机制上不同，且体外溶出曲线也不同，则应考虑进行临床试验，除非在罕见的情况下能够证明生物等效性。

对于缓释制剂，根据 AUC_{τ}、C_{max}、C_{min} 及与普通制剂相似的分析步骤评价生物等效性。对于迟释制剂，采用与普通制剂相同的主要参数和统计方法评估生物等效性，强调迟释特点。因为食物可能影响肠溶包衣制剂中的活性物质吸收，所以必须进行餐后生物等效性试验。

三、体外溶出度

仿制药质量和疗效一致性评价

溶出度(dissolution rate)指活性药物从片剂、胶囊剂或颗粒剂等普通制剂在规定条件下溶出的速率和程度，在缓释制剂、控释制剂、肠溶制剂及透皮贴剂等制剂中也称释放度。溶出度和释放度本质上意义相同，但在具体测定方法上有一定差别。

评价制剂生物等效性的体内量化指标是生物利用度，体外量化指标是溶出度。实际工作中，为了避免频繁、经常地进行重复的体内试验，可从相对较简单的体外试验如溶出度试验数据中寻找出一些特征参数，若经过试验证明两者之间具有良好的相关性，则溶出度的测定可作为生物利用度研究的体外替代方法，用以评价生物等效性。在一般生产或药品检验中就可以采用溶出度试验所得的特征参数来说明产品的质量，以保证制剂的生物利用度和临床疗效。

固体制剂口服后在胃肠道中需要经崩解、溶出，药物才能被机体吸收，对于难溶性药物，其溶出是吸收的限速过程，溶出速度的快慢将直接影响药物的生物利用度。凡检查溶出度的制剂，不再进行崩解时限的检查。

(一)溶出度测定原理

溶出度测定的原理，可用经修改的 Noyes - Whitney 方程表示：

$$\frac{dC}{dt} = KS(C_S - C) \tag{21-145}$$

式中，可以看出制剂中药物的溶出速度 dC/dt 与溶出速度常数 K、固体药物的表面积 S，固体制剂表面饱和溶液浓度 C_S 和溶出介质中制剂药物浓度 C 的差值成正比。K 值可随温度的变化而变化，S 值随固体制剂的崩解而增大，由于难溶性药物在体内的溶出很慢，溶出的药物很快被吸收，故 $C_S \gg C$。

体外溶出度测定的环境应体现或部分体现体内溶出与吸收的条件，如模拟胃肠的蠕动、在恒温动态条件下测定、保持较大的浓度差等以保证药物的连续溶出。

(二)溶出度测定范围

一些难溶性药物，其溶出速度是吸收的限速过程，溶出速度的快慢将直接影响药物的生物利用度。通常需要测定溶出度的药物有：① 在消化液中难溶的药物；② 易与其他成分发生相互作用的药物；③ 久贮后溶解度降低的药物；④ 主药成分不易从制剂中释放的药物；⑤ 剂量小、药效强、副作用大的药物。

(三)溶出度测定目的

固体制剂溶出度测定目的是：① 研究制剂的制备工艺过程及工艺技术对药物溶出度的影

—•笔记栏•—

响；② 研究药物不同晶型、不同颗粒大小与溶出速度的关系；③ 研究制剂中的辅料和制剂配方对药物溶出度的影响；④ 寻找制剂在临床上使用无效或疗效不理想的原因；⑤ 比较药物在不同剂型中的溶出度，作为选择或改变药物剂型的依据；⑥ 比较药物或中药有效成分的各种酯类、盐类的溶出度；⑦ 探索制剂体外溶出度与体内生物利用度的关系。

（四）溶出度的测定方法与参数的提取

1. 溶出度的测定方法　《中国药典》（2020 年版）四部（通则 0931）溶出度与释放度测定法规定，可根据情况采用第一法（篮法）、第二法（桨法）、第三法（小杯法）、第四法（桨碟法）、第五法（转筒法）、第六法（流池法）、第七法（往复筒法）测定溶出度。

普通制剂测定时，待溶出介质温度恒定在（37±0.5）℃后，取供试品 6 片（粒、袋），分别投入 6 个干燥的转篮（或容器）内，立即按各品种项下规定的转速启动仪器，计时；至规定的取样时间，需要多次取样时，所量取溶出介质的体积之和应在溶出介质的 1%之内，如超过总体积的 1%时，应及时补充相同体积的温度为（37±0.5）℃的溶出介质，或在计算时加以校正，立即用适当的微孔滤膜滤过，取澄清滤液，照该品种项下规定的方法测定，计算每片（粒、袋）的溶出量。缓释制剂或控释制剂照普通制剂方法操作，但至少采用 3 个取样时间点；肠溶制剂应测定酸中溶出量或缓冲液中溶出量。

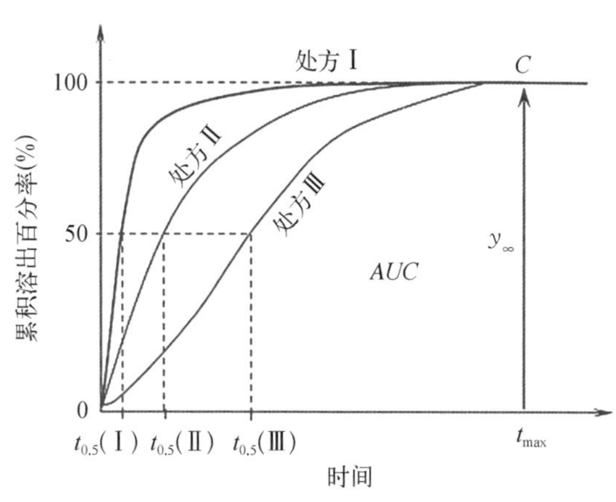

图 21－22　由固体制剂体外累积溶出百分率－时间曲线图

2. 参数的提取　固体制剂溶出度试验需要每隔一定时间取样 1 次，测定出一组溶出百分数－时间数据，再对试验数据进行处理，求出若干特征参数，利用这些参数来表征制剂的体外溶出特征或用其与药物体内过程参数的相关性来评估制剂的生物有效性。绘制固体制剂体外累积溶出百分率－时间曲线（图 21－22）。

从图 21－22 中可直接提取参数：① 累积溶出最大量 y_∞，即曲线的最高点；② 溶出某百分比的时间 t_{max}，如 $t_{0.5}$，即药物溶出 50%所需要的时间；③ 累积溶出百分比－时间曲线下面积（AUC）；④ 出现累积溶出最大量 y_∞ 的时间 t_{max}。

溶出度特征参数求算的 3 种方法

溶出特征参数也可通过单指数模型、对数正态分布模型和韦布尔分布模型求得。

（五）体内－体外相关性（*in vitro-in vivo* correlation，IVIVC）

生物利用度因试验的特殊性，无法作为常规的产品质量控制手段。但当体外溶出度与体内生物利用度之间具有良好的相关性时，体外溶出度则可以在一定程度上反映药物制剂在体内的吸收和临床疗效，此时可通过体外溶出度试验替代生物利用度试验来预测制剂的体内过程。然而，药物的体内吸收还受到许多因素的影响，并非任何药物制剂都能建立起这种良好的相关关系，因此体外溶出度很难反映体内吸收过程的全部情况，而是模拟体内吸收的一种方法。判断体外溶出试验数据与体内试验数据是否相关，常用以下两种方法：

1. 单点相关关系的建立　某一溶出时间点如 $t_{0.5}$、$t_{0.9}$ 或 T_d 与某一药物动力学参数如 C_{max}、t_{max} 或 AUC 的相关关系。单一点对点关系只能说明部分相关，不能全部反映体内血药浓度－时间曲线与体外溶出曲线的关系。

2. 体内吸收曲线与体外溶出曲线相关关系的建立　指一个或多个药物动力学参数与药物多个时间点的溶出或释放特征相关，这种相关是最高水平的相关。

（1）体内吸收百分率的求算：如果药物在体内的吸收符合单室模型，可以采用 Wagner-Nelson 法计算各时间点的吸收百分率，公式为

$$F_a = \frac{(X_A)_t}{(X_A)_\infty} = \frac{C_t + K \cdot AUC_{0\sim t}}{K \cdot AUC_{0\sim\infty}} \qquad (21-146)$$

式中，F_a 为药物吸收百分率；$(X_A)_t$ 为 t 时吸收的累积药量；$(X_A)_\infty$ 为被吸收的全部药量；C_t 为 t 时的血药浓度；K 为消除速度常数；$AUC_{0\sim t}$ 和 $AUC_{0\sim\infty}$ 分别为 0~t 时和 0 至吸收结束时的血药浓度-时间曲线下面积。

（2）体外累积溶出百分率与吸收百分率相关关系的建立：当药物的溶出为体内药物吸收的限速因素时，可采用最小二乘法线性回归，将同批试样体外累积溶出曲线和体内吸收曲线上对应的各时间点的溶出百分率和吸收百分率数据进行回归处理，得直线回归方程，判断体外溶出与体内吸收的相关性。

—•笔记栏•—

制剂体外溶出与口服吸收相关性求算举例

【小结】

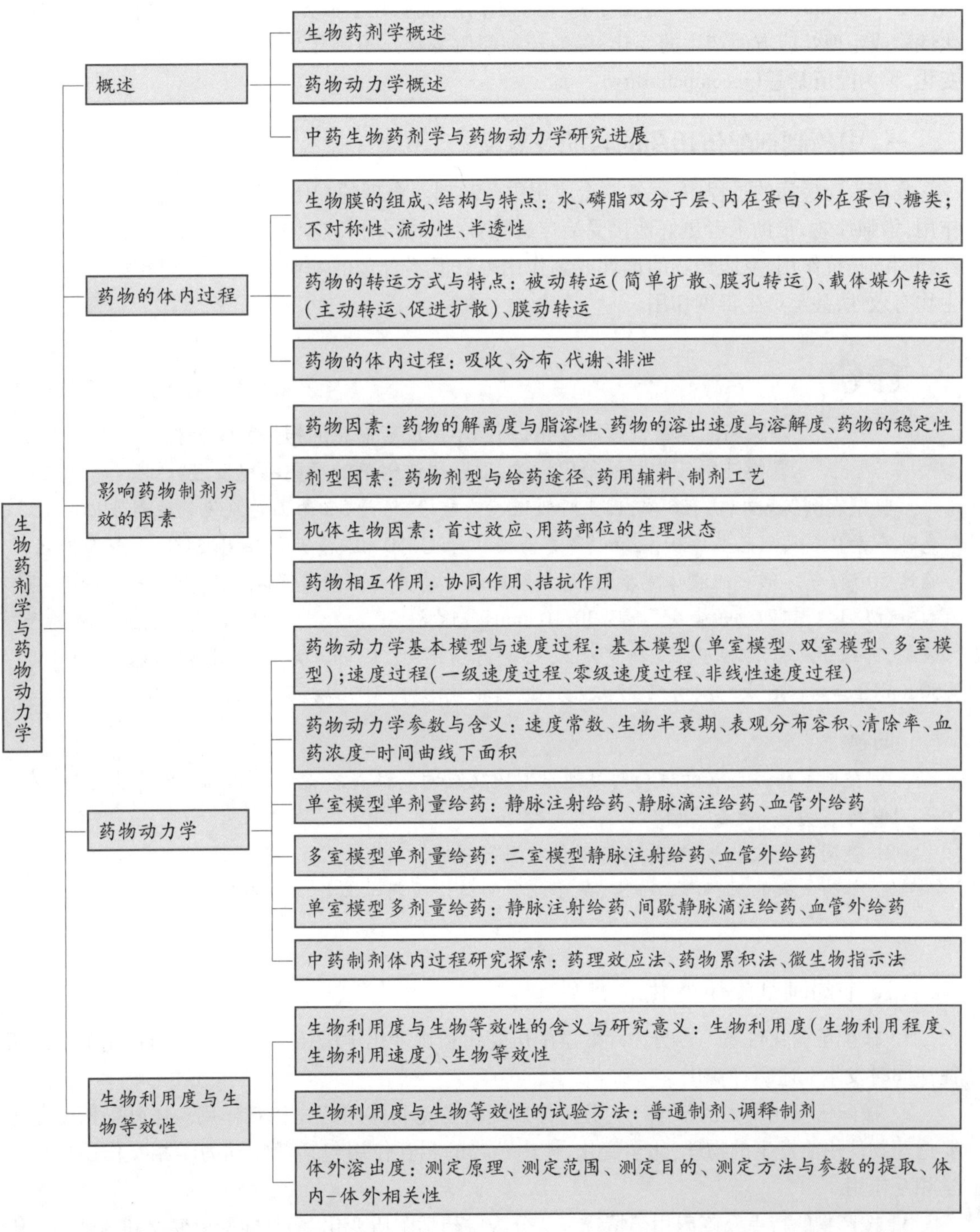

第二十二章　中药制剂的配伍变化

—•笔记栏•—

第一节　概　　述

根据疾病的需要，在药剂生产或临床用药过程中，将两种或两种以上药物联合应用，称为药物配伍（compatibility of drugs）。由于各种药物作用机制、化学成分的差异，药物配伍应用后在理化性质或生理效应方面产生的变化，称为药物配伍变化。不利于生产、应用和临床治疗的配伍变化，称为配伍禁忌（incompatibility）。

一、中药制剂配伍用药的目的及意义

临床治疗疾病的过程中，经常联合应用中药制剂。合理的配伍应用可使药物之间产生协同作用，增强疗效，帮助患者更好地接受治疗；提高疗效的同时，减少毒副作用；利用相反的药性或药物间的拮抗作用，克服药物的偏性或副作用等。但不合理的配伍应用会影响药物的稳定性、生物有效性，甚至产生毒副作用。

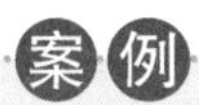

国家药品监督管理局发布《药品不良反应信息通报（第21期）
警惕注射头孢哌酮舒巴坦钠、清开灵注射剂的严重不良反应》

典型病例：患者，男，26岁，因上呼吸道感染就诊，给予5%葡萄糖氯化钠注射液250 mL、克林霉素0.6 g、利巴韦林0.5 g和5%葡萄糖注射液250 mL、清开灵注射液20 mL静脉滴注，滴速50滴/分。第一组液体完毕后，继续静脉滴注清开灵注射液3 min时，患者出现胸闷、恶心、呼吸困难，随即意识丧失；血压30/10 mmHg，脉搏110次/分，呼吸30次/分；立即停药予吸氧，并给予血管活性药物、糖皮质激素等药物治疗，12 min后患者恢复意识，血压80/50 mmHg，脉搏96次/分，呼吸22次/分，继续抢救治疗，2日后痊愈出院。

问题：

1. 被国家药品监督管理局网站通报不良反应的药品是否是不合格药品？将其称为"毒药""假药""劣药"是否正确？
2. 查阅相关文献，请对其进行不合理用药分析。
3. 作为未来的医药学工作者，基于此案例谈谈医药学工作者的职业道德。

二、中药制剂配伍变化的类型

1. 按配伍变化性质　　分为疗效学配伍变化和物理化学配伍变化。有些药物制剂的配伍往往同时发生上述两种变化。

2. 按配伍变化发生的部位　　分为体外配伍变化和体内药物相互作用。体外配伍变化主要指药物使用前发生的物理、化学变化，体内药物的相互作用包括药物动力学相互作用和药效学相互作用。

3. 按药物的特点及临床用药情况　　分为中药学配伍变化、药剂学配伍变化和药理学配伍变化。

中药学配伍变化指根据临床需要和药物性能，将两种或两种以上的药物配合在一起使用，出现一定的相互作用关系，如中药的“七情”配伍。药剂学配伍变化属于体外配伍变化，即药物进入机体前发生的变化，是在药剂生产、贮藏及用药配伍过程中发生的变化。药理学配伍变化指药物受合用或先后应用的其他药物、附加剂、内源物质、食物等的影响，而使其药理作用性质、强度、副作用、毒性等发生改变的配伍变化。出现疗效降低或消失、产生毒性反应甚至危及生命的称为药理学配伍禁忌。

第二节　药剂学配伍变化

根据配伍变化的性质不同，药剂学的配伍变化分为物理配伍变化和化学配伍变化。

一、物理配伍变化

物理配伍变化指中药制剂在生产、贮存过程中，发生物理性质的改变，从而影响到制剂的外观或内在质量。物理配伍变化主要表现在溶解度、吸湿与潮解、液化、结块、粒径与分散状态等方面。

（一）溶解度的改变

1. 温度变化　温度对药物的溶解度有直接影响，多数药物的溶解是吸热过程，升高温度，有利于吸热过程，溶解度增加；但也有一些药物的溶解是放热过程，温度升高，溶解度降低。例如，芒硝（$Na_2SO_4 \cdot 10H_2O$）在32.4℃以下时，溶解度随温度的升高而增大，当超过32.4℃时，温度升高溶解度反而降低。

2. 药渣吸附　中药复方在混合提取时，药物间相互吸附，导致一种药物的成分会被其他药渣吸附，从而影响其提取率。例如，黄连与首乌藤、鸡血藤、枳实共煎，生物碱的溶出率仅为单独水溶液溶出率的6%～7%；甘草与黄芩、麻黄、芒硝、黄连共煎时，甘草酸的含量较单煎下降约60%。

3. 盐析作用　在溶液中加入无机盐类使某种物质溶解度降低而析出的过程称为盐析。常用中药制剂如参麦注射液、灯盏细辛注射液，因含有皂苷、微量鞣质，遇电解质溶液如氯化钾、氯化钠会发生盐析产生大量不溶性微粒。某些高分子溶液加入大量的氯化铵、硫酸铵等电解质，使高分子凝聚而从溶液中析出。

4. 增溶作用　青黛为难溶性中药，主要成分为靛蓝和靛玉红，生甘草对其有明显的增溶作用，两者配伍，甘草越多，增溶效果越好；此外，甘草与党参、茯苓、白术配伍时，甘草亦可使这些药物的浸出物增加。

5. 溶剂影响　不同溶剂的液体制剂混合在一起，常会析出沉淀。例如，流浸膏、酊剂及含树脂的醇性制剂，与水性溶剂配伍时可能会因溶剂改变而析出沉淀。

6. 贮藏过程　药液中有效成分或杂质为高分子物质时，放置过程中受空气、光线等影响，胶体“陈化”析出沉淀。例如，酒剂、酊剂、流浸膏等制剂贮存一段时间后会析出沉淀。

（二）粒径或分散状态的改变

中药制剂的原料及成品的粒径或分散状态可直接影响制剂的质量。例如，乳剂、混悬剂的粒径因与其他药物配伍而变大，分散相聚结、凝聚或分层，导致使用不便或分剂量不准，甚至影响药物在体内的吸收。胶体溶液白蛋白，其分子外面有一层带有相同电荷层的水化膜，当与氯化钠溶液配伍时会发生凝聚反应而析出沉淀，所以临床常以葡萄糖注射液或注射用水为溶媒。

（三）吸湿、潮解、液化、结块

1. 吸湿与潮解　物质吸收空气中的水分称为吸湿。某些物质从空气中吸收或者吸附水分，使得表面逐渐变得潮湿、滑润，最后由固体变为溶液的现象称为潮解。中药散剂，或经过提取分离制成的中药全浸膏制剂大部分的临界相对湿度较低，如祛痹颗粒的临界相对湿度为

—•笔记栏•—

50%,易发生吸湿潮解,从而影响药品的质量,给生产、贮存及使用带来困难。

2. 液化　形成低共熔混合物的药物配伍时,会发生液化现象而影响制剂的配制。中药中易发生低共熔现象的药物有樟脑、薄荷脑、冰片等,在制剂制备时,是否采用低共熔法配制,应根据药理作用的变化、处方中其他固体药物的多少及剂型要求而定。

3. 结块　散剂、颗粒剂可由于药物配伍后吸湿性增强而结块,影响产品的外观性质,甚至导致药物的分解失效。

二、化学配伍变化

化学配伍变化指药物成分之间发生了氧化、还原、水解、取代、聚合、加成等化学反应,使药物成分发生改变,如出现混浊或沉淀、产生有毒物质、变色与产气、发生爆炸等现象,进而影响药物制剂的质量和疗效。

(一) 混浊或沉淀

中药液体制剂在配制和贮藏过程中若配伍不当,可能产生混浊或沉淀。

1. 生物碱与苷类　酸性较强的苷类或糖基上含有羧基的苷类可与生物碱结合,产生沉淀。黄连、黄柏、三颗针等含小檗碱的饮片与甘草共煎时,小檗碱可与甘草皂苷中的葡萄糖醛酸的两个羧基结合,使浸出液混浊或产生沉淀;此外,小檗碱还可与葛根黄酮、黄芩苷等羟基黄酮衍生物及大黄酸、大黄素等羟基蒽醌衍生物在溶液中生成沉淀。

2. 有机酸与生物碱　金银花中含有绿原酸和异绿原酸,茵陈中含有绿原酸及咖啡酸,两药与小檗碱、延胡索乙素等多种生物碱配伍使用,均可生成难溶性的生物碱有机酸盐。此外,麻黄与甘草合煎后,煎液中化学成分含量会降低,可能是甘草中有机酸和麻黄中生物碱之间发生了化学反应,生成难溶于水的生物碱有机酸复盐。

3. 无机离子的影响　石膏中的钙离子可与甘草酸、绿原酸、黄芩苷等生成难溶性钙盐。若以硬水作为提取溶剂,其钙、镁离子能与一些药物中的大分子酸性成分作用生成沉淀。

4. 鞣质和生物碱　鞣质为多元酚类化合物,具有酸性,可与大多数生物碱反应生成难溶性沉淀。例如,大黄与黄连配伍,会形成黄褐色的胶状沉淀;麻黄生物碱与鞣质会发生沉淀反应,故麻黄及其制剂不宜与含鞣质类成分的中成药如感冒宁、七厘散、四季青片同用。

5. 鞣质和其他成分结合　鞣质能与皂苷结合生成沉淀。例如,含柴胡皂苷的中药与拳参等含鞣质的中药提取液配伍时可生成沉淀。含鞣质的某些中药,如五倍子、石榴皮、侧柏叶等不可与硫酸亚铁合用,否则易产生鞣质铁沉淀,影响硫酸亚铁的使用效果。鞣质还可与蛋白质、白及胶生成沉淀,使酶类制剂降低疗效或失效。

(二) 产生有毒物质

含朱砂(主要含 HgS)的中成药如七厘散、天王补心丹、苏合香丸等与溴化钾、溴化钠、碘化钾等同用会在胃肠道中反应生成具有毒性的溴化汞或碘化汞沉淀物,从而引起赤痢样大便和药源性肠炎。

(三) 变色与产气

1. 变色　中药制剂配伍发生氧化、还原、聚合、分解等反应时可引起颜色的改变。分子结构中含有酚羟基的药物与铁盐相遇颜色会变深,易氧化变色的药物与 pH 较高的药物溶液或某些固体制剂配伍时易出现变色的现象,如大黄粉末与碳酸氢钠或氧化镁配伍变成粉红色。一般,光线、高温对变色现象具有促进作用,可通过避光降温措施避免。

2. 产气　中药制剂配伍时遇到产气现象,一般由化学反应引起。例如,酸类药物与碳酸盐、碳酸氢钠配伍时发生中和反应产生二氧化碳气体。

(四) 发生爆炸

爆炸大多是由强氧化剂和强还原剂配伍而引起,要避免发生爆炸。例如,火硝与雄黄、高锰酸钾与甘油、氯酸钾与硫、强氧化剂与蔗糖或葡萄糖等混合研磨时,易发生爆炸。碘与白降汞

—•笔记栏•—

($HgNH_2Cl$)混合研磨能生成碘化汞,如有乙醇存在可引起爆炸。

三、制剂中药物与辅料的配伍变化

国际人用药品注册技术协调会(The International Council for Harmonisation of Technical Requirements for Pharmaceuticals for Human Use,ICH)将药用辅料定义为制剂中除原料药外的其他成分,辅料虽然不是治疗药品的活性成分,但直接影响着制剂的成型和稳定、产品的质量与使用,以及药物在体内的起效速率、作用时间的长短等。药物与辅料的相互作用可分为物理、化学和生物药剂学 3 种类型。

(一)药物与辅料间的物理配伍变化

1. 吸潮或结块、软化　制剂中含有吸湿性强的药物或辅料容易出现吸潮、结块和软化现象。很多中药及提取物的成分复杂多样,富含糖类、淀粉、皂苷、蛋白质、鞣质等,其中糖类和皂苷存在能与水分子形成氢键的极性基团,容易吸湿,药物吸湿不仅会阻碍制剂的制备,还会导致其在贮存、使用过程中结块发黏,影响疗效和安全性。

2. 溶出度下降　某些药物可因辅料的吸附而不能很好地溶出和分散,进而影响药物的生物利用度。例如,硬脂酸镁和片剂颗粒混合时,混合时间增加会使片剂溶出速率的降低;西吡氯铵的阳离子可以被硬脂酸镁颗粒表面的硬脂酸阴离子所吸附,导致西吡氯铵的抗菌活性下降。

(二)药物与辅料间的化学配伍变化

1. 药物与辅料直接发生化学反应　药物与辅料之间因为化学基团的可反应性导致配伍变化。例如,乳糖作为固体制剂的填充剂或稀释剂被广泛应用,但其与含伯胺或仲胺的药物如茶碱等易发生美拉德(Maillard)缩合反应,应避免合用。硬脂酸镁作为润滑剂在片剂、胶囊剂的生产中被广泛应用,其与强酸、强碱和铁盐有配伍禁忌,故在含有阿司匹林、一些维生素、大多数生物碱盐的药物制剂中不得使用。卡铂注射液处方中添加依地酸二钠会加速卡铂的降解,生成 1,1 -环丁烷二羧酸及依地酸二钠相关的含铂杂质,造成药物安全性问题。

2. 辅料之间的相互作用　羧甲基纤维素钠在制剂中如与 95% 的乙醇混合时,会产生沉淀;聚山梨酯、聚乙二醇、羧甲基纤维素钠等能与酚类、尼泊金等防腐剂作用形成配合物而降低防腐剂的抑菌效果。

3. 辅料中杂质的影响　辅料在生产过程中带入的杂质也会引起配伍变化。例如,乳糖的污染物乳糖-磷酸可以加速甾体类药物的降解;淀粉中的末端醛可与盐酸肼苯哒嗪中的肼结构团发生反应。

4. 药物影响辅料的性质　酸性强的药物,如对氨基水杨酸钠、水杨酸钠等能使淀粉胶化而影响制剂的崩解性能;用聚乙二醇作栓剂的基质时,含酚类、鞣酸、水杨酸的药物均可与聚乙二醇结合而影响药物释放。

(三)药物与辅料间的生物药剂学配伍变化

辅料可能会改变胃肠道通透性,进而改变药物的吸收程度,此外,有些辅料会诱导 P -糖蛋白,从而导致药物在体内的吸收发生变化。

四、注射剂的配伍变化

《中药注射剂临床使用基本原则》中特别强调,中药注射剂应单独使用,禁与其他药品混合配伍使用。应谨慎联合用药,如确需联合使用其他药品时,应谨慎考虑与中药注射剂的间隔时间及药物相互作用等问题。

(一)分类

注射剂的配伍变化可分为可见的和不可见的两种配伍变化。

1. 可见的配伍变化　指注射剂生产中原料药与辅料配伍、注射剂在使用时与其他注射剂混合或加入输液剂后出现混浊、沉淀、产气、变色等肉眼可见的变化现象。例如，川芎嗪注射液与丹参系列注射液、葛根素注射液、注射用灯盏花素配伍后可使溶液混浊或产生沉淀，存在配伍禁忌。

2. 不可见的配伍变化　指肉眼观察不到的配伍变化，如某些药物的水解、抗生素的分解和效价下降等。例如，红霉素乳糖酸盐与葡萄糖氯化钠注射液混合(pH 为 4.5)6 h 效价约下降 12%，若与某些药物配伍后的 pH 下降至 4.0 左右则 6 h 后会失效 50%以上(25℃)，原因是红霉素在酸性条件下不稳定。

(二) 因素

1. 溶剂组成的改变　注射剂多以注射用水为溶剂，也可根据药物的性质选择注射用油、注射用乙醇等非水溶剂，当某些非水溶剂的注射剂加入输液中时，由于溶剂组成的改变会使药物析出。特别是大剂量静脉滴注即输液剂，对 pH、离子强度和种类、浓度、澄明度等要求严格。在使用时尤其要注意不同溶剂注射液的相互配伍。例如：① 常用的注射剂如氯化钠注射剂、5%葡萄糖注射液、各种氨基酸输液，一般为水溶液，比较稳定，当与其他药物的注射剂配伍使用时应注意配伍变化。临床一般选择 5%葡萄糖注射液或 10%葡萄糖注射液作为苦黄注射液的溶媒，但不宜选用 0.9%氯化钠注射液作为溶媒，主要原因是苦黄注射液一旦加入电解质会发生盐析作用，产生微粒或沉淀。② 甘露醇注射液一般含 20%的甘露醇，为过饱和溶液。当加入氯化钾、氯化钠注射液时，由于盐析作用，易使注射剂析出甘露醇的结晶。③ 血液注射液与含药注射剂混合后易引起溶血、血细胞凝聚等现象，不宜与其他注射液配合使用。④ 注射用乳剂属于热力学不稳定的非均相体系，其稳定性受许多因素的影响，加入其他物质常产生破裂、分层、絮凝等现象，这类制剂与其他注射液配伍应慎重。

2. pH 的改变　pH 是影响中药注射剂稳定性的重要因素。由于 pH 的改变，有些药物会产生沉淀或加速分解，溶解度也会发生变化。例如，灯盏花素在 pH 4.2 以上的溶液环境中稳定，pH 4.0~4.2 时出现混浊，pH 4.0 以下时可析出结晶；茵栀黄注射液与 0.9%氯化钠注射液或林格液配伍后不溶性微粒增加，并有因 pH 变化产生大量白点的现象。含碱性有效成分的制剂不宜与酸性注射液配伍，含酸性有效成分的制剂不宜与碱性注射液配伍。例如，硫酸长春新碱注射液与碳酸氢钠混合后，由于 pH 升高，生物碱游离而析出沉淀。黄芩苷注射液(pH 7.5~8.0)与葡萄糖注射液(pH 3.2~5.5)混合时，可因黄芩苷溶解度的降低而析出沉淀。

3. 缓冲容量　缓冲剂抵抗 pH 变化能力的大小称为缓冲容量。许多注射剂的 pH 由所含成分或加入的缓冲剂所决定，若混合后药液的 pH 超出其缓冲容量则可能出现沉淀。有些输液剂虽然含有一定缓冲容量的有机阴离子乳酸根、乙酸根，但仍可使某些在酸性溶液中沉淀的制剂出现沉淀，如 5%硫喷妥钠 10 mL 加入生理盐水或复方氯化钠(500 mL)中不发生变化，但加入 5%葡萄糖或含乳酸盐的葡萄糖液中则析出沉淀。

4. 原辅料的纯度和盐析作用　原辅料的纯度不符合要求可以引起注射剂之间发生配伍变化。例如，氯化钠原料若含有微量的钙盐，与 2.5%的枸橼酸溶液配伍应用时产生枸橼酸钙而出现混浊。钙离子也能与甘草酸、绿原酸、黄芩苷等生成难溶于水的钙盐。舒血宁注射液、生脉注射液等，内含物多为大分子有机物，只能用葡萄糖作为溶媒，与生理盐水混合后，常可因盐析作用而产生大量不溶性微粒。丹参注射液、参麦注射液 pH 为 4.0~6.5，与氯化钠配伍后易出现盐析作用并导致大量不溶性微粒生成，影响用药效果及安全性。

5. 成分之间的沉淀反应　某些药物可直接与输液剂或另一种注射剂中的某种成分反应生成沉淀。例如，复方丹参注射液与川芎嗪注射液配伍混合后，会产生黄棕色絮状沉淀；红花注射液与 10%葡萄糖注射液混合后不溶性微粒显著增加，且随着红花注射液的增加不溶性微粒也显著增多；含黄酮类化合物的注射剂遇钙离子能产生沉淀，含黄芩苷的注射剂遇小檗碱也能产生沉淀。

6. 混合浓度　注射剂发生配伍变化与其浓度和放置的时间有关,如红霉素乳糖酸盐与等渗氯化钠或复方氯化钠注射剂各为1%浓度混合时,能保持澄明,但当后者浓度为5%时,则出现不同程度的混浊。此外,混合后还应注意放置时间的影响。例如,清开灵注射液与复方氯化钠、维生素C、青霉素、林可霉素配伍,虽然放置8 h对其外观无影响,但是溶液的酸碱度会发生改变,有效成分含量降低。注射液与输液配伍应先做实验,若在数小时内无沉淀发生或分解量不超过规定范围,并不影响疗效,可以在规定时间内输完。输入量较大时,应分次输入,或临用前现配。

7. 附加剂的影响　为使中药注射剂质量稳定或减少刺激,在配制中常加入缓冲剂、助溶剂、抗氧剂、稳定剂等附加剂,应注意的是,附加剂有时也会与药物出现配伍变化。例如,用吐温-80作增溶剂时,若注射剂中含少量鞣质,鞣质可与吐温-80的聚氧乙烯基产生络合反应,若该络合物的溶解度较小,药液就会出现混浊或沉淀。

第三节　药理学配伍变化

药理学配伍变化包括以下几种。

一、协同作用

两种以上药物合并使用后使药物效果增强称为协同作用,协同作用在临床上有非常重要的意义。按作用效果,协同可分为相加作用和增强作用,相加作用效果等于两药作用效果之和,增强作用效果大于两药作用效果之和。例如,黄连与大剂量的生地黄配伍能明显增强黄连丸的降糖功效;对复方黄连的抗菌实验结果表明,复方比单方的抗菌作用增强了8倍。

二、拮抗作用

拮抗作用指两种或两种以上药物合并使用后,使药效减弱或消失,不宜配伍使用。但在临床上有时也有意识地将有拮抗作用的药物配伍使用,以纠正主药的副作用和突出主药的主要作用。例如,治疗哮喘时,麻黄碱和巴比妥类药物经常合用,就是利用巴比妥类催眠药来对抗麻黄碱的中枢兴奋作用,避免过度兴奋及失眠的副作用。

三、不良反应

某些药物配伍后能增加毒性和产生不良反应,这种情况下药物之间不宜配伍使用或应慎用。例如,链霉素、庆大霉素及卡那霉素等氨基糖苷类药物与含生物碱成分的中药(川乌、草乌、附子等)及中成药(小活络丹、元胡止痛片等)合用后可能会增加对听觉神经的毒性,产生耳鸣、耳聋等不良反应;抗癌药石蒜含石蒜碱,与大剂量维生素C合用可增加石蒜碱的毒性。

四、体内相互作用

药物制剂在体内发生的配伍变化,主要表现在吸收、分布、代谢及排泄过程所发生的协同作用、拮抗作用或毒副作用。

(一) 吸收过程的相互作用

药物在吸收部位发生物理化学反应,影响制剂的崩解时间、溶出速度、吸收速度与程度。例如,服用解表药不得配伍补益药;含鞣质较多的中药、中成药不宜与生物碱、含金属离子、四环素类抗生素、阿托品及强心苷类西药联合使用,容易生成难溶性螯合物,不容易被人体吸收,从而降低生物利用度;含果胶类药物如六味地黄丸、人参归脾丸、山萸肉等不宜与盐酸林可霉素同服,同服后可使盐酸林可霉素的吸收减少,影响药物的治疗作用。

—•笔记栏•—

（二）分布过程的相互作用

药剂配伍对分布的影响最常见的是置换作用。当两种药物在蛋白质某一结合位置上进行竞争时，亲和力强的药物会将亲和力弱的药物置换出来，而药效与被置换的游离型药物浓度呈正相关，即被置换的药物随着其游离型浓度的增加，会造成难以预料的不良反应或降低疗效。例如，保泰松与法华林联用，法华林的游离药物浓度增加，容易产生出血等副作用；磺胺类药物与含有鞣质类化合物的中药合用，导致血及肝脏内磺胺类药物浓度增加，严重者可发生中毒性肝炎。

（三）代谢过程的相互作用

大多数药物经代谢转化为代谢物后，药理活性会减弱甚至完全失活，但亦有因代谢而产生毒性物质的。药物在体内受药酶作用发生的配伍变化分为酶促作用或酶抑作用。两种或两种以上药物合并应用时，产生激发药酶的作用，即酶促作用，乙醇为酶促剂，能使肝药酶活性升高。中药酒剂、酊剂与苯巴比妥、安乃近等药酶诱导剂合用，可使上述药物体内代谢加快，半衰期缩短，药效下降。酶抑制作用指某些药物能抑制同用药物代谢酶的活性，使其代谢减慢，造成同用药物的药理作用减弱或毒性增加。例如，单胺氧化酶抑制药盐酸帕吉林、丙卡巴肼等通过抑制体内单胺氧化酶活性，使去甲肾上腺素、多巴胺、5-羟色胺等单胺类神经递质不被酶破坏而贮存于神经末梢中，但当其与含有麻黄碱类成分的中成药如大活络丸、九分散等中成药合用后，麻黄碱能促使其大量释放，导致血压骤然升高，出现危象或死亡，临床上应避免联用。

（四）排泄过程的相互作用

药物一般以原型药物或代谢物通过肾脏、胆汁、肠道或其他途径排到体外，并以肾脏排泄为主。一些弱酸类或弱碱类药物均可在肾小管分泌时产生相互竞争而发生变化。例如，煅牡蛎、煅龙骨及硼砂等碱性较强的中药及以其为主要成分的中成药，与阿司匹林等酸性药物联合应用，会发生中和反应，使中成药、化学药的排泄加快，疗效降低甚至失去治疗作用。含有机酸的中药如乌梅、山楂等与磺胺类药物合用时，有机酸能酸化尿液，从而使磺胺药物的溶解性降低，导致尿中析出结晶，会引起结晶尿或血尿等不良反应。

第四节　配伍变化的处理原则与措施

一、处理原则

为减少和避免药物制剂之间发生配伍变化，常采用的处理原则如下：

1. 审查处方，了解用药意图　　在审查处方时发现疑问首先与医师联系，了解用药意图，明确对象及施药的途径作为配发的基本条件，对有合并症的患者审方时应注意禁忌证。在明确用药意图和患者的具体情况后，结合药物的物理、化学和药理等性质，判定或分析可能产生的不利因素与作用，对剂量和用法等加以审查，使药剂能更好地发挥疗效。

2. 制备工艺和贮存条件的控制　　在生产环节，控制温度、光线、氧气、痕量金属是延缓水解和氧化反应的基本条件。对于易氧化的药物如酚类、醛类、醚类或易水解的药物如酯类、酰胺类、皂苷类，宜制成固体制剂以增加其稳定性，并应注意控制水分含量，控制制备温度。如必须制备成注射剂，可设法制成注射用无菌粉末，并注意附加剂和包装材料对制剂的影响。

二、措施

1. 改变包装材料和贮藏条件　　温度、空气、光线等会使某些药物在使用过程中产生沉淀、变色或分解，应根据影响因素选择适宜的包装材料和贮存条件。

2. 改变调配次序　改变调配次序往往能克服一些配伍禁忌。

3. 改变溶剂或添加助溶剂　改变溶剂指改变溶剂容量或改变成混合溶剂，此法常用于防止或延缓溶剂析出沉淀或分层。根据情况有时也可添加助溶剂。

4. 调整液体制剂的 pH　pH 的改变可影响很多药物溶液的稳定性，应将溶液调节在适宜的 pH 范围内。

5. 改变有效成分或改变剂型　在征得医师同意后，可改换有效成分，但应力求与原成分的作用相似，用法也尽量与原方一致。有些处方制备成液体制剂易产生沉淀，可改变剂型制成片剂、颗粒剂等固体剂型。

总之，在药剂的生产、贮存和使用过程中，为避免因配伍不当而造成的质量问题和临床使用不合理，应制订合理的处方、制备工艺和给药方案，一旦发生配伍变化或存在配伍禁忌，应从处方、剂型、工艺、使用和贮存条件各个环节入手分析原因，寻找解决办法。

第五节　中药不良反应与合理用药

一、不良反应

药物不良反应（adverse drug reaction，ADR）指合格药品在正常用法用量下出现的与用药目的无关的有害反应。中药不良反应指中药材、中药饮片及其制剂在正常用法和用量的情况下，产生除治疗作用以外的非预期且有害于机体的反应。

（一）分类

根据中药药性、不良反应发生时间、出现程度、病理机制和证候特点，中药制剂的不良反应包括副作用、毒性反应、依赖性、成瘾性、特异质、致畸作用、致癌作用、致突变作用和过敏反应（变态反应）等。中药不良反应主要分为毒性反应和过敏反应，其中过敏反应在中药不良反应中所占比例较大，涉及品种较多，给药途径主要是口服给药、注射给药，多数为首次用药引起，主要表现为药疹、皮疹、哮喘、胸闷、心慌、过敏性休克甚至死亡。

（二）不良反应产生的原因

药品的研发、生产和使用各个环节都影响着药品的安全，引起中药制剂发生不良反应的因素有药物因素、体质因素及其他相关因素。

1. 药物因素

（1）中药材的质量：由中药材的质量导致中药制剂发生不良反应的因素有以下两个。

1）药材品种、基原与产地：中药品种不断增加，至今已逾万余种，这些药材来源复杂，不少药材的基原有数种甚至几十种，其中同药异名、同名异药、同药多部位的现象普遍存在。不同基原的药材其所含化学成分的差异性致使其所表现出来的生物活性及毒性也不同，造成使用后出现不良反应。

2）药材炮制不当或未经炮制：中药通过炮制可以降低毒性，减少副作用，增强疗效。炮制是否得当，对一些毒性强的中药而言更是确保安全的重要措施，中药炮制中药材处理不彻底或炮制方法不正确也是产生不良反应的重要原因。

（2）基础研究欠缺：中药及其复方制剂基础研究不深入、科技含量低，导致某些药物存在产生不良反应的隐患，目前对单味中药的研究开展较多，但对于复方制剂尤其是含毒性中药的复方制剂的安全性研究不足，如使用剂量、周期等，不能指导临床应用，容易造成隐患。

（3）剂型：中药随剂型的改变，其理化性质及药效、毒性也可能随之而变。中药注射剂因作用迅速、剂量准确被广泛应用，弥补了口服给药的不足，但不良反应居多，尤其是静脉注射给药。造成注射剂出现不良反应的原因有药效物质基础研究不完善、质量标准不严格、生产工艺不稳定、缺乏完整全面的临床前研究及临床研究评价、新药临床试验存在局限性、上市后再评价跟踪

—•笔记栏•—

研究不足、储运问题及临床用药不合理和患者个体差异等。

(4) 制剂的不合理配伍：临床上为提高疗效，有时会将多种中药制剂配合化疗加以应用，如果是毒性药材或者药性峻烈的药味，很容易发生毒性作用，应特别注意。此外，中成药成分之间也存在配伍禁忌。例如，含甘草、鹿茸的中药制剂(参茸丸等)与含大量强心苷的中成药、降血糖的中成药不宜合用；含大量对肝脏有一定毒性的药物如五倍子、黄药子等与紫金锭、苏合香丸、四季青糖浆、地榆片等合用亦能引发药源性肝病。

此外，中西药两者合用或先后序贯使用，可能由于药物的相互作用，也会导致不良反应。

2. 体质因素　由于患者的种族及遗传因素、年龄、性别、体质、生理病理状态、饮食与生活习惯、精神状态等存在差异，对药物的敏感性、反应性、耐受性均不同，这也是影响不良反应发生的重要因素。有免疫缺陷的患者，在使用某些药物时，也可导致一些特殊的不良反应。例如，本身存在免疫缺陷或免疫应激疾病的患者，应避免使用含何首乌的制剂，何首乌中的特殊成分会刺激免疫系统，出现免疫应激反应。此外，中药有些成分本身易发生过敏反应，如鱼腥草注射液制备过程中高温消毒可使鱼腥草素发生降解，形成的聚合物是一种较强的致敏原，在制备、使用时都应注意。

3. 其他因素　除以上因素可影响不良反应外，中药制剂的不良反应还可受到地理条件、给药时间、给药环境、饮食起居等因素的影响。

二、合理用药

(一) 加强监管，控制药品质量

明确中药材基原与产地，尽量选用道地药材、优良品种，规范采收时间，产地加工，避免同名异药、同药异名等一切药材误用的发生，严格中药炮制，确保中药品种正确、质量合格。加强制剂生产工艺的监管，生产过程应完全符合规定程序，确保批次间质量恒定，做好中药制剂成分的检测，防止不合格药品的出厂和流通。

(二) 避免不合理的制剂配伍

近年来，中药制剂合用、中西药合用及中西药配伍组方现象有逐渐增多的趋势，临床联用时，应严格掌握适应证、禁忌证及可能引起的不良反应等，并根据患者的病情、体质、过敏史等为其合理用药，特别是对中药、西药的功效主治、成分及体内代谢过程不清楚，对病情辨证不清时，要十分慎重，避免因药物之间的相互作用而引起可能的不良反应。

(三) 加强基础和安全性研究

深入开展中药及其复方的物质基础、体内过程及作用机制研究，关注中药制剂合用、中西药配伍后在化学成分、药效和毒理方面的相互影响，加强对中药及其复方制剂的基础性和安全性研究，进行科学的监测和控制。

(四) 加强指导，提高公众自我保护意识

中药能有效地防治疾病，改善体质，已为人所共识，但其所引起的不良反应却往往被忽视，要加强公众对不良反应的认识，了解中药的双面性，增强自我保护意识。临床治疗用药中一旦发现不良反应，要认真分析研究，及时报道并提出防治措施。加强宣传教育，普及用药常识，严格遵照医嘱用药，防止超剂量用药、擅自用药与滥用药品。

(五) 加强中药不良反应监测

目前，我国中药不良反应检测体系仍有较多有待完善的地方。中药尤其复方制剂相对于西药，成分更为复杂，构成更具特殊性，对其不良反应的监测必须要尽快将目前简单初步的采集信息，改进至成系统的药物监测和警戒体系。如果有必要，还应尽快建立适合中药特点的不良反应监测法律和法规。同时，不良反应监测的对象制药企业和经营企业需要承担起更多的社会责任，对本企业生产或经营的中药制剂品种必须进行有效、完善的监测，做到及时汇报，而国家相关主管部门药监部门也应及时公布药品安全信息，进行风险预警防范。

—•笔记栏•—

【小结】

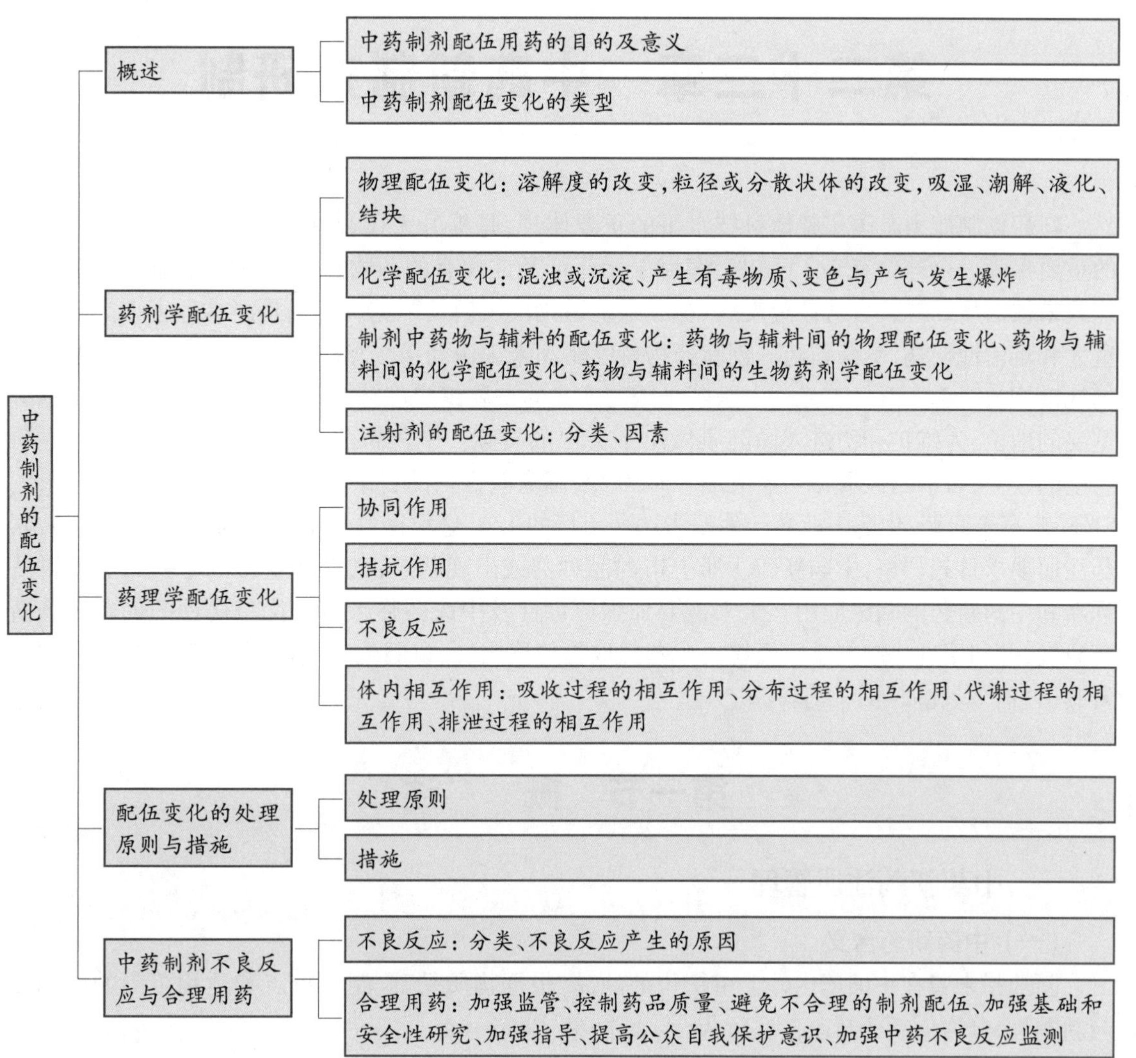
中药制剂的配伍变化
概述
中药制剂配伍用药的目的及意义
中药制剂配伍变化的类型
药剂学配伍变化
物理配伍变化：溶解度的改变，粒径或分散状体的改变，吸湿、潮解、液化、结块
化学配伍变化：混浊或沉淀、产生有毒物质、变色与产气、发生爆炸
制剂中药物与辅料的配伍变化：药物与辅料间的物理配伍变化、药物与辅料间的化学配伍变化、药物与辅料间的生物药剂学配伍变化
注射剂的配伍变化：分类、因素
药理学配伍变化
协同作用
拮抗作用
不良反应
体内相互作用：吸收过程的相互作用、分布过程的相互作用、代谢过程的相互作用、排泄过程的相互作用
配伍变化的处理原则与措施
处理原则
措施
中药制剂不良反应与合理用药
不良反应：分类、不良反应产生的原因
合理用药：加强监管、控制药品质量、避免不合理的制剂配伍、加强基础和安全性研究、加强指导、提高公众自我保护意识、加强中药不良反应监测

第二十三章　中药新制剂研制

—·笔记栏·—

第二十三章授课视频

新药创制能力是国家整体科技水平的重要体现，是提升人民福祉、实现中华民族伟大复兴的重要保障。全球约有2/3已知疾病由于无药可及或现有的药物疗效不佳而未能得到充分治疗或未被治疗，肿瘤、自身性免疫病、神经系统退化性疾病及罕见病等仍是严重危害人类健康的重大和难治性疾病，亟待新药。创新药物持续驱动未来医药市场增长，截至2020年全球医药市场规模增长至1.3万亿美元。中医药是医药产业的重要组成部分，在我国医疗保健体系中占有重要的地位，为维护和增进人民健康做出了突出的贡献。中药新药始于1985年中药新药注册制度的建立，目前已经取得明显成绩。2020年，国家医保药品目录收录中成药1 315个品种，占51%，略高于西药；中药工业总产值约占医药市场的1/3，这均得益于中药新药的研制。但是，新药注册要求日趋严格，中药新药注册上市的品种甚或出现断层，已经严重影响中药产业的科技创新和中药新药的临床应用。未来需要加强原创性及中医药临床治疗优势病种的创新中药新药研发，并利用现代制剂学手段解决中药提取物的稳定性、口服生物利用度和靶向递送的难题，研制出"有效、优质"的中药新药。

第一节　概　　述

一、中药新药注册管理

（一）中药新药含义

新药指未曾在中国境内外上市销售的药品，根据物质基础、制剂特点和适用范围的原创性与新颖性，分为创新药与改良型新药。

广义的中药新药指未曾在中国境内外上市销售的中药，包括中药原药材、提取物与制剂（成方药品）。狭义的中药新药特指符合中医药理论，未曾在中国境内外上市销售的中药制剂。本章讨论的中药新药指中药新制剂。制剂研究在中药新药研究中，尤其在决定中药新药的安全性、有效性、质量可控性中起着决定性的作用，是中药新药的重要内容，也是体现创新和研究水平的重要环节。

（二）中药新药注册分类与管理

1. 中药新药注册分类的演变　　药品是特殊商品，关系人民的生命和健康，依照《药品管理法》，药物临床试验和药品上市前需要进行药品注册，即由药品监督管理部门基于法律法规和现有科学认知对其进行安全性、有效性和质量可控性审查的过程。中药新药注册始于1985年颁布的《新药审批办法》，随后《新药审批办法》多次更新，分类也经历了多次变化，1985年、1999年的5类新药随着2002年颁布的《药品注册管理办法》增加到11类，2007年调整为9类，2020年调整为4类。中药新药注册分类的变化过程，充分体现了将保持中药传统优势与现代药品研发要求相结合的特点，符合中医药特色，充分考虑了中医理论、人用历史和科学试验，遵循了中医药发展规律，在发展中传承精华，守正创新。

2. 现行中药新药注册的分类　　按照现行版《药品注册管理办法》（2020年7月1日起施行）。药品注册按照中药、化学药和生物制品等进行分类注册管理。中药注册按照中药创新药、中药改良型新药、古代经典名方中药复方制剂、同名同方药等进行分类；化学药注册按照化学药创新药、化学药改良型新药、仿制药等进行分类；生物制品注册按照生物制品创新药、生物制品改良型新药、已上市生物制品（含生物类似药）等进行分类。

根据《中药注册分类及申报资料要求》的有关规定，中药注册分类的4种类型分别包括以下内容。

（1）中药创新药：指处方未在国家药品标准、药品注册标准及古代经典名方目录中收载，具有临床价值，且未在境外上市的中药新处方制剂。其包含中药复方制剂，从单一植物、动物、矿物等物质中提取的提取物及其制剂、新药材及其制剂、新的药用部位及其制剂。

（2）中药改良型新药：指改变已上市中药的给药途径、剂型，且具有临床应用优势和特点或增加功能主治等的制剂。或已上市中药生产工艺或辅料等改变引起药用物质基础或药物吸收、利用明显改变的。

（3）古代经典名方中药复方制剂：按古代经典名方目录管理的中药复方制剂或其他来源于古代经典名方的中药复方制剂、基于古代经典名方加减化裁的中药复方制剂。

（4）同名同方药：指通用名称、处方、剂型、功能主治、用法及日用饮片量与已上市中药相同，且在安全性、有效性、质量可控性方面不低于该已上市中药的制剂。天然药物指在现代医药理论指导下使用的天然药用物质及其制剂，参照中药制剂分类。

—•笔记栏•—

化学药品和生物制品及其注册分类

古代经典名方中药复方制剂的注册要求

二、医疗机构制剂注册管理

（一）医疗机构制剂的含义与特点

医疗机构制剂指医疗机构根据本单位临床需要经过批准而配制、自用的固定处方制剂。医疗机构制剂是医院在提供医疗服务过程中，对一些不足药品的一种补充方式。与药品企业生产的药品相比，其具有处方灵活、研制周期短、批量较小、满足院内临床需要而市面上没有供应的特殊性等优点，亦可在一定管理制度下进行机构间的调剂使用。很多复方中药新药来自医疗机构的中药制剂，因此也成为中药新药复方制剂研发处方来源的一个重要途径，也是制剂研究的重要参考。

（二）医疗机构中药制剂的注册管理、备案制度与技术要求

1. 医疗机构中药制剂的注册管理　　按照现行版《药品管理法》规定，医疗机构配制制剂，应当经所在地省、自治区、直辖市人民政府药品监督管理部门批准，取得医疗机构制剂许可证，无医疗机构制剂许可证的，不得配制制剂；应当有能够保证制剂质量的设施、管理制度、检验仪器和卫生环境；应当按照经核准的工艺进行，所需的原料、辅料和包装材料等应当符合药用要求。医疗机构配制的制剂，应当是市场上没有供应的品种；并应当经所在地省、自治区、直辖市人民政府药品监督管理部门批准；应当按照规定进行质量检验；合格的，凭医师处方在本单位使用；经国务院药品监督管理部门或者省、自治区、直辖市人民政府药品监督管理部门批准，医疗机构配制的制剂可以在指定的医疗机构之间调剂使用；不得在市场上销售。

根据《医疗机构制剂注册管理办法》（2005年8月1日施行），申请医疗机构制剂，应当进行处方筛选、配制工艺、质量指标、药理、毒理学研究等临床前研究和临床研究，并向所在地省、自治区、直辖市（食品）药品监督管理部门或者其委托的设区的市级（食品）药品监督管理机构提出申请，报送有关资料和制剂实样。

申请医疗机构制剂注册的申请人应当是持有《医疗机构执业许可证》，并取得《医疗机构制剂许可证》的医疗机构。申请时应向省级药品监督管理部门提出申请，并报送有关资料和样品。药品检验所完成样品检验和质量标准技术复核，省级药品监督管理部门完成技术审评后，做出是否许可的决定。准予配制的医疗机构制剂应有《医疗机构制剂注册批件》及制剂批准文号，格式为：X药制字H(Z)+4位年号+4位流水号，其中X是省、自治区、直辖市的简称，H是化学制剂的代号，Z是中药制剂的代号。

2. 医疗机构中药制剂的备案　　为促进医疗机构应用传统工艺配制中药制剂的健康有序发展，对符合要求的实施备案管理，这些传统工艺配制的中药制剂包括由中药饮片经粉碎或仅

—•笔记栏•—

经水或油提取制成的固体（丸剂、散剂、丹剂、锭剂等）、半固体（膏滋、膏药等）和液体（汤剂等）传统剂型；由中药饮片经水提取制成的颗粒剂及由中药饮片经粉碎后制成的胶囊剂；由中药饮片用传统方法提取制成的酒剂、酊剂。与市场上已有供应品种相同处方的不同剂型品种、中药配方颗粒及其他不符合国家有关规定的制剂不得备案。医疗机构配制传统中药制剂应当取得《医疗机构制剂许可证》，未取得《医疗机构制剂许可证》或者《医疗机构制剂许可证》无相应制剂剂型的医疗机构可委托符合条件的单位配制，但须同时向委托方所在地省级药品监督管理部门备案。实施备案管理的品种，不用提交主要药效动力学、临床研究资料；如处方中不含法定标准中标识有“剧毒”“大毒”及现代毒理学证明有明确毒性的药味，或处方组成含有“十八反”“十九畏”配伍禁忌的情况，也不用提交急性毒性、长期毒性资料。

3. 医疗机构中药制剂的技术要求　中药制剂的功能主治的表述必须使用中医术语、中医病名。中药制剂的处方组成、理法特色、功能主治应当与国家药品标准收载的品种进行比较。根据中医药理论组方，利用传统工艺配制（即制剂配制过程没有使原组方中治疗疾病的物质基础发生变化的），且该处方在本医疗机构具有 5 年以上（含 5 年）使用历史的中药制剂，可免报主要药效动力学、急性毒性、长期毒性、临床研究资料。但是，如果处方组成含有法定标准中标识有毒性及现代毒理学证明有毒性的药材，或处方组成含有“十八反”“十九畏”配伍禁忌，或方中的药味用量超过药品标准规定的，需要报急性毒性、长期毒性资料。

申请制剂所用的化学原料药及实施批准文号管理的中药材、中药饮片必须具有药品批准文号，并符合法定的药品标准。制剂名称应当按照国家药品监督管理局颁布的药品命名原则命名，不得使用商品名称。配制制剂使用的辅料和直接接触制剂的包装材料、容器等，应当符合国家药品监督管理局有关辅料、直接接触药品的包装材料和容器的管理规定。

有下列情形之一者，不得作为医疗机构制剂申请注册，包括：① 市场上已有供应的品种；② 含有未经国家药品监督管理局批准的活性成分的品种；③ 除变态反应原外的生物制品；④ 中药注射剂；⑤ 中药、化学药组成的复方制剂；⑥ 麻醉药品、精神药品、医疗用毒性药品、放射性药品；⑦ 其他不符合国家有关规定的制剂。同时，允许未取得制剂许可证（或无相应剂型）的医疗机构，申请委托取得了制剂许可证或 GMP 认证证书的药品生产企业，配制与允许剂型范围一致的中药制剂。

第二节　中药制剂设计的选题

一、中药制剂设计的指导思想

1. 坚持以中医药理论为指导　传统中药成方制剂的形成，必须要在中医药理论指导下，并且经过反复临床实践。中药制剂的研究开发必须要保持中医药的特色和优势，并深度挖掘其科学内涵，保证其疗效，这就需要坚持病-证-方-药相统一的原则，传承君臣佐使、性味、归经、升降浮沉、有毒无毒等方药理论才能达到。古代经典名方中药复方制剂及其研发相关技术要求，就是这方面的一个典型案例。但是，当前的创新中药多数主要还是以化学药物的疾病模型与主要成分控制的方法来评价中药制剂的主要药效和质量，这些模型和方法难以有效表达中药制剂的实际功效，而且中药的药效与成分之间的关联尚缺乏系统的研究，采用成分控制这种化学评价方法难以准确反映中药制剂的有效性和安全性。因此，在以中医药理论为指导的基础上，选择合适的中医证候模型及中药特有、具有明确活性、并能反映功效主治的质量标志物，对于评价中药制剂的质量尤为关键。

2. 科学合理地利用现代科学技术　中医药现代化过程中，必须坚持中医思维，坚持以中医理论为指导，坚持以疗效为根本衡量标准，同时也要看到现代药学在制剂技术、药效评价和质量控制等方面的技术和理念，对于提高中药制剂的水平，深挖其科学内涵具有重要的价值和意义。例如,指纹图谱用于质量控制、质量标志物的研究与应用,低温浓缩技术保证药效成分的稳定,新型辅料和剂型改善中药制剂的稳定性和吸收性能;网络药理学和多组学技术用于药效综合评价和机制研究,全面的非临床安全性评价可系统了解中药制剂的安全性。因此,中药制剂现代化,必须要将中医药理论与现代科学技术有机结合起来,才能更好地保证中药制剂的安全、有效、稳定和可控。

3. 创制"三效、三小、四性、五方便"的中药制剂　　中药制剂研发与化学药物制剂的研发一样,要以实现"高效、速效、长效""剂量小、毒性小、副作用小""安全性、有效性、稳定性、均一性""生产方便、贮藏方便、运输方便、携带方便、服用方便"为目标。这在中药有效成分或有效部位制剂中相对比较容易实现。但是,对于中药复方制剂则存在一些困难,由于其通常存在服用量大的问题,这尤其给实现速效、长效、剂量小等带来了巨大挑战。这需要通过加强药效物质基础研究,明确中药提取物纯化的方向,并结合药效评价跟踪,对提取和纯化精制工艺进行研究,以尽可能提取转移药效成分,去除无效或杂质成分,为速效、长效制剂辅料的使用留下空间。

二、中药制剂设计的基本原则

中药制剂设计是中药新药研制的重要环节,也是中药新药质量研究、药效动力学研究、毒理学研究、临床研究的前提,其总体思想是既要充分尊重中医药理论,又要充分利用现代科学技术,通过制剂加工有目的地提取某类有效成分,除去无效或有毒副作用成分,提高疗效,降低副作用,降低用药剂量,控制药物释放速度和释放量,将有效的方药变成具特殊形态和内涵的药品供临床使用,实现医生临床治病的目的。在这个过程中,基本原则就是要实现中药制剂的安全性、有效性、稳定性和可控性,同时满足患者顺应性的需求及生产技术的适应性和经济性。

1. 安全性　　中药制剂的安全性是药物的最基本要求,其化学成分和制剂载体是毒副作用的主要来源。中药制剂的研制应降低毒副作用,提高药物的安全性。要根据药物的特性来设计不同的制剂类型,对于治疗指数低、治疗窗狭窄的中药,宜设计成缓释、控释制剂以平稳血药浓度和降低毒副作用,而对皮肤、黏膜等机体局部刺激性较强的中药,可利用微囊或包合技术来降低其刺激性。中药复方传统多用水煎提取,现代制剂过程中会使用一些新的溶媒和提取方式,如超临界二氧化碳萃取等,这可能会引起其物质基础发生显著变化,其安全性和有效性均可能会与传统复方汤剂有较大变化,需要系统评价。

2. 有效性　　中药制剂的有效性是药物的基本属性,是中药新药研发的最根本目的。中药制剂的有效性主要取决于中药处方和生产工艺,中药处方决定了中药制剂的有效性,生产工艺的好坏决定了有效物质是否能够通过合理的提取工艺转移到提取液中,以及在浓缩、精制和干燥后能否保留在提取物中。在此基础上,给药途径、剂型及剂量等也会影响其疗效的发挥。因此,优化提取、浓缩、精制、干燥工艺并选择合适的制剂技术,以尽可能多提取药物有效物质、减少对其破坏、提高其稳定性和生物利用度、去除无效成分,对于发挥并增强中药制剂的作用具有重要影响。

3. 稳定性　　中药制剂的稳定性是保障药物有效性和安全性的重要基础。主要包括化学、物理性质两个方面。化学方面主要涉及贮藏过程成分的变化,从而引起有效性和安全性的变化;物理方面主要涉及含水量和状态的变化,从而加速成分的变化,并引起外观的变化。这些与处方组成、生产工艺、剂型、辅料、包装方式、包装材料和贮藏条件等均相关,需要系统考虑各方面因素,进行综合研究,才能够保障中药制剂的稳定性。

4. 可控性　　中药制剂质量的可控性是决定药物有效性与安全性的重要保障,主要体现在制剂质量的重现性与生物效应关联性,是中药新药审批过程中最基本的要求之一。重现性指中药制剂质量均一和批间稳定性,即同一批次不同单元制剂及不同批次的制剂均应达到质量标准的要求,不应有显著的变化,这主要取决于原料药材质量和生产工艺的稳定性;生物效应关联性指中药制剂的质量检测指标与其安全性和有效性之间存在关联,可以反映其生物学效应及功效

—•笔记栏•—

主治，这主要取决于检测指标的生物活性与制剂适应证之间的关系。

5. 顺应性　中药制剂的顺应性指患者或医护人员对所用制剂的接受程度。为了提高中药制剂的顺应性，有利于疾病的治疗，主要可从给药途径、剂型等角度考虑，以让患者能更易接受。例如，注射剂不应让患者产生强烈疼痛感，口服固体制剂的体积及用量要容易让老人和儿童等患者所接受。此外，制剂的形状、大小、颜色、气味、味道等也会对其顺应性产生影响，应予以考虑。

6. 生产技术适应性　指工艺与生产设备间的适应性。中药制剂的研发，必须要保障生产技术的适应性，也就是保证具备成熟的生产设备、稳定的实验室工艺参数和生产工艺参数。

7. 经济性　中药制剂的研发，还需要考虑制剂的成本价格，评估疾病治疗的经济性。中药原辅料价格和生产成本，是中药制剂的主要经济学评价指标。在中药制剂研发过程中，要关注生产成本与工艺参数优化的协同综合考察。例如，为了提高中药所含成分的提取率和转移率，常常采用多次提取的工艺，但这可能会增加提取过程和回收溶媒的时间成本，也会导致溶媒成本上升，并非最理想的选择。

三、中药制剂研制的选题原则

1. 五性原则　中药制剂立项选题同时涉及理论问题和方法学问题。为了避免侵权和重复，立项前应密切关注新药研究公告和开发动态，并进行药品注册信息、专利、中药行政保护和保密品种的检索。选题必须坚持需求性、创新性、科学性、可行性和效益性的选题原则。

（1）需求性：是选题工作的首要原则，一个好的立项，本质上来自临床和市场需求。药物生命力是由市场来决定的，因此必须要进行市场调研。流行病学调研和同类产品调研是市场调研的两个主要方面。通过流行病学调研，发掘中医药具有防治优势、市场容量大的常见病或多发病，如心脑血管病、病毒性疾病、自身免疫病、恶性肿瘤和糖尿病等，这些应该是中药新制剂研发的重点。同类产品调研是对同类产品进行对比研究，明确同类产品疗效、毒副作用、剂型、剂量、包装、便携性能和价格等特点，并针对性地制订拟研发产品的策略，使产品在研发阶段就较市场现有产品具有潜在的优势。

（2）创新性：指选题要新颖、有所发明、有所创造。中药制剂研究的创新性，主要体现在处方组成、提取工艺、成型工艺、质量控制指标和方法、药效机制和安全性等方面。中药制剂研究要在中医药理论的指导下，充分利用现代科学新技术，借鉴前人的理论观点、思维方法和研究成果，尽可能在“三效、三小、四性、五方便”要求的一个或几个方面做出突破。例如，安宫牛黄丸改清开灵注射液和复方丹参片改复方丹参滴丸均实现了速效，更适宜主治病症的治疗需求。三黄注射液改三黄片提高了药品的稳定性。

（3）科学性：主要体现在选题需要具有科学依据，这包括组方要符合中医药理论及具有可靠的临床疗效，处方中的有效成分及对有效的原因进行阐述，制剂工艺能合理可行地提取并保留有效成分，质量标准是要能反映其安全性与有效性，药效和临床实验设计要能支持其功能主治等众多方面的内容。

（4）可行性：指在立项选题时要考虑现实可能性。坚持选题的可行性原则，要从研究基础、研究方案、项目的组织、研究人员、研究必备的仪器和设备、生产设备条件和环境保护、是否存在禁用药物、研究经费等方面进行综合评估，要从药材资源、原辅材料、药学研究、药理毒理、临床研究和组织管理等多个方面进行技术论证。

（5）效益性：中药制剂的研发要符合经济效益原则，要从原材料、能耗、人力、管理方面进行成本核算，通过发病率和可能的市场占有率推算市场潜力，并通过增加适应证、升级产品、应对突出事件最大化潜在的商业价值，计算净现值，推测理论投资回报额度和回报周期。

2. 中医药优势领域原则　中西医并重是我国医药事业的独特优势，中西医药各具有优势学科与领域。中医药在治疗病毒性疾病、妇科疾病、不孕症、不育症、儿科疾病、糖尿病并发症、消化内科病、内分泌系统疾病、免疫系统疾病、老年病、亚健康等领域具有显著优势。选择中医药优势领域进行开发易于成功，且容易取得较大经济效益和社会效益。

3. 高效益原则　效益主要包括科学效益、社会效益和经济效益。科学效益指对学术发展的推动作用，尤其是对中医药理论和实践的科学阐释。科学效益同时也是社会效益和经济效益的基础与保证，研制的中药制剂只有符合科学性原则，才有可能取得成功并推向市场，转化为直接的生产力，才会带来可见的、现实的经济效益，同时实现挽救生命、缓解患者痛苦、提高生存质量、稳定家庭与社会等社会效益。中药制剂的研究，应以科学效益、社会效益和经济效益作为衡量和验证选题正确的尺度与标准。

四、中药制剂研制的选题途径

1. 原始创新　中药制剂的立项选题，可以从古典医籍、名医经验、医院制剂、单验秘方、科研项目等方面进行原始创新。我国古典医籍记载大量有效的治疗方药，如治疗疟疾的青蒿素即来自《肘后备急方》；此外，这些医籍中有不少的经典名方，其组方严谨、疗效可靠，如2018年国家公布的100首经典名方，来自《伤寒论》《金匮要略》《备急千金要方》《妇人大全良方》《太平惠民和剂局方》等，涵盖内外妇儿等广泛病种，如治疗感冒初起疗效显著的葛根汤颗粒就来自《伤寒论》；名医经验方剂，是很多名医经过长期的临床实践总结出来的，具有专业治疗某些病证的特点，如1973年张亭栋采用“癌灵注射液”治疗慢性粒细胞白血病，患者症状都有改善，他在此基础上发现了三氧化二砷治疗急性早幼粒白血病，是中国对人类医学重要贡献之一；医院制剂大部分是医院协定处方，其应用历史长、疗效好，如2020年中国中医科学院研制出的化湿败毒颗粒；民间蕴藏着不少单方、验方和秘方，具有悠久的历史和广泛的群众性，如抗癫痫及抗脑卒中的新药丁苯酞就来自民间用芹菜汁治疗癫痫的疗法；科研项目内容众多，既包括临床医师针对某病证所筛选出来的方剂，也包括中药有效成分和有效部位的研究，还包括濒危物种或名贵中药材的资源保护和代用品的开发，这些均可按中药新药的注册要求进行研究，如上海药物研究所研制的丹参多酚酸盐就是通过对丹参的系统性研究发现的抗心绞痛主要活性成分。以上这几个方面都可以为中药新制剂的立项提供重要来源。

2. 中成药二次开发　针对已上市中成药围绕药品质量与临床用药存在的问题进行深入研究并取得成果或产品的过程，就是中成药二次开发。这需要建立和完善基于临床循证评价的中药技术，并针对中药品种多、适应证宽泛、优势不突出等问题建立中成药临床定位策略与方法，从而需要确定二次开发的方向与内容，尤其是确定二次开发出来的品种应具备特色和优势及临床精准定位，并充分利用现代高新技术进行研究。目前中成药的二次开发，主要是通过修方改型、工艺升级、剂型改进、质量提高、缩小服用量、提高疗效、增加适应证等方式进行。

第三节　中药制剂的设计

一、中医处方来源与配方设计

中医处方主要来源于历史文献记录、民间验方和新研制等三方面，是中医根据理法方药的原则，结合主治病证确定治则治法，开具中药复方的重要参考。配方设计是根据中药原料药性质、临床要求、给药途径与剂型等筛选适宜的辅料及确定制剂处方的过程。

中医处方的设计原则是必须根据传统中医药理论和临床经验来确定，按照“辨证立法、以法统方、据方选药”的原则，根据“证、病”找出对应的成方，以其作为基本方，再结合临床上该证或该病的主要症状、病因和病理，进行疾病的分型和分期，对方中每味药做系统的分析考察，并对成方进行综合分析，理顺配伍关系。

中医处方的内容包括药味和用量。处方药味应精选，尽可能地选用药味少的处方，小复方

—·笔记栏·—

有利于制剂工艺的研究、剂型的选择和质量标准的制定。如果是对药味多的大复方进行适当的简化,必须通过实验研究确定,因为任意删减某一味药,有时很可能会导致全方作用的改变。处方中的中药剂量必须保证安全用药,对于毒性中药的用量,更应当慎重。此外,还应注意的是剂量变化有时可能出现功能的转变。

二、给药途径选择与剂型设计

古代医药学家在长期实践过程中,逐渐形成的有关传统中药制剂给药途径、剂型、制备技术选择方面的规律性认识与结晶,一直指导传统中药制剂设计与制造的理论基础。例如,《伤寒论》中收载的中医泻下剂名方"大承气汤"原文"以水一斗,先煮二物,取五升,去渣,内大黄,更煮取二升,去渣,内芒硝,更上微火一、两沸,分温再服。得下,余勿服",明确指出了该方剂的制备方法和用药方法,即应水煎,先煮厚朴、枳实,大黄后下,芒硝溶后温热口服,中病即止。东晋时代葛洪的《肘后备急方》在记载治疗疟疾的有效方法时,即提到"青蒿一握,以水二升,渍绞取汁,尽服之",这也提示了青蒿治"久疟"制剂的制备方法,即应低温制备。这些记录对于后世的科学研究和新药研发均起到了很好的指导作用甚至是决定性作用,但多散见于各种医书论著,疏有专著论述,中药药剂工作者有必要对其进行挖掘、整理和提高,形成理论和技术,用以指导当代中药制剂的研究和开发。

1. 给药途径选择　中药制剂的开发要综合考虑给药途径,如口服给药、皮肤给药、黏膜给药、静脉给药等方式,选择合适的给药途径,结合病证和方药,实现制剂的高效和速效作用以快速治愈疾病。

2. 剂型设计　中药制剂的剂型设计包含创立新剂型和剂型选择两方面。创立新剂型就是根据临床需要设计出临床从未应用过的制剂形式,剂型选择就是基于对现有剂型与病证及方药关系的理性认识,根据确定方药的性质及所对应病证的治疗需求选择适宜的剂型以实现治疗效应的最优化。

剂型选择应在"证-方-剂"相适应原则的基础上,根据药味组成并借鉴临床用药经验,以满足治疗需要为宗旨,在对药物理化性质、生物学特性、剂型特点等方面综合分析的基础上进行。剂型设计要考虑临床需要、用药对象、原料药性质、用药剂量和药物的安全性这五个方面的内容。

(1) 临床需要:临床病证多样,症状有缓急之分,病位也有表里的区别,给药途径与剂型不同,作用部位、作用持续时间和起效速度不同,应从临床治疗的角度选择适宜的给药途径和剂型。急性用药宜速,可采用汤剂、气雾剂、栓剂、微型灌肠剂、注射剂等;慢性病用药宜和缓、持久,常用丸剂、片剂、内服膏剂、混悬剂或其他长效制剂;皮肤病多用软膏、硬膏、糊剂、涂膜剂、洗剂等;某些腔道疾病,痔疮、瘘管、阴道炎可用栓剂、条剂等。给药途径不同,吸收速度、起效时间有明显差别。剂型不同,辅料结构不同,载药形式不同,释放药物的方式与速度也不同,其起效时间、达峰时间、作用强度有明显的差别。

(2) 用药对象:剂型的选择要考虑用药对象的顺应性和生理情况等。例如,口服溶液剂、糖浆剂、颗粒剂、混悬剂及贴剂、栓剂等为儿童易接受的剂型,也易于分剂量,而片剂、蜜丸剂和胶囊剂等固体制剂则不宜儿童服用,如治疗牙痛药物不宜制成咀嚼片。

(3) 原料药性质:中药原料药来源多样、成分复杂,各成分溶解性、稳定性不同,在体内的吸收、分布、代谢、排泄过程也各不相同,应根据药物的性质选择适宜的剂型。含有易受光热和 pH 影响、易分解、易氧化、吸湿性强、挥发性强的成分,也需要从剂型角度考虑防护。例如,脂溶性成分宜制成分散片,而水溶性成分则不宜制成分散片;含苦味、腥味药材不宜制成口含片;酸不稳定成分不宜制成胃溶片;吸湿性强的成分不宜制成泡腾片;药材原粉末不宜制成分散片、滴丸和含片等。

(4) 用药剂量:选择剂型时应考虑处方量、半成品量、临床用药剂量及不同剂型的载药量。例如,颗粒剂、合剂含药量多,胶囊、片剂含药量适中,分散片、口含片含药量少,可以根据用药剂量和提取物得率的高低进行选择。

（5）药物的安全性：比较剂型因素产生疗效增益的同时，应参考以往用药经验和研究结果，关注可能产生的安全隐患（毒性和副作用）。例如，要避免可能存在的局部刺激，治疗口腔溃疡的药物不宜制成泡腾片；含毒性成分的药物宜制成缓释制剂以缓和毒性。

总之，剂型设计必须提供具有说服力的文献依据或试验资料，充分阐述剂型选择的科学性、合理性、必要性。

三、中间体制备工艺研究

制剂工艺研究一般包括中间体制备的制剂前工艺研究、制剂成型研究和中试研究。中药提取物是中药制剂成型的原料，一般认为是中药制剂的中间体，其制备工艺研究主要包括中药（饮片）前处理、提取、纯化、浓缩与干燥等工艺研究，其制备工艺研究关系到制剂的有效性、安全性、稳定性、适用性和经济技术的合理性，是中药新药研究中的重要阶段，其对有效性和安全性的影响仅次于中药处方。

（一）饮片前处理工艺研究

为了保证制剂质量，必须要对中药饮片按法定标准进行质量检查，如无法定标准，应自行建立质量标准，还应根据中药质地、特性和提取方法的需要进行炮制等前处理。凡需要特殊加工处理的中药，应说明其目的与方法依据。中药原粉投料的制剂，必须要确定其粉碎程度，并投以适宜粒径大小的中药。

（二）提取工艺研究

提取的目的是富集有效物质，去除杂质，保持或提高疗效，减少剂量，便于制剂，它直接决定了药物作用的物质基础。因此，要根据方药的性质、功能主治、化学成分、药效资料，分析每味中药的有效成分与药理作用，结合临床要求与新药类别要求、所含有效成分或有效部位及其理化性质进行预试验，再根据预试验结果，选择适宜的提取方法，设计合理的工艺路线，同时还需要考虑环境保护的要求。选择是单味药提取、整方提取，还是纯化到“纯品”或者是混合物，都要结合临床要求统筹考虑，并要与传统用药方药进行对比。例如，口服制剂或外用制剂，一般要考虑所使用中药中的有效成分的理化性质与活性，选用适宜的提取方法。其中，混合提取符合中医用药的特点，且比较经济。但有时候也会采用单味提取，因为单味药提取可以根据其所含有效成分的性质，针对性选用适宜的溶剂和方法，并且可以测定有效成分的含量，使投料量准确，成品含量一致，同时也可防止方药混合提取时某些溶出的成分相互作用影响疗效，如生物碱与有机酸成分混合提取会产生沉淀而影响提取率等。溶媒的选择对有效成分的提取率影响很大，要选择对有效成分提取率高、安全、价廉、环保、易除去的合适的溶媒，避免使用苯等一类有机溶剂，限制使用氯仿等二类溶剂。无论采用何种工艺，应以其中主要药效成分的含量为指标，同时还应考虑以方剂的主要药效作用和安全性为指标，进行全面考察，优选各步骤的参数，以药效、安全性、成分转移率、收率等是否符合要求说明其合理性。并可根据优选结果建立成分与药效及安全性的关系，为工艺优化和质量标准的合理控制指标选择提供依据。

（三）纯化工艺研究

纯化工艺指采用各种净化、纯化的方法，将无效和有害组分除去，以得到有效成分或有效部位，为不同类别新药和剂型提供合格的原料或半成品。中药制剂的纯化研究有很多的方法可以选择，如沉降滤过、离心分离、膜分离、絮凝剂沉淀、超速离心、大孔树脂吸附、分子蒸馏等分离纯化技术。纯化工艺的考察，应根据中药的剂型、给药途径、处方量和理化性质等选择纯化方法，跟踪各步骤的合理性及所测成分的保留率，提供含量指标及制订依据，并提供详细的研究资料。

（四）浓缩与干燥工艺研究

浓缩与干燥工艺应主要依据物料的理化性质，制剂的要求，挥发性成分浓缩、干燥效果的影响因素，选择合适的工艺路线，并结合具体品种的实际情况建立相应的评价指标。例如，冲剂等

—•笔记栏•—

固体制剂需要得到稠膏或干粉，口服液等液体制剂得到浓缩液即可。为了保障含有热不稳定成分、易熔化物料的质量，必须注意浓缩与干燥方法的选择。对有效成分为挥发性、热敏性成分的物料在浓缩、干燥时还应考察挥发性、热敏性成分的保留情况。

四、制剂处方设计与成型工艺研究

1. 中药制剂处方设计　　制剂处方研究是根据制剂原料性质、剂型特点、临床用药要求等，筛选适宜的辅料，确定制剂处方的过程。制剂处方研究是制剂研究的重要内容。

（1）制剂处方前研究：是制剂成型研究的基础，其目的是保证药物的稳定、有效，并使制剂处方和制剂工艺适应工业化生产的要求。一般在制剂处方确定之前，应针对不同药物剂型的特点及其制剂要求，进行制剂处方前研究。制剂原料的性质对制剂工艺、辅料、设备的选择有较大的影响，在很大程度上决定了制剂成型的难易。在中药、天然药物制剂处方前研究中，应了解制剂原料的性质。例如，用于制备固体制剂的原料，应主要了解其溶解性、吸湿性、流动性、稳定性、可压性、堆密度等内容；用于制备口服液体制剂的原料，应主要了解其溶解性、酸碱性、稳定性及气味等内容，并提供文献或试验研究资料。

（2）辅料的选择：辅料除具有赋予制剂成型的作用外，还可能改变药物的理化性质，调控药物在体内的释放过程，甚至改变药物的临床疗效、安全性和稳定性等。新辅料的应用为改进和提高制剂质量，研究和开发新剂型、新制剂提供了基础。在制剂成型工艺的研究中，应重视辅料的选择和新辅料的应用，所用辅料应符合药用要求。辅料选择一般应考虑以下原则：满足制剂成型、稳定、作用特点的要求，不与药物发生不良相互作用，避免影响药品的检测。考虑到中药、天然药物的特点，减少服用量，提高用药对象的顺应性，应注意辅料的用量，制剂处方应能在尽可能少的辅料用量下获得良好的制剂成型性。

（3）制剂处方筛选研究：可根据药物、辅料的性质，结合剂型特点，采用科学、合理的试验方法和合理的评价指标进行。制剂处方筛选研究应考虑以下因素：临床用药的要求、制剂原辅料性质、剂型特点等。通过处方筛选研究，初步确定制剂处方组成，明确所用辅料的种类、型号、规格、用量等。在制剂处方筛选研究过程中，为减少研究中的盲目性，提高工作效率，获得预期的效果，可在预试验的基础上，应用各种数理方法安排试验，如采用单因素比较法以及正交设计、均匀设计或其他适宜的方法。

2. 制剂成型工艺研究　　制剂成型工艺是按照确定的剂型与制剂处方，将中药原料药与辅料，采用客观、合理的评价指标进行筛选，确定适宜的制剂工艺和设备，制成一定的剂型并形成最终产品的过程。通过制剂成型研究进一步改进和完善处方设计，最终确定制剂处方、工艺和设备。

制剂成型工艺研究一般应考虑成型工艺路线和制备技术的选择，应注意实验室条件与中试和生产的衔接，考虑大生产制剂设备的可行性、适应性。对单元操作或关键工艺，应进行考察，以保证质量的稳定。应提供详细的制剂成型工艺流程，各工序技术条件试验依据等资料。在制剂过程中，对于含有有毒药物及用量小而活性强的药物，应特别注意其均匀性。

制剂成型工艺研究评价指标的选择，是确保制剂成型研究达到预期目的的重要内容。制剂处方设计、辅料筛选、成型技术、制剂设备等的优选应根据不同药物及其剂型的具体情况，选择评价指标，以进行制剂性能与稳定性评价。评价指标应是客观的、可量化的。量化的评价指标对处方设计、筛选、制剂生产具有重要意义。例如，颗粒的流动性、与辅料混合后的物性变化、物料的可压性、吸湿性等可作为片剂成型工艺的考察指标的主要内容。对于口服固体制剂，有时还须进行溶出度的考察。

制剂处方筛选、制剂成型均须在一定的制剂技术和设备条件下才能实现。在制剂研究过程中，特定的制剂技术和设备往往可能对成型工艺，以及所使用辅料的种类、用量产生很大影响，应正确选用。固定所用设备及其工艺参数，以减少批间质量差异，保证药品的安全、有效及其质量的稳定。先进的制剂技术及相应的制剂设备,是提高制剂水平和产品质量的重要方面,也应予以关注。

五、中试研究

(一) 中试研究的意义与目的

中试研究指在实验室完成系列工艺研究后,采用与生产相符的条件进行工艺放大研究的过程。一般是根据实验室提供的工艺路线和技术参数,选择符合 GMP 条件的车间,进行制剂处方量 10 倍以上规模的放大试验,进一步对实验室工艺的合理性进行验证和完善,考察工艺的稳定性和成熟程度,探索和积累工艺参数,修订、完善制备工艺,使其适合工业化生产的实际。中试研究的目的是验证、复审和完善实验室工艺所研究确定的反应条件及研究选定工业化生产设备结构、材质、安装和车间布置等,为正式生产提供数据等,保证生产药物质量相对稳定、可控。临床前药理学、安全性评价、临床研究、质量标准及稳定性研究均须中试样品。

中试研究是药品研发到生产的必由之路,是降低产业化实施风险的有效措施,也是评价实验室处方与制备方法是否适合工业化大规模生产的重要环节,同时也是对实验室工艺合理性研究的验证与完善,保证制剂达到生产稳定性、可操作性的必经环节,它直接关系到药品的安全、有效和质量可控。文献报道的中药制剂工艺多为实验室工艺,为科研人员的进行科学研究所采用的工艺,但该工艺在产业化大规模生产时仍须进行适宜性研究。中试研究是连接两者的桥梁,可为产业化生产积累必要的经验和试验数据,具有重要意义。中试研究还可发现工艺可行性、劳动保护、环保、生产成本等方面存在的问题,以减少药品研发的风险。

(二) 中试研究的前提条件

基本工艺路线确定和工艺考察工作的完成是中试研究应具备的两个前提条件。此外,中试的研究还应具备 6 个必需条件:实验室小试时收率稳定,产品质量可靠,原料、中间体、产品的分析检验方法已确定,设备、管道材质的耐腐蚀试验已经进行且有所需的设备,进行了物料衡算,三废问题已有初步的处理方法且已提出安全生产的要求。

(三) 中试研究的基本内容

1. 关键工艺技术参数的考察　为了完善工业化生产条件,对相关的技术条件进行调整与固定,必须要对小试中筛选出的最佳工艺条件进行再试验考察,制剂的类型会影响关键工艺的控制点。例如,颗粒剂,工艺技术参数的考察包括饮片的粉碎度、溶剂量、提取次数、温度压力等,并且还需要考察制粒成型时辅料用量、制粒方法等因素。

2. 工艺与设备的适应性考察　实验室和工业生产的方法、设备和条件存在很大区别,对有效成分的破坏大不一样,要在中试时进行考察和修改,以确定制备工艺在工业化生产规模的可行性、稳定性、重现性和质量的一致性等,如实验室和大生产中采用的回流提取和浓缩方法,制备出来的产品是否能够保持一致性。

3. 质量控制　中试工艺和小试工艺的异同会对产品质量造成不同的影响,必须要保证中试工艺和小试工艺的一致性。中试研究过程中,首先应考察各关键工序的工艺参数对产品质量产生的影响,找出影响产品质量的关键工艺,并确定合理的工艺参数范围;其次要注意建立中间体的内控质量标准,进行半成品和成品的质量检查;再次是与含量测定相关的药材,应提供所用药材及中试样品含量测定数据,并计算转移率;最后对 GMP 管理下的仪器进行有效性的验证,确认设备型号、操作参数和设备性能等。

4. 成本核算　根据中试过程中原材料消耗、辅料用量、设备折旧及劳动力费用等对产品成本进行初步核算。

5. 中试试验数据的记录　中试研究应提供至少 3 批中试数据,一般要求记录的内容包括批号、投药量、半成品量、辅料量、成品量、成品率、可测成分转移率、半成品和成品的质量控制和检测数据等。

—•笔记栏•—

第四节　中药制剂评价

一、中药制剂工艺评价

工艺设计、工艺研究和工艺放大是制剂工艺评价的3个主要方面，需要对工艺研究阶段和放大生产阶段进行工艺的验证。

1. 工艺设计　主要考虑能否将药物的性质与工艺的特点充分、有机、合理地结合；考虑将小试与工业化生产在工艺、操作、设备等方面的衔接性。

2. 工艺研究　主要考虑工艺研究和过程控制体系的有效性、合理性和可行性。工艺研究过程中的关键环节控制指标参数、工艺条件和设备型号等的变化对制剂质量的影响，建立各关键参数的合理范围，并进行工艺验证和工艺重现性研究，保证制剂生产质量。

3. 工艺放大　主要考察生产过程中主要环节的优化工艺条件，是否适合工业化生产的设备和生产方法，放大生产后所用工艺是否可生产出合格产品，工艺的稳定性和可控性如何。

二、中药制剂质量标准研究

1. 中药制剂质量标准的内容　质量标准的内容一般包括药品名称、处方、制法、性状、鉴别、检查、浸出物、指纹/特征图谱、含量测定、功能与主治、用法与用量、注意、规格、贮藏等。

2. 中药制剂质量标准的研究方法　质量标准的研究主要是定性、定量方法的研究。定性研究通常是根据性状和鉴别等以判断药品的真伪性，定量研究是通过含量测定和检查以评价药品的优劣度。

质量标准应根据中药的特点反映中药制剂的质量，并与药物的安全性、有效性相关联。鼓励采用多种形式开展中药活性成分的探索性研究，对处方中所有药味均应建立相应的鉴别方法；通常应选择所含有效(活性)成分、毒性成分和其他指标特征明显的化学成分等作为检测指标。建立质量标准应对检验项目及其标准设置的科学性及合理性、检验方法的适用性和可行性进行评估。在质量标准研究过程中，鼓励探索临床试验及非临床研究结果与试验样品中各指标成分的相关性，开展与中药安全性、有效性相关的质量研究，为质量标准中各项指标确定的合理性提供充分的依据。

质量标准应结合制剂的处方组成、有效成分或指标成分、辅料及剂型的特点开展针对性研究。不同药物制剂的药用物质基础各不相同，其质量标准的各项检测指标、方法及相关要求等也应分别体现各自不同的特点。中药质量控制方法选择应因药制宜，鼓励多种方法融合。中药复方制剂所含成分与其处方、工艺密切相关，应在其质量标准中建立多种指标的检验检测项目。质量标准各项指标限度及其范围应根据临床试验用样品等的研究数据来确定。

中药质量标准是中药制剂和新药研究的重要内容。中药质量标准研究应遵循中医药发展规律，坚持继承和创新相结合，体现药品质量全生命周期管理的理念；在深入研究的基础上，运用现代科学技术，建立科学、合理、可行的质量标准，保障药品质量可控。根据中药新药的处方组成、制备工艺、药用物质的理化性质、制剂的特性和稳定性的特点，有针对性地选择并确定质量标准控制指标，如质量标志物等，还应结合相关科学技术的发展，不断完善质量标准的内容，提高中药制剂和新药的质量控制水平，保证药品的安全性和有效性。

3. 中药制剂质量标准控制的主要环节　质量控制主要包括原辅料、半成品或中间体、成品和包装材料质量标准。

中药饮片或提取物、中间产物、制剂等质量标准构成了中药制剂的质量标准体系，完善的质量标准体系是药品质量可追溯的基础；反映了中药制剂生产过程中，定量或质量可控的药用物质从饮片或提取物、中间体到制剂的传递过程，这种量、质传递过程符合中药制剂的质量控制特点，也体现了中药制剂质量标准与工艺设计、质量研究、稳定性研究等的关系。辅料及包装材料需要符合药用标准，新的辅料及包装材料需要建立其质量标准。

三、稳定性研究

稳定性指物质不受外界因素的影响或作用而改变其固有的性能，中药制剂的稳定性指中药制剂的化学、物理、生物学特性发生变化的程度。稳定性研究是评价制剂质量的重要指标，也是中药新药研究中不可缺少的重要环节，稳定性是保证中药制剂有效性与安全性的基础。

1. 稳定性研究的意义　稳定性研究是评价药品质量的主要内容之一，在药品的研究、开发和注册管理中占有重要地位。稳定性试验主要是考察中药制剂在不同温度、湿度、光线等环境条件下药品特性随时间变化的规律，预测和认识药品稳定性的条件因素，并为药品生产、包装贮存、运输条件和有效期的确定提供科学依据。

2. 稳定性研究的内容　根据研究目的和条件的不同，稳定性研究主要包括影响因素试验、加速试验和长期稳定性试验。中药制剂在进行临床试验时需要有 6 个月加速试验和 6 个月长期稳定试验结果，上市时需要有完整的长期稳定性试验结果。

（1）影响因素试验：通过给予中药制剂较为剧烈的试验条件，如高温、高湿、光照、酸、碱、氧化等，考察其在相应条件下的降解情况，以了解试验药物对光、湿、热、酸、碱、氧化等的敏感性、可能的降解途径及产生的降解产物，为制剂处方设计、工艺筛选、包装材料和容器的选择、贮存条件的确定、有关物质的控制提供依据。并为加速试验和长期稳定试验应采用的温度和湿度等条件提供参考。

（2）加速试验：加速试验及必要时进行的中间条件试验，主要用于评估短期偏离标签上的贮藏条件对中药制剂质量的影响（如在运输途中可能发生的情况）。加速试验一般在温度（40±2）℃、相对湿度 75%±5% 条件下进行，若样品经检测不符合质量标准要求或发生显著变化，则应在中间条件下，即温度（30±2）℃、相对湿度 65%±5% 条件下进行。加速试验用于初步预测稳定性，并为长期稳定性试验条件的设置及制剂的处方工艺设计提供依据和支持性信息。

（3）长期稳定性试验：考察中药制剂中在拟定贮藏条件下的稳定性，一般在温度（25±2）℃、相对湿度 60%±10%，或室温条件下进行，为确认包装、贮藏条件及有效期提供依据。

四、临床前安全性评价

临床前安全性评价主要包括急性毒性试验、长期毒性试验和三致实验等，开展安全性评价的实验室应符合《药品非临床研究质量管理规范》的要求。局部用药和全身性用药，其试验要求和内容有所不同。例如，治疗性功能障碍和促精子生成的药物，会对生殖系统产生影响，可能会具有致突变或细胞毒作用，这类型的药物必须要进行生殖毒性试验。药物结构和代谢产物与已知致癌物质有关或相似，很可能会产生细胞毒性作用，并对异常显著促进某些脏器或组织细胞的生长及致突变的药物，须进行致癌试验。

五、临床前药理学研究

临床前药理学研究包括主要药效动力学研究、一般药理学研究及药物代谢动力学研究。主要药效动力学研究应首选符合中医病或证的动物模型，保证直接证实主要药效，而相似的动物模型间接说明药效或次要作用；一般药理学研究主要考察药物对心血管、神经与呼吸系统方面的作用；药物代谢动力学主要研究药物在体内的吸收、分布、代谢与排泄过程。

六、临床研究

临床试验和生物等效性试验是临床研究的两大方面。临床试验分为Ⅰ、Ⅱ、Ⅲ、Ⅳ期，中药新药注册申请，应进行Ⅰ、Ⅱ、Ⅲ期临床试验；中药新药生物等效性试验的技术要求，参照化学药

—•笔记栏•—

品的有关规定执行。临床研究必须经过国家食品药品监督管理总局批准，获得临床研究批件，在国家临床药理研究基地进行，且必须执行《药物临床试验质量管理规范》。

【小结】

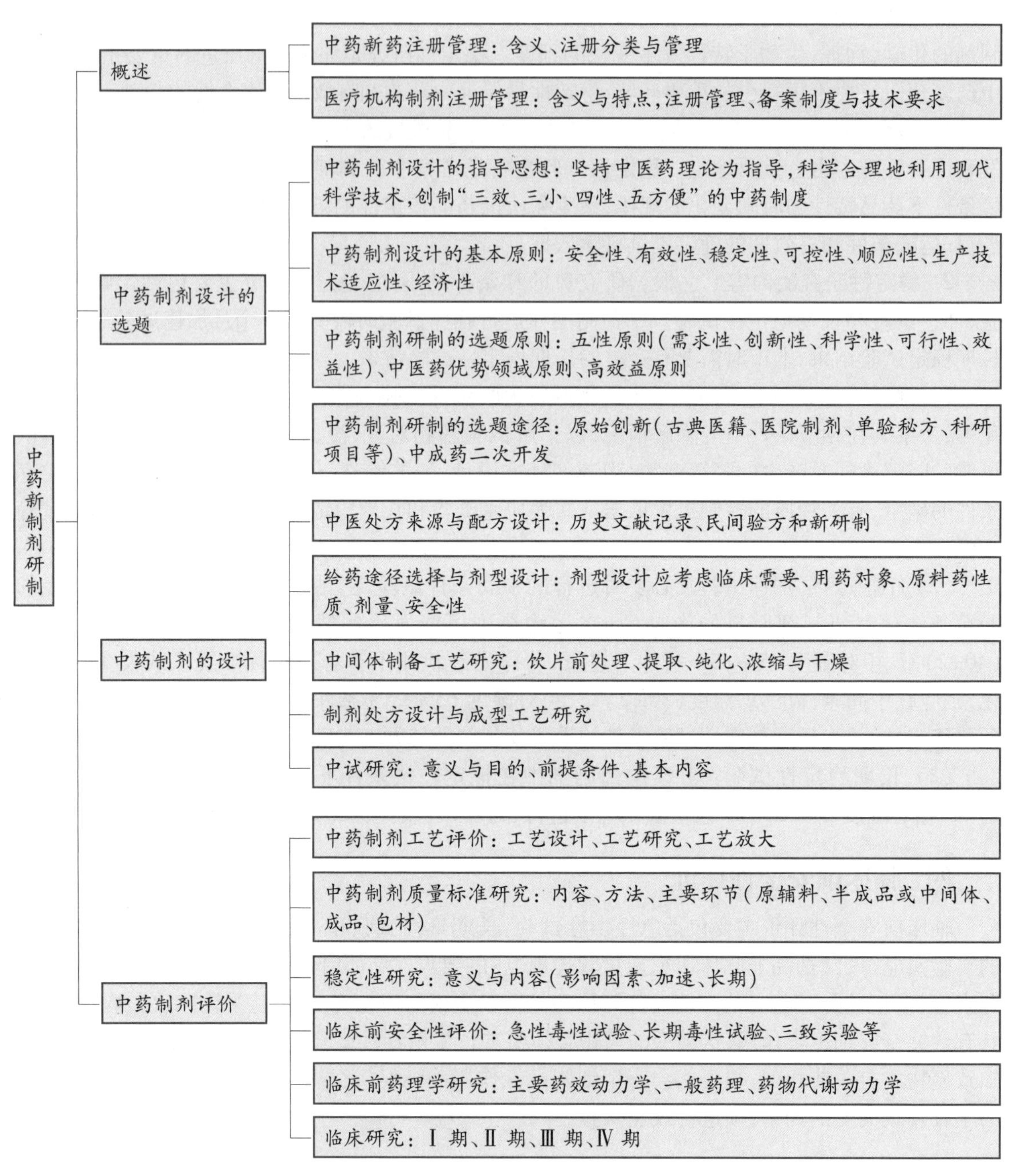